OESTROGENE BEIM MENSCHEN

VON

EGON DICZFALUSY

DR. MED., DOZENT, LEITER DES HORMONLABORATORIUMS
DER FRAUENKLINIK AM KAROLINISCHEN KRANKENHAUS
STOCKHOLM

UND

CHRISTIAN LAURITZEN

DR. MED., WISSENSCHAFTLICHER ASSISTENT
DER UNIVERSITÄTS-FRAUENKLINIK
KIEL

MIT 86 ABBILDUNGEN

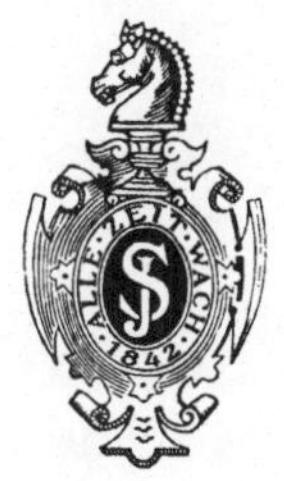

SPRINGER-VERLAG
BERLIN · GÖTTINGEN · HEIDELBERG
1961

ISBN-13: 978-3-642-87689-9 e-ISBN-13: 978-3-642-87688-2
DOI: 10.1007/978-3-642-87688-2

Softcover reprint of the hardcover 1st edition 1961

In memoriam

Axel Westman

„Geruhsamer Leser! Ohne daß ich es nun beteuern möchte, magst du mir glauben, daß ich mir dieses Werk, meines Geistes Kind, als das schönste, vollkommenste und vortrefflichste aller Bücher gewünscht habe. Leider aber, wie's einmal ist, schafft jedes Ding nur seinesgleichen."

Cervantes

Vorwort

Am Anfang stehend, aber zuletzt geschrieben und nur selten gelesen, pflegt das Vorwort eine Rechtfertigung der Verfasser zu enthalten und jene Gründe aufzuzählen, aus denen sie sich veranlaßt sahen ihr Werk zu verfassen und mit ihm vor den Leser hinzutreten. Gute Argumente sind fast immer vorhanden; im Grunde aber wurde doch aus Freude und Interesse am Gegenstand geschrieben.

Das vorliegende Buch war ursprünglich als Übersichtsarbeit geplant. Bei der Abfassung zeigte sich aber immer deutlicher, daß das vorhandene Tatsachenmaterial über die Oestrogene beim Menschen sehr groß, ja fast überwältigend ist. Wir sahen uns daher gezwungen, den Rahmen des ursprünglichen Entwurfs mehr und mehr zu erweitern. Im Laufe der Zeit wurden wir von unserer Aufgabe immer mehr gefangen genommen. Erst ganz allmählich ist uns aber auch bewußt geworden, was für ein schwieriges Unternehmen wir da begonnen hatten.

Daß es in dieser Form schließlich doch zu einem Abschluß gebracht werden konnte, verdanken wir nicht zuletzt der bereitwillig geleisteten Hilfe, die uns von so vielen Seiten freundlicherweise zuteil wurde.

Ganz besonders verpflichtet fühlen wir uns Herrn Dozenten Dr. R. Borth (Genf) und Herrn Dozenten Dr. J. Zander (Köln), die sich der großen Mühe unterzogen haben unser Manuskript zu lesen und durch ihre kritischen Ratschläge zu verbessern. Sehr herzlich möchten wir auch Herrn Dipl.-Ing. I. Könyves (Hälsingborg) für seine wertvolle Mithilfe bei der Vorarbeit für die Zusammenstellung einiger chemischer Tabellen danken.

Wir haben es als einen Vorzug empfunden, daß so viele Kollegen uns in liebenswürdiger Weise eine Reihe bisher unveröffentlichter Versuchsergebnisse zur Verfügung gestellt haben. Hierfür sagen wir unseren Dank Dr. H. Adlercreutz (Helsinki), Drd. Carmen Alonso (Barcelona), Dr. Jeanne de Blieck (Brüssel), Dr. C.-G. Beling (Stockholm), Prof. Dr. U. Borell (Göteborg), Dozent Dr. H. Breuer (Bonn), Dr. J. B. Brown (Edinburgh), Dr. R. Bulbrook (London), Dozent Dr. O. Cassmer (Stockholm), Dr. K. Eik-Nes (Salt Lake City, Utah), Prof. C. W. Emmens (Sidney), Dr. L. L. Engel (Boston, Mass.), Dr. J. Fishman und Dr. T. F. Gallagher (New York, N. Y.), Prof. Dr. F. L. Hisaw (Boston,

Mass.), Dr. A. JADRESIC (Santiago di Chile), Prof. Dr. M. F. JAYLE (Paris), Dr. A. KLOPPER (Aberdeen), Dr. E. MENINI (Stockholm), Dr. C. J. MIGEON (Baltimore), Drd. MONTSERRAT DE MIGUEL (Barcelona), Dozent Dr. J.-H. NAPP (Hamburg), Dr. R. NISSEN-MEYER (Oslo), Dr. W. NOCKE (Bonn), Dr. G. W. OERTEL (Salt Lake City, Utah), Drs. K.-G. PAUL und N. WIQVIST (Stockholm), Dr. B. PERSSON (Uppsala), Prof. Dr. E. J. PLOTZ (Chicago), Dr. J. R. K. PREEDY (London), Dr. H. SALHANICK (Omaha, Nebraska), Dr. A. SANDBERG und Dr. W. R. SLAUNWHITE (Buffalo, N. Y.), Dr. K. F. STÖA (Bergen), Prof. Dr. B. S. TEN BERGE (Groningen), Dr. P. TROEN (Boston), Dozent Dr. W. VELLE (Oslo), Prof. Dr. A. WESTMAN (Stockholm), Prof. Dr. D. WINTERSTEINER (New Jersey). Unsere Frauen haben mit dem Lesen der Korrekturen und der Kontrolle des Literaturverzeichnisses eine Arbeitsleistung vollbracht, die besondere Anerkennung verdient. Das Zustandekommen unseres Buches wurde nicht zuletzt durch ein Stipendium der deutschen Forschungsgemeinschaft ermöglicht, das dem einen von uns einen halbjährigen Aufenthalt in Stockholm gewährte. Der Springer-Verlag in Heidelberg, insbesondere Herr Dr. GÖTZE, ist unseren Wünschen in jeder Weise entgegengekommen.

Trotz aller Sorgfalt mögen sich Fehler und Irrtümer eingeschlichen haben. Wir wären unseren Lesern für entsprechende Hinweise oder Verbesserungsvorschläge sehr verbunden.

August 1959

Stockholm — Kiel

E. Diczfalusy — **C. Lauritzen**

Inhaltsverzeichnis

Quellenverzeichnis der Abbildungen

Die Verfasser danken den Verlagen für die freundliche Erlaubnis zur Wiedergabe in diesem Buch.

Aus Zeitschriften:

Acta endocr. (Kbh.) Abb. 23, 26, 27, 33, 46, 54, 70, 71, 79, 83
Acta obstet. gynec. scand. Abb. 3, 67, 68
Arch. Dis. Childh. Abb. 66
Arch. Gynäk. Abb. 6
Brit. Med. J. Abb. 40
Bull. Soc. roy. belge Gynéc. Obstét. Abb. 55, 86
Endocrinology Abb. 34, 48, 49
Gynaecologia (Basel) Abb. 72, 75, 77
Hoppe-Seylers Z. physiol. Chem. Abb. 24, 25
J. clin. Endocr. Abb. 60
J. clin. Invest. Abb. 50
J. Endocr. Abb. 36, 37, 53
J. Obstet. Gynaec. Brit. Emp. Abb. 32, 35, 51, 61, 62, 63, 64, 65, 78, 80
Lancet Abb. 43, 44, 45
Medd. norsk. farm. Selsk. Abb. 69
New Engl. J. Med. Abb. 17
Proc. Soc. exp. Biol. (N.Y.) Abb. 14, 15, 16
Zbl. Gynäk. Abb. 47

Aus Werken der Verlage:

Academic Press Abb. 10, 11, 41
Masson et Cie Abb. 4, 38, 42

Verzeichnis der benutzten Abkürzungen

ACTH = Adrenocorticotropes Hormon
ATP = Adenosintriphosphat
DPN = Diphosphopyridinnucleotid
DPNH = Diphosphopyridinnucleotid in reduzierter Form
FSH = Follikelstimulierendes Hormon
HCG = human chorionic gonadotropin = menschliches Choriongonadotropin
ICSH = interstitial cell stimulating hormone = LH (s. dort)
I.E. = Internationale Einheiten
LH = Luteinisierendes Hormon der Hypophyse
log = logarithmisch
ME = Mäuseeinheiten
μg = Mikrogramm (Gamma) = 10^{-6} g
Oe_1 = Oestron
Oe_2 = 17β-Oestradiol
Oe_3 = Oestriol
pH = negativer Logarithmus der Wasserstoffionenkonzentration
PMS = pregnant mare serum gonadotropin = Gonadotropin aus dem Serum schwangerer Stuten
RE = Ratteneinheiten
R_f = englisch: „Ratio front“. Quotient aus der Entfernung der Substanz vom Ausgangspunkt durch die Entfernung der Lösungsmittelfront vom Ausgangspunkt. Maß für die Wanderungsgeschwindigkeit einer Verbindung bei der Papierchromatographie
STH = Somatotropes Hormon
TPN = TPN^+ = Triphosphopyridinnucleotid in oxydierter Form
TSH = Thyreoid-stimulating hormone = Thyreotropes Hormon

I. Einleitung

„Bei den großen Fortschritten des Einzelwissens ist es der Mehrzahl der praktischen Ärzte immer schwieriger geworden, sich dasjenige Maß der eigenen Anschauung zu gewinnen, welches allein eine gewisse Sicherheit des Urteils verbürgt. Täglich entschwindet die Möglichkeit nicht bloß einer Prüfung, sondern selbst eines Verständnisses der neueren Schriften denjenigen mehr und mehr, welche in den oft so mühseligen und erschöpfenden Wegen der Praxis ihre beste Kraft verbrauchen müssen... In einer so unmittelbar praktischen Wissenschaft, wie die Medicin, in einer Zeit so schnellen Wachsens der Erfahrungen, wie die unsrige, haben wir doppelt die Verpflichtung, unsere Kenntnis der Gesamtheit der Fachgenossen zugänglich zu machen." Diese Worte schrieb RUDOLF VIRCHOW im Jahre 1858. Sie haben heute noch nichts von ihrer Aktualität verloren.

Auch über oestrogene Hormone ist seit Jahren eine ständig steigende Anzahl von Arbeiten veröffentlicht worden, die eine fast unübersehbare Menge wichtiger neuer Einzeltatsachen enthalten. Es ist daher vielfach selbst für den mit dem Gegenstand Vertrauten schwierig geworden, sich ein eindeutiges und abgerundetes Bild vom Stande der Entwicklung zu verschaffen. Das Schwergewicht der Forschung hat sich zudem immer mehr auf das rein chemische oder biochemische Gebiet verlagert. Dies bedeutet für den Arzt eine weitere Erschwerung des Verhältnisses, da die hierzu erforderlichen biologischen und chemischen Kenntnisse nicht immer vorhanden sein können. Wohl hat es im deutschen [*2, 41a, 155a, 257a, 423, 959a, 960, 1124, 1201, 1205, 1407, 1462, 1463, 2029, 2173b, 2181, 2182*], wie auch im anglo-amerikanischen [*28, 94, 95, 365, 455, 606, 705, 705a, 828d, 950, 1223, 1225, 1311, 1320a, 1501, 1510, 1552, 1553, 1644, 1713, 1713a, 1795, 1796, 1928a, 2046, 2046a*] und französischen Sprachgebiet [*60a, 121a, 235, 274b, 938, 1041, 1157a, 1200c, 1391, 1693, 2073a, 2073b*] sowie in Italien [*2075*] und den Niederlanden [*1168*] manche hervorragende Übersichtsarbeiten, Handbuchartikel oder Monographien zu einigen Oestrogenproblemen gegeben. Diese sind jedoch auf Grund der neueren Ergebnisse größtenteils schon jetzt wieder überholt. Andere befassen sich nur mit sehr speziellen Teilgebieten oder sind schwer zugänglich. Es gibt also zur Zeit keine umfassende Darstellung.

Wir glaubten daher, daß es notwendig und nützlich sein könnte vom Standpunkt der in der Klinik und im Hormonlaboratorium tätigen Arztes aus einem zusammenfassenden und zugleich kritisch sichtenden Überblick über das gegenwärtig wesentlich erscheinende Wissensgut auf dem Oestrogengebiet zu geben. Der Schwerpunkt bei der Wahl des Inhalts lag für uns auf jenen Fragenkomplexen, über die es in der deutschen medizinischen Literatur zur Zeit keine angemessenen neueren Veröffentlichungen gibt.

Es konnte deshalb z. B. leicht auf eine Darstellung der Oestrogentherapie verzichtet werden, da in dieser Richtung genügend wertvolle neuere Information vorhanden ist [*959a, 1124, 1407, 2029, 2073a*] und nur die Gefahr bestand, bereits Bekanntes unnötig zu wiederholen.

Das Oestrogenproblem wird in vielen Textbüchern vorwiegend von Ergebnissen aus Tierversuchen her oder aus dem Gesichtswinkel theoretischer Disziplinen betrachtet. Wir haben uns darum bemüht, alle Fragen vom Menschen her und im Hinblick auf den Menschen zu sehen.

Erfahrungsgemäß ist die Kenntnis der Formeln und der Nomenklatur der Steroide unter Ärzten wenig verbreitet. Es wurde daher der Versuch gemacht, diese für die Oestrogene in einem einleitenden Kapitel zu vermitteln. Ferner wird eine Zusammenstellung der wichtigsten bisher synthetisierten oder isolierten Oestrogene gegeben. Das an Umfang und Bedeutung ständig wachsende Wissen über die Biochemie der Oestrogene ist in der Klinik bisher wenig bekannt geworden und hat daher in das Denken der Lehrenden wie der Lernenden noch zu wenig Eingang gefunden. Gerade hier sind aber mehr und mehr Krankheitsbilder bekannt geworden, die durch Störungen des Steroidstoffwechsels charakterisiert sind, so daß ihre Kenntnis zur praktischen Notwendigkeit geworden ist, wo es um das Verstehen endokriner Erkrankungen geht. Es erschien uns deshalb dringend notwendig, die Biochemie und die Physiologie der Oestrogene eingehend zu behandeln und ihre vielfältigen Verbindungen zur Klinik aufzuzeigen.

Fortschritte erhalten ihren Anstoß im allgemeinen vom Methodischen her. Andererseits ist zur Beurteilung des Aussagewertes von Hormonbestimmungen eine Kenntnis der Methodik mit ihren Möglichkeiten und Begrenzungen notwendig. Endokrine Grundlagenforschung ist ohne sie kaum möglich, aber auch die klinische Endokrinologie kann heute ohne ihr Verständnis nicht mehr auskommen. Wir sind daher auf die methodischen Fragen um die Oestrogenbestimmung besonders ausführlich eingegangen.

Die klinische Bedeutung von Oestrogenbestimmungen im Hinblick auf Diagnose, Prognose und Therapie hielten wir für ein praktisch sehr wichtiges Kapitel, das unbedingt einer kritischen Durchdringung und Auswertung bedurfte. Erstaunlicherweise bestehen hier leider am wenigsten sichere Kenntnisse. Die Abschnitte über Oestrogenwerte bei normalen Personen und bei pathologischen Zuständen dürften den Kliniker am meisten interessieren. Dieser Teil hat uns die allergrößten Schwierigkeiten bereitet. Das ist vor allem darauf zurückzuführen, daß die im Schrifttum weit verstreuten Mitteilungen, oft wenig kritisch geplant, an kleiner Patientenzahl und mit ungleichen Methoden von unterschiedlichem Wert gewonnen wurden. Oft werden aus einmaligen Untersuchungen weitreichende Schlußfolgerungen gezogen. Besonders häufig vermißt man eine sorgfältige klinische Befunderhebung und Diagnosestellung, ohne die eine noch so zuverlässige Hormonbestimmung nur geringen Wert haben kann. Da teilweise überhaupt keine Untersuchungen mit modernen Methoden vorlagen, mußten wir, entgegen unserer ursprünglichen Absicht, oft auf ältere nicht immer einwandfreie Arbeiten zurückgreifen.

Auch der Chemiker und der im Laboratorium tätige Arzt, der sich für Oestrogene interessiert oder auf diesem Gebiet arbeitet, wird eine Menge nützlicher Hinweise und die wichtigsten Literaturnachweise zur Theorie und Praxis der Oestrogenbestimmung finden. Es werden darüber hinaus eine Reihe wesentlicher Angaben über die neuentdeckten Oestrogene sowie erst kürzlich publizierte oder noch unveröffentlichte Tatsachen über die biologischen und physikalisch-chemischen Eigenschaften der Oestrogene mitgeteilt, die für die Ausarbeitung neuer Methoden oder die Auffindung bisher unentdeckter Oestrogene von Wert sein könnten.

Die Oestrogenforschung befindet sich zur Zeit in einer dynamischen Phase. Ständig werden neue Oestrogene entdeckt oder neue biochemische Reaktionen und Bestimmungsmethoden angegeben. Eine solche Periode ist zum Abfassen einer zusammenfassenden Übersicht vom Standpunkt der Autoren her sicherlich nicht besonders günstig. Wir hoffen dennoch, daß es uns gelungen ist, ein einigermaßen vollständiges und repräsentatives Gesamtbild über den gegenwärtigen Stand des Wissens auf dem Gebiet der natürlichen Oestrogene beim Menschen zu geben.

Möge unsere Arbeit ihren Zweck erreichen, die Ergebnisse der Grundlagenforschung aus Klinik und Laboratorium für den Arzt und seinen Patienten nutzbar zu machen, und möge sie zu weiteren Untersuchungen und Fortschritten auf diesem Gebiet anregen.

«Rien n'est plus intéressant dans une science
que la marche même de cette science.»
Laennec

II. Zur Geschichte der Oestrogenforschung[1]

Die Feststellung „mulier est propter ovarium“ weist darauf hin, daß man schon lange vor der Entdeckung der Hormone eine wenn auch unbestimmte Vorstellung von der Bedeutung dieser Organe für die Geschlechtlichkeit hatte. Der berühmte Physiologe und Schriftsteller W. Hufeland schrieb in seiner „Makrobiotik“ im Jahre 1796: „Die Organe der Zeugung haben die Kraft, die feinsten und geistigsten Bestandteile aus den Nahrungsmitteln abzusondern, zugleich aber sind sie so organisiert, daß diese veredelten und vervollkommneten Säfte wieder zurückgehen und ins Blut aufgenommen werden können. — Alle diese wichtigen Vervollkommnungen und Vorzüge fehlen dem, dem die Zeugungsorgane geraubt wurden. Ein deutlicher Beweis, daß sie alle erst die Wirkung derselben und ihrer Absonderung sind.“

Die ersten mit wissenschaftlichen Methoden durchgeführten Untersuchungen zur Physiologie der Ovarien und der Wirkung ihrer Inhaltsstoffe waren die um die Jahrhundertwende veröffentlichten Transplantationsversuche von Knauer [*1123*] und von Halban [*867*] an Kaninchen

[1] Vergleiche zur Geschichte [*28, 455, 1305a, 1440*]

und Meerschweinchen. Beide Autoren kamen zu der Schlußfolgerung, daß die Ovarien einen Einfluß auf das Wachstum des Uterus auf dem Wege einer inneren Sekretion ausüben. Auf Grund von Tierversuchen sprachen MARSHALL und JOLLY [*1321*] im Jahre 1905 die Vermutung aus, daß die Follikelzellen oder die interstitiellen Zellen des Ovars einen Stoff absondern, der Oestrus hervorruft. Im gleichen Jahr fand HALBAN [*868*], daß dieser Follikelfaktor das Wachstum anregte und gewisse Veränderungen in der Brustdrüse bewirkte. Er schrieb: „Wir müssen demnach annehmen, daß vom Ovarium eine Substanz erzeugt wird, welche, ins Blut aufgenommen, imstande ist, einen spezifischen Einfluß auf das Genitale zu nehmen und deren Anwesenheit im Körper unbedingt nötig für die Erhaltung, respective, wie meine Versuche zeigen, für die Entwicklung des übrigen Genitales und der Brustdrüsen sind."

Ovarialtransplantationen wurden auch beim Menschen vorgenommen (MORRIS, ROMANOW, STEINACH) [*423*].

JENTZNER und BEUTNER [*1059*] sowie BUCURA [*312*] versuchten, allerdings ohne Erfolg, die Uterusatrophie ovariektomierter Tiere durch Verabfolgung wäßriger Ovarialextrakte zu verhindern.

Erst ADLER [*6*] gelang es Oestrus bewirkende Organauszüge herzustellen. ISCOVESCO [*1011, 1013*] verdanken wir die Einführung von Lipoidlösungsmitteln zur Extraktion des Hormons aus Geweben. FELLNER [*692, 693*] stellte wirksame Extrakte aus Ovar und Placenta dar. Viele andere, wie ASCHNER u. Mitarb. [*65, 66*], SCHICKELE [*1734*], OKINSCHITZ [*1476*], HERRMANN [*920*], SEITZ et al. [*1789a*], sowie FRANK und ROSENBLOM [*749*] und ZONDEK [*2188a*] haben wesentlich zur Erweiterung unserer Kenntnisse über die biologischen sowie teilweise die physikalischen und chemischen Eigenschaften der Wirkstoffe des Ovars beigetragen. ASCHNER [*65*] entwickelte bereits 1913 die Voraussetzungen für einen Nachweis des „Follikelfaktors". Er beobachtete an kastrierten weiblichen Nagern ein Wachstum der Brüste und eine Hyperämie von Vagina und Uterus 3 bis 7 Tage nach Injektion von Ovarial- und Placentaextrakten.

Die Entwicklung schritt aber nur zögernd fort, da es noch an geeigneten spezifischen Testmethoden für die Hormonwirkung fehlte. Sie wurden schließlich geschaffen durch die Untersuchungen von STOCKARD und PAPANICOLAOU [*1941*]. Diese machten schon 1917 die Feststellung, daß im Vaginalsekret von Nagern cyclische Zellveränderungen mit regelmäßig wiederkehrenden Verhornungserscheinungen zur Zeit der Brunst auftreten. An diese wichtige Beobachtung knüpften ALLEN und DOISY [*30*] an und zeigten, daß sich solche Verhornungserscheinungen des Vaginalepithels an kastrierten Ratten und Mäusen durch Injektion von Follikelflüssigkeit hervorrufen lassen. Damit war nun die Möglichkeit geschaffen, brunsterzeugende Stoffe in den verschiedensten Ausgangsstoffen zu suchen und in einem empfindlichen biologischen Test von qualitativem und quantitativem Charakter zuverlässig nachzuweisen. Mit der genannten Methodik fanden dann ASCHHEIM und ZONDEK [*64*], daß im Urin schwangerer Frauen große Mengen von Follikelhormon ausgeschieden werden. Diese Quelle konnte nun als reichlich vorhandenes und ergiebiges Ausgangsmaterial für weitere, insbesondere chemische Untersuchungen dienen. In der Tat sind ja bisher die meisten Oestrogene beim Menschen aus Schwangerenharn gewonnen worden. Im Harn und im Blute nicht schwangerer Frauen wies LOEWE als erster oestrogene Aktivität nach [*1236*].

Schon 1923 haben ALLEN und DOISY [*30*] verhältnismäßig gereinigte kristallinische Substanzen aus der Follikelflüssigkeit von Schweinen und Kühen erhalten, mit denen man Oestrus bei Ratten hervorrufen konnte. Die hierzu nötige minimal wirksame Menge von etwa 3 mg nannten sie eine Ratteneinheit (RE).

Die eigentliche chemische Entdeckung und Erforschung der oestrogenen Hormone hat vor etwa 30 Jahren begonnen. Nachdem DOISY [*590*] 1927 bereits mitgeteilt hatte, daß er das Follikelhormon in weitgehend gereinigtem Zustand hatte darstellen können, gaben DOISY u. Mitarb. [*598*] im August 1929 auf dem 13. internationalen Physiologenkongreß in Boston bekannt, daß ihnen die Isolierung einer kristallinen, oestrogen wirksamen Substanz aus Schwangerenharn gelungen sei. Unabhängig hiervon war dies etwa zur gleichen Zeit BUTENANDT [*344*] in Göttingen gelungen, der seine Ergebnisse am 22. Oktober 1929 in Kiel auf dem Kongreß nordwestdeutscher Chemiedozenten mitteilte. DINGEMANSE et al. [*544*] in Amsterdam sowie D'AMOUR und GUSTAVSON [*42*] in Denver konnten etwas später ebenfalls über die erfolgreiche Reindarstellung der Substanz berichten. DOISY u. Mitarb. gaben für ihr Präparat eine Wirkungsstärke von 3000 RE/mg an. BUTENANDT fand 8000 bis 10000 ME/mg. DINGEMANSE et al. wiesen 10000 bis 14000 ME/mg nach. Diese Unterschiede dürften auf der unterschiedlichen Methodik bei der Testierung sowie der verschiedenen Empfindlichkeit der Tierstämme beruhen.

Die Strukturformel des Hormons wurde — fußend auf den Arbeiten von WINDAUS und seiner Schule — bald danach von BUTENANDT [*346, 352*], THAYER et al. [*2003*] sowie MARRIAN und HASLEWOOD [*1315*] ermittelt. Nach dem Vorschlag einer englischen Forschergruppe [*5*] wurde auf Grund der ketonischen Eigenschaften dieser brunsterzeugenden Verbindung der Name *Oestron* als Trivialname festgelegt.

Oestriol, der zweite aufgefundene oestrogene Wirkstoff, wurde 1930 von MARRIAN [*1303*] und kurz darauf von DOISY u Mitarb. [*597*] ebenfalls aus dem Harn schwangerer Frauen isoliert. Die Struktur wurde von BUTENANDT [*347*] sowie den Arbeitsgruppen um DOISY [*595*] und MARRIAN [*1304*] aufgeklärt. Der Name Oestriol deutet auf das Vorhandensein von drei Hydroxylgruppen hin. Auch dieser Name wurde von ADAM et al. [*5*] vorgeschlagen. BUTENANDT und SCHÄFFLER [*355*] sowie HUFFMAN u. Mitarb. [*986*] konnten Oestriol aus Oestron darstellen.

Im Urin schwangerer Stuten fanden GIRARD et al. mit Hilfe eines neuen Reagenses [*802*], das mit Ketonen wasserlösliche Verbindungen bildet, neben Oestron u. a. die im Ring B ungesättigten Verbindungen *Equilin* [*803, 803a*] und *Equilenin* [*804*]. Die letztere hat man später auch in menschlichem Gewebe gefunden [*1699*].

Schwenk und Hildebrandt [*1770*] berichteten 1933 über die Darstellung einer Dihydroxyverbindung, die durch katalytische Reduktion der Ketogruppe des Oestrons zu einer sekundären Hydroxylgruppe entstanden war. Diese Verbindung wurde 1935 von McCorquodale et al. [*1347*] aus der Follikelflüssigkeit von 4000 kg Schweineovarien isoliert. Später wurde sie auch beim Menschen gefunden (s. Tabelle 21). Der von David et al. [*485a*] vorgeschlagene Name *Oestradiol* deutet auf das Vorhandensein von zwei Hydroxylgruppen hin.

In den folgenden Jahren stand die Darstellung der Hormone aus den verschiedenen Körperflüssigkeiten und Geweben sowie die physiologische, pharmakologische und klinische Untersuchung ihrer Wirkungen weitgehend im Vordergrund. Brauchbare Methoden für eine chemische Bestimmung der Oestrogene im Harn wurden entwickelt und die Möglichkeiten einer hormonalen Cytologie aus dem Vaginalabstrich erschlossen. So gaben im Jahre 1934 Cohen und Marrian [*434*] das erste, auf der Kober-Methode beruhende, chemische Bestimmungsverfahren für „Oestrin" im Schwangerenharn an, das überhaupt das erste Verfahren zur Bestimmung von Steroidhormonen in Körperflüssigkeiten darstellte. Das Verdienst die Vaginalcytologie zu einer brauchbaren Methode für die Bestimmung oestrogener Aktivität auch beim Menschen entwickelt zu haben, kommt Papanicolaou und seinen Mitarbeitern zu [*1489, 1489a, 1490*]. Die Isolierungsarbeiten der Chemiker gingen parallel mit Versuchen, oestrogene Hormone auch in vitro für den klinischen Gebrauch herzustellen. Meilensteine auf diesem Wege sind die Partialsynthese von Oestradiol und Oestron aus Dehydro-epiandrosteron und Cholesterin[1] durch Inhoffen [*1005, 1009*], die Totalsynthese von Equilin durch Bachmann u. Mitarb. [*82*] und die Totalsynthese von Oestron durch Anner und Miescher [*51, 52*].

Zusätzlich zu diesen Synthesen bereits isolierter Oestrogene wurde wichtige Arbeit geleistet in der Synthese nahe verwandter Derivate der damals bekannten Oestrogene, von denen einige später eine große Bedeutung für die Entdeckung und Identifizierung neuer Oestrogene erlangen sollten, wie etwa 16-Ketooestron, 16-Keto-17β-oestradiol[2], 16-Epioestriol und 17-Epioestriol (s. Formel 12). Durch Veresterung und Schaffung von Präparaten einer bestimmten Kristallgröße wurden besser wirksame und langwirkende Hormonzubereitungen geschaffen. Die physiologischen Effekte der Oestrogene wurden studiert und insbesondere die Beziehungen zwischen histologischem Zustand des Ovars und des Endometriums sowie Oestrogenwerten in Blut und Harn aufgedeckt [*736, 956, 1754, 1807, 1808, 1809*]. Durch den klassischen Versuch von Kaufmann an der Kastratin wurden erstmals begründete Vorstellungen über die quantitativen Verhältnisse der Hormonwirkung am Endometrium gewonnen [*1090*].

Erst mit dem Jahre 1955 beginnt eine neue Phase rasch aufeinander folgender Entdeckungen weiterer natürlicher oestrogener Substanzen, die

[1] In der angelsächsischen Literatur besser als Cholesterol bezeichnet

[2] Benennung nach den von der IUPAC herausgegebenen Regeln [*1451*] siehe Seite 10

im wesentlichen von der Edinburgher Schule um MARRIAN ausging. Zur Zeit befinden wir uns mitten in einer raschen Entwicklung. Mehr als ein Dutzend natürlich vorkommender Oestrogene sind inzwischen entdeckt worden. Wenn diese Arbeit erscheint, wird sich ihre Zahl wahrscheinlich schon wieder vermehrt haben.

Als erstes der neuen Oestrogene wurde (1955) *16-Epioestriol*, eine zu Oestriol epimere Verbindung, von MARRIAN und BAULD [*1313*] aus Schwangerenharn isoliert (s. Tabelle 21). Im Jahre 1957 gelang es der Arbeitsgruppe um MARRIAN [*1318*], zwei weitere ketolische Verbindungen im Schwangerenharn zu finden, nämlich das *16α-Hydroxyoestron* und das *16-Keto-17β-oestradiol* [*1318, 1320, 2090*]. Da es sich aber zeigte, daß die erste Verbindung in alkalischer Lösung sehr schnell in die zweite umgewandelt wurde, nahm man an, daß es sich beim 16-Keto-17β-oestradiol um ein Artefakt aus 16α-Hydroxyoestron handele. Es war darum zunächst unsicher, ob das von LEVITZ u. Mitarb. [*1214*] nach Injektion von (16-^{14}C)-17β-Oestradiol bei Menschen aus dem Harn gewonnene 16-Keto-17β-oestradiol nicht ebenfalls ein solches Kunstprodukt sei. Das Vorkommen von 16-Keto-17β-oestradiol kann aber heute auf Grund einwandfreier Beweise als gesichert angesehen werden [*1180, 1181*]. Damit wurden ältere Vermutungen über das Vorkommen eines keto-alkoholischen Oestrogens im Schwangerenharn oder im Blut bestätigt [*2106*].

Weiter wurde von LAYNE und MARRIAN [*1181*] im Gravidenurin *16β-Hydroxyoestron* identifiziert. BROWN et al. [*278*] entdeckten die gleiche Verbindung im menschlichen Urin nach Verabfolgung von markiertem 17β-Oestradiol. Die Isolierung von *16-Ketooestron* aus Gravidenurin war bereits 1953 von SERCHI [*1793*] kurz beschrieben worden. Diese Substanz wurde jetzt auch von SLAUNWHITE und SANDBERG [*1830*] sowie von MIGEON et al. [*1371*] nach Zufuhr von radioaktivem Oestron im Harn von normalen Frauen und Männern nachgewiesen.

Eine etwas ungewöhnliche Verbindung, das *2-Methoxyoestron*, haben KRAYCHY und GALLAGHER [*1145, 1146*] beschrieben. Sie fand sich im Harn von mit (16-^{14}C)-17β-Oestradiol behandelten Personen. Dieser Befund wurde kürzlich von ENGEL u. Mitarb. [*664*] bestätigt. Daß dieses Oestrogen auch im Schwangerenharn vorkommt, wurde von LOKE und MARRIAN [*1246*] sowie FRANDSEN [*734a*] in Isolierungsstudien gezeigt. Da nach Zufuhr von markiertem 17β-Oestradiol auch radioaktives *2-Methoxyoestriol* nachgewiesen wurde [*716*], kann man die Isolierung auch dieser Verbindung aus Schwangerenharn in Kürze erwarten. FRANDSEN hat neulich Beweise dafür erbracht, daß *2-Methoxyoestradiol* im Schwangerenharn vorkommen dürfte. Das 1958 von LOKE et al. [*1249*] aus Schwangerenharn dargestellte *18-Hydroxyoestron* ist eine sehr interessante Substanz. Es ist die erste uns bekannte oestrogene Verbindung, bei der die anguläre Methylgruppe an C-13 eine Sauerstofffunktion trägt. Die Richtigkeit der von der MARRIAN-Gruppe postulierten Struktur wurde inzwischen einwandfrei bestätigt [*1247*]. Auf Grund von Perfusionsversuchen hat man angenommen, daß beim Menschen 6-hydroxylierte Steroide vorkommen können [*150, 442, 860*]. In der Tat haben kürzlich LOKE und MARRIAN *6-Hydroxyoestron* aus Schwangerenharn isoliert [*1311*].

Für die biologische Wirkung gewisser Nebennierenrindenhormone ist das Vorhandensein eines Sauerstoffatoms an C-11 von Bedeutung. Daß analoge 11-substituierte Oestrogene im menschlichen Organismus vorkommen können, wurde jüngst von CHANG und DAO [*406*] berichtet, die nach Verabfolgung von Cortison an adrenalektomierte, oophorektomierte Frauen *11β-Hydroxy-17β-oestradiol* gefunden haben. BREUER und PANGELS [*271a*] haben jetzt das dritte epimere Oestriol, nämlich *16,17-Epioestriol* aus Schwangerenharn isoliert. Es war daher anzunehmen, daß auch das vierte mögliche Epimere des Oestriols im Schwangerenharn vorkommt. In der Tat konnte kürzlich BREUER *17-Epioestriol* aus Schwangerenharn isolieren [*258*].

Die von MARKER im Urin nicht schwangerer Frauen gefundenen gesättigten Verbindungen *Oestrandiol A* und *Oestrandiol B* [*1294*], die sich nur durch Isomerie der OH-Gruppen in den Positionen C-3 und C-17 voneinander unterscheiden, wurden bisher von anderen Untersuchern nicht nachgewiesen. Eine Überprüfung dieser Befunde wäre wünschenswert. Eine eingehende Darstellung der beim Menschen bisher entdeckten Oestrogene findet der Leser in der Tabelle 21 und auf den Seiten 52-58.

1. Wandlungen des Oestrogenbegriffs

Überblickt man die Reihe der bisher im Urin gefundenen Oestrogene, so stellt sich die Frage nach der Definition des Oestrogenbegriffs. Dieser hat im Laufe der Zeit zweifellos einen gewissen Bedeutungswandel durchgemacht. Der Wortsinn schließt an sich eine biologische Interpretation ein. Oestrogene waren demnach zunächst alle Substanzen, die im Tierversuch an kastrierten Nagern Brunsterscheinungen bewirkten. Mit der Isolierung und Konstitutionsaufklärung der drei „klassischen" Oestrogene Oestron, 17β-Oestradiol und Oestriol wurde eine Begriffsbestimmung nach chemischen Gesichtspunkten aktuell. Diese wurde aber nach der Darstellung der synthetischen Oestrogene etwa vom Typ des Phenanthrens, des Anthracens, der Diphenyle, wie auch der Stilbene und der Auffindung nichtsteroider oestrogen wirksamer Stoffe in Pflanzen, Moor, Kohle, Erdöl und anderen Substanzen immer schwieriger und ungenügender. Bis 1954 war es aber noch angängig, die drei klassischen Oestrogene, zum Unterschied von den synthetischen Verbindungen, als die eigentlichen *natürlichen Oestrogene* anzusehen. Heute ist die Situation verwickelter. Manche der neu entdeckten „Oestrogene" haben nur eine sehr schwache oder praktisch keine nachweisbare oestrogene Wirkung im Tierversuch und eine Reihe chemischer Eigenschaften, die von denen der klassischen Oestrogene abweichen. Spricht man heute von natürlichen Oestrogenen, so meint man im allgemeinen die von den steroidproduzierenden Geweben gebildeten Steroidoestrogene und ihre Metabolite. Nach unseren heutigen Kenntnissen umfaßt diese Gruppe beim Menschen hauptsächlich das 17β-Oestradiol und seine zahlreichen steroiden Abbauprodukte.

Vielleicht wird es eines Tages möglich sein, eine befriedigende Abgrenzung und systematische Einteilung der Oestrogene nach ihren charakteristischen Wirkungen im Zwischenstoffwechsel des Organismus zu treffen, z. B. nach ihrem Einfluß auf gewisse Fermente oder auf fermentativ gesteuerte Prozesse. Für den Augenblick empfiehlt es sich, zwischen a) natürlich vorkommenden *(Steroid-)oestrogenen Hormonen* (im Organismus) und b) *oestrogen wirksamen Naturstoffen* (z. B. in Pflanzen) oder c) *oestrogenen Verbindungen* steroider und nichtsteroider Art (aus der chemischen Synthese) zu unterscheiden. Die Übergänge in dieser Einteilung sind aber fließend, da z. B. ein Oestrogen, das heute synthetisiert wird, morgen bereits im Organismus gefunden werden kann.

2. Frühere Nomenklatur

Die Bezeichnung *Follikelhormon* muß heute als überholt angesehen werden, nachdem bekannt ist, daß im Follikel eine ganze Reihe verschiedener Hormone, wie z. B. Androgene und Gestagene vorkommen, und daß das „Follikelhormon" offenbar auch in anderen Körperdrüsen wie dem Hoden, der Nebennierenrinde und der Placenta gebildet wird. Allenfalls wäre für das wirklich im Follikel gebildete oestrogene Hormon, nämlich das Oestron und das 17β-Oestradiol, eine solche Benennung vertretbar, wobei das erstere als Follikelhormon, das letztere als Dihydrofollikelhormon zu bezeichnen wäre. Würde man diese Trivialnamen konsequent verwenden, so könnte man ihren Gebrauch — obwohl nicht sehr empfehlenswert — vielleicht als gerechtfertigt ansehen.

Der Ausdruck *Follikulin*, der in der französischen Literatur oft für biologisch bestimmte Oestrogene (meist Oestronäquivalent), aber auch als Synonym für Phenolsteroide verwandt wird, ist veraltet. Die zahlreichen in der Anfangszeit von den Pionieren der Oestrogenforschung vorgeschlagenen Namen haben nur noch historisches Interesse. Da sie dem Leser aber beim Studium älterer Literatur gelegentlich begegnen mögen, haben wir die wichtigsten von ihnen in der Tabelle 1 zusammengestellt und erklärt. Viele dieser Namen wurden später von pharmazeutischen Firmen als Handelsbezeichnungen benutzt. Die Trivialnamen Ketohydroxyoestrin (Oestron), Dihydroxyoestrin (Oestradiol) und Trihydroxyoestrin (Oestriol) liest man nur noch in älteren Veröffentlichungen. Die Benennungen „Gynäkogen" [*1237*] und „Oophorin" [*1113b*] bezeichneten die biologische Aktivität in Ovarialextrakten.

Auch die „α"- und „β"-Benennung hat durch ungenaue Definition zu einer gewissen Verwirrung geführt. Wir haben daher im folgenden Kapitel die heutige Bedeutung dieser *Affixe* dargestellt. Es mag außerdem angemerkt werden, daß BUTENANDT [*356a*] seiner Zeit glaubte, aus dem Follikelhormonhydrat (Oestriol) durch Wasserabspaltung zwei isomere Follikelhormone, nämlich das *α- und das β-Follikelhormon*[1], beide mit verschiedenem Schmelzpunkt, erhalten zu haben. Bei der ersteren Verbindung handelt es sich um das Oestron. Die zweite Substanz mit der

[1] Nicht zu verwechseln mit α- und β-Oestradiol sowie mit 17α- und 17β-Oestradiol

Ketogruppe an C-16, hypothetisch als β-Follikelhormon angenommen, wurde später von HUFFMAN und LOTT [*981*] synthetisiert. Das von SCHWENK [*41a*] isolierte Isomere aus Stutenharn, das er δ-Follikelhormon

Tabelle 1. *Ältere Benennungen von Oestrogenen*

Name	bezeichnet	vorgeschlagen von
Follikulin	biologische Oestrogenaktivität	KLEIN [*1113b*], COURRIER [*457*]
Oestrin	oestrogene Wirkstoffe aus dem Ovarialfollikel. Später Oestron	PARKES und BELLERBY [*1497*]
Feminin	oestrogene Aktivität aus wäßrigen Placentaextrakten und aus Harn	GLIMM und WADEHN [*818*]
Theelin	Oestron	DOISY [*590*]
Progynon*	Oestron	BUTENANDT [*344*]
Menformon** ...	Oestron	LAQUEUR [*1064*]
Theelol	Oestriol	DOISY [*597*]
Thelykinin	oestrogene Aktivität in Blut und Harn	LOEWE [*1237*], SIEBKE [*1807*]
Dihydrotheelin..	17β-Oestradiol	DOISY et al. [*1348*]
Emmenin	gereinigter oestrogen wirksamer Placentaextrakt. Später (konjugiertes) Oestriol	COLLIP et al. [*444*]

* heute Firmenbezeichnung für Oestradiolbenzoat
** heute Firmenbezeichnung für Oestradiol- und Oestronester

nannte, hat sich als ein Gemisch von 17β-Oestradiol und 17α-Oestradiol erwiesen. Über die heute übliche korrekte Benennung der Oestrogene gibt das folgende Kapitel Auskunft.

III. Nomenklatur der Steroidoestrogene

Es ist erfahrungsgemäß für den Mediziner nicht immer leicht, sich in die Nomenklatur der Steroide [*2, 705, 705a, 950, 1114, 1201, 1451, 1622a, 2182*] hineinzufinden. Dies beruht nicht nur auf der Schwierigkeit des Gegenstandes sondern auch auf der Tatsache, daß die Anwendung der Benennungen keineswegs einheitlich gehandhabt wird. Die Vorschläge von FIESER und FIESER [*705*] zur Nomenklatur der Steroidhormone aus dem Jahre 1949 haben viel zur Systematisierung der rationellen Benennung beigetragen. Man hat sie deshalb fast allgemein verwendet. Immerhin wurden damit noch nicht alle Schwierigkeiten beseitigt. Die „International Union of Pure and Applied Chemistry“ (IUPAC)[1] hat daher im Jahre 1957 bindende Regeln für die Benennung der Steroidhormone herausgegeben [*1451*]. Diese sollten jetzt für alle Fragen der Steroidnomenklatur als allein maßgebend angesehen werden. Es wird ihnen daher in diesem Buch ebenfalls gefolgt. Wir meinen aber, daß es trotzdem

[1] „Internationale Union für reine und angewandte Chemie“

richtig ist, daneben auch die bisher benutzten Nomenklaturen zu bringen und zu erklären, da diese in älteren und vielen neueren Arbeiten noch zu finden sind und da sicherlich Jahre vergehen werden, bis die neue Nomenklatur allgemein gebräuchlich geworden ist. Es soll daher versucht werden, alte und neue Benennungen nebeneinander zu stellen.

Die bisher beim Menschen gefundenen Oestrogene sind Steroide, d. h. ihr Grundgerüst ist das Steroidskelett, bestehend aus einem Fünferring (Cyclopentan) und drei Sechser-Kohlenstoffringen (Perhydrophenanthren) mit insgesamt 17 C-Atomen (Cyclopentanoperhydrophenantren (s. Formel 1). Die C-Atome werden zur besseren Orientierung fortlaufend numeriert. Aus dem gleichen Grunde hat man die vier einzelnen Ringe mit den vier Buchstaben A, B, C und D bezeichnet.

Phenanthren Cyclopentan

Ableitung des Steroidskeletts

Grundstruktur der Steroide

Formel 1

Bei der vereinfachten Schreibweise der Steroidformel werden alle C- und H-Atome fortgelassen und nur die Umrisse des Grundgerüsts gezeichnet. Mit diesem Steroidskelett können zusätzliche C-Atome an verschiedenen C-Atomen verbunden sein. Bei den klassischen Oestrogenen gibt es allerdings nur ein zusätzliches C-Atom an C-17, das selber als C-18 numeriert wird. Gelegentlich teilt man die Steroide nach der Zahl ihrer C-Atome ein. Oestrogene sind danach C_{18}-Steroide.

Alle rationellen Steroidoestrogenbezeichnungen basieren auf einer unsubstituierten gesättigten Grundverbindung, dem *Oestran* (s. Formel 2), von dem man alle natürlichen Oestrogene herleiten kann. Als gesättigt bezeichnet man eine Verbindung, in der alle C-Atome die größtmögliche Zahl von H-Atomen tragen. Die Unterschiede zwischen den einzelnen Verbindungen beruhen auf der Anwesenheit verschiedener Substituenten oder Doppelbindungen. Das bedeutet, daß bei den Oestrogenen, wie auch bei vielen anderen biologisch aktiven Steroiden, H-Atome an gewissen C-Atomen durch Hydroxyl-(OH) oder Sauerstoff-(O) Atome ersetzt werden können. Dies kann besonders an den Atomen C-2, 3, 4, 6, 11, 16, 17 und 18 stattfinden. Wird z. B. das H-Atom an C-17 durch eine OH-Gruppe ersetzt, so spricht man von einer 17-Hydroxyverbindung. Werden zwei H-Atome durch ein Sauerstoffatom ersetzt, so spricht man von

Oestran

Formel 2. Die Grundsubstanz der Oestrogene mit fortlaufender Numerierung der Kohlenstoffatome

einer 17-Ketoverbindung. Man stellte bisher üblicherweise diese Bezeichnung, z. B. 17-Keto der chemischen Benennung voran, wenn man die Tatsache des Vorhandenseins einer Ketogruppe an C-17 besonders betonen wollte *(Präfix)*. Sonst wurde sie durchweg der Benennung angehängt *(Suffix)*, wobei Alkohol-(OH) Gruppen die Endung -ol (z. B. Oestriol), Keto-(CO) Gruppen die Endung -on (z. B. Oestron) abgaben. Waren sowohl Alkohol- als auch Ketogruppen vorhanden, so wurden erst die Alkohol- und dann die Ketogruppen genannt, z. B. Oestra-1,3,5 (10)-trien, 3,17β-diol, 16-on in der früheren Literatur. Fanden sich mehrere solcher Gruppen, so lautete das Suffix -diol, -triol usw. oder -dion, -trion usw., je nachdem ob zwei oder drei usw. von ihnen vorhanden waren.

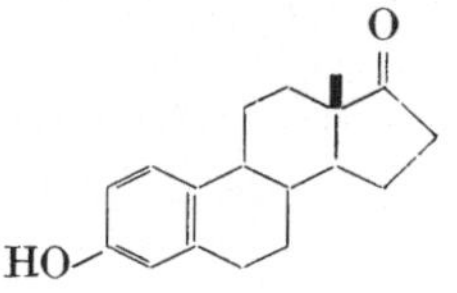

Oestron

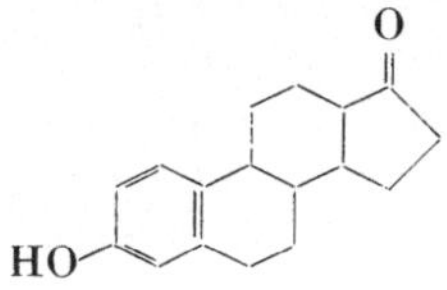

18-Noroestron

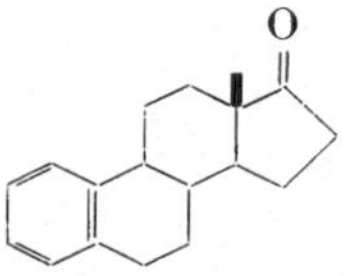

3-Desoxyoestron

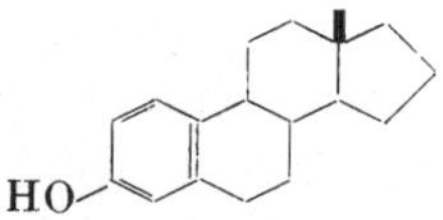

17-Desoxooestron

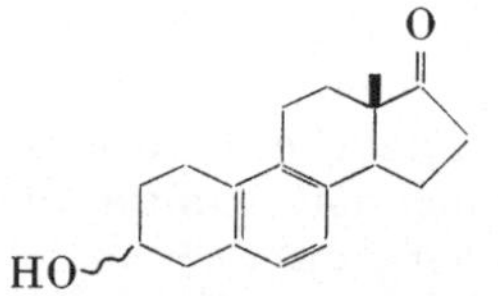

ξ-Folliculosteron

Formel 3. Beispiele zur Erklärung der Steroidnomenklatur

Die moderne Tendenz [*1451*] geht dahin, daß „rationelle" oder wissenschaftliche Benennungen nicht mehr als e i n Suffix haben sollen. Alle anderen Substituenten sind daher in Form von Präfixen der Benennung voranzustellen. Die eben genannte Verbindung soll daher als 3,17β-Dihydroxy-Oestra-1,3,5 (10)-trien,16-on bezeichnet werden. Diese Substanz ist auch unter dem Trivialnamen 16-Keto-17β-oestradiol (früher 16-Ketooestradiol-17β) bekannt. Als Ausnahmen gelten lediglich die Endungen -en und -yn. Sind sie vorhanden, so werden sie nicht als Suffixe mitgerechnet.

Man weiß, daß das Steroidskelett räumlich gesehen eine ziemlich flache Struktur aufweist. Gewisse an dieses Ringsystem gebundene zusätzliche Atome oder Atomgruppen bilden zu ihm einen Winkel, ragen also nach oben oder unten aus der Papierebene hervor. Dies wird angedeutet, indem man die die chemische Bindung darstellende Verbindungslinie zum Ring als gestrichelte Linie[1] zeichnet, wenn das Atom oder die Gruppe unterhalb der Papierebene liegt (α-Konfiguration). Eine ausgezogene Linie, die möglichst dicker sein soll als die des Steroidskeletts, bedeutet, daß das Atom oder die Gruppe sich oberhalb der Papierebene befindet (β-Konfiguration). Bezugspunkt ist die

[1] Besser als kräftige Punkte, wie z. B. bei FIESER und FIESER [*705*]

anguläre Methylgruppe am C-Atom 13, die sich oberhalb der Papierebene befindet, also β-orientiert ist. Diese wird unter Fortlassen der CH_3-Gruppe meistens nur durch einen dicken herausragenden Strich an C-13 angedeutet. Weiß man nicht, ob das Atom oder die OH-Gruppe in α- oder β-Stellung gerichtet ist, so deutet man das durch Bezeichnung mit dem griechischen Buchstaben ξ (xi) an, welcher der entsprechenden Nummer des C-Atoms nachgestellt wird. In der Strukturformel macht man dies durch eine Wellenlinie kenntlich, wie sie z. B. die 3 ξ-Hydroxygruppe im sog. Folliculosteron (s. Formel Seite 12) enthält. Die räumliche Stellung (α- und β-Konfiguration) von Substituenten hat eine praktische Bedeutung, da die Wirkung der Hormone auf Fermente stereospezifisch bedingt zu sein scheint. Die griechischen Buchstaben α, β und ξ setzt man nicht in Klammern. Ketogruppen stehen immer in der gleichen Ebene wie der Ring, an den sie durch eine Art Doppelbindung gebunden sind. Für sie besteht daher keine Möglichkeit einer Stereoisomerie. Die Substituenten können ferner mehr senkrecht zur Ringebene (axial oder polar) oder mehr in der Ringebene (äquatorial) liegen. Dies kann praktisch für die Stabilität sowie das Verhalten bei Veresterung und Hydrolyse von Bedeutung sein.

Der Fortfall angulärer Methylgruppen oder andere chemische Veränderungen eines der Ringe leiten zu Steroidanalogen. Eliminierung einer angulären Methylgruppe oder Ringverengung deutet man durch das Präfix „Nor" an, wobei man die Lage mit den entsprechenden Nummern des Steroidkerns (z. B. 18) oder den Buchstaben der Steroidringe (A, B, C und D) angibt, z. B. *18-Noroestron* (s. Formel 3) bedeutet, daß die anguläre Methylgruppe an C-10 (d. h. C-18) fehlt.

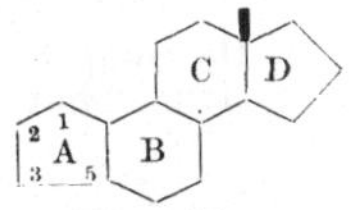

Formel 4

Wird z. B. in Ring B die Sechserringstruktur in eine Fünferringstruktur umgewandelt, so spricht man von *B-Norsteroiden*. Andererseits spricht man, wenn eine anguläre Methylgruppe durch eine Äthylgruppe ersetzt oder wenn ein Ring erweitert wird, z. B. ein Fünferring zum Sechserring, von *Homosteroiden*; D-Homooestron (s. Formel 5) bedeutet z. B., daß der Ring D erweitert wurde und daß dort jetzt eine Sechserringstruktur vorliegt. Bei Nor- und Homosteroiden wird die Numerierung der C-Atome im Steroidskelett so verändert, daß bei Ringverengung die ursprüngliche Steroidnumerierung beibehalten wird und nur die höchste Nummer des verengten Ringes fortfällt. Hierbei gilt aber die wichtige Ausnahme, daß keine C-Atome, die an den Berührungsstellen der Ringe sitzen, fortfallen dürfen. Bei dem obenstehend gezeigten A-Norsteroid wird also das C-Atom 4 (C-4) fortfallen (Formel 4).

Bei Ringerweiterung dagegen wird der Buchstabe **a** (oder **b** usw.), wenn notwendig, zur höchsten Nummer in dem erweiterten Ring hinzugefügt. Dieser Buchstabe mit seiner Nummer wird zum letzten C-Atom in der Ordnung der Ringnumerierung hinzugeschrieben, und zwar auch hier wieder mit Ausnahme der C-Atome an den Berührungsstellen der Ringe. Diese Verhältnisse werden im umseitigen Formelbild 5 gezeigt, in dem das Numerierungssystem in D-Homosteroiden an zwei Beispielen dargestellt ist.

Der Name D-Dihomooestron bedeutet, daß bei der Ringerweiterung zwei C-Atome im Ring D hinzugekommen sind. Diese werden jetzt als 17 a und 17 b bezeichnet. Es ist also ein Siebenringsystem entstanden.

Wird ein Ring des Steroidskeletts aufgespalten, wobei ein Wasserstoffatom an jede auf diese Weise entstandene Endgruppe angelagert wird, so spricht man von *Secosteroiden*, z. B. 2,3-Secosteroiden bei Aufspaltung des Ringes A zwischen C-2 und C-3. In Tabelle 10 zeigen wir ein gut bekanntes Secooestrogen, nämlich die Marrianolsäure, bei der es sich um ein 16,17-Secosteroid handelt. Kommen im Steroidringsystem Heteroatome vor, wie z. B. Sauerstoff- oder Stickstoffatome usw., so wird dies durch die Silben „*oxa*-“ oder „*aza*“ usw. als Präfixe bezeichnet [*1451*]. So lautet z. B. die wissenschaftliche Formel für WESTERFELDs Lakton 3-Hydroxy-D-homo,17a-oxaoestra-1,3,5(10)-trien-17-on (s. Tabelle 10). Dieser Name bedeutet also, daß es sich hier um ein Steroid handelt,

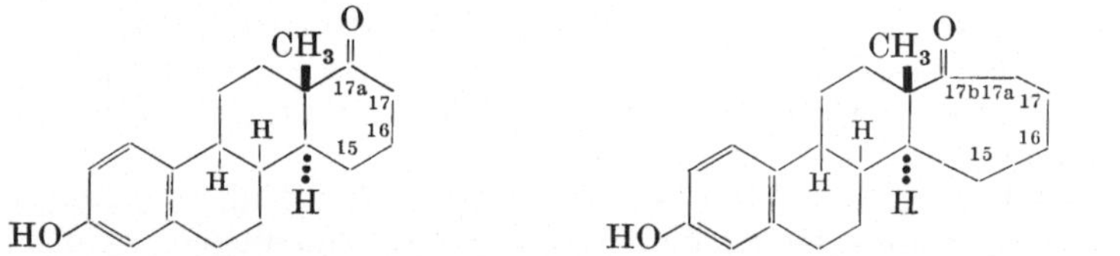

3-Hydroxy-D-Homooestra-1,3,5(10)-trien-17a-on (D-Homooestron)

3-Hydroxy-D-Dihomooestra-1,3,5(10)-trien-17b-on (D-Dihomooestron)

Formel 5

das in Ring D erweitert wurde, wobei das hinzukommende sechste Atom in Ring D (in 17 a-Stellung) ein Sauerstoffatom ist.

Zwischen zwei C-Atomen eines Ringes kann eine sog. *Doppelbindung* bestehen, wie z. B. im Ring A der meisten natürlichen Oestrogene. Es fehlen dann die entsprechenden H-Atome. Die Verbindung wird „ungesättigt“. Dies bezeichnet man durch zwei parallele Verbindungsstriche (statt einem) zwischen den beiden entsprechenden C-Atomen. In der Benennung wurde diese Tatsache früher durch den großen griechischen Buchstaben Delta (Δ) ausgedrückt. Dazu traten als Index die Zahlen, welche die Lage der Doppelbindungen angaben. Liegen diese in der Numerierungsreihe der C-Atome direkt nacheinander, so wird im allgemeinen nur die erste Zahl genannt, also beispielsweise nicht $\Delta^{5\text{-}6}$ sondern nur Δ^{5}. Sind aber mehrere Sequenzen möglich, z. B. 5—6 und 5—10 (s. Formel 2), so werden, wenn die Zahlen nicht direkt nacheinander folgen, beide Zahlen genannt, also $\Delta^{1,3,5(10)}$-Oestratrien, 3-ol, 17-on, (= Oestron), wenn die Doppelbindung zwischen C-5 und C-10 sitzt und nicht zwischen C-5 und C-6. Aus dieser Benennung geht also hervor, daß es in dieser Oestranverbindung drei Doppelbindungen gibt, und zwar zwischen C-1 und 2, 3 und 4 sowie 5 und 10. Die Dreizahl findet in der Bezeichnung -trien Ausdruck, wobei die Silbe „en“ (statt „an“) gleichzeitig die fehlende Sättigung anzeigt. Die Sättigung wird also durch die Endsilbe „an“, die fehlende Sättigung durch die Endsilbe „en“ ausgedrückt. Je nach der Anzahl der Doppelbindungen spricht man von dien-, trien-, tetraen- usw. Verbindungen. Das untenstehende Formelbild 6 zeigt ein Oestratrien und ein Oestrapentaen.

Das Symbol Δ wird heute nicht mehr benutzt. Die Zahlen, welche die Doppelbindung angeben, werden in die chemische Bezeichnung eingebaut.

Wie bereits erwähnt, soll es heute nicht mehr als zwei Suffixe geben (z. B. 3-ol,17-on), sondern nur noch ein Suffix (also 17-on), wobei das Hydroxylmolekül als Präfix erscheint. Das Steroid in der Formel 3 soll also nicht mehr als $\Delta^{1,3,5(10)}$-Oestratrien, 3-ol, 17-on bezeichnet werden, sondern als 3-Hydroxy-Oestra-1,3,5(10)-trien-17-on. Diese Substanz ist unter dem Trivialnamen Oestron bekannt.

Nach den dargelegten Benennungsregeln der „IUPAC" ist es möglich, allen Steroidoestrogenen rationelle Benennungen zu geben, die ihre Struktur genau kennzeichnen, indem sie Grundgerüst, Anzahl und Lage der Doppelbindungen sowie Anzahl und Lage der Substituenten

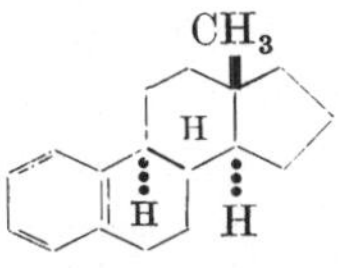

Oestra-1,3,5(10)-trien 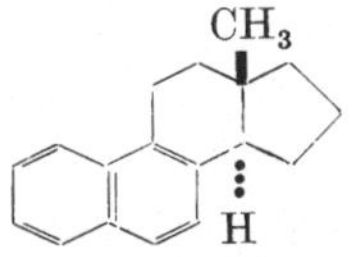 Oestra-1,3,5(10),6,8-pentaen

Formel 6

angeben. Da aber die wissenschaftlichen Bezeichnungen meist etwas umständlich sind, hat man für die gewöhnliche Verständigung die sog. *Trivialnamen* benutzt. Diese geben allerdings wenig Aufklärung über die genaue Struktur der Verbindung, aber doch gewisse Hinweise auf charakteristische Abweichungen von der Grundverbindung. So geht etwa aus dem Namen Oestriol hervor, daß diese Verbindung sich vom Oestran herleitet und drei OH-Gruppen enthält. Über sterische Verhältnisse, Lage der Gruppen und Sättigungsgrad wird allerdings nichts ausgesagt.

Nach den Regeln der Nomenklaturkommission der internationalen Union für reine und angewandte Chemie werden zur Zeit *nur folgende Trivialnamen für Oestrogene beibehalten:*

1. Oestron für 3-Hydroxy-oestra-1,3,5(10)-trien,17-on,
2. 17β-Oestradiol für Oestra-1,3,5(10)-trien,3,17β-diol,
3. 17α-Oestradiol für Oestra-1,3,5(10)-trien,3,17α-diol und
4. Oestriol für Oestra-1,3,5(10)-trien,3,16α,17β-triol.

Die Benutzung dieser Trivialnamen zur Bezeichnung von abgeleiteten Derivaten oder Stereoisomeren soll vermieden werden. Es ist leicht einzusehen, daß bei der raschen Zunahme der isolierten oder synthetisierten Verbindungen bald ein völliges Chaos entstehen würde, wenn verschiedene Autoren verschieden abgeleitete Trivialnamen ohne Berücksichtigung der verbindlichen wissenschaftlichen Benennungen benutzen würden. Außerdem können solche abgeleiteten Trivialnamen[1] wenigstens so kompliziert

[1] Zum Beispiel Trivialname: 1,2,3,4-Tetrahydro, 17-dehydro, 3-desoxyequilenin, wissenschaftlicher Name: Oestra-5,7,9-trien-17-ol

sein wie die richtigen wissenschaftlichen Namen. Werden Trivialnamen in Veröffentlichungen benutzt, so soll mindestens einmal am Anfang auch die wissenschaftliche Benennung gebracht werden. Erscheint es aus technischen oder sonstigen Gründen notwendig, andere Trivial- oder Halbtrivialnamen anzuwenden, so sollte auch hier wenigstens einmal die wissenschaftliche Bezeichnung angegeben werden. Um unseren Lesern das Verständnis von Arbeiten zu erleichtern, in denen die Trivialnamen noch genannt werden, haben wir diese in die Tabelle 2 bis 12 mit aufgenommen. Damit ist nicht gesagt, daß wir ihre Anwendung für wünschenswert halten, obwohl es sicherlich nicht immer einfach sein dürfte, ohne sie auszukommen.

Erläuterung zur Formulierung von Trivialnamen

Sind Abweichungen in der sterischen Struktur zwischen sonst gleichen Verbindungen vorhanden, so spricht man von *Epimerie*.

Von Oestriol z. B. kennt man die Epimeren 16-Epioestriol, 17-Epioestriol und 16,17-Epioestriol, wobei das Präfix „*Epi*“ bedeutet, daß die Orientierung der OH-Gruppen an C-16 bzw. an C-17 von der des Oestriols abweicht. 16-Epioestriol hat also die OH-Gruppe an C-16, die beim Oestriol α-Stellung zeigt, in β-Stellung, 17-Epioestriol hat entsprechend die OH-Gruppe an C-17, die beim Oestriol β-Stellung zeigt, in α-Stellung (s. Formeln 7 u. 12). 16,17-Epioestriol hat an den C-Atomen 16 und 17 eine von der des Oestriol abweichende Orientierung der OH-Gruppen, d. h. hier steht die OH-Gruppe an C-16 in β und an C-17 in α-Stellung. Die Bezeichnung von Epimeren auf diese Weise ist heute weitgehend überflüssig geworden, da die IUPAC-Regeln eine eindeutige Kennzeichnung ermöglichen.

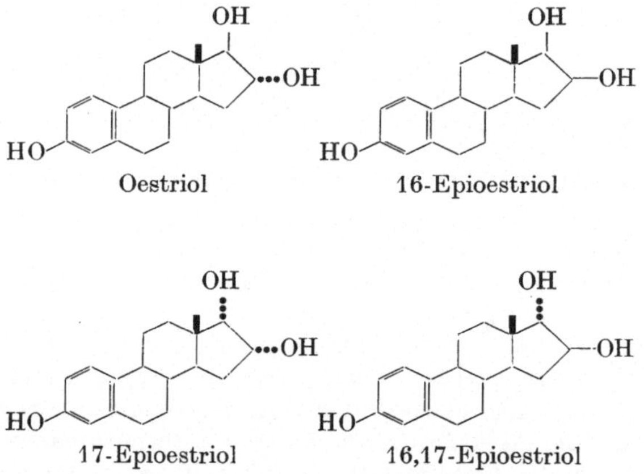

Oestriol | 16-Epioestriol | 17-Epioestriol | 16,17-Epioestriol

Formel 7. Oestriol und seine Epimeren

Kommt in der „normalen“ Oestrogenstruktur eine weitere Doppelbindung hinzu, so wird man die Verbindung in der wissenschaftlichen Benennung als Oestra-tetraen und mit Trivialnamen als *Dehydro*verbindung bezeichnen. Wenn z. B. im Oestronmolekül eine weitere Doppelbindung zwischen den C-Atomen 9 und 11 vorkommt, so wird die „rationelle Benennung“ 3-Hydroxy-oestra-1,3,5(10),9(11)-tetraen-17-on lauten. Ein synonymer Trivialname wäre dann z. B. 9(11)-Dehydrooestron. Damit deutet man an, daß an den C-Atomen 9 und 11, zwei H-Atome fortgefallen sind, also ein Dehydrierungsprozeß stattgefunden hat. Wie bereits früher erörtert, bedeutet die Bezeichnung 9 (11), daß die Doppelbindung vom C-Atom 9 nicht zum nächstnumerierten zehnten, sondern zum C-Atom 11 geht. Wenn anderseits Wasserstoff an ein Oestrogenmolekül angelagert wird, und damit eine oder mehrere Doppelbindungen in der Ringstruktur oder in Substituenten abgesättigt werden, so spricht man von *Dihydro-*, *Tetrahydro-* oder *Hexahydroderivaten.* 1,3-Tetrahydroequilenin ist also ein Steroidoestrogen, in welchem die Doppelbindungen zwischen C-1 und C-2 sowie zwischen C-3 und C-4 verschwunden sind und durch H-Atome abgesättigt wurden. Die rationelle Benennung lautet dann 3β-Hydroxyoestra-5,7,9,-trien,17-on. Ein anderes Beispiel: Bei 17-Dihydroequilenin sollte anstatt der Ketogruppe in C-17 eine β-orientierte Hydroxylgruppe vorliegen. Diese Substanz wird rationell als Oestra-1,3,5(10),6,8-pentaen,3,17-diol bezeichnet.

In der modernen angelsächsischen Literatur findet man statt des Präfixes Keto- mehr und mehr das Präfix Oxo-, also 16-Oxooestradiol statt 16-Ketooestradiol. Fehlt eine sonst üblicherweise vorkommende Hydroxylgruppe, so spricht man von *Desoxy*derivaten (s. Formel 9), z. B. 3-Desoxyoestron. Fehlt eine Ketogruppe, so wird dies durch „*Desoxo*" wiedergegeben, z. B. 17-Desoxooestron (s. Formel 9). Es folgt aus diesem Benennungssystem, daß 17-Desoxooestron und 17-Desoxyoestradiol identische Substanzen sein müssen.

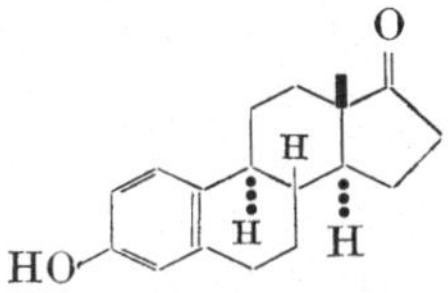

(+)-Oestron

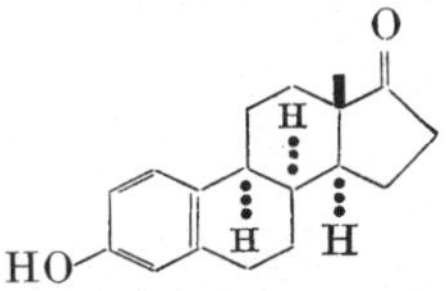

8-Isooestron

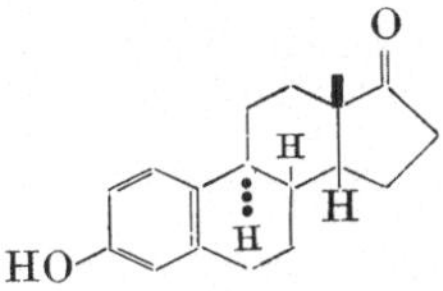

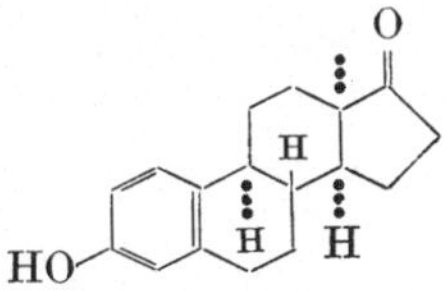

(±)-Oestron-e

Formel 8. Einige Oestronisomeren

Isomerie: Die an den Verknüpfungsstellen der einzelnen Ringe stehenden H-Atome zeigen die Erscheinung der sog. cis-trans-Isomerie. Diese Wasserstoffatome können entweder beide oberhalb bzw. unterhalb (cis-Konfiguration) oder eines oberhalb, das andere unterhalb der Molekülebene (trans-Konfiguration) liegen.

Bei Totalsynthesen von Oestrogenen werden oft stereoisomere Oestrogene als racemisches Gemisch gebildet. Bei Fusion der vier Ringe A, B, C, D sind sechs Asymmetriezentren vorhanden, nämlich zwischen den Ringen A und B bei C-5 und C-10, zwischen Ring B und C zwischen C-8 und C-9 und endlich bei Fusion der Ringe C und D bei den Kohlenstoffatomen C-13 und C-14.

Dies bedeutet also, daß in dem System theoretisch 64 stereoisomere Formen möglich sind. Glücklicherweise sind in den bisher gefundenen natürlichen Oestrogenen die benachbarten Ringe A/B, B/C und C/D immer in „trans"-Stellung miteinander verbunden. Dadurch vermindert sich die Anzahl der möglichen stereoisomeren Gerüste auf acht. Sie unterscheiden sich voneinander nicht nur in den physikalisch-chemischen Eigenschaften, sondern auch in der biologischen Aktivität beträchtlich. Inwieweit sie sich auch in ihren biochemischen Wirkungen auf Enzymsysteme unterscheiden, wissen wir noch nicht. Die genannten Verbindungen wurden vor der Einführung der IUPAC-Regeln als Oestron a, b, c. . . . bis h bezeichnet. So unterscheiden sich z. B. die (+)- und (—)-Varianten des Oestron-e von dem natürlichen Oestron [(+)-Oestron] nur in der stereoisomeren Position im Ring C- und D, wie das aus der Formel 8 hervorgeht. Nach Einführung der IUPAC-Regeln ist solche Benennung ganz unnötig. (+) Oestron-e sollte als 3-Hydroxy-14β-oestra-1,3,5(10)-trien-17-on bezeichnet werden. (—) Oestron-e als 3-Hydroxy, 13α, 14α-oestra-1,3,5 (10)-trien-17-on.

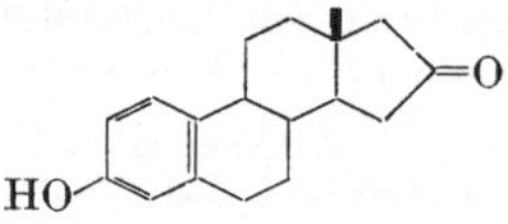

Oestron-16

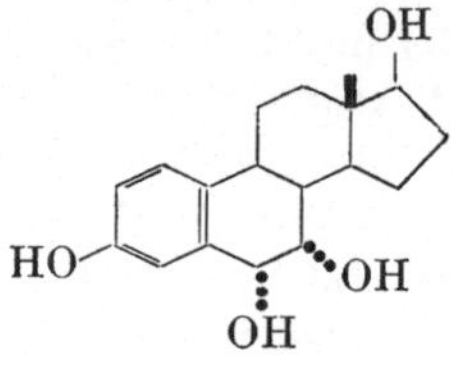

6α,7α-Dihydroxy-17β-oestradiol

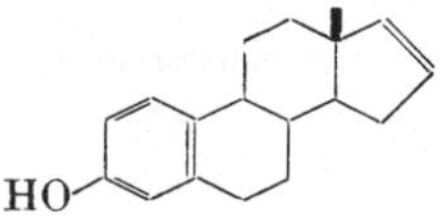

16:17-Dehydro, 17-desoxooestron

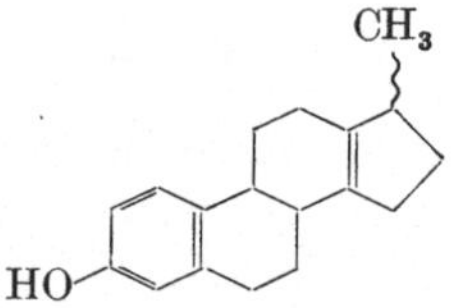

13:14-Dehydro, 18-nor, 17-methyl-17-desoxooestron

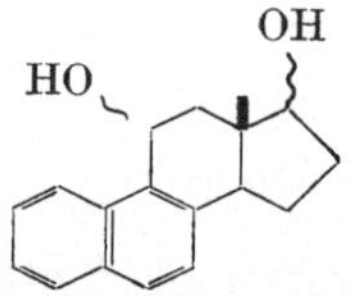

11-Hydroxy, 3-desoxy, 17-dihydro-equilenin

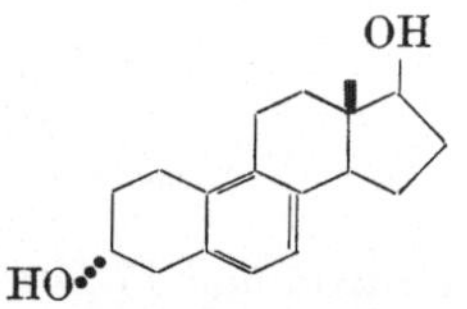

3-Epi, 17 „trans" hexahydro-equilenin

Formel 9
Weitere Beispiele zur Erklärung der Steroidnomenklatur

Wird „Dihydroequilin" (s. Tabelle 7) mit Nickel hydrogeniert, so entsteht „8-*Iso*-17β-Oestradiol", das zu „8-*Iso*oestron" oxydiert werden kann (s. Formel 8).

8-Isooestron, das sich vom Oestron durch die isomere Lage des H-Atoms bei C-8 unterscheidet, ist identisch mit 3-Hydroxy-8α-oestra-1, 3,5-trien, 17-on. Diese stereoisomere Veränderung vermindert die oestrogene Wirkung bei Ratten um 2/3.

Wir hoffen, daß der Leser sich mit den hier gegebenen Regeln über die Steroidnomenklatur in der gegenwärtigen und neueren Oestrogenliteratur zurechtfinden wird. Für denjenigen, der in die noch ältere Literatur zurückgeht, können sich Schwierigkeiten ergeben speziell bei der Bezeichnung der 17-Hydroxylgruppe. Die alten Namen „α-Oestradiol" und „β-Oestradiol" unterscheiden die beiden Verbindungen ohne Bezugnahme auf sterische Konfiguration an C-17. Das α-Oestradiol der älteren

Literatur ist die gleiche Verbindung, die man heute als 17β-Oestradiol bezeichnet und β-Oestradiol diejenige, die man heute als 17α-Oestradiol kennt. Solche Bezeichnungen und Namen wie auch „Isooestriol-A“ und „Ruzickas-Triol“ sind in den Anmerkungen der Tabelle 2 bis 12 enthalten.

Gelegentlich kann auch in der älteren Literatur die Bezeichnung „t“-(transoid) oder „c“ (cisoid) als Unterscheidung für die beiden Oestradiolisomeren vorkommen.

Der ungesättigte Ring A mit der OH-Gruppe an C-3 ist für die Oestrogene beim Menschen charakteristisch und bedingt einige ihrer wichtigsten physiologischen und chemischen Charakteristika. Da dieser Ring A mit der Hydroxylgruppe den Oestrogenen phenolische Eigenschaften verleiht, hat man den Oestrogenen auch die Gruppenbezeichnung *„phenolische Steroide“* gegeben.

Zum Schluß soll die Schreibweise für *markierte Verbindungen* erörtert werden. ($16\text{-}^{14}C$)-Oestron bedeutet ein am Kohlenstoffatom 16 mit Kohlenstoff-14 markiertes Oestron. Die Massenzahl (das Atomgewicht) radioaktiver und anderer Isotopen soll immer mit hochstehender Ziffer links vom Elementsymbol geschrieben werden, z. B. ^{14}C oder ^{32}P. Die rechte Seite ist für die Angabe der Ladung bestimmt, z. B. Ca^{2+} (das Calcium-Ion), PO_4^{3-} (das Phosphat-Ion). Tiefstehende Ziffern bezeichnen links die Ordnungszahl und rechts die Anzahl Atome im Molekül [*219a*]. Andere Schreibweisen sollen möglichst nicht benutzt werden.

Im folgenden Kapitel sind die Formeln der wichtigsten Steroidoestrogene, ihre „rationellen“ wissenschaftlichen Benennungen und auch ihre Trivialnamen zusammen mit ihren physikalischen, chemischen und biologischen Eigenschaften systematisch zusammengestellt.

Für weitere Einzelheiten über die Nomenklatur und Stereochemie der Oestrogene verweisen wir den Leser auf die Spezialliteratur [*642, 705, 705a, 1114, 1201, 1405a, 1451, 1796, 2182*].

"The acquisition and systematisation of positive knowledge is the only human activity which is really progressive."
G. Sarton

IV. Die wichtigsten Steroidoestrogene

1. Physikalisch-chemische und biologische Eigenschaften

In diesem Abschnitt wird der Versuch gemacht, eine systematische Darstellung der wichtigsten bisher beschriebenen Steroidoestrogene zu geben. Sie wurden nach ihrer Struktur in Tabellen zusammengestellt und diese durch Beifügen einiger Derivate ergänzt. Steroidester wurden nicht aufgenommen, da zu diesem Thema eine umfassende Arbeit von Junkmann und Witzel [*1069*] vorliegt. Ebenso wurden die zahlreichen

Nitro-, Amino-, Chlor- oder anderen Halogenderivate nicht berücksichtigt, die vorwiegend für den präparativ arbeitenden Chemiker von Bedeutung sind. Von den vielen Derivaten wurden nur wenige typische Beispiele ausgewählt, um dem Leser eine Vorstellung über die synthetischen Bemühungen der Chemiker sowie über die Zusammenhänge von Struktur und biologischer Aktivität zu geben. Unseres Wissens wurde eine solche Zusammenstellung der Oestrogene bisher noch nicht veröffentlicht. Man wird vielleicht fragen, was unsere Absicht bei dieser Zusammenstellung war, in der fast 80 Verbindungen beschrieben werden, wenn bis heute beim Menschen nur ein gutes Dutzend Oestrogene gefunden worden sind. Es hat sich aber in der Geschichte der Steroidforschung oft gezeigt, daß einfache, ja primitiv erscheinende Arbeitshypothesen manchmal erstaunlich fruchtbar waren. Eine solche Arbeitshypothese ist es zweifellos, sich zu fragen, ob ein durch Synthese erhaltenes Steroid nicht vielleicht auch im Organismus vorkommt, und danach zu suchen. Wir glauben daher, daß eine Liste der wichtigsten bisher synthetisierten Steroidoestrogene mit ihren charakteristischen Eigenschaften für die zukünftige Erforschung noch unbekannter Oestrogene beim Menschen wertvoll sein kann.

In den Tabellen 2 bis 12 werden die rationellen Benennungen gegeben, wobei die Literaturangaben meistens auf die erste Synthese und gelegentlich auf die Reindarstellung und Strukturaufklärung hinweisen. Die wichtigsten ersten Isolierungen wurden bereits im historischen Teil genannt. Wenn Schmelzpunkte korrigiert sind, ist dies durch die Abkürzung ,,korr" angezeigt. Bei der optischen Drehung ist, soweit möglich, die Konzentration im angewandten Lösungsmittel vermerkt. Betreffs der biologischen Wirkung im Tierversuch muß in Betracht gezogen werden, daß weitaus die meisten dieser Bestimmungen mit statistisch unzureichenden Methoden durchgeführt wurden und daher untereinander beträchtliche Abweichungen zeigen können. Außerdem sind von den verschiedenen Forschern verschiedene Bezugssubstanzen mit unterschiedlichem Reinheitsgrad verwendet worden. Manchmal sind die untersuchten Oestrogene in ihrem Verhalten so unterschiedlich, daß eine Auswertung der biologischen Aktivität statistisch auf Grund der abweichenden Regressionslinien (s. Seite 225) überhaupt nicht möglich ist. Trotzdem dürften die mitgeteilten Angaben gewisse Schlußfolgerungen auf den Zusammenhang zwischen Struktur und biologischer Wirkung erlauben.

In Tabelle 2 sind die Oestra-1,3,5(10)-triene, die keine phenolische Hydroxylgruppe haben (3-Desoxyverbindungen), zusammengestellt. Eine von ihnen, nämlich 3-Desoxyoestron, ist in Formel 3 gezeigt. Manche Verbindungen dieser Gruppe sind noch sehr unsicher charakterisiert, da nicht alle Synthesemethoden und physikalisch-chemischen Eigenschaften mitgeteilt wurden. Unsere Kenntnisse über diese Substanzen stammen hauptsächlich aus der Veröffentlichung von Fishman [*714a*] und der Arbeit von Huggins und Jensen [*989*], in welcher die Synthese durch Jacobson et al. [*1023*] angekündigt wird.

In Tabelle 3 sind die Monohydroxyderivate der 1,3,5(10)-Oestra-triene zusammengestellt. Dort wird 6-Ketooestron [3-Hydroxyoestra-1,3,5(10)-

trien-6,17-dion] nicht mit aufgeführt. Diese Substanz wurde von HUGGINS und JENSEN [*989*] in Tierversuchen geprüft und als ein behindertes Oestrogen („impeded estrogen") im Uterusgewichtstest beschrieben (s.

Tabelle 2. *Hauptgruppe: Oestra-1,3,5(10)-triene. Untergruppe: 3-Desoxyverbindungen*

Rationelle Benennung	Trivialname	Schmelzpunkt °C	Optische Drehung $(\alpha)^{\circ}_{D}$	Biologische Wirkung
Oestra-1,3,5(10)-trien,17-on [*1023*] .	3-Desoxy-oestron	139—140*	$(\alpha)^{25}_{D}$: +166*	Etwa 200mal schwächer als Oestron im Uterusgewichtstest bei Ratten [*989*]
Oestra-1,3,5(10)-trien,17β-ol [*1023*] .	3-Desoxy-17β-oestradiol	117—118*	$(\alpha)^{25}_{D}$: +80*	Etwa 1000mal schwächer als 17β-Oestradiol im Uterusgewichtstest bei Ratten [*989*]
Oestra-1,3,5(10)-trien,2,17β-diol [*714*]	3-Desoxy-2-Hydroxy-17β-oestradiol	218—221 [*714*]	$(\alpha)^{27}_{D}$: +100 (Äthanol) [*714*]	Praktisch keine biologische Aktivität [*714*]
Oestra-1,3,5(10)-trien,17α-ol [*1023*] .	3-Desoxy-17α-oestradiol	161—162*	$(\alpha)^{25}_{D}$: +54*	Etwa 4000mal schwächer als 17β-Oestradiol, etwa 10mal schwächer als 17α-Oestradiol im Uterusgewichtstest bei Ratten [*989*]

* JENSEN, E. V.: Pers. Mitteilung

Seite 39). Weitere Untersuchungen über 6-Ketooestron werden mit Interesse erwartet.

Tabelle 4 zeigt die Dihydroxyderivate der Oestra-1,3,5(10)-triene. LAYNE und MARRIAN [*1181*] geben für das 16-β-Hydroxyoestron einen

Tabelle 3. *Hauptgruppe: Oestra-1,3,5(10)-triene. Untergruppe: Monohydroxyderivate*

Rationelle Benennung	Trivialname	Schmelzpunkt °C	Optische Drehung $(\alpha)^{\circ}_{D}$	Biologische Wirkung	Anmerkungen
Oestra-1,3,5(10)-trien, 3-ol [*357*]	17-Desoxo-oestron	134 [*357*]	$(\alpha)_{5463}$: +107 (Äthanol) [*357*] $(\alpha)^{23,5}$: +92 (Äthanol) (c = 0,705%) [*1586*]	40mal schwächer als Oestron („terrace point")*. Etwa 2 bis 3mal schwächer als Oestriol im Uterusgewichtstest bei kastrierten Ratten [*1586*]	Im Schrifttum manchmal auch als 17-Desoxyoestradiol bezeichnet
3-Hydroxy-oestra-1,3,5(10)-trien, 16-on [*981,2132*]	Oestron-16	243,5-245,5 [*981*] 177-178,0 [*2132*]	$(\alpha)^{25}$: —87 (95% Äthanol) [*981*]	Etwa 760mal schwächer als Oestron [*2132*]. Nur 40mal schwächer als Oestron („terrace point" im Rattenuterustest) [*989*]	Schmelzpunkt noch einmal mitgeteilt als 243—244° [*984*]
3-Hydroxy-oestra-1,3,5(10)-trien, 17-on [*352*]	Oestron**	257 [*1794*]	$(\alpha)^{20}$: +163 (Dioxan) [*1794*]	Etwa 2—10mal schwächer als 17β-Oestradiol im Vaginalverhornungstest an Ratten [*642*]	Für eine Beschreibung anderer Stereoisomeren von Oestron s. Literatur [*1796*]
3-Hydroxy-oestra-1,3,5(10)-trien, 7,17-dion [*1525*]	7-Keto-oestron	212—212,5 [*1525*]	+167 (Dioxan), (c = 1,13%) [*1525*]	Etwa 300mal schwächer als Oestron (im Vaginalverhornungstest) [*1525*]. Nur 40mal schwächer im Uterusgewichtstest bei Ratten [*989*]	
3-Hydroxy-oestra-1,3,5(10)-trien, 16,17-dion [*979*]	16-Keto-oestron	234—238 [*979*] 232—234 [*258*]	nicht mitgeteilt	Mehr als 400mal schwächer als Oestron im Uterusgewichtstest bei Ratten [*989*]. Nur 20—30mal weniger aktiv als 17β-Oestradiol im Vaginalöffnungstest oder im Vaginalverhornungstest bei erwachsenen Ratten [*977*]. Ungefähr wie Oestriol im Vaginalverhornungstest bei erwachsenen kastrierten Mäusen [*520*]	Hemmt Oestronwirkung auf Rattenuterus [*989*]

* „terrace point" = die niedrigste Dosis, die einen steilen Anstieg des Uterusgewichts mit nachfolgender Plateaubildung bewirkt [*989*]
** Im älteren Schrifttum manchmal als „Theelin" bezeichnet

Tabelle 4. *Hauptgruppe: Oestra-1,3,5(10)-triene. Untergruppe: Dihydroxyderivate*

Rationelle Benennung	Trivialname	Schmelzpunkt °C	Optische Drehung $(\alpha)^{\circ}_{D}$	Biologische Wirkung	Anmerkungen
Oestra-1,3,5(10)-trien, 3,16 β-diol [*982*]	16 β-Oestradiol	227—227,5 [*982*]	$(\alpha)^{23}$: + 74 (Äthanol) (c = 1,02%) [*982*]	Etwa 100mal schwächer als Oestron [*982*]	Hemmt teilweise Wirkung von Oestron auf Rattenuterus [*989*]
Oestra-1,3,5(10)-trien, 3,16 α-diol [*983*]	16 α-Oestradiol	224—224,5 [*983*] 227—227,5 [*975*]	$(\alpha)^{25}$: + 85 (Äthanol) (c = 0,76%) [*983*]	Bei erwachsenen kastrierten Ratten weniger aktiv als Oestron. Bei intakten infantilen Ratten aktiver als Oestron [*983*]	Antagonisiert teilweise Wirkung von Oestron auf Rattenuterus [*989*]
Oestra-1,3,5(10)-trien, 3,17 β-diol [*1770*]	17 β-Oestradiol*	177—179,5 (korr.) [*2123*]	$(\alpha)^{21}$: + 83 (Äthanol) (c = 1,02%) [*2123*]	Biologisch höchst aktiv. Primäres Oestrogen. Aufbaudosis bei der Kastratin 30 mg i.m. [*1090*] perlingual 200 mg [*925a*]	Im alten Schrifttum als „α"-Oestradiol bezeichnet
Oestra-1,3,5(10)-trien, 3,17 α-diol [*351, 1288*]	17 α-Oestradiol	222—223 (korr.) [*2004*]	$(\alpha)^{25}$: + 56 (95% Äthanol) [*951*]	400mal schwächer am Rattenuterus [*989*] („terrace point"), etwa 40mal schwächer als 17 β-Oestradiol im Vaginalverhornungstest [*1796*]. Wenigstens 100—250mal schwächere Gonadotropinhemmung als 17 β-Oestradiol [*1509*]	Im alten Schrifttum als „β"-Oestradiol bezeichnet
2,3-Dihydroxy-oestra-1,3,5(10)-trien-17-on [*1447*]	2-Hydroxyoestron	200(decomp.) [*1447*]	fehlt	Im Uterustest an Ratten 30mal schwächer als Oestron [*1447*]	3-Methoxy, 2-hydroxyoestron = 20mal schwächer als Oestron [*1447*]

* Im älteren Schrifttum manchmal als „Dihydrotheelin" bezeichnet

Tabelle 4 (Fortsetzung)

Rationelle Benennung	Trivialname	Schmelzpunkt °C	Optische Drehung $(\alpha)°_D$	Biologische Wirkung	Anmerkungen
Oestra-1,3,5(10)-trien, 2,3-diol, 17-on, 2-methyläther [*1145*]	2-Methoxy-oestron	188—191 [*713*]	$(\alpha)^{28}$: +179 (Methanol) [*1145*]	Etwa 20000mal schwächer als 17 β-Oestradiol im Rattenuterustest [*1146*]	
3,4-Dihydroxy-oestra-1,3,5(10)-trien-17-on, 4-Methyläther [*1144*]	4-Methoxy-oestron	*224—225* [*1144*]	$(\alpha)^{24}$: +146 (Äthanol) [*1144*]	Praktisch keine biologische Aktivität [*1144*]	
3,6 β-Dihydroxy-oestra-1,3,5(10)-trien-17-on [*1402*]	6 β-Hydroxy-oestron				Die Orientierung in Position 6 ist vielleicht 6 α
3,7 β-Dihydroxy-oestra-1,3,5(10)-trien,17-on [*1525*]	7 β-Hydroxy-oestron	265 [*1525*]	$(\alpha)^{25}$:134,5 (Dioxan) (c = 0,83%) [*1525*]	Etwa 300mal schwächer als Oestron [*1525*]	
3,7 α-Dihydroxy-oestra-1,3,5(10)-trien,17-on [*1010*]	7 α-Hydroxy-oestron	260—262 [*1010*]	+124 (Dioxan) [*1010*]		
3,11 β-Dihydroxy-oestra-1,3,5(10)-trien-17-on [*1278*]	11β-Hydroxy-oestron	*254—257* [*1278*]	+194 (Dioxan) [*1278*]	Etwa 20mal schwächer als Oestron [*1278*]	
3,16 β-Dihydroxy-oestra-1,3,5(10)-trien,17-on [*165*]	16β-Hydroxy-oestron	219—221 [*165*]	$(\alpha)^{26}$: +173,7 (Äthanol) [*165*]	Wenigstens 5—10mal schwächer als Oestriol im Vaginalverhornungstest bei erwachsenen, kastrierten Mäusen [*520*]	LAYNE u. MARRIAN geben einen neuen Schmelzpunkt bei 237—239° an [*1181*]

Tabelle 4 (Fortsetzung)

316, α-Dihydroxy-oestra-1,3,5(10)-trien,17-on [1189]	16α-Hydroxy-oestron	238—240,5 [1316] 205—206,5 [165] 222—223,5 [165]	(α)[16]: +180 (Äthanol) (c = 0,49%) [1316]	Etwa wie Oestriol im Vaginalverhornungstest bei Mäusen [1257]	Zusammensinterung bei 216°. Nicht als Schmelzpunkt angegeben [1316]
3,17 β-Dihydroxy-oestra-1,3,5(10)-trien,6-on [1253]	6-Keto-17 β-oestradiol	281—283 [1253]	nicht mitgeteilt	Etwa 4mal schwächer als 17 β-Oestradiol [1253]. Im Uterusgewichtstest etwa 300mal schwächer als 17 β-Oestradiol [2143]	Antagonisiert teilweise Wirkung von Oestron auf Rattenuterus [989]
3,17 β-Hydroxy-oestra-1,3,5(10)-trien,16-on [979]	16-Keto-17β-oestradiol	236,5—238,5 [1316]	(α)[19]: —95 (Äthanol) (c = 0,492%) [1316]	Etwa 1000mal schwächer im Rattenuterustest als 17 β-Oestradiol [989]; nur etwa 20mal schwächer als Oestradiol im Vaginalverhornungstest [520] oder im Vaginalöffnungstest [977] bei infantilen Ratten	
3,17 α-Dihydroxy-oestra-1,3,5(10)-trien,16-on [714a]	16-Keto-17α-oestradiol	247—252 [714a]	(α)[27]: —139 (Äthanol) [714a]		
3,18-Dihydroxy-oestra-1,3,5(10)-trien,17-on [1249]	18-Hydroxy-oestron	Doppelschmelzpunkt: 220 und 255—257 [1248]	(α)[19]: +146 (Äthanol) (c = 0,369%) [1248]		Bisher nicht synthetisiert, nur isoliert

Tabelle 5. *Hauptgruppe: Oestra-1,3,5(10)-triene. Untergruppe: Tri- und Tetrahydroxyderivate*

Rationelle Benennung	Trivialname	Schmelzpunkt °C	Optische Drehung $(\alpha)^{\circ}_{D}$	Biologische Wirkung	Anmerkungen
Oestra-1,3,5(10)-trien, 2,3,17 β-triol *[1400]*	2-Hydroxy-17 β-oestradiol	keine Angaben	keine Angaben	Etwa 100mal schwächer als 17 β-Oestradiol im Uterusgewichtstest *[1394]*	Starke Wirkung auf Format-Einbau im Uterus (stärker als Oestron, 17 β-Oestradiol und Oestriol) *[1399]*
Oestra-1,3,5(10)-trien, 2,3,17 β-triol, 2-methyläther *[713]*	2-Methoxy-17 β-oestradiol	188—190 *[713]*	$(\alpha)^{21}$: + 100 (Chloroform) *[713]*	Praktisch keine Oestrogenwirkung *[714a]*	
Oestra-1,3,5(10)-trien, 3,4,17 β-triol *[1394]*	4-Hydroxy-17 β-oestradiol	keine Angaben	keine Angaben	Etwa 10mal schwächer als 17 β-Oestradiol im Vaginalverhornungstest. Im Uterustest an Ratten 400mal weniger aktiv *[989]*	Starke Wirkung auf Format-Einbau im Uterus (stärker als Oestron, 17 β-Oestradiol und Oestriol) *[1399]*
Oestra-1,3,5(10)-trien, 3,6 β, 17 β-triol *[2144]*	6 β-Hydroxy-17 β-oestradiol	191—195 *[2144]*	+ 29 (Äthanol) *[2144]*		
Oestra-1,3,5(10)-trien, 3,6 α, 17 β-triol *[2144]*	6 α-Hydroxy-17 β-oestradiol	249—251 *[2144]*	+ 78 (Äthanol) *[2144]*	Weniger als $^{1}/_{100}$ Oestradiolwirkung im Uterusgewichtstest an der infantilen Maus *[2143]*	

Tabelle 5 (Fortsetzung)

Oestra-1,3,5(10)-trien, 3,7α, 17β-triol [1010]	7α-Hydroxy-17β-oestradiol	259—260 [1010]	+42 (Dioxan) [1010]	Nicht bekannt	
Oestra-1,3,5(10)-trien, 3,11β, 17β-triol [1278]	11β-Hydroxy-17β-oestradiol	285—288 [1278]	+129 (Dioxan) [1278]	Etwa 170mal schwächer als 17β-Oestradiol im Uterusgewichtstest an Ratten [1278]	
Oestra-1,3,5(10)-trien, 3,11α, 17β-triol [1278]	11α-Hydroxy-17β-oestradiol	250—251 [1278]	—63 (Aceton) [1278]	Etwa 2000mal schwächer als 17β-Oestradiol im Uterusgewichtstest an Ratten [1278]	
Oestra-1,3,5(10)-trien, 3,16β, 17β-triol [976]	16-Epi-oestriol[1, 4]	274—276 [980] 277—280 [1313]	$(\alpha)^{19}$: +85 (95% (Äthanol) (c = 0,286%) [1313]	Etwa 2mal schwächer als Oestriol im Vaginalverhornungstest bei kastrierten Ratten [977]. Im Vaginalverhornungstest bei Mäusen gleiche Aktivität wie Oestriol [520]. 5mal weniger aktiv als Oestriol im Vaginalöffnungstest an infantilen Ratten [977][2]	Von anderen Autoren wurde früher ein niedriger Schmelzpunkt mitgeteilt (267—269) [976] und kürzlich ein etwas höherer (285—289) [165]
Oestra-1,3,5(10)-trien, 3,16β, 17α-triol [715]	16-, 17-Epi-oestriol	248—250 [715]	$(\alpha)^{25}$: +61 (Äthanol) [715]		
Oestra-1,3,5(10)-trien, 3,16α, 17β-triol [355, 974]	Oestriol[3]	281,2 (korr.) [2005]	$(\alpha)^{27}$: +61 (Äthanol) [2005]	Etwa 40—100 mal schwächer als 17β-Oestradiol [1796]	Angeblich spezifische Wirkung auf das Collum Uteri [1597]

[1] Behindertes Oestrogen („Impeded Oestrogen"), hemmt die Wirkung von Oestron auf den Rattenuterus
[2] Loraine et al. geben für 16-Epioestriol eine 20mal schwächere Wirkung als für Oestriol bei kastrierten Mäusen an [1257]
[3] Im älteren Schrifttum manchmal als „Theelol" bezeichnet
[4] Im älteren Schrifttum manchmal als „Isooestriol-A" bezeichnet

Tabelle 5 (Fortsetzung)

Rationelle Benennung	Trivialname	Schmelzpunkt °C	Optische Drehung $(\alpha)^{\circ}_{D}$	Biologische Wirkung	Anmerkungen
Oestra-1,3,5(10)-trien, 3,16α, 17α-triol [*1586*]	17-Epi-oestriol	236,5—237 [*1586*]	$(\alpha)^{22}$: +58 (Äthanol) (c = 0,466%) [*1586*]	Im Vaginalöffnungstest bei Ratten s. c. wenigstens gleiche Wirkung wie Oestriol [*977, 1586*]. Im Vaginalverhornungstest bei Ratten 2mal weniger aktiv als Oestriol [*1257*]	Im älteren Schrifttum oft als „Ruzickas triol" bezeichnet
Oestra-1,3,5(10)-trien, 2,3,16α, 17β-tetrol, 2-methyläther [*716*]	2-Methoxy-oestriol	215—218 [*716*]	$(\alpha)^{25}$: +83 (Äthanol) [*716*]	keine Angaben	
3,6β, 7α-Trihydroxy-oestra-1,3,5(10)-trien-17-on [*1010*]	6β, 7α-Dihydroxy-oestron	285—290 [*1010*]	+147 (Dioxan) [*1010*]	Etwa 2000mal schwächer als Oestron [*1010*]	
3,6α, 7α-Trihydroxy-oestra-1,3,5(10)-trien-17-on [*1010*]	6α, 7α-Dihydroxy-oestron	202—203 [*1010*]	+129 (Dioxan) [*1010*]	Etwa 2000mal schwächer als Oestron [*1010*]	
Oestra-1,3,5(10)-trien, 3,6α, 7α, 17β-tetrol [*1010*]	6α, 7α-Dihydroxy-17β-oestradiol	Doppelschmelzpunkt: 150—155 und 228—230 [*1010*]	+56 (Dioxan) [*1010*]	Etwa 2000mal schwächer als Oestron [*1010*]	

Tabelle 6. *Hauptgruppe: Oestra-5,7,9(10)-triene*

Rationelle Benennung	Trivialname	Schmelzpunkt °C	Optische Drehung $(\alpha)^{\circ}_{D}$	Biologische Wirkung	Anmerkungen
Oestra-5,7,9(10)-trien,17-on [*1293*]	1:2,3:4-Tetrahydro, 3-desoxy-equilenin	107—108 [*1293*]	nicht mitgeteilt	unbekannt	
Oestra-5,7,9(10)-trien,17 α-ol [*1293, 1683*]	1:2,3:4-Tetrahydro-17 α-dehydro, 3-desoxy-equilenin	148 [*1683*]	nicht mitgeteilt	unbekannt	Marker und Rohrmann [*1293*] sowie Ruzicka et al. [*1683*] geben 17 α-Konfiguration an. Nach Elseviers Encyclopedia (1954) [*642*] ist die wirkliche Struktur 17 β
3 β-Hydroxy-oestra-5,7,9,(10)-trien-17-on [*896*]	1:2,3:4-Tetrahydro-equilenin*	138—139,5 [*896*]	+59 [*896*]	unbekannt	Gleiche Struktur wird für „Folliculosteron" behauptet [*1619, 1620*], das aber einen anderen Schmelzpunkt (248,5) und eine Drehung von +162 zeigt. Die Position der 3-OH-Gruppe ist bei „Folliculosteron" unbekannt

* Glen et al. isolierten es kürzlich aus dem Harn schwangerer Stuten. Sie fanden einen Schmelzpunkt von 146 bis 149°C [*813*]

Tabelle 6 (Fortsetzung)

Rationelle Benennung	Trivialname	Schmelzpunkt °C	Optische Drehung $(\alpha)^{\circ}_{D}$	Biologische Wirkung	Anmerkungen
Oestra-5,7,9,(10)-trien, 3β, 17β-diol *[1683]*	17 „trans" Hexahydro-equilenin	168—168,5 *[895]*	$(\alpha)^{23}$—5 (Äthanol) *[895]*	Angeblich schwache Oestrogenwirkung bei Ratten *[1683]*. Keine Oestrogenwirkung im Mäuseuterustest *[485]*. Auch bei Rhesusaffen wahrscheinlich kein Effekt *[306]*	
Oestra-5,7,9,(10)-trien,3β, 17α-diol *[485, 1295]*	3-Epi, 17 „cis"-Hexahydro-equilenin	172 *[1295]*	—49 *[485]*		
Oestra-5,7,9,(10)-trien,3α, 17β-diol *[485, 1683]*	3-Epi, 17 „trans"-Hexahydro-equilenin	181 (korr.) *[1683]* 191—193 *[485]*	+68 (Abs. Äthanol) *[485]*	Angeblich schwache Oestrogenwirkung bei Ratten *[1683]*. Keine Oestrogenwirkung im Mäuseversuch *[485]*	
Oestra-5,7,9,(10)-trien,3α, 17α-diol *[485, 1295]*	17 „cis"-Hexahydro-equilenin	181—183 *[485]*	+31 (Abs. Äthanol) *[485]*	Keine Oestrogenwirkung *[485]*	

Tabelle 7. *Oestratetraene*

Rationelle Benennung	Trivialname	Schmelzpunkt °C	Optische Drehung $(\alpha)^{\circ}_{D}$	Biologische Wirkung	Anmerkungen
3-Hydroxy-oestra-1,3,5(10), 6-tetraen,17-on [*1091b*]	6:7 Dehydro-oestron	261—263 [*1091b*]	$(\alpha)^{20}$: —127 (Dioxan) [*1091b*]	Etwa 3mal schwächer als Oestron [*1091b*]. Im Uterusgewichtstest bei Ratten 10mal schwächer als Oestron [*989*]	Eine neuere Literaturstelle gibt die Drehung als (α): — 100 (Dioxan) [*1010*]
Oestra-1,3,5(10), 6-tetraen, 3,17β-diol [*1731*]	6:7 Dehydro-17β-oestradiol	225—226 [*1731*]	$(\alpha)^{20}$: —171 (Chloroform) [*1731*]	Etwa 3—5mal stärker als Oestron (Rattenversuch) [*1091b*]	
3-Hydroxy-oestra-1,3,5(10), 7-tetraen,17-on [*2176*]	Equilin	238—240 (korr.) [*803*]	$(\alpha)^{15}$: + 308 (Dioxan) [*803*]	Etwa 10—15mal schwächer als 17β-Oestradiol [*1796*]	
Oestra-1,3,5(10), 7-tetraen, 3,17β-diol [*484a*]	17β-Dihydro-equilin	174,5—176 [*484a*]	+ 220 (Dioxan) [*484a*]	Etwa 10mal schwächer als 17β-Oestradiol [*484a*]	In altem Schrifttum als „α"-Dihydro-equilin bezeichnet
Oestra-1,3,5(10), 7-tetraen, 3,17α-diol [*396*]	17α-Dihydro-equilin	205,5—206 [*396*]	$(\alpha)^{20}$: + 213 (Äthanol) [*396*]	Etwa 50mal schwächer als Oestron [*396*]	In altem Schrifttum als „β"-Dihydro-equilin bezeichnet
3-Hydroxy-oestra-1,3,5(10), 8-tetraen,16-on [*2132*]	8:9 Dehydro-oestron-16	188—193,5 (Vakuum) [*2132*]	nicht mitgeteilt	Etwa 450mal schwächer als Oestron [*2132*]	

Tabelle 7 (Fortsetzung)

Rationelle Benennung	Trivialname	Schmelzpunkt °C	Optische Drehung $(\alpha)^{\circ}_{D}$	Biologische Wirkung	Anmerkungen
3-Hydroxy,13 α-oestra-1,3,5(10), 8-tetraen-17-on *[934]*	8:9 Dehydro, 13-Iso-oestron	231—232 *[934]*	$(\alpha)^{20}$: —233 (Äthanol) (c = 0,2%) *[934]*		
3-Hydroxy-oestra-1,3,5(10), 9(11)-tetraen,17-on *[87]*	9:11 Dehydro-oestron	254—255 *[87]* 257—259 *[1278]*	$(\alpha)^{20}$: +311 (Äthanol) (c = 0,25%) *[1278]*	Oestrogenwirkung: unsicher. Nach BANES et al. *[87]* etwa 3mal schwächer als Oestron. Nach MAGERLEIN und HOGG *[1278]* sehr schwache Oestrogenwirkung	
Oestra-1,3,5(10), 9(11)-tetraen, 3,17 α-diol *[951]*	9:11 Dehydro-17 α-oestradiol	233—234 *[1278]*	$(\alpha)^{20}$: +130 (Äthanol) *[1278]*		
Oestra-1,3,5(10), 16-tetraen, 3-ol *[1586]*	16:17 Dehydro, 17-Desoxo-oestron	130—131 *[1586]*	$(\alpha)^{22}$: +115 (Chloroform) *[1586]*	Etwa 5mal schwächer als Oestriol *[1586]*	

Tabelle 8. *Oestrapentaene*

Rationelle Benennung	Trivialname	Schmelzpunkt °C	Optische Drehung $(\alpha)^{\circ}_{D}$	Biologische Wirkung	Anmerkungen
Oestra-1,3,5(10),6,8-pentaen, 17-on [*1585*]	3-Desoxy-equilenin	157 [*1585*]	$(\alpha)^{22}$: +117 (Chloroform, c:0,85%) [*1585*]	Im Vaginalverhornungstest an Ratten etwa 200mal schwächer als Oestron [*1585*]	
Oestra-1,3,5(10),6,8-pentaen, 3-ol [*427*]	17-Desoxo-equilenin	Unkristallisierbar [*427*]	nicht mitgeteilt	Hat eine starke Oestrogenwirkung in 10 mg-Dosen. Das exakte Verhältnis zu Oestron ist nicht bekannt [*427*]	Schmelzpunkt für 3-Methyläther: 121—122 [*427*]
3-Hydroxy-oestra-1,3,5(10),6,8-pentaen,17-on [*82*]	Equilenin*	258—259 (korr.) [*804*]	$(\alpha)^{30}$: +87 (Dioxan, c:0,64%) [*82*]	Im Vaginalverhornungstest an Ratten etwa 15—20mal schwächer als Oestron [*1796*]	
Oestra-1,3,5(10),6,8-pentaen, 3,17 β-diol [*1290*]	17 β-Dihydro-equilenin	248 [*1290*]	$(\alpha)^{20}$: +51 (Äthanol) [*907*]	Im Vaginalverhornungstest an Ratten etwa 200mal schwächer als 17 β-Oestradiol [*1791 b*]	Im älteren Schrifttum „α" Dihydro-equilenin
Oestra-1,3,5(10),6,8-pentaen, 3,17 α-diol [*2145*]	17 α-Dihydro-equilenin	215—217 [*2145*]	$(\alpha)^{25}$: —5 (Dioxan, c:0,7%) [*2145*]	Im Vaginalverhornungstest an Ratten etwa 120mal schwächer als 17 β-Oestradiol [*1791 b*]	Im älteren Schrifttum „β" Dihydro-equilenin
Oestra-1,3,5(10),6,8-pentaen-11 ξ,17 ξ-diol [*1293*]	11-Hydroxy, 3-desoxy, 17-dihydro-equilenin	209—212 [*1293*]	nicht mitgeteilt		Die sterische Konfiguration ist nicht festgestellt

* Girard et al. [*803a*] gaben die Isolierung von „Hippulin", mit der Formel $C_{18}H_{20}O_2$, Schmelzpunkt: 233°, (α): +128° mit etwa gleicher Oestrogenwirkung wie Equilin bekannt. Nach Rodd [*1652*]: Isolierung nicht bestätigt

wesentlich höheren Schmelzpunkt als BIGGERSTAFF und GALLAGHER [*165*] an Die ersteren beobachteten eine Formveränderung bei 232° C und einen Schmelzpunkt bei 237 bis 239° C. Sie glauben auf Grund säulen- und papierchromatographischer Beweise, daß die Produkte zu etwa 5% mit 16-Keto-17*β*-oestradiol verunreinigt seien. Man kann darum die Möglichkeit nicht ausschließen, daß auch das Produkt von BIGGERSTAFF und GALLAGHER [*165*] mit der gleichen Substanz verunreinigt war.

Tabelle 9. *Oestrandiole*

Strukturformel	Trivialname	Schmelzpunkt °C	Optische Drehung $(\alpha)^{\circ}_{D}$	Anmerkung
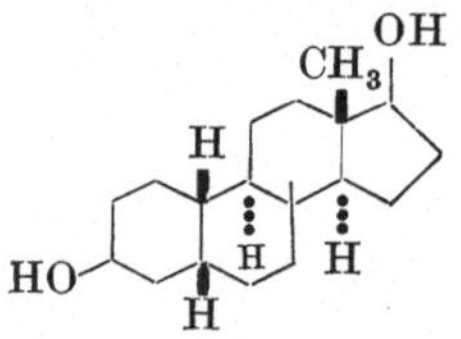 Oestran-3 *β*,17 *β*-diol	Oestrandiol B [*1292, 1611*]	204 [*1291*]	$(\alpha)^{25}$: 72 [*1611*]	Exakte Strukturformel wurde kürzlich beschrieben [*1611*]
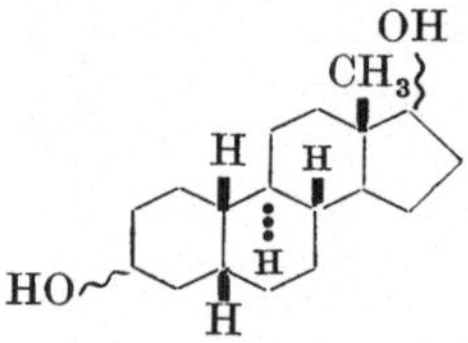 Oestran-3 *ξ*,17 *ξ*-diol	Oestrandiol A	242 [*1291*]	nicht mitgeteilt	
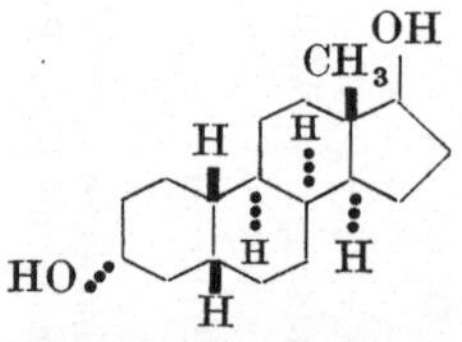 Oestran-3*α*,17 *β*-diol	Oestrandiol [*1611*]	211—212 [*1611*]	$(\alpha)^{25}$: 10 [*1611*]	Das neue Oestrandiol wurde kürzlich von RAPALA und FARKAS [*1611*] synthetisiert*

* DIRSCHERL [*552*] meldete 1936 die Synthese einer Mischung von Oestrandiol A und B. Der Schmelzpunkt betrug 210—211° C (korr.), die Drehung 7,2°. Möglicherweise handelt es sich dabei um Oestran-3 *α*,17 *β*-diol

Tabelle 5 enthält die Tri- und Tetrahydroxyderivate der Oestra-1,3,5(10)-triene. Es sind dort zwei Substanzen, nämlich 2-Hydroxy-17*β*-oestradiol und 4-Hydroxy-17*β*-oestradiol mit aufgeführt, obwohl für beide keine Schmelzpunkte und Drehungen veröffentlicht worden sind[1]. Diese Substanzen scheinen beim Mechanismus der Oestrogenwirkung auf Enzymsysteme von besonderer Bedeutung zu sein. Wir verweisen auf das entsprechende Kapitel (Seite 203). Wenn man das Schrifttum durchsieht, so fällt auf, daß für die biologische Aktivität des Oestriols, verglichen mit

[1] Auch 6-Hydroxyoestriol scheint vorzukommen [*520*]

Tabelle 10. *Oestrogenolsäuren*

Strukturformel	Trivialname	Schmelzpunkt °C	Optische Drehung $(\alpha)^{\circ}_{D}$	Biologische Wirkung	Anmerkungen
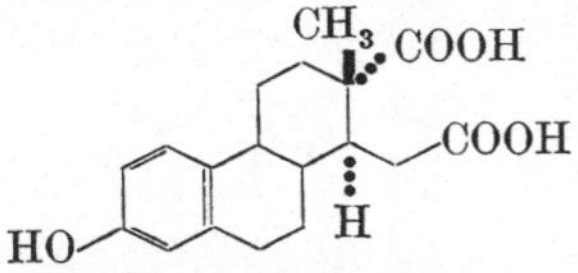 3-Hydroxy-16,17-secooestra-1,3,5(10)-trien-16,17-dioinsäure	Marrianolsäure [*1316*]	223—224 [*908*]	$(\alpha)^{20}$: +90 (Äthanol, c-1,03%) [*908*]	Im Vaginalverhornungstest an Ratten etwa 420mal weniger aktiv als Oestron [*908*]	Der Name „Marrianolsäure" wurde von MIESCHER vorgeschlagen [*1367*]
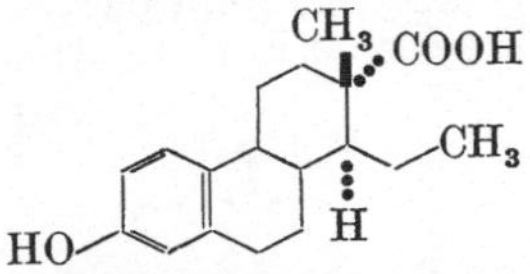 3-Hydroxy-16,17-secooestra-1,3,5(10)-trien-16-methyl,17-oinsäure	Doisynolsäure [*1345*]	199—200 [*908*]	$(\alpha)^{20}$: +102 (Äthanol, c-0,475%) [*908*]	Im Vaginalverhornungstest an Ratten etwa Wirkung wie Oestron (nach parenteraler Zufuhr) [*908*]. Nach oraler Zufuhr 13—20mal stärkere Wirkung als Oestron	Der Name „Doisynolsäure" wurde von MIESCHER vorgeschlagen [*1367*]
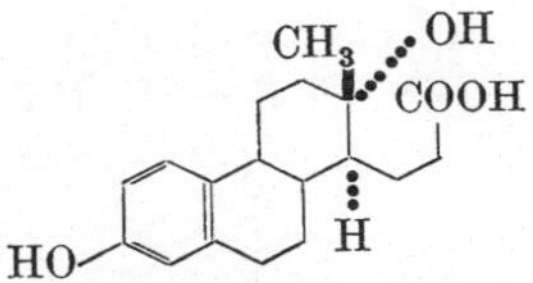 3,17 α-Dihydroxy-17,17-a-seco-D-homooestra-1,3,5(10)-trien, 17-oinsäure	Oestrolsäure [*1024, 2116a*]	225 [*1024*]	nicht mitgeteilt	Im Vaginalverhornungstest an Ratten etwa 100mal weniger wirksam als Oestron [*1024*]	
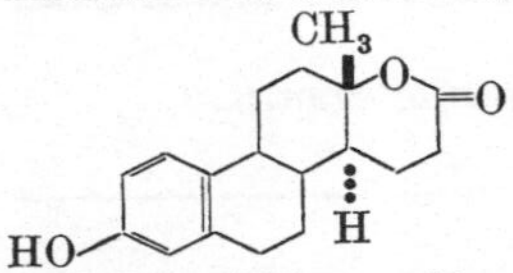 3-Hydroxy-D-homo-17a-oxa-oestra-1,3,5(10)-trien 17-on	Oestrolsäure-Lacton (WESTERFELDS Lacton) [*1024, 1099, 2116a*]	335—340 [*2116a*] 310—312 [*1099*]	$(\alpha)^{21}$: +40 (Pyridin, c-1,108%) [*1099*]	Im Vaginalverhornungstest an Ratten etwa 15mal weniger wirksam als Oestron [*2116a*]. Kann evtl. noch viel schwächer sein [*1024*]	

Tabelle 11. *Oestrogene von ungewöhnlicher Struktur*

Strukturformel	Trivialname	Schmelzpunkt °C	Optische Drehung $(\alpha)^{\circ}_{D}$	Biologische Wirkung	Anmerkungen
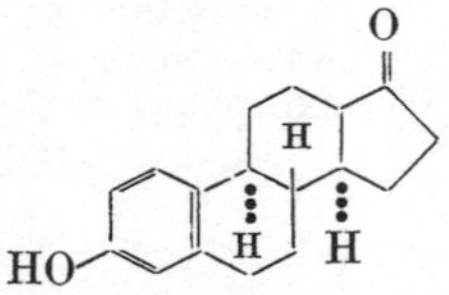 3-Hydroxy-18-noroestra-1,3,5(10)-trien,17-on	18-Nor-oestron [*1248*]	266—267 [*1248*]	nicht mitgeteilt	Keine Angaben	Synthetisiert als 3-Methyläther (Schmelzpunkt 145—147°)
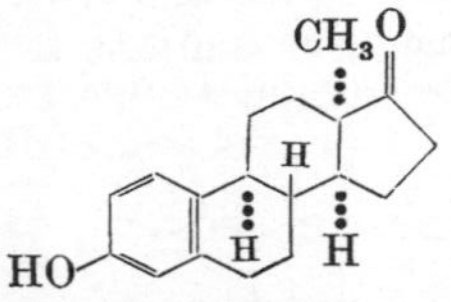 3-Hydroxy-13 α-oestra-1,3,5(10)-trien 17-on	(—)-Lumi-oestron [*358, 359*] („13-Iso-oestron")	269 [*358, 359*]	—43 [*358, 359*]	Keine Oestrogenwirkung [*358, 359*]	
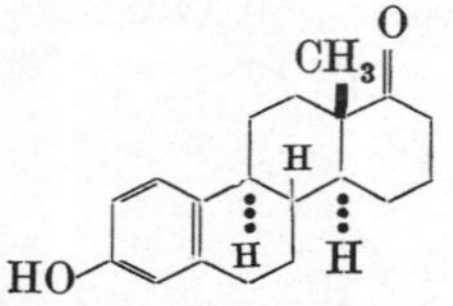 3-Hydroxy-D-homooestra-1,3,5(10)-trien-17-on	D-Homo-oestron [*822*]	269 [*822*]	+27,5 [*822*]	Etwa 30mal schwächer im Rattenuterustest als Oestron [*705*]	

Tabelle 12. *Einige wichtige Oestrogenderivate*

Rationelle Benennung	Trivialname	Schmelzpunkt °C	Optische Drehung $(\alpha)^{\circ}_{D}$	Biologische Wirkung
3-Hydroxy-oestra-1,3,5(10)-trien-17 β-methyl [*1442*]	17 β-Methyl, 17-desoxo-oestron	133—135 [*1442*]	$(\alpha)^{17}$: +92,5 (Chloroform) [*1442*]	Wenigstens 10mal weniger aktiv als 17 β-Oestradiol oder als 17 α-Methyl-17 β-oestradiol [*1442*]
1,17 β-Dihydroxy-oestra-1,3,5(10)-trien-4-methyl [*1005*]	1-Hydroxy, 4-methyl, 3-desoxy-17 β-oestradiol	235,5—236,5 (korr.) [*2131*]	$(\alpha)^{24}$: +185 (Dioxan) [*2131*]	Keine Oestrogenwirkung [*1005*]
3,17 β-Dihydroxy-oestra-1,3,5(10)-trien-1-methyl [*560*]	1-Methyl-17 β-oestradiol	110—116 [*560*]	$(\alpha)^{20}$: +146 [*560*]	Etwa halb so wirksam wie 17 β-Oestradiol [*560*]
3,17 β-Dihydroxy-oestra-1,3,5(10)-trien-17 α-methyl [*1732*]	17 α-Methyl-17 β-oestradiol	195—196 [*200a, 1732*]	$(\alpha)^{17}$: +32 (Chloroform) [*200a*]	Gleiche Wirkungsintensität wie 17 β-Oestradiol bei Mäusen. Bei Ratten nur 20—40% der Wirkung von 17 β-Oestradiol [*200*]
17 α-Äthinyl-oestra-1,3,5(10)-trien, 3,17 β-diol [*1007*]	17 α-Äthinyl-17 β-oestradiol	145—146 [*1007*]	+1 (Dioxan) [*1007*]	Im Vaginalverhornungstest bei Ratten gleiche oder höhere Wirkungsintensität als 17 β-Oestradiol [*422, 646, 1007*]. Beim Menschen in kleinen Dosen per os wirksam
17 α-Äthinyl-1-methyl, oestra-1,3,5(10)-trien, 3,17 β-diol [*1006*]	1-Methyl, 17 α-äthinyl-17 β-oestradiol	138—139 [*1006*]	nicht mitgeteilt	Im Vaginalverhornungstest bei Ratten höhere Wirkungsintensität als 17 β-Oestradiol oder Äthinyl-17 β-oestradiol [*1006*]

Tabelle 12 (Fortsetzung)

Rationelle Benennung	Trivialname	Schmelzpunkt °C	Optische Drehung $(\alpha)^{\circ}_{D}$	Biologische Wirkung
3-Hydroxy-oestra-1,3,5(10), 16-tetraen-17-methyl [*1733*]	16:17-Dehydro, 17-methyl, 17-desoxooestron	162—162,5 [*1442*]	$(\alpha)^{18}$: +36 (Chloroform) [*1442*]	Etwa 10mal schwächere Wirkungsintensität im Uteruswachstumstest bei Mäusen als 17β-Oestradiol [*1442*]
3-Hydroxy-18-nor-oestra-1,3,5(10), 13-tetraen-17-methyl [*2122*]	13:14-Dehydro, 17-methyl, 18-nor-17-desoxooestron	163 [*2122*]	$(\alpha)^{23}$: —35 (Chloroform) [*2122*]	Keine Oestrogenwirkung [*2122*]
3,17β-Dihydroxy-oestra-1,3,5(10), 7-tetraen-17α-äthinyl [*1008*]	7:8-Dehydro, 17α-äthinyl-17β-oestradiol	179 [*1008*]	nicht mitgeteilt	Im Vaginalverhornungstest an der Ratte gleiche Wirkung wie 17β-Oestradiol nach s. c. Zufuhr, höhere Wirkungsintensität nach peroraler Verabreichung [*1008*]
3-Hydroxy-oestra-1,3,5(10)-trien-17-on, 16-methylen [*1107*]	16-Methylen-oestron	153—155 [*1107*]	+137 [*1107*]	
3-Hydroxy-oestra-1,3,5(10)-trien-17-on, 16-methyl [*1107*]	16β-Methyl-oestron	275—278 [*1107*]	+79 [*1107*]	$^{1}/_{2000}$—$^{1}/_{3000}$mal schwächer als Oestron im Uterusgewichtstest bei infantilen Mäusen. Die Einführung einer 16-Methylgruppe vermindert die biologische Aktivität beträchtlich [*1107*]
3,17β-Dihydroxy-oestra-1,3,5(10)-trien-16-methylen [*1107*]	16-Methylen-17β-oestradiol	208—210 [*1107*]	+132 [*1107*]	
3,17β-Dihydroxy-oestra-1,3,5(10)-trien-16-methyl [*1107*]	16β-Methyl-17β-oestradiol	186—189 [*1107*]	+70 [*1107*]	

der des 17β-Oestradiols, verschiedene Angaben vorliegen. Unveröffentlichte eigene Untersuchungen haben gezeigt, daß sehr viele Oestriolpräparate in unterschiedlichen Mengen (0,3 bis 1,5%) Verunreinigungen von 17β-Oestradiol enthalten. Es ist möglich, daß die berichteten großen Unterschiede wenigstens teilweise auf diese Verunreinigung beruhen. Aus diesem Grunde ist es empfehlenswert, die benutzten Oestriolpräparate chromatographisch oder mit anderen Trennverfahren zu reinigen, ehe man mit ihnen biologische Bestimmungen vornimmt. Unsere eigenen Angaben beziehen sich auf solche oestradiolfreien Oestriolpräparate.

Es soll hier kurz auf den Begriff der sog. *behinderten Oestrogene* („impeded estrogens") eingegangen werden, der von HUGGINS und JENSEN [*989*] geprägt wurde. Die behinderten Oestrogene haben ungewöhnliche Eigenschaften, wenn man sie mit der Uterusgewichtsmethode bei Nagern auswertet: nach der Schwellendosis, die nötig ist, um ein Wachstum des Uterus auszulösen, findet man bei steigender Dosis nur eine geringe Wirkungszunahme, die praktisch einer Plateaubildung entspricht. Die am häufigsten verwendeten Bezugssubstanzen wie Oestron und 17β-Oestradiol zeigen solche Eigenschaften nicht. Die vergleichende biologische Bestimmung der Oestrogenwirkung solcher Substanzen im Uterusgewichtstest kann daher sehr unzuverlässige und irreführende Resultate ergeben. In Fällen, wo die Stärkeangaben der biologischen Wirkung zwischen Vaginalverhornungstest und Uterusgewichtstest beträchtliche Abweichungen zeigen, kann die Ursache in solcher behinderten Oestrogenwirkung liegen. Diese und andere Fehlermöglichkeiten, die beim Vergleich der biologischen Wirkung verschiedener Oestrogene eine Rolle spielen können, werden im Kapitel über die biologischen Oestrogenbestimmungen erörtert (s. Seite 246). Eine andere interessante Eigenschaft dieser behinderten Oestrogene ist, daß sie in beschränktem Ausmaß die Uterusgewichtszunahme, die durch Oestradiol oder Oestron bewirkt wird, hemmen können. Von den behinderten Oestrogenen wurde Oestriol am eingehendsten untersucht. Welche Struktureinzelheiten für ein behindertes Oestrogen charakteristisch sind, ist heute noch nicht klar. Bisher scheint es aber, daß 6-oder 16-substituierte Oestrogene zu dieser Gruppe gehören. In der Tabelle 5 sind die behinderten Oestrogene besonders markiert. Wir verweisen auf die Tatsache, daß diese Oestrogene, zum mindesten Oestriol, auch beim Menschen [*1598*] solche von Oestradiol abweichenden Wirkungen zu haben scheinen (s. Seite 197).

Tabelle 6 führt die wichtigsten Oestra-5,7,9-triene auf. Beim Oestra-5,7,9-trien-17ξ-ol ist die Orientierung der Hydroxylgruppe in C-17-Stellung noch umstritten. Auch die Existenz des sog. *Folliculosterons* und seine Struktur sind noch nicht gesichert.

In Tabelle 7 sind die wichtigsten Oestratetraene enthalten.

In Tabelle 8 sind die Oestrapentaene zu finden. Die Isolierung von Equilenin durch BERLINER und SALHANICK [*150*] gibt dieser Gruppe eine neue Bedeutung auch für die Erforschung der Oestratetraene und Oestrapentaene beim Menschen. Es ist interessant zu vermerken, daß COURRIER u. Mitarb. [*462*] über die Synthese eines Equilenin berichteten, bei dem der Ring C, wie unten gezeigt, geöffnet ist [*462*]. Die Oestrogenaktivität wird durch die Öffnung des Ringes nicht beseitigt, sondern nur um etwa 20 bis 25% vermindert. Hier soll auch das Hippulin erwähnt werden, das in der Fußnote der Tabelle 8 genannt ist.

Tabelle 9 gibt die bekannten Oestrandiole wieder. Diese wurden ursprünglich von MARKER et al. [*1294*] im Harn nichtschwangerer Frauen gefunden und von mehreren Forschern synthetisch dargestellt [*552*, *1291*, *1611*]. Die sterische Konfiguration der Hydroxylgruppen war bis vor kurzem nicht bekannt. Jetzt haben aber RAPALA und FARKAS [*1611*] ihre Struktur definitiv aufgeklärt. Es wurde gezeigt, daß im sog. „Oestrandiol B" beide Hydroxylgruppen an C-3 und C-17 in β-Stellung stehen. Außerdem haben diese Autoren ein anderes Oestrandiol synthetisiert, bei dem die Orientierung der Hydroxylgruppen 3 α, 17 β ist. Interessanterweise hat DIRSCHERL [*552*] bereits 1936 eine Synthese publiziert, die seiner Meinung nach zu einer Mischung von Oestrandiol A und B führte. Die von ihm mitgeteilten Schmelzpunkt- und Drehungswerte sind aber fast gleich mit denen von RAPALA und FARKAS. Wir meinen deshalb, daß die von DIRSCHERL synthetisierte Substanz mit dem Oestrandiol von RAPALA und FARKAS identisch sein könnte. Was für eine Rolle die Oestrandiole im Oestrogenstoffwechsel beim Menschen spielen, ist heute noch nicht bekannt. Es müßte vor allem die früher mitgeteilte Isolierung aus Nichtschwangerenharn bestätigt werden. Über das metabolische Verhalten des Oestrandiols weiß man, daß es beim Rhesusaffen nicht aromatisiert, d. h. nicht in eine im Ring A ungesättigte phenolische Verbindung mit typischer Oestrogenstruktur umgewandelt wird. Jedenfalls konnte VAN BRUGGEN [*306*] keine Zunahme der Oestrogenaktivität im Urin von Rhesusaffen nach Verabfolgung hoher Dosen von Oestrandiol nachweisen. Auch Hexahydroequilenin (s. Tabelle 6) war in dieser Hinsicht wirkungslos.

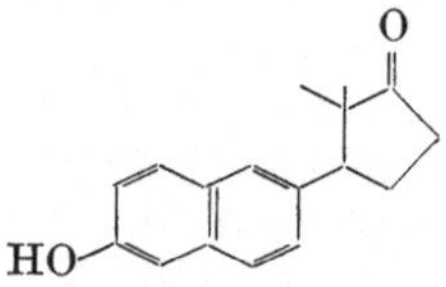

O
HO

Formel 10

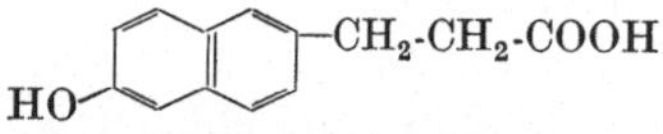

HO —CH_2-CH_2-COOH

Formel 11. Allenolsäure

In Tabelle 10 zeigen wir die wichtigsten Oestrogensäuren, die durch die Aufspaltung von Ring D gekennzeichnet sind. Es geht aus der Tabelle hervor, daß ein intakter Ring D (wie auch ein intakter Ring C) für oestrogene Wirkung nicht unbedingt notwendig ist. Die Namen MARRIANolsäure und DOISYNolsäure wurden von MIESCHER [*1367*] vorgeschlagen, um die beiden großen Pioniere auf dem Oestrogengebiet zu ehren. Manche Leser sind sicherlich in der Literatur dem Namen ALLENolsäure begegnet. Diese Substanz, benannt nach E. ALLEN, dem dritten großen Pionier auf dem Oestrogengebiet, zeigt im Tierversuch eine gleich starke Aktivität wie 17β-Oestradiol. Wir haben sie nicht in die Tabelle aufgenommen, da sie, wie aus dem Formelbild 11 hervorgeht, ganz in die Gruppe der synthetischen Oestrogene gehört. Im Hinblick auf das sehr große Interesse, das man der biologischen Wirkung des WESTERFELD-Lactons einmal entgegenbrachte, haben wir dieses in die Tabelle 10 mit aufgenommen, obwohl es keine Oestrogensäure ist.

In der Tabelle 11 sind einige anomale Oestrogene aufgeführt.

Es sind leider noch keine Angaben über die biologische Wirksamkeit von 18-Noroestron vorhanden. „(—)-Lumioestron“, das sich von Oestron nur durch die α-Konfiguration der angulären Methylgruppe unterscheidet, weist keine Oestrogenwirkung auf. Es entsteht durch Bestrahlung mit monochromatischem Ultraviolettlicht bei 313 mμ aus Oestron. Dieses Umwandlungsprodukt wird auch als „13-Isooestron“ bezeichnet. Es hat die rationelle Benennung 3-Hydroxy-13α-oestra-1,3,5(10) trien,17-on (s. Tabelle 11).

Solche stereoisomeren Oestrogene werden in den meisten Lehrbüchern nur kurz erwähnt. Man betrachtet sie meist als chemische Kuriositäten. Es kann wohl sein, daß diese Anschauung zu Recht besteht. Dennoch erscheint es nicht ausgeschlossen, daß solche Verbindungen in Zukunft vielleicht ein fruchtbares Arbeitsfeld mit großen pharmakologischen und therapeutischen Arbeitsmöglichkeiten eröffnen könnten. Gerade weil man sich heute bemüht die verschiedenen Wirkungen der oestrogenen Hormone für Behandlungszwecke zu dissoziieren, können diese stereoisomeren Substanzen sehr interessante Möglichkeiten bieten. Über ihre Wirkung in anderen Testmethoden als an Nagetieren oder an isolierten Enzymsystemen ist ebensowenig bekannt wie über ihren Stoffwechsel.

D-Homooestron, in dem Ring D sechsgliedrig ist, besitzt nur 3 bis 4% der Aktivität von Oestron im Rattenversuch.

In Tabelle 12 sind einige interessante Oestrogenderivate zusammengestellt, die durch die verschiedene Stellung von Substituenten weitere Hinweise auf die Beziehungen zwischen Oestrogenstruktur und Oestrogenwirkung geben.

2. Absorptionsspektren, Verteilungskoeffizienten, chromatographisches Verhalten

In der klassischen Periode der organischen Chemie forderte man zur Identifizierung die Angabe von Schmelzpunkt, Mischschmelzpunkt und optischer Drehung der Substanzen und ihrer Derivate. Die meisten Oestrogene sind aber in verschiedenen Körperflüssigkeiten nur in sehr geringen Mengen vorhanden. Darum ist es notwendig geworden, bei Identifizierungen auch andere Eigenschaften zu benutzen, für deren Nachweis weniger Material benötigt wird.

Es hat sich gezeigt, daß die Übereinstimmung des Infrarotspektrums der isolierten Substanz mit einem authentischen Standard eine sehr weitgehende Identifizierung ermöglicht und einen der stärksten Beweise in dieser Richtung darstellt. Mit modernen Geräten ist man imstande, so kleine Mengen wie 10 bis 20 Mikrogramm durch das Infrarotspektrum sicher zu charakterisieren. Sehr wahrscheinlich wird es möglich sein, die notwendigen Mengen in Zukunft noch weiter zu vermindern. Es ist ein von altersher erprobter Grundsatz der organischen Chemie, sich nicht nur auf ein Kriterium zu verlassen, sondern verschiedene Indizien zu sammeln, wobei auch manche mehr oder weniger spezifischen Farbreaktionen (s. Seite 262) in Frage kommen können. Oft reinigt und isoliert man nahe verwandte Substanzen mit Hilfe von chromatographischen Verfahren oder durch Gegenstromverteilung, wobei man gleichzeitig eine Reihe von R_f-Werten oder Verteilungskoeffizienten erhält. Dann versucht man diese gereinigten Fraktionen für die Infrarotspektralanalyse zu sammeln, was aber oft erst nach einer weiteren Reinigung durch Derivatbildung und Charakterisierung dieses Derivats durch Verteilungsverfahren möglich ist. Aus dem oben gesagten folgt also, daß für eine einwandfreie Identifizierung die Infrarotspektrographie sehr vorteilhaft ist, obwohl sie nicht immer notwendig sein wird. In seltenen Fällen wird es möglich sein, die Identität einer Oestrogenfraktion auch ohne Infrarotspektrographie und Schmelzpunktbestimmung als gesichert anzusehen. Andere Methoden, wie z. B. die Bestimmung von UV-Absorptionsspektren in Schwefelsäure (ZAFFARONI [*2170*]) oder in alkoholischem Alkali (MEYER [*1364*]) können zur Identifizierung von Steroiden wesentlich beitragen.

Für die Trennung und Bestimmung der verschiedenen Oestrogene wird oft ihre Verteilung in verschiedenen Lösungsmitteln benutzt. Sie kann auch für die Charakterisierung von Oestrogenen herangezogen werden. Die Verteilung wird am besten durch den sog. Verteilungskoeffizienten (K) charakterisiert. Diese Konstante beruht auf der Tatsache, daß eine gelöste Substanz, die sich im Gleichgewicht mit zwei beschränkt mischbaren Phasen befindet, in einem reproduzierbaren Verhältnis zwischen diesen beiden Phasen verteilt ist. Die Verteilung ist in verdünnten Lösungen nur von der Temperatur, nicht von der Konzentration der gelösten Substanz oder anderer Substanzen abhängig. Das Verhältnis der Substanzmenge in der (leichteren) oberen Phase zu der in der (schwereren) unteren Phase befindlichen Menge ist der Verteilungskoeffizient. Durch Änderung der Zusammensetzung der Lösungsmittel in diesen Systemen kann man die Verteilungskonstanten nach Wunsch variieren. Die mathematischen und physikalischen Grundlagen dieser Methode wurden von CRAIG u. Mitarb. [*464, 466*] dargestellt und von ENGEL et al. [*670, 672*] in das Oestrogengebiet eingeführt. Einen vorzüglichen Überblick gibt die Monographie von HECKER [*906*]. Da die Verteilungskoeffizienten nicht nur zur Trennung, sondern auch zur Charakterisierung chemischer Substanzen benutzt werden und diese bereits mit sehr kleinen Mengen (3 bis 4 μg) durchführbar ist, haben wir eine Reihe von Verteilungskoeffizienten für die wichtigsten Oestrogene und einige ihrer Derivate in den Tabellen 13 bis 16 zusammengestellt. Außerdem werden einige Konstanten, die für die Trennung konjugierter[1] Oestrogene (s. Seite 102) nützlich sein könnten, mitgeteilt (s. Tabelle 17). Es muß betont werden, daß die meisten Konstanten, die hier aufgeführt werden, aus

[1] Wir ziehen den Ausdruck „konjugiert“ der Bezeichnung „gepaart“ vor

Gegenstromverteilungen (s. dort) berechnet wurden. Sie können daher als ziemlich verläßlich angesehen werden.

Eine weitere Möglichkeit kleine Mengen von Oestrogenen zu charakterisieren, liegt in der Anwendung der Papier-Verteilungschromatographie, die unter streng kontrollierten Versuchsbedingungen reproduzierbare R_f-Werte gibt.

Tabelle 13. *Verteilungskoeffizienten der „klassischen" Oestrogene in verschiedenen Lösungsmittelsystemen**

Oestrogen	Lösungsmittelsystem		Verteilungskoeff. (K)	Literatur
	obere Phase	untere Phase		
Oestron	50% Methanol	Tetrachlorkohlenstoff	0,33	ENGEL [*657*]
	60% Methanol	Tetrachlorkohlenstoff	0,69	ENGEL [*657*]
	25% Äthylacetat +75% Hexan	50% Isopropylalkohol	3,6	DICZFALUSY [*520*]
17 β-Oestradiol	10% Äthylacetat + 90% Cyclohexan	40% Äthanol	0,65	ENGEL [*657*]
	50% Methanol	Tetrachlorkohlenstoff	2,1	ENGEL [*657*]
	50% Äthylacetat +50% Cyclohexan	33% Äthanol	16	ENGEL [*657*]
Oestriol	Benzol	Wasser	0,19	DICZFALUSY und HALLA [*528*]
	Wasser	Chloroform	0,89	MENINI und DICZFALUSY [*1360*]
	50% Äthylacetat +50% Cyclohexan	33% Äthanol	1,3	ENGEL [*657*]
	50% Methanol	Tetrachlorkohlenstoff	15,4	ENGEL [*657*]

* Alle Werte wurden aus Gegenstromverteilungen in 24 Röhrchen berechnet

Der R_f-Wert gibt das Verhältnis der Wanderungsgeschwindigkeit der zu untersuchenden Substanz zu der des Lösungsmittels an.

Tabelle 14. *Verteilungskoeffizienten neuentdeckter Oestrogene in verschiedenen Lösungsmittelsystemen**

Oestrogen	Lösungsmittelsystem obere Phase	Lösungsmittelsystem untere Phase	Verteilungskoeff. (K)	Literatur
16-Epioestriol	50% Petroläther +50% Benzol	2% Äthanol	0,41	DICZFALUSY und HALLA [*528*]
	Äther	wäßriger Puffer pH 12,4	1,2	STIMMEL [*1929*]
	40% Äthylacetat 60% Cyclohexan	40% Äthanol	1,6	DICZFALUSY und HALLA [*528*]
	Benzol	Wasser	3,4	DICZFALUSY und HALLA [*528*]
17-Epioestriol	50% Petroläther +50% Benzol	2% Äthanol	0,57	DICZFALUSY und HALLA [*528*]
	Benzol	Wasser	3,8	DICZFALUSY und HALLA [*528*]
16α-Hydroxyoestron und 16-Keto-17β-oestradiol	80% Benzol +20% Hexan	50% Äthanol	0,72	DICZFALUSY und v. MÜNSTERMANN [*533*]
	25% Äthylacetat +75% Hexan	50% Isopropylalkohol	1,1	DICZFALUSY und v. MÜNSTERMANN [*533*]
	25% Methanol	Tetrachlorkohlenstoff	3,0	DICZFALUSY und v. MÜNSTERMANN [*533*]
16-Ketooestron	50% Methanol	Tetrachlorkohlenstoff	1,7	SLAUNWHITE et al. [*1829*]
	50% Äthylacetat +50% Hexan	33% Methanol	12,0	SLAUNWHITE et al. [*1829*]
2-Methoxyoestron	70% Methanol	40% Chloroform +60% Tetrachlorkohlenstoff	0,12	ENGEL et al. [*664*]
	70% Methanol	Tetrachlorkohlenstoff	0,30	KRAYCHY und GALLAGHER [*1145*]
	Toluol	N NaOH	1,2	ENGEL et al. [*664*]

* Alle Werte wurden aus Gegenstromverteilungen in 24 Röhrchen berechnet

(Fortsetzung) Tabelle 14

Oestrogen	Lösungsmittelsystem		Verteilungskoeff. (K)	Literatur
	obere Phase	untere Phase		
4-Methoxy-oestron	70% Methanol	Tetrachlorkohlenstoff	0,50	KRAYCHY [*1144*]
2-Methoxy-17 β-oestradiol	70% Methanol	10% Äthylacetat + 90% Tetrachlorkohlenstoff	0,80	FRANDSEN [*734a*]
	50% Äthylacetat +50% Cyclohexan	50% Äthanol	2,6	FRANDSEN [*734a*]
2-Methoxy-oestriol	50% Äthylacetat +50% Cyclohexan	50% Äthanol	0,38	FISHMAN und GALLAGHER [*716*]
	Benzol	Wasser	1,1	FISHMAN und GALLAGHER [*716*]
Equilenin	50% Äthylacetat +50% Hexan	70% Äthanol	1,0	SLAUNWHITE et al. [*1829*]
	50% Äthylacetat +50% Hexan	50% Äthanol	4,2	SLAUNWHITE et al. [*1829*]

Er wird errechnet nach der Formel $R_f = \frac{X}{S}$, wobei S die Distanz vom Auftragungspunkt bis zur Frontlinie des Lösungsmittel bezeichnet und X die Distanz vom Ausgangspunkt bis zum Mittelpunkt des Fleckens der chromatographierten Substanz. Die R_f-Werte liegen zwischen 0 und 1.

Wie aus der Theorie der Papierchromatographie leicht zu verstehen ist, besteht der große Vorteil solcher Systeme darin, daß man Substanzen mit sehr ähnlichen Verteilungskoeffizienten, welche durch Gegenstromverteilung nicht einwandfrei trennbar sind, auf Papier in gewissen Systemen ohne weiteres trennen kann. Das Verfahren kann auf- oder absteigend und in ein oder zwei Dimensionen durchgeführt werden. Wir gehen später bei der Besprechung der Trennverfahren im Kapitel über die Oestrogenbestimmung (s. Seite 237) noch

Tabelle 15. *Verteilungskonstanten weiterer wichtiger Oestrogene in verschiedenen Lösungsmittelsystemen**

Oestrogen	Lösungsmittelsystem		Verteilungskoeff. (K)	Literatur
	obere Phase	untere Phase		
17 α-Oestradiol	50% Äthylacetat +50% Hexan	70% Äthanol	0,74	SLAUNWHITE et al. [*1829*]
	50% Methanol	Tetrachlorkohlenstoff	1,6	SLAUNWHITE et al. [*1829*]
Equilin	50% Methanol	Tetrachlorkohlenstoff	0,25	SLAUNWHITE et al. [*1829*]
	50% Äthylacetat +50% Hexan	50% Äthanol	3,6	SLAUNWHITE et al. [*1829*]
17-Dehydroequilenin	50% Äthylacetat +50% Hexan	70% Äthanol	0,71	SLAUNWHITE et al. [*1829*]
	50% Äthylacetat +50% Hexan	50% Äthanol	2,5	SLAUNWHITE et al. [*1829*]
Oestron-16	50% Methanol	Tetrachlorkohlenstoff	0,37	SLAUNWHITE et al. [*1829*]
	50% Äthylacetat +50% Hexan	50% Äthanol	3,0	SLAUNWHITE et al. [*1829*]
6-Ketooestron	50% Äthylacetat +50% Hexan	70% Äthanol	0,59	SLAUNWHITE et al. [*1829*]
	50% Methanol	Tetrachlorkohlenstoff	1,1	SLAUNWHITE et al. [*1829*]

* Alle Werte wurden aus Gegenstromverteilungen in 24 Röhrchen berechnet

(Fortsetzung) Tabelle 15

Oestrogen	Lösungsmittelsystem obere Phase	Lösungsmittelsystem untere Phase	Verteilungskoeff. (K)	Literatur
6-Keto-17 β-oestradiol	50% Äthylacetat +50% Hexan	70% Äthanol	0,42	SLAUNWHITE et al. [1829]
	50% Methanol	Tetrachlorkohlenstoff	9,3	SLAUNWHITE et al. [1829]
6 ξ-Hydroxy-17 β-oestradiol	50% Petroläther +50% Benzol	2% Äthanol	0,03	DICZFALUSY [520]
	80% Benzol +20% Hexan	50% Äthanol	0,16	DICZFALUSY [520]
	Benzol	Wasser	0,22	DICZFALUSY [520]
7-Ketooestron	50% Methanol	Tetrachlorkohlenstoff	0,44	SLAUNWHITE et al. [1829]
	50% Äthylacetat +50% Hexan	70% Äthanol	1,0	SLAUNWHITE et al. [1829]
17-Desoxooestron	50% Methanol	Tetrachlorkohlenstoff	0,23	SLAUNWHITE et al. [1829]
	50% Methanol +50% Hexan	70% Methanol	3,1	SLAUNWHITE et al. [1829]

einmal auf die Papierchromatographie ein. Hier geben wir zur Erläuterung der guten Möglichkeiten tabellarische Zusammenstellungen verschiedener Systeme zur Trennung von Oestrogenen mit sehr nahe verwandten Eigenschaften (s. Tabelle 18 bis 20). Eine weitere Charakterisierung läßt sich durch Bildung verschiedener Derivate, z. B. nach Kupplung mit diazotiertem p-Nitro-benzolazo-dimethoxyanilin erreichen (s. Tabelle 19).

Die in diesem Kapitel genannten Methoden gewinnen in der Grundlagenforschung eine zunehmende Bedeutung und enthalten zweifellos noch viele gute Möglichkeiten.

Tabelle 16. *Verteilungskoeffizienten von Derivaten einiger natürlicher Oestrogene*

Oestrogen	Derivat	Lösungsmittelsystem		Verteilungskoeffizient (K)	Literatur
		Obere Phase	Untere Phase		
Oestron	3-Methyläther	90% Methanol	Toluol	0,30	DICZFALUSY und WESTMAN *[540]*
		N-Hexan	70% Methanol	4,9	DICZFALUSY und WESTMAN *[540]*
	Thiosemicarbazon des 3-Methyläther	N-Hexan	55% Methanol	0,56	DICZFALUSY und LINDKVIST *[529]*
17 β-Oestradiol	3-Methyläther	N-Hexan	90% Methanol	0,27	DICZFALUSY und WESTMAN *[540]*
		Petroläther	70% Methanol	0,92	DICZFALUSY und WESTMAN *[540]*
	3-Methyläther-17-acetat	N-Hexan	90% Methanol	3,5	DICZFALUSY und WESTMAN *[540]*
Oestriol	3-Methyläther	Isooctan	25% Isopropylalkohol	0,64	DICZFALUSY et al. *[538]*
		70% Methanol	Tetrachlorkohlenstoff	2,5	DICZFALUSY *[520]*
	3-Methyläther-16,17-diacetat	N-Hexan	90% Methanol	1,0	DICZFALUSY und LINDKVIST *[529]*

Tabelle 16 (Fortsetzung)

16-Epioestriol	Acetonid	Petroläther	50% Methanol	0,94	Diczfalusy und Halla *[528]*
	Dimethyläther	N-Hexan	80% Methanol	1,4	Diczfalusy und Halla *[528]*
	Acetonid-3-Methyläther	N-Hexan	90% Methanol	5,7	Diczfalusy und Halla *[528]*
17-Epioestriol	Acetonid	Petroläther	50% Methanol	1,1	Diczfalusy und Halla *[528]*
	Dimethyläther	N-Hexan	80% Methanol	2,2	Diczfalusy und Halla *[528]*
	Acetonid-3-Methyläther	N-Hexan	90% Methanol	6,1	Diczfalusy und Halla *[528]*
16-Keto-17 β-oestradiol	Acetylierungsprodukt	N-Hexan	50% Methanol	2,9	Diczfalusy und v. Münstermann *[533]*
16 α-Hydroxyoestron	Acetylierungsprodukt	N-Hexan	50% Methanol	4,2	Diczfalusy und v. Münstermann *[533]*
2-Methoxy-17 β-oestradiol	3-Methyläther	90% Methanol	Tetrachlorkohlenstoff	1,3	Frandsen *[734a]*
	Acetylierungsprodukt des 3-Methyläthers	90% Methanol	Tetrachlorkohlenstoff	0,28	Frandsen *[734a]*

Tabelle 17. *Verteilungskonstanten konjugierter Oestrogene*

Lösungsmittelsystem		Oestron-sulfat (Na-Salz)	Oestriol-glucu-ronosid (Na-Salz)	Autoren
obere Phase	untere Phase			
75% N-Butanol +25% Tertiär-Butanol	2 N-NH_4OH	9,0	0,69	MENINI und DICZFALUSY [*1360*]
60% N-Butanol +40% Tertiär-Butanol	2 N-NH_4OH	3,6	0,82	MENINI und DICZFALUSY [*1360*]
N-Butanol	Wasser	10,1	2,3	MENINI und DICZFALUSY [*1360*]
Sek. Butanol	Wasser	2,5	—	MENINI und DICZFALUSY [*1360*]
65% N-Butanol +35% N-Hexan	Wasser	1,3	0,04	MENINI und DICZFALUSY [*1360*]
70% Sek. Butanol +30% Hexan	Wasser	0,39	< 0,01	MENINI und DICZFALUSY [*1360*]
Äther	6,7%$(NH_4)_2SO_4$ gelöst in 20% Äthanol	0,95	< 0,01	AXELSON und DICZFALUSY [*75*]
Äther	9% $(NH_4)_2SO_4$ gelöst in 20% Äthanol	7,0	0,09	AXELSON und DICZFALUSY [*75*]
N-Butanol	N-NaOH	19,0	0,03	MENINI und DICZFALUSY [*1360*]
80% Butanol +20% Hexan	Wasser	4,6	0,15	DICZFALUSY et al. [*521a*]
50% N-Butanol +50% Äthyla-cetat	0,2% NH_4OH	—	1,1	MENINI und DICZFALUSY [*1360*]
70% N-Butanol+ 30% Äthylacetat	10% NaCl	—	3,2	MENINI und DICZFALUSY [*1360*]
Äthylacetat	0,1 N HCl	—	1,6	MENINI und DICZFALUSY [*1360*]
60% N-Butanol, 20% Äthylacetat +20% Hexan	Wasser	—	0,69	MENINI und DICZFALUSY [*1360*]
Wasser	50% Chinolin +50% Tetra-chlor, Kohlen-stoff	—	3,4	MENINI und DICZFALUSY [*1360*]

Tabelle 18. *R_f-Werte verschiedener Oestrogene in drei Lösungsmittelsystemen**
Nach MIGEON et al. [*1370*]

Oestrogen	Isooctan:Toluol; Methanol:Wasser 25:75;80:20	Benzol : Skelly C; Methanol : Wasser 40:60;70:30	Benzol:Methanol; Wasser 100;55:45
Oestriol	0,025	0	0,090
16-Epioestriol	0,156	0,018	0,438
16-Keto-17 β-oestradiol	0,311	0,084	0,640
16-Ketooestron	0,488	0,167	0,752
16 α-Oestradiol	0,494	0,215	0,786
17 β-Oestradiol	0,536	0,279	0,786
16 β-Oestradiol	0,567	0,265	0,808
Oestron	0,780	0,648	0,878
Oestron-16	0,802	0,660	0,902
1,3,5,(10),16-Oestratetraen-3-ol	0,890	0,920	0,922

* Weitere R_f-Werte bei HEUSGHEM [*938*]

Tabelle 19. *R_f-Werte verschiedener Oestrogene im System Formamid-Chloroform und ihre R_f-Werte nach Kuppelung mit p-Nitrobenzol-azo-dimethoxyanilin im System Toluol-Petroläther: Äthanol-Wasser (200:100; 30:70).* Nach BREUER et al. [*271*] und BREUER [*258*]

Oestrogen	R_f-Wert	
	Formamid-Chloroform	Nach Kuppeln an p-N-a-d: Toluol-Petroläther Äthanol-Wasser
Oestriol	0,04	0,07
16-Epioestriol	0,17	0,46
17-Epioestriol	0,22	0,32
16 β-Hydroxyoestron	0,28	0,56
16-Keto-17 β-oestradiol	0,33	0,77
16 α-Hydroxyoestron	0,39	0,60
6-Hydroxy-17 β-Oestradiol	0,05	—
6-Hydroxyoestron	0,22	—
6-Keto-17 β-oestradiol	0,26	—
6-Ketooestron	0,81	—

Tabelle 20. *R_f-Werte für Oestriolglucuronosid (Natriumsalz) und Oestronsulfat (Natriumsalz) bei der Papierverteilungschromatographie.* Nach MENINI und DICZFALUSY [*1360*]

Lösungsmittelsystem		Oestriol-glucuronosid (Na-Salz)	Oestron-sulfat (Na-Salz)	Lösungsmittel-system vorge-schlagen von
N-Butyläther Tert.-Butanol NH_4OH Wasser	100 100 20 180	0	0,09	SCHNEIDER und LEWBART [*1751a*]
Toluol N-Butanol NH_4OH Wasser	100 100 20 180	0,01	0,58	SCHNEIDER und LEWBART [*1751a*]
Toluol Tert.-Butanol Acetylalkohol Wasser	150 50 60 140	0,02	0,01	BUSH [*341*]
Äthylacetat N-Hexan Essigsäure Wasser	120 80 60 140	0,17	—	SCHNEIDER und LEWBART [*1751a*]
N-Butyläther N-Butanol Essigsäure Wasser	130 70 60 140	0,25	0,04	SCHNEIDER und LEWBART
N-Butanol Tert.-Butanol 2 N-NH_4OH	150 50 200	0,71	0,86	BUSH [*341*]
Äthylendichlorid Tert.-Butanol Essigsäure Wasser	150 50 60 140	0,77	—	BUSH [*341*]
N-Butanol Essigsäure Wasser	200 20 180	0,86	—	MENINI und DICZFALUSY [*1360*]

V. Bisher beim Menschen gefundene Oestrogene

Die beim Menschen bisher nachgewiesenen Oestrogene sind auf Seite 57 gezeigt und in Tabelle 21 zusammengestellt. Ihre physikalisch-chemischen Eigenschaften wurden bereits früher mitgeteilt. Wie ersichtlich, sind bisher 18 natürliche Oestrogene beim Menschen isoliert worden. Man kann mit Sicherheit voraussagen, daß diese Zahl sich in den nächsten Jahren noch weiter vergrößern wird. Stoffwechselversuche mit injiziertem radioaktivem 17β-Oestradiol beim Menschen haben nämlich ergeben [*127, 128, 660, 1716*], daß ein viel größerer Prozentsatz der Radioaktivität im Urin ausgeschieden wird (etwa 70 bis 80%) als man bis heute in Form der bekannten Verbindungen nachweisen kann (etwa 30%). Es besteht

Tabelle 21. *Bisher beim Menschen gefundene natürliche Oestrogene*

Oestrogen	Gefunden in	Literatur
17β-Oestradiol	Schwangerenharn	HUFFMAN et al. [*985*]
	Nichtschwangerenharn	ENGEL u. Mitarb. [*672*]
		SMITH u. Mitarb. [*1851*]
	Schwangerenblut	OERTEL et al. [*1469*]
	Ovar (Follikelflüssigkeit)	ZANDER et al. [*2175*]
	Ovar (Gelbkörper)	ZANDER et al. [*2175*]
	Placenta	HUFFMAN et al. [*987*]
		MITCHELL und DAVIS [*1380*]
		DICZFALUSY und LINDKVIST [*529*]
	Testis, normal	GOLDZIEHER und ROBERTS [*827c*]
	Testistumor	MARTI und HEUSSER [*1322*]
	Semen	DICZFALUSY [*512*]
Oestron	Schwangerenharn	DOISY u. Mitarb. [*598*]
		BUTENANDT [*344*]
	Nichtschwangerenharn	ENGEL u. Mitarb. [*672*]
	Schwangerenblut	OERTEL et al. [*1469*]
	Männerharn	DINGEMANSE u. Mitarb. [*550*]
	Ovar (Follikelflüssigkeit)	ZANDER et al. [*2175*]
	Ovar (Gelbkörper)	ZANDER et al. [*2175*]
	Placenta	WESTERFELD et al. [*2117*]
		MITCHELL und DAVIS [*1380*]
		DICZFALUSY und LINDKVIST [*529*]
	Sperma	DICZFALUSY [*512*]
	Schwangerengalle	ADLERCREUTZ et al. [*7*]
Oestriol	Schwangerenharn	MARRIAN [*1300*]
		DOISY u. Mitarb. [*597*]
	Nichtschwangerenharn	ENGEL u. Mitarb. [*672*]
	Schwangerenblut	OERTEL et al. [*1469*]
	Placenta	BROWNE [*300*]
		MITCHELL und DAVIS [*1380*]
		DICZFALUSY und LINDKVIST [*529*]
	Nabelschnurblut	DICZFALUSY und MAGNUSSON [*531*]
	Sperma	DICZFALUSY [*512*]
	Fruchtwasser	DICZFALUSY und MAGNUSSON [*531*]
	Meconium	KINSELLA et al. [*1109*]
	Schwangerengalle	ADLERCREUTZ et al. [*7*]
16-Epioestriol	Schwangerenharn	MARRIAN und BAULD [*1313*]
	Nichtschwangerenharn	WATSON und MARRIAN [*2089*]
	Placenta	DICZFALUSY und HALLA* [*528*]
16,17-Epioestriol	Nichtschwangerenharn (nach Injektion von 16-Epioestriol)	BREUER und PANGELS [*271a*]
	Schwangerenharn	BREUER [*258*]
17-Epioestriol	Schwangerenharn	BREUER [*258*]

* Eine mögliche Identität mit 17-Epioestriol war nicht einwandfrei auszuschließen

(Fortsetzung) Tabelle 21

Oestrogen	Gefunden in	Literatur
16α-Hydroxy-oestron	Schwangerenharn	MARRIAN u. Mitarb. [*1318, 1320*]
	Nichtschwangerenharn	LOKE et. al. [*1247*]
16β-Hydroxy-oestron	Schwangerenharn	LAYNE und MARRIAN [*1180, 1181*]
	Nichtschwangerenharn (nach Injektion von 17β-Oestradiol)	BROWN u. Mitarb. [*278*]
16-Ketooestron	Schwangerenharn	SERCHI [*1793*]
	Nichtschwangerenharn (nach Oestron-injektion)	SLAUNWHITE und SANDBERG [*1830*] MIGEON et al.* [*1371*]
16-Keto-17β-oestradiol	Schwangerenharn	WATSON und MARRIAN [*2088*]
	Nichtschwangerenharn (nach Injektion von 17β-Oestradiol)	LEVITZ u. Mitarb. [*1212*]
	Placenta	DICZFALUSY und v. MÜNSTERMANN [*533*]
6ξ-Hydroxy-oestron	Schwangerenharn	LOKE, WATSON und MARRIAN [*1249, 1311*]
2-Methoxyoestron	Schwangerenharn Nichtschwangerenharn (nach Injektion von 17β-Oestradiol)	LOKE und MARRIAN [*1246*] KRAYCHY und GALLAGHER [*1146*] ENGEL u. Mitarb. [*664*]
2-Methoxyoestradiol	Schwangerenharn	FRANDSEN [*734a*]
2-Methoxyoestriol	Nichtschwangerenharn (nach Injektion von 17β-Oestradiol)	FISHMAN und GALLAGHER [*716*]
	Schwangerenharn	FRANDSEN [*734a*]
18-Hydroxyoestron	Schwangerenharn	LOKE et al. [*1248*]
11β-Hydroxy-17β-oestradiol	Nichtschwangerenharn (oophorektomierte adrenalektomierte Frau**)	CHANG und DAO [*406*]
Equilenin	Femininisierendem Nebennierenrinden-carcinom	SALHANICK und BERLINER [*1699*]
Oestrandiol A und B	Nichtschwangerenharn	MARKER u. Mitarb. [*1294*]

* Chromatographischer Nachweis
** Nach hohen Cortisondosen. Bisher nicht bestätigt

also ein erhebliches Bestimmungsdefizit. Die Radioaktivität läßt sich nach enzymatischer Hydrolyse mit organischen Lösungsmitteln extrahieren und dürfte daher zum größten Teil in konjugierten Oestradiolmetaboliten lokalisiert sein. Ein Teil der neueren Oestrogene, z. B. 16α- und 16β-Hydroxyoestron sowie 16-Keto-17β-Oestradiol und 18-Hydroxyoestron sind übrigens sehr empfindlich gegen Alkali [*1318*, *1320*] und können daher nicht auf die klassische Weise durch alkalische Extraktion der Phenolfraktion erhalten werden. 2-Methoxyoestron verhält sich dabei interessanterweise nicht ganz so wie ein phenolisches Steroid, sondern wie ein sog. Kryptophenol, d. h. es kann aus organischen Lösungsmitteln nicht leicht mit Alkali extrahiert werden [*664*, *734a*, *1145*, *1246*] (s. Verteilungskoeffizienten Seite 44).

Will man sich gestatten, über die Art der zu erwartenden Neuentdeckungen spekulative Voraussagen zu machen, so bieten sich folgende Anhaltspunkte:

a) bei Inkubationsversuchen mit Geweben gefundene Oestrogene, b) beim Tier oder im Tierversuch gefundene Oestrogene, c) Analogieschlüsse von Neutralsteroiden zu Oestrogenen, d) Analogieschlüsse von chemischen Synthesen zu Vorgängen in vivo.

Auf dieser Grundlage läßt sich etwa folgendes sagen: Inkubationsversuche von Breuer u. Mitarb. [*270*] mit 16α-Hydroxyoestron in menschlichen Leberschnitten deuten darauf hin, daß neben 16-Epioestriol auch 17-Epioestriol und 16,17-Epioestriol im menschlichen Organismus vorkommen.[1]

Nach unseren derzeitigen Kenntnissen ist es wahrscheinlich, daß der menschliche Organismus nicht imstande ist, die 17-Ketogruppe gewisser Oestrogene z. B. des Oestrons zu einer Hydroxylgruppe in α-Stellung zu reduzieren. Mehrere Tierspecies haben diese Fähigkeit. Die Inaktivierung scheint beim Menschen über 16-hydroxylierte Zwischenprodukte zu gehen. 17α-Oestradiol, das im Stutenurin [*2052*], im Kuhurin [*2052*] und im Harn von mit 17β-Oestradiol behandelten Affen [*596*], Kaninchen [*596*, *712*, *893*, *902*, *1516*, *1952*] und Kälbern [*2052*] vorkommt, war bisher jedenfalls trotz intensiver Bemühungen aus menschlichem Urin nicht zu gewinnen [*902*], auch nicht nach Verabfolgung von 17α-Oestradiol. Dies kann aber natürlich eine rein quantitative Ursache haben. Jedenfalls zeigt die Isolierung von 17-Epioestriol aus Schwangerenharn, daß Oestrogene mit einer 17α-orientierten Hydroxylgruppe auch beim Menschen vorkommen können. Theoretisch denkbar wäre demnach auch die Bildung von 16-Keto-17α-oestradiol.

Aus dem Vorkommen von 18-Hydroxyoestron [*1247*] läßt sich mit ziemlicher Wahrscheinlichkeit auf das Vorhandensein auch anderer 18-Hydroxyoestrogene schließen. Solche Verbindungen sind aber bisher nicht nachgewiesen worden.

Aus 18-Hydroxyoestron entsteht in Gegenwart von Alkali bei Zimmertemperatur 18-Noroestron [*1247*]. Es ist nicht bekannt, ob diese Verbindung oder überhaupt eines der möglichen 18-Noroestrogene beim

[1] In der Tat wurden diese beiden Substanzen während der Drucklegung des Buches aus Schwangerenharn isoliert [*258*]

Menschen vorkommt. Auch 3-Hydroxy-1,3,5-Oestra-trien,16-on, ein von WILDS und JOHNSON [*2132*] synthetisiertes Isomeres des Oestron, ist in vivo bis jetzt nicht gefunden worden. HUFFMANN und GROLLMANN [*977*] haben 3,16-Dihydroxyderivate synthetisiert. Man könnte sich vorstellen, daß diese Verbindungen im Organismus auftreten.

Es fehlten bisher auch Hinweise auf das mögliche Vorkommen von 4-hydroxylierten Oestrogenen beim Menschen. Solche Substanzen wurden durch MUELLER und RUMNEY [*1402*] in vitro nach Inkubation mit Mäuselebermikrosomen gefunden.

Daß 6-Hydroxylierungen im menschlichen Gewebe in vivo möglich sind, scheinen die Perfusionsversuche an Placenten mit C_{21}-Steroiden von HAGOPIAN et al. [*861*], sowie die Experimente von BERLINER und SALHANICK [*150*] zu zeigen. Man könnte natürlich fragen, inwieweit die Bedingungen bei der Perfusion denjenigen in vivo gleich sind.

Immerhin haben unlängst aber COLLE et al. [*442*] gezeigt, daß 6β-Hydroxylierungen von Cortison eine quantitativ wichtige Zwischenstufe im Corticosteroidstoffwechsel bei Neugeborenen darstellen. Ferner wurde von MARRIAN mitgeteilt, daß das KOBER-Chromogen, welches er und seine Mitarbeiter als KC 6 B bezeichnet haben [*1311*], ein 6-Hydroxyoestron ist [*1246*]. Die räumliche Stellung der Hydroxylgruppe ist noch nicht ganz klar. Es liegt nahe anzunehmen, daß auch andere 6-hydroxylierte Oestrogene beim Menschen vorkommen.

So konnte BREUER [*258*] in vitro nach Inkubation von 17β-Oestradiol mit fetaler Leber 6 ξ-Hydroxyoestron nachweisen.[1]

Vermutlich können noch andere an C-6 substituierte Oestrogene im Organismus vorkommen. Dabei wäre vor allem an 6-Keto und -Hydroxyderivate von Oestron, Oestradiol und Oestriol zu denken. Auch die Verbindung von C-2-Methoxylierung mit Substitution an C-6 wäre vorstellbar.

Bis vor kurzem wurde behauptet, daß die im Ring B ungesättigten Oestrogene wie Equilenin und Equilin, die im Harn schwangerer Stuten auftreten, im menschlichen Organismus nicht zu finden sind. SALHANICK und BERLINER [*1699*] haben jedoch überzeugende Beweise für die Anwesenheit von Equilenin in einem feminisierenden Nebennierenrindencarcinom erbracht. Man hat vermutet, daß das Equilenin nicht aus Oestrogenen sondern vielleicht als Zwischenprodukt bei der Biogenese von Androgenen zu Oestrogenen entstehen kann. Ob solche im Ring B ungesättigten Steroide auch beim Gesunden vorkommen, ist zur Zeit noch ungewiß.

1-Methyloestron und 1-Methyloestradiol sind in vivo nicht aufgefunden worden. Es lag nahe, aus dem Vorhandensein von 2-Methoxyoestron beim Menschen auch auf das Vorkommen von 2-Methoxy-17β-oestradiol und 2-Methoxyoestriol zu schließen. In der Tat wurde 2-Methoxyoestriol von FISHMAN und GALLAGHER [*716*] nach Zufuhr von 17β-Oestradiol im Harn identifiziert. FRANDSEN [*734a*] konnte jetzt 2-Methoxyoestron und 2-Methoxyoestradiol im Schwangerenharn nachweisen. Man fragt sich, ob neben 2-Methoxy- nicht auch 2-Hydroxyoestrogene im Organismus

[1] Es handelt sich wahrscheinlich hauptsächlich um 6α-Hydroxyoestron

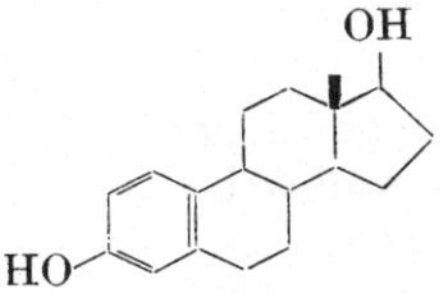

17 β-Oestradiol

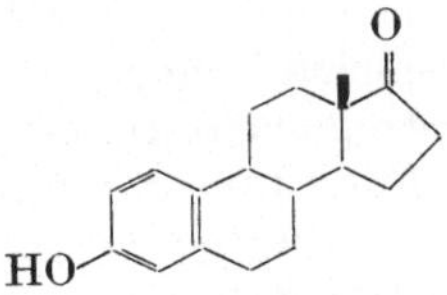

Oestron

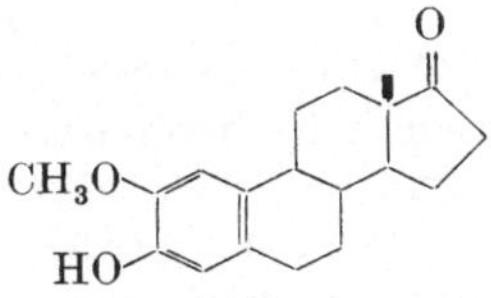

2-Methoxyoestron

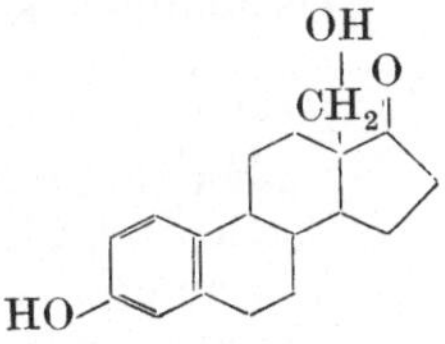

18-Hydroxyoestron

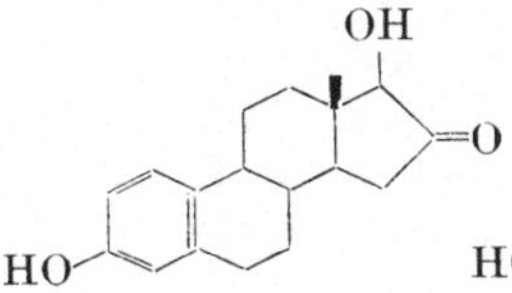

16-Keto-17 β-oestradiol

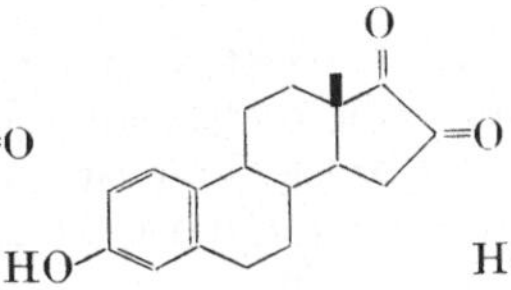

16-Ketooestron

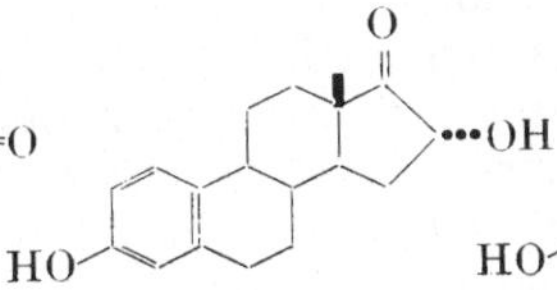

16 α-Hydroxyoestron

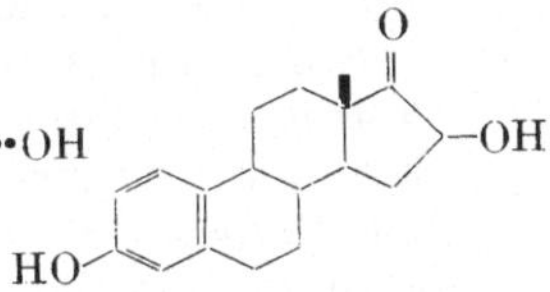

16 β-Hydroxyoestron

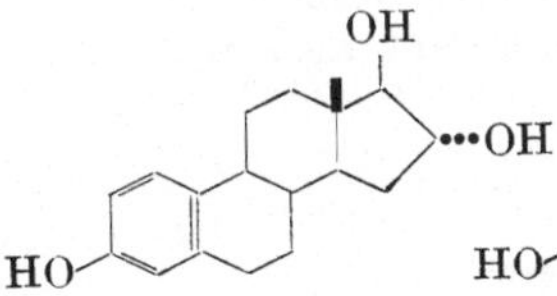

Oestriol

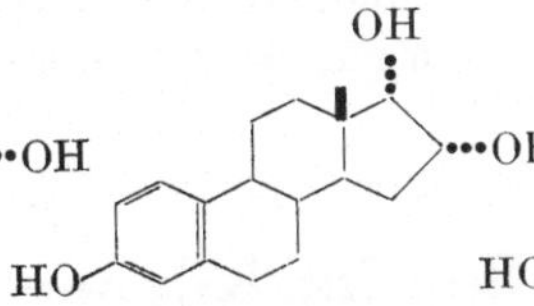

17-Epioestriol

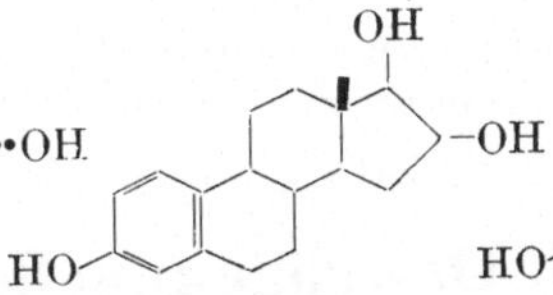

16-Epioestriol

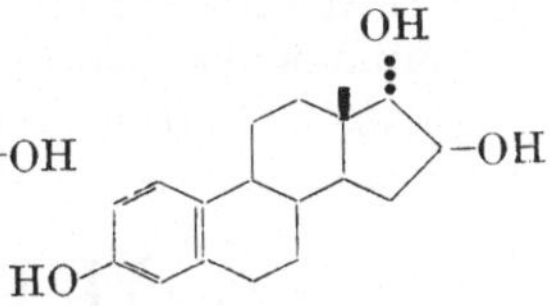

16,17-Epioestriol

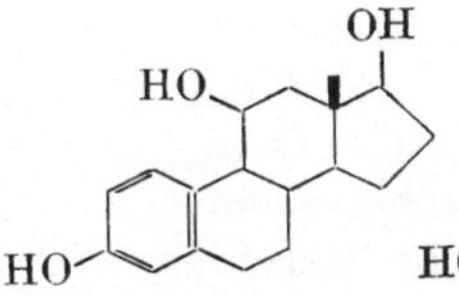

11 β-Hydroxy-
17 β-oestradiol

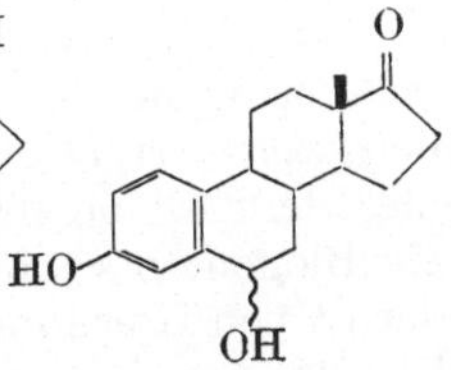

6 ξ-Hydroxyoestron

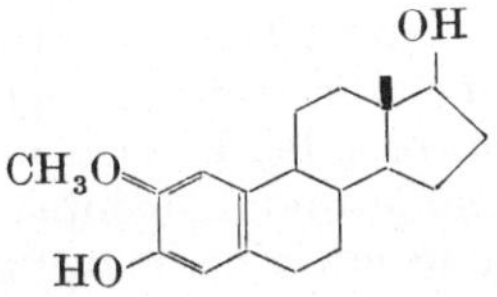

2-Methoxy-17 β-oestradiol

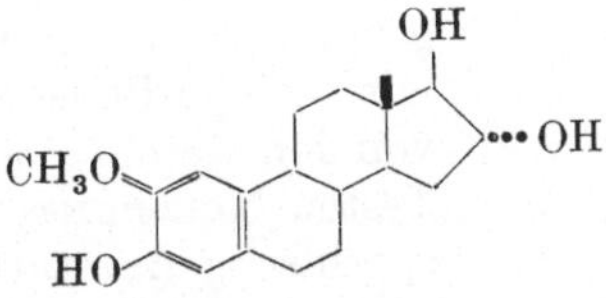

2-Methoxyoestriol

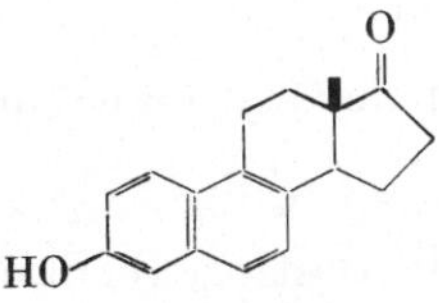

Equilenin

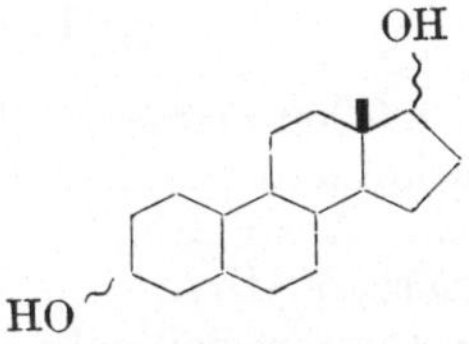

Oestrandiol

Formel 12. Formelbilder der bisher beim Menschen gefundenen Oestrogene vorkommen können. Es ist nicht unmöglich, daß solche Verbindungen wie 2-Hydroxyoestron, 2-Hydroxy-17β-oestradiol usw. für den Wirkungsmechanismus der Oestrogene eine Rolle spielen können.

Man hat kürzlich 11-hydroxylierte Oestrogene in Analogie zu gewissen Corticosteroiden synthetisiert [*1278*]. Für ihre chromatographische Trennung hat SLAUNWHITE [*1825*] ein Verfahren ausgearbeitet. Die kürzlich mitgeteilte Isolierung von 11β-Hydroxy-17β-oestradiol [*406*] scheint zu zeigen, daß solche 11-substituierten Oestrogene vielleicht unter gewissen Bedingungen vom Organismus gebildet werden. Im übrigen verweisen wir auf die Tabellen 2 bis 12, in denen weitere Oestrogene zusammengestellt sind.

SMITH und SMITH [*1850*] glaubten im Schwangerenharn biologische Oestrogenaktivität gefunden zu haben, die nicht auf Oestron, 17β-Oestradiol, Oestriol, 16-Epioestriol, 16-Keto-17β-oestradiol oder 2-Methoxyoestron beruhte. Es wurde bisher noch nicht geklärt, um welche Substanzen es sich dabei gehandelt haben kann.

Die hier angedeuteten Möglichkeiten stellen wahrscheinlich nur einen kleinen Bruchteil der Oestrogenmetabolite dar, die im Organismus tatsächlich vorkommen können. So bietet z. B. die Aufspaltung der verschiedenen Ringe eine große Anzahl von Möglichkeiten. Die Anwendung radioaktiver Isotopen wird vielleicht noch zur Auffindung ganz andersartiger Oestrogenmetabolite führen.

VI. Oestrogenquellen im Körper

Man weiß heute, daß der Organismus imstande ist, kleine Mengen Oestrogene auch bei Fehlen steroidbildender Drüsen zu produzieren, wenn andere Steroide (wie z. B. Corticosteroide, Gestagene oder Androgene) zur Verfügung stehen. Diese Möglichkeit hat aber eine quantitativ nur geringe Bedeutung. Die Hauptmenge der Oestrogene wird zweifellos von den steroidproduzierenden Drüsengeweben sezerniert, also von Ovar, Testis, Nebennierenrinde und Placenta. Jedes der Organe scheint eine spezifische Ausstattung mit Enzymen für die Biogenese seiner Steroide zu besitzen. Diese geht unter dem Einfluß der tropen Hormone vor sich, die mit ihrer Wirkung bei den frühen Stadien der Synthese anzusetzen scheinen.

1. Ovar[1]

a) Follikel

Von den etwa 500000 Primärfollikeln im Ovar reifen nur etwa 350 bis 400 bis zur Ovulation und Gelbkörperbildung heran. Man nimmt an, daß die morphologische Ausbildung des Follikels vorwiegend unter dem Einfluß hypophysärer FSH-Aktivität, die Oestrogenbildung unter FSH- und LH-Stimulierung vor sich geht.[2]

[1] Allgemeine Literatur [*1463, 1833, 2090a*]
[2] Siehe Seite XIII

Über den *Ort der Oestrogenbildung* im Ovar besteht auch heute noch keine einheitliche Meinung. Das Vorkommen von Oestrogenen in der Follikelflüssigkeit und im Gelbkörper beim Menschen in relativ hoher Konzentration (s. Seite 61) legte an sich die Annahme nahe, daß das Hormon in den Granulosazellen gebildet wird [*1226c, 1713b*].

Im Gegensatz dazu wiesen ZONDEK und ASCHHEIM [*2193*] bei Implantationen von Theca- und Granulosagewebe menschlicher Follikel in kastrierten Mäuse nach, daß wohl die *Theca*, nicht aber die Granulosa oestrogene Wirkung hatte. Sie stellten auch fest, daß Implantationen der Ovarialrinde schwangerer Frauen, die reichlich Thecazellen enthält, vaginale Verhornung bewirkte, während die Ovarialrinde nicht schwangerer Frauen wirkungslos blieb. In gleicher Weise konnten die Untersuchungsergebnisse von FEVOLD et al. [*704*] sowie von SELYE et al. [*1792a*] ausgelegt werden, die an infantilen und hypophysektomierten Ratten durch Gonadotropine eine reine Thecazellenwucherung (ohne Granulosabeteiligung) mit Daueroestrus bewirken konnten. Häufig wurde die bessere Vascularisierung der Theca interna als ein Hinweis auf ihre hormonelle Aktivität gewertet. Auch histochemische Untersuchungen [*503, 504, 505, 1354, 1355, 2150*] schienen darauf hinzuweisen, daß Steroide in der Theca interna, nicht aber in der Granulosa zu finden sind. Der Nachweis erfolgte im wesentlichen durch Sichtbarmachung von Ketonen oder Phosphatasen. Die Spezifität solcher histochemischer Nachweise ist jedoch nicht sehr groß.

ALLEN u. Mitarb. [*32*] fanden andererseits, daß *Granulosa*zellen aus der Follikelwandung, biologisch bestimmt, reichlich Oestrogene enthalten, WESTMAN [*2120*] hat am Kaninchen durch Aspiration der Membrana granulosa des reifenden Follikels und Ausbrennen der Ovarialrinde nachgewiesen, daß in dieser Species anscheinend die Thecazellen das Hormon bilden können, daß sie bei Fehlen der Granulosazellen nach kurzer Zeit aber bereits nicht mehr dazu in der Lage sind. Für die Entstehung des Hormons in der Granulosa schien ferner zu sprechen, daß Granulosazelltumoren häufigere Oestrogenbildner sind als Thecazelltumoren. Allerdings findet man in solchen Tumoren nicht selten Anteile beider Zellarten. Unter Gonadotropingaben wird der Phosphatstoffwechsel vorwiegend in der Granulosa gesteigert. Es wurde ferner argumentiert, daß die Thecazellen als Abkömmlinge des Bindegewebes kaum zu sehr differenzierten Hormonsynthesen fähig sein dürften [*2090a*].

Schon die Röntgenbestrahlungsexperimente von STEINACH und HOLZKNECHT [*1898a*] an Meerschweinchen hatten es wahrscheinlich gemacht, daß auch die *interstitiellen Zellen* [*1814*] Oestrogene sezernieren können. WESTMAN [*2121b*] hat dies in neueren Bestrahlungsversuchen an Ratten einwandfrei gezeigt. Diese Befunde sind in Übereinstimmung mit denen von PARKES [*1493, 1494*], GELLER [*780a*], HUMPHREY und ZUCKERMAN [*995*], MORICARD [*1388a*] sowie LEVINE und WITSCHI [*1208a*]. Die Befunde wurden von STIEVE kritisiert [*1910a*]. Selbstverständlich darf nur mit Vorsicht von Tierversuchen auf die Verhältnisse beim Menschen geschlossen werden. Für die endgültige Klärung der Frage nach der Lokalisation der Oestrogenbildung beim Menschen muß man weit eindeutigere Beweise verlangen. Die beste Arbeitshypothese dürfte nach unserer Meinung gegenwärtig sein, daß alle diese Zellarten des Ovars Oestrogene (oder ihre Vorstufen) bilden können, daß dies aber hauptsächlich in den Granulosazellen vor sich geht, während das Hormon in der Theca vielleicht mehr bereitgestellt oder weiter metabolisiert wird und von dort in den Blutkreislauf gelangen kann. Es ist jedenfalls sicher, daß Progesteron nur von den Granulosazellen gebildet wird. Da man heute annimmt, daß auch die Oestrogene zum Teil aus Progesteron entstehen, wäre es denkbar, daß die Granulosazellen Vorläufer der Oestrogene bilden, die dort und in den Thecazellen weitere biogenetische Umwandlungen durchmachen. Die Zwischenzellen dürften außerdem vielleicht eine basale Oestrogensekretion unterhalten, die aber unter gewissen, vor allem pathologischen Zuständen eine besondere Bedeutung gewinnen mag. Zukünftige Untersuchungen mögen die Ansicht modifizieren und präzisieren. Hier kann man besonders von der Gewebezüchtung, von Isotopenuntersuchungen, von Zellfraktionierungsverfahren und vielleicht von verbesserten histochemischen Methoden eine weitere Klärung des Problems erwarten.

Die *Natur der vom menschlichen Ovar sezernierten Oestrogene* war bislang noch immer nicht völlig aufgeklärt. Seit McCorquodale u. Mitarb. [*1347*] Oestradiol aus Schweineovarien isoliert (1935) und Westerfeld et al. [*2116a*] im gleichen Material Oestron nachgewiesen hatten (1938), nahm man allgemein an, daß diese beiden Verbindungen auch vom menschlichen Ovar gebildet und abgesondert werden und daß Oestriol und die anderen im Nichtschwangerenharn vorkommenden Oestrogene ihre Metabolite seien. Werthessen et al. [*2109*] haben bei Perfusion von Schweineovarien mit markiertem Acetat Radioaktivität im umkristallisierten Oestron und 17β-Oestradiol des Perfusats gefunden, womit die Tatsache der Oestradiolsynthese durch das (Schweine-)Ovarium grundsätzlich bewiesen war. Da 17β-Oestradiol sich in den gebräuchlichen Testen biologisch aktiver zeigte als Oestron und Oestriol, glaubte man von Anfang an aus teleologischen Gründen, daß 17β-Oestradiol das primäre Ovarialhormon auch beim Menschen sei. Immerhin gab es eine Reihe indirekter Beweise für die Richtigkeit dieser Ansicht, wie etwa die Hormonausscheidungswerte im Cyclus und die Ergebnisse von Stoffwechselversuchen mit injizierten Hormonen am Menschen (s. Seite 95).

In der Follikelflüssigkeit der Stute wurden auf 100 ml folgende Steroide gefunden: Cortisol (6 μg), Progesteron (62 μg), 17α-Hydroxyprogesteron (33 μg), Androst-4-en-3,17-dion (68 μg), cis-Testosteron (12 μg), nicht identifizierte 17-Ketosteroide (29 μg), Oestron 37 (μg), 17β-Oestradiol (300 μg), nicht identifizierte oestriolähnliche Verbindungen [*1796a*]. Auch im menschlichen Follikel wurden bekanntlich 17α-Hydroxyprogesteron und Androst-4-en-3,17-dion nachgewiesen [*2173b*], die vermutlich bei der Biogenese von Oestrogenen aus Progesteron entstehen.

Der Oestrogengehalt der *Follikelflüssigkeit* menschlicher Ovarien war mit biologischen Verfahren bereits früh nachgewiesen worden. Zondek und Aschheim [*2193*] fanden einen stark positiven Allen-Doisy-Test. Allen u. Mitarb. [*33*] wiesen pro Gramm Follikelflüssigkeit mehr als

14 RE Oestrogen ($\cong$ 7 μg Oestronäquivalent) nach. Zu quantitativ ähnlichen Ergebnissen führten die Untersuchungen von FRANK [*736*], GILLMANN und SMITH [*800*] und GLUCKMANN [*820*] sowie MÜHLBOCK [*1406*, *1409*]. Schon die Versuche mit Trennverfahren von SMITH und SMITH [*1849*] sprachen dafür, daß Oestron und/oder Oestradiol in der menschlichen Follikelflüssigkeit vorhanden sein dürften. Mit einer papierchromatographischen Methode hat dann HEUSGHEM [*938*] das Vorkommen von Oestron und 17β-Oestradiol in der Follikelflüssigkeit menschlicher Ovarien sehr wahrscheinlich gemacht. In der neuesten Zeit sind jedoch recht eindeutige Beweise dafür erbracht worden, daß Oestradiol und/oder Oestron in der Tat das primäre Ovarialhormon ist.

So hat RABINOWITZ [*1604*] nach Inkubation von radioaktivem Acetat mit menschlichen Ovarialhomogenaten 17β-Oestradiol isoliert. Später konnten WOTIZ und LEMON [*2161*] nach Inkubation von menschlichem Ovarialgewebe in vitro mit Choriongonadotropin (HCG), Diphosphopydrinnucleotid (DPN) und Acetat die Biosynthese von Oestron und 17β-Oestradiol nachweisen, während O'DONNELL und MCCAIG [*1466*] unter ähnlichen Versuchsbedingungen nach Inkubation von Gewebsschnitten aus STEIN-LEVENTHAL-Ovarien Oestron, 17β-Oestradiol und auch Oestriol fanden.

In einer gemeinsamen Untersuchung haben die Hormonlaboratorien von Köln und Stockholm [*2175*] 17β-Oestradiol und Oestron in vorwiegend freier Form in menschlicher Follikelflüssigkeit nachweisen können. Die Tatsache, daß die Hormone vorwiegend in freier Form vorliegen, scheint für die Annahme zu sprechen, daß sie dort auch gebildet werden, da freie Oestrogene in größeren Mengen bisher nur im oestrogenbildenden Drüsengewebe gefunden wurden. Oestriol war praktisch nicht nachweisbar. Diese Befunde, ebenso wie die BROWNschen [*284*] Ausscheidungsversuche nach Oestronverabfolgung, sprechen gegen die Annahme von FURUHJELM [*761*], die mit einer histochemisch modifizierten DAVID-Reaktion [*1002*] in Corpora lutea Oestriol nachweisen zu können glaubte. Es muß ferner betont werden, daß bei Inkubationsstudien mit Gewebe (z. B. Ovarien) bei Zimmertemperatur eine Reihe von metabolischen Veränderungen (z. B. Oestriolbildung) ablaufen können, die normalerweise nicht zu beobachten sind. So hat beispielsweise BELING [*130*] kürzlich sehr große Mengen (50 bis 60 μg pro Ovar) eines *konjugierten* KOBER-Chromogens in den Ovarien gestorbener Frauen finden können. Dieses verhielt sich in Verteilungsstudien und bei der KOBER-Reaktion wie Oestriol. In frischen Ovarien konnte er dagegen, wie auch ZANDER et al. [*2175*] nur *freie Oestrogene*, und zwar nur Oestron und Oestradiol (kein Oestriol) in viel niedrigerer Konzentration nachweisen. Dieses Beispiel zeigt, wie gefährlich es sein kann, aus Gewebsuntersuchungen in vitro oder aus Analysen von Leichenmaterial Rückschlüsse auf physiologische Vorgänge im Organismus zu ziehen.

Weitere Beweise wurden durch Untersuchungen im Blut erbracht. HARDY u. Mitarb. [*880*] haben mit der BROWNschen Methode die Oestrogene im Ovarialvenenplasma bei drei Frauen unter 40 und vier Frauen über 40 Jahren gemessen. Der Durchschnittswert bei jungen

Frauen war 9,1 μg/100 ml mit einem Bereich von 3,3 bis 14,1. In der älteren Gruppe (Mittel = 57 Jahre) betrug die mittlere Oestrogenkonzentration nur 2,8 μg/100 ml mit einem Bereich zwischen 1,2 und 6,8. Die periphere Blutkonzentration war in allen untersuchten Fällen niedriger als 2 μg/100 ml, also deutlich geringer als im Ovarialvenenblut.

Wie große Mengen von Oestrogenen der Follikelapparat unter Umständen produzieren kann, geht aus den Untersuchungen von GEMZELL et al. [*786*] hervor. Diese konnten nach Verabfolgung von FSH, das aus menschlichen Hypophysen extrahiert worden war, im Harn der Behandelten so hohe Oestrogenwerte feststellen, wie sonst nur in der Schwangerschaft (s. Abbildung 60). Die Zunahme der Ausscheidung ging einer polycystischen Vergrößerung der Ovarien parallel. Das Ausscheidungsverhältnis von Oestriol/(Oestron + Oestradiol) war hier gleich wie nach Belastung mit 17β-Oestradiol[1]. All diese Befunde stützen die Auffassung, daß der wachsende Follikel ebenso wie das Corpus luteum 17β-Oestradiol und/oder Oestron bildet, nicht aber Oestriol. In einer anderen Arbeit [*786a*] haben die gleichen Verfasser gezeigt, daß bei Frauen, die an Stelle von Ovarien nur Keimstränge ohne Follikel besitzen, keine Vermehrung der Oestrogenausscheidung nach Stimulierung mit menschlichem FSH oder HCG eintritt. Dieser Befund scheint gegen die Bedeutung der interstitiellen Zellen als wesentlichen Faktor bei der Oestrogenbildung im menschlichen Ovar zu sprechen.

b) Corpus luteum

Frische Corpora lutea enthalten nach ALLEN u. Mitarb. [*33*] große Mengen Oestrogene, die aber etwa vom 22. Cyclustage an abnehmen. CLAUBERG [*423*] fand 6 bis 8 ME ($\cong$ 0,6 bis 0,8 μg Oestronäquivalent) pro Gesamtovar. Die Ovarien (Granulosazellen), insbesondere das Corpus luteum, enthalten auch in der Schwangerschaft bis zum 3. und 4. Monat große Mengen von Oestrogenen. GLUCKMANN [*820*] fand eine oestrogene Aktivität entsprechend 1,7 Internationalen Oestradiolbenzoateinheiten[2] pro Kubikzentimeter Cystenflüssigkeit. Am Ende der Schwangerschaft soll oestrogene Aktivität nicht immer nachweisbar sein.

ZANDER et al. [*2175*] haben Oestrogene auch im Corpora lutea aus der zweiten Cyclushälfte und dem 4. Schwangerschaftsmonat gefunden. Die Konzentration von 17β-Oestradiol betrug etwa 0,2 mg/g Gelbkörper. Die Autoren errechneten auf der Grundlage der Gewebekonzentration und der Harnausscheidung, daß die Oestrogenbildung im Gelbkörper etwa 200 bis 300 μg/24 h betragen muß, was in guter Übereinstimmung mit den Berechnungen von CORNER [*454*], BROWN [*284*] u. a. steht. Die Oestrogensekretion des Gelbkörpers hält also auch in der Schwangerschaft um diese Zeit wahrscheinlich noch an, doch dürfte sie, verglichen mit derjenigen der Placenta, keine große quantitative Bedeutung haben.

---

[1] Die Ergebnisse wurden mit der Methode von BROWN gewonnen. Charakterisierungen wurden bisher nicht vorgenommen

[2] Über Internationale Einheiten, Mäuseeinheiten und Ratteneinheiten s. Seite 248

Als *Beweise für die Produktion von Oestrogenen im menschlichen Ovar* mit aller Wahrscheinlichkeit 17β-Oestradiol und/oder Oestron können folgende Tatsachen angeführt werden:

1. Rückgang der normalen cyclischen Oestrogenausscheidung auf Kastratenwerte sowie Atrophie der Oestrogenzielorgane nach Entfernung der Ovarien (s. Seite 149).

2. Starker Anstieg der Oestrogenausscheidung (mg-Mengen von Oestrogenen) nach Zufuhr von menschlichem hypophysärem FSH bei nichtschwangeren Frauen [*786*]. Kein Anstieg bei Abwesenheit der Ovarien [*786a*].

Gleiches Ausscheidungsverhältnis von Oestriol/(Oestron + Oestradiol) nach Belastung von Frauen mit 17β-Oestradiol [*284*] und nach Stimulierung des Ovars mit menschlichem hypophysärem FSH [*786*].

3. Höhere Oestrogenkonzentration in den Ovarialvenen als im peripheren Venenblut [*880*], wo es kaum meßbar ist.

4. Hohe Oestrogenaktivität von nativer unhydrolisierter menschlicher Follikelflüssigkeit [*33, 736, 800, 820, 2193*].

5. Nachweis von „freiem" Oestron und Oestradiol in menschlicher Follikelflüssigkeit und in Corpora lutea [*2175*], siehe Abb. 1)

6. Isolierung von radioaktivem Oestradiol und Oestron nach Inkubation von radioaktivem Acetat mit menschlichem Ovarialhomogenat oder Ovarialschnitten [*1604*].

2. Testis

Die überraschende Tatsache, daß im Urin [*890, 1207, 2187*] und im Hodengewebe [*890, 2188*] von Hengsten große Mengen von oestrogenen Hormonen nachweisbar sind, legte die Vermutung nahe, daß diese im Hoden gebildet werden. Die chemische Identifizierung von Oestron und 17β-Oestradiol im Hengsthoden erfolgte durch Beall [*116*] im Jahre 1940. Er fand in 20 kg Gewebe 0,36 mg Oestron und 0,21 mg Oestradiol. Paschkis und Rakoff [*1501*] wiesen im Spermatikalvenenblut von Hengsten eine 20fach höhere Oestrogenaktivität nach als im peripheren Venenblut.

Auch im Urin von Männern wurde bereits vielfach oestrogene Aktivität nachgewiesen [*281a, 370, 548, 568, 772, 809, 875, 938, 1102, 1169, 1182, 1557, 1899, 1900*]. Dingemannse et al. [*550*] konnten Oestron aus Männerharn isolieren. Nach älteren Angaben sollen 80% der von Männern ausgeschiedenen Oestrogene aus den Testes, etwa 20% aus der Nebennierenrinde stammen [*370, 548, 772, 875, 1102, 1274*].

Oestrogenwirkung war auch mit Testisextrakten erzielt worden [*276a, 1169, 2188a*]. Den definitiven Beweis für das Vorkommen von Oestrogenen im menschlichen Testis erbrachten Goldzieher und Roberts [*827b, 827c*], die aus Hodengewebe 17β-Oestradiol (5,7 μg/kg) gewinnen konnten. Oestron und Oestriol waren nicht mit Sicherheit nachweisbar.

In älteren Arbeiten wurde vielfach über die oestrogene Aktivität von Hodentumoren berichtet (s. Seite 413). Marti und Heusser [*1322*] ist es kürzlich gelungen, 17β-Oestradiol als das wirksame Prinzip eines Testistumors festzustellen. Aus 180 g Tumorgewebe konnten sie nicht weniger als 14 mg Oestradiol gewinnen.

Hodengewebe besitzt nach RYAN und ENGEL [*1688*] in hohem Maße die Fähigkeit Oestron in Oestradiol umzuwandeln. Über biologische Oestrogenaktivität im Ejaculat liegen mehrere Berichte vor [*843*, *1352*, *1500*, *1633*]. DICZFALUSY [*512*] hat mit Hilfe von Gegenstromverteilung in verschiedenen Lösungsmittelsystemen gezeigt, daß das menschliche Sperma Oestron, 17β-Oestradiol und Oestriol enthält, und zwar in vorwiegend freier Form.

Nach den vorliegenden Untersuchungen ist es sehr wahrscheinlich, daß der Testis wirklich imstande ist, Oestrogene zu bilden: So hat z. B. RABINOWITZ [*1603*] nach Inkubation von radioaktivem Acetat mit Testishomogenaten 17β-Oestradiol gefunden. WOTIZ u. Mitarb. [*2159*] haben nach Inkubation von Acetat mit Gewebe eines Testiscarcinoms radioaktives Oestron und Oestradiol isloliert (s. Tabelle 24). Außerdem wurde mehrfach gezeigt, daß sich nach Zufuhr von Choriongonadotropin die Oestrogenausscheidung vermehrt [*449*, *518*, *625*, *877a*, *1182*], während bei Fehlen der Testes nach HCG-Stimulierung keine erhöhte Ausscheidung zu beobachten ist [*520*, *1182*] (s. Abbildung 68).

Über den *Ort der Oestrogenbildung im Testis* wurden die verschiedensten Theorien aufgestellt. Das Germinalepithel [*1352*, *1352a*, *1729*, *2012*] und die SERTOLI-Zellen [*159*, *990*, *1470*, *1470a*, *1998*, *2154*] wurden als die Quellen der Oestrogenproduktion angesprochen. Immer mehr Tatsachen deuten jedoch darauf hin, daß die LEYDIG-Zellen [*821a*, *995a*, *1274*, *1276*, *1277*, *1429*, *1432*, *2057*] die Oestrogenbildner sind. So sahen z. B. CONTI u. Mitarb. [*449*] nach HCG-Behandlung einen Anstieg der Oestrogenausscheidung mit Gynäkomastie. Die Biopsie des Hodens ergab eine funktionelle Hyperplasie der LEYDIG-Zellen. LEACH u. Mitarb. [*1182*] fanden Oestrogensekretion bei Männern, deren Testes weder Keim- noch SERTOLI-Zellen aufwiesen. DICZFALUSY u. Mitarb. [*518*] haben ebenfalls einen Fall mit Aspermie bei völligem Fehlen der Spermiogonien beobachtet, der nach HCG-Stimulierung mit einem Anstieg der Oestrogenausscheidung reagierte.

Nach den Angaben der älteren Literatur scheinen FSH und LTH (luteotropes Hormon) keinen Einfluß auf die Oestrogenausscheidung beim Mann zu haben [*1182*], doch wäre es wünschenswert, diese Untersuchungen mit menschlichen Gonadotropinen zu wiederholen. Es ist zur Zeit noch nicht sicher zu entscheiden, ob die Oestrogene des Hodens aus in den LEYDIG-Zellen gebildeten Androgenen durch Umwandlung im Hoden oder im Organismus entstehen, oder ob sie neben den Androgenen dort direkt synthetisiert werden. Wahrscheinlich können beide Möglichkeiten vorkommen. Die Entscheidung dieser Fragen wird durch die Tatsache kompliziert, daß Oestrogene auch von gonadektomierten Männern gebildet werden [*518*, *1102*, *1182*] und daß Androgene [*291*, *666*, *2113*] und Corticosteroide [*406*] auch im Organismus gonadektomierter und adrenalektomierter Personen in Oestrogene umgewandelt werden. LEACH et al. [*1182*] sind der Meinung, daß etwa 25 bis 50% der totalen Oestrogenausscheidung beim Mann durch Umwandlung aus Androgenen entstehen. Der Rest soll von den LEYDIGzellen direkt gebildet werden. Es scheint von Bedeutung zu sein, daß sich in Inkubationsversuchen mit Acetat, bei denen man dessen Einbau in 17β-Oestradiol beobachten konnte, auch immer radioaktives Testosteron oder Androst-4-en-3,17-dion nachweisen ließ [*1603*]. Es ist daher wahrscheinlich, daß die Umwandlung neutraler Vorläufer wenigstens einen der möglichen Wege für die Oestrogenproduktion des Hodens darstellt. Eine interessante Hypothese haben NYMAN u. Mitarb. [*1461*] auf Grund ihrer Untersuchungen an mit Acetat perfundierten Hengsthoden aufgestellt. Sie nehmen an, daß das „Oestronasesystem", welches Oestron in Oestradiol umwandelt, gleich oder analog ist dem System, welches für die Umwandlung von Androst-4-en-3,17-dion zu Testosteron verantwortlich ist. Da das Verhältnis von radioaktivem Oestron zu radioaktivem Oestradiol im Plasma 2:1, im Testis des Hengstes aber 20:1 war, schlossen sie, daß der Hoden möglicherweise zunächst Oestron synthetisiert.

Als *Beweise für die Oestrogenbildung im menschlichen Testis* kann man also folgende Punkte anführen:

1. Isolierung von 17β-Oestradiol aus normalem [*824, 825*] und pathologischem [*1322*] menschlichen Testisgewebe.
2. Nachweis von Oestron, 17β-Oestradiol und Oestriol im Ejaculat [*512*].
3. Erhöhte Oestrogenausscheidung im Harn von Männern nach Verabfolgung von menschlichem Choriongonadotropin (HCG); auch bei Vorliegen eines Morbus ADDISON [*1182*]. Kein solcher Anstieg bei orchidektomierten Männern [*518, 1182*].
4. Isolierung von radioaktivem Oestradiol nach Inkubation von radioaktivem Acetat mit menschlichen Testishomogenaten [*1603*] oder mit Schnitten aus Testiscarcinomgewebe [*2159*].

3. Nebennierenrinde[1]

Zwischen der Nebennierenrinde und den Gonaden bestehen enge entwicklungsgeschichtliche Beziehungen. Beide entstammen dem Coelomepithel. Auch in histologischer Hinsicht finden sich manche Ähnlichkeiten, die auf funktionelle Analogien hinzuweisen scheinen. Die fuchsinophile fetale „Zone X" und die Zona reticularis beim Erwachsenen wurden vielfach als Bildungsstätte der Sexualsteroide oder ihrer Vorläufer angesprochen, da die „Zone X" nach der Geburt atrophiert und die Zona reticularis in der Pubertät sowie bei adrenaler Feminisierung hypertrophieren soll. Es besteht aber hierin keine Einigkeit [*233, 2100*]. Ob eine so strenge Lokalisation der Oestrogenbildung möglich ist, erscheint doch sehr zweifelhaft. Die Tatsache, daß die Nebennierenrinde Sexualsteroide produziert, hat Veranlassung gegeben, sie als „akzessorische Keimdrüse" als „Altersgonade" oder „dritte Gonade" zu bezeichnen [*233*]. Obwohl die Nebennierenrinde eine Reihe von Steroidhormonen produzieren kann, die Wirkungen wie testiculäre

[1] Übersichtsarbeiten Nebennierenrinde: [*233, 1061b, 1061c, 1431a, 1614, 2100*]

oder ovarielle Hormone haben, scheinen uns die obengenannten Bezeichnungen irreführend und schlecht gewählt, da die Nebennieren keinerlei generative Funktionen haben. Daß in der Nebennierenrinde nicht nur Corticosteroide, Gestagene und Androgene sondern auch Oestrogene gebildet werden, wurde bereits aus Untersuchungen mit biologischen Methoden geschlossen, in denen mit Nebennierenextrakten bei kastrierten Ratten Oestrus erzeugt werden konnte [*452a*, *452b*, *710c*]. Diese Befunde wurden an verschiedenen Tierarten vielfach bestätigt [*371*, *675*, *721*].

Nach der Isolierung des Oestrons aus Nebennieren von Rindern durch Beall [*115*] und andere [*366*] wurde wiederum der Analogieschluß vom Tier zum Menschen vorgenommen und erwies sich als eine gute Arbeitshypothese. Auch beim Menschen hatte man oestrogene Aktivität in der Nebennierenrinde biologisch festgestellt [*395a*, *959a*, *1198*, *1491*, *2140*]. Da diese Untersuchungen größtenteils an Feten und Neugeborenen durchgeführt wurden, die unter der Einwirkung großer Mengen placentarer Oestrogene standen, konnten sie jedoch nichts Sicheres über die Bildung von Oestrogenen in der Nebennierenrinde aussagen.

Aus normalen menschlichen Nebennieren wurden bisher keine Oestrogene isoliert. Aus in-vitro-Versuchen ging immerhin hervor, daß aus 19-Hydroxyandrostendion durch Nebennierenrindengewebe Oestrogene gebildet werden können [*1364*]. Salhanick und Berliner [*1699*] haben jedoch kürzlich in einem Nebennierencarcinom Equilenin nachweisen können. Dies ist nicht nur die erste Isolierung eines Oestrogens aus menschlichem Nebennierengewebe sondern auch der erste Nachweis von im Ring B ungesättigten Oestrogenen beim Menschen. Marrian u. Mitarb. [*1248*] haben nach Inkubation von Oestron mit Rindernebennierenhomogenaten 18-Hydroxyoestron gefunden. Da 18-hydroxylierende Systeme nur in der Nebenniere vorzukommen scheinen, ist anzunehmen, daß 18-Hydroxyoestron ein in der Nebennierenrinde gebildetes Oestrogen ist. Ob dies auch für den Menschen gilt, ist nicht bekannt. Man vermutet jedoch, daß neben Oestron, C-11- und C-18 hydroxylierte Oestrogene in der Nebenniere vorkommen können und daß Equilenin als Zwischenprodukt beim Abbau von Androgenen zu Oestrogenen entstehen kann.

Darüber hinaus gibt es zahlreiche Indizienbeweise, daß die Nebennierenrinde beim Menschen Oestrogene zu sezernieren vermag. So haben Hardy et al. [*880*] gefunden, daß in den Nebennierenvenen die Oestrogenkonzentration viel höher liegt als im peripheren Venenblut, wo sie kaum meßbar ist[1]. Ferner wurde im Harn oophorektomierter Frauen von zahlreichen Untersuchern oestrogene Aktivität festgestellt [*168*, *324*, *534*, *1951*], während nach Oophorektomie und Adrenalektomie unter normalen Substitutionsbedingungen keine oder nur eine fragliche Oestrogenausscheidung vorhanden ist [*322*, *523*].

West u. Mitarb. haben aus Kastratenurin Oestron und Oestriol isoliert [*2113*]. Nach Corticotrophin-(ACTH)-Stimulierung steigt die

[1] Diese Ergebnisse konnten von Breuer [*258*] in neueren Untersuchungen nicht bestätigt werden

Oestrogenausscheidung von Kastratinnen in vielen Fällen stark an [*268, 293a, 1714*]. Nach ACTH-Verabfolgung an adrenalektomierte Patientinnen tritt ein Oestrogenanstieg nicht auf [*1951*]. Auch die Phenolsteroide zeigen nach ACTH-Verabfolgung an Kastratinnen einen Anstieg, was aber natürlich einen schwächeren Beweis darstellt [*1096*]. Der Oestrogenspiegel im Harn fällt nach Oophorektomie und Adrenalektomie meistens bis auf Nullwerte ab [*322, 523, 1951*] (s. auch Abschnitt Mammacarcinom). Forrest [*729*] sowie Bulbrook et al. [*324a*] fanden auch nach Entfernung von Ovarien und Nebennieren noch Oestrogene. Es wäre interessant, in solchen Fällen Isolierungen zu sehen.

Nach Oophorektomie findet man nicht selten einen Anstieg der Oestrogenausscheidung, der offenbar auf eine vermehrte Sekretion adrenaler Oestrogene zurückgeführt werden muß [*113, 321*].

Bei der erwachsenen, geschlechtsreifen Frau glaubte man cyclusabhängige histologische Veränderungen der Nebennierenrinde feststellen zu können [*233, 1754, 1942a*]. Stieve [*1911*] und andere [*233*] haben gezeigt, daß die Nebennierenrinde sich wenige Monate nach Eintritt des Klimakteriums verbreitert. Bei Männern mit Nebennierenadenomen kann sich eine Gynäkomastie mit erhöhter Ausscheidung von Oestrogenen im Harn finden (s. Seite 417). Über hohe Oestrogenwerte wird auch bei echten Nebennierenrindentumoren, insbesondere Carcinomen berichtet (s. Seite 414). In der Nebenniere von Feten finden sich beträchtliche Mengen von Oestriol [*531*]. Da dieses vorwiegend in gebundener Form vorliegt, muß man allerdings entgegen der Ansicht mancher Autoren [*1491*] annehmen, daß dieses Hormon dort nicht gebildet wird (s. Abbildung 1).

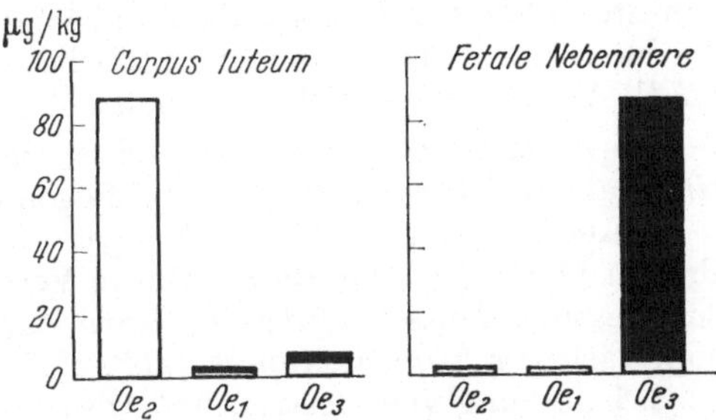

Abb. 1. Konzentration von „freiem" (weiße Säulen) und „konjugiertem" (schwarze Säulen) Oestron (Oe_1), 17β-Oestradiol (Oe_2) und Oestriol (Oe_3) im Corpus luteum graviditatis und in fetalem Nebennierengewebe. 4. Schwangerschaftsmonat. Im Corpus luteum fast nur freie, in der fetalen Nebennierenrinde fast nur konjugierte Oestrogene [*519*]

Damit ist aber nicht gesagt, daß die fetalen Nebennieren nicht imstande seien, Steroide zu synthetisieren. Gerade in den letzten Jahren wurden zahlreiche Hinweise für eine Steroidbildung in der fetalen Nebennierenrinde erbracht [*194b, 194c, 775a, 1118a, 1167a*].

Insbesondere wurde die Umwandlung von Progesteron in Corticosteroide gezeigt. Die definitive Nebennierenrinde wie auch die fetale Zone der Rinde können in vitro aus Acetat verschiedene neutrale Steroide wie Dehydroepiandrosteron, Androst-4-en,3-17-dion, 3-Hydroxy-pregn-5-en,20-on, nicht aber Oestron synthetisieren [*194a*]. Die gelegentlich als Argument gegen eine Oestrogenbildung durch die fetale Nebenniere angeführte Tatsache, daß bei Schwangerschaften mit anencephalen Früchten (deren Nebennieren stark atrophisch sind oder fehlen) die Oestrogenausscheidung der Mutter normal sei [*1542*], besitzt bei der hohen und stark streuenden Oestrogenausscheidung in der Schwangerschaft kaum Beweiskraft.

Für die Annahme, daß die Nebennierenrinde des Feten in der Schwangerschaft und im Experiment durch menschliches Choriongonatropin stimuliert wird [*1061b*], liegen keine überzeugenden Beweise vor. Die anderslautenden Schlußfolgerungen mancher Autoren [z. B. *1061b*] beruhen zum Teil auf der Anwendung nicht ganz reiner Präparate. Durch Verabfolgung eines elektrophoretisch reinen Choriongonadotropins läßt sich jedenfalls mit einer Dosis bis zu 750 IE keine Wirkung auf die Oestrogenausscheidung des Neugeborenen erzielen [*520*].

Über die biologische Wertigkeit und die physiologischen Aufgaben der Oestrogene der Nebennierenrinde bestehen keine genauen Vorstellungen. Man hat vermutet, daß sie während der fetalen Entwicklung die Bildung der MÜLLERschen Gänge stimulieren. In der Zeit vor der Pubertät sollen sie für die Erscheinungen der Adrenarche verantwortlich sein, in der Geschlechtsreife regulatorische und sichernde Einflüsse auf den Steroidstoffwechsel ausüben und schließlich nach Kastration und in der Menopause durch kompensatorisches Eintreten ausgleichend wirken [*233*]. Alle diese Vorstellungen sind völlig hypothetisch.

Als *Beweise für die Oestrogenbildung in der menschlichen Nebennierenrinde* lassen sich zusammenfassend folgende Punkte anführen:

1. Ausscheidung meßbarer Mengen von Oestrogenen bei kastrierten Frauen [*168, 324, 534, 1951*]. Starke Verminderung oder Verschwinden der Oestrogenausscheidung im Harn oophorektomierter Frauen nach doppelseitiger Adrenalektomie [*299, 322*].
2. Isolierung von Oestron und Oestriol aus Harn oophorektomierter Frauen [*2113*].
3. Anstieg der Oestrogenausscheidung bei kastrierten Frauen nach Zufuhr von Corticotrophin (ACTH) [*268, 1714*].
4. Anstieg der Oestrogenausscheidung nach Belastung („Stress“) [*322, 913a, 1951*].
5. Sehr hohe Oestrogenausscheidung bei manchen Patienten mit Nebennierenrindencarcinom [*530*].
6. Viel höhere Oestrogenkonzentration im Nebennierenvenenblut als im peripheren Plasma [*880*].
7. Nachweis der Umwandlung adrenaler Androgene [*1364, 2113*] und Corticosteroide [*406*] in Oestrogene.

4. Placenta[1]

In seiner Arbeit über die innere Sekretion der Placenta schrieb HALBAN [*868*] im Jahre 1905: „Die aktiven Schwangerschaftssubstanzen sind ein Effekt der Placenta bzw. des Trophoblastes und Chorionepithels. An dieser These müssen wir festhalten, und es zeigt sich. . . ., daß alle hierhergehörigen Erscheinungen sich zwanglos und widerspruchslos dieser These unterordnen lassen.“

[1] Übersichtsarbeiten Placenta: [*235, 510, 1147, 1254, 1542, 1871*]

Es wird heute allgemein als gesichert angesehen, daß die Placenta in der Gravidität der hauptsächliche Oestrogenbildner ist. Ihr Oestrogengehalt ist mit biologischen Methoden oft nachgewiesen worden.

Wir nennen hier die Pionieruntersuchungen von HALBAN [*868*], ASCHNER und GRIGORIU [*66*], FELLNER [*692, 693, 695*], HIROSE [*947a*], MURATA und ADACHI [*1411b*] (zum Teil HCG-Wirkung), PHILIPP [*1536b, 1542*], BUTENANDT [*345*], FRANK [*736*], COLLIP [*443*], PARKES und BELLERBY [*1497, 1498*], ZONDEK [*2188a*] und DOISY [*591*]. ALLEN u. Mitarb. [*32*] fanden z. B. in der Placenta am Ende der Schwangerschaft mehr als 1000 RE Theelin (etwa 500 μg Oestron). Mit 100 mg Placenta des 2. Monats konnte bei der kastrierten Maus gerade eben das Schollenstadium erreicht werden. Bei der Placenta des 10. Monats waren etwa 100 bis 300 mg erforderlich [*1538, 1542*].

BROWNE [*300*] hat 1931 Oestriol, WESTERFELD u. Mitarb. [*2117*] haben Oestron (1938), HUFFMAN u. Mitarb. [*987*] 17β-Oestradiol (1940) aus menschlicher Placenta isoliert. Diese Befunde wurden durch die Arbeiten von MITCHELL und DAVIES [*1380*] sowie DICZFALUSY und LINDKVIST [*529*] bestätigt. Es wurde gezeigt, daß Oestriol das quantitativ wichtigste Oestrogen der reifen Placenta ist. Daneben wurde ein epimeres Oestriol gefunden [*528*], bei dem es sich wahrscheinlich um 16-Epioestriol handelt. Dies ist jedoch in nur geringer Menge vorhanden. In größerer Quantität findet sich 16-Keto-17β-oestradiol in der Placenta [*533*].

Oestriol, 17β-Oestradiol und Oestron sind in der Placenta schon vom 3. bis 4. Schwangerschaftsmonat an nachweisbar. Über die Verhältnisse vor dem 3. Monat liegen nur wenige Daten vor. Während in der Placenta der ersten Monate ein Verhältnis von Oestron+17β-Oestradiol zu Oestriol wie 1:1 vorhanden ist, verschiebt sich dieses Verhältnis bis zum Ende der Zeit stark zugunsten des Oestriols. Die Gesamtmenge der Oestrogene in der Placenta nimmt im Verlaufe der Schwangerschaft zu [*400, 510, 520, 529, 938, 1380*]. Quantitative Daten finden sich im Abschnitt über Oestrogene im Gewebe (S. 332) und den Tabellen 46 und 47.

Als Ort der Oestrogenbildung werden die fetalen Teile der Placenta auf Grund von Untersuchungen an tierischen Placenten und von Blasenmolengeweben ohne mütterliche Gewebsanteile angesehen [*1537, 1542*]. Histochemische Untersuchungen [*2007, 2147, 2149*] machten die Oestrogenproduktion im Syncytium sehr wahrscheinlich. Die Untersuchungen von DECLERCK [*494*], dem der Nachweis der Oestrogenbildung in einer Placentakultur gelang, sprechen ebenfalls für die Annahme der Oestrogenbildung in der Placenta. Nach STARK et al. [*1893*] finden sich 80% der oestrogenen Wirkstoffe in Mitochondrien, Mikrosomen und überstehender Flüssigkeit, etwa 20% in den Zellkernen lokalisiert. Mehrere Untersuchungen haben gezeigt, daß Placentagewebe in vitro Oestrogene aus Acetat synthetisieren kann. Aus solchen Placenten oder den Perfusaten konnte man nicht nur Oestron und 17β-Oestradiol sondern auch Oestriol, 2-Methoxyoestron und 16-Epioestriol identifizieren (s. Tabelle 24).

Einige sehr interessante Gesichtspunkte der placentaren Oestrogensynthese wurden durch die Versuche von CASSMER [*400*] beleuchtet.

Nach Abklemmen der Nabelschnur bei Belassen von Placenta und Fetus fiel die Ausscheidung von Oestron, 17β-Oestradiol und Oestriol stark ab, während die Pregnandiolausscheidung unverändert blieb. Die Konzentration der Oestrogene im Placentagewebe war bereits eine Stunde nach Abklemmen der Nabelschnur stark vermindert. Wurde die Placenta von der kindlichen Seite her mit mütterlichem Blut perfundiert, so erfolgte eine Wiederherstellung der normalen Oestrogenausscheidung. Hieraus ist die wichtigste Rolle der fetalen Zirkulation für die Oestrogenbildung in der Placenta ersichtlich. Diese Untersuchungen schließen übrigens auch den Feten als potentiellen Oestrogenproduzenten in der Schwangerschaft aus.

Nach den Perfusionsversuchen von Troen [*2014*] ist wahrscheinlich, daß Choriongonadotropin eine regulierende Wirkung im placentären Oestrogenstoffwechsel ausübt. Nach Perfusion von Placenten mit radioaktivem Oestradiol konnte aus dem Perfusat Oestriol und 2-Methoxyoestron isoliert werden. Diese Stoffwechselprodukte entstanden aber nur dann, wenn dem Perfusat HCG zugesetzt wurde.

Daß die in der Placenta gefundenen Oestrogene wirklich dort gebildet werden, kann als erwiesen gelten. Zusammenfassend kann man folgende *Beweise für die Produktion von Oestrogenen in der menschlichen Placenta* anführen:

1. Zunahme der Oestrogenausscheidung in der Schwangerschaft parallel mit der Gewichts- und Größenzunahme der Placenta [*284, 1200*] (s. Abbildung 53). Schneller Rückgang nach Ausstoßung der Placenta [*240, 283, 1419*].

2. Hohe Konzentration von freien Oestrogenen in der Placenta [*510, 529*]. Bei der Mutter und beim Feten dagegen in Körperflüssigkeiten und Geweben praktisch nur konjugierte Oestrogene [*510, 518, 531*].

3. Unvermindert hohe Oestrogenausscheidung nach beiderseitiger Oophorektomie in der Schwangerschaft [*27, 41, 273, 851, 887a, 1142, 1475, 1589a, 1962, 2078*], ebenso nach Adrenalektomie [*2082a*] und Hypophysektomie [*1230*].

4. Bildung von Oestrogenen durch in die vordere Augenkammer von kastrierten Kaninchen implantierte Placenta [*1909*]. Syncytium wurde histologisch nachgewiesen.

5. Nachweis von Oestrogensekretion im Nährboden einer Placentagewebekultur [*494*].

6. Isolierung von radioaktivem 17β-Oestradiol, Oestron und Oestriol nach Perfusion von Placentagewebe in vitro mit radioaktivem Acetat [*1209, 2014*].

7. Bei längerer Retention der Placenta post partum [*736*], nach Entfernung nur des Feten bei Extrauteringravidität [*38*], bzw. bei in situ belassener Placenta einer Abdominalgravidität [*38, 995a*] und bei Fetus mortuus über 3 bis 6 Tage absinkende aber noch erhöhte Werte [*249, 2119, 2194*].

8. Nach Abklemmen der Nabelschnur stark verminderte Oestrogenkonzentration im Placentagewebe. Nach in-vivo-Perfusion bei belassener Placenta wieder normale Werte [*400*].

5. Exogene Oestrogenquellen

Oestrogene Substanzen sind in der Natur weit verbreitet. Man findet sie in Kohle, Erdöl, Schiefer, Moor und Asphalt [*64a*], aber auch bei niederen Tieren, bei Bakterien und Protozoen [*1771a, 1817*] sowie in praktisch allen tierischen und vielen pflanzlichen Nahrungsmitteln [*239, 960*]. Da man heutzutage den Oestrogenen in der Ätiologie und Pathogenese zahlreicher krankhafter Störungen eine besondere Bedeutung zumißt, gewinnt die Frage der Oestrogenzufuhr von außen her ein aktuelles Interesse. Die Aufstellung eines Oestrogenstatus durch Oestrogenbestimmungen im Harn hat für die Klinik vor allem an praktischer Wichtigkeit gewonnen, seit man dem Oestrogenmilieu des Organismus einen Einfluß auf Entstehung und Verlauf des Mammacarcinom zuschreibt. Durch ablative Eingriffe an den endokrinen Drüsen (Oophorektomie, Adrenalektomie, Hypophysektomie) hat man nicht selten gewisse therapeutische Erfolge erreicht, die man in Beziehung zur Verminderung der vom Organismus gebildeten und ausgeschiedenen Oestrogene gesetzt hat. In vielen Fällen konnte man nach Entfernung von Ovarien, Nebennieren und Hypophyse keine Oestrogenaktivität mehr nachweisen [*168, 324a, 326, 481*]. Bei einigen Patienten fanden sich jedoch auch dann noch Oestrogene im Harn [*168, 324a, 326*]. Dies wurde durch Umwandlung aus anderen Steroiden und durch Oestrogenzufuhr von außen, insbesondere mit der Nahrung [*324a, 326*], zu erklären versucht. Hierbei kommen hauptsächlich a) Fleisch und Fett von normalen oder von mit synthetischen Oestrogenen gemästeten Tieren und b) pflanzliche Nahrungsmittel in Frage. Wenigstens ein Teil dieser Oestrogene wird wahrscheinlich auch durch Trocknung, Tiefkühlung und Erhitzen nicht zerstört [*155a*]. Die Oestrogenmast spielt heute, besonders in Amerika eine große Rolle, doch soll hierdurch der normalerweise vorhandene Oestrogengehalt der Gewebe nicht vermehrt werden [*779*]. Im Viehfutter, besonders in manchen Kleesorten [*163*], finden sich Oestrogene, teilweise sogar in beachtlichen Mengen. Es sind eine große Reihe von Pflanzen mit oestrogener Wirkung bekannt [*239*], die teilweise auch der menschlichen Nahrung dienen. Aus ihnen hat man bisher wenigstens zwei natürliche beim Menschen vorkommende Oestrogene isoliert, nämlich das Oestron (Tokokinin) aus Palmkernöl [*354*] und das Oestriol aus Weidenkätzchen [*1821*].

Eine der oestrogenreichsten Pflanzen ist der Hopfen, der 20 bis 30 μg Oestrogene/1000 g enthalten soll [*1127a*]. Es wurde mitgeteilt, daß die Oestrogene beim Brauvorgang in das Bier übergehen (0,001 bis 0,036 mg/100 ml). Außerdem wurde aus zahlreichen Pflanzen, z. B. aus Soja, ein Isoflavon, das Genistein [*408*] isoliert. Dieses und einige seiner Derivate, die auf Seite 72 wiedergegeben werden, haben alle mehr oder weniger oestrogene Effekte. Das im Rhabarber enthaltene Oestrogen Rhaponticin ist ein 3′,5′,3-Trihydroxy-4-methoxystilben-3-glucosid [*1124a*]. Einen Überblick über die oestrogene Aktivität in den verschiedensten Nahrungsmitteln gibt die Tabelle 22. Die aktiven Substanzen sind meist bisher nicht identifiziert, isoliert oder charakterisiert worden. Dies gilt auch für den nichtsteroiden Stoff mit hoher oestrogener Aktivität in Butea superba

($C_{19}H_{22}O_6$), einer Leguminosenart. Das Genistein, ein stilbenähnliches Oestrogen von großer Stabilität, findet sich in beträchtlicher Menge in Klee, Heu und in verschiedenen Gräsern und kann bei den Tieren Sterilität bewirken. Viele der quantitativen Angaben sind veraltet. Neuere Ergebnisse sind jedoch nicht vorhanden.

Man hat errechnet [*960*], daß ein normaler Mensch bei Durchschnittskost etwa ein Äquivalent von 50 bis 400 ME[1] Oestrogen (5 bis 40 μg Oestronäquivalent) pro Tag mit der Nahrung aufnimmt. Wenn dies der Fall ist, so wäre das genau soviel oder mehr als eine Frau im geschlechtsreifen Alter täglich mit dem Harn ausscheidet oder entspräche 2 bis 20% der vermutlich im Körper täglich gebildeten Oestrogenmenge. Den Leser, der an weiteren Einzelheiten interessiert ist, verweisen wir auf das Sammelreferat von BRADBURY und WHITE [*239*], aus dem auch ein Teil unserer Angaben stammt. Weitere Daten über Oestrogene in Pflanzen, besonders im Tierfutter, findet man bei BIGGERS und CURNOW [*163*] sowie SANGER und ENGLE [*1722*], PIETERSE und ANDREWS [*1550b*].

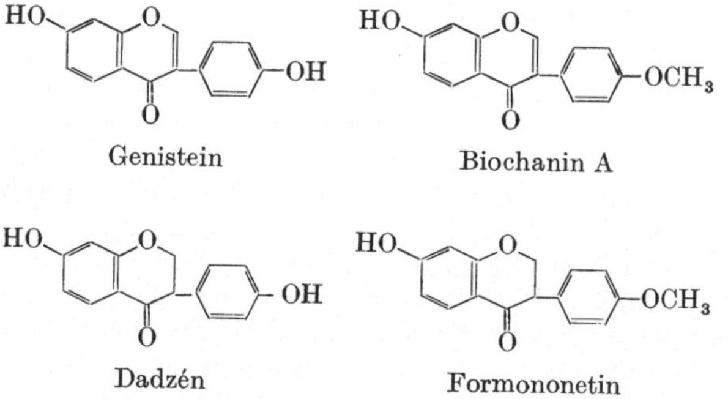

Genistein

Biochanin A

Dadzén

Formononetin

Formel 13. Einige im Pflanzenreich vorkommende Isoflavone mit Oestrogenaktivität

Man muß natürlich auch daran denken, daß nichtoestrogene Substanzen verschiedenster Herkunft im Organismus in Oestrogene umgewandelt werden können. Ihre Entstehung aus exogenem und endogenem Cholesterin und Acetat wäre auch bei Fehlen der steroidbildenden Drüsen denkbar. CHILD [*410*] hat festgestellt, daß gewisse Mischharze, wie Polyacrylsäure-divinylbenzol oder Polystyrensulfonsäure-divinylbenzol, nach peroraler Zufuhr bei Ratten einen starken Oestrogeneffekt hervorrufen. CHILD konnte zeigen, daß diese Oestrogenwirkung durch kontinuierlichen Abbau zu oestrogen wirksamen Substanzen im Organismus entsteht. Eine ähnliche Konversion dieser Verbindungen konnte man in vitro durch Pyrolyse erzielen. Ob Umwandlungen dieser Art beim Menschen vorkommen können, ist nicht sicher bekannt.

Ein sehr eindrucksvolles Beispiel für den Einfluß der Nahrungsgewohnheiten auf den Oestrogenstoffwechsel bieten die Befunde über Stoffwechsel und Ausscheidung dieser Hormone bei der Bantubevölkerung [*156, 157, 197, 486, 2015, 2078a*]. Durch den Genuß minderwertiger pflanzlicher Proteine bei allgemeiner Mangelernährung soll diese Volksgruppe, wahrscheinlich auf Grund geschädigter Leberfunktion, einer erhöhten Einwirkung von Oestrogenen ausgesetzt sein. Diese soll wiederum

[1] Ungefähre Schätzung des Verhältnisses zwischen ME und μg Oestronäquivalent s. Seite 248

ein vermehrtes Auftreten von Lebercirrhosen, primärem Leberkrebs und Mastopathien bedingen. Andererseits werden Atherosklerose und Myokardinfarkt sehr selten beobachtet. Die Oestrogenausscheidung ist, gegenüber einer vergleichbaren Gruppe von Weißen, erhöht, insbesondere in der Oestradiolfraktion. Es wurden allerdings keine Isolierungen vorgenommen, sondern nur Bestimmungen mit der BROWNschen Methode, deren Spezifität für diese Bevölkerung nicht nachgewiesen ist. Setzt man

Tabelle 22. *Oestrogene Aktivität in Nahrungsmitteln als Oestronäquivalent*

Nahrungsmittel	Oestrogene Aktivität	Literatur
Kartoffeln, Petersilie	bis 25 μg/kg	DOHRN et al. [*580*]
Fleisch (keine Oestrogenmast)	positiv	ENG [*654*]
Tierleber	kleine Menge (3-4 μg/kg)	GASSNER [*779*]
Milch	unerheblich	LAWSON et al. [*1176*]
Eier	1,5—2 μg/g Eigelb	RIBOULLEAU [*1628*]
Reis	positiv	FELLNER [*696*]
Hafer	5 μg/kg	BUTENANDT und JACOBI [*354*]
Kaffee	positiv	SLOTTA und NEISSER [*1832*]
Preßhefe und Bierhefe	1—25 mg/kg	DINGEMANSE et al. [*549*] DOHRN et al. [*580*]
Hopfen	20—30 μg/kg	KOCH und HEIM [*1127a*] GLIMM und WADEHN [*816*]
Honig	20 μg/kg	DINGEMANSE et al. [*549*]
Pflaumen, Kirschen	positiv	DOHRN et al. [*580*]
Zuckerrübensamen	50 μg/kg	DOHRN et al. [*580*]
Sonnenblumenkerne	positiv	WEHEFRITZ und GIERHAKE [*2092*]
Salbei (getrocknet)	600 μg/kg	KROSZCZYNSKI und BYCHOWSKA [*1149*]
Hummer	positiv	DONAHUE [*601*]
Butea superba (Leguminose)*	90 mg/kg	SCHERING-KAHLBAUM [*1730a*]
Soja	„große Menge"	CHENG et al. [*408*]

Weiße auf die Diät der Bantuneger, so zeigen sie genau die gleichen Veränderungen in Oestrogenstoffwechsel und -ausscheidung (s. auch Seite 443). Ähnliche klinische Erscheinungen sah man in der Kriegs- und Nachkriegszeit bei Unterernährten. Oestrogenbestimmungen liegen unseres Wissens nicht vor.

Eine weitere Möglichkeit exogener Oestrogenzufuhr besteht in der Einnahme oder unbewußten Einverleibung oestrogenhaltiger Hormonpräparate. Androgene, Gestagene und Corticosteroide können im Organismus in begrenztem Umfang in Oestrogene umgewandelt werden (s. Seite 78). Manche Kräftigungs- und Kreislaufmittel, anregende Medikamente oder Geriatrika enthalten solche Hormone, wenn auch meist in sehr geringen Mengen. Im Glycyrrhizin (Lakritzen) wurde oestrogene Aktivität nachgewiesen [*456*]. Angeblich sollen Yohimbin und Cantharidin einen positiven Oestrustest an der Ratte hervorrufen [*960, 1897c*]. Diese Wirkung erklärt sich vermutlich aus der sympathicolytischen

* Kürzlich wurde aus Pueraria mirificia ein Oestrogen („Miroestrol") isoliert, das im Uterusgewichtstest parenteral gleich aktiv wie 17β-Oestradiol, oral aktiver als Stilboestrol ist [JONES, H. E. and G. S. POPE: J. Endocr. **20**, 229 (1960)]

hyperämisierenden Wirkung der Droge. Cimicifuga racemosa (Wanzenkraut) soll eine schwache oestrogene Wirkung besitzen. Von häufig verordneten Arzneimitteln haben z. B. viele Digitalispräparate und Digitaloide, speziell Scilla, oestrogene Wirkung [*1613*]. Mastopathie nach Digitalis wurde mehrfach beschrieben [*1217a*]. Über die oestrogenen Eigenschaften von Vitamin D und Lecithin in höherer Dosierung sind die Meinungen geteilt [*1903*]. Exakte Untersuchungen liegen nicht vor. Wie lange und in welchem Grade bei Blutkonserven der Oestrogengehalt erhalten bleibt, ist nicht bekannt. Oestrogenzufuhr ist auch durch die Haut möglich [*1819b, 2183a*]. Viele Kosmetika enthalten Oestrogene, ebenso einige Heilsalben. Die Hautresorption ist nachgewiesenermaßen beachtlich. Als Proliferationsdosis für das Endometrium können bei percutaner Zufuhr unter günstigen Bedingungen Mengen von etwa 200 bis 300 mg Oestradiol gelten. Auch einige Mineralöle enthalten Oestrogene, ebenso wie das aus bituminösem Schiefer hergestellte Ichthyol [*1322a*]. Meerwasser (Algen), einige Thermalquellen [*1262*] und Moore sind ebenfalls oestrogenhaltig. Besonders die Behandlung mit Moorbädern soll neben dem unspezifischen „Stress" auch über eine Resorption oestrogener Substanzen wirken. Wir verweisen hierzu auf die allerdings umstrittenen Arbeiten von Hosemann [*969a*] und von Hiller [*944*]. Der letztere nimmt an, daß die vermehrte Oestrogenausscheidung bei der Behandlung mit Moorbädern aus der Nebennierenrinde stammt. Die Oestrogenbestimmungen wurden allerdings mit für diesen Zweck völlig ungeeigneten Methoden vorgenommen.

Zusammenfassend sind unsere Kenntnisse auf dem in diesem Abschnitt besprochenen Gebiet exogener Oestrogenquellen noch sehr spärlich und unsicher. Zuverlässige und systematische Untersuchungen über den Oestrogengehalt der verschiedensten Nahrungsmittel mit modernen Methoden scheinen nicht vorzuliegen. Es wäre sicher nützlich, zu klären, wieviel Oestrogene in den verschiedenen Kostformen enthalten sind, und ein wie großer Anteil tatsächlich vom Körper aufgenommen wird, ferner, ob durch oestrogenhaltige Diät leichte endokrine Störungen hervorgerufen oder anderseits behandelt werden können. Wir wissen bisher so gut wie nichts über die Bedingungen, von denen die Resorption der Oestrogene aus der Nahrung abhängig ist, insbesondere ist unklar, welche dieser oestrogenen Stoffe im Körper inaktiviert werden und ob es für sie einen entero-hepatischen Kreislauf gibt. Schließlich wäre es wichtig zu wissen, in welchem Ausmaß die Nahrungsoestrogene für die Oestrogenausscheidung mit dem Stuhl verantwortlich sind. Es ist zu hoffen, daß diese Fragen in Bälde beantwortet werden können, zumal sie vielleicht für das Carcinomproblem von Bedeutung sein könnten.

6. Endokrine Arithmetik: Berechnung der im Körper gebildeten Oestrogenmenge

Die Frage, in welcher Menge ein Hormon im Körper gebildet und abgegeben wird, ist für die Endokrinologie grundlegend. Auf ihr beruht ein wesentlicher Teil des wissenschaftlichen Systems aus der Diagnostik und

Therapie, mit dem wir in Theorie und Praxis zu arbeiten gewöhnt sind. Um so erstaunlicher erscheint daher die Tatsache, daß wir bis heute nicht in der Lage sind, sie mit der zu fordernden Exaktheit zu beantworten. Es ist eben nicht möglich, die Hormone am Orte ihrer Entstehung direkt und kontinuierlich zu bestimmen. Wir verfügen lediglich über eine Reihe indirekter Möglichkeiten, nämlich:

1. Bestimmung des Hormongehalts im isolierten Gewebe (z. B. Ovar, Placenta).
2. Bestimmung des Hormongehaltes im Blut.
3. Bestimmung der Hormonausscheidung in Harn und Stuhl.
4. Nachahmung physiologischer Hormonwirkungen durch entsprechende exogene Substitution.

Daß die auf diese Weise erhältlichen Werte ein zuverlässiges Bild der endogenen Hormonproduktion und -sekretion vermitteln, ist eine der Wahrscheinlichkeitshypothesen, mit denen unsere Wissenschaft bis zur Schaffung besserer Beweise arbeiten muß.

In diesem Sinne halten wir es für eine reizvolle Aufgabe, auf Grund der obengenannten Indizien eine nach unseren gegenwärtigen Kenntnissen bestmögliche Schätzung der im Körper gebildeten Oestrogene vorzunehmen, wie dies ja auch bereits von mehreren Autoren getan wurde.

Die Menge der im Cyclus gebildeten ovariellen Oestrogene hat Corner [*454*] nach Tierversuchen berechnet. Er kam zu dem Ergebnis, daß die Ovarien der geschlechtsreifen Frau etwa 3000 IE ($\cong$ 300 μg Oestronäquivalent) pro Tag sezernieren. Diese Zahl stimmt gut mit dem Wert von 4200 IE ($\cong$ 420 μg Oestronäquivalent) überein, den Allen [*36*] auf Grund von Substitutionsversuchen bei Kastratinnen errechnet hat. Zum Aufbau des Endometriums benötigt man nach Kaufmann [*1089*, *1091*] 25 bis 30 mg Oestradiolbenzoat. Rechnet man die Menge von 25 mg auf 28 Tage um, so erhält man eine benötigte Oestrogenmenge von 890 μg pro Tag. Hier muß man aber sicherlich einen größeren Prozentsatz abziehen, der durch „Überlauf" verloren geht. Die von Werner [*2103*] benötigte Dosis von 84000 IE Theelin (8,4 mg Oestron) in Öl zur Erzeugung eines prämenstruellen Endometriums (bei Zugabe von Progesteron) erscheint dagegen therapeutisch gesehen etwas niedrig. Dieser Autor berechnete die Menge von 8,4 mg auf 21 Tage und kam damit auf anderer Grundlage zu dem gleichen Ergebnis wie Corner und Allen, nämlich 4000 IE ($\cong$ 400 μg Oestronäquivalent) pro Tag.

Bei einem implantierten Oestradiolpreßling fand Giessen [*796a*] durch Rückwägung des Preßlings, daß dieser bei voller Substitutionswirkung etwa 3 mg pro Monat abgab. Rechnet man diese Menge pro kg Körpergewicht und Tag um, so ergibt sich ein Hormonbedarf der Kastratin von 2 bis 3 μg pro kg und Tag. Dieser Betrag, der sehr gut mit den Ergebnissen der Tierversuche übereinstimmt, dürfte nach Meinung des Autors etwa der ovariellen Oestrogenproduktion entsprechen. Diese Annahme geht von mehreren unsicheren Voraussetzungen aus. Der errechnete Wert dürfte unserer Meinung nach zu niedrig liegen. Smith et al. [*1856*] berechneten auf Grund ihrer Stoffwechseltheorien die mittlere ovarielle Oestrogenbildung zu 300 μg Oestronäquivalent pro Tag, KEMP und PEDERSEN-BJERGAARD [*1101a*] auf Grund von Injektionsversuchen mit Messung der Oestrogenausscheidung im Harn auf 200 μg Oestron pro Tag.

CLAUBERG [*423*] hat auf Grund des Oestrogengehalts im Blut den Oestrogengehalt des Gesamtorganismus berechnet: In 40 ml Blut fanden FRANK u. Mitarb. [*746*] etwa 1 ME ($\cong$0,1 μg Oestronäquivalent) Gesamtoestrogene. Dies bedeutet für das Gesamtblut von 5 bis 6 Liter etwa 125 bis 150 ME ($\cong$ 12,5 bis 15 μg Oestron). Nimmt man für das übrige Gewebe eine gleiche durchschnittliche Konzentration an und setzt 40 cm^3 Blut = 40 g Gewebe, so würde sich bei einem Körpergewicht von 60 bis 70 kg ein Gesamthormongehalt des Körpers von 1500 bis 1750 ME, d. h. ein Äquivalent von 150 bis 175 μg Oestron ergeben. Da Oestriol, das in größeren Mengen im Körper vorhanden ist (wie auch einige andere in der Schwangerschaft gefundene Oestrogene) eine viel geringere biologische Wirkung hat, stellen die CLAUBERGschen Berechnungen sicherlich eine Unterschätzung der tatsächlichen Mengenverhältnisse dar. Sie gehen außerdem von der wenig wahrscheinlichen Voraussetzung einer gleichen Oestrogenkonzentration in Blut und Gewebe aus.

Im Ovarialgewebe selber finden sich nach ZONDEK [*2188a*] und FRANK [*736*] je nach Cyclusphase 4 bis 40 ME Oestrogene pro Gesamtovar ($\cong$ 0,4 bis 4 μg Oestronäquivalent). Nimmt man an, daß eine solche Menge etwa innerhalb 2 Stunden gebildet und abgegeben werden kann, so errechnet sich [*423*] eine Sekretion von 84 bis 960, im Mittel etwa 500 ME = ungefähr 50 bis 100 μg für die beiden Ovarien in 24 Stunden. Die Annahmen und Voraussetzungen, die zu diesem Ergebnis führten, sind allerdings in keiner Weise zu belegen.

ZANDER et al. [*2175*] haben mit einer chemischen Methode GRAAFsche Follikel und Corpora lutea von nichtschwangeren Frauen untersucht. Die von ihnen erfaßten Werte betrugen 0,2 bis 0,4 μg Oestron und Oestradiol pro Gramm Gewebe. Auf Grund von Analogieschlüssen aus der Progesteronbildung in Corpora lutea, in denen die Produktion pro 24 Stunden den Gehalt im Augenblick der Entfernung etwa 1000mal übertrifft, ergibt sich eine Produktion von 200 bis 400 μg Oestron und Oestradiol pro Tag.

Eine andere Möglichkeit, die tägliche Oestrogenbildung der Ovarien zu schätzen, ist die Berechnung aus den Harnwerten während des Cyclus oder nach Oestrogeninjektionsversuchen unter Zugrundelegen der Annahme, daß der Stoffwechsel und die Ausscheidung injizierter Oestrogene auf gleiche Weise geschieht, wie diejenige der vom Ovar abgegebenen Oestrogene. Dabei wurde ferner vorausgesetzt, daß nur Oestradiol und/oder Oestron als primäre Oestrogene gebildet werden und daß das Verhältnis von Bildung und Ausscheidung ziemlich konstant ist. BROWN [*284*] hat dies getan und folgende Zahlen errechnet: 12 bis 14 Tage vor der Ovulation werden vermutlich etwa 80 bis 120 μg Oestrogene (hauptsächlich 17β-Oestradiol und/oder Oestron) pro Tag gebildet, zur Zeit der Ovulation 260 bis 340 μg, in der Gelbkörperphase etwa 200 μg, danach abfallend zur Zeit der Blutung etwa 60 bis 80 μg pro Tag. Auch diese Angaben stimmen gut mit den älteren Berechnungen überein.

Nimmt man eine kontinuierliche Sekretion der Ovarien an, so kommt man auf eine Oestrogenbildung bzw. -absonderung von 5 bis 10 μg in der Stunde oder etwa 0,1 μg in der Minute. Zu dem gleichen Ergebnis ist schon früher Hohlweg [*960*] gekommen. Eine solche Berechnung mag als Spielerei erscheinen. Sie kann vielleicht auch fehlerhaft sein, ist aber in der Größenordnung sicherlich nicht ganz falsch.

Die zur Berechnung angewandten Methoden haben natürlich eine unterschiedliche Beweiskraft. Insbesondere scheinen Rückschlüsse aus der Höhe des Blutspiegels auf die Oestrogenbildung kaum möglich, da trotz Schwankungen in der Produktion (und der Ausscheidung) der Blutspiegel unverändert sein kann (s. Seite 329). Dagegen erscheinen die Schlußfolgerungen aus den wiedergefundenen Mengen nach Oestrogeninjektion zuverlässiger. Immerhin bleibt aber noch nachzuweisen, daß die in öliger Lösung zugeführten verschiedenen Oestrogenen in gleicher Weise im Harn ausgeschieden werden wie die vom Drüsengewebe sezernierten Hormone. Es wäre daher nötig, die Brownschen Wiederfindensversuche z. B. nach intravenöser Dauerinfusion von Oestrogenen, nach Kristallimplantation und nach anderen Applikationsformen zu wiederholen.

In der Schwangerschaft sezerniert die *Placenta* nach Schätzung von Brown [*284*] 10 Wochen nach der letzten Regel etwa 1 mg „Gesamtoestrogene" (Oestron, Oestradiol und Oestriol) pro Tag. Die Werte steigen bis zur 20. Woche auf 20 mg an und erreichen zwischen der 38. und 40. Woche Werte von 40 bis 100 mg.

Jayle und Crepy [*1042*] gaben für den 6. Monat 300 mg „Follikulin" pro Tag als placentare Produktion an, einen Wert, der sehr hoch zu liegen scheint.

Zander et al. [*2175*] berechneten auf Grund der Konzentration der Oestrogene in einem Schwangerschaftsgelbkörper des 4. Monats, daß die Oestrogenbildung im Corpus luteum etwa 200 bis 400 μg betragen mag, sich also in der gleichen Größenordnung bewegen dürfte wie die von anderen Autoren für den Cyclus berechneten Mengen.

Bei der Berechnung der placentaren Oestrogenbildung wurde vorausgesetzt, daß die Frucht keine *quantitativ* wesentliche Rolle im Oestrogenstoffwechsel spielt, bei der Berechnung der Werte im Gelbkörper, daß die Durchdringung der Gewebe mit Oestrogenen von der Placenta her nicht oder nicht wesentlich ins Gewicht fällt. Beide Voraussetzungen scheinen nicht sehr gut gesichert.

Die Oestrogenbildung in den *Testes* kann man aus den Harnausscheidungswerten bei Männern auf 20 bis 50 μg pro 24 Stunden ansetzen. Diese Werte gelten für den geschlechtsreifen Mann. Im Alter sinken sie wahrscheinlich ab und zeigen wohl auch Veränderungen in der qualitativen Zusammensetzung [*1557*]; siehe auch Seite 303 und Abbildung 41.

Für die *Nebennierenrinde* errechnen sich 15 bis 30 μg/24 Stunden bei Frauen, bei Männern etwas weniger, vielleicht zwischen 5 und 20 μg. Hierbei wurde vorausgesetzt, daß sich die Oestrogenbildung nach Ausfall der Keimdrüsen nicht kompensatorisch vermehrt. Möglicherweise müssen von diesen Werten noch geringe Mengen von Oestrogenen aus der Nahrung abgezogen werden. Bis heute ist noch nicht ganz klar, welche Oestrogene in den verschiedenen Organen gebildet werden. Es bestehen auch keinerlei Beweise dafür, daß die Oestrogene der Nebennierenrinde oder des Hodens etwa besondere Wirkungen oder Funktionen haben. Man muß aber wohl annehmen, daß Substanzen wie z. B. 18-Hydroxyoestron und 11β-Hydroxy-17β-oestradiol nur in der Nebennierenrinde entstehen können.

Zusammenfassend kann man, unter der Annahme, daß Oestron und Oestradiol die primären Ovarialhormone sind und daß sich aus Ausscheidungsbestimmungen nach intramuskulärer Verabfolgung mittlerer

Tabelle 23. *Herkunft und ungefähre Produktion von Oestrogenen im Organismus von Männern und nichtschwangeren Frauen*
(Schätzung aus Ausscheidungsuntersuchungen und Bestimmungen des Oestrogengehaltes verschiedener Nahrungsmittel)

Herkunft	Oestrogen	Ungefähre Menge (μg/d)
Ovarien	17β-Oestradiol Oestron	50—300 je nach Cyclusphase
Hoden	17β-Oestradiol	10—40
Nebennieren	Oestron (?)	10—40
Periphere Umwandlung aus Progesteron	Oestron	wahrscheinlich sehr kleine Mengen
Periphere Umwandlung aus Corticosteroiden	11β-Hydroxy-17β-oestradiol Oestriol (?)* 16-Epioestriol (?)*	keine quantitativen Angaben vorhanden, aber wahrscheinlich sehr kleine Mengen
Periphere Umwandlung aus Androgenen	17β-Oestradiol Oestron	niedrige Umwandlungsrate (0,05—0,5%)
Nahrung	Steroide und nichtsteroide Verbindungen mit Oestrogenaktivität	10—300 ME/d (ungefähr 1—30 μg Oestronäquivalent je nach Kostform)**

Dosen von Oestradiol in Öl direkte Rückschlüsse auf die Produktion ziehen lassen, den verschiedenen steroidbildenden Organen eine tägliche Oestrogenproduktion zuschreiben, wie in Tabelle 23 aufgeführt.

Die in letzter Zeit von verschiedenen Autoren durchgeführten Hormonbestimmungen im Drüsenvenenblut oder die Perfusionsversuche an isolierten Organsystemen dürften Ansätze für eine zuverlässigere Berechnung der endogenen Oestrogenbildung bieten. Sie mögen uns einer exakteren endokrinen Arithmetik als Grundlage eines besser fundierten funktionellen Denkens näher bringen.

* Von Chang u. Dao [*406*] postuliert. Bisher nicht nachuntersucht

** Sehr approximative Werte, teilweise auf veralteten Untersuchungen beruhend

VII. Biogenese[1]

Der Aufbau der Steroide im Organismus geht nach unserer heutigen Ansicht vorwiegend als intracelluläre Synthese aus niedrigmolekularen Zwischenstufen des Kohlenhydrat-, Eiweiß- und Fettstoffwechsels vor sich. Dies geschieht an Enzymketten unter Verbrauch von Energiespendern (z. B. ATP). Die in den endokrinen Organen vorhandene Enzymausstattung, die genetisch bestimmt und neuro-humoral beeinflußbar zu sein scheint, steuert das Ausmaß, die Richtung und die Geschwindigkeit der biogenetischen Prozesse. Die einzelnen steroidbildenden Organe besitzen offenbar einen qualitativ und quantitativ typischen Enzymgehalt. Ovar, Testis, Nebennierenrinde und Placenta haben beispielsweise einen hohen Gehalt an DPN-abhängiger 3β-Hydroxy-Dehydrogenase [*1982a*], die 3β-Hydroxyverbindungen zu 3-Ketonen oxydiert. Die 11β-Hydroxylase und 19-Methyl-oxydierende Fermentsysteme, die vermutlich bei der Bildung adrenaler Oestrogene mitwirken, sind in der Nebennierenrinde am reichlichsten vertreten [*1225, 1555a*]. Die Placenta enthält einen größeren Anteil an 17β-Hydroxy-Dehydrogenase [*1166, 2064*], aber einen niedrigeren an 17α-Hydroxylase, Methyloxydase und 11-Hydroxylase [*155a*]. Die enzymatische Bildung der Steroide ist an die intakte Struktur der jeweiligen Zellen gebunden. Die sehr komplexen Reaktionen laufen nur dann zielrichtig ab, wenn die Enzymsysteme in den Mitochondrien oder Mikrosomen organisch angeordnet sind. Die tropen Hormone der Hypophyse greifen regulierend in die Syntheseprozesse ein. Man vermutet, daß sie mit ihrer Wirkung 1. bei der Bereitstellung von Energielieferanten durch Beeinflussung des enzymatischen Systems der Zellen, 2. bei der Herbeischaffung und Synthese von Baumaterial für die Hormonbildung (Essigsäure, Cholesterin) und 3. bei der eigentlichen Synthese und Sekretion der Hormone ansetzen [*2105a*]. Möglicherweise beeinflussen sie auch den weiteren Ablauf und die Richtung biogenetischer Prozesse.

An der Aufklärung des Mechanismus der Oestrogenbildung im Körper ist in den letzten Jahren besonders intensiv gearbeitet worden. Durch die Entwicklung neuer Methoden wie Inkubation, Perfusion intakter Drüsen, Stoffwechselversuche mit Isotopentechnik u. a. sind beträchtliche Fortschritte in unseren Vorstellungen über die Steroidsynthese im Organismus erzielt worden. Die einzelnen Entwicklungsphasen der Forschung haben zu Wandlungen in der Auffassung des Problems geführt und lassen sich folgendermaßen kennzeichnen:

Claesson, Hillarp u. Mitarb. [*417* bis *420*] konnten mit histochemischen Methoden und chemischen Analysen aus Tierexperimenten an Kaninchen und Ratten Hinweise dafür erbringen, daß Oestrogene im Ovar aus Cholesterin gebildet werden können. Spätere Nachuntersucher [*689*] kamen zu der gleichen Auffassung. Auf Grund eingehender Untersuchungen mit radioaktiven Oestrogenen an schwangeren Stuten gelangten andererseits Heard u. Mitarb. [*894, 899, 901, 902*] zu dem Ergebnis, daß

[1] Übersichtsarbeiten zur Biogenese der Oestrogene: [*616, 894, 899, 1068, 1225, 1555a, 1643, 1644*]

Oestrogene offenbar nicht (wie die neutralen Steroide) aus Cholesterin sondern nur aus Acetat entstehen. Man hat vielfach angenommen, daß dies auch für den Menschen gilt, obwohl Beweise dafür nie vorgelegt wurden. Die Oestrogenbildung aus Acetat wurde in zahlreichen Tierversuchen in vivo wie auch in vitro belegt und schließlich beim Menschen (Tabelle 25) und in Inkubationsversuchen mit menschlichen Geweben gezeigt (Tabelle 24). Die C-Atome des gebildeten Steroids entstammen entweder den Methyl- oder den Carboxylgruppen der Essigsäure [*879a*].

Durch die Experimente von DAVIS u. Mitarb. [*490*] schien zunächst die Anschauung, daß bei schwangeren Frauen Oestrogene nicht aus Cholesterin gebildet werden, ihre Bestätigung zu finden. Die Wiederholung dieser Versuche durch WERBIN et al. [*2101*] mit einer veränderten (^{14}C-)Cholesterinmarkierung ergab jedoch schließlich den eindeutigen Beweis, daß auch das Cholesterin in vivo ein Vorläufer der Oestrogene beim Menschen sein kann. Damit wurde also die ältere Theorie von CLAESSON und HILLARP bestätigt. Über die quantitative Bedeutung dieses Weges ist damit noch nichts ausgesagt. Es ist natürlich durchaus möglich, daß exogenes extracelluläres Cholesterin, da endogenes intracelluläres Cholesterin meist ausreichend zur Verfügung steht, nur in sehr begrenztem Umfange zur Hormonsynthese herangezogen wird.

Gegenwärtig wird häufig, vor allem im Anschluß an die Theorien von DORFMAN [*608*, *616*], angenommen, daß die neutralen Steroide, hauptsächlich Androst-4-en-3,17-dion, 19-Hydroxy-androst-4-en-3,17-dion, Dehydroepiandrosteron, 3-Hydroxy-androst-5-en-17-on, Testosteron und 17β-Hydroxy-androst-4-en-3-on wichtige Vorläufer bei der Oestrogenbildung darstellen. Alle diese Androgene zeigen in vivo eine gleiche, ziemlich geringe Umwandlungsrate in Oestrogene von weniger als 1%. Das Verhältnis Oestriol zu Oestron und Oestradiol ist dabei offenbar immer das gleiche: Oestriol herrscht vor, Oestron ist in geringer und Oestradiol in minimaler Menge vorhanden [*661a*]. Es ist interessant, daß in vitro nach Inkubation mit einem Mikrosomenpräparat aus menschlichen Placenten sehr hohe Umwandlungsraten von neutralen Steroiden in Oestron mitgeteilt wurden [*849b*]. Die Konversionsrate von Oestron soll nach Inkubation mit Androst-4-en-3,17-dion 80%, mit Dehydroepiandrosteron 70%, mit Androsta-1,4-dien,3,17-dion 20%, mit 19-Nortestosteron 5% und mit 10α-Hydroxy-19-norandrost-4-en-3,17-dion 0% betragen. Wahrscheinlich nimmt das Progesteron (oder das 3-Hydroxy-pregn-5-en-20-on) als Schlüsselsubstanz eine zentrale Stellung im Steroidstoffwechsel ein, indem aus ihm sowohl andere Gestagene wie Corticosteroide, Androgene und Oestrogene entstehen können. Es ist allerdings noch fraglich, ob dieser Möglichkeit in der Biogenese der Oestrogene eine große quantitative Bedeutung zukommt. Bei einer schwangeren Frau konnte PLOTZ [*1570*] nach Verabfolgung von Testosteron nur 0,8% der injizierten Dosis in Form von Oestrogenen wiedergewinnen. Daß Progesteron ein Vorläufer von Oestrogenen sein kann, wurde in der normalen Schwangerschaft bisher noch nicht gezeigt. PLOTZ und DAVIS [*1571*] konnten jedoch bei einem Chorionepitheliom nach Injektion von (^{14}C-4-)Progesteron 1,1% Radioaktivität in der phenolischen Fraktion finden und radioaktives

Tabelle 24. *Biogenese von Oestrogenen nach Inkubierung mit menschlichem Gewebe in vitro*

Gewebeart	Substrat	Produkt	Literatur
Ovar (Gewebshomogenat)	Acetat	17 β-Oestradiol	RABINOWITZ [*1604*] *
Ovar (Gewebsschnitte)	Acetat (Mit HCG u. DPN)	17 β-Oestradiol	WOTIZ und LEMON [*2161*]
Ovar, STEIN-LEVENTHAL-Syndrom (Gewebsschnitte)	Acetat	Oestron 17 β-Oestradiol Oestriol	O'DONNEL und McCAIG [*1466*] *
Placenta (Perfusat)	Acetat	Oestron 17 β-Oestradiol	LEVITZ et al. [*1209*]
Placenta (Perfusat)	Acetat	Oestron 17 β-Oestradiol Oestriol	TROEN [*2014*]
Testis (Gewebshomogenat)	Acetat	17 β-Oestradiol	RABINOWITZ [*1604*]
Testiscarcinom (Gewebsschnitte)	Acetat	Oestron 17 β-Oestradiol	WOTIZ u. Mitarb. [*2159*]
Ovar (Rinden- u. Stroma-hyperplasie. Gewebsschnitte)	Testosteron	Oestron 17 β-Oestradiol Oestriol	WOTIZ u. Mitarb. [*2160*]
Ovar (Gewebsschnitte)	Testosteron	17 β-Oestradiol	BAGGETT et al. [*84*]
Placenta (Mikrosomenpräp.)	Testosteron Androst-4-en, 3,17-dion	17 β-Oestradiol Oestron	RYAN [*1685, 1686*]
Placenta (Mikrosomenpräp.)	Androst-5-en, 3 β,16 α,17 β-triol	Oestriol	RYAN [*1684*]
Placenta (Homogenat)	19-Hydroxy-androst-4-en, 3,17-dion	Oestron	MEYER [*1364*]
Placenta	Dehydro-epiandro-steron	Oestron	RYAN [*1686*] DORFMAN [*603*] **
Placenta	Testosteron	Oestron 17 β-Oestradiol Oestriol (?)	BAGGETT et al. [*84d*]
Nebennierencarcinom	Testosteron	Oestron 17 β-Oestradiol	BAGGETT et al. [*84d*]

* Nach unserer Meinung nicht ausreichend gesicherte Reaktionen

** LONGCHAMPT, J. E., C. GUAL, M. EHRENSTEIN and R. I. DORFMAN: Endocrinology **66**, 416 (1960)

Oestron isolieren. PLOTZ [*1572*] hat kürzlich radioaktives Oestron und Oestriol aus dem Harn einer Patientin mit Blasenmole nach Zufuhr von markiertem Progesteron isolieren können. In einem anderen Versuch gelang es radioaktives Oestriol aus Faeces einer Schwangeren nach intramuskulärer Zufuhr von (^{14}C-4-)17α-Hydroxyprogesteron-kapronat zu isolieren.

Auch FURUHJELM [*762*] konnte nach Injektion von Progesteron mit einer modifizierten BROWNschen Methode eine Erhöhung der Oestrogenausscheidung (bei Frauen nach Kastration und in der Postmenopause) feststellen.

Insbesondere die Tatsache der Oestrogenbildung aus Androgenen ist in klinischen Injektionsversuchen am Menschen (Tabelle 25), bei Inkubationen mit menschlichen Geweben (Tabelle 24) sowie in Tierversuchen [*900*] in vivo und in vitro oft zweifelsfrei nachgewiesen worden und daher gut gesichert. Die vermutete Reaktionsfolge der Oestrogenbiogenese wird gegenwärtig im allgemeinen folgendermaßen angegeben: Acetat → Cholesterin → 3-Hydroxy-pregn-5-en-20-on → Progesteron → 17α-Hydroxyprogesteron → Androst-4-en-3,17-dion ⟷ Testosteron → Oestrogene.

Aus diesem Schema geht hervor, daß Androstendion und Testosteron als Prooestrogene bezeichnet werden können. Die Entstehung von C-18- aus C-19-Steroiden denkt man sich, da 19-Hydroxy-androst-4-en-3,17-dion durch Placenta und Follikelflüssigkeit leicht und in guter Ausbeute (rascher als Androstendion) zu Oestron umgewandelt wird [*1364*], über ein an C-19-hydroxyliertes Zwischenprodukt verlaufend [*894*]. Nach Bildung von C-19-Aldehyd und C-19-Karbonsäure soll das C-Atom 19 unter Abspaltung von CO_2 oder Formaldehyd [*1870*] verlorengehen [*894*]. KUSHINSKY [*1153*] hat offenbar solch ein Zwischenprodukt gefunden. 19-hydroxylierende Fermente wurden im menschlichen Organismus nachgewiesen [*1364a*]. Androsta-1,4-dien-3,17-dion und 19-Nor-androst-4-en, 3,17-dion spielen anscheinend im normalen Zwischenstoffwechsel eine weniger wichtige Rolle, da sie sehr schlecht umgewandelt werden [*1364*]. Die Beweise für die geschilderten Ansichten sind aber bisher noch keineswegs ausreichend.

Die Aromatisierung des Ringes A soll durch direkte Entfernung des Wasserstoffs [*1215a, 1216*] oder durch Bildung von Hydroxylgruppen und anschließende Wasserabspaltung [*606*] vonstatten gehen. HEARD u. Mitarb. [*894, 899, 902*] nehmen an, daß der alicyclische Teil des Oestrogenmoleküls aus zweiatomigen Acetatbruchstücken entsteht, während der aromatische Anteil aus in den Geweben schon vorhandenen vielleicht aromatischen Verbindungen stammt.

Die Untersuchungen von CHANG und DAO [*406*] scheinen dafür zu sprechen, daß auch Corticosteroide im menschlichen Organismus in Oestrogene übergehen können. Die Umwandlungsrate dürfte sicherlich sehr gering sein, falls eine Umwandlung überhaupt möglich ist.

Für Progesteron [*1215a*], Desoxycorticosteron [*892a*] sowie Androst-4-en-3,17-dion und Dehydroepiandrosteron [*1364a*] wurde in isolierten Systemen mit Nebennierenrindenhomogenaten die initiale Oxydation der angulären Methylgruppe an C-10 nachgewiesen.

Tabelle 24 gibt eine Übersicht über die wichtigsten experimentellen

Ergebnisse der Untersuchungen in vitro über die Biosynthese der Oestrogene beim Menschen. Auf die zahlreichen Versuche mit tierischen Geweben wurde nicht eingegangen, da sie den Humanmediziner, sofern sie nichts grundsätzliches Neues bringen, wenig interessieren und nur allzuleicht zu unerlaubten Analogieschlüssen verleiten. Eine Zusammenfassung findet sich bei DORFMAN [*606*].

Die Tabelle 24 zeigt, daß die Inkubation von Ovarial-, Placenta- und Testisgewebe mit Acetat tatsächlich zur Synthese von Oestrogenen führt. Die einzelnen C-Atome des Steroids entstammen entweder den Methyl- oder Carboxylgruppen der Essigsäure. Andererseits ist es noch nicht gelungen, die in-vitro-Synthese von Oestrogenen aus Cholesterin mit menschlichen Geweben zu verwirklichen. Cholesterin wird aber durch Nebennierengewebe in Androst-4-en-3,17-dion ein Prooestrogen umgewandelt. ACTH stimuliert diese Reaktion [*194*].

Ovarial-, Placenta- und wohl auch Testisgewebe haben, wie man sieht, eine ausgesprochene Fähigkeit, Androgene in Oestrogene umzuwandeln. Ob und inwieweit die Nebennierenrinde die gleiche Fähigkeit besitzt, ist bisher nicht eindeutig klargestellt. Es ist aber anzunehmen, daß dies der Fall ist. Die Befunde von BAGGETT et al. [*84*] weisen darauf hin, daß Ovarialgewebe in verschiedenen Cyclusperioden auch mit verschiedener Ausbeute Testosteron in Oestradiol umwandelt. Diese Fähigkeit ist postmenstruell am geringsten, intermenstruell am größten. Im Ovar wurden bisher die Androgene 17α-Hydroxyprogesteron (17α-Hydroxypregn-4-en-3,20-dion) und Androst-4-en-3,17-dion nachgewiesen [*2173a*], die als mögliche Vorläufer auch von Oestrogenen gelten können. In der Nebennierenrinde hat man Adrenosteron (Androst-4-en-3,11,17-trion), Androst-4-en-3,17-dion, sowie 3β,11β-Dihydroxyandrost-4-en-17-on und 17β-Hydroxypregn-4-en-3,20-dion gefunden [*607*].

Von größtem Interesse ist die Beobachtung von RYAN [*1684, 1686a*], daß Androst-5-en-3β, 16α, 17β-triol durch ein Placenta-Mikrosomenpräparat in Oestriol umgewandelt wurde. Dies ist die erste Biosynthese von Oestriol in vitro, die früher nie gezeigt, sondern nur wahrscheinlich gemacht werden konnte [*938*]. Man darf aber aus diesen Versuchen und den zahlreichen früheren Experimenten mit negativem Ergebnis nicht schließen, daß menschliche Gewebe Oestriol ausschließlich oder vorwiegend aus neutralen Steroiden bilden. In der Tat haben ENGEL u. Mitarb. [*665*] kürzlich gezeigt, daß in Gegenwart von fetalem Lebergewebe Oestriol aus Oestron und 17β-Oestradiol entsteht[1]. TROEN [*2014*] hat in Perfusionsversuchen mit menschlichem Placentagewebe gezeigt, daß die Umwandlung von Oestron in Oestriol nur in Gegenwart von HCG in der Perfusionsflüssigkeit stattfindet. Dies erklärt die früheren negativen Ergebnisse anderer Verfasser, die in Perfusionsversuchen mit menschlichen Placenten nur die Interkonversion von Oestron und Oestradiol zeigen konnten.

In einer späteren Arbeit konnte TROEN [*2014a*] nach Perfusion von Placenten mit radioaktivem ^{14}C-Oestradiol auch die Umwandlung dieser

[1] Dies wurde von der BREUERschen Arbeitsgruppe bestätigt, die außerdem 6α-Hydroxy-17β-oestradiol nachweisen konnte [*258*]

Verbindung in 16-Epioestriol und 2-Methoxyoestron demonstrieren. Auch diese Reaktionen sind HCG-abhängig. Seine Versuche zeigen nicht nur die wichtige Rolle der Placenta in der Oestrogeninterkonversion, sondern deuten auf die mögliche Rolle des HCG in der placentaren Autoregulation des Steroidstoffwechsels hin. Die am Menschen in vivo durchgeführten Versuche enthält Tabelle 25. Die in vitro gewonnenen Ergebnisse werden hier bekräftigt durch die Gewinnung von Oestron und 17β-Oestradiol aus menschlichem Urin nach Verabfolgung von Acetat und Androgenen. Einige dieser Versuche bedürfen eines besonderen Kommentars:

Tabelle 25. *Biogenese von Oestrogenen beim Menschen in vivo*

Versuchsobjekt	verabfolgte Substanz	aus dem Harn isolierte Substanz	Literatur
Schwangere Frau	Acetat Cholesterin	Oestron Oestron	PLOTZ et al. [*1570*] WERBIN et al. [*2101*]
nichtschwangere Frauen	Testosteron Dehydro-epiandro-steron	Oestriol Oestron	NATHANSON et al. [*1425*]
Frauen oophorektomiert und adrenalektomiert	Testosteron	Oestriol	ENGEL et al. [*666*]
	Testosteron	Oestron	WEST et al. [*2113*]
	Testosteron	Oestron 17β-Oestradiol	BROWN et al. [*291*]
Frau (Blasenmole)	Progesteron	Oestron	PLOTZ [*1571*]
Frau oophorektomiert adrenalektomiert (Mammacarcinom) u. adrenalektomiert (M. CUSHING)	Cortison	Oestriol 11β-Hydroxy-17β-oestradiol 16-Epioestriol*	CHANG und DAO [*406*]

* Noch nicht einwandfrei bewiesen

1. Aus den Versuchen von WEST et al. [*2113*], ENGEL et al. [*666*] und NATHANSON [*1425*] sowie MYERS und PEARSON [*1412a*] geht hervor, daß die Umwandlung von Testosteron zu Oestrogenen auch bei völligem Fehlen der steroidbildenden Organe vor sich gehen kann. Sie ist also keine spezifische Funktion endokriner Drüsen. Durch diese Befunde wird auch die früher geäußerte Annahme [*1899, 1900*] widerlegt, daß die vermehrte Oestrogenausscheidung nach Androgenverabfolgung auf einer Anregung der körperlichen Oestrogenbildung beruhen könne. In gewissen Testosteronpräparaten hat man ausnahmsweise kleine aber meßbare Mengen von Oestradiol nachgewiesen [*320a*]. Hierdurch kann aber die Oestrogenausscheidung nach Testosteronverabfolgung im allgemeinen

ebenfalls nicht erklärt werden. Sie muß also auf einer echten Metabolisierung beruhen.

2. Der Nachweis von radioaktivem Oestron im Urin nach Verabfolgung von ^{14}C-markiertem Cholesterin bei einer schwangeren Frau [*2101*] scheint, wie bereits erwähnt, die Frage, ob Oestrogene aus Cholesterin gebildet werden können, endgültig im positiven Sinne entschieden zu haben. Über die quantitative Bedeutung dieses Reaktionsablaufs ist damit nichts gesagt.

3. Die Versuche von PLOTZ [*1571, 1572*] zeigen, daß Progesteron, zumindest nach Zufuhr bei der schwangeren Frau, normalerweise nicht in nennenswertem Umfange in Oestrogene umgewandelt wird. Dies ist jedoch offenbar bei der Blasenmole und beim Chorionepitheliom der Fall, die also vielleicht in ihrem Steroidstoffwechsel Besonderheiten aufweisen können. Er konnte auch nachweisen, daß 17α-Hydroxyprogesteron, ein Proandrogen mit gestagener Wirkung, das neuerdings in der Behandlung von Schwangerschaftsstörungen vielfach Verwendung findet, in der Schwangerschaft teilweise in Oestrogene umgewandelt und unter anderem als Oestriol im Stuhl ausgeschieden wurde. Da nicht bekannt ist, eine wie große Menge der zugeführten Hormone wirklich in die steroidtransformierenden und -metabolisierenden Organe eintritt, ist es zur Zeit nicht erlaubt, weitreichendere Schlußfolgerungen aus diesen Versuchen zuziehen.

4. Daß auch eine Umwandlung von Corticosteroiden in Oestrogene im Organismus möglich sei, wurde vor kurzem von verschiedenen Autoren in vivo gezeigt:

WEST et al. [*2114*] untersuchten einen Patienten mit einem feminisierenden adrenocorticalem Carcinom. Dieser schied Oestrogenmengen aus, wie man sie sonst nur bei Schwangeren findet. Außerdem bestand eine abnorm hohe Ausscheidung von „Tetrahydrocorticosteron" (3α, 11β,17α,21-Tetrahydroxypregnan-20-on) und Ätiocholanolon (3-Hydroxy-androstan-17-on). Nach Verabfolgung von SU 4885, einem Stoff, der die 11β-Hydroxylierung hemmt (2-Methyl-1,2-bis-[3-pyridyl]-1-propanon), fand sich eine noch stärker vermehrte Ausscheidung der drei Oestrogenfraktionen, des „Tetrahydrocorticosterons" und des „Ätiocholanolons". Auch Testosteron- und ACTH-Verabfolgung bewirkten einen Anstieg der Harnoestrogene. Die Steroidstudien bei diesem Patienten erinnern an die Verhältnisse beim virilisierenden adrenogenitalen Syndrom, das mit einer Störung der 11β-Hydroxylierung einhergeht. Blockierung der 11β-Hydroxylierung führte jedoch bei diesem Patienten statt zu einer Androgenüberproduktion zur Bildung exzessiver Oestrogenmengen, wahrscheinlich über 17α-Hydroxyprogesteron und Androst-4-en-3,17-dion. Um die Überproduktion der Oestrogene aus Androst-4-en-3,17-dion erklären zu können, muß man nach WEST et al. in diesem Fall noch andere unbekannte Störungen des synthetisierenden Enzymsystems annehmen.

5. CHANG und DAO [*406*] haben in vivo die Umwandlung von Cortison in phenolische Oestrogene nachweisen können. Es handelte sich um eine Patientin nach bilateraler Adrenalektomie und Oophorektomie bei metastatisiertem Mammacarcinom und einen Patienten nach bilateraler

Adrenalektomie wegen CUSHING-Syndrom. Beide erhielten hohe Dosen Cortison (300 mg verteilt über 3 Tage). Oestriol, 11β-Hydroxy-17β-oestradiol und 16-Epioestriol konnten nach Ketodasehydrolyse (β-Glucuronidase) durch Gegenstromverteilung, Papierchromatographie und Infrarotspektrophotometrie identifiziert werden. Beim zweiten Patienten konnte nur 11β-Hydroxy-17β-oestradiol gewonnen werden. Die biologische Testierung ergab, daß alle Substanzen oestrogene Wirkung hatten.

Aus diesem Versuch kann also wohl geschlossen werden, daß Cortison beim Menschen direkt in phenolische Oestrogene umgewandelt werden kann, wobei 11-oxygenierte Oestrogene das Hauptprodukt darstellen. Da aber eine Desoxylierung am C-Atom 11 unseres Wissens bisher beim Menschen nicht gezeigt wurde, scheint es uns wünschenswert diese Angaben zu überprüfen.

6. Die Cortisonbelastungs- und Entzugsuntersuchungen von FORREST [*729*] scheinen es wahrscheinlich zu machen, daß, quantitativ gesehen, die Umwandlung von Cortison in Oestron, 17β-Oestradiol und Oestriol keine größere Rolle spielen kann. Dieser Autor konnte bei oophorektomierten Patientinnen weder nach Cortisonentzug noch unter Verabfolgung hoher Dosen von Cortison eine deutliche Veränderung in der Ausscheidung der KOBER-Chromogene beobachten. Es muß daher wohl auch noch bewiesen werden, ob die Umwandlung von Corticosteroiden in Oestrogene unter physiologischen Verhältnissen von praktischer Bedeutung ist. Neue Gesichtspunkte für die Biogenese von Oestrogenen haben vorläufige Untersuchungen von SALHANICK und KADIS ergeben [*1698b*], die Hinweise auf eine Entstehung von Steroidoestrogenen aus Aminosäuren bzw. deren Vorläufern fanden (z. B. Phenylbrenztraubensäure, Tyrosin).

Zusammenfassend dürften folgende Möglichkeiten der Oestrogenbildung gegeben sein:

a) Direkt aus Acetat (in Form von Acetylcoenzym A), ohne Einschaltung von Cholesterin.

b) Aus Acetat über Cholesterin oder direkt aus Cholesterin.

c) Aus Acetat direkt über Progesteron und/oder über Androgene.

d) Aus Corticosteroiden (?).

e) Aus anderen Zwischenverbindungen, z. B. Squalen[1], wobei Acetat als Vorläufer dienen kann. Vielleicht aus Aminosäuren (z. B. Tyrosin).

Da die Aromatisierung des Ringes A immer nur in sehr geringem Umfang gezeigt wurde, ist anzunehmen, daß präformierte phenolische Verbindungen, z. B. gewisse Aminosäuren, bei der Oestrogensynthese im Organismus vielleicht eine wichtige Rolle spielen können. An dieser Frage wird zur Zeit intensiv gearbeitet [*1698a*]. Es müssen aber vielleicht noch ganz andere Möglichkeiten in Betracht gezogen werden.

Natürlich bestehen innerhalb dieser Möglichkeiten fließende Übergänge. Einige sind vielleicht im Prinzip überhaupt gleich. Die Biogenese von Oestrogenen aus Acetat direkt a) oder über Cholesterin b) wird heute noch als der quantitativ wichtigste physiologische Weg angesehen. Die Bildung aus Androgenen, Progesteron, Corticosteroiden und anderen Verbindungen macht offenbar nur einen geringen Prozentsatz aus. Sie dürfte

[1] Von RABINOWITZ aus Inkubationsversuchen postuliert [*1604*]

einen funktionell weniger bedeutsamen Nebenschluß, eine Ausweich- oder Überlaufreaktion und vielleicht unter bestimmten krankhaften Zuständen eine charakteristisch bevorzugte Umwandlungsmöglichkeit darstellen.

Die unter a) bis e) angeführten Möglichkeiten sind größtenteils nachgewiesen, teilweise aber noch hypothetisch. Sie müssen durch weitere Untersuchungen gesichert und genauer definiert werden. In Zukunft dürften darüber hinaus in der Forschung die *quantitativen* Gesichtspunkte in den Vordergrund treten. Es ist zu hoffen, daß zwischen „echten“ biosynthetischen Wegen einerseits und Nebenreaktionen oder Artefakten und Überschußreaktionen anderseits bald besser unterschieden werden kann. Die Rolle der einzelnen metabolischen Wege als Regelung unter physiologischen und pathologischen Umständen ist noch viel zu wenig bekannt. Von Inkubationsversuchen in vitro und Perfusionsexperimenten ist wohl nur eine begrenzte Auskunft zu erwarten. Die Fragen dürften einer Klärung wahrscheinlich am besten näher zu bringen sein durch Untersuchungen, in denen Acetat, Cholesterin und C-19-Steroide mit verschiedenen Markierungen unter wechselnden Bedingungen an Gesunde und an Patienten mit endokrinen Störungen zu verabfolgen wären. Es soll jedoch für die Beurteilung solcher Versuche nochmals darauf hingewiesen werden, daß der Stoffwechsel einer intramuskulär oder intravenös verabfolgten markierten Verbindung nicht notwendigerweise die natürlichen Vorgänge in der Zelle widerspiegeln muß. Man weiß bis heute nicht, wieviel von der verabfolgten Substanz — insbesondere in den steroidbildenden Organen und in der Leber — durch die Zellmenbranen in die Zelle selbst, also an den wahrscheinlichen Hauptort der Enzymwirkung, einzudringen vermag. Alle Ergebnisse aus solchen Experimenten sollten daher zunächst nur als Hinweise auf mögliche metabolische Wege im Organismus, nicht als definitive Beweise für eine wirkliche natürliche Biogenese angesehen werden. Mit verschiedenen, sich ergänzenden Methoden gewonnene gleiche Resultate bedeuten aber natürlich eine wesentliche Verstärkung der experimentellen Beweiskraft. Die Anwendung verschiedener Parameter scheint daher auch zu diesem schwierigen Problem den sichersten Zugang zu gewährleisten.

Der Einfluß der tropen Hormone auf Größenordnung sowie Richtung und Verlauf biogenetischer Prozesse ist bisher trotz seiner grundlegenden Bedeutung viel zu wenig aufgeklärt. Das gleiche gilt für den Mechanismus der Tropinwirkung auf den einzelnen biosynthetischen Reaktionsstufen. Ob die Menge der in der endokrinen Drüse gebildeten und sezernierten Oestrogene eine direkte örtliche Wirkung auf die Neusynthese von Oestrogenen ausübt, ist nicht bekannt.

In der Erforschung der Biogenese der Oestrogene, einem Gebiet, das durch seine enge Beziehung zur normalen und pathologischen Physiologie endokriner Drüsen den Kliniker besonders angeht, läßt sich eine rasche Entwicklung voraussagen. Es ist zu hoffen, daß sich aus der Erarbeitung weiterer Grundlagen auch neue Gesichtspunkte für eine gezieltere und damit wirkungsvollere kausale Behandlung mancher hormoneller Störungen ergeben können.

VIII. Stoffwechsel[1]

1. Versuche in vitro und in vivo

Die sehr leicht ineinander übergehenden Verbindungen 17β-Oestradiol und Oestron sind nach allgemeiner Ansicht die primär im Organismus gebildeten oestrogenen Hormone. Im schwangeren Organismus wird offenbar das Oestriol der Placenta auch auf unabhängigem Wege gebildet, ist also nicht unbedingt ein Stoffwechselprodukt. Immerhin ist sehr wahrscheinlich, daß es sowohl aus primärer Synthese in der Placenta als auch aus dem Zwischenstoffwechsel entsteht. Viele Versuche haben erwiesen, daß sich 17β-Oestradiol und Oestron in fast allen tierischen und menschlichen Geweben wie Leber, Ovar, Testis, Placenta, Uterusschleimhaut, Myometrium, Mammagewebe, Niere und wahrscheinlich auch Darm, Lunge und Blut leicht ineinander umwandeln (s. Tabelle 26), wobei die Unterschiede der Umwandlungsfähigkeit der Gewebe auf Grund unterschiedlicher Enzymkonzentrationen mehr quantitativer als qualitativer Art zu sein scheinen. Es ist wahrscheinlich, daß diese Reaktionen lediglich eine Verschiebung des Gleichgewichts $\underset{-\,2\,\mathrm{H}}{\overset{+\,2\,\mathrm{H}}{\rightleftarrows}}$ darstellen. Gewisse Gewebe, wie z. B. die Leber, können offenbar die Dehydrierung der 17-Hydroxygruppe viel leichter vornehmen als die Hydrierung der 17-Ketogruppe, scheinen also vorwiegend dem Oestradiolabbau zu dienen. Andererseits zeigen z. B. Nebennieren- und Hodengewebe eine besondere Fähigkeit, Oestron in Oestradiol umzuwandeln [*1688*]. Es konnte gezeigt werden, daß für die Oxydation der 17β-Hydroxyl- zur 17-Ketofunktion durch 17β-Dehydrogenase die Anwesenheit von Diphosphopyridinnucleinsäure (DPN) als Wasserstoffacceptor [*501*] notwendig ist. Die 17β-Dehydrogenase ist aus tierischen und menschlichen Geweben bisher nicht isoliert worden, doch konnte TOMKINS [*2011*] sie aus Säugetierleber gewinnen. TALALAY und MARCUS [*1985a*] haben das Enzym aus Pseudomonas testosteroni dargestellt. Oestron und 17β-Oestradiol können in Injektionsversuchen zu Oestriol umgewandelt werden [*104, 127, 128, 540, 1518, 1562, 1689, 1741, 1843, 1938*]. Dieses letztere wird jedoch im Organismus nicht wieder zu 17β-Oestradiol oder Oestron umgewandelt [*284, 1562, 1741, 1856*] (s. Formel 14 und Tabelle 27). Offenbar kann der menschliche Organismus im allgemeinen eine 16-Sauerstoffunktion nicht entfernen. Ob dies nach Öffnung des Ringes D möglich ist, ist noch nicht bekannt. Manches scheint aber gegen eine solche Annahme zu sprechen.

Über diese einfachen Tatsachen hinaus, die in dem bekannten Schema der Formel 14 wiedergegeben werden, sind unsere Kenntnisse vom Stoffwechsel der Oestrogene unsicher und lückenhaft. Insbesondere macht die Einordnung der neuentdeckten Verbindungen noch erhebliche Schwierigkeiten. Es bedarf in dieser Richtung weiterer intensiver

[1] Übersichtsarbeiten zu diesem Kapitel [*257a, 606, 608, 616, 768, 1028a, 1068, 1186, 1225, 1311, 1558, 1570, 1907, 2182*]

Tabelle 26. *Umwandlung von Oestrogenen nach Inkubation mit menschlichen Geweben in vitro*

Gewebeart	Substrat	Produkt	Literatur
Placenta Leber Ileum Mamma u. a.	17β-Oestradiol	Oestron	RYAN und ENGEL [*1688*]
Testis	Oestron	17β-Oestradiol	RYAN und ENGEL [*1688*]
Placenta	17β-Oestradiol Oestron	Oestron 17β-Oestradiol	LEVITZ et al. [*1210*]
Placenta (Homogenat)	17β-Oestradiol Oestron	Oestron 17β-Oestradiol	PEARLMAN et al. [*1513*]
Placenta (Perfusat)	17β-Oestradiol	Oestron Oestriol 2-Methoxyoestron* 16-Epioestriol*	TROEN [*2014*]
Erythrocyten	17β-Oestradiol Oestron	Oestron 17β-Oestradiol	GRAY und BISCHOFF [*840*]
Leber	16α-Hydroxyoestron	Oestriol 17-Epioestriol	BREUER et al. [*270*]
Leber	16-Keto-17β-oestradiol	Oestriol 16-Epioestriol	BREUER et al. [*270*]
Leber Ovar	16-Ketooestron	16α-Hydroxyoestron 16-Keto-17β-oestradiol Oestriol 16-Epioestriol 17-Epioestriol 16β-Hydroxyoestron	BREUER et al. [*270*]
fetale Leber	17β-Oestradiol	Oestriol	ENGEL et al. [*665*]
Leber	16β-Hydroxyoestron	16-Keto-17β-oestradiol 16-Epioestriol	BREUER et al. [*260*]
	16β-Hydroxyoestron	16-,17-Epioestriol	BREUER und NOCKE [*258*]
	16-Keto-17β-oestradiol	17-Epioestriol 16-,17-Epioestriol	BREUER und NOCKE [*258*]
fetale Leber	17β-Oestradiol	Oestriol 6ξ-Hydroxy-17β-oestradiol**	BREUER [*258*]

* Diese Konversionen traten nur bei Zugabe von HCG ein

** Wahrscheinlich 6α-Hydroxy-17β-oestradiol

(Fortsetzung) Tabelle 26

Gewebeart	Substrat	Produkt	Literatur
Erythrocythen	Oestron	17 β-Oestradiol	BISCHOFF et al. [*176*] REPKE und MARKWARDT [*1621*]
	16-Ketooestron	16-Keto-17 β-oestradiol 16 α-Hydroxyoestron 16 β-Hydroxyoestron Oestriol 16-Epioestriol	BREUER [*258*]
	16 α-Hydroxyoestron 16 β-Hydroxyoestron 16-Keto-17 β-oestradiol	Oestriol 16-Epioestriol Oestriol 16-Epioestriol	

Forschung, bis ein allgemein gültiges, gesichertes Stoffwechselschema aufgestellt werden kann. Die Unsicherheit der Situation mag an dieser Stelle noch einmal durch Erinnerung an die Tatsache beleuchtet werden, daß wenigstens die Hälfte der Oestrogenabbauprodukte im Harn aus noch

Formel 14. Klassisches Umwandlungsschema von Oestron, 17 β-Oestradiol und Oestriol im menschlichen Organismus

unbekannten Verbindungen besteht [*126, 127, 128*]. Auch aus älteren Experimenten ist ja bekannt, daß eine beträchtliche Menge der angesetzten Oestrogene bei Inkubation mit Lebergewebe einfach verschwindet [*674, 916, 1224, 1514, 1688, 1741, 2027*]. Ob dies auf Bindung an Proteine, Konjugierung oder Abbau zurückzuführen sein kann, ist nicht genau bekannt. Wahrscheinlich spielen alle diese Faktoren eine Rolle. Es ist aber sehr interessant, daß, wie Breuer u. Mitarb. [*258*] kürzlich gezeigt haben, nach Inkubation mit menschlichen Geweben ein wesentlicher Teil der für Phenole charakteristischen Lichtabsorption verlorengeht. Phenolische Oestrogene werden also bei Inkubation mit menschlichen Geweben vielleicht in nicht phenolische Metabolite umgewandelt. Möglicherweise wird dabei der phenolische Ring A der Steroide geöffnet, wie Jellinck [*1056*] vermutet hat. Dieser Verfasser hat gezeigt, daß nach Inkubation menschlicher Leberschnitte mit Oestron wahrscheinlich nichtsteroide Neutralmetabolite gebildet wurden. Solche Metabolite konnte er nach Inkubation mit Placentagewebe und Blut nicht finden.

Die durch Versuche in vivo und in vitro erwiesenen Tatsachen des Oestrogenstoffwechsels sind in den Tabelle 24 und 25 zusammengestellt. Aus der Tabelle 24 geht hervor, daß die verschiedensten menschlichen Gewebe in vitro 17β-Oestradiol in Oestron umwandeln können und umgekehrt. Heller [*914*] hat auf Grund von Tierversuchen angenommen, daß die Umwandlung von Oestron zu Oestradiol den ersten Schritt beim Abbau des Oestrons darstellen könnte.

Sehr interessant und aufschlußreich sind die Untersuchungen von Breuer u. Mitarb. [*270*] über den Stoffwechsel von an C-16 substituierten Oestrogenen in Gegenwart von menschlichem Leber- und Ovarialgewebe. Es erwies sich dabei, daß aus 16α-Hydroxyoestron, aus 16-Keto-17β-oestradiol und aus 16-Ketooestron Oestriol entstehen kann. Es wurde auch die Umlagerung von 16α-Hydroxyoestron und 16β-Hydroxyoestron in 16-Keto-17β-oestradiol gezeigt. Es ist von Interesse, daß bei Inkubation von 16-Ketooestron mit Ovarialgewebe viel mehr 16α-Hydroxyoestron gebildet wird als bei Inkubation mit Lebergewebe. Breuer u. Mitarb. haben auch die weitere metabolische Reduktion dieser Hydroxyketone aufgeklärt [*261*, *265*]. Sie konnten zeigen, daß aus 16β-Hydroxyoestron als Reduktionsprodukt hauptsächlich oder vielleicht ausschließlich 16-Epioestriol entsteht. Dies muß dann auch bedeuten, daß die Umlagerung von 16α-Hydroxyoestron in 16-Keto-17β-oestradiol sehr begrenzt sein dürfte, da die Inkubation von 16-Keto-17β-oestradiol unter gleichen Versuchsbedingungen sowohl zu 16-Epioestriol als auch zu Oestriol führt. Die Breuersche Arbeitsgruppe konnte ferner zeigen, daß bei Reduktion von 16α-Hydroxyoestron im Inkubationsversuch sowohl Oestriol als auch 17-Epioestriol entstehen. Da Breuer u. Mitarb. [*270*] nach Inkubation von 16-Ketooestron Oestriol und 16- sowie 17-Epioestriol gefunden haben, kann man zur Zeit nicht wissen, ob die vollständige Reduktion von 16-Ketooestron auch direkt oder nur über die Hydroxyketone stattfinden kann. Das letztere ist sehr wahrscheinlich, doch weiß man nicht, ob die 16- oder die 17-Ketogruppe zuerst reduziert wird. Das vierte mögliche Epimere von Oestriol, nämlich 16,17-Epioestriol wurde in dieser Arbeit nicht gefunden. Weitere Untersuchungen von Breuer und seiner Arbeitsgruppe [*265*] zeigten aber, daß dieses vierte Epimere bei Inkubation von 16β-Hydroxyoestron mit Lebergewebe entstehen kann [*258*]. Dies ist der erste Hinweis darauf, daß menschliche Gewebe die 17-Ketogruppe von Oestrogenen unter gewissen Versuchsbedingungen auch in

17α-Stellung reduzieren[1]. Bei Inkubation von 16-Keto-17α-oestradiol mit Lebergewebe konnten BREUER und NOCKE [*265*] beide möglichen Reduktionsprodukte, d. h. 17-Epioestriol sowie 16,17-Epioestriol (3,16β, 17α-Oestriol) nachweisen. Diese Versuche zeigen, daß 16,17-Epioestriol das vierte Epimere des Oestriols durch metabolische Reduktion von 16β-Hydroxyoestron und von 16-Keto-17α-oestradiol mit menschlichem Lebergewebe entstehen kann. 16,17-Epioestriol ist sogar das Hauptprodukt der Umwandlung aus 16-Keto-17α-Oestradiol, während es aus 16β-Hydroxyoestron nur in sehr geringer Menge entsteht. Es war demnach anzunehmen, daß 16,17-Epioestriol im menschlichen Organismus vorkommt. Tatsächlich wurde es jetzt aus Schwangerenharn gewonnen [*271a*]. Seine Bedeutung läßt sich natürlich erst dann abschätzen, wenn die Rolle des 16-Keto-17α-oestradiols besser bekannt ist. Es soll aber auch hier betont werden, daß, obwohl Versuche in vitro sehr wichtige qualitative Aufschlüsse hinsichtlich im Organismus möglicher Reaktionen geben, die quantitativen Aspekte solcher Versuche sehr vorsichtig beurteilt werden müssen.

Die Unsicherheit von quantitativen Schlußfolgerungen aus Versuchen in vitro auf die Bedingungen in vivo zeigt das folgende Beispiel:

Nach Reduktion von 16-Keto-17β-oestradiol mit KBH_4 wird hauptsächlich 16-Epioestriol und nur sehr wenig oder kein Oestriol gebildet [*533*]. Nach Reduktion mit Leberschnitten in vitro entsteht ungefähr ebensoviel 16-Epioestriol wie Oestriol [*270*]. Beim Menschen wird aber in vivo etwa fünf- bis sechsmal mehr Oestriol als 16-Epioestriol gebildet [*525*]. Versuche in vitro zeigen also nur die im Organismus grundsätzlich möglichen Reaktionen. Eine weitere Einschränkung ihrer Beweiskraft bedeutet die Tatsache, daß die metabolischen Umwandlungen der Steroide sicherlich nicht nur in der Leber, sondern auch noch in anderen Organen vorkommen können.

Injektionsversuche geben dagegen eine Endbilanz dessen, was im Gesamtorganismus geschehen ist. Man könnte sagen, daß Inkubationsversuche zeigen, was in nur einem Gebäude einer großen Fabrik vor sich geht, während Ausscheidungsversuche zeigen, was nach Beendigung der Verarbeitungsvorgänge in den Abwässern der ganzen Fabrik abfällt. Beide Versuchsarten sind nötig und ergänzen sich. Jede für sich gibt eine unterschiedliche, wenn auch sehr begrenzte Auskunft.

In vitro konnte bisher mit menschlichen Geweben keine Oxydation von Oestriol oder 17-Epioestriol nachgewiesen werden. Daß solche Oxydationsreaktionen im Prinzip im Organismus vorkommen, geht aus den Versuchen in vivo von LEVITZ u. Mitarb. [*1212*] klar hervor, die nach Injektion von Oestriol einen kleinen Anteil als 16-Keto-17β-oestradiol wiederfanden.

Bis in die neueste Zeit konnte eine C-16-Hydroxylierung, d. h. die Bildung von Oestriol aus 17β-Oestradiol mit verschiedenen menschlichen Geweben in vitro nicht nachgewiesen werden. ENGEL u. Mitarb. [*665*]

[1] Die kürzlich erfolgte Isolierung von 17-Epioestriol aus Schwangerenharn [*258*] zeigt, daß solche Reaktionen im menschlichen Organismus wirklich vorkommen können

Tabelle 27. *Umwandlung von Oestrogenen nach Verabfolgung beim Menschen in vivo*

Versuchs-objekt	verabfolgte Substanz	aus dem Urin isoliertes Produkt	Literatur
Frau	17 β-Oestradiol	Oestron Oestriol	HEARD und HOFFMAN [*898*] STIMMEL und MAY [*1932*]
Mann	Oestron	Oestriol	PEARLMAN und PINCUS [*1520*]
schwangere Frau	Oestron	Oestriol	PEARLMAN et al. [*1518*]
schwangere Frau	Oestron	17 β-Oestradiol	PEARLMAN et al. [*1518*]
Mann	Oestron	17 β-Oestradiol	STEALY und STIMMEL [*1897*] PEARLMAN et al. [*1518*]
Frauen	Oestron 17 β-Oestradiol 17 β-Oestradiol	Oestriol Oestron Oestriol	BEER und GALLAGHER [*127, 128*]
Frau	17 β-Oestradiol	16-Keto-17 β-oestradiol	LEVITZ et al. [*1212*]
Frau (Lutealphase)	Oestron	16-Ketooestron	SLAUNWHITE und SANDBERG [*1830*] MIGEON et al. [*1371*]
Mann	16-Ketooestron	Oestriol	STIMMEL et al. [*1930*]
Mann	16-Keto-17 β-oestradiol	Oestriol	STIMMEL et al. [*1930*]
Mann und Frau	16-Keto-17 β-oestradiol	Oestriol 16-Epioestriol	DICZFALUSY et al. [*525*]
Frau	17 β-Oestradiol	16 β-Hydroxyoestron	BROWN et al. [*278*]
Frau	16 α-Hydroxyoestron	Oestriol	BROWN und MARRIAN [*296*]

(Fortsetzung) Tabelle 27

Versuchsobjekt	verabfolgte Substanz	aus dem Urin isoliertes Produkt	Literatur
Frau	Oestriol	16-Keto-17β-oestradiol 16-Epioestriol 16α-Hydroxy oestron } Spuren 16-Keto-oestron } Spuren	LEVITZ et al. [1214]
Frau	17β-Oestradiol	2-Methoxyoestron	KRAICHY und GALLAGHER [1145]
	Oestron	2-Metoxyoestron	ENGEL et al. [84]
Frau	17β-Oestradiol	2-Methoxyoestriol	FISHMAN und GALLAGHER [716]
Frau	16-Epioestriol	Oestriol	STIMMEL et al. [1931], HOLMBERG und DICZFALUSY [966], LEVITZ et al. [1212]

haben aber jetzt mitgeteilt, daß sie nach Inkubation von menschlichen fetalen Leberschnitten mit radioaktivem 17β-Oestradiol radioaktives Oestriol isolieren konnten. DICZFALUSY u. Mitarb. [*539*] konnten nach Zufuhr von 17β-Oestradiol an Säuglinge nur Oestriol, nicht aber Oestradiol und Oestron nachweisen. Damit hat man weitere direkte Beweise für das Bestehen eines fetalen Oestrogenstoffwechsels erhalten. Außerdem hat TROEN [*2014*] bei Placentaperfusionsversuchen aus 17β-Oestradiol Oestriol erhalten. Es ist noch nicht möglich zu sagen, ob die Reaktion als direkte Hydroxylierung von 17β-Oestradiol vor sich geht oder ob auch diese Reaktion über die Zwischenstufen Oestradiol, Oestron, 16-Ketooestron, 16-Keto-17β-oestradiol abläuft. Vielleicht können auch beide Wege nebeneinander bestehen. Am Vorhandensein dieser Reaktion ist also nicht mehr zu zweifeln, obwohl sie quantitativ wahrscheinlich keine große Rolle spielt. Es sei hier auch noch einmal auf die Umwandlung von Androst-5-en-3β,16α,17β-triol in Oestriol durch Placentagewebe hingewiesen [*1684*].

Mit Mikrosomen von Mäuse- bzw. Rattenleber wurden Hydroxylierungen von Oestrogenen an verschiedenen Kohlenstoffatomen der Ringe A und B, z. B. an C-2, C-4 und C-6 beobachtet [*271, 1402, 1672*]. Die Frage ist, ob solche substituierten Oestrogene auch beim Menschen vorkommen. Die Isolierung von 2-Methoxyoestron [*664, 734a, 1145*], 2-Methoxyoestradiol [*734a*] und 2-Methoxyoestriol [*716*] scheint stark dafür zu sprechen, daß beim Menschen ein C-2-Hydroxylierungs- oder wenigstens ein C-2-Methoxylierungsmechanismus existiert. Über 4-substituierte Oestrogene ist bisher nichts bekannt. Über das Vorkommen von

6-hydroxylierenden Fermenten beim Menschen haben auch BERLINER und SALHANICK [*150*], HAGOPIAN [*860*] sowie COLLE et al. [*442*] berichtet. Solche Verbindungen sind mit aller Wahrscheinlichkeit beim Menschen vorhanden. So hat MARRIAN [*1246*] mitgeteilt, daß er kürzlich ein 6-hydroxyliertes Oestron isolieren konnte.

Ältere wie neuere Versuche bestätigen die leichte, reversible Umwandlung von 17β-Oestradiol und Oestron auch in vivo (Tabelle 25). Die Injektion beider Substanzen führt zu einer erhöhten Ausscheidung von Oestriol, die im allgemeinen der von 17β-Oestradiol und Oestron zeitlich verspätet nachfolgt („Oestriol-lag"). Die quantitativen Aspekte in der Ausscheidung der drei „klassischen Oestrogene" wurden von STIMMEL [*1918*] und neuerdings von BROWN [*284*] und von BAULD et al. [*108, 109*] untersucht. Auf Grund ihrer Versuche können folgende Tatsachen festgestellt werden: Nach Zufuhr von 17β-Oestradiol und Oestron werden etwa 16% der verabreichten Dosis im Harn als „Gesamtoestrogene", d. h. als 17β-Oestradiol, Oestron und Oestriol wiedergefunden, und zwar zur Hälfte als Oestradiol und Oestron, zur anderen Hälfte als Oestriol. Injiziert man dagegen Oestriol, so werden etwa 55% der Gesamtmenge wiedergefunden (nach Korrektur für Verluste bei Hydrolyse und Reinigung sogar fast 80%), und zwar nur in Form von Oestriol. In diesen Versuchen wurden allerdings nur Oestron, Oestradiol und Oestriol bestimmt, weshalb die mögliche Oxydation in ketolische Oestrogene oder Zwischenstufen sich nicht ausschließen läßt. Aus der Ausbeute folgt aber, daß diese Möglichkeit quantitativ nicht sehr bedeutend sein kann (s. auch SCHILLER und PINCUS [*1741*] sowie LEVITZ et al. [*1212*]). Auf Grund der mehrfach erwähnten Versuche mit radioaktiven Oestrogenen [*127*], bei denen etwa 80% der verabreichten radioaktiven Verbindungen im Harn ausgeschieden wurden, ist klar, daß der Hauptteil der aus 17β-Oestradiol und Oestron entstehenden Verbindungen im Urin in Form von heute noch unbekannten Verbindungen vorliegt. Es ist natürlich möglich, daß ein Teil davon aus neutralen und sauren Abbauprodukten besteht. BEER und GALLAGHER [*127*] haben allerdings in ihren Versuchen — was BAULD [*107*] mit Recht kritisiert hat — nur mit 5 Vol.-% Schwefelsäure eine halbe Stunde lang hydrolysiert, so daß man sich fragt, ob wirklich alle Glucuronoside durch dieses Verfahren gespalten wurden.

Andererseits ist bekannt, daß auch nach sehr intensiver Säurehydrolyse und Extraktion immer ein gewisser Teil der Radioaktivität von zugeführten neutralen Steroiden im Harn der Versuchspersonen zurückbleibt [*1368a*]. Dies kann dafür sprechen, daß mit unseren gegenwärtigen Hydrolysenmethoden entweder nicht alle Oestrogenkonjugate erfaßt werden oder dafür, daß im Harn nichtsteroide wasserlösliche Steroid-, wahrscheinlich auch Oestrogenmetaboliten vorhanden sein können.

16α-Hydroxyoestron kann zu Oestriol reduziert werden [*296*]. Die Ausbeute ist mit 40% relativ hoch. Auch für Oestriol, das allgemein als ein Endprodukt des Stoffwechsels angesehen wird, kann man vermuten, daß ein Teil weiter verändert wird. Darauf weisen z. B. die Arbeiten von LEVITZ u. Mitarb. [*1212*] hin, die zeigten, daß nach Zufuhr von Oestriol an Versuchspersonen durch Oxydation in 16-Stellung

16-Keto-17β-Oestradiol entsteht. Bei den gleichen Versuchen wurden auch sehr geringe Mengen von Radioaktivität gefunden, die papierchromatographisch gleiche Eigenschaften wie 16α-Hydroxyoestron und 16-Ketooestron zeigten. Da aber weniger als 0,02% bzw. 0,01% der verabreichten radioaktiven Dosis dieser Verbindungen vorlagen, war eine eindeutige Identifizierung nicht möglich.

In der Diskussion ihrer Arbeit weisen LEVITZ et al. [*1212*] auch darauf hin, daß es ihnen nach Zufuhr von (16-^{14}C)-16-Epioestriol gelungen ist, neben Oestriol markiertes 16-Keto-17β-oestradiol zu isolieren. Nach Zufuhr von 16-Keto-17β-oestradiol wurden 16-Epioestriol und Oestriol gefunden. Dadurch ist es wahrscheinlich geworden, daß diese beiden Verbindungen im Körper über 16-Keto-17β-oestradiol im Gleichgewicht stehen. Über die quantitativen Aspekte dieses Gleichgewichts sind bisher nur sehr spärliche Angaben vorhanden. Man könnte sich vorstellen, daß sowohl Oestriol als auch 16-Epioestriol mit 16-Ketooestradiol und beide damit indirekt untereinander in einem dynamischen Gleichgewicht stehen. STIMMEL [*1929*] hat bei Männern, die 16-Epioestriol erhielten, eine erhöhte Oestriolausscheidung gefunden. HOLMBERG und DICZFALUSY [*966*] konnten diese Befunde bestätigen. Die Oestriolausbeute nach 16-Epioestriol ist aber relativ niedrig. Es ist dabei anzunehmen, daß im Harn das Oestriol $\rightleftharpoons$ 16-Epioestriol-Verhältnis stark zugunsten des Oestriol verschoben ist.

Bemerkenswerterweise wurde bisher keine Oxydation von Oestriol an C-17 mit Umwandlung in 16α-Hydroxyoestron beobachtet. Eine solche scheint im Körper nur in sehr begrenztem Umfange oder vielleicht gar nicht möglich zu sein. Nach MARRIAN [*1311*] soll 16-Epioestriol nicht nur aus 16-Keto-17β-oestradiol, sondern auch aus 16β-Hydroxyoestron gebildet werden können. Da man bisher keine eingehenden klinischen Belastungsversuche mit 16-Epioestriol mitgeteilt hat, ist es schwierig, sich über die metabolischen Wege für 16-Epioestriol im Organismus begründete Vorstellungen zu machen. Die, verglichen mit Oestriol, relativ kleinen Mengen von 16-Epioestriol im Schwangerenurin scheinen doch dafür zu sprechen, daß bei Reduktion von 16-Keto-17β-oestradiol im Organismus viel mehr Oestriol als 16-Epioestriol gebildet wird. Diese Vermutung steht in Übereinstimmung mit kürzlich durchgeführten Versuchen [*525*], in denen nach Zufuhr von 16-Keto-17β-oestradiol an männliche und weibliche Versuchspersonen vier- bis fünfmal mehr Oestriol als 16-Epioestriol im Harn ausgeschieden wurde. Eine weitere Möglichkeit ist, daß 16-Epioestriol teilweise zu 16-Ketooestradiol oxydiert wird, das dann wieder zu Oestriol reduziert wird. Die Situation scheint durch das Vorhandensein gleichzeitiger Konjugierungsprozesse im Organismus viel komplizierter zu sein, da offenbar nicht nur Oestriol konjugiert wurde und wir nicht wissen, wie die Konjugate von Oestron und Oestradiol metabolisiert werden.

Bei der Beurteilung aller dieser Reaktionen muß berücksichtigt werden, daß es sich wahrscheinlich zu einem wesentlichen Teil um Gleichgewichtsreaktionen handelt, bei denen das relativ rasche Wegführen des Oestriols aus dem System eine wesentliche Rolle spielen dürfte.

Mit Hilfe papierchromatographischer Methoden konnten MIGEON u. Mitarb. [*1370*] bei mit (16-^{14}C)-Oestron behandelten Personen in der Glucuronosidfraktion des Harns nicht nur Oestron und 17β-Oestradiol sondern auch 16-Ketooestron, 16-Epioestriol, 16-Keto-17β-oestradiol und drei andere Komponenten, darunter vielleicht 2-Methoxyoestron, nachweisen. Diese Ergebnisse bedeuten eine weitere Stütze der Befunde von SERCHI [*1793*] sowie SLAUNWHITE und SANDBERG [*1830*] und machen es sehr wahrscheinlich, daß 16-Ketooestron in der Tat eine wichtige zentrale Stellung im Stoffwechsel von 17β-Oestradiol einnehmen könnte. Schon 1948 haben STIMMEL [*1930*] et al. nach Zufuhr großer Dosen von 16-Ketooestron an einen Mann Oestriol isoliert und einwandfrei identifiziert. Die Hypothese, daß 16-Ketooestron ein wichtiges Zwischenprodukt im Oestrogenmetabolismus zwischen Oestron und Oestriol darstellt, wurde von HUFFMAN sowie HUFFMAN und GROLLMAN [*977*] bereits im Jahre 1947 aufgestellt. Mit 16-Keto-17α-oestradiol wurden beim Menschen bisher keine Versuche in vivo mitgeteilt. Es ist noch fraglich, ob diese Substanz im Organismus vorkommt. BREUER und NOCKE [*265*] haben jedoch, wie oben erwähnt (Seite 91), bei Inkubation von 16-Keto-17α-oestradiol mit menschlichem Lebergewebe die Bildung von 17-Epioestriol und 16,17-Epioestriol nachweisen können Aus der Tabelle 24 und 25 geht weiter hervor, daß Androsteron, Testosteron und Dehydroepiandrosteron teilweise in Oestrogene umgewandelt werden können, und zwar sowohl in vivo wie in vitro. Nicht in die Tabelle aufgenommen wurden die Oestrandiole und Equilenin. Unseres Wissens gibt es mit ihnen keine Stoffwechselversuche beim Menschen. Beim Rhesusaffen [*306*] fand man nach Zufuhr von MARKERs Oestrandiol keine Erhöhung der Oestrogenaktivität im Urin. Ebenso ergebnislos war die Zufuhr von Hexahydroequilenin. Solche Versuche sollten beim Menschen wiederholt werden. Von DOISY et al. [*596*] wurde HEARDs Verbindung (3-Hydroxy-oestra-5,7,9-trien, 17-on) [*895*, *898*] als mögliches Zwischenprodukt in der Oestrandiol- und Equileninbildung bezeichnet [*894*].

Sehr aufschlußreich erscheinen uns Untersuchungen im Blut und Harn, wie sie kürzlich von FISHMAN et al. [*715a*] mitgeteilt wurden. Dabei wurde Versuchspersonen ein Gemisch von [^{14}C-16]-Oestron und [^{3}H-6,7]-17β-Oestradiol injiziert. Danach wurden aus Blut und Harn die verschiedenen Metabolite wie Oestron, 17β-Oestradiol, Oestriol, 16-Epioestriol und 2-Methoxyoestron in radiochemisch reiner Form isoliert. Diese Versuche zeigen, daß Oestron das hauptsächlichste, wenn nicht alleinige Substrat für Hydroxylierungsreaktionen in C-16-Stellung sein dürfte. Die Summe aller im Organismus vorkommenden Reaktionen, in welchen 17β-Oestradiol zu Oestron oxydiert wird, ist also viel größer als die Summe aller Reaktionen, welche Oestron zu 17β-Oestradiol reduzieren. Daher dürfte für weitere Hydroxylierungsreaktionen hauptsächlich oder ausschließlich Oestron zugänglich sein. FISHMAN et al. [*715a*] meinen darum, daß — während Oestradiol das vom Ovar synthetisierte Hormon sei — Oestron das für die periphere Hormonwirkung und metabolische Umwandlung verantwortliche Hormon darstelle. Diese Ansicht steht in guter Übereinstimmung mit der Angabe, daß Oestronsulfat beim Menschen das hauptsächliche zirkulierende Oestrogen sei [*1600*].

Zweifellos wird künftig den quantitativen Aspekten in der Formung unserer Auffassungen über den Oestrogenstoffwechsel eine entscheidende Rolle zukommen. Damit ist gemeint, daß es zunächst einmal nötig wäre, die verschiedenen Metaboliten gleichzeitig nebeneinander quantitativ bestimmen zu können. Die Tatsache, daß A in B umgewandelt werden kann, ist gewiß interessant. Wichtiger dürfte jedoch die Tatsache sein, ob z. B. 2 oder 70% umgewandelt werden, und zwar unter welchen Bedingungen und auf welchen Wegen. Auch Enzym-Substratversuche geben in dieser Hinsicht sicherlich nicht immer ein ganz richtiges Bild. Solange nicht mehrere solcher quantitativer Versuchsergebnisse vorliegen, wird unsere Vorstellung vom Stoffwechsel der Oestrogene nur einen geringen induktiven Wert besitzen. Andererseits ist daran zu denken, daß es keineswegs sicher ist, daß die im Organismus vorkommenden kleinen Oestrogenmengen auf genau die gleiche Weise umgesetzt werden wie die unphysiologisch hohen Dosen, die man in Belastungsversuchen manchmal benutzt.

In der Formel 16 haben wir trotzdem das Wagnis unternommen, die bisher bekannten Tatsachen sowie einige Hypothesen und Vermutungen zu einem vorläufigen Gesamtbild zusammenzusetzen. Versuche in vivo und in vitro sind als solche gekennzeichnet. Wo sowohl in-vivo- wie auch in-vitro-Versuche durchgeführt wurden, sind nur die ersteren angegeben. Der Betrachter wird unschwer die offenbaren Mängel des Schemas erkennen. So hat es keinen Platz für 18-Hydroxyoestron, 6-Hydroxyoestron, 11β-Hydroxy-17β-oestradiol und Equilenin. Vielleicht werden 11β-Hydroxyoestron und 18-Hydroxyoestron nur in der Nebenniere gebildet, wenn Oestron oder Oestradiol durch die Nebenniere zirkuliert. Dafür scheinen die MARRIANschen Inkubationsversuche mit tierischen Nebennieren zu sprechen [*1247*]. Auch die Stellung der 2-Methoxyoestrogene ist unklar. Es ist jedoch durch Isolierung bewiesen, daß der menschliche Organismus imstande ist, Oestrogene zu methoxylieren. MACLAGAN und WILKINSON [*1269, 1270*] waren die ersten, die darauf hinwiesen, daß Methylierungen von phenolischen Hydroxylgruppen im Körper vorkommen können, während man früher meinte, daß solche Reaktionen vorwiegend in Pflanzen auftreten. Was für einen Zweck die Oestrogenmethoxylierung haben kann, ist nicht sicher. Vielleicht stellt sie eine Anfangsphase des Oestrogenabbaus am Ring A dar. Die biologische Aktivität von 2-Methoxyoestron ist praktisch gleich null (s. Tabelle 4). In diesem Zusammenhang sei darauf hingewiesen, daß 2-hydroxylierte Oestrogene (s. Seite 57) den Einbau von Aminosäuren in Muskelgewebe viel stärker beeinflussen als alle bekannten Oestrogene [*1399*]. Darum könnte man sich fragen, ob nicht z. B. 2-Hydroxyoestron die wirksame Form der Oestrogene ist. Die Brenzkatechinstruktur ist wahrscheinlich sehr empfindlich und nach JELLINCK [*1056*] könnte die Methylierung vor einem zu schnellen Abbau schützen.

In dieser Hinsicht ist es interessant, daß GARST und FRIEDGOOD [*777*] schon 1952 eine Substanz im Harn gefunden haben, von der sie

OH

HO

17 β-Oestradiol

O

HO

Oestron

O

•••OH

HO

16 α-Hydroxyoestron

O

OH

HO

16 β-Hydroxyoestron

OH

•••OH

HO

Oestriol

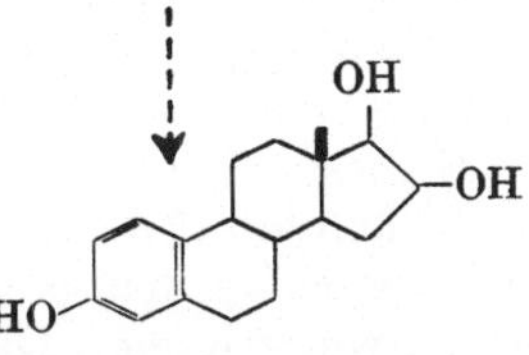

16-Epioestriol

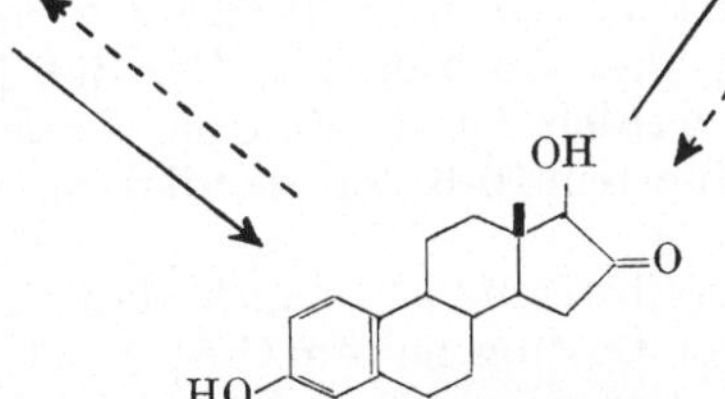

16-Keto-17β-Oestradiol

← Nachgewiesene Reaktionen, ←- - - - - wahrscheinlich, aber unbewiesen,

←⧣— nicht vorkommend

Formel 15. Schematische Darstellung des Oestrogenstoffwechsels. Nach MARRIAN [*1311*]. Stand 1957

annahmen, daß es sich um ein von Oestriol abgeleitetes Dioxybenzol oder Chinon handeln könnte (s. auch VALCOURT et al. [*2035*]). Da jetzt auch 2-Methoxyoestriol [*716*] isoliert wurde, stellt sich die Frage, ob 2-Methoxyoestriol aus 2-Methoxyoestron durch 16-Hydroxylierung oder aus 2-Hydroxyoestriol durch Methylierung entstehen kann. Seit der Gewinnung von 2-Methoxyoestron, 2-Methoxyoestradiol und 2-Methoxyoestriol erscheint es unbezweifelbar, daß der menschliche Organismus die Fähigkeit zur Methoxylierungsreaktionen besitzt. Die sehr geringe biologische Oestrogenaktivität des 2-Methoxyoestrons (1:20000 der Aktivität des 17β-Oestradiols) spricht auch dafür, daß diese Verbindung ein Zwischenglied der Oestrogeninaktivierung darstellen könnte. Es ist bemerkenswert, daß ein sehr nahestehendes Derivat, nämlich der 3-Methyläther des 2-Hydroxyoestrons [*1447*] eine nur etwa 200mal schwächere Oestrogenwirkung hat als 17β-Oestradiol, was auf die Bedeutung der 2-Hydroxylgruppe bei der Oestrogenwirkung hinweist.

Ob 2-Methoxyoestron im menschlichen Organismus demethyliert wird, ist noch nicht sicher bekannt. Daß Demethylierung des Methyläthers des Oestrons im menschlichen Organismus vorkommen könnte, wurde von WESTERFELD [*2115*] vermutet. STROUD [*1952a*] hat gezeigt, daß Demethylierungsprozesse bei Säugetieren vorkommen. Er injizierte Kaninchen 4-Methoxydiphenyl und isolierte aus dem Harn 4:4 Dioxydiphenyl.

Das vielleicht wichtigste Intermediärprodukt, nämlich 16-Ketooestron, ist zur Zeit noch auf das relativ schwächste Beweismaterial für seine Existenz im Organismus gestützt. Störend wirkt auch, daß man bei einigen Reaktionen nicht genau weiß, ob sie direkt oder über Zwischenprodukte ablaufen, so ob beispielsweise 16-Ketooestron in vitro in 16-Epioestriol unmittelbar oder durch an C-16 hydroxylierte Zwischenprodukte umgewandelt wird. Bei Inkubation mit 16-Ketooestron wurden außer 16-Epioestriol 16α- sowie 16β-Hydroxyoestron gefunden [*270*]. Man weiß nicht, ob 17β-Oestradiol direkt durch 16-Hydroxylierung in Oestriol verwandelt werden kann oder ob dies nur über die bekannten Zwischenstufen vor sich geht. Die verzögerte Oestriolausscheidung scheint darauf hinzuweisen, daß die Bildung von Oestriol aus Oestron und 17β-Oestradiol als langsame Reaktion oder über mehrere Zwischenglieder abläuft. Es wurde gezeigt, daß ein Teil von Oestriol in 16-Keto-17β-oestradiol umgewandelt werden kann. Man hat ferner dargetan, daß ein großer Teil von zugeführtem 16-Ketooestradiol zu Oestriol reduziert wird [*270*].

Für das Verständnis erschwerend ist es auch, daß die Reaktionswege, die zur Hydroxylierung von Oestrogenen am C-Atom 6 führen, noch nicht bekannt sind. Zwei Reaktionen, die von Androgenen zu Oestrogenen führen, sind in dem Schema nur angedeutet. Sie sind lediglich als Beispiele gedacht, wie der Oestrogenmetabolismus sich in einen größeren Zusammenhang einordnen läßt. Auch andere Androgene, wie Androst-4-en-3,17-dion und „Dehydroepiandrosteron" können in Oestrogene umgewandelt werden (s. Seiten 81 u. 84). Keinesfalls soll der Eindruck erweckt werden, als ob die Umwandlung von Acetat und Cholesterin in

Oestrogene vorwiegend oder ausschließlich über Androgene vor sich ginge oder daß nicht noch ganz andere biogenetische Wege für die Oestrogenbildung bestehen könnten.

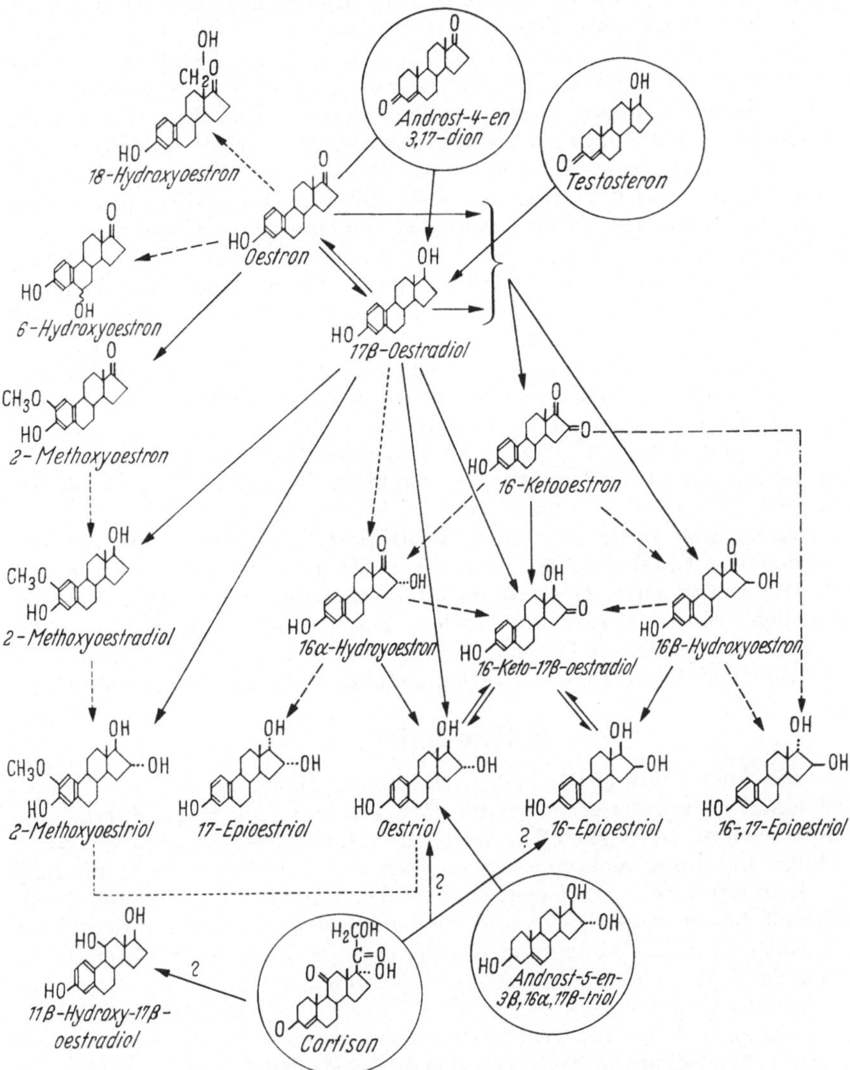

Formel 16. Unsere gegenwärtige Auffassung von Stoffwechsel der Oestrogene. ←—— Reaktion in vivo; ←------ Reaktion in vitro

Die Stellung der Oestrandiole im Stoffwechsel ist ebenfalls unklar. Sie stellen vielleicht eine Zwischenstufe bei der Bildung von Oestrogenen aus Androgenen dar. HEARD u. Mitarb. [*894*] nehmen an, daß sie durch Decarboxylierung eines 19-Carboxysteroids entstehen. Über ein

3-Ketoderivat (3-Keto-oestra-4-en) soll dann im Gewebe das alkoholische Derivat gebildet werden.

Unter diesen Einschränkungen vermag jedoch die Formel 16, wie wir glauben, einen gewissen Eindruck von unseren heutigen Auffassungen über den Oestrogenstoffwechsel zu vermitteln. Alle in der Formel 15 angeführten Reaktionen findet der Leser auch in den Tabellen 26 und 27.

Für die Möglichkeit, daß Oestrogene zur Biosynthese anderer Hormone dienen können, wurden bisher keinerlei Hinweise erbracht. Die Möglichkeit, daß Androgene und Oestrogene als Vorstufen der Biogenese von Nebennierenrindenhormonen eine Rolle spielen, wird in einer Arbeit von JUDAEV und DRUZHININA [*1067*] erörtert. Das vorliegende Beweismaterial scheint uns nicht hinreichend, um eine solche Möglichkeit anzunehmen.

Der Stoffwechsel der Oestrogene dürfte vermutlich in den verschiedenen steroidbildenden Organen und in peripheren Geweben, je nach deren Gehalt an Enzymen und anderen Hormonen, sehr verschieden ablaufen. Unterschiede dürften auch zwischen normalen und kranken Geweben bestehen. Bis sich hierüber klare Vorstellungen bilden können, wird noch sehr viel grundlegende Arbeit nötig sein.

Noch im Jahre 1950 war das Schema des Zwischenstoffwechsels, wie es die Formel 14 wiedergibt, voll zutreffend. Vergleicht man es mit den Formeln 15 und 16, so erhält man einen Eindruck über die Zunahme unserer Kenntnisse in den letzten 8 bis 10 Jahren. Vorläufig muß versucht werden die Ergebnisse der bisherigen Arbeiten zum Stoffwechsel der Oestrogene zu einer Gesamtkonzeption zu vereinigen. Dabei würde es nützlich sein, die sich ergebenden Anschauungen durch spezifische Blockierung prüfen zu können. Anfänge in dieser Richtung sind gemacht und scheinen theoretische wie auch praktische Fortschritte zu versprechen.

2. Konjugierung[1]

Die Ausscheidung der biologisch aktiven Hormone aus dem Körper ist eine der Voraussetzungen für ihre Funktion als Regulatoren. Ihre Ausschaltung als Wirkstoff ist nach unseren heutigen Kenntnissen durch Abbau und durch Konjugierung möglich, d. h. durch chemische Bindung z. B. an Schwefel- oder Glucuronsäure. Die mit Säuren gepaarten Steroide sind besser wasserlöslich und können durch die Nieren mit dem Harn eliminiert werden. Abbau und Konjugierung werden oft, vielleicht nicht ganz zu Recht, als „Inaktivierung" zusammengefaßt.

Bereits 1929 stellten GLIMM und WADEHN [*817*] fest, daß die Oestrogene in einer Form im Urin ausgeschieden werden, in der sie nicht mit organischen Lösungsmitteln extrahierbar sind. Die Autoren sprachen die Vermutung aus, daß es sich bei den nicht extrahierbaren Oestrogenen um eine Säureverbindung handeln könne. Das Problem wurde durch die

[1] In der deutschen Terminologie werden die wasserlöslichen Verbindungen von Steroidhormonen (z. B. Sulfate oder Glucuronoside) Paarlinge genannt. Die Bezeichnung erscheint uns nicht gut gewählt. Wir werden daher die Ausdrücke konjugiert, Konjugat und Konjugierung verwenden, obwohl sie chemisch nicht ganz einwandfrei sind

Untersuchungen von BUTENANDT [*346a*], COLLIP et al. [*443, 444*] sowie MARRIAN [*1305*] weiter aufgeklärt. ZONDEK [*2188a*], der sich ebenfalls intensiv mit dem Problem der Freilegung der Oestrogene beschäftigt hatte, konnte im Tierversuch feststellen, daß die Konjugierung der Oestrogene offenbar vorwiegend in der Leber, kaum in Niere und Milz und nicht in Lunge, Muskulatur, Gehirn oder Keimdrüsen vor sich geht. Ähnliche Ergebnisse bei Feten haben DUTTON und STOREY [*624*] mitgeteilt. ZONDEK [*2188a*] wies in der Diskussion seiner Befunde bereits auf die Möglichkeit einer Bindung an Glucuron- und Schwefelsäure hin. Durch die Untersuchungen von ONESON und COHEN [*1481*] sowie GRANT und BEALL [*836*] und anderen [*430, 432, 1728*] wissen wir, daß Glucuronoside[1] und Schwefelsäureester (Sulfate) in der Tat die wichtigsten Oestrogenkonjugate sind (s. auch Kapitel Hydrolyse Seite 230). Bisher wurde beim Menschen nur ein Oestrogenkonjugat mit Sicherheit identifiziert, nämlich das Oestriol-Glucuronosid als Natriumsalz [*436, 438, 1360*]. Das Vorkommen von Oestronsulfat [*353, 836*], Oestriolsulfat [*1360*] und Oestronglucuronosid [*430, 1087, 1481*] wurde aber sehr wahrscheinlich gemacht. Vom quantitativen Gesichtspunkt aus scheint die Glucuronosidbindung, wenigstens für die Harnoestrogene, die wichtigste zu sein. Für eine endgültige Klärung der Frage, welche Konjugate beim Menschen vorkommen, muß die Isolierung und Identifizierung der Verbindungen als einwandfreier Beweis verlangt werden. Die Untersuchungen zu diesem Problem wurden wegen der höheren Hormonkonzentration durchweg im Schwangerenharn vorgenommen. Sie werden wesentlich erleichtert durch die neueren Methoden [*341*], solche Konjugate zu isolieren. Neuere Untersuchungen zum Problem der Hydrolyse von COHEN u. Mitarb. [*429, 430, 1481*] sowie HEUSGHEM [*938*] unter Anwendung verschiedener Enzympräparate scheinen dafür zu sprechen, daß Oestron, 17β-Oestradiol und Oestriol in der Schwangerschaft sowohl als Glucuronoside wie auch an Sulfate gebunden ausgeschieden werden. Sowohl für Oestriol als auch für Oestron und Oestradiol nimmt die Glucuronosidbindung im Verlaufe der Schwangerschaft viel stärker zu als die Sulfatbindung [*938*]. Man glaubt heute vielfach, daß beide Säurebindungen bei den drei klassischen Oestrogenen vorkommen können. Es ist aber durchaus möglich, daß die verschiedenen Oestrogene auch als verschiedene Konjugate ausgeschieden werden. KATZMAN [*1087*] nimmt darüber hinaus an, daß Oestriol zum Teil in Form von Doppelkonjugaten ausgeschieden werden kann. Wie die übrigen später entdeckten Oestrogene konjugiert sind, ist zur Zeit noch unbekannt. Wahrscheinlich gibt es wenigstens im zirkulierenden Blut noch andere Bindungsarten, etwa Phosphorsäurekonjugate, wie sie für andere Steroide im Plasma vorzukommen scheinen [*1468*]. So haben kürzlich DICZFALUSY et al. [*532a*] bei Darmoperationen nach intrajejunaler Oestriolzufuhr aus Darm-Venen-Blut eine Form des Oestriols isoliert, bei der es sich weder um freies Oestriol noch um Monoglucuronosid oder Sulfat handeln kann.

[1] In der Literatur oft unrichtig als Glucuronid bezeichnet. Da es sich um eine ätherartige Glucosidbindung handelt, ist die Bezeichnung Glucuronosid oder Glucosiduronat (amerikanische Literatur) vorzuziehen

Kürzlich haben MENINI und DICZFALUSY [*1360*] mit Hilfe von Gegenstromverteilung, Papierelektrophorese und Papierchromatographie gezeigt, daß im menschlichen Meconium mindestens zwei verschiedene Oestriolkonjugate vorhanden sind. Eines davon ist identisch mit Oestriolglucuronosid (s. Formel 17 und Tabellen 17 u. 20). Bei dem anderen findet man Verteilungseigenschaften wie bei Steroidsulfaten. Es handelt sich vielleicht um Oestriolsulfat[1]. Es scheint ebensoviel Glucuronosid wie „Sulfat" im Meconium vorhanden zu sein.

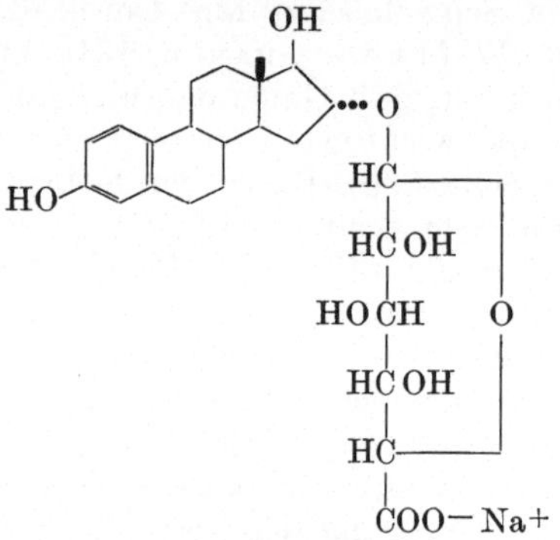

Oestriolglucuronosid (Natriumsalz)

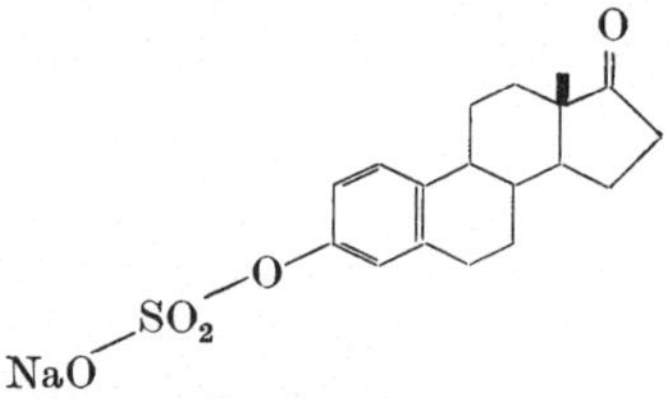

Oestronsulfat (Natriumsalz)

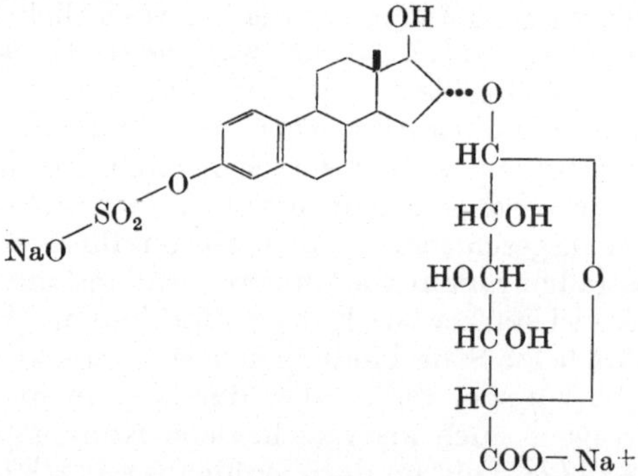

Doppelkonjugat (Hypothetisch)

Formel 17. Beispiele für die Konjugierung der Oestrogene

In der Anlagerung der Konjugate an die einzelnen Oestrogene bestehen Strukturunterschiede. Man weiß z. B., daß beim Oestriolglucuronosid die phenolische Hydroxylgruppe an C-3 frei ist. Die Glucuronosidbindung muß daher wohl in 16- oder 17-Stellung sitzen. Anderseits ist es verständlich, daß am Oestron die Bindung nur an der Hydroxylgruppe von C-3 stattfinden kann (s. Formel 17).

In Formel 17 sind Beispiele für konjugierte Oestrogene dargestellt. Man nimmt an, daß beim Oestriol die Glucuronosidbindung an C-16 und nicht an C-17 sitzt, obwohl dies noch nicht endgültig bewiesen wurde.

[1] Inzwischen wurde diese Verbindung als Oestriol-3-sulfat identifiziert [*1360*]

Das in Formel 17 gezeigte Doppelkonjugat, bei dem man eine 3-Sulfat und 16-Glucuronosiddoppelkonjugierung am gleichen Molekül annimmt, ist hypothetisch. Bisher wurde keine solche Substanz isoliert.

Glucuronosidbildung der Oestrogene konnte auch in vitro demonstriert werden. Hierbei wurde übrigens, allerdings mit Kaninchen- und Rattenleber, die Bildung von Oestradiolglucuronosid [*470a*, *627*, *938*, *1806a*] gezeigt. Die Fähigkeit zur Glucuronosidsynthese konnte in die Mikrosomenfraktion von Leberhomogenaten lokalisiert werden. Kerne und Mitochondrien haben diese Fähigkeit in einem viel geringeren Maße [*624*, *1949*].

Die Konjugierung findet nur bei Anwesenheit ausreichender Mengen von Glykogen, Lactat und Pyruvat statt [*1228a*].

Durch die Untersuchungen von HARTIALA u. Mitarb. [*883*, *884*, *885*, *1192*, *1193*, *1194*] ist (an Ratten) nachgewiesen worden, daß die Mucosa des gesamten Darmkanals, insbesondere des Duodenums bei der Glucuronosidkonjugierung eine wichtige Rolle spielen dürfte. Oestron und Oestriol wurden nach in-vitro-Inkubation mit Duodenalschleimhaut zu den entsprechenden Glucuronosiden konjugiert [*1192*]. Auch Oestradiolglucuronosid wurde identifiziert [*1193*, *1194*]. Etwa 53% des zugegebenen Oestradiols wurden als Glucuronosid wiedergefunden. Bei quantitativen Analysen [*1194*] mit der BROWNschen Methode zeigte sich, daß durchschnittlich 259 μg 17β-Oestradiol von 10 mg Duodenalgewebe konjugiert wurden. Hier handelt es sich aber wohl um zu hohe Werte. Die Verfasser haben offenbar keine ALLEN-Korrektur (s. Seite 259) vorgenommen. Da jedoch das Absorptionsmaximum bei 518 mμ lag, kann man annehmen, daß in den Extrakten Oestradiol, wenn auch in kleinen Mengen, vorhanden war. Uterus und eine Reihe anderer Gewebe waren wirkungslos. Im Magen-Darm-Kanal können aber auch Glucuronoside aufgespalten werden. Dies haben ODELL u. Mitarb. [*1465*] in Tierversuchen für das Oestriolglucuronosid gezeigt.

Es konnte kürzlich nachgewiesen werden, daß der beim Nager gefundene intestinale Oestrogenkonjugierungsmechanismus auch für den Menschen Gültigkeit hat [*532a*]. Bei einer Patientin mit kompletter Gallenfistel konnte nach intraduodenaler Zufuhr von Oestriol gezeigt werden, daß das freie Oestriol aus dem Duodenalsaft stufenweise verschwand und die Menge konjugierten Oestriols entsprechend zunahm. Unter gleichen Versuchsbedingungen konnte nach Zufuhr von Oestriolglucuronosid kein freies Oestriol gefunden werden. Dieser Befund steht im Gegensatz zu den Ergebnissen aus Tierversuchen. Die gleiche Arbeitsgruppe konnte bei vier Darmoperationen freies Oestriol in eine Darmschlinge einführen und große Mengen konjugierten Oestriols aus dem Darmgewebe und abführenden Venenblut isolieren und identifizieren. Offenbar sind also Duodenum und der ganze Dünndarm beim Menschen imstande, Oestrogene zu konjugieren. Obwohl die relative quantitative Beteiligung von Leber und Darm bei der Konjugierung nicht bekannt ist, muß demnach die alte Auffassung, daß die Konjugierung eine alleinige Funktion der Leber darstellt, modifiziert werden, was zweifellos zu neuen Folgerungen und neuen Einsichten auch für pathologische

Fragestellungen führen wird. Da Versuche in vivo gezeigt haben, daß im Lungengewebe menschlicher Feten eine sehr hohe Konzentration konjugierter Oestrogene nachweisbar ist, fragt man sich, ob nicht die Lungen und vielleicht andere Organe (z. B. die Nieren) an den Konjugierungsprozessen teilnehmen. Es wäre beispielsweise denkbar, daß die Sulfokonjugierung vorwiegend in diesen Organen vor sich geht, während die Glucuronsäurekonjugierung hauptsächlich im Darmkanal und in der Leber geschieht.

Es ließ sich nachweisen [*155, 502*], daß die Sulfatkonjugierung in vitro (nicht nur von Steroiden) auf einem Enzymsystem beruht, das sich in der überstehenden Flüssigkeit von Leberhomogenaten findet, in geringerem Maße in Zellkernen und Mitochondrien. Seine Aktivität ist abhängig von der Anwesenheit von Adenosintriphosphat und Magnesiumionen [*882*]. Harper und Calcutt [*882*] haben bei Untersuchungen über den Konjugierungsmechanismus verschiedene Schwefelsäurekonjugate (des Benzpyrens) isoliert und eine sehr gute Übereinstimmung der Bedingungen in vitro und in vivo in intakten Geweben gefunden.

Wotiz u. Mitarb. [*2163*] haben bei in-vitro-Inkubation von menschlichen Prostataschnitten (mit Testosteron und ^{14}C-Testosteron) das Auftreten von wasserlöslichen Konjugaten festgestellt, die durch β-Glucuronidase hydrolisiert werden konnten. Nach „Trägerverdünnung" mit nichtmarkiertem Testosteron konnte gezeigt werden, daß radioaktives Testosteron unverändert vorhanden war. Es kann sich möglicherweise um ein 17-Glucuronosid des Testosterons handeln.

Man kann heute also mit großer Wahrscheinlichkeit sagen, daß die Konjugierung der Oestrogene auch beim Menschen vorwiegend in der Leber und im Magen-Darm-Kanal, in geringerem Ausmaß vielleicht in der Niere stattfindet. Es ist aber nicht ausgeschlossen, daß auch andere Organe, wie z. B. Lunge[1] und Milz [*1727*], an Konjugierungsprozessen beteiligt sein können. Dagegen erzielte man mit Uterusgewebe ein negatives Ergebnis [*884*].

Im Gegensatz zu den Befunden in der Galle von Tieren finden sich nach den Untersuchungen von Sandberg und Slaunwhite [*1715, 1716*] fast alle Oestrogenmetaboliten in der Galle des Menschen in konjugierter Form. So haben auch Adlercreutz et al. [*7*] in Isolierungsstudien gefunden, daß wenigstens 90% des Oestriols in der Schwangerengalle in konjugierter Form vorhanden sind. Der größte Teil der später im Stuhl auftretenden Oestrogenaktivität scheint allerdings wieder in freier Form vorzuliegen (s. Kapitel Oestrogene im Stuhl).

Dies wird durch die β-Glucuronidase und Phenolsulfataseaktivität in den Faeces erklärt [*1926*]. Sandberg und Slaunwhite [*1716*] haben die Hypothese aufgestellt, daß die Gallekonjugate der Oestrogene im Magen-Darm-Kanal aufgespalten und danach reabsorbiert werden (s. Abbildung 50). Sie fanden, daß vom radioaktiven Oestradiol nur ungefähr 6% der Radioaktivität im Stuhl wiedergefunden wurde, während bei Gallenfistelpatienten ungefähr 50% in der Galle wiedergefunden wurde.

[1] Die Konjugierungsfähigkeit der fetalen Lunge kann als gesichert angesehen werden (s. Seite 342)

Diese Tatsache stützt die Annahme, daß die in der Galle auftretenden Metaboliten im Gastrointestinaltrakt als freigelegte Steroide reabsorbiert, in der Leber an Glucuronsäure gebunden und schließlich im Harn ausgeschieden werden. Dafür sprechen weiterhin die obengenannten Versuche von Diczfalusy u. Mitarb. [*532a*], die im Duodenalsaft nach Zufuhr von Oestriolglucuronosid kein freies Oestriol nachweisen konnten. Dieser kontinuierliche Kreislauf Leber-Galle-Darm-Leber soll eine Erklärung für die langsame Ausscheidung im Urin bieten. Wir verweisen an dieser Stelle auf die Ausführungen über den enterohepatischen Kreislauf im Kapitel über Leberkrankheiten (Seite 319).

Es ist nicht genau bekannt, ob der Konjugierungsmechanismus bei der Schwangeren von dem in nichtschwangerem Zustand abweicht. Manche Autoren waren der Ansicht, daß Glucuronosid- und Sulfatbindung in der Schwangerschaft relativ vermindert sind [*430*, *1854*]. Diese Ansicht ist nicht sehr gut fundiert und beruht offenbar auf Schwächen in den angewandten Verfahren.

Wir haben den Eindruck, daß auf Grund der methodischen Fortschritte bald wesentliche neue Einsichten über die Ausscheidungsformen der Steroide zu erwarten sind. Wir möchten hier als Beispiel auf die schönen Möglichkeiten der Trennung von Steroidsulfaten und Steroidglucuronosiden verweisen, wie sie von Beall und Grant [*118*], Lewbart und Schneider [*1218*] sowie Bush [*341*] beschrieben worden sind. Die Papierchromatographie bietet eine sehr gute Möglichkeit, Oestrogensulfate von Glucuronosiden zu trennen (s. Tabelle 20). Die Gegenstromverteilung in verschiedenen Lösungsmitteln ist hierzu ebenfalls vorzüglich geeignet, wie dies aus Tabelle 17 hervorgeht. Durch Hochspannungspapierelektrophorese konnte Oestronsulfat von Androsteronsulfat, Dehydroepiandrosteronsulfat und Testosteronsulfat getrennt werden [*196*, *1203*, *1536*]. Menini und Diczfalusy [*1360*] haben ferner gezeigt, daß papierelektrophoretische Methoden auch gute Möglichkeiten zur Charakterisierung konjugierten Oestriols bieten.

In dieser Beziehung ist wichtig, daß jetzt Synthesemethoden für verschiedene Oestrogenglucuronide und -sulfate und auch für Doppelkonjugate (Sulfat + Glucuronosid) beschrieben wurden [*353*, *500*, *836*]. Die Anwendung dieser Verbindungen als Bezugssubstanzen wird sicher die Aufklärung der verschiedenen beim Menschen vorkommenden Konjugattypen erleichtern. Wir selber [*520*] haben jetzt starke Beweise für das Vorkommen von Oestronsulfat und Oestronglucuronid beim Menschen gewonnen. Aus Schwangerenharn ließ sich eine konjugierte Oestronfraktion isolieren, die in Gegenstromverteilungen von authentischem Oestronsulfat nicht zu unterscheiden war.

In einer interessanten Arbeit haben Hanahan und Everett [*879*] an Ratten den Stoffwechsel von ^{35}S-Natriumoestronsulfat untersucht. Sie fanden, daß mehr als 75% der Radioaktivität innerhalb 24 Stunden ausgeschieden wurden, und zwar in anorganischer Form. Von allen untersuchten Organen war nur die Leber in der Lage, den Schwefelsäureester in vitro zu hydrolysieren, aber weder Dünndarm, Dickdarm, Niere noch Pankreas und Blutplasma.

Nach den Angaben von PURDY et al. [*1600*] ist 2 Std nach Verabfolgung von [^{14}C-16]-17β-Oestradiol, Oestronsulfat der hauptsächliche radioaktive Metabolit im Plasma. Oestronglucuronosid ist in viel geringerer Menge vorhanden.

Der biochemische Mechanismus der Glucuronosidbildung ist kürzlich ebenfalls aufgeklärt worden [*624*, *1016*]. Glucose ist der Vorläufer der Glucuronsäure. Die Oxydation der Glucose wird vollzogen, während sie an ein Molekül Uridinphosphat gebunden ist. Die so gebildete Uridinphosphatglucuronsäure ist eine aktive Form der Glucuronsäure und nimmt an der Glucuronidsynthese teil. Diese wird katalysiert durch das Enzym Glucuronosyltransferase, das in den Mikrosomen der Leberzellen gefunden wurde. Die Steroide werden nach SZEGO und WOLCOTT [*1977*] wahrscheinlich erst an Protein gebunden, ehe sie konjugiert werden. Das Oestriolglucuronosid im Blut soll an das β-Globulin gebunden sein [*1480*, *1970*]. Es wird vermutet, daß Glucuronoside die Placentaschranke nur in begrenzter Menge oder gar nicht passieren [*478*, *519*] und von den Nierentubuli nicht reabsorbiert werden können.

In letzter Zeit sind einige Steroidsulfokinasen isoliert worden [*1453*]. Es wurde gezeigt, daß die Sulfatübertragung auf Steroide durch ein Adenosin-3'-phosphat-5'-phosphosulfat-bildendes System und verschiedene Sulfokinasen reguliert wird. Man fand Anzeichen dafür, daß es vielleicht eine größere Anzahl von spezifischen Sulfokinasen im Organismus gibt.

Es kommen im Körper übrigens auch Enzyme vor, die Steroidkonjugate hydrolysieren können, z. B. die β-Glucuronidase [*717*, *719*]. Diese ist in manchen Organen, z. B. der Leber, in hohen Konzentrationen vorhanden. Man könnte sich vorstellen, daß durch Glucuronosidbildung oder -hydrolyse je nach Bedarf die Konzentration und Wirkung der Oestrogene als freie oder gebundene Hormone im Gewebe oder Erfolgsorgan reguliert werden kann. Die Aktivität dieser Enzyme scheint jedenfalls unter der Kontrolle der Steroide zu stehen. Unsere Kenntnisse sind hier sehr unsicher und ganz am Beginn. Man neigt jedoch heute, im Gegensatz zu früheren Ansichten, zu der Annahme, daß die β-Glucuronidase bei der Kupplung von Steroiden mit Glucuronsäure keine Rolle spielen dürfte [*1085*].

Nach unserer heutigen Auffassung schafft der Konjugierungsvorgang die Voraussetzung für die Ausscheidung der Hormone durch die Niere. Durch Bindung an Glucuronsäure, Sulfate und wahrscheinlich noch andere Konjugate werden die Oestrogene besser wasserlöslich und somit harnfähig. Da konjugierte Oestrogene — im Tierversuch am Uterus des Nagers bei parenteraler Applikation — im allgemeinen eine schwächere Oestrogenwirkung haben, nimmt man an, daß die Konjugierung auch beim Menschen eine Abnahme der biologischen Aktivität herbeiführt.

Die Situation dürfte aber viel komplizierter sein. Zur Zeit wäre es voreilig und unvorsichtig als endgültig erwiesen anzusehen, daß konjugierte Oestrogene in jeder Hinsicht inaktiv sind. Die Rolle der Konjugate in den verschiedenen Enzymprozessen und ihre physiologischen Wirkungen sind heute noch ganz unbekannt. Es ist sehr gut denkbar, daß Konjugate an gewissen Enzymsystemen viel stärker angreifen als freie Oestrogene. Außerdem hält die sog. Inaktivität solcher Substanzen einer kritischen Untersuchung nicht stand. So hat man z. B. gezeigt [*1465*], daß Oestriolglucuronosid zwar nach subcutaner Verabreichung viel weniger aktiv, nach oraler Zufuhr jedoch zehnmal aktiver ist als Oestriol. Die Glucuronoside wurden wahrscheinlich gespalten. Aber auch nach lokaler Applikation ist Oestriolglucuronosid bei Versuchstieren aktiv. Auch Oestronsulfat ist bei kastrierten erwachsenen Ratten ungefähr siebenmal schwächer als Oestron nach subcutaner Injektion, aber etwa zweimal so aktiv nach peroraler Zufuhr. Hierbei könnte natürlich der enterohepatische Kreislauf oder die möglicherweise unterschiedliche Inaktivierung freier und konjugierter Oestrogene eine Rolle spielen.

Man weiß auch nicht, welchen Einfluß die verschiedenen Konjugierungsformen auf die Verteilung der Oestrogene im Organismus, ihre Wirkung, ihren Abbau und ihre Ausscheidung ausüben. Ebenso unbefriedigend sind unsere Kenntnisse über das Verhalten des Konjugierungsmechanismus bei krankhaften Störungen. Hier sind noch viele interessante und wichtige Fragen zu klären.

Es ist auch klar, daß es ohne eine bessere Kenntnis der Oestrogenkonjugate kaum möglich sein wird, wirklich optimale Hydrolysebedingungen für die Oestrogenbestimmung zu schaffen. Untersuchungen über die biologischen Wirkungen der heute erhältlichen synthetisierten Steroidester dürften interessante neue Aspekte auf das Stoffwechselgeschehen eröffnen.

Es besteht kein Zweifel, daß auch der Fet und das Neugeborene Oestrogene zu konjugieren vermag (s. Seite 338). Über die Natur dieser Konjugate wissen wir nur wenig. Auf Grund von Versuchen mit Salicylaten und Bilirubin wird angenommen, daß das Frühgeborene nicht imstande ist, Oestrogene mit Glucuronsäure zu konjugieren. Es wurde gezeigt, daß zur Zeit der Geburt manche Gewebe weniger aktiv in der Glucuronosidkonjugierung sind, andere Gewebe aber (wie Lunge und Milz) wesentlich größere Aktivität als beim Erwachsenen zeigen [*1727*]. Der Stockholmer Arbeitsgruppe ist kürzlich der Nachweis gelungen, daß im fetalen Organismus des 4. bis 5. Schwangerschaftsmonats eine Konjugierung von Oestrogenen stattfinden kann, auch wenn die Feten vom mütterlichen Kreislauf isoliert sind. Glucuronoside konnten nicht nachgewiesen werden. Es dürfte sich demnach bei den dort gebildeten Konjugaten aller Wahrscheinlichkeit nach um Sulfate handeln [*521a*]. Andererseits haben Menini und Diczfalusy [*1360*] kürzlich in fetalem Darminhalt große Mengen von Oestriolglucuronosid gefunden. Da die Placentaschranke für konjugierte Oestrogene nicht durchgängig zu sein scheint und da in der fetalen Leber und Lunge keine Glucuronoside nachweisbar sind, kann man sich fragen, ob vielleicht auch der Dünndarm des Feten imstande sein kann, Oestrogenglucuronoside zu bilden. Untersuchungen über die Oestrogenkonjugierung bei Neugeborenen nach Zufuhr freier Oestrogene wären von großem Interesse. Für weitere Information zu Fragen der Konjugierung verweisen wir auf die Spezialliteratur [*624*, *1016*, *1644*] sowie auf die Kapitel Hydrolyse, Schwangerschaft,

Besonderheiten des Oestrogenstoffwechsels beim Neugeborenen und Leberkrankheiten.

Zusammenfassend ist zu sagen, daß beim Menschen bisher als einziges Konjugat Oestriolglucuronosid isoliert wurde. Es liegen aber starke Indizienbeweise für das Vorkommen von Oestronsulfat, Oestronglucuronid und Oestriolsulfat vor. Als Konjugierungsort kommen wahrscheinlich nicht nur die Leber, sondern auch der Magen-Darm-Kanal und vielleicht noch andere Organe in Frage.

Unsere Vorstellungen über den enzymatischen Mechanismus der Konjugierung beginnen, obwohl noch ganz am Anfang stehend, allmählich Gestalt anzunehmen. Der klinischen Grundlagenforschung stellt sich jetzt die Aufgabe, die Möglichkeiten der Spaltung von Konjugaten im Organismus, die Rekonjugierung in enterohepatischen Kreislauf und die biologische Wirkung der Oestrogenkonjugate nach Verabfolgung beim Menschen zu studieren, ferner die Bedeutung der verschiedenen Konjugierungsmechanismen in verschiedenen Organen unter physiologischen und pathologischen Verhältnissen zu untersuchen.

3. Die Rolle der Leber im Oestrogenstoffwechsel[1]

Die Mitteilung von ZONDEK [*2185, 2186*], daß Leberbrei Oestron zu inaktivieren vermag, hat der Erforschung des Oestrogenstoffwechsels einen mächtigen Auftrieb gegeben. Seither haben zahlreiche Nachuntersucher dieses Phänomen der *Inaktivierung* in vivo und in vitro mit tierischen und menschlichen Geweben geprüft und die Originalbefunde bestätigt [*673a, 674, 687, 899, 914, 916, 1014, 1110, 1224, 1712, 1748b, 1784, 1785, 1979, 1980, 1987, 2027, 2195*]. Die Existenz des von ZONDEK gefundenen Ferments „Oestrinase", das durch Erhitzen inaktiviert wird, wurde allerdings von verschiedenen Nachuntersuchern bezweifelt [*839a, 2115*]. Man nimmt heute an, daß mehrere Enzymsysteme am Abbau der Oestrogene beteiligt sind. Nach LIEBERMANN et al. [*1224*] sollen 1500 g menschlicher Leber die Fähigkeit haben, 11,5 g 17β-Oestradiol pro Tag inaktivieren zu können. RIEGEL und MEYER [*1631a*] haben die intracelluläre Verteilung des oestrogen-inaktivierenden Systems untersucht. Sie fanden, daß weder Kerne, noch Mitochondrien, noch Mikrosomen oder die überstehende Flüssigkeit alleine Oestradiol inaktivieren konnten. Kombinierte man aber die Mikrosomen mit der überstehenden Flüssigkeit oder mit Riboflavinmonophosphat, so wurde die Aktivität des Homogenats vollkommen wiederhergestellt. Leberhomogenate sind in der Inaktivierung von Oestrogenen weniger aktiv als Leberschnitte [*451, 501, 710b*]. Dies scheint teilweise damit zusammenhängen, daß die Cofaktoren Nicotinsäureamid und Diphosphopyridinnucleotid [*501*], die für die Enzymreaktion notwendig sind, durch den Vorgang des Homogenisierens zerstört werden.

Bei Versuchen mit der Herz-Lungen-Perfusionstechnik [*1014, 1740*] wird perfundiertes Oestron nicht verändert. Wiederholt man jedoch das gleiche Experiment am Herz-Lungen-Leberpräparat, so wird sämtliches

[1] Übersichtsarbeiten Leber und Oestrogenstoffwechsel: [*257a, 377, 379, 392, 808, 1268*]

perfundierte Oestrogen inaktiviert. Dieses Vermögen der Leber besteht auch nach Ausschaltung des reticuloendothelialen Systems (KUPFER-Zellen) weiter [*2202*].

Im Tierversuch verliert die Leber nach Schädigung z. B. durch Tetrachlorkohlenstoff die Fähigkeit, Oestrogene zu inaktivieren [*1148*, *1559*, *1987*, *2027*]. Eine gleiche Wirkung ist durch partielle Hepatektomie oder durch Unterbindung der Gallengänge zu erzielen [*1642*, *1742*, *1785*]. Ähnliche Zustände scheinen beim Menschen nach schweren Leberschädigungen vorzukommen. Injiziert man Oestrogene direkt in die Leber, so werden sie nicht inaktiviert, da sie von den abführenden Gefäßen direkt weitertransportiert werden [*960*].

Eine der wichtigsten Reaktionen in der Leber ist die Umwandlung von 17β-Oestradiol in Oestron [*899*, *1514*, *1687*, *1688*, *2027*]. Die umgekehrte Reaktion scheint weniger leicht vor sich zu gehen, was eine Frage des Gleichgewichts sein kann. Man nimmt an, daß Oestriol zu einem großenTeil in der Leber entsteht,obwohl die experimentellen Beweise dafür noch nicht ganz einwandfrei sind. Versuche von LIEBERMAN [*1224*] et al., TAGNON et al. [*1979*, *1980*], sowie RYAN und ENGEL [*1687*, *1688*], HEUSGHEM et al. [*938*] haben gezeigt, daß nach Inkubation von Oestrogenen mit menschlicher Leber und Rattenleber mehr als die Hälfte des Ausgangsmaterials in unbekannte Metaboliten umgewandelt wurde. Neuere Untersuchungen von HEARD u. Mitarb., [*899*] BOCKLAGE et al. [*200a*] sowie TWOMBLEY und TAYLOR [*2027*] haben erwiesen, daß dies Verschwinden biologischer Aktivität auf Umwandlungs- und Abbaureaktionen beruht. BREUER und seine Arbeitsgruppe [*259*, *260*, *270*, *271*] haben nach Inkubationsversuchen mit Schnitten menschlicher Leber eine Reihe von Oestrogenmetaboliten isoliert (s. Tabelle 26), doch ist deren größte Menge noch immer unbekannt. Man muß mit der Möglichkeit rechnen, daß ein beträchtlicher Teil dieser Abbauprodukte vielleicht nichtphenolische Metabolite sind.

VALCOURT et al. [*2035*] haben nach Verabreichung von in 16-Stellung mit ^{14}C markiertem Oestron an Ratten gefunden, daß nach Enzymhydrolyse 2/3 der Radioaktivität in Harn und Galle nicht mit Äther extrahiert werden konnten. Auch WOTIZ et al. [*2162*] haben in Perfusionsversuchen mit radioaktivem Oestron eine große Menge von chloroformunlöslicher Radioaktivität in hydrolysierten Dialysaten von Rattenleberplasma beobachtet. BEER und GALLAGHER [*127*, *128*] schließlich konnten feststellen, daß man mit Äther nicht alle Radioaktivität aus hydrolysierten Harnextrakten von mit radioaktivem Oestron und 17β-Oestradiol behandelten Patienten extrahieren kann. Dieser Befund ließe sich durch die Annahme erklären, daß die angewandten hydrolytischen Methoden für eine quantitative Freilegung der Oestrogene nicht geeignet waren, möglicherweise darum, weil diese als Konjugate vorliegen, die mit den heute gebräuchlichen Methoden nur unvollständig hydrolysiert werden. Da man neutrale Metaboliten auch nach Verabfolgung anderer Steroide finden kann, scheint diese Möglichkeit Beachtung zu verdienen. Es besteht aber vielleicht noch eine weitere interessante Möglichkeit. JELLINCK [*1056*] hat nämlich gezeigt, daß

Leberhomogenate (auch vom Menschen) oder Phenoloxydasen (aus Pilzen) Oestron in einen wasserlöslichen, ätherunlöslichen Metaboliten umwandeln, während Placentagewebe und Blut in dieser Hinsicht unwirksam sind. Die Bildung solcher Metabolite konnte durch Zugabe von Cyanid, aber nicht durch Malonat gehemmt werden. JELLINCK nimmt an, daß in vitro unter diesen Versuchsbedingungen ein Abbau am phenolischen Ring A stattfindet. Möglicherweise wird nach Hydroxylierung an C-2 ein labiles Zwischenprodukt gebildet, das dann in Ring A leicht angreifbar ist. Eine Verbindung mit geöffnetem Ring A hat vielleicht keine oestrogene Aktivität mehr. Es ist möglich, daß die nichtphenolischen Metabolite, die von BREUER und seiner Arbeitsgruppe [*259, 260, 270, 271*] nach Inkubation mit Lebergewebe gefunden wurden, aus ähnlichen Stoffwechselprodukten bestanden. Die genannten Versuche deuten jedenfalls darauf hin, daß neben der Inaktivierung durch Hydroxylierungsprozesse, Konjugierung und vielleicht Proteinbindung eine weitere wichtige Inaktivierungsmöglichkeit bestehen kann, nämlich die Aufspaltung des phenolischen Ringes A. Ein solcher Prozess könnte eine weitgehende metabolische Bedeutung haben. Es ist bemerkenswert, daß eine Öffnung des Ring D, die mit chemischen Methoden leicht zu erzielen ist, bisher im menschlichen Organismus nicht nachgewiesen wurde.

Als ein weiterer klassischer Beweis für die oestrogeninaktivierende Wirkung der Leber kann neben den Inkubationsversuchen in vitro die Implantation von Ovarien oder Hormonpreßlingen in das Gebiet der Vena portae (mit Abfluß in die Leber) gelten [*184, 185, 186*]. Wenn man bei verschiedenen ovariektomierten Versuchstieren Ovarien oder Oestrogenpreßlinge in die Milz oder in das Mesenterium implantiert, so bleiben die Versuchstiere im Anoestrus und der Uterus atrophiert, obwohl die Oestrogensekretion anhält. Die Oestrogene werden aber in der Leber völlig inaktiviert. Wenn man solche Ovarien oder eine Milz, die einen Oestrogenpreßling enthält, subcutan transplantiert, so tritt die normale Oestruswirkung wieder auf [*184a, 1784*]. Ähnliche Implantationsversuche wurden auch am Menschen durchgeführt. Die Ergebnisse waren grundsätzlich gleich. WESTMAN [*2121*] hat bei einigen Patientinnen mit Metropathia haemorrhagica Teile des Omentum oder des Mesenterium an die Ovarien genäht und so eine direkte Abflußmöglichkeit für das venöse Blut in die Leber geschaffen. In zwei Fällen bildeten sich feste Adhäsionen. Die hyperoestrogenen Beschwerden besserten sich. Die Oestrogenausscheidung im Harn nahm ab.

Bei Verminderung oder Ausfall der oestrogeninaktivierenden Wirkung der Leber kommt es zu einer erhöhten Oestrogenwirkung und einem Anstieg der Ausscheidung exogener und endogener Oestrogene. Leberschädigung und partielle Hepatektomie vermindern bei kastrierten Nagern die Schwellendosis, die zur Erzielung eines Oestrus notwendig ist. Bei solchen Tieren führt auch die Implantation von Oestrogenen in die Milz zu voller Oestrogenwirkung mit Daueroestrus [*146, 1785*].

MÜHLBOCK [*1404*] und RAKOFF et al. [*1608*], ROBERTS und SZEGO [*1641, 1644*] sowie RIEGEL und MÜLLER [*1632*] haben unter ganz verschiedenen Bedingungen gezeigt, daß, zumindestens bei Nagetieren eine *Bindung der Oestrogene an Lebereiweiß* stattfindet. Es ist auch heute noch strittig, inwieweit die „Oestroproteinbildung“ in der Leber für den Menschen physiologische Bedeutung hat. Wahrscheinlich handelt es sich um eine lockere physikochemische Bindung der Blutoestrogene an das Plasma, die eine Art Transportform darstellt. Das Problem wird an anderer Stelle eingehend diskutiert (s. Seite 125).

Die *Ausscheidung der Oestrogene mit der Galle* und ihr *enterohepatischer Kreislauf* stellen eine weitere wichtige Funktion der Leber im Oestrogenstoffwechsel dar, die heute weitgehend gesichert erscheint. Cantarow et al. [*393*] konnten zeigen, daß nach intravenöser Zufuhr oder nach Implantation von Oestrogenen große Mengen in der Galle von Hunden mit Gallenfistel erscheinen. Auch nach intraduodenaler Zufuhr von Oestradiol wurde das Hormon in der Galle wiedergefunden. Diese Befunde ließen ernsthafte Zweifel an der Hypothese aufkommen, daß die Oestrogene durch die Leber sehr schnell abgebaut werden. Cantarow u. Mitarb. stellten daher die These vom enterohepatischen Kreislauf auf, die für das Verständnis der Oestrogenstoffwechsel eine große Bedeutung hat. Danach soll die Leber die Oestrogene aus der Blutzirkulation sammeln und mit der Galle ausscheiden. Die Oestrogene machen dann wiederholt einen enterohepatischen Kreislauf durch und werden stufenweise zu biologisch weniger aktiven Metaboliten abgebaut. Dieser Abbau scheint im Organismus langsamer vor sich zu gehen als nach den Versuchen in vitro anzunehmen ist. Daß ein gleicher Vorgang auch beim Menschen vorhanden ist, schien aus den Versuchen von Twombly u. Mitarb. [*2025, 2026*] hervorzugehen, die nach Injektion von radioaktivem Bromoestron eine beträchtliche Ausscheidung von Radioaktivität in der Galle fanden. Da Halogenierung aber wahrscheinlich die physiologische Verteilung im Organismus beeinflußt, ließen sich aus diesen Versuchen keine sicheren Schlußfolgerungen ziehen. Sandberg und Slaunwhite [*1715, 1716*] konnten aber dann mit ^{14}C markiertem Oestron und Oestradiol nachweisen, daß etwa 50% der zugeführten Radioaktivität in der Galle von Fistelpatienten, aber nur 7% in den Faeces von Patienten ohne Gallenfistel zu finden sind, dagegen 80% im Harn. Dieser Befund läßt sich kaum anders als durch die Annahme eines enterohepatischen Kreislaufs deuten. Sandberg und Slaunwhite haben daraufhin die Erklärung vorgelegt, daß die *Gallenkonjugate* im Dünndarm erneut hydrolysiert und als freie Verbindungen reabsorbiert werden. Die Oestrogene in der Galle liegen beim Menschen — im Gegensatz zu verschiedenen Tierarten — in der Tat vorwiegend in konjugierter Form vor. Die Verfasser deuten an, daß diese Konjugate interessanterweise wohl keine Glucuronoside sind. Weitere Ergebnisse auf diesem Gebiet werden mit Interesse erwartet, insbesondere da aus verschiedenen Experimenten hervorzugehen scheint, daß auch im Darm eine Glucuronosidbindung stattfinden kann. Durch den enterohepatischen Kreislauf wird auch die im Vergleich mit neutralen Steroiden langsame Harnausscheidung der Oestrogene erklärt. Nach Sandberg und Slaunwhite ist die Ausscheidung von Radioaktivität nach Verabfolgung von Oestrogenen langsamer als die jedes anderen Steroids. Ob im enterohepatischen Kreislauf die Enzyme von Darmbakterien einen Einfluß auf die Hydrolyse oder Umwandlung der Oestrogene haben, ist nicht sicher bekannt. Es ist aber wahrscheinlich, daß die bakteriellen Enzymwirkungen mehr in den distalen Teilen des Darmtraktes stattfinden. So konnte man z. B. nach Einbringen von Oestriolglucuronosid in den Dünndarm bei einer Patientin mit kompletter Gallenfistel kein freies Oestriol wiederfinden [*532a*].

Das Material zur Bildung der „Oestroproteine" kommt offenbar aus dem Eiweißvorrat der Leber, der jederzeit für die Abgabe an das Blut verfügbar ist. Glucuronsäuren werden aus dem Glykogenbestand der Organe gebildet. Die Sulfate entstammen vermutlich den schwefelhaltigen Aminosäuren. Inwieweit die Tätigkeit der Leber und der Galle von den auszuscheidenden Steroiden beeinflußt wird, ist nicht genau bekannt.

Die Annahme, daß eine *biologische Aktivierung von Oestrogenen* oder Prooestrogenen durch die Leber möglich sei, beruht auf der Beobachtung, daß biologisch unwirksame oder weniger wirksame Verbindungen im Organismus oder durch Lebergewebe in stärker oestrogen wirksame umgewandelt werden können. Diese Tatsache wird schon durch die Konversion des Oestrons in Oestradiol ausreichend erklärt. Von manchen Autoren wird auch die Bindung an Proteine als Aktivierung angesehen. Als Prooestrogene bezeichnet man eine Reihe von Androgenen (z. B. Androst-4-en-3,17-dion, Androst-4-en-3,17-diol, Androst-5-en-3,17-diol), sowie einige synthetische Oestrogene (z. B. Methyl-äthyl-stilboestrol), die vom Körper zu wirksamen Verbindungen metabolisiert werden[1].

Veränderungen im Oestrogenmolekül durch die Leber oder an anderer Stelle scheinen aber keine notwendige Voraussetzung für die Oestrogenwirkung auf die Zielorgane zu sein, da vielfach nachgewiesen wurde, daß Oestrogene auch lokal wirksam sind [*718, 1643, 1971*].

Die Umwandlung gewisser Harze zu Oestrogenen im Organismus wurde bereits früher erörtert (s. Seite 72).

Es ist nicht bekannt, ob diese Aktivierungsfähigkeit der Leber physiologisch gesehen von Bedeutung ist. Quantitativ dürfte sie wohl eine nur geringe Rolle spielen. Weitere Angaben über die Funktionen der Leber sind in den Abschnitten Stoffwechsel, Bindung an Proteine, Galle, sowie Darm- und Leberkrankheiten enthalten.

Zusammenfassend kann man die uns heute bekannten Funktionen der Leber im Stoffwechsel der Oestrogene folgendermaßen angeben:

1. „Inaktivierung" des Oestrogenmoleküls durch Hydroxylierungsprozesse und vielleicht Aufspaltung des aromatischen Rings A und des Ringes D.
2. Bildung von „Oestroproteinen".
3. Konjugierung der Oestrogene mit Glucuronsäure, Schwefelsäure und wahrscheinlich noch anderen Säuren.
4. Ausscheidung vorwiegend konjugierter Oestrogene, meist Oestriol mit der Galle. Teilnahme am enterohepatischen Kreislauf.
5. Aktivierung von Oestrogenen und „Prooestrogenen".

[1] Diese Verbindungen zeigen im Tierversuch bei lokaler Applikation keine Oestrogenwirkung, wohl aber bei parenteraler Injektion

«Il n'y a pas des théories fausses et des théories vraies, il y a des théories fécondes et des théories stériles».

Claude Bernard

4. Theorien zur Deutung physiologischer Regulierungen im Stoffwechsel

a) Die sogenannten Oestrogen-Oxydationsprodukte

Smith und Smith [*1843, 1859*] haben die Theorie aufgestellt, daß ein Teil der Oestrogene im Stoffwechsel in „Oxydationsprodukte" umgewandelt wird. Diese und nicht die Oestrogene selber sollen für die Steuerung der hypophysären Gonadotropinsekretion verantwortlich sein. Ihre Thesen stützen sich auf folgende Indizien:

1. Bei Säurehydrolyse von Schwangerenharn findet sich nach Zugabe von Zinkstaub eine viel höhere biologische Oestrogenaktivität als bei einfacher Hydrolyse ohne Zink [*1845*]. Dies wurde durch eine Rehydrogenierung im Harn enthaltener oxydierter, biologisch inaktiver Oestrogenabbauprodukte erklärt.

2. Ein aus Oestron durch Alkalibehandlung gewonnenes Oestrogenoxydationsprodukt, Westerfelds Lacton (s. Tabelle 10) wurde als Modellverbindung benutzt [*1859, 1860*]. Es zeigte bei sehr schwacher oestrogener Wirkung einen deutlichen hypophysenstimulierenden Effekt.

In Verallgemeinerung dieser Versuchsergebnisse wurde angenommen, daß eine zunehmende Menge von Oestrogenoxydationsprodukten während des Cyclus zu vermehrter Bildung und Absonderung von hypophysärem Luteinisierungshormon führen soll, während die intakten nichtoxydierten oestrogenen Hormone auf die Tätigkeit der Hypophyse, insbesondere die Bildung des follikelstimulierenden Hormons, hemmend wirken sollen. Den Oxydationsprodukten würde demnach eine wichtige Bedeutung in der Regulierung der cyclischen Vorgänge zukommen. Marrian und Bauld [*1312*] haben die Smithschen Theorien eingehend diskutiert. Sie kamen zu dem Ergebnis, daß die erhöhte Oestrogenaktivität nach Zinkhydrolyse vorwiegend durch Reduktion von Oestron zu 17β-Oestradiol, durch vollständigere Hydrolyse und durch Stabilisierung gegen Zerstörung durch die Hydrolyse erklärt werden kann. Boscott [*232*] hat darauf hingewiesen, daß wahrscheinlich außerdem Chinone und Aldehydderivate von Zuckern, die mit phenolischen Steroiden reagieren, beseitigt werden. Falk und Heard [*689a*] sowie Reckers und Katzman [*1613b*] fanden 17-Desoxooestron als Reaktionsprodukt. Allerdings sind bisher keineswegs alle Vorgänge bei der Zinkhydrolyse bekannt.

Westerfelds Lacton oder ähnliche Oxydationsprodukte wurden bisher beim Menschen nicht nachgewiesen. Die an Ratten erhobenen Befunde sind beim Menschen nicht einwandfrei zu reproduzieren. Die Smithschen Theorien müssen daher besonders kritisch aufgenommen werden. Es bleibt auch heute noch die Frage offen, inwieweit diese Theorien unrichtig und irreführend sind oder ob sie etwa doch einen wahren Kern enthalten. Die Theorien wurden auf eine so populäre Weise formuliert und in so leicht verständlichen, farbigen Begriffen dargeboten, daß sie sehr bald für manche Kliniker eine Art Dogma wurden, nach dessen experimentellen Beweisen nicht mehr gefragt wurde. Der beherzigenswerte Grundsatz von CLAUDE BERNARD: „Une hypothèse ne doit être acceptée que lorsque l'on a tout fait pour la détruire et qu'elle a montré sa résistance aux principes de déstruction", wurde jedenfalls auf diese Theorien nie angewandt.

Es wird nötig sein, die SMITHschen Anschauungen sehr sorgfältig nachzuprüfen. Über die zentralen Wirkungen der gut ein Dutzend zählenden uns heute bekannten Oestrogenabbauprodukte wissen wir noch nichts. Ihre Wirkung auf die Gonadotropinsekretion und auf die diencephal gesteuerten Reaktionen sollte jetzt, insbesondere im Hinblick auf ihre mögliche Bedeutung für die Regulation des Cyclus, mit zuverlässigen Methoden untersucht werden.

b) Die Wirkung von Progesteron auf den Oestrogenstoffwechsel

PINCUS und ZAHL [*1566*] hatten in Tierversuchen gefunden, daß Progesteron einen „Spareffekt", eine Art Schutzwirkung, auf den Oestrogenabbau beim Kaninchen ausübt, d. h. Progesteron sollte die Oestrogene vor dem Abbau schützen. In eingehenden Untersuchungen wurden diese Feststellungen durch SMITH und SMITH [*1833, 1856, 1865*] bestätigt und auf den Oestrogenstoffwechsel beim Menschen ausgedehnt. Progesteron soll während des Cyclus die Umwandlung von Oestradiol und Oestron zu Oestriol fördern und dadurch gleichzeitig die oxydative Inaktivierung vermindern. Während der Follikelphase des Cyclus werde Oestradiol in steigender Menge gebildet, gegen Ende auch Progesteron. Dieses reiche aber mengenmäßig noch nicht aus, um die Reaktion Oestradiol ↔ Oestron → Oestriol zum stabilen Endprodukt Oestriol hin zu verschieben. Es treten daher neben Oestradiol und Oestron größere Mengen von Oxydationsprodukten auf, die eine Hemmung der Sekretion von hypophysärem FSH und eine Stimulierung von Bildung und Ausschüttung des LH bewirken, wodurch Luteinisierung und vermehrte Progesteronbildung im Ovar resultieren. Durch die ansteigenden Progesteronmengen werde nun im Stoffwechsel der zweiten Cyclushälfte überwiegend Oestriol gebildet, während die Oxydation von Oestrogenen zurückgehe und daher Oxydationsprodukte kaum noch vorhanden seien. Die LH-Stimulierung lasse daher nach, das Corpus luteum bilde sich zurück. WHITE hat diese Theorien auf die Toxämien diabetischer Schwangerer übertragen [*2124, 2125, 2126*], bei denen Oestrogen- und Progesteronbehandlung angeblich überzeugende Erfolge zeitigte. Diese konnten allerdings von Nachuntersuchern nicht reproduziert werden [*440*].

Im Gegensatz zu den vorgenannten Autoren konnten HEARD et al. [*893*] in sorgfältigen Isolierungsstudien keinen Einfluß des Progesterons auf den Oestrogenstoffwechsel (des Kaninchens) feststellen.

HELLER und HELLER [*916*] zeigten, daß die Leber schwangerer und nichtschwangerer Tiere Oestrogene in gleicher Weise inaktiviert. Auch in neueren eingehenden Untersuchungen am Menschen von STIMMEL und STEALY [*1935*] sowie von PEARLMAN u. Mitarb. [*1510*, *1511*, *1518*], konnte die SMITHsche Theorie nicht bestätigt werden. Auch die in der Literatur mitgeteilten Oestriol/(Oestron+Oestradiol)-Quotienten scheinen gegen eine größere Bedeutung des Progesterons im Stoffwechsel wenigstens der drei klassischen Oestrogene zu sprechen.

Die heute vorherrschende Anschauung ist daher, daß die Anwesenheit auch größerer Progesteronmengen den Oestrogenstoffwechsel, soweit er sich in der Harnausscheidung der drei klassischen Oestrogene widerspiegelt, nicht deutlich beeinflußt. Wir meinen dennoch, daß dieser Fragenkomplex damit nicht abgeschlossen ist. Zukünftige bessere Möglichkeiten zur Erforschung des Stoffwechsels mögen Beziehungen aufdecken, die mit den gegenwärtigen Methoden, insbesondere Harnanalysen, nicht zu erkennen sind.

c) Einfluß von Oestrogenen auf den Progesteronstoffwechsel

Nach SMITH et al. [*1865*] sollen Oestrogene angeblich auch den Progesteronstoffwechsel beeinflussen. Dies wurde aus der Tatsache geschlossen, daß Verabfolgung von Stilbenderivaten bei drohenden Aborten und bei schwangeren Diabetikerinnen [*1862*] die niedrige Pregnandiolausscheidung erhöhen kann. Die Bestimmung erfolgte nach der Methode nach VENNING und BROWNE [*2055*], welche auch das 3-Hydroxy-pregnan-20-on mit erfaßt. Spätere Untersucher konnten, allerdings mit anderen Methoden, diese SMITHschen Befunde nicht bestätigen [*1569b*, *1879a*, *1881*]. Es sollte daher vielleicht untersucht werden, ob Oestrogenverabfolgung einen Einfluß auf die Bildung oder die Ausscheidung von Pregnanolon hat.

Es ist bekannt, daß die Verabfolgung ausreichender Oestrogenmengen in der ersten Cyclushälfte über eine Hypophysenhemmung die Ovulation und damit die Bildung eines progesteronbildenden Gelbkörpers verhindern kann [*2029*]. Oestrogenverabfolgung bei bestehendem Gelbkörper und normaler Pregnandiolausscheidung führt zu einer Verminderung der Pregnandiolurie [*1502a*, *1881*]. Auch dieser Effekt geht wahrscheinlich über eine Hemmung der Gonadotropinsekretion.

Die Annahme, daß Oestrogene den Zwischenstoffwechsel neutraler Steroide beeinflussen können, hat kürzlich eine neue Bedeutung erhalten durch die Feststellung, daß Oestrogene die Ausscheidung von Corticosteroiden verzögern können [*2080*]. Dies kann vielleicht durch ihre Wirkung auf ein Trägerprotein (Transcortin) [*1830a*] erklärt werden, wodurch die Bindungsverhältnisse von Corticosteroiden im Serum und damit ihre Ausscheidung im Harn beeinflußt werden (s. Seiten 127 u. 173).

Um den Einfluß von Oestrogenen auf den Progesteronstoffwechsel zu untersuchen, genügt es nicht Ausscheidungsprodukte zu bestimmen. Der Wert dieser Theorie kann daher erst beurteilt werden, wenn es möglich ist, die Hauptmetaboliten des Zwischenstoffwechsels des Progesterons und dieses selber zuverlässig in Blut und Harn zu erfassen.

d) Die Rolle des Uterus im Oestrogenstoffwechsel

Die Annahme, daß der Uterus eine Rolle in der Umwandlung und im Abbau der Oestrogene spielt, beruht auf den Oestrogenausscheidungsbestimmungen von PINCUS und ZAHL [*1566*] am intakten und hysterektomierten Kaninchen sowie auf den Studien von HECKEL [*905*] über die Verlängerung der Lebensdauer des Corpus luteum beim hysterektomierten Kaninchen. Auf Grund ihrer Hormonausscheidungsstudien an Frauen haben SMITH und SMITH [*1856*] angenommen, daß auch beim Menschen das unter Progesteronwirkung stehende Endometrium in der Lage sei, Oestron und Oestradiol in Oestriol umzuwandeln, wodurch die Oestrogenausscheidung vermehrt und beschleunigt werde. Nachdem von PEARLMAN und PINCUS [*1520*] Oestriol nach Oestronzufuhr auch beim Manne in gleicher Menge wie bei Frauen aus dem Harn isoliert werden konnte, verlor diese Annahme etwas an Wahrscheinlichkeit und ist heute wohl durchweg fallen gelassen worden.

NAPP [*1417*] kam bei seinen Oestrogenanalysen im Harn an zehn Frauen zu einem anderen Ergebnis als PEARLMAN und PINCUS. Er stellte fest, daß Frauen mit einem normalen Uterus und gut ansprechendem Endometrium nach Oestradiolbelastung im Durchschnitt mehr als doppelt soviel Oestron + Oestradiol wie Oestriol, im Gegensatz dazu aber Patientinnen mit fehlendem Uterus oder langdauernd atrophischem Endometrium mehr als doppelt soviel Oestriol wie Oestron + Oestradiol ausschieden. Der Oestriol/(Oestron + Oestradiol)-Quotient ist also im letzteren Falle erhöht (2,3 gegenüber 0,41 in den Normalfällen[1]). Auch NAPP ist der Meinung, daß Uterus und Endometrium eine Rolle im Oestrogenstoffwechsel zukomme, indem die Oestrogenausscheidung bei intaktem inneren Genitale vermindert und verzögert, bei fehlendem Uterus oder atrophischem Endometrium dagegen vermehrt und beschleunigt sei. Dabei sei eine Beeinflussung des Oestriol/(Oestron + Oestradiol)-Quotienten durch Progesteroneinwirkung oder durch den Zustand des Endometriums nicht nachweisbar.

Beim Nager wurde nach Entfernung des Uterus eine Atrophie der Follikel und eine Hypertrophie der interstitiellen Zellen im Ovar gefunden [*1377c*]. Auch beim Menschen findet sich nach Uterusexstirpation nicht selten eine cystische Degeneration der Ovarien.

Eine endokrine Aktivität wurde ferner den „hellen Zellen" des Endometriums zugesprochen [*702a*]. Doch scheinen die Belege hierfür keineswegs ausreichend.

GRUMBRECHT und LOESER [*848a*] hatten festgestellt, daß bei der Ratte durch Exstirpation der Uterushörner (oder durch Unterbindung der Tuben) das Bild der Kastrationsschilddrüse ausgelöst werden kann. Andererseits waren die Kastrationsveränderungen zu beseitigen, wenn Follikelhormon intrauterin appliziert wurde, während dies durch subcutane Verabfolgung nicht möglich war.

Aus diesen Versuchen wurde geschlossen, daß Uterus und Tuben für das Follikelhormon eine besondere Angriffsfläche darstellen, über die es,

[1] Dieser Normalquotient liegt beträchtlich niedriger als der von BROWN angegebene

vermutlich nach metabolischer Umwandlung, auf die Schilddrüse aktivierend einwirke. Durch die Aktivierung der Schilddrüse soll umgekehrt die Follikelreifung und Oestrogenbildung gefördert werden. Nach Exstirpation des Uterus würde demnach auch diese periodische Stimulierung der Follikelreifung durch das Schilddrüsenhormon aufhören. Die Folge sei eine Störung der Ovarialfunktion mit ungeordneter Follikelreifung, cystischer Entartung und schließlich Atrophie der Ovarien.

Es muß darauf hingewiesen werden, daß solche Beziehungen für die menschliche Physiologie und Pathologie bisher nicht eindeutig nachgewiesen wurden, obwohl sie klinischen Erfahrungen in mancher Hinsicht gut entsprechen könnten. Es sollte möglich sein, diesen Fragenkomplex durch klinische Untersuchungen einer Klärung zuzuführen. Dabei sollten naheliegende Erklärungsmöglichkeiten, wie z. B. ein Einfluß der nach der Operation veränderten Durchblutungsverhältnisse im kleinen Becken, nicht außer acht gelassen werden. Um einen Einfluß des Uterus auf Bildung und Stoffwechsel der Oestrogene annehmen zu können, bedarf es jedenfalls weit besserer Beweise.

5. Die Bedeutung des Oestriol/(Oestron + Oestradiol)-Quotienten

Normalerweise werden außerhalb der Schwangerschaft C-16 substituierte Oestrogene, wie z. B. Oestriol, im Organismus nicht direkt synthetisiert, sondern durch metabolische Umwandlung gebildet. Es liegt darum die Annahme nahe, daß Störungen im Stoffwechsel der Oestrogene zu einer Veränderung in den Proportionen der im Ovar gebildeten Hormone und ihrer Abbauprodukte im Harn führen können. Diese lassen sich im sog. Oestriol/(Oestron + Oestradiol)-Quotienten zum Ausdruck bringen. Obwohl unsere Kenntnisse über solche Stoffwechselverschiebungen noch ungenügend sind, liegen in der Literatur doch genügend Berichte vor, welche die Bedeutung der Bestimmung solcher Quotienten und ihren informatorischen Wert erweisen.

Dieser Quotient ist normalerweise etwa gleich 1. Das gilt für die normale Ausscheidung im Harn bei Männern und bei Frauen, aber ebenso nach Verabfolgung von Oestrogenen (s. Abbildung 83) wie auch nach Injektion von Gonadotropinen (PMS, HCG und menschlichem hypophysärem FSH) (s. Abbildungen 67, 68, 84). Nach längerer Verabreichung von Oestrogenen kann allerdings eine Änderung eintreten. Engel [*658a*] hat mitgeteilt, daß der Oestriol/(Oestron + Oestradiol)-Quotient bei Verabfolgung von 5 mg Oestradiolbenzoat pro die über 6 Tage gleich 1 sei. Danach soll die Oestronausscheidung allmählich verschwinden und der Oestriol/Oestradiol-Quotient von 2:1 bis auf 7:1 ansteigen. Eine Überprüfung dieser Befunde wäre wünschenswert. Es ist möglich, daß man nach Belastungsversuchen verschieden hohe Quoten finden kann, je nachdem kleine oder große Oestrogenmengen verabreicht werden.

In der Schwangerschaft ist der Quotient im Harn stark zugunsten des Oestriols verschoben, ebenso im fetalen Gewebe [*531*]. Auch bei manchen

Funktionsstörungen und Erkrankungen scheint er charakteristisch verändert zu sein. Beim Nebennierencarcinom [*530*] kann er beispielsweise genauso hoch liegen wie in der Schwangerschaft (s. Abbildung 79). Auch beim Prostatacarcinom findet man manchmal eine Verschiebung (s. Abbildung 81). Nach Röntgenovarialbestrahlung ist er oft sehr niedrig [*534*]. Auch internistische Erkrankungen, beispielsweise Leber- [*1938*] und Myokarderkrankungen [*109, 157*] können ihn verändern, ebenso wie manche Störungen der Schwangerschaft, insbesondere Toxikosen und Schädigungen des Kindes im Mutterleib [*2201*]. Manche Bevölkerungsgruppen, z. B. die Bantuneger, haben eine von den anderen abweichenden charakteristisch erniedrigten Wert [*146, 197*].

Eine Zusammenstellung der Quotienten, die bisher im Schrifttum mitgeteilt wurden, findet sich in der Tabelle 28. Weitere quantitative Angaben und Literaturhinweise werden im klinischen Teil gegeben.

Tabelle 28. *Oestriol/(Oestron + Oestradiol)-Quotienten in einigen menschlichen Geweben und Körperflüssigkeiten*

Bestimmt in	$Q \frac{Oe_3}{(Oe_1 + Oe_2)}$	Bemerkungen
Harn von Männern	1	
Harn von Frauen	1	Cyclus und Menopause
Schwangerenharn	10	im 5.—10. Monat
Mütterlichem Blut	1—4	im 10. Monat
Fetalem Blut	30	Nabelschnurblut
Placenta	1,5	im 10. Monat. Nur „freie" Oestrogene
Fruchtwasser	160	im 10. Monat
Fetaler Leber	10	im zweiten Schwangerschaftsdrittel
Fetaler Niere	34	im zweiten Schwangerschaftsdrittel
Fetaler Nebennierenrinde	28	im zweiten Schwangerschaftsdrittel
Harn von Neugeborenen	700—1000	
Meconium	> 2000	

Es soll aber hier auch auf die Einschränkungen hingewiesen werden derer man sich bei der Berechnung solcher Beteiligungszahlen bewußt sein muß. Ist z. B. die normale Konzentration einer Substanz A und einer Substanz B gleicherweise 100, so errechnet sich ein Quotient von 1. Verdoppelt sich nun die Ausscheidung von A auf 200% und sinkt die von B um die Hälfte, also auf 50% ab, so wird der Quotient 200/50 = 4 betragen. Diesen Wert wird man als eine dissoziierte Verschiebung deuten, wobei z. B. Oestriol erhöht und Oestron + Oestradiol erniedrigt sind. Es ist aber genauso möglich, daß alleine das Oestriol erhöht ist, während die Oestron + Oestradiolausscheidung normal geblieben ist. Gleicherweise kann die Oestriolausscheidung normal und die Oestron + Oestradiolausscheidung stark vermindert oder fehlend sein. Anderseits kann die Exkretion beider Hormongruppen vermindert sein, wobei etwa A zu 80% und B zu 20% ihres Normalwertes vorliegen. In diesem Fall erhält man ebenso einen Quotienten von 4 (80/20). Solche Quotienten geben also nur eine begrenzte Information. Sie zeigen, daß eine Dissoziation vorliegt ohne aber anzugeben welche der beiden Komponenten wirklich vermehrt oder vermindert ist. Bei ganz verschiedenen metabolischen Vorgängen können also gleiche Quotienten resultieren, was irreführend sein kann.

Die Faktoren, welche die Umwandlung von Oestron und Oestradiol in Oestriol beeinflussen, sind bisher ungenügend bekannt, ebenso wie die physiologische und pathologische Bedeutung solcher Abweichungen. Sicherlich spielen die Menge der zu metabolisierenden Hormone, die Funktion der Leber, der Niere und anderer Organe sowie der Enzyme eine bestimmende Rolle. Inwieweit andere Hormone in den Regelvorgang eingreifen, ist zur Zeit nicht sicher.

Weitere Untersuchungen über diesen Stoffwechselquotienten nach Art eines funktionellen Tests bei den verschiedensten Zuständen sind daher nötig und werden zweifellos dem Verständnis des Oestrogenstoffwechsels unter physiologischen und pathologischen Veränderungen förderlich sein.

6. Speciesunterschiede

Es ist nicht unsere Absicht, hier die sehr zahlreichen Untersuchungen zu diesem Problem vollständig zu bringen. Wir möchten lediglich auf einige Tatsachen hinweisen, die für die biologische Oestrogenbestimmung und für den Tierexperimentator von Wichtigkeit sind, wenn er aus seinen Tierversuchen Rückschlüsse auf die Physiologie und die Pathologie des Oestrogenstoffwechsels und der Oestrogenausscheidung beim Menschen ziehen will.

Die medizinische Forschung kann ohne das Tierexperiment nicht auskommen. Unsere heutigen Kenntnisse über die Physiologie und Biochemie der Hormone beruhen im hohen Maße auf Versuchen an Tieren. Ihre Ergebnisse haben oft ausgezeichnete Arbeitshypothesen vermittelt, da die Grundzüge der reproduktiven Vorgänge bei den verschiedenen Arten durchweg sehr ähnlich sind. Dies hat aber mit sich gebracht, daß mancher Untersucher die Ähnlichkeit der Arten überschätzt und gleichzeitig die zahlreichen Unterschiede vergißt. Solange wir aber die kleinsten gemeinsamen Nenner nicht kennen, in denen die biologischen Reaktionen verschiedener Arten übereinstimmen, wird es nur in Ausnahmefällen erlaubt sein, sich auf Analogieschlüsse von Tier zu Mensch zu verlassen.

Es sollen lediglich einige wichtige Beispiele angeführt werden: Engle [*676*] hat in einer schönen Arbeit darauf hingewiesen, daß das Aufhören der ovariellen Oestrogenproduktion bei der Frau im fünften Lebensjahrzehnt ganz auf das Verschwinden der Gameten zurückzuführen ist, welche die Hormonbildung regulieren. Dieses Phänomen scheint spezifisch für den Menschen zu sein. Bei verschiedenen Affenarten konnte Engle noch in sehr fortgeschrittenem Alter im Ovar Eizellen und Follikel finden. Auch bei sehr alten Stuten oder den Ovarien von Ratten ist dies der Fall.

Die Ursachen für die Unterschiede sind unbekannt. Die Corpora lutea verschiedener Species scheinen, im Gegensatz zum menschlichen Gelbkörper, keine oder sehr geringe Mengen von Oestrogenen zu sezernieren [*28*]. Hierdurch lassen sich vermutlich die Unterschiede der Endometriumsbefunde bei den verschiedenen Säugern wenigstens teilweise erklären. Die kleinen Nagetiere werden besonders gerne als Versuchstiere für Oestrogenwirkung benutzt. Obwohl die Zielorgane der Nager auf Oestron und 17β-Oestradiol charakteristisch reagieren, weiß man doch nicht genau, ob diese beiden Oestrogene wirklich vom Ovarium dieser Tiere gebildet werden.

Obwohl der Oestrogenstoffwechsel bei Tieren nicht so eingehend untersucht wurde wie beim Menschen, sind doch manche Angaben über charakteristische Unterschiede vorhanden. So hat man z. B. gefunden, daß sich bei Ratten nach Zufuhr von markiertem Oestron ein beträchtlicher Teil der zugeführten Radioaktivität in der neutralen Fraktion wiederfindet [*938*, *2035*], während beim Menschen, wenn überhaupt, nur ein kleiner Teil in der Neutralfraktion auftaucht [*127*]. Beim Menschen konnte bisher niemand 17α-Oestradiol nachweisen, während diese Verbindung ein sehr wichtiger, vielleicht der hauptsächliche Endmetabolit beim Kaninchen [*711*, *893*, *1952*] und bei Rindern [*2052*] ist. Es erscheint fraglich, ob 16-substituierte Oestrogene bei diesen beiden Arten überhaupt vorkommen. 17α-Oestradiol spielt hier offenbar als Endprodukt etwa die gleiche Rolle wie Oestriol beim Menschen. Auch bei schwangeren Stuten fand man 17α-Oestradiol [*951*]. Die Ausscheidung der Oestrogene über den Darm spielt bei den Nagern eine weit größere Rolle als beim Menschen [*938*, *2035*, *2036*]. Die Ergebnisse von Ausscheidungsuntersuchungen an solchen Tieren können daher auf den Menschen nicht übertragen werden.

Die Doisynolsäure ist oral und parenteral bei Ratten und auch beim Menschen wirksam, nicht aber z. B. bei Mäusen [*661b*].

Zahlreiche Versuche haben gezeigt, daß Lebergewebe von Nagetieren in vitro zugegebene Oestrogene [*674*, *938*, *1784*, *1794*, *1987*] sehr schnell zerstört. Der Abbau mit menschlichem Lebergewebe scheint langsamer vor sich zu gehen und ist wahrscheinlich auch qualitativ verschieden [*270*, *1224*]. Affenleber scheint, jedenfalls unter den bisher benutzten Versuchsbedingungen, Oestrogene in nur geringem Maße abzubauen und in ganz anderer Weise als menschliche Leber [*306*, *596*, *986*]. Während sich in der menschlichen Placenta vorwiegend Oestriol findet, sind in der Kuhplacenta große Mengen von 17α-Oestradiol und kleinere Mengen von Oestron vorhanden. Oestriol fehlt wahrscheinlich [*2052*]. In der Schweineplacenta ist dagegen Oestron das Hauptoestrogen, in der Schafplacenta wieder 17α-Oestradiol [*2053*]. Die Placenten mancher Tiere enthalten kein oder sehr wenig Oestrogen [*28*]. Im Meconium des Schweins ist fast nur Oestron zu finden, beim Kalb herrscht 17α-Oestradiol vor, ebenso beim Schaf [*2052*]. Das Meconium der Ziege hat einen hohen Gehalt an 17α-Oestradiol und vielleicht auch Oestriol [*2053*], während beim Menschen Oestriol das dominierende, wenn nicht sogar das einzige Oestrogen im Meconium ist [*519*, *536*, *1109*].

Auch in der biologischen Aktivität verschiedener Oestrogene bestehen bei den einzelnen Arten beträchtliche Unterschiede. Ein Teil dieser Abweichungen sind aus den Angaben der Tabellen 2 bis 12 ersichtlich. Wie schwer es sein kann von der Aktivität bei Versuchstieren auf diejenige beim Menschen zurückzuschließen, wurde z. B. von Brown und Bradbury [*299*] gezeigt. Sie fanden, daß, entgegen den bekannten

Ergebnissen aus Tierversuchen, Oestron per os gegeben, bei Frauen nach der Menopause, ebenso wirksam war wie Stilboestrol. Oestriol zeigte dagegen in Dosen von 1 mg täglich per os keinen oestrogenen Effekt im Vaginalabstrich. Die Verfasser geben der Meinung Ausdruck, daß die Speciesunterschiede in der Wirkung von Hormonen so groß sind, daß eine Auswertung, wenn möglich, immer am Menschen durchgeführt werden sollte. COHEN et al. [*439*] haben klinische Versuche mit dem Handelspräparat Manvene (3-Methoxy-16α-methyl-oestra-1,3,5(10)-trien, 16β,17β-diol) durchgeführt. Diese Substanz zeigte fast keine Oestrogenwirkung im Mäuseuterustest, hatte aber einen sehr günstigen Lipoidverschiebungseffekt, indem sie den β/α-Lipoprotein-Cholesterin-Quotienten verändert. Diese Eigenschaft glaubte man mit Vorteil zur Behandlung von Störungen des Cholesterinstoffwechsels ausnützen zu können. Man verabfolgte Manvene daher therapeutisch an Männern mit Coronarerkrankungen. Es zeigte sich aber, daß dieses Präparat überraschenderweise beim Menschen doch eine sehr starke Oestrogenwirkung hat.

Äthinyloestradiol ist bei der Ratte peroral nur 15mal, beim Menschen mehrere 100mal wirksamer als Oestradiol [*960*].

Diese wenigen Beispiele zeigen, daß das Wissen um die Art- und Gattungsunterschiede eine große praktische Bedeutung hat. Es mag nützlich sein, sich daran zu erinnern, wenn tierexperimentelle Ergebnisse auf den Menschen übertragen werden sollen. Ehe durch Tierversuche gestützte Theorien auf den Menschen angewandt, ehe Analogieschlüsse und Verallgemeinerungen vorgenommen werden, scheint es ratsam — wenn ethisch möglich — die fraglichen Untersuchungsergebnisse am Menschen zu bestätigen.

IX. Transport im Organismus

1. Einwirkung des Blutes

Die Oestrogene werden vom Orte ihrer Entstehung vorwiegend auf dem Blutwege zu den Erfolgsorganen und den Stellen metabolischen Abbaus geführt. Unsere Kenntnisse über das Verhalten der Oestrogene während des Transports im Blut sind spärlich. Sie beruhen vorwiegend auf Inkubations- und Tierversuchen.

Stärkere oestrogene Aktivität als in der Peripherie wurde in den Ovarialvenen und Spermatikalvenen (von Hündinnen und Hengsten) gefunden [*1501*]. Auch beim Menschen ist die Oestrogenkonzentration im Ovarial- und Nebennierenvenenblut [*880*] sowie in der Nähe der Placenta [*1542*] größer als in der Peripherie. Die Hormone scheinen die Drüsen zunächst in vorwiegend freier Form zu verlassen [*1606*].

Ältere Untersuchungen über die Verteilung der Oestrogene im Blut mit biologischer Technik stammen von ALBRIEUX [*21, 22, 23*], der höhere Oestrogenaktivität in cellulären Bestandteilen des Blutes als im Plasma feststellte. Hier kann es sich freilich um ein Artefakt durch Diffusion handeln.

Unter Verwendung radioaktiver Oestrogene fanden SANDBERG und SLAUNWHITE [*1716*] sowie MIGEON et al. [*1371*], daß anfänglich der größte

Teil der Radioaktivität an den Erythrocyten nachweisbar war. Im Blutumlauf trat jedoch eine Änderung der Verteilung ein, indem in der Peripherie schließlich doppelt soviel phenolische Radioaktivität im Plasma vorhanden war als in den Erythrocyten. MIGEON et al. [*1371*] haben nach Zufuhr von radioaktiven Oestrogenen 14 bis 32% der totalen Radioaktivität aus den Erythrocyten extrahieren können. Davon waren 8 bis 19% freie Steroide. Bei in-vitro-Versuchen konnten WALL und MIGEON [*2079*] nur 12 bis 15% der totalen oestrogenen Radioaktivität aus den Erythrocyten gewinnen. Ähnliche Resultate waren früher bereits von BISCHOFF et al. [*174, 175*] sowie SANDBERG und SLAUNWHITE [*1716*] mitgeteilt worden.

Die Verteilung der Oestrogene zwischen Erythrocyten, Serum und Plasma soll den Verteilungskoeffizienten folgen. Man nimmt an, daß — vermutlich während der Leberpassage — etwa die Hälfte der Oestrogene relativ rasch an Glucuronsäure und Sulfate und vielleicht noch andere Ester gebunden wird. Für eine Diskussion anderer möglicher Orte der Konjugierung siehe Seite 105.

Das Blut selber ist, entgegen älteren Untersuchungen mit biologischen Methoden [*691, 2188a*], offenbar keineswegs ein ganz inaktiver Träger der Hormone. Dies ist bei der starken enzymatischen Aktivität des Blutes, insbesondere in Erythrocyten und Leukocyten verständlich. Erythrocyten enthalten Hydrolasen, die konjugierte Steroide spalten können. Auch Oxydoreduktionen sind durch die im Blut vorkommenden Redoxasen möglich. Diese Reaktionen verlaufen jedoch sehr langsam und spielen praktisch wohl keine große Rolle [*155a*].

Die konjugierten Metaboliten von injiziertem Oestron und Oestradiol erreichen ihren Höchstwert im Plasma bereits 15 bis 30 Minuten nach der Injektion [*176a, 1609*]. Danach verschwindet der größere Teil schnell aus dem Blut. PEARLMAN hat eine Halbwertszeit zirkulierender Oestrogene von 6 Minuten errechnet [*1512*]. Die Dauer der Einwirkung des Blutes auf die Oestrogene wäre demnach relativ kurz. Leichte erhöhte Oestrogenwerte sind aber noch bis zu 3 Tagen feststellbar [*1609*].

Das hauptsächliche zirkulierende Oestrogen scheint Oestronsulfat zu sein, Oestronglucuronosid findet sich in weit geringerer Menge [*1600*].

In-vitro-Mischung von Oestron mit menschlichem Blut soll nach WERTHESSEN et al. [*2106*] die biologische Oestrogenwirkung verringern. Dies könnte mit der Bildung jenes alkoholischen ketonischen Oestrogenderivats in Zusammenhang stehen, über dessen Nachweis die Autoren in dieser Arbeit erstmalig berichteten. VELDHUIS [*2050*] konnte die Ergebnisse von WERTHESSEN allerdings nicht bestätigen, da er keine Veränderung der Eigenschaften unter Bluteinwirkung fand. BISCHOFF u. Mitarb. [*173*] sowie REPKE und MARKWARDT [*1620, 1621*] meinten anderseits eine deutlich verstärkende Wirkung menschlicher Erythrocyten auf die biologische Aktivität des Oestrons feststellen zu können. Die Reduktion von Oestron zu 17β-Oestradiol wurde im Versuch von REPKE und MARKWARDT durch das Glucose-6-Phosphat-Dehydrogenasesystem von Erythrocyten (Meerschweinchen) und Hefezellen, zusammen mit einem noch unbekannten Wasserstoffüberträger, erreicht. HEUSGHEM

[*938*] beobachtete eine Verminderung der polarographischen Reaktion der 17-Ketofunktion des Oestron durch Blut. Die 3-Hydroxylfunktion wurde nicht angegriffen. Oestron wurde zu etwa 1% in 17β-Oestradiol umgewandelt. 17β-Oestradiol selber wurde nicht verändert.

Das Problem wurde kürzlich durch Breuer und seiner Arbeitsgruppe in bezug auf 16-substituierte Oestrogene neu untersucht [*258*]. In glucosehaltiger Krebs-Ringer-Phosphatlösung (bei 36° in der Luft für 60 Min.) wurden 16-substituierte Oestrogene mit menschlichen Erythrocyten inkubiert. 16-Ketooestron wurde zu den drei ketolischen Oestrogenen 16α-Hydroxyoestron, 16β-Hydroxyoestron und 16-Keto-17β-oestradiol reduziert. Außerdem wurde die Bildung von Oestriol und 16-Epioestriol beobachtet. In anderen Versuchen [*258*] wurde 16α-Hydroxyoestron zu Oestriol, 16β-Hydroxyoestron zu 16-Epioestriol und 16-Keto-17β-Oestradiol zu Oestriol und 16-Epioestriol reduziert. Nach Inkubation von 16-Keto-17α-oestradiol entstand als Metabolit 16,17-Epioestriol. Breuer et al. weisen darauf hin, daß, neben der im Vordergrund stehenden Reduktion von Ketoverbindungen, mit Erythrocyten auch die Oxydation von Hydroxyverbindungen möglich zu sein scheint. Die Untersuchungen deuten darauf hin, daß die Erythrocyten einen wesentlichen Anteil am Zwischenstoffwechsel der phenolischen Steroide haben. Zum Unterschied zu den Ergebnissen mit Lebergewebe tritt die Umwandlung der 16-Hydroxyketone zu den Triolen aber offenbar weitgehend in den Hintergrund. 17α-Hydroxy-Dehydrogenasen konnten in menschlichen Erythrocyten nicht nachgewiesen werden.

Wie man sieht, sind die Ergebnisse der verschiedenen Autoren aber widerspruchsvoll. Inaktivierung oder Augmentierung scheinen offenbar von den Versuchsbedingungen abhängig zu sein. Die Möglichkeiten von Artefakten ist gerade bei solchen in-vitro-Versuchen groß. Ob diese Einwirkungen des Bluts auf die Oestrogene wirklich eine besondere physiologische Rolle spielt, bleibt demnach noch zu klären.

Über die Beteiligung der *Lymphe* beim Transport der Oestrogene liegen nur vereinzelte Untersuchungen vor [*201, 1616*]. Dieser Möglichkeit schien jedoch nach neueren Untersuchungen [*1616*] vielleicht eine gewisse Bedeutung zukommen.

Diczfalusy und Franksson [*526a*] haben den Oestriolgehalt der Lymphe nach intraduodenaler Zufuhr von 50 mg Oestriol untersucht. Der Ductus thoracicus wurde für 25 Stunden kanalisiert, so daß alle Lymphe gesammelt wurde. Es konnten nur relativ kleine Mengen von Oestriol, und zwar nur in konjugierter Form in der Lymphe entdeckt werden. Er scheint daher doch, daß dieser Transportweg beim Menschen quantitativ von nur untergeordneter Bedeutung ist.

2. Bindung an Proteine

Wenn man Blut mit organischen Lösungsmitteln extrahiert, so findet man oft, daß Oestrogene in der Proteinfraktion zurückbleiben. Man hat daraus geschlossen, daß ein Teil der Ostrogene im Blut an Proteine gebunden sei.

Da Steroide im allgemeinen in Wasser schlecht löslich sind, wurde angenommen, daß sie im Serum durch Bindung an Eiweiß in Lösung gehalten werden. Gerade für die Oestrogene ist allerdings festzustellen, daß sie, jedenfalls außerhalb der Schwangerschaft, in sehr geringer Menge im Blut enthalten sind und in einer Konzentration, welche die Grenze ihrer Wasserlöslichkeit durchweg nicht übersteigt.

BRUNELLI [*309*] stellte schon 1934 fest, daß die oestrogene Aktivität an die Globulinfraktion des Plasmas gebunden sei.

Weitere Hinweise für eine Bindung an Proteine wurden von HÄUSLER [*892*], sowie von MÜHLBOCK [*1404*] und von RAKOFF et al. [*1608*] erbracht.

Mittels Dialysetechnik fand BOETTIGER [*201, 202*], daß Oestriol durch die Plasmaproteine adsorbiert wird, so daß nach Meinung des Autors nur eine kleine Fraktion des totalen Oestriolgehalts im Plasma durch die Nierenglomeruli filtrierbar ist. Dieser Adsorptionsprozeß soll eine wichtige Rolle bei der Verteilung der Oestrogene im Körper spielen und dem Schutz der Oestrogene vor enzymatischer Einwirkung in Zellen und Geweben dienen. Da, wie der gleiche Verfasser zeigte, die aglomeruläre Niere gewisser Fische Oestrogene auszuscheiden vermag, wurde von ihm die Möglichkeit erwogen, daß die Tubuli eine wichtige Rolle bei der Oestrogenausscheidung spielen könnten. Die Annahme, daß die Oestrogenausscheidung eine Funktion der Blutkonzentration sei, wurde von ihm in Frage gestellt.

Man muß hier betonen, daß diese Schlußfolgerungen BOETTIGERS nur für den kleinen Anteil des freien proteingebundenen Oestriol gelten können, da der größte Teil der Oestrogene in Blut in konjugierter Form vorliegt.

Das Problem der Oestrogenbindung an Proteine während ihres Transportes im Blut und in der Leber ist zur Zeit wieder Gegenstand lebhafter Erörterung. Da die Meinungen teilweise noch sehr gegensätzlich sind, ist es schwierig, einen definitiven Standpunkt einzunehmen. Aus dem ansehnlichen Schrifttum empfehlen wir für den interessierten Leser die Übersichtsarbeiten von LIEBERMAN und TEICH [*1225*], ROBERTS und SZEGO [*1644*] sowie SANDBERG et al. [*1718*].

SZEGO und ROBERTS [*1641, 1961, 1964*] kamen nach intensiven Studien unter Anwendung biologischer Methoden, in denen Oestriol größere Wirksamkeit hat als Oestron und Oestradiol, zu der Ansicht, daß die Oestrogenwirkung menschlichen Blutes in den β-Lipoproteinen[1], und zwar in der Fraktion III_0 nach COHN [*441*] enthalten sei. Die Autoren nehmen an, daß das proteingebundene Oestrogen vorwiegend Oestriol ist. ONCLEY und GURD [*1480*] haben berechnet, daß 1 mg Oestriol an 100 g β-Lipoprotein gebunden ist. Ein Molekül Oestriol würde demnach mit 50 Molekülen β-Lipoprotein assoziiert sein. Es soll in einer hydrophilen veresterten Form an das Protein angelagert sein. Die Bindung soll den klassischen Gesetzen der Verteilung folgen, die auf der Löslichkeit der Substanzen beruhen [*180*].

[1] Euglobuline mit einem Molekulargewicht von etwa 1 300 000 und 75% Lipoidgehalt

In einer Reihe weiterer Arbeiten wiesen ROBERTS und SZEGO [*1966, 1967, 1970*] nach, daß die Leber (bei Ratten) eine wichtige Rolle in der Bildung der sog. „Oestroproteine“ spielt. Milz, Nieren und Uterus sind in dieser Hinsicht inaktiv [*1632, 1644*].

RUMNEY [*1672*] hat die Anlagerungsbedingungen von 6-Hydroxyoestradiol an das Protein von Mäuselebermikrosomen studiert. Er fand das Ausmaß der Proteinbildung abhängig von der TPNH- (reduzierte Triphosphorpyridinnucleinsäure) und Proteinkonzentration. Beigabe von Cortison hemmte die Bildung von Oestrogen-Protein-Komplexen. Nach LIEBERMAN et al. beruht die Proteinbindung der Oestrogene auf der Fähigkeit hydrophiler Gruppen mit freien SH-Gruppen der Proteine zu kondensieren [*1222a*]. Die Fähigkeit zur Bindung an Eiweiß soll mit zunehmender Polarität des Hormons abnehmen [*636*].

BISCHOFF et al. [*180*] konnten in der Proteinfraktion III_0 von COHN keine Oestroproteine nachweisen. Sie meinten eine Kompetition von Albuminen und Globulinen für Oestradiol und Oestronsulfat feststellen zu können. SANDBERG und SLAUNWHITE [*1715*] haben aus ihren in-vivo- und in-vitro-Untersuchungen geschlossen, daß die Proteinfraktion IV, IV_4 und V nach COHN die hauptsächlichsten Steroidträger im Organismus sind. Sie wiesen darauf hin, daß die Proteinbindung der Steroide sehr schwach und reversibel zu sein scheint. Es sei fraglich, ob die Bindung als eine chemische angesehen werden dürfe. Aus ihren Untersuchungen ging auch hervor, daß die Erythrocyten eine Rolle im Steroidtransport zu spielen scheinen. Der größere Teil der an Proteine gebundenen Oestrogene scheint bereits konjugiert zu sein [*1644*].

In Versuchen mit Infusion größerer Dosen von Kaliumsalz des Oestronsulfat konnten RYAN und ENGEL [*1689*] zeigen, daß auch dieses Oestrogen im Serum an Protein gebunden wurde, d. h. es war nicht dialysierbar und unlöslich in Chloroform.

Bei Injektionsversuchen mit kristallinem Oestron und Oestronsulfat bei Menschen fanden ANTONIADES u. Mitarb. [*54, 55*] oestrogene Aktivität im Albumin (Fraktion VI, anscheinend ungebunden) sowie in den β-Globulinen von Fraktion IV_1 und den Albuminen von Fraktion VI, nicht aber in der Fraktion III_0. Ein Teil der proteingebundenen Steroide lag in konjugierter Form vor. PURDY et al. [*1600*] haben nach Zufuhr von [16-^{14}C]-17β-Oestradiol menschliches Plasma mit der COHNschen Methode VI fraktioniert und in freie und konjugierte Oestrogenfraktionen getrennt. Es wurde nur wenig freies Oestrogen gefunden. Aus ihren sehr sorgfältigen Studien haben diese Verfasser geschlossen, daß 2 Stunden nach Zufuhr von radioaktivem [16-^{14}C]-17β-Oestradiol Oestronsulfat der hauptsächliche Metabolit des Plasmas im Überstand der COHNschen Fraktion IV_1 war.

Nach neueren Untersuchungen von SLAUNWHITE und SANDBERG [*1830a*] fördert ein hoher Oestrogenspiegel im Blut, wie z.B. in der späten Schwangerschaft, die Bindung von Corticosteroiden an ein Trägerprotein (Transcortin). Dieser Effekt tritt auch bei parenteraler Oestrogenzufuhr ein. Die Befunde sind ein interessantes Beispiel für die gewiß zahlreichen

Beziehungen und wechselseitigen Einwirkungen zwischen den Oestrogenen und anderen Steroiden. Einfluß auf die Proteinbindung der Oestrogene scheinen auch Testosteron und Progesteron zu haben [*174*].

Sandberg und Slaunwhite [*1715, 1716*] sind der Meinung, daß die im Vergleich zu anderen Steroiden relativ langsame Ausscheidung der Oestrogene nicht, wie von Beer und Gallagher [*127, 128*] interpretiert, durch die Bindung an Leberproteine, sondern vielmehr durch enterohepatische Zirkulation (s. Seiten 113, 319) bedingt sei. Sie weisen mit Recht darauf hin, daß Tierexperimente sich nicht auf die Verhältnisse beim Menschen übertragen lassen. Sandberg und Slaunwhite [*1716*] haben jedoch nachgewiesen, daß diejenigen Steroide, welche am stärksten an die menschlichen Plasmaproteine gebunden sind, die größte Gallenausscheidungsrate zeigen, während die am schwächsten gebundenen kaum in der Galle ausgeschieden werden.

Obwohl bei den gegensätzlichen Befunden eine verbindliche Stellungnahme zum Problem der Proteinbindung zur Zeit nicht möglich ist, hat man doch das Gefühl, daß vielleicht zwei differente Bindungsmechanismen bestehen könnten, worauf auch Roberts und Szego [*1644*] hingewiesen haben. Die Proteinbindung in der Leber mag von der im Blut verschieden sein. Die erste mag dem Stoffwechsel, die zweite dem Transport dienen. Es besteht auch die Möglichkeit, daß freie und konjugierte Oestrogene verschiedene Proteinbindungen eingehen.

Das ganze Problem der Eiweißbindung dürfte letzten Endes eine Frage der Definition sein. Für eine wirkliche chemische Bindung liegen heute in bezug auf die Oestrogene nicht ausreichend schlüssige Beweise vor. Meint man aber eine lockere physikalische Bindung, beruhend auf den Phänomenen der Adsorption oder der Löslichkeit von Steroiden in Proteinlösungen, so ist die Proteinbindung eigentlich eine Selbstverständlichkeit, denn die Steroide müssen ja in irgendeiner Form im Blut zirkulieren, das vorwiegend Eiweißstoffe enthält. Auch in der Leber müssen sie als Substrate an Enzyme gebunden werden, also an Eiweiß. Es ist schließlich bekannt, daß Oestrogene leicht von Gewebsproteinen (wie Leber und Prostata) absorbiert werden [*1191*].

Das Problem der Proteinbindung hat aber einen wichtigen praktischen Aspekt, der mit der Bestimmung der zirkulierenden Oestrogene und der Bestimmung der Gewebeoestrogene verknüpft ist. Es scheint nämlich, als ob die Menge der proteingebundenen Oestrogene von der angewandten Extraktionstechnik abhängig ist. So konnten Diczfalusy und Magnusson [*531*] z. B. bei Anwendung einer modifizierten Extraktionsmethode im Gegensatz zu einer früheren Untersuchung [*510*] keine proteingebundenen Oestrogene in Placenta, fetalem Lebergewebe und Nabelschnurblut nachweisen, während Roy und Brown [*1666*] mit einer anderen Extraktionstechnik regelmäßig eine proteingebundene Oestrogenfraktion im Nabelschnurblut fanden. Da Slaunwhite [*1716*] kürzlich gezeigt hat, daß verschiedene konjugierte Steroide aus Harn oder wäßrigen Lösungen an humane Serumalbumine fast quantitativ adsorbiert werden und sich mit Äthylalkohol leicht wieder herauslösen lassen, sind wir heute geneigt, anzunehmen, daß bei Extraktionsmethoden, die mit Alkohol arbeiten, das Risiko nicht extrahierbarer proteingebundener Oestrogene nicht groß ist.

Die physiologische Bedeutung der Proteinbindung wird verschieden beurteilt. Man hat angenommen, daß die Oestroproteine eine reine Transportform seien. Andere Autoren fassen sie als ein inaktives aber leicht und rasch verfügbares Hormonreservoir auf. Die Proteinbindung soll auch eine Rolle für die Permeabilität der Grenzflächen der Zellmembran und damit für die Hormonwirkung an der Zelle haben. Diese Hypothesen dürften zur Zeit wohl kaum zu beweisen sein. Da jedoch an dem Problem der Proteinbindung in mehreren Zentren mit neuen Methoden konzentriert gearbeitet wird, dürften bald manche neue interessante Ergebnisse zu erwarten sein.

Es ist kürzlich gelungen Oestronproteinverbindungen zu synthetisieren [*680*, *1789*]. Diese Konjugate sollen bei Kaninchen antigene Wirkung haben, wobei die gebildeten Antikörper für den Steroidanteil des Moleküls spezifisch sein sollen. In dem von ERLANGER et al. [*680*] beschriebenen Konjugat ist das Rinderserumalbumin kovalent an Oestron-17β-(O-Carboxy-methyl)-oxim gebunden.

$CH_2 \cdot COOH$
O
N
HO

Formel 18

Das vermutete Molekulargewicht beträgt 76500. Man nimmt an, daß 20 der 60 NH_2-Gruppen substituiert sind. Diese Derivate wurden durch ihre Ultraviolett und Infrarotspektren, ihre elektrophoretischen Eigenschaften und durch Dinitrophenylierungsstudien charakterisiert. Es muß sich natürlich erst erweisen, ob derartige Oestroproteinverbindungen im menschlichen Organismus vorkommen. Es erscheint darüber hinaus aber möglich, daß solche Untersuchungen für die Entwicklung serologischer Oestrogenbestimmungen Bedeutung gewinnen können.

3. Verteilung im Organismus

Die Hauptmenge der Oestrogene verschwindet nach Injektion rasch aus dem Blut [*1512*]. Man nimmt an, daß dies auch für die im Organismus gebildeten Oestrogene gilt. Die Beantwortung der Frage nach dem Weg dieser Hormone, ihrer Verteilung und ihrem Schicksal in den einzelnen Organen und Geweben ist für unsere Vorstellungen vom Stoffwechsel und der Wirkungsweise der Oestrogene von Bedeutung. Sie ist vielleicht auch geeignet eine Erklärungsmöglichkeit für die unterschiedliche Ansprechbarkeit der Gewebe und für den Funktionsablauf in den verschiedenen Zielorganen zu geben.

Da es hierüber keine detaillierten Untersuchungen mit natürlichen Oestrogenen beim Menschen zu geben scheint, sind wir ganz auf die sehr unsicheren Analogieschlüsse aus den vorliegenden Tierversuchen angewiesen.

Eine Minute nach intravenöser Injektion von radioaktivem (^{14}C-16)-Oestron bei Ratten konnte HEUSGHEM [*938*] nur noch 25% der verabfolgten Dosis wieder gewinnen. Etwa 19% davon waren in der Leber, 2,4% in den Nieren, 2% in den Lungen und jeweils weniger als 1% in Milz, Herzmuskulatur und Blut enthalten. Bei Kaninchen fand er nach 2 Minuten nur noch 2,5% der verabfolgten Dosis wieder. Auch hier ließ sich der größte Anteil in der Leber feststellen.

ZONDEK [*2188a*] hat gezeigt, daß 3 Stunden nach Injektion von Oestrogenen bei infantilen Ratten 95% der verabfolgten oestrogenen Aktivität nach Extraktion aller Gewebe biologisch nicht mehr nachweisbar waren. Nach 20 Stunden waren 97%, nach 72 Stunden 98% nicht mehr aufzufinden. Die Ausbeute konnte allerdings durch Hydrolyse etwas verbessert werden. Zu ähnlichen Ergebnissen sind FEE et al. [*691*], FRANK et al. [*748*] sowie BROUHA und SIMONNET [*276a*] gekommen.

LEBLOND [*1186*] fand 12 Stunden nach Verabfolgung von ^{131}J-17β-Oestradiol an Mäusen die größte Menge Radioaktivität im Darmtrakt, besonders in den Faeces, weniger im Harn. Ovarien, Testes, Nebennieren und Hypophyse enthielten nur geringe Mengen. Haut und Muskulatur enthielten Konzentrationen von 1 bis 3%, die Leber weniger als 1%. Im Uterus fanden sich 0,1%, in der Mamma 0,2%. Nach Injektion von ^{131}J-markiertem Oestron war die Verteilung praktisch gleich.

Auch ALBERT et al. [*19*] stellten in ihren autoradiographischen Studien mit ^{131}J-17β-Oestradiol an Rattenorganen die größte Konzentration in Leber, Niere, Bindegewebe und Haut fest.

BUDY [*315*] fand nach 24 Stunden bei Mäusen in den Geweben nur noch Spuren der verabfolgten Radioaktivität von ^{14}C-16-Oestron.

Bei Untersuchungen über den Stoffwechsel und die Ausscheidung von mit ^{35}S markiertem Oestronsulfat bei Ratten von DAVIS et al. [*488*] zeigten Verteilung und Ausscheidung ebenfalls den gleichen Ablauf.

Experimente mit peroraler Verabfolgung markierter und unmarkierter Oestrogene am Nager [*200a*, *2035*, *2036*] ergaben, soweit die Verbindungen nicht völlig von der Leber abgebaut wurden, ziemlich gleichartige Ergebnisse.

Es muß betont werden, daß solche Versuche am Nager keinen verläßlichen Aufschluß über die Verteilungsverhältnisse beim Menschen geben können, da Stoffwechsel und Ausscheidung bei diesen Tieren ganz anders verlaufen (s. Speciesunterschiede). Wie bereits an anderer Stelle erwähnt, beeinflußt Halogenierung auch die physiologische Verteilung der Oestrogene im Organismus. Dies geht z. B. aus der hohen Konzentration des ^{131}J-17β-Oestradiols in der Schilddrüse hervor. Sicherlich wird auch ein Teil des Jod vom Molekül abgespalten. Es kommt hinzu, daß halogenierte Verbindungen vorwiegend durch die Galle ausgeschieden werden. Da Jodierung und Bromierung [*2025*] außerdem einen weitgehenden oder völligen Verlust der oestrogenen Aktivität bewirkt, können diese

Verbindungen nicht mehr als echte Oestrogene angesehen werden. Mit radioaktivem Kohlenstoff markierte Oestrogene scheinen sich dagegen wie die körpereigenen Oestrogene zu verhalten.

Auf Grund von Tierversuchen [*315, 1127, 1127a, 1786*] und analog dem Verhalten verschiedener, zum Teil synthetischer Oestrogene beim Menschen [*844, 2008, 2033*], hat man vermutet, daß, wie beim Progesteron, die Speicherung im Fettgewebe eine Rolle spielen könnte. Es ist zur Zeit nicht zu entscheiden, ob dies beim Menschen wirklich physiologischerweise der Fall sein kann (s. Seite 344). Eine Klärung dieses Problems ist aber von großem Interesse, besonders auch für die Beurteilung von Belastungsversuchen.

Über die Beteiligung des reticulo-endothelialen Systems an der Verteilung der Oestrogene im Organismus ist für den Menschen nichts bekannt. Die Tierversuche von Nicol et al. [*1444*] haben immerhin gezeigt, daß diese Möglichkeit vielleicht in Betracht gezogen werden muß.

Da man annimmt, daß die Steroide ihre regulatorische Wirkung auf die Sekretion des Hypophysenvorderlappens über Zwischenhirnzentren ausüben, ist die Frage aufgetaucht, ob eine Anhäufung von Oestrogenen etwa im Hypothalamus nachweisbar sei. Untersuchungen an erwachsenen Menschen liegen nicht vor. Im fetalen Hirn findet sich, im Gegensatz zu den anderen Organen, wenig oder gar kein Oestriol [*531*]. Im Tierversuch war eine meßbare Oestrogenkonzentration in der Hypophyse nachweisbar [*276a, 311, 1786*].

Während über die Verteilung der Oestrogene in den verschiedenen inneren Organen für den erwachsenen Menschen keine verläßlichen Angaben existieren, liegt eine Reihe eingehender Untersuchungen über die Verteilung der Oestrogene, besonders des Oestriols im fetalen Organismus vor (s. im Abschnitt über fetale Gewebe, S. 330).

Es ergibt sich nach den vorliegenden Hinweisen aus Tierversuchen sowie den an anderer Stelle besprochenen Gewebsanalysen und Ausscheidungsversuchen am Menschen das folgende Vorstellungsbild über die *wahrscheinliche Verteilung der Oestrogene im menschlichen Organismus.*

Der Oestrogengehalt des Blutes nimmt von der Bildungsstätte zur Peripherie des Kreislaufs hin ab. Die Oestrogene gehen sehr rasch in die Gewebe über, wobei die Verteilung vermutlich den Durchblutungs- und Permeabilitätsbedingungen folgt. Die Oestrogene werden in ihren Erfolgsorganen nicht angereichert. Diese reagieren nur, wahrscheinlich infolge ihrer speziellen Enzymausstattung, besonders empfindlich. Die experimentell festgestellte Verteilung weist auf die Bedeutung der dem Abbau und der Ausscheidung dienenden Organe hin. Vor allem die Leber enthält die Oestrogene in höherer Konzentration. Sie werden ihr durch den Blutkreislauf und die enterohepatische Zirkulation vermutlich immer wieder zugeführt und werden dort stufenweise abgebaut und konjugiert. Auch die meisten anderen Gewebe haben in geringerem Maße die Fähigkeit Oestrogene abzubauen. Die Ausscheidung erfolgt hauptsächlich über die Nieren mit dem Harn und über Galle und Darminhalt mit dem Stuhl. In den Geweben läßt sich schon nach wenigen Stunden, also zu einer Zeit, zu der die biologische Oestrogenwirkung an den Erfolgsorganen morphologisch noch gar nicht oder erst beginnend bemerkbar ist, der größte Teil der Oestrogene biologisch und mit Markierungstechnik nicht mehr nachweisen. Man kann daher vielleicht annehmen, daß die Oestrogene in einer bestimmten Dosishöhe mit einer Art Initialinduktion eine enzymatische Kettenreaktion des Stoffwechsels katalytisch einleiten. Die im Gewebe später noch auffindbaren geringen Mengen von Oestrogenen reichen vielleicht aus, um die weiteren Induktionen auf den verschiedenen Stufen des Stoffwechsels zu verursachen. Eine Speicherung von Oestrogenen in den Zielorganen ist normalerweise wenig wahrscheinlich. Ob der Körper in der Lage ist einen Teil der abgebauten oder konjugierten Hormone zu reaktivieren, ist unsicher. Wahrscheinlich sind noch eine Reihe anderer Faktoren von Bedeutung, die wir bisher nicht kennen. Hier sind insbesondere die Bedeutung des Fettgewebes und des entero-hepatischen Kreislaufs weiter zu klären.

„Dem Einzelnen bleibe die Freiheit, sich mit dem zu beschäftigen, was ihn anzieht, aber das eigentliche Studium der Menschheit ist der Mensch.“

Goethe

X. Biologische Wirkungen beim Menschen[1]

Die Kenntnis der natürlichen Wirkungen der Oestrogene beim Menschen ist die Grundlage für das Verständnis klinischer Fragen, insbesondere der klinischen Krankheitslehre und der Therapie. Gleichzeitig ermöglicht sie als pathologische Physiologie einen Einblick in das Wesen krankhafter Störungen und stellt somit die Voraussetzung zu progressivem Denken am Krankenbett dar.

Entsprechend dem Plan dieses Buches soll, soweit möglich, über Erfahrungen und Ergebnisse am Menschen berichtet werden. Dennoch mußte auf tierexperimentelle Befunde zurückgegriffen werden, wenn dies für eine bessere Erläuterung notwendig oder wertvoll erschien, wenn keine Befunde am Menschen vorliegen, oder wenn an der Übereinstimmung der Verhältnisse bei Mensch und Tier keine ernsthaften Zweifel bestehen. Pharmakologische Fragen wurden nur am Rande gestreift. Ergebnisse, die mit nicht natürlich vorkommenden Oestrogenen (z. B. Stilbenen) erhoben wurden, sind durchweg nicht berücksichtigt worden. Aus dem umfangreichen Schrifttum konnten nur die grundlegenden älteren sowie die uns wichtig und zuverlässig erscheinenden neueren Arbeiten ausgewählt werden. Bei der Fülle des Materials werden uns zweifellos wichtige Arbeiten entgangen sein. Andererseits wird der Leser manche Fragen, die vielleicht als in das Gebiet der Physiologie gehörig

[1] Literatur siehe [*2, 28, 60a, 274b, 336, 423, 424, 455, 458, 871, 959a, 960, 1320a, 1391, 1407, 1463, 1501, 1633a, 1648a, 1754, 1961b, 2046, 2098, 2173b*]

angesehen werden können, in den Kapiteln über Biochemie, Zwischenstoffwechsel, Konjugierung, Transport der Oestrogene, Leber und enterohepatischer Kreislauf, Wirkungsmechanismus, hormonale Cytologie, biologische Oestrogenbestimmung, Oestrogenausscheidung oder in den Tabellen 2 bis 12 finden.

Es sei gleich zu Anfang dieses Kapitels nachdrücklich betont, daß es für viele der im folgenden aus der Literatur mitgeteilten biologischen Wirkungen der Oestrogene beim Menschen keineswegs klar ist, ob sie beim Menschen wirklich eine physiologische Bedeutung besitzen. In den meisten Versuchen wurden relativ so hohe Dosen verwendet, daß man sich fragt, ob die damit erzeugten Reaktionen noch physiologisch zu nennen sind, oder nicht vielmehr experimentell erzeugte pharmakogene Effekte darstellen. Sie wurden unter entsprechendem Vorbehalt dennoch mitgeteilt, da sie in der Literatur vielfach diskutiert werden und in manchen theoretischen Konzeptionen, mit denen der Experimentator oder der Kliniker arbeiten, eine gewisse Rolle spielen. Ihre Geltung für den Menschen sollte, soweit irgend möglich, sehr kritisch überprüft werden.

Unsere Kenntnis der Oestrogenwirkung am Menschen entspringt der klinischen Beobachtung normaler Vorgänge und deren Verknüpfung mit biologischen und biochemischen Untersuchungsergebnissen, ferner aus den Erscheinungen nach Exstirpation und Implantation endokriner Drüsen, den Erfahrungen aus der pharmakologischen Substitution oder aus von Tierversuchen abgeleiteten Analogieschlüssen. Die Beurteilung der Hormonwirkung beim Menschen ist oft problematisch, da aus naheliegenden Gründen nur selten experimentell einwandfreie Bedingungen geschaffen werden können. Die Verabfolgung nur eines, in Reinsubstanz vorliegenden Hormons ist zwar für die Analyse notwendig, entspricht aber keineswegs immer den natürlichen Gegebenheiten. Auch Dosierung und Applikationsmodus sind den vermutlich physiologischen Bedingungen wahrscheinlich nur selten gleich. Fördernde und hemmende Einflüsse auf andere oder von anderen endokrinen Drüsen sowie Regulationen und Gegenregulationen können die Interpretation der Ergebnisse sehr erschweren. Da es Versuche an gesunden hypophysektomierten Menschen natürlich nicht geben kann, ist es oft schwierig zu entscheiden, welche Wirkungen der Sexualhormone direkt oder indirekt zustande kommen. Auch unsere Vorstellungen über die physiologischerweise von den Hormondrüsen abgegebenen Hormonmengen sind zum Teil noch unsicher (s. Seite 74), was für die Versuchsplanung immerhin eine gewisse Einschränkung bedeutet. Da manche unserer Nachweis- und Registriermethoden für die biologischen Wirkungen der Oestrogene relativ unempfindlich und unspezifisch sind, kann es andererseits im Experiment nötig sein überphysiologische Dosen anzuwenden, um überhaupt eine deutliche Wirkung erkennen zu können. Auch hierin liegt zweifellos eine Quelle der Unsicherheit.

Die große natürliche Variabilität, wie wir sie aus dem Tierversuch kennen, gibt es natürlich auch beim Menschen. Es ist daher wichtig, den Bereich der normalen Streuung auch für ihn festzustellen. Dies wird dadurch erschwert, daß Dosis, Applikationsmodus, Wirkungszeit, vegetative und hormonelle Ausgangslage sowie viele andere Faktoren für die Wirkung der Hormone von Bedeutung sind, so daß der Begriff der „Normalität" keineswegs scharf definiert erscheint. Alle diese Gesichtspunkte müssen für die Beurteilung von Oestrogenwirkungen sinngemäß berücksichtigt werden. Es kommt hinzu, daß die meisten der mitgeteilten Ergebnisse an einer sehr kleinen Zahl von Versuchspersonen gewonnen wurden.

Das gesicherte Wissen über die Physiologie der Oestrogenwirkung beim Menschen ist daher nicht sehr groß. Selbst dort, wo wir auf einer sicheren Erfahrungsgrundlage zu stehen meinen, arbeiten wir häufig nur mit Hypothesen oder Generalisationen, deren Gültigkeit niemals mit exakter Methodik oder nach statistischen Grundsätzen einwandfrei bewiesen wurde. Insbesondere wurden, von Tierversuchen ausgehend, teilweise sehr weitreichende Theorien aufgestellt, deren Geltung auch für den Menschen ohne weiteres angenommen wurde.

Solche nicht erlaubten Verallgemeinerungen werden vielfach als unbestrittene Tatsachen hingestellt. Es ist nötig immer wieder darauf hinzuweisen, daß die unkritische Übernahme und die falsche Einschätzung solcher Generalisationen für den Fortschritt der Wissenschaft hinderlich sein können. Wir verweisen in diesem Zusammenhang auf die Beispiele im Abschnitt über Speciesunterschiede (Seite 121), in dem die Unsicherheit von Analogieschlüssen aus Tierexperimenten dargelegt wurde.

1. Allgemeine Wirkung der Oestrogene

Die Oestrogene können, allgemein gesprochen, als Wuchsstoffe bezeichnet werden, die ihre Wirkungen vornehmlich an den primären und sekundären Geschlechtsorganen entfalten. Sie schaffen durch Einwirkung auf den Zellstoffwechsel mit Bereitstellung von Bausteinen des Zellstoffwechsels die Voraussetzung für ein meist rasches Wachstum der Zielorgane. Auf diesen Effekten beruhen fast alle qualitativen und quantitativen Nachweise im biologischen Versuch.

Oestrogene haben einen starken Einfluß auf die Zellteilung und damit auf die Proliferation [*330*, *1322c*]. Ihre Wirkung kommt vor allem an den Epithelien und Drüsenstrukturen sowie an der Muskulatur der reproduktiven Organe zum Ausdruck. Dieser Effekt ist wahrscheinlich ein direkter, da auch überlebende Zellen in vitro in gleicher Weise stimuliert werden [*1323c*]. Bei solchen Versuchen ist zu bedenken, daß viele Substanzen, die in vivo keine oestrogene Wirkung haben, in Gewebekulturen oestrogenähnliche proliferative Effekte am Vaginalepithel verursachen können [*1322c*].

Angriffspunkt und Wirkungsweise der Oestrogene wird vielfach in einer Einwirkung auf Enzymsysteme vermutet (s. Seite 203). Es muß aber darauf hingewiesen werden, daß bisher kein Oestrogen als notwendiger Bestandteil eines Enzymsystems angesehen werden kann und daß die meisten Hormonwirkungen durch alleinige Enzymbeeinflussung nicht ausreichend erklärt werden können.

Einige frühe Veränderungen unter Oestrogenwirkung scheinen auf die vermehrte Freisetzung biogener Amine (z. B. Acetylcholin und Histamin) zu beruhen [*1624, 1875b*]. Hyperämie, Steigerung der Gefäßdurchlässigkeit und interstitielles Ödem lassen sich am Rattenuterus durch Histamin wie durch Oestrogene erzeugen [*1875b*].

Eine weitere Wirkungsmöglichkeit wird vielfach in der Regulierung des Ionenmilieus und der Zellgrenzflächenpermeabilität gesehen, wodurch sich manche Einflüsse des Hormons auf den Stoffwechsel der Zelle, die Art und Richtung ihrer Rezeptivität sowie ihre Reizschwelle für das Hormon erklären ließen [*1874c, 1978a*]. Viele Hormonwirkungen sind wahrscheinlich über eine Beeinflussung neuro-humoraler Systeme wie Großhirn, Zwischenhirn, Hypophyse, vegetatives Nervensystem und andere endokrine Drüsen zu verstehen. Warum die Sexualorgane auf die Oestrogeneinwirkung so besonders empfindlich ansprechen, weiß man nicht genau. Eine selektive Anreicherung der Oestrogene in ihren Zielorganen, z. B. im Uterus, findet nicht statt (s. Seite 130). Die verschiedenartige Empfindlichkeit der Organe kann vielleicht u. a. auf Unterschiede der Enzymkonzentration, der Durchblutungsverhältnisse und des Stoffwechsels beruhen. Gelegentlich geäußerte Konzeptionen über spezielle Hormonreceptoren oder spezifische Enzymsysteme sind ganz überwiegend hypothetischer Natur. Eine periphere Steuerung des Oestrogenbedarfs, wie sie z. B. für den Thyroxin- und den Corticosteroidstoffwechsel bekannt ist, scheint für die Oestrogene nicht zu bestehen [*2204a*].

Es wird vielfach angenommen, daß die Oestrogene gemäß ihrer Wirkung als Katalysatoren durch den Prozeß, den sie veranlassen oder fördern, nicht verbraucht werden. Dennoch ist die Frage, ob der Abbau der Oestrogene ganz unabhängig von der Entfaltung ihrer Wirkung vor sich geht und ob ihren zahlreichen Abbauprodukten spezifische Effekte zukommen, wie das von SMITH und SMITH postuliert wurde [*1833*], heute noch nicht entschieden.

Die Oestrogene sind nicht geschlechtsspezifisch. Sie können daher eigentlich nicht als „die weiblichen Sexualhormone" angesehen werden. Unterschiedlich ist bei den Geschlechtern lediglich das Verhältnis der Oestrogene zu den androgenen Hormonen, gemessen am Verhältnis ihrer Metaboliten im Harn.

Andere Hormone, z. B. Gestagene, Androgene oder Corticosteroide, können meist in höherer Dosierung die Wirkung der Oestrogene am Erfolgsorgan hemmen *(kompetitive Wirkung)* [*1971, 2046*]. Außerdem wurden in letzter Zeit eine ganze Reihe zum Teil nicht natürlich vorkommender Antioestrogene synthetisiert [*651*]. Solche Verbindungen können vielleicht zur Erforschung des Wirkungsmechanismus der Oestrogene in Zukunft einen wichtigen Beitrag leisten. Die Oestrogene können andererseits in physiologischer Menge bestimmte Effekte anderer Hormone, wie etwa des Progesteron, erst möglich machen oder fördern *(permissive Wirkung, supportive effect)* [*1002a*]. In höherer Dosis können sie die Wirkung anderer Hormone (z. B. von Progesteron) hemmen [*1074*].

Das Prinzip der „*Rückkopplung*" gilt vielleicht auch für einige Oestrogenwirkungen. Dabei erzeugt der durch die Hormone gesteuerte

Vorgang selbst Bedingungen, die für diesen Vorgang ungünstig sind, so daß er nicht weiter ablaufen kann.

Für die Erhaltung des individuellen Lebens sind die Oestrogene, wie alle Keimdrüsenhormone, entbehrlich. Während körperlicher oder seelischer Krisensituationen pflegt die Tätigkeit der Keimdrüsen zuerst fortzufallen. Ihre physiologische Tätigkeit ist vorwiegend, wenn auch sicher nicht ausschließlich, auf den mittleren Abschnitt des Lebens begrenzt. Während dieser Zeit korrelieren sie die entsprechenden Funktionen des Organismus mit dem Ziel, der Erhaltung der Art dienlich zu sein. Darüber hinaus mögen sie noch andere Aufgaben haben, deren Art wir zur Zeit noch nicht kennen.

a) Sexuelle Determinierung und sexuelle Entwicklung beim Embryo

Unsere Vorstellungen über die Anlage, Determinierung und Entwicklung des Geschlechts beruhen fast ausschließlich auf Tierversuchen mit Kastration, Implantation von Gonaden, Verabfolgung von Reinhormonen und Parabioseversuchen. Da die Fragen der Intersexualität und der Bildungsstörungen der Genitalien in den letzten Jahren das vermehrte Interesse der Kliniker gefunden haben, ist zu hoffen, daß zu verlässige Beobachtung sexueller Bildungsstörungen auch für das Verständnis der menschlichen Pathologie Fortschritte bringen können.

Bis bessere Ergebnisse vorliegen, müssen wir jedoch unsere Konzeptionen vorläufig noch auf die Ergebnisse von Experimenten an niederen Säugern stützen.

Auf die Versuche selbst kann hier nicht im einzelnen eingegangen werden. Wir verweisen daher auf die zusammenfassenden Übersichten von Ponse [*1577a*], Witschi [*2153a*], Moore [*1385c*] und Jost [*1066a*]. Die nachstehende Darstellung folgt im wesentlichen ihren Angaben.

Das Geschlecht des Individuums ist von vornherein und offenbar unabänderlich genetisch festgelegt. Die Geschlechtsdifferenzierung der Gonaden, die beim menschlichen Feten von 14 bis 16 mm Länge beginnt, scheint von gonadalen Induktionsstoffen humoraler aber nichtsteroider Natur abzuhängen. Diese hypothetischen Induktoren wurden von Witschi [*2153a*] als *Corticin,* welches die von der Rinde der Gonadenanlage ausgehende Bildung der Ovarialstruktur differenziert, und als *Medullarin,* das die vom Gonadenmark ausgehende Testisstruktur differenziert, bezeichnet. Oestrogene und Androgene spielen nach heutiger Ansicht bei der Geschlechtsbestimmung und der Anlage der Geschlechtsorgane wahrscheinlich keine oder keine wesentliche Rolle.

Die Receptoren der Gonadenanlagen für geschlechtsdifferenzierende Einflüsse scheinen nur für eine kurze Zeit solcher Beeinflussung zugänglich. Danach tritt eine Phase irreversibler Determination ein. Während der Phase der Receptivität ist es möglich durch hohe exogene Dosen von Oestrogenen (Oestradiol und Oestron) bei gewissen Species eine Intersexualität oder selbst eine Umkehr des gonadalen Geschlechts zu erzielen. Dies ist allerdings durch Androgenwirkung auf Ovarien viel leichter erreichbar als durch Oestrogenwirkung auf Testes. Die Art der Wirkung scheint auch dosisabhängig zu sein. Es ist nicht bekannt, ob diese Möglichkeit auch beim Menschen besteht.

Die somatische Geschlechtsdifferenzierung des gemeinsamen primordialen Genitaltrakts (MÜLLERsche und WOLFFsche Gänge) beginnt beim menschlichen Feten von 30 cm Länge. Auf Grund von Analogieschlüssen aus Tierversuchen wurde angenommen, daß in diesem Stadium vielleicht bereits eine beginnende Androgensekretion des Hodens bestehe, wodurch eine gewisse protektive Wirkung auf die Ausbildung der männlichen Ausführungsgänge ausgeübt werden könne. Entfernt man in diesem Stadium die Hoden, so kommt es immer zur Ausbildung weiblicher Ausführungsgänge. Dies wird meist auf den prägenden Einfluß der placentaren Oestrogene zurückgeführt. Oestrogene in sehr hohen Dosen können männliche Ausführungsgänge den weiblichen mehr oder weniger angleichen, aber doch keine völlige Umwandlung erzielen. Die MÜLLERschen Gänge werden jedenfalls durch Oestrogene stimuliert und können beim männlichen Individuum persistieren.

In solchen Fällen sind auch die Samenblasen klein. Die WOLFFschen Gänge können fast völlig fehlen, so daß keine Nebenhoden und Samenstränge entwickelt werden. Die Bildung einer Prostata kann unterbleiben. Die persistierenden MÜLLERschen Gänge bilden eine Art Vagina, es entsteht eine der weiblichen ähnliche Urethra. Je nach dem Zeitpunkt dieser Einflußnahme kommt es zu schwächerer oder stärkerer Ausprägung der anatomischen Bildungen, deren geringster Grad etwa die Hypospadie zu sein scheint.

Entfernt man andererseits in diesem Stadium die Ovarien, so tritt keine Veränderung der weiblichen Ausführungsgänge ein. Diese sind höchstens in ihrer Ausbildung und Größe reduziert. Nach der vollen Differenzierung der Geschlechtsdrüse ist eine Beeinflussung des sexuellen Charakters der Gonaden praktisch nicht mehr möglich. Es kann lediglich zur Atrophie der unter Oestrogenwirkung stehenden Drüsen kommen.

Zusammenfassend scheinen die Androgene in ihrer Wirkung auf embryonale Strukturen wesentlich stärker zu sein als die Oestrogene. Die fast allgemein anerkannte monohormonale Theorie besagt, daß die Differenzierung der sexuellen Charakteristika überhaupt nur von der Anwesenheit der Testes und ihrer Inkretion abhängig sei. Fehlen diese, so kommt es immer zur Entwicklung in weiblicher Richtung. Die Oestrogene spielen dabei keine oder keine wesentliche richtunggebende Rolle. Sie können lediglich die Strukturen der MÜLLERschen Gänge bis zu einem gewissen Grade stimulieren, aber die Strukturen der WOLFFschen Gänge bei Gegenwart von Androgenen nicht und bei Fehlen von Androgenen kaum beeinflussen.

Es ist bis heute nicht zu entscheiden, ob die Oestrogene der Placenta bei der Geschlechtsdifferenzierung von Bedeutung sind. Ob ferner eine Oestrogensekretion der fetalen Ovarien und Nebennieren vorhanden ist und bei der Ausbildung des Geschlechts mitwirkt, ist sehr unsicher. Einige Autoren sind der Meinung, daß dies der Fall ist [*1655*], doch sind die Beweise hierfür bisher wenig überzeugend (s. auch Seite 67).

b) Sexuelle Entwicklung des Feten

Normalerweise scheint der Effekt der mütterlichen und placentaren Hormone nicht auszureichen, um tiefgreifende Veränderungen beim männlichen Feten zu bewirken. Der Fet ist (s. Seite 338) in der Lage, die oestrogenen Hormone zu metabolisieren und dadurch zum Teil zu „inaktivieren“ [*519*]. Die vielleicht enzymatisch bedingte Unreife der fetalen Gewebe mag zur geringeren Ansprechbarkeit der Zielorgane beitragen. Bei den dennoch zu beobachtenden Effekten handelt es sich offenbar vorwiegend um Oestriolwirkungen.

So kommt es zu einer Hypertrophie des Vaginalepithels mit Proliferation und vermehrter Abschilferung der Zellen [*925a, 1868*], zu einem Wachstum der Cervix uteri, kaum aber des Corpus, zu einer geringen Stimulierung der Ovarialfollikel und Vergrößerung des Ovars, zu einer Volumenzunahme der Brüste mit Wachstum der Gänge und teilweise auch der Acini mit den histologischen Zeichen der Pseudosekretion [*460, 1537, 1540a*].

Unter den hohen Oestrogenmengen der letzten Schwangerschaftsmonate verkleinert sich bei männlichen Früchten physiologischerweise die Prostata und zeigt metaplastische Veränderungen. Auch die Testes nehmen etwas an Gewicht ab [Lit. *336*].

Wahrscheinlich üben die Oestrogene darüber hinaus noch allgemeine Wachstums- und Entwicklungseinflüsse aus. Genaues ist nicht bekannt. Es liegen nur wenige Untersuchungen über die zusätzlich möglichen Auswirkungen therapeutisch verabfolgter hoher Oestrogendosen an Schwangere vor [z. B. *1874b, 1882, 2138a*].

2. Wirkungen auf Geschlechtsorgane und Geschlechtsmerkmale

Die Wirkung der Oestrogene auf die Sexualorgane ist aus zahllosen Tierexperimenten und aus der biologischen Oestrogenbestimmung, insbesondere an Nagern, relativ gut bekannt. Beim Menschen ist die vorliegende Information etwas geringer und basiert vorwiegend auf den naturgemäß oft weniger exakten Befunden der Klinik, die meistens aus Beobachtungen während der Pubertätsentwicklung und der Geschlechtsreife, aus der Behandlung ovarieller Defekte und Dysfunktionen, sowie schließlich den Erscheinungen nach Kastration und in der Menopause stammen.

Beim *Neugeborenen* kommt es mit der Ausscheidung der großen placentaren Oestrogenmengen (Oestriol) in den ersten Lebenstagen zu Oestrogenentzugserscheinungen, die unter dem Begriff der „Genitalkrise des Neugeborenen“ [*460,1434a,1540*] zusammengefaßt werden. Beim weiblichen Neugeborenen tritt aus der stark proliferierten Cervixschleimhaut die Entzugsblutung (per diapedesin) ein. Diese ist, wenn auch nicht immer makroskopisch, so doch in den meisten Fällen mikroskopisch nachweisbar. Schwellung und Milchsekretion der Brustdrüsen tritt sowohl bei weiblichen wie bei männlichen Neugeborenen auf (sog. „Hexenmilch"). Diese „Krise des Neugeborenen" läßt sich durch Verabfolgung von Oestrogenen verhindern. In den folgenden Jahren der Entwicklung ist das Kind endogenen oestrogenen Einflüssen in nur geringem Maße ausgesetzt. Der Gewichtsverlust der ersten Tage, verbunden mit der starken Urinausscheidung, soll zum Teil mit dem Verschwinden der Oestrogene aus dem Körper in den ersten 6 Tagen zusammenhängen [*773*]. Sie kann durch Oestrogenbehandlung ebenfalls weitgehend verhindert werden.

Im Zusammenhang mit dem nach dem 8. bis 10. Lebensjahr einsetzenden gesteigerten Wachstum der Ovarialfollikel und der langsam beginnenden Bildung von Oestrogenen nimmt auch das Wachstum der Genitalorgane zu. Das Ovar, das noch klein und glatt ist, übt mit seinen alle 4 Wochen bis zu mittlerer Größe heranreifenden und danach atresierenden Follikeln die sog. „vegetative Ovarialfunktion"[1] aus [*1754*]. Es beginnt die *Pubertät* [*122a*].

Der *Uterus* nimmt durch Hypertrophie und Hyperplasie seiner Muskelfibrillen an Muskelmasse zu. Er wird größer und plumper und verliert mit zunehmendem Wachstum vor allem des Gebärmutterkörpers das infantile Größenverhältnis von Cervix und Corpus. Für ein optimales Wachstum ist aber die gleichzeitige Einwirkung von Progesteron erforderlich.

Unter der vermehrten Durchblutung setzt eine allgemeine bessere Durchsaftung und Turgescierung im Genitalbereich ein. Die bis dahin flache, atrophische Schleimhaut zeigt eine beginnende Schichtung in Basalis und Funktionalis. Sie erreicht jetzt eine Höhe von etwa 2 mm. Die *Tuben* werden unter gleichzeitigem Wachstum von Muskulatur und Schleimhaut länger und dicker. Das Lumen wird größer. Es bilden sich Flimmerepithelien und erste Zeichen einer Sekretion [*423*, *1754*].

Die *Scheide* wird unter der Oestrogenwirkung bei zunehmender Ausbildung der Scheidengewölbe größer, länger, weiter und elastischer. Ihr Epithel schichtet sich und zeigt oberflächliche Verhornung mit Anlagerung von Glykogen. Es tritt vermehrte Abschilferung ein. Der Feuchtigkeitsgehalt nimmt zu. Das p_H verschiebt sich vom alkalischen mehr zum sauren hin und nähert sich einem Aciditätsgrad von p_H 4. Der Wassergehalt nimmt zu, ebenso der Gehalt an alkalischer Phosphatase, β-Glucuronidase, Phosphaten und schwefelhaltigen Verbindungen [*135a*, *1633b*]. Die Scheide wird jetzt von der typischen DOEDERLEIN-Flora besiedelt, die auf fermentativem Wege aus dem Glykogen der Scheidenepithelien Milchsäure bildet und dadurch das oben beschriebene saure Milieu erhält, in dem andere Keime schlechte Lebensbedingungen haben. Unter dem Einfluß der Oestrogene bilden die proliferierten Cervixdrüsen den typischen Schleimpropf, ein alkalisches Sekret zunächst geringer Viscosität, das den Muttermund ausfüllt und verschließt.

Die Oestrogene bewirken ferner ein Wachstum des äußeren Genitale mit vermehrter Durchblutung und Durchsaftung der Vulva. Insbesondere vergrößern sich die Labia minora. Es kommt zu einer vermehrten Tätigkeit der BARTHOLINIschen und der paraurethralen (SKEENEschen) Drüsen wie auch der Talgdrüsen. Die Pigmentierung verstärkt sich. Die Elastizität des Bindegewebes und die Vascularisierung von Vagina und Vulva nimmt zu, ebenso die des Beckens und seiner Bänder [*1673*]. Die Bildung der Schamhaare, der Klitoris und der Labia majora scheint dagegen zu einem wesentlichen Teil von den Androgenen beeinflußt zu werden. Beim Behaarungstyp spielen darüber hinaus konstitutionelle Faktoren eine Rolle. Reifung und Wachstum der Mamma (Theelarche) setzen meist noch vor dem Wachstum der Genitalbehaarung (Pubarche) ein. In den Brüsten wächst unter dem Einfluß der Oestrogene das Gangsystem heran. Das Alveolarsystem bleibt zunächst

---

[1] Nach SCHRÖDER [*1754*] Einfluß der Oestrogensekretion der Ovarialfollikel auf sekundäre Geschlechtsorgane, Vegetativum, Psyche und Stoffwechsel

unbeeinflußt. Gleichzeitig kommt es zu einem vermehrten Ansatz von Bindegewebe und Fett. Auch die Mammillen und der Warzenhof vergrößern sich. Das Epithel verdickt sich und verhornt. Die Pigmentierung nimmt zu. Die Mammille wird erigierbar. Alle diese Wirkungen sind durch Verabfolgung von Oestrogenen reproduzierbar [*727*]. Die Wirkung der Oestrogene ist eine direkte, da sie durch lokale Applikation nachgeahmt werden kann [*1882b*]. Insgesamt wird die körperliche Reifung und die Entwicklung weiblicher Körperformen, besonders in der Fettverteilung, deutlich. Dieser Vorgang ist von den seelischen und geistigen Erscheinungen der Pubertät begleitet. Die ersten Blutungen sind meist anovulatorisch, also Oestrogenentzugsblutungen.

In der *Geschlechtsreife* setzt neben der „vegetativen" Ovarialfunktion die „generative" Tätigkeit ein, d. h. es kommt zur Ovulation und zur Bildung eines Gelbkörpers und von Progesteron. Das Geschehen wird cyclisch und gipfelt in der Menstruation oder in der Schwangerschaft.

a) Wirkung auf das Endometrium

Eine typische und gut kontrollierbare Wirkung der Oestrogene in der Geschlechtsreife spiegelt sich am histologischen Aufbau des *Endometriums* wieder [*1286, 1286a, 1353, 1462, 1463, 1754, 1953d*].

Das nach der Menstruation zunächst mit Fibrin belegte Wundbett des Endometriums, eine dünne Schleimhautschicht mit wenigen kümmerlichen, gestreckt verlaufenden Drüsen und zellreichem Bindegewebe, epithelisiert sich unter dem Einfluß der zunehmenden Oestrogenwirkung aus dem neu heranreifenden Follikel. Etwa vom 5. Cyclustage an kommt es zum Aufbau einer neuen Funktionalis des Endometriums, die von den während des cyclischen Geschehens unverändert bleibenden Drüsen der Basalschicht ausgeht. Das einschichtige, nicht sezernierende basalkernige Cylinderepithel breitet sich von den stehengebliebenen Fundi der Drüsenschläuche her aus. Von hier aus wachsen, eingebettet in ein engmaschiges, faserreiches Stroma, die Drüsenschläuche gestreckt, aber mit noch engen Lumina zur Oberfläche (s. Abbildung 2). Mit zunehmender Verdickung des Endometriums, die etwa vom 10. Tag an voll einsetzt, und mit fortschreitendem Längenwachstum der Drüsen bei gleichzeitiger Ausweitung der Lumina lassen die Drüsen gegen Ende der Proliferationsphase eine beginnende Schlängelung erkennen. Ihr anfangs kubisches Epithel ist jetzt hochcylindrisch, weist aber noch keine Sekretionszeichen auf. Die freie Oberfläche des Epithels zeigt Mikrozotten und einige irreguläre cytoplasmatische Fortsätze, die unter Oestrogenwirkung wachsen [*215c*]. Die Cytomembranen der Zelle, die an der Proteinsynthese beteiligt sein sollen, nehmen an Zahl und Größe zu. Es sind nur wenige Lipoidgranula vorhanden (s. Abbildung 3). Insgesamt nimmt der oxydative Stoffwechsel unter Oestrogenwirkung zu [*2065*]. Bei histochemischer Färbung [*827f, 1229b, 1526, 1676a*] findet sich vermehrt alkalische Phosphatase [*68a, 69, 253a, 1462*] in den Spitzen der Drüsenepithelien mit dem Höhepunkt am Ende der Proliferation. Dieses Enzym ist vornehmlich in der Zellmembran enthalten. Es soll in direkter Beziehung zur oestrogenbedingten Wachstumsaktivität stehen und den Austausch durch die Zellmembran fördern. Der Phosphatstoffwechsel ist gesteigert,

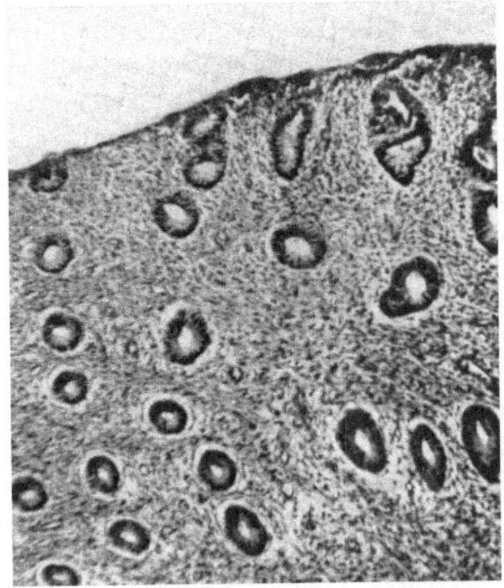
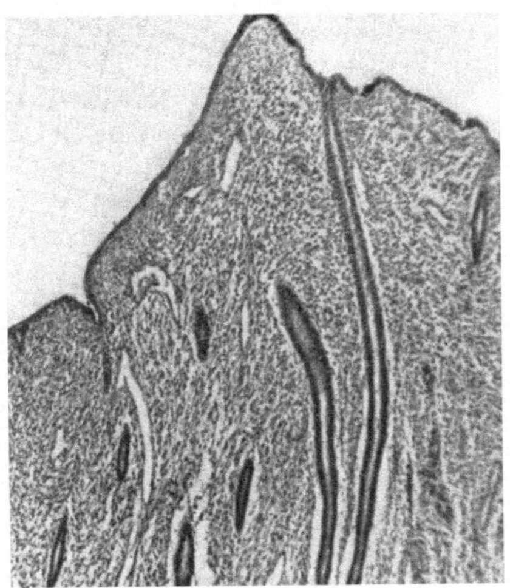

Abb. 2. Menschliches Endometrium unter Oestrogenwirkung im Proliferationsstadium

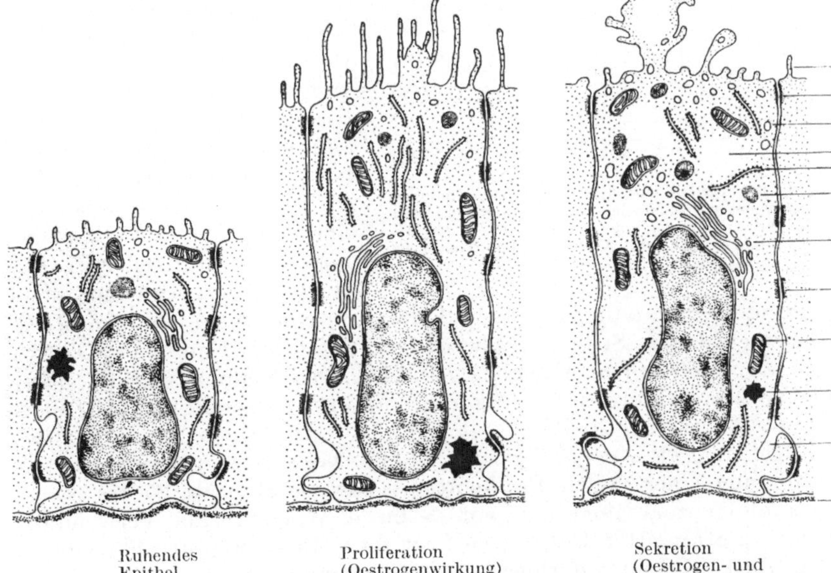

Abb. 3. Schematische Darstellung der Veränderungen in den Epithelzellen der Drüsen des menschlichen Endometriums unter Einwirkung der Cyclushormone. Nach BORELL et al. [*215c*]

a Mikrozotten
b Endstücke
c Bläschen
d Glykogen
e α-Cytomembrane
f Granula
g GOLGI-Apparat
h Desmosome
i Mitochondrien
j Lipoidgranula
k intracelluläre Vacuole
l Basalmembran

insbesondere für die Phosphorylierung von Kohlenhydraten, z. B. der Bildung von Pentosenucleinsäurephosphat [*214a*, *273a*]. Basophiles Material tritt im Cytoplasma aller Drüsenzellen auf und verdichtet sich besonders am basalen Pol der Zelle. Es handelt sich wahrscheinlich um Ribonucleinsäure, die als Ausdruck der mit Wachstum und Zellvermehrung verbundenen Proteinsynthese angesehen wird [*274*, *1999a*] (s. Abbildung 4). Auch mit dem Perjodsäure-Schiff-Reagens (PAS) erhält man am Cuticularsaum des Drüsenepithels eine schwach positive Reaktion. Die Basalmembran ist scharf abgesetzt, schmal und purpurrot gefärbt (PAS-positiv). Das Stroma zeigt ebenfalls eine intensive Reaktion. Die Mastzellen sind vermehrt, ihre Granula durch das Reagens gut darstellbar. Glykogen ist kaum vorhanden. Das anfangs rund- und kleinzellige faserarme Stroma hat sich aufgelockert. Die Kerne nehmen an Größe zu. Es kommt zu einer Pseudostratifikation. Gleichzeitig kann eine allgemeine Ödematisierung auftreten. Die Synthese von Mucopolysacchariden nimmt zu [*2169a*], ebenso die der unspezifischen Cholinesterase, die sich histochemisch besonders in der Gefäßwand nachweisen läßt. Durch Verzweigung der Drüsenschläuche im basalen Anteil der Schleimhaut und durch ihren gestreckten Verlauf zur Oberfläche hin hat sich die Funktionalis in eine kompakte und eine spongiöse Zone differenziert. Am 14. Cyclustag, etwa zum Zeitpunkt der Ovulation, hat das Endometrium eine Dicke von etwa 4 bis 5 cm erreicht. Das Schleimhautwachstum unter dem Einfluß der Oestrogene hat damit seinen Abschluß gefunden. Das Endometrium ist jetzt für die Einwirkung des Gelbkörperhormons vorbereitet. Die Zellatmung ist gesteigert [*856b*].

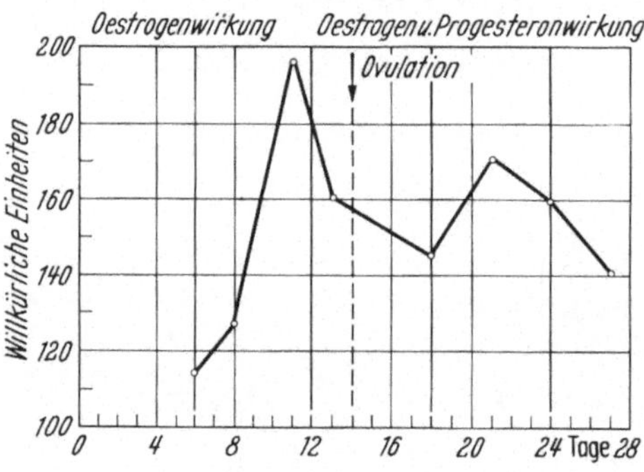

Abb. 4. Desoxyribonucleinsäuregehalt des Endometriumgewebes im Verlaufe des Cyclus, bietet einen Anhalt für die Beurteilung der mitotischen Aktivität der Zellen. FEULGEN-Reaktion, Absorptionsphotometrische Messung. Nach VOKAER [*2073*]

Nach KAUFMANN [*1089*] benötigt man bei exogener Zufuhr für die Ausbildung einer vollen Proliferationsschleimhaut etwa 25 bis 30 mg Oestradiolbenzoat innerhalb von 3 bis 4 Wochen. Bei Verwendung stärker protrahierter Oestrogene liegt diese Dosis wesentlich niedriger [z. B. *796a*]. Bei intrauteriner Applikation genügen schon 2 bis 3 mg, um eine Schleimhauthyperplasie herbeizuführen [*848a*, *998a*]. Das Ausmaß der Proliferation des Endometriums hängt demnach ebenso von der Wirkungsdauer der Hormonwirkung wie von der Menge der Hormone ab. Verabfolgt man in der ersten Cyclushälfte eine zu große Oestrogenmenge, so wird durch das auftretende Stromaödem die sekretorische oder decduale Umwandlung des Endometriums behindert. In der Corpus luteum-Phase wird die immer noch hohe Oestrogenwirkung von den

Progesteroneffekten überlagert. Eine typische Progesteronwirkung ist ohne gleichzeitige Oestrogenwirkung nicht möglich.

Bleibt die Gelbkörperbildung aus und wirkt die oestrogene Stimulierung fort, so kommt es zu einer weiteren Verdickung des Endometriums. Die Drüsen zeigen dann ungleiche Größe und sind, als Zeichen eines Mißverhältnisses in der Entwicklung von Epithel und Stroma

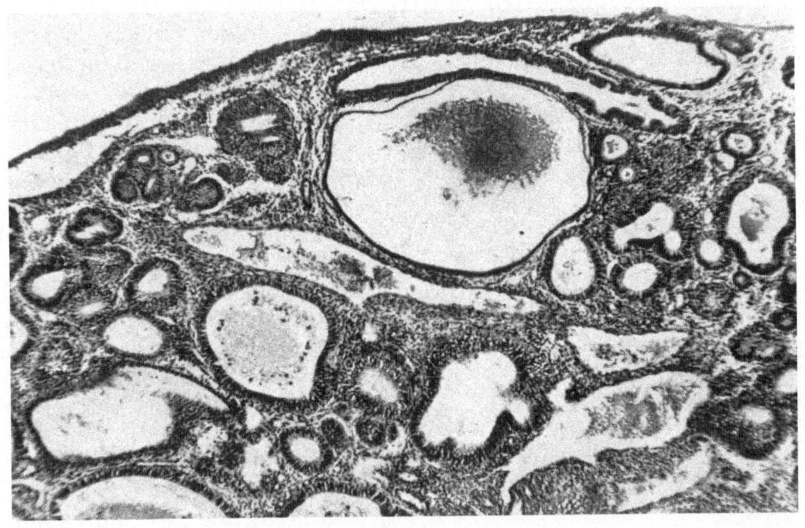

Abb. 5. Glandulär-cystische Hyperplasie des Endometriums durch einseitige verlängerte Oestrogenwirkung bei fehlender Gestagenwirkung

sowie durch Involution einiger Ausführungsgänge, zum Teil cystisch: *glandulär-cystische Hyperplasie* (s. Abbildung 5). Der Wassergehalt des Stromas geht zurück. Die argyrophilen Fasern vermehren sich. Schließlich kommt es unter Schrumpfungs- und Rückbildungserscheinungen, selbst bei gleichbleibender Oestrogenmenge, zur Blutung (Durchbruchblutung) [*2205a*]. Die glandulär-cystische Hyperplasie des Endometriums läßt sich durch anhaltende Verabfolgung von Oestrogenen über länger als 4 Wochen experimentell erzeugen.

b) Einfluß auf Endometriumgefäße und Blutungsmechanismus

Das Wachstum der Arterien [*483a, 1073b, 1286a, 1462, 1463, 1476a*] ist am Anfang des Cyclus unter der zunehmenden Oestrogensekretion des reifenden Follikels zunächst auf die Gefäße der Basalis und der unteren Funktionalis beschränkt. Während das Endometrium weiter proliferiert, zeigen die mit der Funktionalis wachsenden Arterien, die späteren Spiralarterien, ein progressives Längenwachstum und reichen bald bis über die Hälfte des Endometriums. Aus ihren distalen Enden entspringen langgestreckte Arteriolen, die sich zu einem subepithelialen Capillarplexus ausbilden. Mit Fortschreiten der Proliferation erreichen die distalen Enden der Arterien mehr und mehr die Oberfläche. Da die Arterien rascher wachsen als sich das Endometrium verdickt, tritt schließlich Schlängelung ein. Sie ist die Folge einer gemeinsamen Einwirkung von Oestrogenen und Progesteron. Die abführenden Venen sind anfänglich schmal, nehmen aber unter zunehmender Oestrogenwirkung ebenfalls an Zahl und Weite erheblich zu. Die Bildung arterio-venöser Anastomosen ist umstritten [*90b*, *1470a*]. Die oestrogenbedingte Gefäßerweiterung und die gesteigerte Durchlässigkeit der Gefäße [*333*, *904*, *1081a*] bewirken ein vermehrtes Austreten von Flüssigkeit und Nährstoffen in das Stroma des Endometriums (s. Abbildung 6). Die Gefäße des menschlichen Endometriums werden unter Oestrogenwirkung maximal weitgestellt. Im Experiment [*331*, *1243*] bewirken Oestron und Oestradiol in Dosen über 2 mg bereits nach kurzer Zeit (3 Minuten nach intravenöser, 10 bis 20 Minuten nach intramuskulärer Injektion) am normal entwickelten Endometrium eine starke fluxionäre arterielle Hyperämie. Diese geht mit einer hohen Sauerstoffsättigung des Blutes einher. Später kommt es zu reaktiven rhythmischen Vasoconstrictionen, die als Entzugswirkung gedeutet werden. Die Anzahl der blutgefüllten Capillarschlingen nimmt unter Oestrogenwirkung beträchtlich zu, ebenso die Blutmenge. Ferner kommt es zu einer Zunahme des Capillardrucks und einer Beschleunigung des Blutstroms (von etwa 0,39 auf etwa 0,45 mm/sec) [*1286c*].

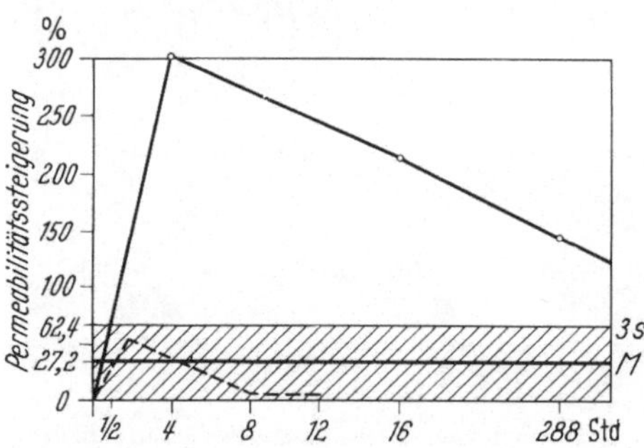

Abb. 6. Permeabilitätssteigerung der Endometriumsgefäße nach Verabreichung von 1 mg Oestronsulfat, normale Reaktion o—o. Fehlende Reaktion bei einem nichtreagierenden narbigen Endometrium - - -. Transplantate in der vorderen Augenkammer von Kaninchen. Nach BURGER et al. [*333*]

Durch raschen Entzug von Ovarialhormonen, z. B. nach Kastration oder nach Absetzen einer Hormonbehandlung, kann es praktisch in jedem Stadium der Schleimhautentwicklung zu einer *Entzugs- oder Abbruchblutung* kommen (s. Abbildung 7). Dabei scheint das Endometrium auf einen Oestrogenentzug langsamer und weniger empfindlich zu reagieren als auf Progesteronentzug [*36a*, *1330*].

Bei der *echten Menstruation* [*90a*, *1286a*] kommt es zunächst zu einer Minderdurchblutung des Endometriums. Nach heutiger Auffassung soll dies durch ein Absinken des Oestrogen- und Progesteronspiegels bedingt sein. Das Stroma und die Spiralgefäße schrumpfen. Der Hormonabfall soll auch zu einer Verminderung der Gefäßpermeabilität und damit zu Wasserverlust und zu einer Herabsetzung der für die Ernährung wichtigen Austauschvorgänge führen [*904*]. In dem schlecht ernährten Gewebe bilden sich, wie man annimmt, vasoconstrictorische Stoffe, die Gefäßspasmen bewirken. Dilatation und Kontraktion wechseln in rascher Folge ab. Es kommt zur Stase. Subepitheliale Blutungen treten auf.

Leukocyten wandern ein. Die Schleimhaut beginnt sich abzustoßen. Bei der dann einsetzenden Menstruation handelt es sich im wesentlichen um eine *Blutung per rhexin*.

Die zur Blutung beim *anovulatorischen Cyclus* oder nach Abbruch einer Oestrogenbehandlung führenden Vorgänge sind von denen bei einer normalen Menstruation grundsätzlich verschieden. Die späteren Spiralarterien sind in dem oestrogen proliferierten Endometrium nur bis etwa zur Mitte vorgedrungen und zeigen eine wesentlich geringere Schlängelung. Daher sind Vasoconstriction, Ischämie und Stase viel weniger ausgeprägt. Die Schleimhautabstoßung, die 3 bis 4 Tage nach dem Oestrogenentzug eintritt, ist dementsprechend unvollständiger und langsamer als bei der Regelblutung. Es handelt sich fast ausschließlich um eine *Blutung per diapedesin*.

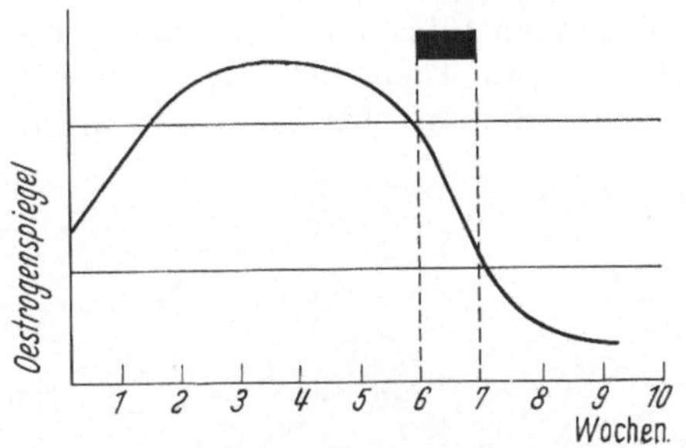

Abb. 7. Heutige Vorstellung über die Entstehung der Abbruch- oder Entzugsblutung. Ausgelöst durch rasches Abfallen des Oestrogenspiegels

Neben der Entzugs- oder Abbruchblutung gibt es einen zweiten Blutungstypus, die sog. „*Durchbruchblutung*“ [*1148a, 2205, 2205a*]. Während im ersten Falle die über der Blutungsschwelle liegende Oestrogenmenge plötzlich vermindert wird, kommt es im zweiten Falle auch bei konstantem Hormonspiegel zu mehr oder weniger rhythmischen Durchbruchblutungen, z. B. im Verlaufe einer Follikelpersistenz mit konstanter Oestrogenausscheidung oder bei gleichbleibend hoher Oestrogenmedikation, etwa nach Implantation eines Oestrogenkristalls, während er noch wirksam ist. Man nimmt an, daß der Oestrogenbedarf der Schleimhaut mit der Zeit zunimmt und daß auf diese Weise die Oestrogenmenge, die am Anfang des Cyclus ausreichte, um eine Proliferation zu bewirken, später nicht mehr genügt, um die Degeneration und Desquamation zu verhindern und das Endometrium zu erhalten. Die Durchbruchblutung hört, im Gegensatz zur Entzugsblutung, meist nicht von selber auf, sondern nur nach Erhöhung der Oestrogendosis (s. Abbildung 8). Die Blutung erfolgt hier von der Oberfläche der Schleimhaut aus per diapedesin. Das Blut ist, im Gegensatz zum Menstrualblut, gerinnbar [*1673*].

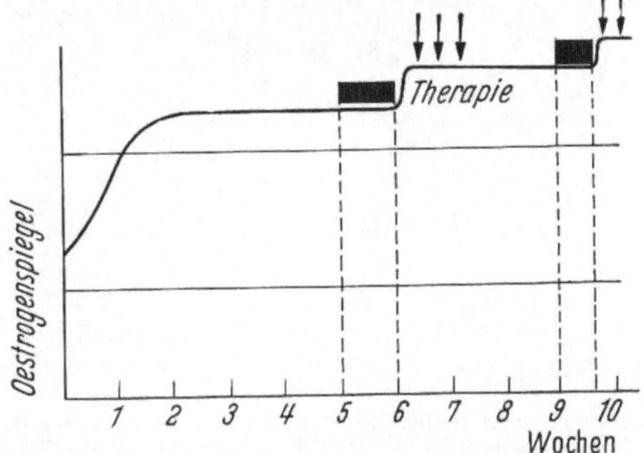

Abb. 8. Unser gegenwärtiges Vorstellungsbild über die Entstehung der Durchbruchblutung. Auftreten nach längerem Intervall trotz Gleichbleiben des Oestrogenspiegels. Verhinderung oder Stillung der Blutung durch Erhöhung der wirksamen Oestrogenmenge

Wie hoch der Oestrogenspiegel liegt, unterhalb dessen es zur Blutung kommt, läßt sich nicht angeben. Man nimmt an, daß es sich, weitgehend unabhängig von der absoluten Höhe des Oestrogenspiegels, anscheinend praktisch immer um einen relativen Hormonmangel handelt, der zur Blutung führt. Vergleiche auch die Abbildungen 7 und 8. Durch Verabfolgung von Oestrogenen in höheren Dosen oder von Oestrogenen mit Progesteron läßt sich die Blutung um einige Zeit hinausschieben. Dabei ist der Mechanismus dieser Wirkung je nach der Cyclusphase verschieden. Verabfolgung von Oestrogenen in mittlerer Dosierung in den ersten fünf Cyclustagen führt im allgemeinen zu einer Verschiebung der Ovulation um mehrere Tage. Oestrogenverabreichung in entsprechender Menge zwischen dem 10. bis 14. Cyclustag kann zur Hemmung der Ovulation

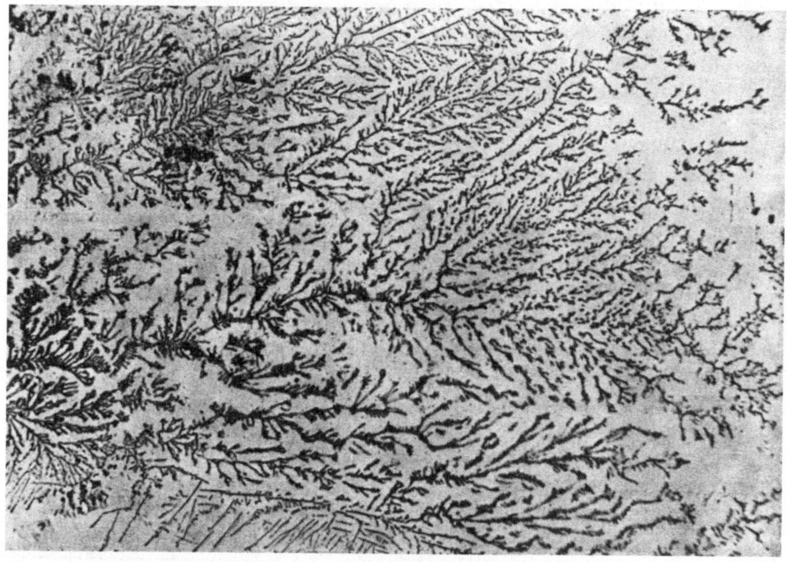

Abb. 9a—c. Farnblattkristalle bei a schwacher, b mittlerer und c starker Oestrogenwirkung, entsprechend etwa dem 5., 12. und 14. Cyclustag oder der Wirkung von 2 bzw. 5 und 10 mg Oestradiolbenzoat bei der Kastratin

führen. Oestrogengaben am Anfang der Corpus-luteum-Phase haben meist keinen Effekt auf den Eintritt der Menstruation, während Medikation kurz vor dem erwarteten Blutungseintritt den Regelbeginn, wahrscheinlich durch Erhaltung des Oestrogenspiegels, um mehrere Tage hinausschieben kann. Die blutstillende Wirkung der Oestrogene am Endometrium wird durch Aufhebung der regressiven Vorgänge, Umleitung des Blutstroms sowie Epithelisierung und Proliferationsanregung infolge Erhöhung des Hormonangebots im Gewebe erklärt. Die subtileren Vorgänge sind dabei nicht bekannt.

Wirkungen auf die Cervix: Ein typischer Oestrogeneffekt ist die *Weiterstellung des Muttermundes*, die physiologischerweise in der Cyclusmitte eintritt. Dies haben z. B. Borell und Fernström [*215a*] in sehr eindrucksvollen röntgenologischen Untersuchungen nachgewiesen. Die

Cervixdrüsen proliferieren und produzieren eine vom 12. Tage an stark zunehmende Menge Schleim. Das Sekret wird heller, viscös, fadenziehend („spinnbar"). ist vermehrt mucin- und glykogenhaltig und alka-

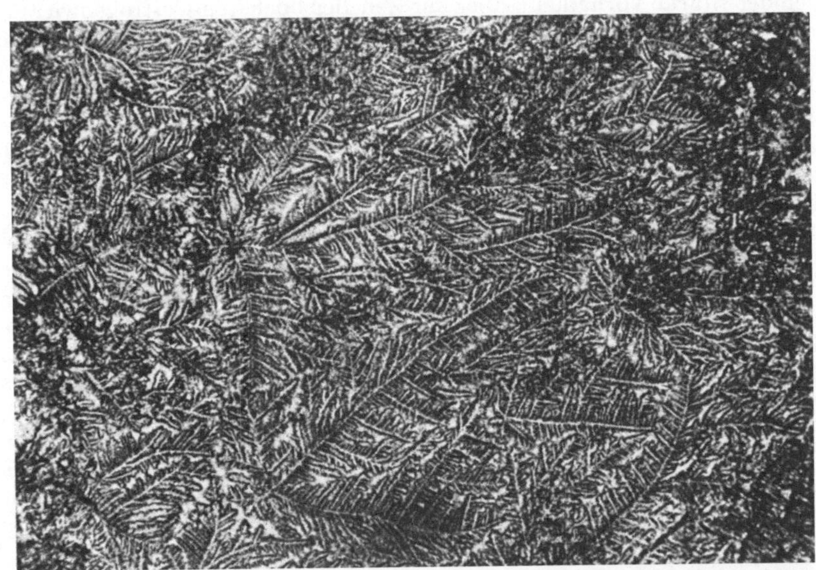

b

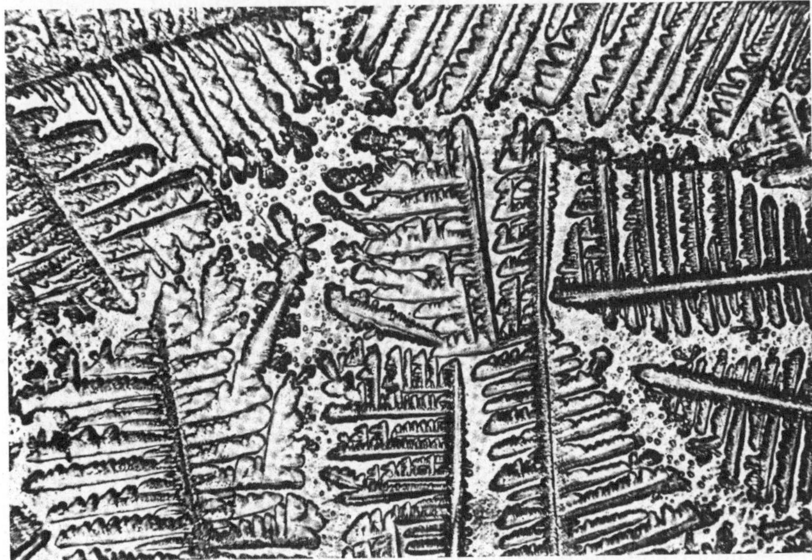

c

lisch (p_H 7,5 bis 8) [*2057b*]. Es bietet optimale Bedingungen für eine Penetration der Spermien. Im Mikroskop ist nach Eintrocknen die Bildung der sog. *Farnblattkristalle* (s. Abbildung 9) und anderer doppeltbrechender Kristalle erkennbar [*1a*, *1489a*, *1689a*, *2191*, *2201b*]. Sie tritt 24 bis 48 Stunden nach Oestrogenverabfolgung auf.

Die Kristallbildung ist zwar während fast des ganzen Cyclus in wechselnder Stärke vorhanden, aber zur Zeit der höchsten Oestrogenwirkung am stärksten ausgeprägt. Der Cervicalschleim reagiert in Zusammensetzung und Menge noch empfindlicher auf Oestrogenwirkung als das Endometrium oder das Vaginalepithel. Das Phänomen der Bildung von Farnblattkristallen soll darauf beruhen, daß die schleimproduzierenden Zellen der Cervix für NaCl und für Mucopolysaccharide vermehrt durchgängig werden. Das Phänomen der ,,Kristallisation" oder ,,Arborisation" ist an sich unspezifisch. Es tritt immer dann ein, wenn eine Eiweiß- oder Kohlenhydratlösung mit Elektrolyten zusammenkommt. Schon etwa 0,2 mg Oestradiolbenzoat 0,3 bis 0,4 mg Oestradiol, 1 mg Oestron oder 1 mg Oestriol bewirken bei der nichtschwangeren Frau nach 24 bis 48 Stunden das Auftreten einer Arborisation [*1596*]. Bei Fehlen der Arborisation kann man Oestrogenmangel oder Überwiegen von Progesteronwirkung, bei starker Ausprägung kräftige Oestrogenwirkung annehmen. Der Test hat als einfacher Nachweis von Oestrogenwirkung und zur ungefähren Festlegung des Ovulationstermins eine gewisse Bedeutung. Das Phänomen der ,,Arborisation" scheint nicht oestrogenspezifisch zu sein. Es gibt nur einen sehr groben Anhalt für die wirksame Oestrogenmenge. Gleiche Kristallisationen finden sich auch im Speichel [*1550b*].

c) Wirkungen auf die Uterusmuskulatur

Auch der *Uterusmuskel* macht unter der Hormonwirkung cyclische Veränderungen mit. Unter Oestrogeneinfluß zeigt die Muskulatur Hypertrophie und Hyperplasie. Die Mitosenzahl nimmt zu. Der Phosphatstoffwechsel wird aktiviert. Es wird vermehrt Wasser eingelagert. Immerhin ist der Uterus in der ersten Cyclushälfte noch relativ klein und hart. Bei der Hysterosalpingographie findet man ein kleines dreieckiges Cavum, das schlecht dehnbar ist und eingezogene Seiten aufweist [*423*].

Besonders stark ist der Einfluß der Oestrogene auf die Durchblutung der Uterusmuskulatur, die möglicherweise über Beeinflussung der Histamin-, Acetylcholin- und Adenosinmonophosphat (AMP)-Konzentration zu verstehen ist [*1625*, *1875a*, *1875b*, *1875c*]. Die starke Hyperämie des Uterus nach Verabfolgung von Oestrogenen ist aus dem Tierversuch bestens bekannt.

Am menschlichen Myometrium fand z. B. Prill [*1587a*] nach Verabfolgung von 1 und 5 mg Oestradiolbenzoat i.m. eine deutliche Verstärkung der Durchblutung, gemessen an der Zunahme der Wärmeleitzahl. Die Durchblutungswirkung war in Fällen nach ausgeräumtem Abort mit noch aufgelockertem Uterus besonders deutlich. Bei einer Patientin mit Amenorrhoe und einer anderen in der Menopause trat kein Effekt ein.

Die *biochemische Wirkung* natürlicher Oestrogene auf die Uterusmuskulatur ist in den letzten Jahren eingehend untersucht worden. Unser Verständnis des Mechanismus der Oestrogenwirkung ist dadurch wesentlich gefördert worden. Die Experimente wurden durchweg am

Ratten- oder Kaninchenuterus durchgeführt [*273a, 476, 642b, 1875a, 1875b, 1875c, 1971*]. Ihre Ergebnisse sind nicht ohne weiteres auf den Menschen übertragbar, vermitteln aber sicherlich eine brauchbare Vorstellung über die prinzipiell durch Oestrogene am Uterusmuskel ausgelösten Vorgänge.

Das Vorhandensein von Oestrogenaktivität ist Voraussetzung für die normale Funktion des Myometriums. Nach Oophorektomie findet man zunächst eine Abnahme der kontraktilen Proteine und der maximalen Muskelspannung (s. Abbildung 11), ein Absinken der Kreatinphosphat- und Adenosintriphosphat (ATP)-Konzentration, schließlich eine zunehmende Atrophie. Behandlung mit Oestrogenen stellt die normalen Verhältnisse wieder her [*476*].

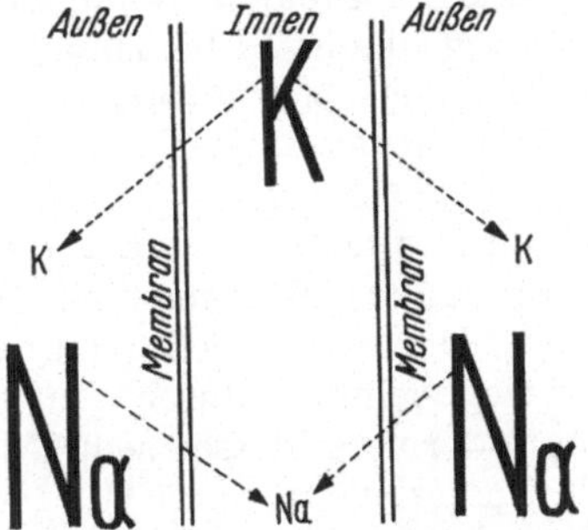

Abb. 10. Schematische Darstellung der Ionenverteilung in der unter Oestrogeneinwirkung stehenden Myometriumzelle. Die Kaliumkonzentration ist innerhalb der Zelle 26mal so groß wie außerhalb. Die Natriumkonzentration ist dagegen außerhalb der Zelle 5mal so groß wie innerhalb. (Nach CSAPO [*476*])

Schon eine Stunde nach Oestrogenverabfolgung kommt es, gleichzeitig mit Veränderungen in der Histamin- und Acetylcholinkonzentration, zu einer starken Hyperämie des Uterus [*1625, 1875c*]. Die Durchlässigkeit der Uteruscapillaren nimmt zu. Durch Beeinflussung der Hyaluronidaseaktivität wird auch die Permeabilität des Bindegewebes vermehrt. Es folgt eine Zunahme der osmotisch aktiven Elektrolyte mit einem Anstieg der Kaliumkonzentration innerhalb und der Natriumkonzentration außerhalb der Zelle (s. Abbildung 10). Die Kaliumkonzentration ist dabei innerhalb 26mal so groß als außerhalb der Zelle, die Natriumkonzentration außerhalb fünfmal so groß wie innerhalb der Zelle. Gleichzeitig findet eine beträchtliche Wasseransammlung statt, die ihr Maximum nach etwa 3 bis 6 Stunden erreicht [*68, 1875c*]. Die Wasseraufnahme nach Oestrogenverabfolgung ist der Natriumaufnahme direkt proportional. Sie führt zu einer ödematösen Vergrößerung des interstitiellen Raumes. Es wird angenommen, daß diese Veränderungen eine Folge der endogenen Histaminfreisetzung durch Oestrogene sind [*1875b, 1875c*]. Danach steht während einer Periode von 6 bis 24 Stunden eine Anhäufung von Ribonucleinsäuren und Proteinen im Vordergrund [*273a*]. Sie wird bewirkt durch eine gesteigerte Einlagerung verschiedener Aminosäuren in Protein, von Acetat in Fettsäuren und Cholesterin, von CO_2, Format, Glycin, Serin, Alanin, Lysin und Tryptophan in Nucleinsäuren und Purinnucleotide, von CO_2 und Orotsäure in Adenin, Guanin und Uridinnucleinsäure. Atmung, Glucoseverbrauch und anaerobe Glykolyse werden gesteigert, Glucose wird in Milchsäure umgewandelt, der Phosphorstoffwechsel gesteigert [*470b*], die Hexokinasereaktion beschleunigt und Glykogen angehäuft [*1399*]. Als Zeichen eines vermehrten Stoffwechsels wird die Einlagerung von Phosphor in das Uterusgewebe erheblich stimuliert [*215*]. Morphologisch resultiert aus diesen Vorgängen eine gesteigerte Mitosenrate, Vergrößerung der Zellkerne, Ausdehnung der Nucleoli, Zuwachs an endoplasmatischem Retikulum und durch Bildung der spezifischen Strukturproteine der Uterusmuskulatur eine Hypertrophie und Hyperplasie der Muskelfasern [*191*]. Actomyosin, das contractile Element der Muskelfasern, ist imstande aus ATP einen Phosphatrest freizusetzen, hat also die Eigenschaften und Funktionen einer Adenosintriphosphatase [*191*].

Das *Wachstum der Tuben* wird vorwiegend durch Oestrogene bewirkt. Progesteron wirkt aber in physiologischer Menge synergistisch. Folsäure scheint das Wachstum, wenigstens am Eileiter des Kückens, zu fördern [*931*].

Das *Tubenepithel* ist im Beginn des Cyclus niedrig. Unter Oestrogenwirkung nimmt es bis zum Intermenstruum an Höhe zu. Die Flimmerzellen prägen sich stärker aus. Die Cilien zeigen eine langsame Bewegung. Der Tonus der Muskulatur ist hoch, die Kontraktionsfrequenz bei niedriger Amplitude gering [*60b*]. Die Tubenmotilität nimmt allmählich zu, wodurch offenbar der Eiauffangmechanismus gefördert wird [*60b, 71b, 424a, 2117a*]. Atmung und Sauerstoffverbrauch der Zellen nehmen zu [*331*]. Der interstitielle und der isthmische Teil der Tube können unter Oestrogeneinfluß durch ein funktionelles Ödem vorübergehend verengt oder verschlossen sein [*1896b*]. Der Lipoid- und Glykogengehalt des Tubenepithels ist unter Oestrogeneinfluß niedrig, während der Gehalt an Phosphatase wie auch Ascorbinsäure ansteigt [*70a, 343a, 1059b*].

Auf die Veränderung des *Vaginalepithels* unter Oestrogenen wurde an anderer Stelle (s. Seite 267) ausführlich eingegangen. Siehe auch Seite 197.

d) Uterusmotilität

Auch unsere Auffassung vom Einsetzen und vom Mechanismus der Wehentätigkeit hat sich vorwiegend am Tierversuch orientiert, doch gibt es auch einige Untersuchungen am menschlichen Uterus. Unsere Beschreibung folgt den Darstellungen und den gesicherten Ergebnissen aus den Arbeiten von Csapo [*476*], Hoff und Bayer [*959*], Jung [*1067a, 1067b*], Hasselbach und Ledermair [*887c*], Knaus [*1123a*], Kneer [*1123b*], Szego und Roberts [*1971*] sowie Tapfer [*1991*].

Der nicht unter Oestrogenwirkung stehende Uterus zeigt keinerlei spontane Motilität und ist durch elektrische Reize oder durch Oxytocinstimulierung kaum erregbar. Die isometrische Spannung eines solchen Muskels ist minimal. Die Oestrogene schaffen im Uterus durch Verbesserung der Blutzufuhr und durch Eingreifen in den Energie- und Baustoffwechsel des Muskels die Voraussetzung für die normale Motilität und die Fähigkeit unter Senkung des Grundtonus auf Hypophysenhinterlappenhormon mit rhythmischen, rasch ansteigenden tonischen Kontraktionen zu antworten.

Unter Oestrogenwirkung kommt es zu einer Zunahme der isometrischen Spannung (s. Abbildung 11). Die Spontanmotilität stellt sich in Form kleiner, frequenter sog. Elementarkontraktionen wieder her. Diese verlaufen auf einer regelmäßigen Tonushöhe. Sie zeigen entweder einen linearen Rhythmus oder bilden rhythmische Gruppen von sieben bis zwölf Elementarkontraktionen/Minute. Diese Elementarkontraktionen sind relativ druckschwach (2 bis 3 mm Hg) und besitzen eine Kontraktionsdauer bis zu 10 bis 12 Sekunden. Eine Abhängigkeit der Kontraktionsdauer von der Höhe der Oestrogenzufuhr ist nicht nachweisbar. Oestrogenstimulierte Uteri zeigen meistens eine inverse Reaktion auf Oxytocin, das zu einer Tonussenkung führt [*959*]. Andererseits steigt die Empfindlichkeit des Uterus für Pitressin, Acetylcholin, Adrenalin und Histamin unter Oestrogeneinfluß an [*2157a*]. Oestrogenbeeinflußtes Myometrium zeigt eine größere elektrische Leitfähigkeit. Es reagiert auf geringere Reize mit maximaler Spannung und verhält sich damit entgegengesetzt wie der progesteronbeherrschte Muskel. Der erstere antwortet auf eine Verminderung der Frequenz der Stimulierung mit einer Abnahme der Spannung, dem Treppen („staircase") -Phänomen, während der letztere einen Anstieg der Spannung („negative staircase") zeigt. Wird die Stärke der Stimulierung schrittweise erhöht, so hat das Myometrium unter Oestrogenwirkung gleiche und maximale Spannungsspitzen, während das unter Progesteronwirkung stehende Myometrium eine zunächst verringerte und erst danach eine maximale Spannung zeigt. Das erstere reagiert auf einen Entzug von Calciumionen mit einem drastischen Abfall der Spannung, während das letztere keine Veränderung erfährt. Der intracelluläre Kalium/Natrium-Quotient beträgt unter Oestrogen 5,3, unter Progesteron 2,9. Oestrogene führen also zu einer Anreicherung von Kalium innerhalb und von Natrium außerhalb der Zelle. Der durch Oestrogene bewirkte Austausch von Kalium- und Natriumionen, der zu einer Depolarisation der Zellmenbran der Muskelzellen führt, scheint für den Kontraktionsvorgang von grundlegender Bedeutung zu sein [*476*]. Es sei schließlich angemerkt, daß die Wirkung des Relaxin auf die Uterusmotilität im Versuch am Nager nur nach Oestrogenvorbehandlung auftritt [*1373a, 2146b*].

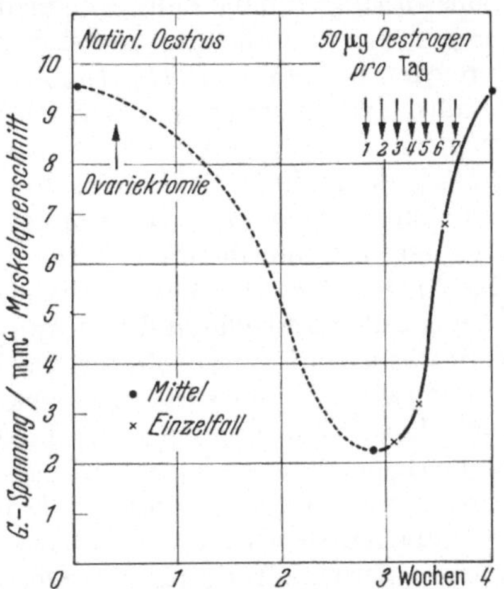

Abb. 11. Die Wirkung von Oestrogenen auf die maximale isometrische Spannung von Uterusmuskelstreifen in vitro. Nach Oestrogenentzug (Kastration) tritt eine Abnahme der Spannung ein. Nach Oestrogenverabfolgung Rückkehr zum Ausgangswert. (Nach CSAPO [*476*])

e) Wirkungen auf die Schwangerschaft

Bei einigen Tierspecies werden durch Verabfolgung von Oestrogenen in höherer Dosierung Befruchtung und Eieinnistung verhindert. Bei bestehender Schwangerschaft führen sie zu intrauterinem Fruchttod und zur Fehlgeburt durch Einsetzen von Wehen oder massiven Blutungen in das Eibett [*71a, 336*].

Eine *abortive Wirkung* großer Oestrogendosen wurde auch für die menschliche Schwangerschaft lange angenommen und die Möglichkeit einer Abtreibung mit Oestrogenen auch in forensischen Gutachten bejaht. Heute wird eine solche Wirkung im allgemeinen abgelehnt [*1409a*]. Man ist der Meinung, daß eine intakte Schwangerschaft durch Oestrogene, gleich welcher Dosierung, in keiner Weise beeinflußt wird. Bei gestörten Schwangerschaften, wie habituellen und drohenden Aborten sowie Toxikosen sollen sogar mit hohen Oestrogendosen gute therapeutische Erfolge zu erzielen sein. Es wurde behauptet, daß über eine einfache Substitutionswirkung hinaus eine Steigerung des Uteruswachstums, eine Besserung der Durchblutung und der Stoffwechselfunktion der Placenta zu erreichen sei [*1862, 1991*]. Insbesondere soll unter exogener Oestrogenzufuhr eine Stimulierung der Steroidbildung in der Placenta mit vermehrter Ausscheidung von Oestrogenen und Pregnandiol resultieren [*1865*], doch sind die Beweise hierfür nicht sehr überzeugend. Gewisse Bedenken gegen eine Hormonverabfolgung bestehen lediglich in den allerersten Tagen der Schwangerschaft beim Menschen, wo die massive Zufuhr von Oestrogenen nachweislich zur Ausbildung eines Deciduaödems mit Rundzelleninfiltration oder sogar zu schwerster leukocytärer Infiltration mit ausgedehnter Deciduanekrose führen kann [*71a*]. Die Unterschiede in der Oestrogenwirkung auf die Schwangerschaft bei Tier und Mensch soll mit den Verschiedenheiten in der Placentation zusammenhängen. Bei den Tieren erfolgt der Stoffaustausch vom mütterlichen zum fetalen Gewebe anfangs längere Zeit durch Diffusion über die Decidua. Diese histiotrophe Phase der Ernährung ist offenbar durch die ödematisierende Wirkung der Oestrogene leichter zu stören. Sie ist dagegen beim Menschen nur relativ kurz. Schon am 9. Tag hat das Ei Anschluß an die mütterliche Blutbahn gefunden und ist daher solchen Einflüssen gegenüber weniger empfindlich [*71a*].

Im Tierversuch am Nager kann man durch Oestrogene in kleineren Dosen über eine Anregung der Gelbkörperfunktion die Tragezeit verlängern. Dies ist beim Menschen nicht möglich [*336*].

Oestrogenverabfolgung soll in höheren Dosen über längere Zeit das Gewicht der Placenta und des Kindes angeblich manchmal ansteigen lassen [*1874b*]. In einem Fall mit Verabfolgung großer Oestrogenmengen in der Schwangerschaft wurde die Geburt eines reifen Kindes bereits nach 224 Tagen Schwangerschaftsdauer beschrieben [*2138a*].

Das Auftreten von *Fehlbildungen* bei der Frucht nach Behandlung mit hohen Oestrogendosen in der Schwangerschaft wurde mitgeteilt [*2029a*]. Die für eine solche Annahme angeführten Argumente sind aber völlig unzureichend.

f) Wehentätigkeit

Im Tierversuch, z. B. bei Kaninchen und Katzen, gelingt es ziemlich regelmäßig durch höhere Oestrogendosen den Wehenbeginn auszulösen [*336*].

Über günstige Erfolge der Geburtseinleitung mit Oestrogenen auch beim Menschen haben zahlreiche Autoren berichtet [*1081a*, *1102a*, *1991*]. Erfahrungen liegen vor allem bei Fällen von primärer Wehenschwäche und Übertragung vor [*1081a*]. Die Mehrzahl dieser Arbeiten sind aber statistisch nicht einwandfrei. Andere Untersucher haben mit Oestrogenverabfolgung keine oder keine sicheren Erfolge beim Menschen gesehen, [z. B. *1*, *20*, *55*, *959*]. Eine Direktwirkung von Oestrogenen auf den schwangeren oder unter der Geburt befindlichen Uterus konnte nicht beobachtet werden. Werden Oestrogene über mehrere Tage gegeben, so kann in einigen Fällen ein geringerer Förderungseffekt mit Tonusanstieg, Amplitudenzunahme und Frequenzsteigerung für die Einwirkung von Oxytocin auftreten. Bei langdauernder Oestrogengabe kann dagegen manchmal eine Tonussenkung, eine Frequenzminderung und eine Verkleinerung der Amplituden resultieren. Manche Fälle lassen eine Einflußnahme überhaupt vermissen. Warum dies so ist, weiß man nicht genau. Die beschriebenen Veränderungen unter Oestrogenwirkung lassen den Schluß zu, daß Oestrogene am spätgraviden Uterus auch beim Menschen eine Tonussenkung bewirken können und so eine größere Amplitudenweite für die Oxytocinreaktion bewirken. An der nervösen Steuerung dieses Organs ändert sich nichts. Es wird weder die Reflexkoppelung geändert, noch treten Umstellungen ein, die zur Wehenbildung führen. Ein allgemein die Erregbarkeit der Muskelzelle steigernder Effekt oder ein Einfluß auf die Wehentätigkeit unter der Geburt kann tokometrisch nicht einwandfrei nachgewiesen werden [*959*]. Dies stimmt mit den klinischen Erfahrungen der meisten Autoren überein. Selbst nach höchsten Oestrogengaben treten in der Schwangerschaft und am Termin keine Wehen auf, auch nicht nach Verabfolgung von Oestrogenen und Progesteron in physiologischem Verhältnis [z. B. *1076*, *2152*]. Es kann lediglich eine Empfindlichkeitssteigerung für Oxytocin resultieren [*959*, *1813b*].

Nur unter besonderen Umständen, z. B. bei intrauterinem Fruchttod mit Veränderung der hormonellen Situation, kann zugeführtes Oestrogen in hohen Dosen durch Tonusbeeinflussung die Contractilität des Uterusmuskels verbessern. Diese Möglichkeit wird klinisch bei missed abortion ausgenützt, wo gelegentlich eine spontane Ausstoßung der abgestorbenen Frucht zu erreichen ist [*1054c*].

Der Einfluß der Oestrogene besteht demnach wahrscheinlich mehr in einer Vorbereitung des Uterus auf die spätere Wehentätigkeit durch Förderung von Durchblutung und Stoffwechsel, durch Hypertrophie und Hyperplasie, die Wachstum und Dehnung ermöglichen, aber nicht in der Anregung oder Förderung der Wehentätigkeit am schwangeren Uterus. Wir wissen jedoch nicht, wieviel Oestrogene von der Placenta her in das Myometrium direkt, z. B. durch Diffusion, eintreten. Es ist daher möglich, daß es mit parenteral verabfolgten Oestrogenen, selbst in hohen Dosen, nicht möglich ist, dieselben Wirkungen zu erzielen, wie diejenigen, die den Uterus von der Placenta aus erreichen, da man vielleicht nie eine genügend hohe Konzentration am Ort erzielt. Über die Oestrogenausscheidungswerte bei Wehenbeginn und unter der Geburt siehe Seite 310.

3. Stoffwechsel und Körperfunktionen

Die Wirkung der Oestrogene auf die großen Stoffwechselvorgänge ist im physiologischen Dosisbereich und bei normalem Ablauf aller Funktionen gering. Selbst die Verabfolgung sehr hoher Oestrogenmengen verursacht, im Gegensatz zu anderen Hormonen, keine ernsthaften Entgleisungen. Nichtsdestoweniger wurde in der Literatur vielfach über solche metabolischen Effekte der Oestrogene berichtet. Diese werden allerdings oft erst nach Verabfolgung etwas höherer Dosen nachweisbar. Die Applikation der Oestrogene in Form eines Hormonstoßes kann dabei nicht vorbehaltlos als physiologisch angesehen werden. Mit Stilbenen durchgeführte Untersuchungen wurden hier nicht mit aufgenommen. Manche der im folgenden mitgeteilten Reaktionen werden vermutlich über die Hypophyse und die abhängigen endokrinen Drüsen wie Schilddrüse, Nebennierenrinde und Pankreas vermittelt. Bei allen diesen Reaktionen ist es aber schwer zu entscheiden, welche Abläufe im Stoffwechsel für Oestrogene wirklich spezifisch sind. Die meisten sind wahrscheinlich ganz unspezifisch und als einfache vegetative Regulationen und Gegenregulationen aufzufassen.

Eine Verminderung des Appetits mit freiwilliger Einschränkung der Nahrungsaufnahme, wie sie durch Oestrogenverabfolgung bei manchen Tieren hervorzurufen ist, wurde beim Menschen nicht gesehen.

Die Beeinflussung des *Kohlenhydratstoffwechsels* [*329*, *1355a*] versucht man über eine Einwirkung auf das Pankreas und die Insulin- bzw. Adrenalineffekte auf den Blutzucker zu verstehen. Daneben wird vielleicht die Glykogenbildung und die Glykolyse in den verschiedenen Organen durch Förderung der Hexokinasereaktion und Eingreifen in den Citronensäurecyclus sowie die zahlreichen Phosphorylierungsreaktionen über den Enzymstoffwechsel beeinflußt. Von einigen Forschern [*727b*, *856a*] wird auch erwogen, daß die Oestrogene eine Umstellung im Stoffwechsel der Kohlenhydrate zwischen Pentosephosphat und glykolytischen Wegen bewirken. Die Glykogenablagerung in Vagina, Uterus und Endometrium (dort zusammen mit Progesteron) seien als Beispiel für die Oestrogenwirkung auf den Kohlenhydratstoffwechsel angeführt. Ausführlichere Angaben werden auf Seite 184 gemacht.

Die Beeinflussung des *Fettstoffwechsels* durch Oestrogene wird bereits durch die typische Verteilung des weiblichen Fettpolsters nahegelegt. Es sei ferner auf die Steuerung des Cholesterin- und β-Lipoproteingehalts im Blut durch Oestrogene hingewiesen [*90*, *630*, *637*, *1477*].

Die Verabfolgung von Oestrogenen führt zu einer Senkung insbesondere des erhöhten Plasma-Cholesterin-Spiegels und des Cholesterin/Phospholipoid-Quotienten. Der Phospholipoidspiegel des Plasmas und der α-Lipoprotein-Cholesterin-Spiegel steigen dagegen oft gering an. Diese Wirkung tritt nach Oestron, 17β-Oestradiol und vielen synthetischen Oestrogenen ein. Der Effekt wird etwa nach einer Woche deutlich und erreicht nach 6 Wochen den Höhepunkt. Wird die Behandlung abgesetzt, so stellt sich innerhalb eines Monats der alte Zustand wieder her. Genaueres über die zugrunde liegenden Mechanismen ist zur Zeit nicht bekannt. Es scheinen Beziehungen zwischen Oestrogenen und Gefäßkrankheiten, insbesondere der Atherosklerose, zu bestehen (s. Seite 441). Ferner sei angemerkt, daß Oestrogene aus Cholesterin und wahrscheinlich aus anderen Verbindungen oder Vorläufern des Lipoidstoffwechsels entstehen können.

Die anabole Beeinflussung des *Eiweißstoffwechsels* durch Oestrogene [*24c, 1163a, 1184a, 1532e, 2123b*] ist wesentlich schwächer als diejenige durch Androgene oder anabolische Steroide. Ihre Wirkung auf die Stickstoffbilanz ist gering und praktisch ohne Bedeutung. Oestrogene können aber in hohen Dosen katabol wirken [*1906a*]. Die Stickstoffausscheidung im Harn kann ansteigen [*2123b*]. Gelegentlich wurde über eine leichte Stickstoffretention durch Oestrogene berichtet [2, *24c, 1614b*] (s. Abbildung 18). Oestrogene stimulieren den Einbau verschiedener Aminosäuren in die Proteine des Uterusmuskels [*1399*]. Sie beeinflussen die Konzentration und die Zusammensetzung der Fraktionen des Actomyosins der Uterusmuskulatur [*191*]. Außerdem bestehen Beziehungen zum Stoffwechsel schwefelhaltiger Aminosäuren und zu den Proteinen der Leber und des Blutes[1]. Die Synthese aber anscheinend nicht die Speicherung von Kreatin nimmt zu [*2123b*]. Es mag hier angemerkt werden, daß, im Gegensatz zu den Verhältnissen beim Menschen, Oestrogene bei manchen Tierspecies (z. B. Rind) eine starke anabole Wirkung haben (Mast).

Durch Verabfolgung von Oestrogenen konnten u. a. auch folgende Stoffwechselreaktionen experimentell erzeugt werden: 1. Senkung des Grundumsatzes [*679*], 2. Verlangsamung und Abflachung der Atmung, Abnahme des Atemvolumens und der alveolären CO_2-Spannung [*565d*], 3. Abnahme der Pulsfrequenz [*565a*], Verkleinerung des Herzschlagvolumens [*565a*], 5. Erniedrigung und Labilität des Blutdrucks [*2153b*], 6. Niedriger Verlauf oder Absinken der Basaltemperatur [*90c, 1171a*], 7. Reflexbeschleunigung [*336, 2005a*], 8. Zunahme der Muskelkraft [*336*], 9. Zunahme des Augeninnendrucks [*600a, 1461a*]. 10. Steigerung der immunbiologischen Abwehrlage [*334*].

Die Wirkungen auf Fermentstoffwechsel, Acetylcholinbildung, Histamin, Adrenalin, Blut- und Blutbestandteile, Zucker- und Mineralhaushalt sowie glatte Muskulatur werden an anderer Stelle ausführlicher erörtert.

Die oben mitgeteilten Reaktionen sind zum Teil bezüglich Reproduzierbarkeit und Spezifität zweifelhaft und bedürfen einer kritischen Nachprüfung.

4. Wasser-Salz-Haushalt

Die Wirkung auf den Mineral- und Wasserhaushalt [*565b, 779a, 1582, 1609b, 1663c, 2008b, 2130*] scheint für den Wirkungsmechanismus der Oestrogene von besonderer Bedeutung zu sein. Die natrium- und wasserretinierende Wirkung der Oestrogene ist aus dem Tierversuch lange bekannt. Auf diesem Früheffekt der Wassereinlagerung nach Oestrogenverabfolgung beruht beispielsweise die Gewichtszunahme des Uterus im sog.

[1] Vergleiche Seiten 113, 114, 127, 186, 190

„6-Stunden-Test“ nach ASTWOOD [68]. Die Verteilung der Ionen spricht dafür, daß das Wasser vorwiegend extracellulär gelagert ist. Bei einigen Tierarten (z. B. Affen) kommt es unter Oestrogenwirkung zu einer starken ödematösen Schwellung von Vulva und Perineum. Dieser Effekt kann etwa 48 Stunden nach Injektion von Oestron, Oestradiol oder Oestriol beobachtet werden [960]. Ödem als „Nebenwirkung“ nach Oestrogentherapie ist auch beim Menschen nicht selten zu beobachten.

Der weibliche Organismus unterliegt in der Zeit der Geschlechtsreife einer cyclischen Beeinflussung seines Wasserhaushalts. So kann z. B. in der prämenstruellen Phase unter dem Einfluß der Oestrogene und Gestagene eine Flüssigkeitseinlagerung von 700 bis 1500 cm³ nachgewiesen werden [565b, 1663c] (s. Abbildung 12). Hierdurch können, wie man annimmt, Beschwerden im Sinne der prämenstruellen Spannung hervorgerufen werden. Bei ausgesprochenem prämenstruellem Syndrom mit „Hyperfollikulinie“ und anovulatorischem Cyclus wurden Gewichtszunahmen bis zu 6 kg beobachtet. Am Ende der Schwangerschaft retiniert der weibliche Organismus etwa 4,5 Liter mehr Wasser im interstitiellen Gewebe und nahezu 1 Liter zusätzliche Flüssigkeit im Gefäßsystem gegenüber dem nichtschwangeren Zustand. In der Schwangerschaft, wie auch bei Toxikosen, glaubte man ein gleichsinniges Verhalten der ansteigenden Oestrogenkonzentration in Blut und Harn mit der zunehmenden Natriumretention nachweisen zu können [1663c].

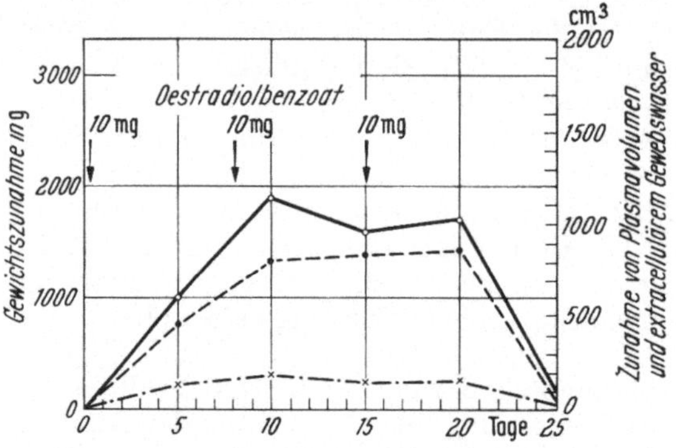

Abb. 12. Zunahme von Gewicht (○—○) Plasmavolumen (×-·-×,) und interstitiellem Gewebswasser (●- - -●) nach Verabfolgung von 30 mg Oestradiolbenzoat an eine kastrierte Frau [1171b]

Die natrium- und wasserretinierende Wirkung der Oestrogene soll auf verschiedenen physiologischen Effekten dieser Hormone beruhen. Oestrogene bewirken durch Angreifen an den Austauschvorgängen der Zellmembran eine Erhöhung der Kaliumkonzentration innerhalb und der Natriumkonzentration außerhalb der Zelle. Ferner führen sie zu einer Erhöhung der Capillarpermeabilität [311c] für Elektrolyte, Wasser und verschiedene hochmolekulare Stoffe. Oestrogene sollen außerdem eine Depolymerisation der Polysaccharide des Bindegewebes und dadurch eine gesteigerte Wasser- und Elektrolytkonzentration der interstitiellen Grundsubstanz bewirken [751a][1]. Die Erhöhung des hydrostatischen Druckes, besonders im venösen Schenkel des Kreislaufs, die Steigerung der Capillarpermeabilität und die Herabsetzung des kolloidosmotischen Druckes der Serumproteine durch Oestrogene kommen besonders in der

[1] FRIEDBERG, V.: Geburtsh. u. Frauenheilk. **19**, 563 (1959)

Schwangerschaft zur Auswirkung. Ferner wurde im Tierversuch eine Vermehrung der biologischen ACTH-Aktivität im Plasma mit einer Erhöhung der Nebennierenrindenaktivität unter Oestrogeneinfluß festgestellt [*785*]. Interessant ist auch der Befund, daß Oestrogenverabfolgung die Halbwertszeit des Verschwindens von Corticosteroiden im Plasma verlängert [*2080*].

Schließlich hat man eine Verstärkung des antidiuretischen Effektes der Hypophysenhinterlappenhormone durch Oestrogene angenommen. Eine solche Wirkung ist jedoch beim Menschen bisher nicht bewiesen. Die Bedeutung dieser Faktoren für die Oestrogenwirkung bedarf weiterer Analyse.

Im Experiment tritt nach Verabfolgung von 15 bis 50 mg kurz- oder längerwirkender Oestradiolester eine Gewichtszunahme bis zu 2 kg, im Durchschnitt von etwa 1 kg auf. Der Höhepunkt dieses Vorganges wird nach 7 bis 10 Tagen erreicht. Während das Plasmavolumen nicht wesentlich beeinflußt wird, ergibt die Untersuchung des interstitiellen Gewebes eine Wasserretention von 800 bis 3000, im Mittel von 1300 cm^3. Diese Wasseranlagerung geht mit Völle, Spannungsempfindung, Kopfschmerzen sowie gelegentlich Übelkeit und Erbrechen einher [*2130*]. Kochsalz- und Wasserausscheidung zeigen dabei eine gleichsinnige Verminderung, doch reagiert die Kochsalzausscheidung anscheinend empfindlicher [*2130*].

Bei einem Patienten mit Morbus Addison, also bei weitgehender Ausschaltung der Nebennierenrinde, führte die einmalige Injektion von 17 mg Oestradiol bei konstanter Diät zu einer deutlichen Retention von Chlorid, Natrium und Wasser mit einem Anstieg von Blutdruck und Körpergewicht. Diese Wirkung hielt etwa 72 Stunden an [*2130*].

Es wurde auch angenommen, daß der gestörte Oestrogenstoffwechsel auch bei normaler Ausscheidung für die Bildung von Ödemen und Ascites bei Leber- und Herzkranken mitverantwortlich sein könne [*1581, 1582*]. Da hier ein sehr komplexes Geschehen abläuft, ist die Rolle der Oestrogene in ihrer Bedeutung aber sicherlich schwer abzugrenzen [*779a*].

Die Kombination von Oestrogenen mit Progesteron verändert die Oestrogenwirkung auf den Salz-Wasser-Haushalt nicht oder nicht wesentlich. Progesteron alleine hat keine deutlichen Effekte [*2130*]. Die beschriebenen Veränderungen des Wasser- und Salzhaushalts dürften demnach wohl vorwiegend auf einer direkten oder indirekten Oestrogenwirkung beruhen.

5. Vegetatives Nervensystem

Die zahlreichen vegetativen Regulationen [*61*], die den Ablauf des normalen und pathologischen Cyclus begleiten, die vegetativen Ausfallserscheinungen im künstlichen und natürlichen Klimakterium und die Cyclusabhängigkeit vegetativ geprägter Krankheitssymptome weisen auf die Beeinflussung des vegetativen Nervensystems durch die Ovarialhormone hin. Verlust oder Verminderung der Oestrogenbildung sind, wie z. B. beim vegetativ endokrinen Syndrom oder bei klimakterischen Beschwerden, durch typische sympathicotone Zustände gekennzeichnet [*475*]. Die Oestrogene werden daher als wichtige Stabilisatoren des vegetativen Nervensystems bei der Frau angesehen [*887d*].

Die Schwierigkeit in der Beurteilung der vegetativen Wirkung der Oestrogene liegt größtenteils in der Tatsache, daß die vegetativen Erfolgsreaktionen nach Oestrogenverabfolgung sich meist im physiologischen Bereich bewegen, daher sehr gering sein können und nur schwer objektiv zu sichern sind. Schwierigkeiten bereitet auch die Herstellung exakter Versuchsbedingungen beim Menschen. Andererseits sind unsere Vorstellungen über die Größenordnung der in den Geweben des Organismus wirksamen Oestrogenmengen ziemlich unsicher, so daß die Applizierung und Dosierung der Hormone bei der experimentellen Prüfung einen weiteren Unsicherheitsfaktor darstellt.

Während der Follikelphase überwiegt unter dem Einfluß der Oestrogene im allgemeinen ein milder Parasympathicotonus, während unter der Wirkung von Oestrogenen und Progesteron die Tendenz zum Vorherrschen des Sympathicus besteht [*60b, 61, 171b, 565c, 632a, 749c, 958a*]. Andererseits sollen periphere (Pilocarpin) und zentrale (Apomorphin) parasympathische Reize angeblich die Oestrogensekretion anregen und die Oestrogenwirkung verstärken [*2136b*].

Man hat, gestützt auf eine Reihe von Indizienbeweisen, die Vorstellung entwickelt, daß die Oestrogene jene vegetativen Zentren des Zwischenhirns beeinflussen, die im hinteren Anteil des Hypothalamus liegen. Von dort sollen die Impulse über die vegetativen Nerven in die Peripherie gelangen und hier die vegetativ regulierten Veränderungen des Stoffwechsels in parasympathicotoner Richtung beeinflussen. Dazu gehören u. a. die Magen-Darm-Tätigkeit, der Säuren-Basen-Haushalt, der Mineralstoffwechsel, der Grundumsatz, die Körpertemperatur, der Blutzucker, das Blutbild, Atmung, Blutdruck, Pulsfrequenz und Pupillenweite. Ferner ist auch die spontane Motilität von Tuben und Uterus teilweise durch vegetative Einflußnahme der Oestrogene zu erklären. Im Versuch an der Kaninchenmilz (Kontraktion) entsprechen z. B. 100 μg Oestronsulfat hinsichtlich der sympathicolytischen Wirkung 1 μg Ergotamintartrat [*2075c*].

Wahrscheinlich gesellt sich dem zentralen ein direkter peripherer Effekt der Oestrogene hinzu, der über die Stimulierung des parasympathicomimetischen Acetylcholins geht. So kommt es z. B. im Elektrodermatogramm an der menschlichen Haut zu einem Vorherrschen parasympathisch geleiteter Impulse. Bei „Oestrogendominanz", wie z. B. beim sog. prämenstruellen Syndrom, soll sich die vegetative Fehlsteuerung entsprechend objektivieren lassen. Die ergotrope Reaktionslage bei klimakterischen Ausfallserscheinungen läßt sich u. a. im SCHELLONG-Test für den Kreislauf, im Elektrodermatogramm und in der Verlängerung der Wiedererwärmungszeit nachweisen [*887d, 2075d*]. In der Behandlung wirken die parasympathicotropen Oestrogene als Antagonisten der sympathicotropen Hormone Thyroxin, Progesteron und der Glucocorticosteroide.

Für die Wirkung der Oestrogene auf das vegetative Nervensystem wurden (am Nager) auch anatomische Substrate gefunden. Unter Oestrogenverabfolgung bzw. Oestrogenentzug konnten an peripheren vegetativen Ganglien (z. B. FRANKENHÄUSER Ganglion) histologische Befunde erhoben werden, die als Zeichen einer abhängigen peripheren Neurosekretion gedeutet werden dürfen [*197a, 1190a*].

Die hier skizzierte Theorie der Oestrogenwirkung auf das vegetative Nervensystem vermag, obwohl sie die Verhältnisse sicherlich übermäßig vereinfacht und schematisiert, die mit Oestrogenwirkung oder Oestrogenentzug verbundenen vegetativen Erscheinungen durchweg befriedigend zu erklären. Sie kann also gegenwärtig als eine ziemlich gute klinische Arbeitshypothese gelten.

6. Kreislauf

Die stark hyperämisierende Wirkung der Oestrogene, besonders auf die Genitalorgane, ist aus dem biologischen Test an Maus, Ratte, Kaninchen und Pavian gut bekannt. Allerdings liegt hier vielleicht insofern keine ganz physiologische Wirkung vor, als meist relativ große Mengen in stoßartiger Verabfolgung zur Wirkung kommen. Sehr eindrucksvoll zeigt sich die gefäßerweiternde Wirkung der Oestrogene bei der Aufhebung der durch Ergotaminspasmus bedingten Rattenschwanznekrose [*1612b*].

Es dürfte keinem Zweifel unterliegen, daß auch beim Menschen ein Teil der Oestrogenwirkungen durch eine gezielte Hyperämisierung der Endorgane erklärbar ist. Diese konzentriert sich vorwiegend in dem Gefäßversorgungsgebiet der Arteria ovarica und im Splanchnicusgebiet. Neben der aktiven besteht auch eine passive Hyperämie [*336, 749c, 754b, 1612b, 1624, 1625, 1886a*]. BORELL und FERNSTRÖM [*215b*] konnten in röntgenologischen Studien eine deutliche Zunahme des Durchmessers der Arteria uterina nach Behandlung mit Oestradiolbenzoat feststellen.

Die Mehrdurchblutung der Organe und Gewebe unter Oestrogeneinfluß findet sich in geringerem Grade im ganzen Körper, insbesondere auch an Haut-, Gehirn- und Herzkranzgefäßen. Diese Eigenschaften macht man sich in der Behandlung von Durchblutungsstörungen zunutze. Man stellt sich vor, daß es durch die erhöhte Durchblutung zu einer besseren Versorgung mit Sauerstoff, Nähr- und Wirkstoffen kommt, daß der Stoffwechsel angefacht und die Endprodukte rascher und vollständiger abtransportiert werden.

Beim Menschen kommt es nach Einbringen von Oestrogenen (Oestradiol) durch die Haut capillarmikroskopisch zu einer Weiterstellung der Arteriolen mit nachfolgender Erweiterung der Endstromgefäße. Dabei werden auch ruhende Capillaren mit einbezogen. Die Strömungsgeschwindigkeit nimmt zu, die Hautdurchblutung steigt, thermoelektrisch und plethysmographisch gemessen, an. Die Dauer dieses Vorganges liegt zwischen wenigen Minuten und einer halben Stunde [*1612b*]. Spritzt man Oestradiol direkt in das Gewebe, so tritt am Injektionsort keine unmittelbare Gefäßerweiterung ein. 10 bis 20 Minuten später kommt es bei

Männern wie bei Frauen im allgemeinen zu einem Anstieg der peripheren Hautwärme zwischen 1 bis 4°C. Dieser ist an den Händen gewöhnlich etwa 0,50 höher als an den Füßen. Die Temperaturerhöhung ist beim Einhalten isothermer Bedingungen etwa 2 bis 3 Stunden nachweisbar [*1612b*].

Bei intravenöser Oestradiolinjektion kommt es zu einem viel stärkeren Anstieg der Hauttemperatur. Es wurde angeblich eine Wärmezunahme bis zu 7°C gemessen. Die sichersten Ergebnisse erzielt man in dieser Hinsicht bei Frauen im Klimakterium und Patientinnen mit hormonaler Insuffizienz. Es gibt aber immer Probanden, die keine deutliche Reaktion zeigen [*1612b*].

Nach Anlegung und Lösen einer arteriellen Blutsperre soll die Zeitspanne zwischen Auftreten der reaktiven Hyperämie und dem Beginn der Wiedererwärmungszeit außerordentlich verkürzt werden. Die verbesserte Sauerstoffausnutzung des peripheren Blutes kommt in einer erhöhten arterio-venösen Sauerstoffdifferenz zum Ausdruck. Entsprechend der Mehrdurchblutung wird auch die Muskelleistung, besonders im Klimakterium und bei ovarieller Insuffizienz, gesteigert. Die Tonusherabsetzung im peripheren Gefäßgebiet führt zu einer Verminderung des systolischen und des diastolischen Blutdrucks [*1612b*].

Die günstigen Erfolge der Oestrogenbehandlung bei peripheren Gefäßkrankheiten sowie das häufige Vorliegen peripherer Durchblutungsstörungen bei ovariellen Insuffizienzen ist ein weiterer Hinweis für die Gefäßwirkung der Oestrogene beim Menschen.

Über die Wirkungen der neuentdeckten Oestrogene aber auch des Oestriols auf den Kreislauf sind uns keine entsprechenden Untersuchungen bekannt geworden.

Der *Mechanismus*, welcher der hyperämisierenden Wirkung der Oestrogene zugrunde liegt, wurde durch die Arbeiten von REYNOLDS [*1624*] u. a. [*1574a, 1626b*] im Tierversuch aufgehellt. Die Ergebnisse haben wahrscheinlich auch für den Menschen Geltung. Die Autoren nahmen an, daß die Gefäßerweiterung nicht die indirekte Folge einer Stoffwechselsteigerung sein könne, da die Hyperämie bereits ihren Höhepunkt erreicht, ehe der Sauerstoffverbrauch des Uterus ansteigt. Da die Oestrogenwirkung auf die Blutgefäße durch Atropin blockiert werden kann, wurde gefolgert, daß der beobachtete Hyperämieeffekt vielleicht durch den Vagusstoff Acetylcholin verursacht sein könne. Der Acetylcholingehalt des Uterus beim Kaninchen ist in der Tat eine Stunde nach Oestrogenverabfolgung gegenüber der Norm stark erhöht. Anstieg und Abfall des Acetylcholingehalts im Uterus gehen den entsprechenden Veränderungen in Stoffwechsel und Muskelaktivität kurzzeitig voraus [*1624*]. Die vermehrte Freisetzung von Acetylcholin scheint daher eine der frühesten Reaktionen nach Oestrogenverabfolgung darzustellen.

Auch Histamin scheint bei diesen Vorgängen eine Rolle zu spielen. Nach Oestrogenverabfolgung läßt sich, zumindestens im Uterusgewebe bei der Ratte, eine vermehrte Freisetzung und ein beschleunigtes Verschwinden von endogenem Histamin feststellen. Es ist interessant zu vermerken, daß man durch Einbringen von Histamin und Acetylcholin in den Uterus oestrogenähnliche Wirkungen erzielen kann [*1785a*].

Es kann daher angenommen werden, daß die vasomotorischen Wirkungen der Oestrogene über eine Beeinflussung des Acetylcholin-Cholinesterase- und des Histamin-Histaminasesystems verlaufen.

7. Wirkungen auf die Psyche

Die Unterschiede im seelischen Verhalten von Mann und Frau legen es nahe, einen Einfluß der männlichen und weiblichen Sexualhormone auf die Psyche anzunehmen. Obwohl solche Einflüsse ohne Zweifel bestehen, darf nicht vergessen werden, daß Tradition, Erziehung und viele andere Faktoren auf diesem Gebiet ebenfalls eine große Rolle spielen [*2a, 52, 968c*]. Die psychische Wirkung der Androgene ist zweifellos wesentlich stärker als diejenige der Oestrogene.

Beim angeborenen Fehlen der Ovarien findet man häufig einen ausgeprägten psychischen Infantilismus, der sowohl nach der emotionellen wie nach der charakterlichen Seite hin deutlich ist. Führt man solchen Individuen über längere Zeit Oestrogene zu, so hat man immer wieder den Eindruck, daß mit der körperlichen auch eine seelische und geistige Reife eintritt, die nicht allein durch die altersmäßige Entwicklung zu erklären ist [*1573a*]. Die Aufgeschlossenheit und Lernfähigkeit solcher Personen wie auch sonstiger Minderbegabter [*47b*] wird meist verbessert. Eine Steigerung der durchweg geringen Sexualität wird aber durch die Oestrogenbehandlung in solchen Fällen kaum erzielt [*134a, 191a*]. Haben psychopathische Erscheinungen bestanden, so sollen diese nach Meinung mancher Autoren durch Oestrogene verschlimmert werden können [*191a*].

Ein wesentlicher Einfluß der Oophorektomie auf die Psyche und die Geschlechtsempfindung der Frau scheint nicht zu bestehen [*191a, 1526b*]. Man fragt sich, ob die beschriebenen Fälle von Depressionen, von Interesselosigkeit und Verminderung der Sexualempfindung nicht auf einer ungenügenden seelischen Verarbeitung des Operationstraumas und der veränderten Situation bei bereits bestehender psychopathischer Veranlagung bedingt sein können. Wir verweisen hierzu auf die Untersuchungen von Pedersen [*1526b*] und von Bleuler [*191a*] an einem großen Material. Entgegen einer früher verbreiteten Meinung läßt sich auch ein gehäuftes Auftreten von Psychosen und insbesondere Schizophrenien nach Entfernung der Ovarien statistisch nicht belegen. Andererseits wird die früher teilweise geübte Kastration bei Psychosen heute als erfolglos abgelehnt [*191a*].

Die Kastration von Frauen aus der Indikation einer gesteigerten Sexualität (Nymphomanie) heraus, hat sehr unterschiedliche Ergebnisse gezeitigt. Eindrucksvolle Erfolge stehen neben völligen Versagern [*191a*]. Wahrscheinlich hat die Operation an sich in einigen Fällen einen psychotherapeutischen Einfluß.

Über seelische Veränderungen insbesondere gesteigerte Sexualität bei Follikelpersistenz oestrogenproduzierender Tumoren, z. B. Granulosazelltumoren, Thecazelltumoren oder Geschwülsten der Nebennierenrinde bei Männern und Frauen liegen in der Literatur offenbar keine Beobachtungen vor [*134a*, *191a*]. Die scheinen also kaum vorzukommen oder zumindest nicht sehr ausgeprägt zu sein. Homosexualität wurde bei Männern mit oestrogenbildenden Geschwülsten nie gesehen.

Die psychischen Erscheinungen beim sog. prämenstruellen Syndrom [*1162a*] sind, nach der Oestrogenausscheidung im Harn zu urteilen, entgegen der oft vertretenen Ansicht nicht immer eindeutig durch Oestrogenüberschuß bedingt. Wahrscheinlich spielt auch das Fehlen der Progesteronbildung eine Rolle. Sie werden aber durch Oestrogenverabfolgung meistens verschlimmert. Auch im normalen Cyclus scheinen oestrogenabhängige Schwankungen vorzukommen.

Bei normalen Männern und Frauen haben kleine und mittlere Oestrogendosen offenbar keinen wesentlichen psychischen Einfluß. Dazu kommt es erst dann, wenn Dosen angewendet werden, die über eine Hemmung der Hypophyse das vegetativ-hormonale Gleichgewicht stören. In solchen Fällen können Unruhe, Niedergeschlagenheit und seelische Kurzschlußreaktionen auftreten. Die Sexualität wird durch kleine Hormondosen nicht oder kaum beeinflußt [*191a*, *855d*, *968d*]. Überhaupt gibt es ein psychisches Phänomen, das der Brunst beim Tier entsprechen würde, beim Menschen anscheinend nicht. Selbst die psychische Wirkung hoher Oestrogendosen bei der Frau ist sehr fraglich. Gelegentlich kann es zu depressiven Zuständen kommen, die als eine Folge der Hypophysenhemmung angesehen werden. In manchen Fällen soll die Libido erhöht sein, doch ist andererseits die Behandlung der Frigidität mit Oestrogenen erfahrungsgemäß im allgemeinen wenig aussichtsvoll. Eine größere Anzahl von Untersuchungen liegt an oestrogenbehandelten Männern mit Prostatacarcinom vor. Nach Bleuler [*191a*] gehen Potenz und Libido im Verlaufe der langzeitigen und hochdosierten Behandlung durch Hemmung der Hypophyse und der Androgenproduktion der Hoden fast völlig verloren. Die Stimmungslage ist von einer eunuchoidalen Zufriedenheit geprägt, die ihren Ausdruck im Verlangen nach Ruhe und guter Ernährung findet. Die Gesamtaktivität erscheint leicht gedämpft. Gelegentlich finden sich depressive oder sentimentale Verstimmungen. Bei Sexualverbrechern soll mit hohen protrahierten Oestrogendosen eine Triebdämpfung und Sozialisierung in manchen Fällen möglich sein. Ähnliche klinische Erfahrungen liegen von der Behandlung der Akromegalie mit Oestrogenen vor [*191a*].

Bei Frauen und Männern im Senium bringt eine Behandlung mit kleinen Oestrogendosen oft eine Besserung des Allgemeinbefindens, der körperlichen Aktivität und der geistigen Regsamkeit mit sich. Stimmungslage und Gedächtnis werden vielfach eindeutig gebessert [*364a*, *620c*]. Die Verabfolgung von Oestrogenen ist daher heute in der Geriatrie üblich geworden.

Zusammenfassend sind die durch Oestrogene erzeugten psychischen Wirkungen nicht sehr ausgesprochen, jedenfalls wesentlich geringer als diejenigen durch Androgene. Irgendwelche quantitativen Zusammenhänge zwischen Oestrogenausscheidung und Sexualität scheinen nicht zu bestehen. Die Erwartungen, in den Sexualhormonen wirksame Mittel zur Behandlung psychischer Störungen in die Hand zu bekommen, haben sich jedenfalls nicht bestätigt. Erstaunlicherweise sind die Einwirkungen der Oestrogene auf die Psyche bis heute wenig untersucht worden. Die exakte Objektivierung ist naturgemäß schwierig. Eine Verbesserung der Testmethoden psychischer Hormonwirkung, die Anwendung zuverlässiger Hormonbestimmungsmethoden und eine Vereinheitlichung der Vorschriften zur Planung und Auswertung psychoendokrinologischer Untersuchungen sind nötig und würden das Sammeln zuverlässigeren Erfahrungsmaterials sicherlich erleichtern. Gegenwärtig steht die endokrinologische Psychiatrie jedenfalls noch ganz am Anfang.

8. Wirkungen auf das diencephal-hypophysäre System

Zwischen der Menge der von den Gonaden abgesonderten Keimdrüsenhormone und dem Betrag der vom Hypophysenvorderlappen sezernierten Gonadotropine besteht nach heutiger Auffassung ein funktionelles Gleichgewicht. Erhöhung des Sexualsteroidspiegels im Blut bedingt eine Abnahme der Gonadotropinbildung und -sekretion, Abnahme des Steroidspiegels eine Zunahme der Gonadotropinbildung und -abgabe. Diese Einregulierung, die auch als „Rückkopplungs-“, „Servo-“ oder „feedback-Effekt“ bezeichnet wird, scheint für Biogenese sowie zeitlichen Wirkungseintritt der Ovarialhormone und damit für den Ablauf des Cyclus von Bedeutung zu sein.

Unsere Vorstellungen über diese Mechanismen wurden größtenteils durch die Ergebnisse aus Tierversuchen geformt. Sie sind jedoch durch klinische und experimentelle Beobachtungen am Menschen teilweise gestützt und als brauchbar bestätigt worden. Dennoch darf nicht vergessen werden, daß sie bisher ganz überwiegend hypothetischen Charakter haben.

Besonders eindrucksvoll wurde die Wechselwirkung zwischen Oestrogenen und Gonadotropinen im Tierversuch mit der Anordnung nach Lipschütz [*1229*] demonstriert. Implantiert man bei der kastrierten Ratte ein Ovar in die Milz, so werden die dort gebildeten Oestrogene auf dem Blutwege zunächst in die Leber geführt und dort „inaktiviert“. Da jetzt die hemmende Wirkung der Oestrogene auf den Hypophysenvorderlappen fehlt, kommt es zu einer vermehrten Gonadotropinabsonderung mit Auftreten von cystischen Follikeln und Blutpunkten im Ovar. Injiziert man jetzt Oestrogene in mittlerer Dosierung, so fällt diese einseitig vermehrte Gonadotropinwirkung auf das implantierte Ovar fort. Es kommt zur Gelbkörperbildung. Man hat aus diesen Versuchen gefolgert, daß Oestrogene in mittlerer Dosierung die „FSH-Aktivität“ bremsen und die „LH-Aktivität“ fördern. Andere Interpretationen sind aber möglich.

Die Wirkung von Oestrogenen (z. B. Oestradiol und Oestron) auf die gonadotrope Funktion der menschlichen Hypophyse [*298, 299, 311b, 704, 749a, 874a, 970, 1061d, 2010b*] hängt, wie im Tierexperiment [*336, 845b*] u. a., von der Menge, der Dauer, dem Zeitpunkt und der Art der einwirkenden Oestrogene ab. Kleine Oestrogendosen scheinen die Gonadotropinausscheidung anzuregen. Größere Oestrogendosen hemmen, nach anfänglicher Gonadotropinausschwemmung über 2 bis 4 Tage, die Gonadotropinausscheidung bei Verabfolgung über längere Zeit bis auf Nullwerte [*2105a*]. Es wird vermutet, daß es nach kurzdauernder Zufuhr von Oestrogenen zunächst zu einer Sperre der Hormonausschwemmung und erst nach längerer Einwirkung zu einer Hemmung der Hormonneubildung kommt [*299a*]. Im Tierversuch, wie auch an mit Oestradiol behandelten Frauen wurde gefunden, daß deren Hypophysen viel weniger Gonadotropine enthalten als die unbehandelter Personen [*1663d*]. Die aus Tierversuchen gewonnene Vorstellung, daß durch kurzdauernde Oestrogenwirkung zunächst nur die sog. FSH-Aktivität gehemmt [*298, 299a, 757, 845b*], die LH (ICSH)-Aktivität dagegen gefördert wird [*298, 299a, 757, 845b*] und erst unter höheren und längerdauernden Oestrogengaben beide Aktivitäten gehemmt werden, wurde auch für die Erklärung der Funktionsregelungen beim Menschen herangezogen, ist aber bisher nicht sicher belegt worden [*730a, 914a*]. Dafür daß ein solcher Mechanismus besteht, spricht z. B. die Möglichkeit, durch stoßartige Verabfolgung mittlerer Oestrogendosen (z. B. 20 mg Oestronsulfat i.v.) in der Cyclusmitte auch beim Menschen in manchen Fällen eine Ovulation zu provozieren [*1151a, 1171b*] und andererseits eine Verschiebung oder Hemmung der Ovulation nach Oestrogenverabfolgung über mehrere Tage der ersten Cyclushälfte herbeizuführen [*828b*].

Injiziertes Oestron ist bereits nach wenigen Minuten in der Cerebrospinalflüssigkeit biologisch nachweisbar [*2127a*].

Über den biochemischen Wirkungsmechanismus der hypophysenhemmenden Wirkung der Oestrogene ist nichts bekannt. Man hat angenommen, daß die Oestrogene u. a. einen Transhydrogenasemechanismus im Hypophysengewebe beeinflussen [*856a*].

Nach Absetzen einer längeren Oestrogenzufuhr kommt es im allgemeinen nach einiger Zeit zu einer reaktiv überschießenden Bildung, Absonderung und Ausscheidung von Gonadotropinen. Diese Reaktion wird als „Rebound[1]-Phänomen", „Desensibilisierungs-" oder „Depletionseffekt" bezeichnet [*905c, 905d, 914a, 914b, 960, 960a*]. Diese Aktivitätszunahme geht, je nach Dauer und Stärke der Hemmung sowie individueller Ansprechbarkeit, innerhalb von 10 bis 30 Tagen vor sich. Sie kann bei mittlerer und selbst höherer Dosierung gelegentlich auch bereits unter der Behandlung auftreten („Escape Phänomen"). Solche Effekte sind z. B. aus der Behandlung von Carcinompatienten mit hohen Oestrogendosen bekannt. Bei dem „Rebound-Phänomen" soll es sich um einen vom Zwischenhirn ausgehenden reaktiven Effekt handeln. Es liegen heute sehr viele Hinweise vor, daß dieses Phänomen auch beim Menschen auslösbar ist. In der Behandlung hypogonadaler Störungen bei Männern und Frauen hat es in den letzten Jahren sogar eine gewisse Bedeutung erlangt [*339, 861a, 1000*]. Vielleicht bietet es auch die Erklärung für die Erfahrungstatsache, daß sich manche diencephalhypophysär bedingten Amenorrhoen nach längerdauernder Oestrogenbehandlung gelegentlich einregulieren können.

[1] Zu deutsch etwa „Rückprall"

Es ist auch heute noch nicht genau bekannt, ob die Regulierung der Hypophysentätigkeit durch die primären Oestrogene Oestron und Oestradiol selber oder durch ihre Metabolite bewirkt wird. Es ist daher nötig, auch die zahlreichen Abbauprodukte der Oestrogene in dieser Hinsicht auf ihre Wirksamkeit zu prüfen. Für die Bedeutung der sog. Oestrogenoxydationsprodukte [*1833*], die an anderer Stelle ausführlicher besprochen werden (s. Seite 115), gibt es zur Zeit keine Beweise [z. B. *1067c*]. Die hemmende Wirkung der Oestrogene auf die Gonadotropinausscheidung ist wesentlich stärker als die der Androgene und Gestagene [*299a*, *311b*, *1790a*]. Die Hemmung der gonadotropen Funktion des Hypophysenvorderlappens durch Androgene soll nach Ansicht einiger Autoren in direktem Verhältnis zu deren Umwandlung in Oestrogene stehen [z. B. *1182*, *1504*]. Die Hemmwirkung von Gestagenen wird von manchen Autoren überhaupt bezweifelt.

Die Oestrogene scheinen in hohen Dosen die Bildung oder Absonderung des *Lactationshormons* (LTH) zu hemmen [*690b*]. Jedenfalls haben sie beim Menschen eine gewisse lactationshemmende Wirkung [*1654a*], die in der Klinik zur Verhinderung des Einschießens der Milch post partum oder zur Erleichterung des Abstillens ausgedehnte Verwendung findet. Auch hier wird eine Hemmung des Hypophysen-Zwischenhirnsystems und damit der Prolactin (LTH)-Bildung angenommen [*726a*]. Diese Annahme ist bisher noch nicht schlüssig bewiesen worden, doch lassen sich mit ihr die Vorgänge um die Lactation beim Menschen immerhin einleuchtend erklären. Die hohen, von der Placenta gebildeten Oestrogenmengen sollen in der Schwangerschaft die Bildung und Absonderung des Lactationshormons angeblich weitgehend verhindern. Nach Ausstoßung der Placenta setzt mit dem Absinken des Oestrogenspiegels und Fortfall der Produktionshemmung eine vermehrte Bildung und Abgabe des LTH ein, welche die Milchbildung in den Drüsenepithelien der Mamma einleitet [*727*]. Es sei darauf hingewiesen, daß zwischen Mensch und Tier auch bezüglich der Einwirkung der Oestrogene auf die Lactation große Speciesunterschiede bestehen, da Oestrogenverabfolgung bei manchen Tieren geeignet ist, die Lactation auszulösen und die Milchleistung zu verbessern [*726*, *960*]. Ob das letztere beim Menschen mit kleinen Dosen möglich sein kann, ist strittig.

Für eine Bedeutung des LTH im Cyclus beim Menschen gibt es keine guten Beweise. Dementsprechend ist auch über dessen Beeinflussung durch Oestrogene nichts Sicheres bekannt. Die Auffassung, daß Oestrogene oder Oestrogene und Progesteron die LTH-Sekretion stimulieren, beruht auf Interpretationen aus Tierversuchen oder theoretischen Deduktionen [*67b*].

Im Tierversuch fand man auch eine Verminderung der Bildung von *somatotropem Hormon* (STH) und *thyreotropem Hormon* (TSH) durch Oestrogene [*848b*, *960*, *1279a*, *1454b*, *1791b*]. Die Sekretionsminderung dieser Hormone unter Oestrogengaben soll einen Gewichtsverlust aller inneren Organe in der Reihenfolge Herz, Leber, Gehirn, Lungen, Milz, Schilddrüse, Thymus, Pankreas, Nebennierenrinde sowie eine Wachstumshemmung durch vorzeitigen Verschluß der Epiphysenfugen bewirken [*848b*]. Ein Teil der oben genannten Veränderungen ist aber vielleicht durch eine vermehrte Bildung und Sekretion von ACTH bedingt [*785*]. Auch beim Menschen kann es nach langzeitiger Oestrogenverabfolgung offenbar zur Hemmung des Wachstums kommen, die vielleicht auf einer Verminderung der STH-Bildung beruht. Die engen Beziehungen zwischen Pubertät und Wachstum, der rasche Schluß der offen gebliebenen Epiphysenfugen bei gonadalen Agenesien oder Hypogenesien nach Oestrogenbehandlung und schließlich die manchmal günstige Wirkung der Oestrogene bei unerwünschtem Hochwuchs oder bei Akromegalie sprechen für die Möglichkeit einer solchen Erklärung [*1155a*]. Dagegen scheint der Einfluß der Oestrogene auf die ACTH-Sekretion beim Menschen nicht gesichert und übrigens auch im Tierversuch zweifelhaft.

Bei Fehlen oder Verminderung der Oestrogensekretion nach Kastration, Röntgenovarialbestrahlung oder nach der Menopause kommt es zu einer vermehrten Bildung und Ausscheidung von Gonadotropinen [*19a, 1255, 2188a*]. Nach abruptem Oestrogenentzug läßt sich dieser Anstieg innerhalb von 10 bis 14 Tagen nachweisen. Er läßt sich durch Oestrogenzufuhr wieder normalisieren. Im Hypophysenvorderlappen der Kastratin kann sich eine sechs- bis zehnfach höhere Gonadotropinkonzentration finden als während der Geschlechtsreife [*19a, 84b, 161a, 1537a, 1752b*].

Morphologisch bildet sich nach Kastration eine Hypertrophie des Hypophysenvorderlappens auf. Während beim Nager die sog. Kastrations- oder Siegelringzellen auftreten und die charakteristische cyclische Degranulierung der basophilen Zellen verlorengeht [*336*], findet man beim Menschen eine Zunahme der eosinophilen und eine Abnahme der neutrophilen und basophilen Zellen. Die Hypophyse nimmt an Gewicht zu [*161a, 1790a*]. Oestrogenzufuhr verhindert die Ausbildung der Kastrationszellen im Hypophysenvorderlappen. Es handelt sich dabei offenbar um einen direkten Effekt der Oestrogene auf die Hypophyse, da er im Tierversuch auch an intraoculären Hypophysentransplantaten nachweisbar war [*1323c*]. Bei Frauen nach der Menopause kommt es dagegen angeblich zu einer signifikanten Vermehrung der normal granulierten basophilen Zellen der Hypophyse [*161a*].

Nach kurzdauernder Zufuhr von Oestrogenen sollen acidophile und chromophobe Zellen des Hypophysenvorderlappens Zeichen vermehrter Aktivität zeigen. Nach länger dauernder Oestrogenzufuhr nimmt die Gesamtzellzahl im Hypophysenvorderlappen ab. Eosinophile und basophile Zellen verlieren ihre Granulierung. Dagegen nehmen die chromophoben Zellen an Zahl und Größe zu. Auch das Gesamtorgan zeigt eine Volumen- und Gewichtsvermehrung. Solche Befunde wurden z. B. bei Patientinnen erhoben, die wegen eines Mammacarcinoms langzeitig mit Oestrogenen behandelt wurden [*338*].

Auf Grund von Tierversuchen nimmt man heute an, daß die Tätigkeit der Hypophyse auch beim Menschen weitgehend unter der *Kontrolle des Zwischenhirns* steht [*882b, 960*]. Die meisten klinischen Erfahrungen lassen sich dieser Theorie zwanglos einordnen.

Man stellt sich vor, daß die unter Gonadotropinstimulierung gebildeten Keimdrüsenhormone oder ihre Metaboliten direkt oder indirekt (über den Hypophysenvorderlappen) auf ein hypothalamisches Sexualzentrum einwirken [*882b, 960, 2121a*], das auf Grund der Konzentration der gonadalen Hormone seinerseits die gonadotrope Sekretion des Hypophysenvorderlappens reguliert. Ein niedriger Oestrogenspiegel bei normaler Gonadotropinsekretion soll dementsprechend nach der gegenwärtigen Auffassung auf das Vorliegen einer hypothalmischen Störung hinweisen [*844a*]. Zerstörung dieser Zentren kann Pubertas praecox oder andererseits Gonaden- und Genitalatrophie bewirken [*1953b*]. Im Experiment hat sich gezeigt, daß Läsionen im vorderen Hypothalamus konstanten Oestrus, also vielleicht eine vermehrte Absonderung von „FSH-Aktivität" oder eine Hemmung der „LH-Aktivität" bewirken. Zusätzlich wird die Hemmung der gonadotropen Funktion des Hypophysenvorderlappens nach Oestrogenverabfolgung durch diesen Eingriff beseitigt oder stark vermindert [*38, 722b, 845c, 943b, 2101a*]. Es ist wahrscheinlich, daß diese Zwischenhirnzentren hormonal aktive Substanzen sezernieren, die vermutlich über Gefäß- und Nervenverbindungen unter Auslösung cholinergischer und adrenergischer Reize die Gonadotropinbildung und -abgabe im Hypophysenvorderlappen steuern [*137b, 807*]. Psychische Einflüsse von der Hirnrinde und nervöse aus der Peripherie des Organismus mögen diese Verhältnisse weiter komplizieren. Hierüber sind unsere Kenntnisse gegenwärtig sehr ungenügend. Es besteht kein Zweifel, daß Untersuchungen über den bisher beim Menschen hypothetischen gonadotropinregulierenden Faktor (GRF = gonadotropin releasing factor) des Zwischenhirns von besonderem Interesse sein würden und durch Verbesserung unserer Kenntnisse über die diencephal-hypophysäre Regulation des gonadalen Funktionskreises wesentlich günstigere Voraussetzungen für die Behandlung der verschiedenen Formen der hormonell bedingten Störungen bieten würden.

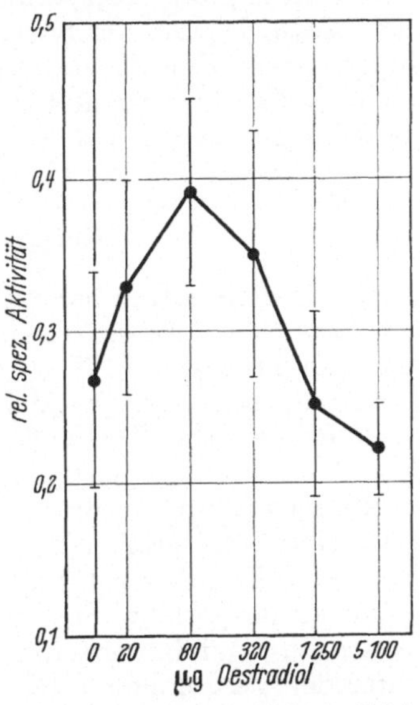

Abb. 13. Einfluß von 17β-Oestradiol in unterschiedlicher Dosierung auf die Einlagerung von anorganischem Phosphor (P^{32}) in das Hypophysengewebe (bei Ratten). Relative spezifische Aktivität im Vergleich zum Blut. Kleine Dosen Oestradiol fördern, große hemmen den Phosphorstoffwechsel. Nach BORELL et al. [*216*]

Ein weiteres Zentrum im Zwischenhirn, das sog. „Erotisierungszentrum", soll die psychische Sexualität beeinflussen. [*960, 960a*]. Direkte Beziehungen zur Oestrogensekretion scheinen nicht zu bestehen.

In der Abbildung 13 wird gezeigt, wie die Einlagerung von radioaktivem Phosphat in die Hypophyse kastrierter Ratten, d. h. wie der Energiestoffwechsel durch die Verabfolgung verschiedener Oestrogendosen beeinflußt wird. 6 Stunden nach Oestrogeninjektion kommt es zu einem Anstieg des Phosphatstoffwechsels im Zwischenhirn, nach weiteren 6 Stunden in der Hypophyse [*1124c*]. Kleine Dosen regen den Stoffwechsel an, große Dosen bewirken eine deutliche Hemmung [*216*]. Diese Versuche scheinen darauf hinzudeuten, daß, wenigstens bei Ratten, der Stoffwechsel und dementsprechend wahrscheinlich die sekretorische Aktivität der Hypophyse durch Oestrogene, abhängig von der Hormonmenge, tatsächlich biphasisch beeinflußt werden kann. Ähnliche Ergebnisse haben auch cytometrische Untersuchungen gezeitigt [*775b*]. Ferner wurde auf die Beeinflussung der Acetylcholinkonzentration [*807*] der alkalischen Phosphatase [*870a*] und des Sauerstoffverbrauches [*2067a*] durch Oestrogene hingewiesen. Eine Einordnung dieser Befunde im Hinblick auf ihre Bedeutung für die vermuteten Funktionen des Zwischenhirns und dessen Beziehungen zur Hypophyse ist zur Zeit nicht befriedigend möglich.

Weitere zentrale Wirkungen

Oestrogene setzen bereits in kleinen Dosen die *Reizschwelle des Atemzentrums* herab. Diese Wirkung ist allerdings etwas weniger ausgeprägt als beim Progesteron. Nach höheren Oestrogendosen wird die *Erregbarkeit des Atemzentrums* beträchtlich gesteigert, und zwar deutlich mehr als nach Progesteron. Die Volumenspannungskurven bleiben unbeeinflußt. Die Atemfrequenz liegt in der ersten Cyclusphase unter alleiniger Oestrogenwirkung niedriger als in der zweiten. Auf eine gemeinsame Einwirkung der großen Mengen von Oestrogenen und Progesteron wird die starke Erregbarkeitszunahme des Atemzentrums in der Schwangerschaft zurückgeführt. Sie kann durch Verabfolgung entsprechend hoher Oestrogen- und Progesterondosen quantitativ reproduziert werden. Da unter der Verabfolgung dieser Steroide keine Veränderung des Blut-p_H erfolgt, ist wohl ein direktes Angreifen der Steroide am Atemzentrum anzunehmen [*565d, 908a, 2129b*].

Verschiedene Steroide haben eine zentral bedingte *anästhesierende Wirkung*. Diese wurde zunächst an Ratten und Fischen studiert, scheint aber auch beim Mensch vorhanden zu sein. Sie soll auf einer Hemmung des Glucose- und Sauerstoffverbrauchs des Gehirngewebes infolge Hemmung bestimmter Fermente (z. B. verschiedener Dehydrogenasen) beruhen. Oestradiol und Oestron sind wirksam, freilich viel schwächer als z. B. die Pregnanabkömmlinge *1790a, 1792, 2154a*]. Es erscheint nicht ganz sicher, ob die *Steigerung des Geruchsinns* durch Oestrogene beim Menschen (und beim Nager) zentralbedingt ist. Es wird angenommen, daß sie auf einer Senkung der perceptorischen Reizschwelle im olfactorischen System des Rhinencephalons beruht [*1199a, 1606a, 1751b*]. Ob es sich bei der *temperatursenkenden Wirkung* der Oestrogene um eine zentral vermittelte Reaktion handelt, ist nicht sicher bekannt [*90c, 1171a, 1666a*].

Die besprochenen Wirkungen der Oestrogene auf die Gonadotropinbildung des Hypophysenvorderlappens führen zu einigen wichtigen zentralbedingten Folgereaktionen an den Gonaden:

Folgereaktionen an den Gonaden

Ovulation. Bei einigen Species läßt sich durch Oestrogeninjektion eine Ovulation herbeiführen. Beim Menschen ist dies nicht in gleicher Weise möglich. Man kann allerdings bei einigen Frauen, die sonst normal ovulieren, etwa vom 12. Tag ab durch eine einmalige intravenöse Injektion von 20 bis 40 mg wasserlöslicher Oestrogenverbindungen (z. B. Oestronsulfat) eine Ovulation provozieren. Dies ist gelegentlich sogar bei Frauen mit anovulatorischem Cyclus und bei Patientinnen mit einem STEIN-LEVENTHAL-Syndrom möglich, sofern ein sprungreifer Follikel vorhanden ist [*1151a, 1171b*]. Man nimmt an, daß es durch die stoßartige Oestrogenverabfolgung zu einer reaktiven Ausschüttung von Gonadotropinen, insbesondere von Luteinisierungshormon kommt.

Andererseits führt die Injektion von Oestrogenen in den ersten Tagen des Cyclus (z. B. 5 bis 15 mg Oestradiolbenzoat i.m.) bei gesunden Frauen zur Verschiebung der Ovulation um einige Tage. Fortgesetzte Oestrogenverabfolgung über diesen Zeitpunkt hinaus verhindert die Ovulation. Man nimmt auch hier eine zentrale Wirkung an. Diese biologische Oestrogenwirkung hat beispielsweise für die Behandlung der Dysmenorrhoe eine gewisse Bedeutung gewonnen [*828b*].

Gelbkörperbildung. Oestrogene führen, in physiologischen Mengen über mehrere Wochen verabfolgt, bei der geschlechtsreifen Ratte zur Bildung zahlreicher Gelbkörper. Bei der juvenilen Ratte bewirken 1,5 bis 3,0 μg Oestradiol ebenfalls die Entstehung eines Corpus luteum (sog. „Hohlweg-Effekt") [*423, 960*]. Diese Luteinisierung soll über eine Stimulierung der LH-Aktivität des Hypophysenvorderlappens zu verstehen sein [*960*]. Es erscheint nötig, darauf hinzuweisen, daß dieser oft zitierte Effekt bei vielen anderen Tieren, wie auch beim Menschen, nicht gefunden wurde. Ist ein Corpus luteum vorhanden, so hat Oestrogengabe beim Menschen darauf keine Wirkung, da es angeblich weder den Gelbkörper selber, noch die Bildung und Abgabe des Luteinisierungshormons beeinflussen soll [*299b*]. Bei infantilen und hypophysektomierten Nagern bewirken Oestrogene eine verstärkte Ansprechbarkeit der Ovarien auf Gonadotropine (PMS und HCG) [*299b*]. Diese Wirkung konnte beim Menschen ebenfalls noch nicht nachgewiesen werden.

Längere Verabfolgung von Oestrogenen führt im Tierexperiment zu Verhinderung des Follikelwachstums und der Corpus luteum-Bildung, schließlich zu dauernder Atrophie der Ovarien [*336*]. Bei gesunden Frauen sind aber solche hochgradigen Veränderungen selbst nach monatelanger Verabfolgung mittlerer und hoher Oestrogendosen mit und ohne Progesteron nicht zu finden. Das ruhende Follikelwachstum und die Gelbkörperbildung pflegen einige Zeit nach Absetzen der Medikation wieder in Gang zu kommen.

Man hat aus Tierversuchen und klinischen Erfahrungen den Eindruck, als ob die Empfindlichkeit des Ovars geringer und seine Regenerationsfähigkeit größer ist als die des Hodens. Eine exakte Untersuchung solcher Geschlechtsunterschiede beim Menschen erscheint uns von Bedeutung.

9. Direkte Wirkung der Oestrogene auf das Ovar

Follikelreifung. Kleine, die Hypophyse nicht hemmende Mengen von Oestrogenen, insbesondere von Oestradiol, bewirken bei infantilen und hypophysektomierten Ratten Wachstum und Reifung der Follikel bis zu mittlerer Größe und eine etwa zwei- bis vierfache Zunahme des Ovarialgewichts. Schon eine Stunde nach Oestrogeninjektion kommt es zu einem Anstieg des Phosphatstoffwechsels im Ovar, während Zwischenhirn und Hypophyse erst nach 6 bzw. 12 Stunden reagieren [*1124c*]. Bei gleichzeitiger Verabfolgung von Oestrogenen und Gonadotropinen ist die Gewichtszunahme der Ovarien etwa achtmal größer als ohne Oestrogene [*505a, 773a, 1531a*]. Man hat angenommen, daß dies auch beim Menschen der Fall sein kann, daß also die physiologischen Oestrogenmengen im Follikel einerseits lokal das Wachstum der kleineren und mittleren Follikel anregen und daß andererseits die Anwesenheit von Oestrogenen im Follikel diesen für die Gonadotropinwirkung sensibilisiert [*773a, 1792b*].

Im Tierversuch kann man die Gonadotropinwirkung durch gleichzeitige Verabreichung von Oestrogenen verstärken [*299a, 1792b*]. Man hat von einer „Schrittmacherwirkung" der Oestrogene gesprochen.

Unter Verabfolgung von Gonadotropinen und Oestrogenen beim Menschen konnte eine augmentierende Wirkung der Oestrogene auf die Gonadotropinwirkung allerdings noch nicht nachgewiesen werden.

Eibildung. Beim Nager ist die Mitosenrate des Keimepithels ausgesprochen cyclus- und hormonabhängig [*330*]. Sie ist zur Zeit des Oestrus am höchsten. Mitosenzahl sowie Eibildung und -reifung lassen sich durch Injektion von Oestrogenen unter die Ovarialkapsel erheblich steigern [*1897a*]. Die erste Reifeteilung der Eizelle mit Bildung des ersten Polkörperchens soll erst dann möglich sein, wenn die Eizelle von oestrogenhaltigem Follikelsaft umgeben ist. Es wird vermutet, daß die Eibildung auch beim Menschen durch Oestrogene stimuliert wird. Beweise dafür liegen nicht vor.

Granulosazellen. Die Mitosenrate der Granulosazellschichten, die der oestrogenhaltigen Follikelflüssigkeit am nächsten liegen, nimmt bei Nagern mit zunehmendem Follikelwachstum und ansteigender Oestrogenbildung stark zu [*330*]. Man hat daraus geschlossen, daß die Oestrogene direkt anregend auf das Wachstum der Granulosazellen des Follikels wirken.

Corpus luteum. Die Lebensdauer bereits bestehender Corpora lutea konnte beim pseudograviden Kaninchen durch parenterale Zufuhr von Oestrogenen nahezu verdoppelt werden [*423, 960*]. Es scheint sich dabei um eine direkte Wirkung der Oestrogene auf das Corpus luteum zu handeln, da die Rückbildung der Corpora lutea nach Hypophysektomie ebenfalls durch Oestrogene verhindert wurde [*845a, 871a, 2121a*]. Beim Menschen konnte solche Reaktion bisher nicht nachgewiesen werden. Es wird jedoch angenommen, daß die normale Funktion des Corpus luteum von einer ausreichenden Anzahl von „Zuwachsfollikeln" in den Ovarien abhängig ist.

Die *Gefäße* des Ovars machen im Cyclus charakteristische Veränderungen durch. Unter Oestrogenwirkung zeigen die Spiralarterien dieses Organs einen mehr gestreckten Verlauf und bilden sinusähnliche Erweiterungen [*1626a*]. Diese sollen zu einer Erhöhung des Blutdrucks innerhalb der Ovarialgefäße führen und die Strömungsverhältnisse entsprechend beeinflussen. Die Oestrogene scheinen auf die Ovarialgefäße einen trophischen Einfluß auszuüben. Die lokalen Wirkungen der Steroidhormone im Ovar sind bisher bei der Erklärung cyclischer Vorgänge wenig berücksichtigt worden. Es ist aber anzunehmen, daß sie für Physiologie und Pathologie ovarieller Funktionen eine wichtigere Rolle spielen als man bisher meist angenommen hat. Allerdings dürfte es nicht einfach sein, dies experimentell einwandfrei nachzuweisen.

10. Nebennierenrinde

Aus Tierversuchen weiß man, daß Zufuhr von Oestron, Oestradiol und Oestriol zu einer Hypertrophie der Nebennierenrinde führt [Lit. *639a*, *1061b*]. Der Cholesteringehalt [*1207*] und die Ascorbinsäurekonzentration [*1823*] nehmen ab, der Phosphorstoffwechsel nimmt zu [*784*]. Zona glomerulosa und fasciculata sind verbreitert und zeigen histologische Zeichen vermehrter Aktivität. Diese Veränderungen ähneln denen, die sich auch während des natürlichen Oestrus nachweisen lassen. Man glaubte, daß sie durch eine Anregung der ACTH-Sekretion der Hypophyse bedingt sein könnten, da sie bei hypophysektomierten Tieren fehlen und den Veränderungen nach ACTH-Verabfolgung morphologisch sehr ähnlich sind [*336*, *2100*]. Es wurde auch gefunden, daß der biologisch bestimmte ACTH-Gehalt im Plasma nach Verabfolgung von Oestrogenen ansteigt [*785*].

Auch an der menschlichen Nebennierenrinde fand man cyclische Veränderungen [*1754*, *1942a*]. Nach Kastration findet man beim Menschen, besonders bei jüngeren Frauen, häufig eine vielfach als kompensatorisch aufgefaßte Hyperplasie der Nebennierenrinde [*1911*, *2100*]. Es wurde vermutet, daß die Nebennierenrinde in solchen Fällen durch vermehrte Bildung von Sexualsteroiden die vegetativen Ausfallserscheinungen ausgleichen kann. Hierfür scheinen auch die relativ geringen Ausfallserscheinungen bei jüngeren kastrierten Frauen zu sprechen. Es liegen in der Literatur zudem mehrere Angaben über eine erhöhte Oestrogenausscheidung nach Operationen, insbesondere auch nach beiderseitiger Oophorektomie vor (s. Seite 429). Diese Beweise sind aber insgesamt natürlich noch nicht hinreichend.

Bei Frauen nach der Menopause, aber auch bei langdauernder sekundärer Amenorrhoe, soll es nach dem Fortfall der ovariellen Oestrogene oft zu einer Atrophie der Nebennierenrinde mit einer gleichzeitigen isolierten Verbreiterung der Zona fasciculata, erhöhter Zellzahl und charakteristischer Lipoideinlagerung kommen. Die Zonae glomerulosa und reticularis sollen dagegen verschmälert sein [*1911*, *2100*]. Man hat diese Befunde so zu erklären versucht, daß es infolge der erhöhten Gonadotropinausscheidung zu einer Sekretionsumstellung („shift") mit einer Minderung der ACTH-Sekretion komme. Hierin sah man u. a. die Ursache für die mangelhafte Anpassungsfähigkeit postklimakterischer Frauen an seelische und körperliche Belastungen und ihre vermehrte Anfälligkeit für Gelenkerkrankungen des rheumatischen Formenkreises. Es wurde ferner darauf hingewiesen, daß die vegetativen Ausfallserscheinungen des Klimakteriums während fieberhafter Erkrankungen, vermutlich durch vermehrte ACTH-Ausschüttung mit Anregung der Steroidproduktion in der Nebennierenrinde, meist völlig verschwinden. Es gibt demnach eine Reihe von Indizien, welche auf eine Beeinflussung der Nebennierenfunktion durch Entfernung der Ovarien hinweisen. Die zum Teil ziemlich vagen klinischen Eindrücke wurden hier nur deshalb mitgeteilt, um eine Nachprüfung solcher Behauptungen durch exakte Hormonuntersuchungen in Korrelation mit anderen klinischen Befunden anzuregen.

Die Befunde nach Verabfolgung von Oestrogenen beim Menschen werden heute meist unter dem Blickwinkel neuerer Ergebnisse aus Tierversuchen gesehen, in denen festgestellt werden konnte, daß die Oestrogene eine Blockade der Cholesterinsynthese in der Leber bewirken [*1659a*]. Die Folge ist auch beim Menschen eine Senkung des Cholesterinspiegels im Blut [*1479*]. Da das Cholesterin der Hauptvorläufer der Nebennierenhormone zu sein scheint, soll es unter Oestrogenwirkung auf diesem Wege zu einer Hemmung in der Biogenese der Nebennierenrindenhormone kommen, die sich in einer verminderten Steroidausscheidung kundtut. In der zweiten Phase solle es dann zu einer reaktiven Mehrbildung und Ausschüttung von ACTH kommen, wonach jetzt die Steroidausscheidung ansteigt. In diesem Sinne haben z. B. VOGT [*2072a*] und HOLZBAUER [*967b*] ihre Befunde interpretiert, die nach Verabfolgung von Oestradiol eine Hemmung der Nebennierensekretion, gemessen an der Ausscheidung der von Corticosteroidmetaboliten angenommen haben. Auch HALKERSTON et al. [*868b*] sahen bei zwei gesunden Männern nach Verabfolgung von 5 mg Oestradiolbenzoat pro Tag über 24 bis 33 Tage eine verminderte Ausscheidung von Corticoiden im Harn. HUIS IN'T VELD und LOUWERENS [*993a*] fanden nach oraler Verabfolgung natürlicher und synthetischer Oestrogene an Patienten mit gonadaler Agenesie anfänglich eine kurzdauernde Erhöhung, nach wenigen Tagen eine Erniedrigung von neutralen 17-Ketosteroiden, Pregnandiol und 17-Hydroxycorticosteroiden. Sie nehmen an, daß es durch Oestrogenwirkung zu einer Blockade der Steroidbildung in der Nebennierenrinde kommt.

PÓR und STANČÁK [*1577b*] fanden auf Oestrogenverabfolgung ebenfalls nach Ablauf einiger Tage einen starken Abfall von neutralen 17-Ketosteroiden, Pregnandiol und 17-Hydroxycorticosteroiden im Harn.

Im Serum wird dagegen nach Injektion von Oestrogenen sowohl bei Frauen wie bei Männern ein Anstieg der 17-Hydroxycorticosteroide nachweisbar, der höher liegen kann als die Werte beim Morbus CUSHING [*1989c, 2080*]. Dieser Anstieg tritt innerhalb weniger Tage auf und wird durch relativ niedrige Oestrogendosen bewirkt, die etwa den in der ersten

Cyclushälfte sezernierten Oestrogenmengen entsprechen dürften. Es soll sich dabei zu etwa 80% um Cortisol, zu etwa 10% um Cortison handeln. Ferner wurde gezeigt, daß die mit Oestrogenen behandelten Patienten größere Tagesschwankungen der 17-Hydroxycorticosteroide im Plasma aufweisen als unbehandelte Patienten [*1644a*]. Nach Verabfolgung von ACTH zeigen die oestrogenvorbehandelten Personen einen höheren Anstieg der Plasma-Glucocorticosteroidkonzentration als die Kontrollfälle [*1644a, 2080*]. Es ist interessant, daß selbst bei Patienten mit Nebenniereninsuffizienz (Morbus ADDISON) die Verabfolgung von Cortisol nach Oestrogeninjektion zu einem höheren 17-Hydroxycorticosteroidplasmaspiegel führte als dies ohne Oestrogenwirkung der Fall war. Auch ROBERTSSON et al. [*1644a*] fanden nach Oestrogengabe eine verminderte Ausscheidung von 17-Hydroxycorticoiden im Harn. Dabei soll allerdings der relative Anteil der sonst nur in geringem Umfange ausgeschiedenen Verbindungen Cortisol und Cortison auf etwa das Doppelte zunehmen. Die Autoren erklären diese Tatsache durch die Annahme, daß die Umwandlung von Cortisol und Cortison in ihre im Harn ausgeschiedenen Tetrahydroderivate durch Oestrogenwirkung beeinträchtigt zu sein scheine. Hierzu paßt der Befund, daß z. B. an isolierten Mikrosomen (aus Rattenleber) der Abbau von Cortison in vitro durch den Zusatz von Oestrogenen gehemmt wird [*813a*]. Ähnliche Veränderungen des Stoffwechsels der Glucocorticosteroide scheinen auch in den ersten Monaten der Schwangerschaft unter zunehmender Oestrogenbildung abzulaufen [*1370a*]. Die Untersuchungen von SLAUNWHITE und SANDBERG [*1830a*] legen die Annahme nahe, daß auch die Proteinbindungsverhältnisse der Hormone an der Verlängerung der Verweildauer der Corticosteroide in der Blutbahn und im extracellulären Raum beteiligt sind (s. Seite 127).

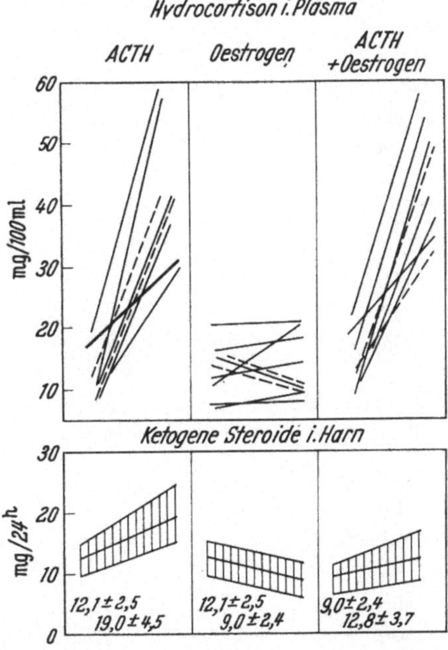

Abb. 14. Hydrocortison im Plasma (μg/100 ml) und ketogene Steroide im Harn (mg/24 Std ± Standardabweichung des Mittelwerts) nach Verabfolgung von ACTH (25 mg), Oestrogen (5 × 5 mg Premarin) und ACTH + Oestrogen (in gleicher Dosierung). Die durch ACTH bewirkte Erhöhung des Hydrocortisons im Plasma wird durch Oestrogene nicht beeinflußt. Kein Einfluß bzw. leichte Verminderung der Ausscheidung an ketogenen Steroiden im Harn durch Oestrogene. Nach HERRMANN et al. [*924*]

Überraschend ist die Tatsache, daß die anhaltende oestrogenbedingte Erhöhung der Plasmacorticosteroide durch Oestrogene keine Symptome des Morbus CUSHING bewirkt und die ACTH-Sekretion der Hypophyse anscheinend auch nicht hemmt. Man könnte dies durch den vielfach postulierten peripheren Antagonismus von Oestrogenen und Glucocorticosteroiden im Gewebe erklären. Da aber die von CROOKE beschriebenen Veränderungen der basophilen Zellen des Hypophysenvorderlappens, wie man sie im allgemeinen nach Zufuhr größerer Mengen von Corticosteroiden findet, in der Hypophyse solcher langzeitig mit Oestrogenen behandelten Patienten nicht anzutreffen sind, wurde angenommen, daß Oestrogene das Übertreten von Corticosteroiden in die Gewebe erschweren. Weitere Untersuchungen werden hier sicherlich bald eine Klärung herbeiführen.

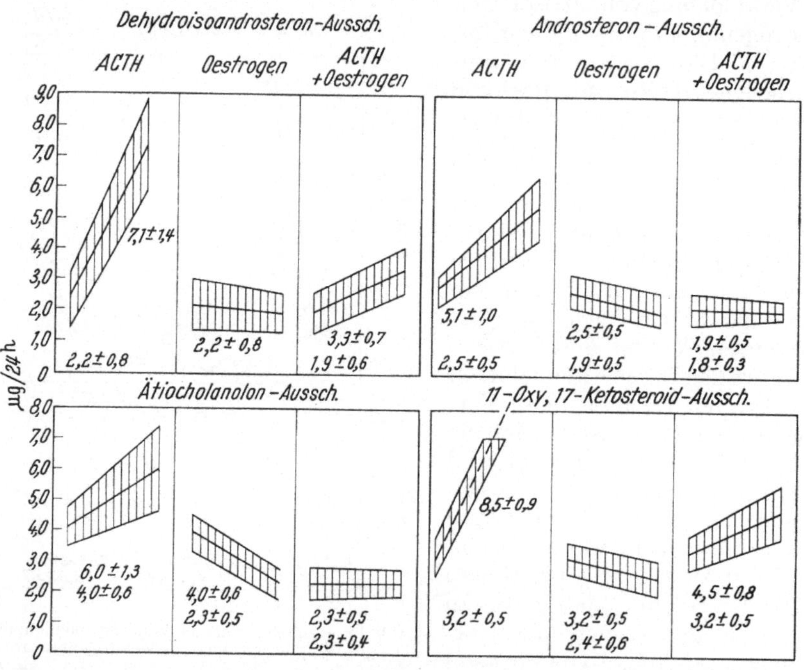

Abb. 15. Ausscheidung von 17-Ketosteroiden im Harn (in mg 24 Std ± Standardabweichung des Mittelwerts) vor und nach Verabfolgung von ACTH (25 mg), Oestrogen (5 × 5 mg Premarin) und ACTH + Oestrogen (in gleicher Dosierung). ACTH bewirkt vermehrte, das Oestrogen leicht verminderte Ausscheidung. Die Oestrogene hemmen besonders die durch ACTH bewirkte Erhöhung der 17-Ketosteroidenausscheidung im Harn. Nach HERRMANN et al. [*924*]

Auch die Aldosteronsekretion soll durch Oestrogene angeregt werden. Diese Wirkung scheint jedoch hauptsächlich gewissen synthetischen Verbindungen zuzukommen [*1165a*].

HERRMANN u. Mitarb. [*924*] verabfolgten an gesunde Männer und Frauen ACTH alleine und ACTH nach Oestrogengaben (2,5 mg Premarin über 5 Tage). Die Blutplasmawerte von Hydrocortison waren gegenüber den Normalwerten nicht deutlich verändert, doch wurde ein vermindertes Ansprechen der 17-Ketosteroide unter ACTH- und Oestrogentherapie verzeichnet. Im Harn war die Pregnantriolausscheidung nach ACTH- und Oestrogengabe viel geringer als nach ACTH alleine. Die

Ausscheidung der 17-Ketosteroide (gemessen wurden Dehydroepiandrosteron, Androsteron, Aetiocholanolon und 11-Oxy-17-Ketosteroide) war nach ACTH deutlich gesteigert, nach ACTH und Oestrogenen kaum verändert (s. Abbildungen 15 u. 16). Nach Ansicht der Autoren könnten die Befunde als das Ergebnis einer Hemmung der Biosynthese dieser Verbindungen oder ihrer Vorläufer durch das verabfolgte Oestrogen gedeutet werden. Im Hinblick auf den normalen Plasmaspiegel für Hydrocortison liegt allerdings die Annahme näher, daß unter der Oestrogenwirkung eine Verlangsamung des Corticosteroidabbaus, z. B. durch verstärkte Proteinbindung, resultiert, die sich in einer verminderten Ausscheidung von Abbauprodukten im Harn zu erkennen gibt. Mit dieser Interpretation würden die von WALLACE et al. [*2080*] sowie ROBERTSON et al. [*1644a*] erhobenen Befunde einer Verlängerung der Verweildauer und einer Erhöhung des Corticosteroidblutspiegels durch Oestrogene in Übereinstimmung stehen.

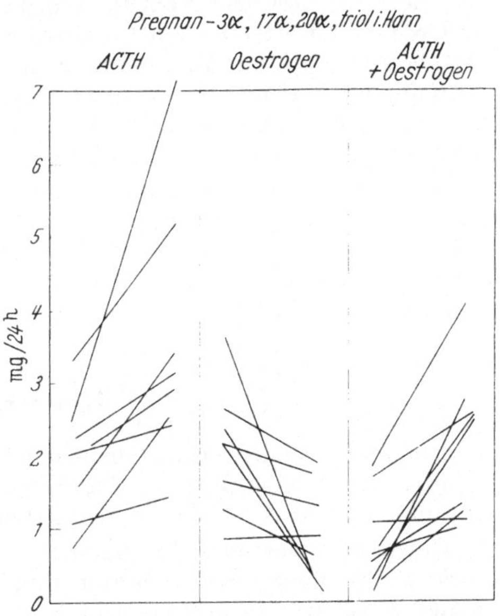

Abb. 16. Ausscheidung von Pregnantriol im Harn (mg/24 Std) vor und nach ACTH (25 mg), Oestrogen (5 × 5 mg Premarin) und ACTH + Oestrogen (in gleicher Dosierung). Starke Zunahme nach ACTH-Verabfolgung, deutliche Verminderung noch Oestrogeninjektion, nur mäßige Vermehrung nach ACTH + Oestrogen. Nach HERRMANN et al. [*924*]

Es sei in diesem Zusammenhang erwähnt, daß cyclische Veränderungen der Nebennierenrindenstruktur [*2100*] und cyclische Schwankungen der Corticosteroidausscheidung auch beim Menschen gefunden wurden [*1285b, 1452a, 2173c*]. Ihre Oestrogenabhängigkeit ist jedoch keineswegs sicher, da eine ganze Reihe anderer Faktoren die Situation ziemlich unübersichtlich machen.

Bei nebennierenlosen Nagern wirken Oestrogene, im Gegensatz zum Progesteron, nicht lebensverlängernd. Sonst gut verträgliche Dosen wirken sogar stark toxisch [*336, 1790a*]. Auch beim Menschen mit Nebennierenunterfunktion scheinen Oestrogene schlechter vertragen zu werden als vom Gesunden. Durch Oestrogengaben kann z. B. ein Morbus ADDISON exacerbiert werden [*1890a*].

Auch in der Schwangerschaft tritt eine Hypertrophie der Nebennierenrinde auf [*1061b, 1320a, 2100*], die man teilweise als Folge der großen von der Placenta abgegebenen Oestrogenmengen angesehen hat. Dabei soll vorwiegend der innere Teil der Zona fasciculata der Nebennierenrinde verbreitert sein. Es besteht eine gesteigerte Einlagerung von doppelbrechenden Lipoiden und Cholesterinestern. Der morphologische

Befund soll nach neueren Untersuchungen von dem nach reiner ACTH-Verabfolgung deutlich verschieden sein [*2127b*]. Die Ausscheidung der verschiedenen Corticosteroide ist vermehrt [*1452a, 2173b, 2173c*]. Bei den sehr komplexen Hormonverhältnissen in der Schwangerschaft ist anzunehmen, daß zahlreiche andere Faktoren am Zustandekommen dieser Veränderungen mitwirken.

Zusammenfassend kann man also sagen, daß die Oestrogenverabfolgung eine Reihe von heute noch nicht völlig übersehbaren Einflüssen auf die Biogenese der Nebennierenrindensteroide, auf den Blutspiegel und die Halbwertszeit von Corticosteroiden im Serum sowie auf ihre Metabolisierung und Ausscheidung im Harn ausübt. Sicherlich gibt es noch andere Beziehungen zwischen Oestrogenen und Nebennierenrindenhormonen, so daß die Beurteilung der Oestrogenwirkung auf die Adrenalfunktion zur Zeit ziemlich schwierig erscheint.

Da es heutzutage vorkommen kann, daß Oestrogene aus therapeutischen Gründen an hypophysektomierte Patienten verabfolgt werden müssen, sollte es möglich sein, die Wirkung der Oestrogene auf die Nebennierenrinde des Menschen besser zu untersuchen als dies bisher geschehen ist.

11. Hoden und akzessorische männliche Genitalorgane

Der fetale Hoden erfährt in den letzten Schwangerschaftsmonaten, offenbar unter dem Einfluß der ansteigenden placentaren Oestrogenproduktion, eine deutliche Gewichtsabnahme [*1407*].

Oestrogene werden wahrscheinlich auch im normalen Hoden gebildet (s. Seite 65). Menschliches Choriongonadotropin (HCG) scheint in spezifischer Weise die Leydig-Zellen des Hodens zu stimulieren. Diese Wirkung geht mit einer vermehrten Oestrogenausscheidung im Harn einher (s. Seiten 297, 373).

Nach Tierversuchen zu urteilen bestehen zwischen Oestrogengehalt von Testis und Sperma sowie Menge und Beweglichkeit der Spermatozoen im physiologischen Bereich keine sicheren Beziehungen. Dagegen scheinen die Oestrogene gewisse Einflüsse auf die Morphologie der Spermien zu haben [*843*]. Man hat die Ansicht geäußert, daß die Oestrogene des Hodens die gametokinetische Wirkung der FSH-Aktivität der Gonadotropine verstärken und dadurch die Bildung der Spermien begünstigen. Beweise fehlen.

Schließlich wurde angenommen, daß die Oestrogene des Hodens neben den Androgenen eine wichtige Rolle bei der Regelung der Tätigkeit des Hypophysenvorderlappens ausüben. Dieses Problem wird besonders häufig in Zusammenhang mit dem Klinefelter-Syndrom diskutiert (z. B. [*970*]). Auch hier sind die Beweise nicht ausreichend.

Es wurde gezeigt, daß Oestrogene im Tierversuch ein Wachstum des muskulären und fibrösen Gewebes der Prostata und der Samenblasen bewirken [*336*]. Dies wurde auch bei mit Oestrogenen behandelten

Männern mit Prostatahypertrophie gefunden [*84a, 100b, 698c, 934a, 1029b*]. Es tritt vermehrte Zellproliferation auf. Eine direkte Einwirkung auf die Struktur der sekretorischen Anteile und auf die Sekretion selber scheint nicht zu bestehen. Vielleicht üben die physiologischen Oestrogenmengen zusammen mit den Androgenen einen synergistischen Effekt auf diese akzessorischen Geschlechtsdrüsen aus [*336, 1630a*].

In diesem Zusammenhang sei auf das von der Prostata in großer Menge gebildete Ferment, die saure Phosphatase, hingewiesen, die durch Oestrogene beeinflußt wird. Beim Prostatacarcinom kann die saure Phosphatase in den meisten Fällen als Maß für die Aktivität des Prostatacarcinoms und seiner Metastasen gelten, sofern eine ausreichende Verbindung der Zellen zum Blutkreislauf besteht [*848c*]. Unter Oestrogenbehandlung sinkt die saure Serumphosphatase als Zeichen einer Hemmung des Stoffwechsels der Carcinomzellen ab, während gleichzeitig die alkalische Phosphatase, deren Werte im allgemeinen gewisse Rückschlüsse auf die Aktivität der Osteoblasten zulassen, vielleicht durch oestrogene Aktivierung der Osteoblastentätigkeit zunimmt. Jeder neuerliche Anstieg der sauren Phosphatase ist daher ein Warnzeichen und muß zur Erhöhung der Hormondosen veranlassen.

Die *antimaskuline Wirkung* der Oestrogene beim Manne beruht neben der rein peripheren Wirkung am Endorgan zum Teil wohl auf ihrer hypophysenhemmenden Wirkung und der daraus folgenden Stillegung der Androgenproduktion der männlichen Keimdrüse. Gibt man nämlich im Tierversuch gleichzeitig mit den Oestrogenen Hypophysenextrakte oder Choriongonadotropin, so soll dementsprechend die Hemmung der Androgenproduktion der Testes ausbleiben [*1385d, 1407*].

Beim infantilen Tier verhindern Oestrogene in mittlerer Dosierung über längere Zeit die Reifung der Hoden. Diese bleiben klein und descendieren nicht in das Scrotum. Bei erwachsenen Tieren kommt es zur Gewichtsabnahme der Testes, zum Sistieren der Spermiogenese, zur Atrophie und in einigen Fällen zum Wiederaufsteigen der Testes ins Abdomen (sog. hormonale Kastration). Während die Spermatogonien kaum verändert sind, ist die Zahl der Spermatocyten deutlich reduziert. Das interstitielle Gewebe ist ebenfalls stark vermindert [*336*]. Beim Menschen konnten Erfahrungen durch langzeitige Oestrogenbehandlung von Sexualverbrechern und Patienten mit Prostatacarcinom gesammelt werden [*191a, 1769a*]. Es kam nach einiger Zeit zur Degeneration des Keimepithels mit Aufhören der Spermiogenese, zur Atrophie der Tubuli, lipoider Degeneration und schließlich völligem Verschwinden der LEYDIG-Zellen, bindegewebiger Schrumpfung der Hoden und Verdickung der Tunica propria [*86a, 2183b*]. Die Veränderungen können nach monatelanger Verabfolgung höchster Dosen noch reversibel sein, sind jedoch nach jahrelanger Oestrogentherapie nicht mehr zu beheben [*905b, 960a*]. Es wurde ferner bei Männern, die mit der industriellen Fertigung von Oestrogenen beschäftigt waren, das Auftreten von Impotenz, Libidoverlust und Gynäkomastie beschrieben. Tumorbildung der LEYDIG-Zellen, wie sie bei Mäusen auftreten kann, wurde nach solchen Oestrogengaben beim Menschen nie beobachtet.

12. Schilddrüse

Eine große Zahl klinischer Beobachtungen scheint auf enge Beziehungen zwischen Ovarien und Schilddrüse hinzuweisen [*60a, 1187b, 1814a*]. Zur Zeit der Pubertät, vielleicht unter dem Einfluß der beginnenden Ovarialfunktion, erfährt die Schilddrüsentätigkeit bei Mädchen oft eine deutliche Aktivierung. Man findet eine Sprossung und Fältelung des Follikelepithels mit vermehrter Kolloidbildung. Als Ausdruck dieser Vorgänge kann es zu einer meßbaren Pubertätsschwellung der Drüse kommen. In der Geschlechtsreife soll im Cyclus die ansteigende Oestrogenbildung eine Steigerung der Schilddrüsenfunktion bewirken. Ein Einfluß auf den Grundumsatz scheint allerdings nicht immer deutlich [*848a*]. Meist findet sich eine Senkung [*100b, 442b, 848b, 1463a, 1697a*]. Nicht selten wird eine prämenstruelle Anschwellung der Thyreoidea gefunden. Da eine Wirkung des Progesterons auf die Schilddrüse nicht nachweisbar ist [*336*], nahm man auch hier Oestrogenwirkung an. In der Schwangerschaft vergrößert sich die Schilddrüse nach Angaben der verschiedenen Autoren in 25 bis 80% der Fälle. Das Gewicht des Organs kann bis auf fast das doppelte zunehmen. Histologisch findet sich eine echte Hyperplasie [*1449b, 1814a*]. Radiojodaufnahme der Schilddrüse und Blutjodspiegel steigen an [*125b, 155a, 1422a, 1873b*]. Da in der Schwangerschaft eine unübersehbare Anzahl von Faktoren zu berücksichtigen sind, muß die Erklärung dieser Veränderungen als Oestrogenwirkung mit Vorsicht bewertet werden.

Nach Fortfall der Keimdrüsentätigkeit im Klimakterium oder nach Kastration geht im allgemeinen die Schilddrüsenfunktion zurück. Eine bis dahin latente Unterfunktion kann manifestiert werden. Gelegentlich können aber auch reaktive Hyperthyreosen entstehen. Diese können durch Oestrogenverabfolgung verhindert oder gebessert werden. Krankhafte Störungen der Schilddrüsentätigkeit sind bei Frauen häufiger als bei Männern [*1155a*]. Wahrscheinlich ist es nicht berechtigt, all diese Erscheinungen nur auf Oestrogeneinfluß zurückzuführen, doch muß wohl angenommen werden, daß die Oestrogene an ihrem Zustandekommen irgendwie beteiligt sind. Da unsere Kenntnisse auf diesem Gebiete noch sehr gering sind, erscheinen sichere Schlußfolgerungen nicht möglich.

Kleine Dosen von Oestrogenen scheinen die Schilddrüsentätigkeit zu steigern. Nach größeren hypophysenhemmenden Dosen von Oestron und Oestradiol tritt eine Verminderung der Aktivität ein. Das Epithel flacht sich ab. Der Stoffwechsel wirkt gesenkt [*1814a*]. Solche Beobachtungen wurden u. a. bei der Behandlung des Prostatacarcinoms nach hohen Gaben von natürlichen Oestrogenen und Stilbenen gemacht. Diese Patienten können mit ihrem gedunsenen Aussehen, der allgemeinen Verlangsamung mit depressiver Verstimmung und Dysregulation des Kreislaufs das typische Bild der Hypothyreose zeigen [*100b*]. Manche Kliniker substituieren daher während der Oestrogentherapie mit Schilddrüsenhormonen. Oestrogene können ferner die Thiouracilstruma zur Rückbildung bringen [*807*]. Auch das Jodaufnahmevermögen der Schilddrüse wird durch kleine Oestrogendosen gefördert und durch größere gehemmt

[*691a*]. Ein gleichsinniges Verhalten zeigt die Konzentration des proteingebundenen Jods im Plasma. Die Bindung der Polyjodthyronine an ihre „Schlepperproteine" im Blut soll durch Oestrogene gehemmt werden [*1609a*]. Nach ENGBRING und ENGSTROM [*655a*] führt Oestrogenwirkung zu einem Anstieg der Thyroxinbindungsfähigkeit des Serums, einem Anstieg der Konzentration von proteingebundenem Jod, einer Abnahme des Thyroxinverbrauch, einer Verminderung des Grundumsatzes, einer Zunahme der Thyreotropinsekretion und einer Anregung der Schilddrüsenaktivität.

Die Befunde lassen vermuten, daß die Schilddrüse bei Ausfall der Oestrogenwirkung ihre Aktivität vermindert, bei physiologischem Oestrogenangebot aufrechterhält oder erhöht, bei hoher Dosierung wieder vermindert. Diese Wirkung scheint, durch Beeinflussung des thyreotropen Hormons, vorwiegend über das Hypophysen-Zwischenhirnsystem zu verlaufen. Es ist aber möglich, daß daneben noch eine direkte periphere Beeinflussung vorliegt. Auch bei kastrierten und thyreoidektomierten Ratten wird nämlich die den Grundumsatz steigernde Wirkung der Schilddrüsenhormone durch Oestrogene deutlich vermindert [*336, 1794a*]. Dies entspricht der bekannten Herabsetzung der Atmung in Gewebehomogenaten durch Oestrogene [*850a*] (s. Seite 204). Man hat postuliert, daß zwischen Schilddrüsenhormonen und Oestrogenen (und Glucocorticosteroiden) eine Art peripheren Gleichgewichts im Gewebe bestehe. Bei Vermehrung der Oestrogene soll es zu einer Anreicherung von Schilddrüsenhormon kommen, bei Verminderung der Oestrogenkonzentration zu einem Absinken der Schilddrüsenwirkstoffe. Durch diese Theorie einer peripheren Homoeostase, die sich bisher ausschließlich auf Tierversuche an Nagern stützt, lassen sich manche bisher nicht ohne weiteres verständlichen klinischen Beobachtungen erklären, z. B. der bei erhöhter Oestrogenwirkung trotz stimulierter Schilddrüsenfunktion normale Grundumsatz. Auch in der Schwangerschaft ist, trotz Erhöhung des eiweißgebundenen Jods im Plasma, der Grundumsatz nicht entsprechend gesteigert [*679*]. Es kommt sogar zu einer Besserung der hypothyreotischen Erscheinungen. Schließlich tritt nach Verabfolgung von Thyroxin an Schwangere zwar eine Erhöhung des an Protein gebundenen Jods ein, doch fehlen die entsprechenden hyperthyreotischen Symptome.

Kleine Dosen von Thyroxin fördern im Tierversuch die Follikelreifung, Ovulation und Oestrogenbildung im Ovar. Gleichzeitig scheint eine erhöhte Gonadotropinempfindlichkeit zu bestehen. Es wurde daher auch beim Menschen die Thyroxinbehandlung von anovulatorischen Störungen empfohlen. Eine regulierende Wirkung soll besonders bei hypothyreotischen Cyclusstörungen mit fehlender Ovulation zu erzielen sein. Die Wirkung ist nur selten überzeugend. Große Dosen sollen die Follikelreifung hemmen [*445a*].

Zusammenfassend hat man den Eindruck, daß wichtige funktionelle Beziehungen zwischen Oestrogenen und der Schilddrüsentätigkeit zu bestehen scheinen. Die Auswertung der klinischen und tierexperimentellen Befunde ist aber gerade hier besonders schwierig. Wir sind bei dem heutigen Stande der Forschung noch nicht in der Lage, diese in einer klaren und ausreichend gesicherten Konzeption zusammenzufassen. Vielleicht sind auch hier klinische Beobachtungen an hypophysektomierten und adrenalektomierten Patienten geeignet, eine weitere Aufklärung dieser anscheinend komplizierten Verhältnisse zu erbringen.

13. Nebenschilddrüsen und Blutkalkspiegel

Klinische Beobachtungen deuten darauf hin, daß Beziehungen zwischen der Tätigkeit der Nebenschilddrüsen und der Keimdrüsen bestehen. Das weibliche Geschlecht ist bezüglich der Tetaniehäufigkeit eindeutig bevorzugt. Der auslösende und verschlimmernde Einfluß von Pubertät, Menstruation, Schwangerschaft und Lactation für die Tetanie ist bekannt [*242*, *1155a*]. Zustände vermehrter endogener Oestrogenausscheidung und vegetativer Umstellung scheinen mit einer erhöhten Aktivität der Parathyreoidea einherzugehen. Hierin hat man auch die Erklärung für die angeblich besondere Anfälligkeit der Frau für die Auslösung einer Hyperventilationstetanie gesehen. Eine eindeutige kausale Korrelation zwischen Blutkalkspiegel und ovarieller Fehlfunktion ließ sich aber bisher nicht nachweisen [*242*]. Es kommt auch weder nach Kastration noch nach Oestrogenverabfolgung zu morphologischen Veränderungen der Epithelkörperchen bei Versuchstieren.

Bei Störungen der Epithelkörperchenfunktion bestehen gelegentlich Cyclusstörungen. Die Sexualfunktion wird jedoch durch die Parathyreoidea nicht beeinflußt. Andererseits muß die Dosierung des Parathormons (oder des AT 10) in ihrer Höhe auf die jeweilig hormonelle Situation bei der Frau eingestellt werden. So werden im Prämenstruum und in der Gravidität höhere Dosen benötigt [*1545*]. Da Progesteron keinen deutlichen Einfluß auf den Kalkspiegel hat, wurde auch hier ein Zusammenhang mit dem Oestrogenspiegel angenommen, doch ist diese Folgerung natürlich nicht schlüssig.

Bei der Wirkung der Oestrogene auf den Kalkspiegel bestehen besonders große Speciesunterschiede, so daß keinerlei Vergleiche mit den Verhältnissen beim Menschen möglich sind. Aus den Arbeiten von Adair u. Mitarb. [*4a*] kann man entnehmen, daß Oestrogene zwar den Kalkspiegel beim Menschen beeinflussen, daß diese Veränderungen aber ziemlich unsicher und uncharakteristisch sein können. Albers [*17*, *17a*] fand nach Gaben von 1 mg Oestradiol i.m. über 2 bis 3 Tage am 4. Behandlungstag ein Absinken des Blutkalks um mehrere Milligrammprozent, doch war die Beeinflussung sehr unterschiedlich stark. Collet und Peres [*442a*], Bokelmann [*198a*], Lichtwitz und Clément [*1226a*] sowie Mirvish und Bossmann [*1377a*] geben eine calciumsenkende Wirkung bis zu 35% des Ausgangswertes an. Nach längerer Oestrogenverabfolgung steigt der Kalkspiegel aber allmählich wieder an. Eine durch AT 10 hervorgerufene Hypercalcämie kann angeblich in wenigen Tagen durch mittlere Oestrogengaben ausgeglichen werden [*967*]. Durch Verabfolgung von natürlichen Oestrogenen wird das tetanische Krankheitsbild im allgemeinen verschlimmert. Bei Versagen der Calcium- und Parathyreoideatherapie kann die Röntgenkastration oder die Entfernung des Ovariums angeblich manchmal noch eine Besserung herbeiführen [*967a, 1545*].

Oestrogene senken den Kalkspiegel zwar nur wenig, wirken aber anscheinend schneller als AT 10. Es wurde daher empfohlen, wenn beide Medikamente gegeben werden, zunächst AT 10, danach Oestrogene zu verabfolgen [*1545a*]. Klotz und Barbier [*1120*] haben einen Oestrogenbelastungstest zur Erkennung der latenten Tetanie angegeben, dessen Sicherheit jedoch zweifelhaft erscheint. Den Stilbenen wurde im Gegensatz zu den Oestrogenen eine mehr regulierende Wirkung auf den Kalkspiegel zugesprochen [*17*]. Dieser Effekt erscheint jedoch nicht gut gesichert.

Oestrogene sollen bei kalkarmer Kost eine Verringerung der Calciumausscheidung in Harn und Stuhl und damit eine positive Kalkbilanz herbeiführen können.

Die Beziehungen zwischen Calciumausscheidung und Oestrogenstoffwechsel sind auch aus der Behandlung des Prostata- und Mammacarcinoms mit Knochenmetastasen bekannt. Nach Entfernung der Ovarien sinkt die Calciumausscheidung sehr stark ab [*426a*] (s. Abbildung 17). Unter Verabfolgung hoher Oestrogendosen steigt sie, besonders bei hormonabhängigen Tumoren, stark an [*642a, 2123b*]. Man hat versucht auf diese Weise oestrogenabhängige Tumoren von oestrogenunabhängigen zu trennen.

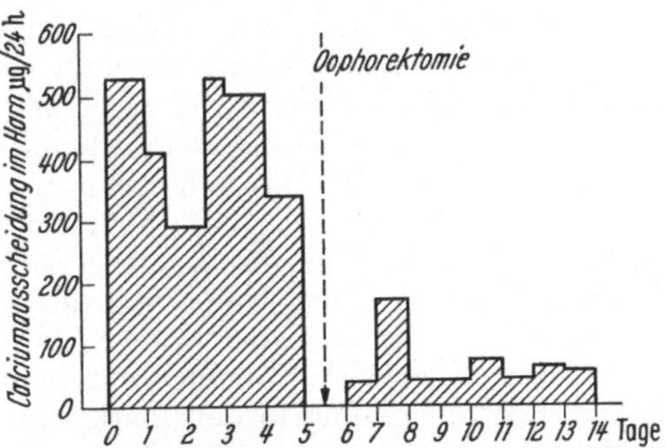

Abb. 17. Calciumausscheidung im Harn in μg/24 Stunden vor und nach beiderseitiger Oophorektomie bei einer 53jährigen Patientin mit Mammacarcinom und Knochenmetastasen. Vorangegangen Mastektomie und Röntgenovarialbestrahlung. Nach Emerson und Jessiman [*642a*]

Zusammenfassend kann man also sagen, daß unsere Kenntnisse über die Beziehungen zwischen Oestrogenen und Kalkstoffwechsel nicht sehr sicher sind. Es scheint aber, daß die Oestrogene den Kalkspiegel, besonders wenn er erhöht ist, im allgemeinen senken. Über die Rolle des ionisierten bzw. gebundenen Calciums ist nichts Sicheres bekannt. Dabei sind die vegetative Ausgangslage, die Dosierung des Hormons und der Zeitfaktor bei Verabfolgung der Dosen für die Richtung und den Ablauf dieser Effekte zweifellos von Bedeutung.

14. Knochenwachstum

Sexualhormone, Oestrogene wie Androgene, beeinflussen das epiphysäre Wachstum. Je früher die Keimdrüsentätigkeit einsetzt, desto kürzer ist die Wachstumsdauer. Es ist auch bekannt, daß früh pubertierende Rassen im allgemeinen kleiner sind als spätpubertierende. Pathologische sexuelle Frühreife geht mit vorzeitigem Epiphysenschluß und Zwergwuchs infolge der vorzeitigen und oft vermehrten Hormonbildung einher.

Bei der Gonadenagenesie findet man dagegen offene Epiphysen und Kleinwuchs, wahrscheinlich infolge Ausbleibens des puberalen Wachstumsschubes. Verabfolgung von Oestrogenen führt in solchen Fällen zu Wachstum und Schluß der Epiphysenfugen. Auch bei Frühkastraten bleiben die Epiphysenfugen offen, es kommt zum eunuchoiden Hochwuchs [*1155a, 2204a*]. Solche Indizien sind natürlich keineswegs schlüssig.

Aus diesen klinischen Erfahrungen ist aber doch ein gewisser Einfluß der Oestrogene auf das Wachstum und die Ossifikation des Knochens als wahrscheinlich anzunehmen [*827d, 1132a*]. Sie scheinen auch das Knorpelgewebe zu beeinflussen [*1488a*].

Man vermutet, daß für das reine Längenwachstum, soweit es auf der enzymatisch gesteuerten Synthese der Knochenmatrix beruht, das Wachstumshormon Somatotropin (STH) verantwortlich ist. Oestrogene sollen dagegen eine Stimulierung der Osteoblasten mit Hyalinisierung und Einlagerung von Calcium, Phosphor und Stickstoff in die Knochenmatrix, also eine Reifung der Ossifikation bewirken. Diese Oestrogenwirkung setzt offenbar direkt am Knochen an. Zusätzlich kommt es wahrscheinlich zu einer Hemmung des somatotropen Hormons [*773b, 1791b*]. Im Tierversuch und wahrscheinlich auch beim Menschen kann nach langzeitiger Verabfolgung sehr hoher Oestrogendosen infolge erhöhter Kalkanlagerung in den Markräumen, die dann weitgehend vom kompakten Knochen eingeengt sind, eine Verminderung des blutbildenden Marks eintreten. Es resultiert eine Anämie vom hypochromen Typ. Der Knochen zeigt eine stark erhöhte Bruchfestigkeit (Follikulinknochen) [*137c, 336, 960*]. Dieses therapeutischen Effekts bedient man sich zur Behandlung von Tumormetastasen im Knochen.

Oestrogene sollen schon bei der Verknöcherung und Kalkeinlagerung des fetalen Skelets in der Schwangerschaft eine Rolle spielen [*1882*].

Nach Kastration im geschlechtsreifen Alter und nach dem physiologischen Ausfall der Ovarialfunktion kommt es offenbar zu einer Verminderung der Osteoblastenaktivität und damit der Neubildung von Knochensubstanz. Da die Osteoblastentätigkeit gleich bleibt, resultiert eine fortschreitende Knochenresorption mit Entkalkung. Diese Vorgänge manifestieren sich in den Krankheitsbildern der Arthrosis deformans, Osteoporose, Osteomalacie bzw. der sog. Osteopathia ovaripriva. Daß diese Krankheitsbilder bei Frauen früher und häufiger auftreten, erklärt man durch den zeitigeren Ausfall der Gonadenfunktion [*1155a, 2204a*]. Natürlich spielen noch eine Reihe anderer Faktoren eine Rolle, auf die aber hier nicht einzugehen ist. Jedenfalls erzielt man mit der von Reifenstein und Albright [*1614a*] inaugurierten Verabfolgung von Oestrogenen, meist kombiniert mit Androgenen, bei der Osteoporose ziemlich gute Erfolge [*24b, 24c, 24d, 828c, 1794b*]. Oestrogene bewirken beim Menschen zwar eine stärkere Calciumretention als die Androgene, aber eine geringere oder gar keine Stickstoffretention (s. Abbildung 18). Beide Hormone ergänzen sich daher in ihrer Wirkung auf den Knochen und durch die Neutralisierung unerwünschter Nebenwirkungen sehr vorteilhaft. Das Ergebnis ist eine erneute Anregung der Osteoblastentätigkeit mit vermehrter Einlagerung von Phosphor, Calcium und Stickstoff. Zusätzlich soll der durch das Überwiegen der katabolen Glucocorticosteroide entstandene Eiweiß- und Calciumverlust des Knochens ausgeglichen werden. Die Therapie mit Oestrogenen wurde darüber hinaus auch in der Behandlung von Verkalkungsstörungen des Knochens beim Morbus CUSHING, beim Morbus RECKLINGHAUSEN und bei der Akromegalie versucht [*620b*, *1733a*]. Nach Tierversuchen zu urteilen, ist die beschriebene Wirkung der Oestrogene auf das Knochensystem weitgehend unabhängig vom Calciumspiegel des Blutes und der Tätigkeit der Epithelkörper, da sie auch bei parathyreoidektomierten Tieren zu finden ist [*2*].

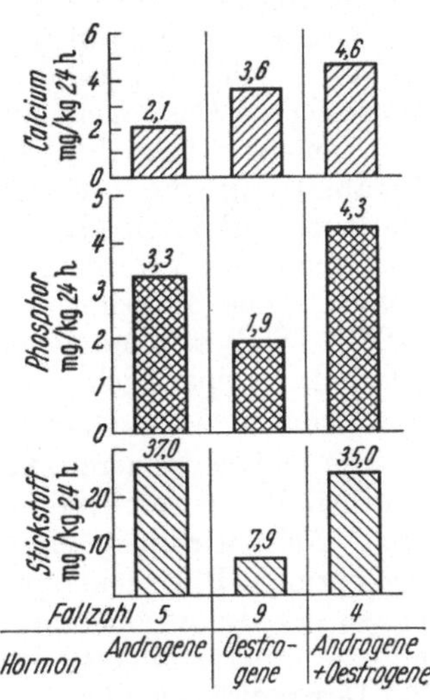

Abb. 18. Mittlere Retention von Calcium, Phosphor und Stickstoff während einer 30tägigen Behandlung mit hohen Dosen von Oestrogenen und Androgenen bei Patientinnen mit seniler Osteoporose. Oestrogene bewirken eine stärkere Calciumretention als Androgene, aber eine schwächere Phosphor- und Stickstoffretention. Nach REIFENSTEIN [*1614b*]

Der früher genutzte günstige Einfluß der Oophorektomie auf die Osteomalacie soll nach einer gängigen Anschauung auf einem anderen Oestrogeneinfluß beruhen. Hier ist angeblich die organische Knochenmatrix gesund. Es besteht lediglich eine Störung der Einlagerung von Mineralien, die auf einem verminderten Calcium- und Phosphorangebot, meist infolge eines Vitamin-D-Mangels, beruht. Oestrogene sollen auf Grund ihrer Wirkungen auf den Calciumstoffwechsel zu einem erhöhten Vitamin-D-Bedarf führen, wodurch die bestehende D-Hypovitaminose verstärkt wird [*1155a*]. Es handelt sich dabei aber um rein spekulative Auslegungen, für die es bisher keinerlei annehmbare Beweise gibt.

Die weitstellende Wirkung der Oestrogene auf die Symphyse, wie man sie beim Nager so ausgesprochen findet, ist beim Menschen, obwohl offenbar vorhanden, doch viel weniger deutlich. Über die Beziehungen der Oestrogene zum Relaxin [*953a*], die bei Nagern eindeutig bestehen, ist für den Menschen sehr wenig Sicheres bekannt. Relaxin soll nach Oestrogenvorbereitung durch Progesteron in den Erfolgsorganen freigesetzt werden [*1989a*]. Oestrogene und Relaxin sollen dabei synergistisch zu einer gesteigerten Glycinaufnahme und einer enzymatischen Depolymerisation der Chondroitinschwefelsäure in der Symphyse führen [*868a*]. Untersuchungen über die Relaxinwirkung beim Menschen und ihren Zusammenhang mit den Oestrogenen sind in größerem Umfang als bisher nötig [z. B. *339a*].

Zusammenfassend kann man sagen, daß die Oestrogene das Längenwachstum mit beeinflussen und besonders in höheren Dosen einen Schluß der Epiphysenfugen herbeiführen können. Insbesondere bei der Osteoporose scheinen sie auch auf die Einlagerung von Kalk in die Knochenmatrix in der Mehrzahl der Fälle eine anregende Wirkung auszuüben.

15. Wirkungen auf Pankreas und Blutzucker

Aus einer großen Zahl von Tierversuchen geht hervor, daß die Oestrogene den Blutzucker senken, die Glykosurie vermindern und die Entstehung des experimentellen Diabetes hemmen können, Man nimmt an, daß sie eine funktionelle Anpassungshypertrophie der LANGERHANSschen Inseln, eine Verstärkung der Insulinwirkung im Stoffwechsel und eine Hemmung der Hypophyse, insbesondere des somatotropen Hormons bewirken [*336*, *959a*, *1355a*, *1407*], welches die β-Zellen des Pankreas zu stimulieren scheint.

Auch beim Menschen läßt sich eine — wahrscheinlich indirekte — Wirkung der Oestrogene auf Pankreas und Blutzucker feststellen. Ältere Untersucher, die noch nicht mit Reinhormonen arbeiteten, fanden nach Verabfolgung von oestrogenhaltigen Ovarialextrakten durchweg eine Blutzuckererhöhung [*2206a*]. Ein Ansteigen des Blutzuckerniveaus wurde aber auch nach Verabfolgung reiner Oestrogene gesehen. Andere Autoren fanden keine Einwirkung der Oestrogene auf den Blutzuckerspiegel [*1265*]. Die Bestimmungsmethoden waren allerdings nicht in allen Fällen ausreichend spezifisch, da zum Teil Harnsäure, Kreatinin, Glutathion und andere reduzierende Substanzen mitbestimmt wurden.

Die meisten neueren Autoren [*149*, *1128a*, *1960*] berichten über eine deutlich blutzuckersenkende Wirkung der Oestrogene. Nach SURANYI et al. [*1960*] wird beim Menschen durch Oestradiol in mittlerer Dosierung der normale Blutzuckerspiegel um etwa 20% gesenkt. Die Senkung ist um so stärker, je höher der Ausgangswert liegt. Die Herabsetzung scheint an eine intakte Leberfunktion gebunden zu sein. Die stärkste Wirkung hat Oestradiol. Es folgen Oestron und Oestriol sowie Equilenin. Die Wirkung ist schon nach 2 Stunden deutlich, nach 4 Stunden meist maximal. Die im Höchstfall zu erreichende Blutzuckersenkung lag bei 60 mg-%. Oestrogene bewirken bisweilen auch eine Abflachung des Plateaus der alimentären Hyperglykämie (s. Abbildung 19). Entsprechend kann es zu einer Herabsetzung der Zuckerausscheidung im Harn kommen [*149*].

Mit diesen experimentellen Befunden stimmt die gelegentlich günstige klinische Beeinflussung mancher Diabetesformen, so des hypophysären und des Altersdiabetes durch Oestrogene, überein [*1350a*, *2204a*]. Aber auch jugendliche Diabetiker mit Keimdrüsenstörungen sollen gelegentlich auf Oestrogengaben gut ansprechen, ebenso wie die im Klimakterium einsetzende Erkrankung auf Oestrogengaben manchmal günstig reagiert. Unter Oestrogenbehandlung kommt es nicht selten zu einer Besserung oder Normalisierung der Stoffwechsellage mit Steigerung der Glucosetoleranz, wie sie z. B. in der Belastungskurve nach STAUB-TRAUGOTT sichtbar wird (s. Abbildung 19). Es soll sich unter Oestrogenbehandlung oft ein geringerer Gesamtanstieg des Blutzuckers und ein rascherer Rückgang zum Ausgangswert finden. In seltenen Fällen soll sogar die Oestrogenbehandlung alleine ohne Insulinverabfolgung genügen, um die Glucoseausscheidung zum Schwinden zu bringen. Man muß aber darauf hinweisen, daß man andererseits auch ein völliges Versagen der Oestrogenwirkung finden kann. Fragwürdig erscheint die Feststellung, daß die

Wirkung der Oestrogene insbesondere beim Altersdiabetes selektiv sein soll, d. h. Oestradiol senke nur bei Frauen den Blutzucker, nicht bei Männern. In insulinresistenten Fällen soll Oestrogenbehandlung die Ansprechbarkeit auf das Hormon wiederherstellen können oder eine Reduktion der Insulindosis erlauben [*750b*]. Die Adrenalinhyperglykämie wird bei der Frau durch Oestrogene angeblich nicht beeinflußt. Dies soll aber beim Manne der Fall sein [*1122*]. Eine sorgfältige Nachprüfung dieser Befunde erscheint angezeigt.

Auch die Angabe, daß bei erhöhtem Oestrogenangebot sich im Liquor cerebrospinalis sehr niedrige Zuckerwerte finden [*149*], bedarf der Nachprüfung.

Die Einflußnahme der Oestrogene auf den Kohlenhydratstoffwechsel läßt auch beim Menschen die verschiedensten Deutungen zu, mit denen auch die zum Teil unterschiedlichen Ergebnisse erklärt wurden. Neben direkten Wirkungen auf das Pankreas und den Hypophysenvorderlappen hat man die Beeinflussung des Glykogenstoffwechsels von Leber und Muskulatur sowie des vegetativen Nervensystems verantwortlich gemacht. Die neueren Untersuchungen über die Rolle der Oestrogene in der Umsetzung von Isocitronensäure, Milchsäure und Brenztraubensäure sowie die Stimulierung der Hexokinase (s. Seite 154) scheinen neue Möglichkeiten für das Verständnis dieser Stoffwechselwirkung zu eröffnen.

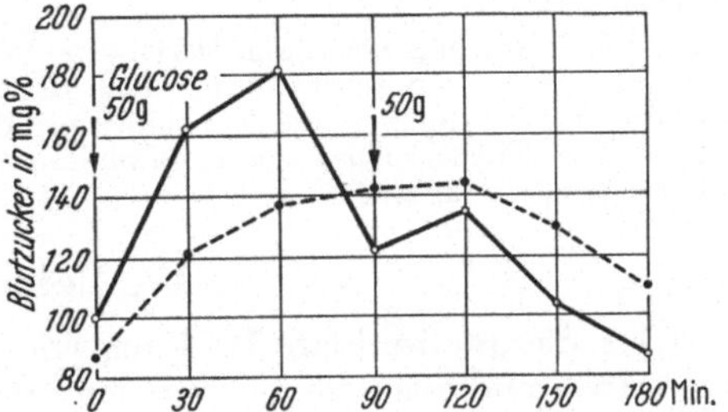

Abb. 19. •—• Normaler Glucosebelastungstest nach STAUB-TRAUGOTT. x- - -x Der gleiche Test nach Verabfolgung von 3 × 5 mg Oestradiolbenzoat binnen 3 Tagen. Nach Oestrogenverabfolgung geringere Ausprägung der alimentären Hyperglykämie, erkenntlich an flachem Kurvenverlauf und Plateaubildung. Fehlen einer ausgesprochenen Gegenregulation. Die Ergebnisse sind nicht immer so eindeutig [*1171 b*]

Aus methodischen Gründen und im Hinblick auf neuere Einsichten in die Vorgänge des Kohlenhydratstoffwechsels bedürfen die meisten der bisherigen Versuchsergebnisse und Vorstellungen über die Wirkungen der Oestrogene auf Pankreas und Kohlenhydratstoffwechsel einer erneuten Überprüfung.

Zusammenfassend ist zu sagen, daß Oestrogene unter bestimmten Bedingungen eine begrenzte senkende Wirkung auf den Blutzucker ausüben können. Der Mechanismus dieser Wirkung ist zur Zeit nicht sicher bekannt.

16. Thymus

Es ist sehr zweifelhaft, ob es sich bei der Thymusdrüse wirklich um ein Organ mit innerer Sekretion handelt. Die Beweise hierfür sind sehr schwach. Über den Einfluß der Oestrogene auf die Thymusdrüse liegen zahlreiche Untersuchungen vor, die allerdings größtenteils am Nager gewonnen wurden. Aus diesen Experimenten geht hervor, daß Oestrogene die Entwicklung des Thymus hemmen bzw. seine Atrophie bewirken [*276b, 336, 725a, 1407*].

Die menschliche Thymusdrüse ist bei der Geburt relativ groß und schwer. In der Kindheit findet sich eine ständige Gewichtszunahme bis zur Pubertät. Von diesem Zeitpunkt an setzt, mit zunehmender Aktivität der Keimdrüsen, die Involution [*1065a,1612b*] ein. Allerdings muß wohl auch eine vermehrte Corticosteroidaktivität ursächlich in Betracht gezogen werden. Durch Schwangerschaften wird die Rückbildung stark beschleunigt. Im jugendlichen Organismus kann eine Thymusinvolution, besonders im Rindenanteil, durch Oestron und Oestradiolbenzoat in mittlerer Dosierung bewirkt werden. Dies wurde auch für den Menschen nachgewiesen. Man findet eine Atrophie der Lobuli mit spezifischer Hyperplasie der epithelialen cystischen Strukturen im geschichteten Epithel. Oestrogene sind in dieser Hinsicht stärker wirksam als Androgene. Gonadotropine haben bei Anwesenheit von Keimdrüsen den gleichen Effekt. Bei Hypogenitalismus soll die Thymusdrüse stärker entwickelt sein [*2098*].

Kastration hemmt die Thymusinvolution. Ein frühzeitigeres Einsetzen der Pubertät scheint nach Thymusexstirpation allerdings nicht zu resultieren. Nach Entfernung des Organs werden an den Ovarien keinerlei Veränderungen gefunden [*1065a*].

Der Mechanismus der durch Oestrogene bewirkten Veränderungen am Thymus ist nicht klar. Er könnte direkt über eine Beeinflussung der Mitosen oder über eine Wirkung auf Hypophyse und Nebennierenrinde zustande kommen. Ob der Beeinflussung der Thymusdrüse durch Sexualhormone eine physiologische Bedeutung zukommt, bleibt zu klären.

17. Leber

Über die unmittelbare Wirkung von Oestrogenen auf die Leber sind wir vorwiegend aus dem Tierversuch orientiert [*336, 855b, 1355a*].

Oestrogene steigern, offenbar durch Hypertrophie der Leberzellen und Wassereinlagerung, das Gesamtgewicht der Leber nach Verabfolgung höherer Dosen über längere Zeit. Nach Kastration nimmt das Gewicht der Leber ab. Die Leber weiblicher Kastraten zeigt eine Abnahme des Inaktivierungsvermögens für Oestrogene. Morphologisch fand man eine Verringerung der großkernigen Leberzellen und eine Verkleinerung des mittleren Zellvolumens [*1897b*]. Der Gesamtproteingehalt, der Nucleinsäuregehalt und die Mitosenzahl sind vermehrt. Der Methioningehalt wird vermindert. Die Cholesterinsynthese und die Fettablagerung in der Leber gehen unter Oestrogenverabfolgung zurück [*1659a*]. Auch beim Menschen soll Oestrogenverabfolgung die Cholesterinsynthese in der Leber hemmen. Dadurch kommt es, wie man annimmt, zu einer Senkung des Cholesterinspiegels im Blut und zu einer Abnahme der Synthese von Corticosteroiden in der Nebennierenrinde [*1659a*]. Bei extremen Dosen kann es zu Verfettung der Leber kommen. Der Cholinesterasegehalt der Leber ist bei weiblichen Nagern fünf- bis achtmal größer als bei männlichen Tieren. Er sinkt nach Entfernung der Ovarien ab. Oestrogeninjektion führt zu seiner Erhöhung auch beim männlichen Tier. Ein weiterer charakteristischer Oestrogeneffekt ist die Steigerung der β-Glucuronidaseaktivität im Lebergewebe [*718*].

Die Ergebnisse über den Einfluß der Oestrogene auf das Leberglykogen sind sehr unterschiedlich. Im allgemeinen wird eine vermehrte Glykogenspeicherung angegeben. Im Cyclus findet man prämenstruell einen Glykogenabfall, postmenstruell ein Ansteigen [*336, 855b, 1892a*].

Mit hohen Oestrogendosen erzielt man im Tierversuch eine Verdickung der Gallengänge durch Epithelverdickung und Vermehrung der epithelialen Falten und Drüsen. Die Motorik der Gallenblase soll angeblich angeregt werden. Oestrogene fördern auch die Entstehung von Hepatomen [*336*, *361a*, *1407*] im Tierexperiment.

Die Spezifität und die physiologische Bedeutung dieser Effekte für den Menschen (wie auch für die Tiere) ist zweifelhaft. Da die Leber eine große Bedeutung für den Stoffwechsel der Oestrogene hat, ist anzunehmen, daß die Oestrogene vielleicht in diesem Organ eine Reihe von Wirkungen entfalten, die wir bisher nicht kennen.

18. Magen und Darm

Nach parenteraler Verabfolgung von Oestradiol in mittlerer Dosierung soll angeblich eine geringe Steigerung der freien und der gesamten Salzsäure im Magen zu finden sein [*16*, *1453a*]. Andere Autoren fanden dagegen weder die Sekretionsmenge noch den Gehalt an Mucin, Säure oder anderen Bestandteilen durch Oestrogengabe verändert [*1612b*].

Von vielen Seiten wurde über einen günstigen Einfluß von Oestrogenbehandlung auf die Heilung des Magenulcus und die Atrophie der Magenschleimhaut berichtet [*1490b*]. Der Erfolg wurde meist auf die bessere Durchblutung infolge Gefäßerweiterung sowie auf die Beeinflussung der Epithelproliferation zurückgeführt. In diesem Zusammenhang hat man auf die Atrophie der Magenschleimhaut bei alten Leuten hingewiesen [*1612b*]. Die Oestrogenverabfolgung wird allerdings heute in der Behandlung von Magenleiden kaum noch benutzt.

Die günstige Beeinflussung der atonischen Obstipation durch Oestrogene wird vor allem auf bessere Durchblutung, Beeinflussung des Muskelstoffwechsels und des vegetativen Nervensystems zurückgeführt [*1612b*].

Die oft schlagartige Besserung der Durchblutung einer ernährungsgestörten Darmschlinge nach Aufträufeln von Oestrogenen ist dem Chirurgen wohlbekannt und wird von manchen als ein brauchbarer Test angesehen, ob eine Resektion des Darmes erforderlich oder vermeidbar ist. Wir haben uns von diesem überraschenden Effekt augenblicklicher starker Hyperämie selber überzeugen können.

Über den Einfluß des Magen-Darm-Kanals auf den Oestrogenstoffwechsel siehe Seiten 89, 104—107, 109, 113, 314, 319.

19. Nieren

Es ist zweifelhaft, ob die Oestrogene eine physiologische Wirkung auf die Nieren ausüben. Nach Zufuhr unphysiologisch hoher Dosen sahen die meisten Untersucher im Tierexperiment eine schwere Schädigung des Nierenparenchyms [*1792b*]. Andere Autoren fanden dagegen keine deutlichen histologischen Veränderungen der Nieren [*1629a*]. Im Stoffwechsel soll ein vermehrter Kaliumverlust und eine Herabsetzung der p-amino-Hippursäure-Clearance als Ausdruck des Nierenschadens auftreten. Die Nierenschädigungen bei der Masughi-Nephritis-Nephrose sollen durch Oestradiol günstig zu beeinflussen sein [*1629a*]. Der β-Glucuronidasegehalt der Niere wird, im Gegensatz zu Leber und Milz, durch Oestrogene nicht beeinflußt [*718*].

Ein geringer nephrotroper Effekt der Oestrogene scheint auch beim Menschen zu bestehen, insbesondere eine protektive Wirkung auf das tubuläre System. Nach Verabfolgung hoher Oestrogendosen über längere Zeit sollen die Nieren besonders blutreich, aber angeblich nicht vergrößert und schwerer sein wie etwa nach Testosteron. Die Oestrogenwirkung scheint morphologisch hauptsächlich in einer leichten Hypertrophie der epithelialen Zellen der proximalen und distalen Tubuli sowie der BOWMANschen Kapsel zu bestehen. Die Glomeruli werden offenbar nicht beeinflußt. Die wasser- und salzretinierende Wirkung der Oestrogene setzt anscheinend nicht in der Niere, sondern im Gewebe an. Insgesamt ist die renotrope Wirkung der Androgene viel stärker. Nach Kastration findet man eine Verringerung des mittleren Nierengewichts [*1536, 1612b*].

Oestrogene haben in niedriger oder mittlerer Dosierung keinen Einfluß auf den Ausfall des VOLHARDschen Wasserversuchs, doch ist dies nach Anwendung höherer Dosen möglich [*1612b*].

Sie sollen in höherer Dosierung den renalen Plasmazufluß, die glomeruläre Filtration und die tubuläre Reabsorption von Glucose fördern, dagegen die Reabsorption von Ascorbinsäure hemmen [*490, 541b, 601a, 2008b*]. Man fragt sich, ob diesen Befunden eine Bedeutung zukommt. Die Verteilung der Oestrogene im Tierversuch weist darauf hin, daß eine Filtration der Oestrogene durch die Glomeruli und eine Reabsorption durch die Tubuli contorti und recti stattfindet [*201, 202, 1278a*]. Über den Einfluß der Niere auf den Stoffwechsel der Oestrogene ist wenig bekannt [z. B. *1662*].

Harnblase Oestrogene üben eine proliferierende Wirkung auf die Epithelien der Blasenschleimhaut aus. Dieser läßt sich auch cytologisch nachweisen [*59a*]. Insbesondere Harnröhre und Trigonum vesicae machen die cyclischen Veränderungen mit.

Mangel an Oestrogenen, z. B. im Klimakterium oder bei der Ovarialinsuffizienz jüngerer Frauen, führt nicht selten zu funktionellen Miktionsstörungen oder Trigonumcystitis, die durch Oestrogenbehandlung günstig zu beeinflussen sind. Bei Zuständen einseitiger oder überwiegender Oestrogenwirkung („Hyperfollikulinie", prämenstruelles Syndrom), findet man nicht selten Blasenfunktionsstörungen mit Verminderung der Blasenkapazität, spastischer Harnverhaltung sowie prämenstrueller Pollakisurie und Cystalgie [*882d*]. Der Tonus der Blasenmuskulatur scheint mit vom Oestrogengehalt des Organismus abhängig zu sein. Es konnte nachgewiesen werden, daß Oestrogene den Tonus des Musculus detrusor erhöhen, somit die Blasenkapazität verringern, und den Tonus des Sphincter vesicae steigern. Dementsprechend lassen sich Inkontinenzerscheinungen, Harnröhrenprolapse und ähnliche Erscheinungen einer muskulären Blaseninsuffizienz durch Oestrogene gelegentlich günstig beeinflussen [*274b, 959a, 959d*].

20. Herz

Nach Kastration tritt im Tierversuch in der Herzmuskulatur eine Glykogenverminderung ein. Oestrogene (Oestron und Oestradiol) gleichen diese Glykogenverarmung aus. Man findet eine beschleunigte Resynthese von Milchsäure zu Glykogen. Darüber hinaus kommt es zu einer Anreicherung energieliefernder Phosphorverbindungen. Die Wirkung der

Oestrogene ist in dieser Hinsicht allerdings wesentlich schwächer als diejenige der Androgene [*1169b, 1612b*].

Oestrogene verstärken beim Menschen die Herzwirkung von Digitalis und Digitaloiden, insbesondere Scilla. Sie haben auch selber eine glykosidartige Wirkung (s. Seiten 74, 379). Dies erscheint durch die strukturelle Ähnlichkeit zwischen Digitalisglykosiden und Steroiden verständlich. Oestrogene verkürzen die Anspannungszeit des Herzmuskels und verlängern die Austreibungszeit sowie auch die Überleitungszeit zwischen Sinus, Vorhof und Kammern. Man nimmt an, daß dies auf einer Anregung des Stoffwechsels im Myokard beruht [*722a*]. Bereits wenige Minuten nach Oestrogeninjektion findet man Veränderungen im EKG, besonders im T-Stück [*851a*]. Nach langdauernder Verabfolgung von Oestrogenen kann wie durch Digitalis im EKG ein Bigeminus auftreten [*1612b*]. Die Herzkranzgefäße werden durch Oestrogene milde und anhaltend erweitert [*251a, 722a 805a*]. Bei den Folgeerscheinungen des kardialen Sauerstoffmangels wie Stenokardie oder Angina pectoris wurden daher mit Oestrogenen manchmal gewisse Erfolge erzielt. Die relative Seltenheit dieser Erkrankung bei Frauen im fertilen Alter scheint auf die Bedeutung der Oestrogene für das Herz und seine Blutgefäße hinzuweisen. Weitere Einzelheiten finden sich im klinischen Teil in den Ausführungen über den Myokardinfarkt und die Atherosklerose (Seite 441).

21. Willkürliche Muskulatur

Oestrogene beeinflussen den Stoffwechsel der Muskulatur. Ihr Einfluß auf die willkürliche Muskulatur ist aber weit weniger ausgeprägt als derjenige der Androgene [*336*]. Ein Teil der Oestrogeneffekte ist vielleicht auf eine Verbesserung der Muskeldurchblutung und den hierdurch verbesserten Stoffwechsel zurückzuführen [*1624*]. Ferner mag die Beeinflussung der Elektrolytverteilung und die eventuelle Steigerung der Proteinsynthese eine Rolle spielen [*476, 1978*].

Bei Keimdrüseninsuffizienz kommt es zu einer spontanen Kreatinurie. Diese ist wahrscheinlich als Folge des Glykogenschwundes der Muskulatur anzusehen. Den Einfluß der Oestrogene auf den Kreatinstoffwechsel zeigt der folgende Versuch: Kinder und alte Leute scheiden nach intravenöser Verabfolgung von Kreatin Kreatin aus, ebenso Kastraten. Geschlechtsreife Personen scheiden nach Kreatinverabfolgung dagegen Kreatinin aus, ebenso Kastraten, die Oestrogene erhalten haben [*1612b*].

Auch Kreatinphosphat, das neben Glykogen ein wichtiges Energiekapital des Muskels darstellt, ist bei Oestrogenmangel vermindert. Beide Substanzen werden nach Oestrogenverabfolgung erneut angereichert. Gleichsinnige Veränderungen sind nach Kastration anzutreffen. Die Skeletmuskulatur kastrierter Individuen ist viel leichter ermüdbar als die normaler. Verabfolgung von Oestrogenen führt zu einer geringen im Ergometer feststellbaren Leistungssteigerung, die sich allerdings erst nach einiger Zeit bemerkbar macht. Die Stickstoffbilanz wird durch Oestrogenmangel oder -zufuhr nicht wesentlich beeinflußt [*1613, 1612b*], steigt aber meistens leicht an [*1614b*].

Nach Zufuhr sehr hoher unphysiologischer Oestrogendosen über längere Zeit kommt es, wie in der Tiermast festgestellt wurde, zu histologisch feststellbaren Veränderungen der Muskulatur, nämlich körnigem Zerfall, Auflösung der Muskelfasern und Einrissen im Sarcolemm. Das Bindegewebe der Muskel erscheint gequollen und ödematös [*1128*].

22. Blut

Im *Blutplasma* lassen sich, nach den Angaben der Literatur, im Verlaufe des Menstruationscyclus typische Schwankungen in der Konzentration der Inhaltsstoffe feststellen, die sich auf direkte oder indirekte Einwirkung der Oestrogene oder von Oestrogenen mit Progesteron gemeinsam zurückführen lassen. Diese Veränderungen sind am Menschen durch Injektion von Oestrogenen reproduzierbar [*1612b*].

Oestron, Oestradiol und Oestriol bewirken in mittlerer Dosierung eine leichte Hydrämie [*679a, 754a, 1119, 2153b*].

Der Gehalt an totalen Plasmaproteinen steigt bei Frauen wie bei Männern nach Oestrogenverabfolgung meist an. Durch Erhöhung der Albuminfraktionen tritt ein Anstieg des Albumin/Globulin-Quotienten ein [*90, 1429a, 1757, 1953c*].

Ebenso cyclusabhängig ist der Lipoidgehalt des Blutes. Mit der Erhöhung des Oestrogenspiegels kurz vor der Ovulation und in der zweiten Cyclushälfte findet sich eine Senkung der Cholesterinwerte mit einem geringen Anstieg der Phosphatide. Hierdurch kommt es zu einer Herabsetzung des Cholesterin/Phospholipoid-Quotienten um etwa 25%. Den Schwankungen der Serumlipide entsprechend verändert sich auch die Verteilung der Eiweißfraktionen. Bei erhöhtem Oestrogenspiegel nimmt die phospholipoidreiche Albumin-α-Fraktion zu, während die β-Lipoproteinfraktion abnimmt. Außerdem ist eine Zunahme der Lipoproteineinwanderungsgeschwindigkeit im elektrischen Feld feststellbar [*138a, 758a, 809a, 1282a*].

Bei Fortfall der Ovarialfunktion durch Kastration oder in der Menopause finden sich meist die entgegengesetzten Veränderungen. Durch Oestrogenapplikation kann die Cholesterinvermehrung bei Fehlen oder Unterfunktion der Ovarien behoben werden [*1479*].

Blutzucker und Brenztraubensäuregehalt zeigen unter Oestrogenwirkung fallende Tendenz, während die Ketonkörper eine leichte Vermehrung aufweisen können [*149, 1960*]. Der Adrenalingehalt im Blut soll fallen [*2123b*].

Der Acetylcholingehalt des Blutes soll ansteigen, die Serum-Cholinesterase absinken [*411, 855c, 1726*], ebenso die Serum-Aldolase [*559*].

Die Alkalireserve des Blutes ist unter Oestrogenwirkung vermehrt, es besteht Alkalosetendenz [*679a, 2153b*]. Während der Kaliumgehalt des Blutes zunimmt, sinkt der Gehalt an ionisiertem Blutcalcium ab, wodurch eine Änderung des Kalium-Calcium-Quotienten resultiert [*17a*]. Der Magnesiumgehalt zeigt eine leichte Zunahme [*1445*]. Unter Oestrogenwirkung scheinen demnach Magnesium, Calcium und Kalium entsprechend ihren Molekulargewichten von der Zelle über das Interstitium zum Serum hin abzuwandern. Das Gesamtkupfer im Serum steigt an [*1059a, 1681a*], ebenso die alkalische Serumphosphatase und anorganisches Phosphat [*331*]. Natrium und Chlor nehmen zu. Ebenso nimmt die Menge des präcipitierbaren Serumjods zu [*2153b*]. Die Biotinkonzentration ist erhöht [*932a*]. Die Blutgerinnung wird durch Oestrogene angeblich verkürzt. Es soll zu einer leichten Hyperprothrombinämie kommen [*5a*]. Thrombokinase und Thrombocytenzahl nehmen zu [*731c, 882c, 918a, 1356a, 1366b, 1612b, 1978b*]. Die Fibrinolyse wird gesteigert [*1482c*]. Die Bildung von Antikörpern und spezifischen Agglutininen wird gefördert [*336*]. Der Gehalt an Hypertensinogen soll abnehmen [*917a*].

Die meisten der hier geschilderten Veränderungen unter Oestrogeneinfluß sind relativ gering und nicht immer reproduzierbar. Es erscheint fraglich, ob sie alle für die Oestrogenwirkung spezifisch sind und inwieweit sie wirklich eine physiologische Bedeutung haben oder mehr als pharmakologische Effekte zu beurteilen sind. Manche Befunde bedürfen darüber hinaus aus methodischen Gründen der Nachprüfung.

Eine Abhängigkeit der *cellulären Bestandteile* des Blutes von hormonellen Einflüssen wurde aus den unterschiedlichen Hämoglobin- und Zellwerten bei Männern und Frauen gefolgert. Diese finden sich nur in der Phase der Geschlechtsreife, nicht aber in der Kindheit und im Senium. Während des Cyclus laufen wellenförmige Veränderungen in der cellulären Blutzusammensetzung ab [*1612b, 1891*]. Die Leukocyten zeigen in der ersten Cyclushälfte tiefe Werte, die bis zur zweiten Hälfte ansteigen. Die Lymphocyten verhalten sich genau entgegengesetzt. Parallel zu ihnen verlaufen die eosinophilen Leukocyten [*487a*]. Die Thrombocytenwerte haben in der Follikelphase ansteigende Tendenz mit einem Maximum zur Zeit der Ovulation. Nach Oophorektomie ist die Thrombocytenzahl meist vermindert. So zeigen auch die ziemlich empfindlich reagierenden Reticulocyten einen deutlichen Anstieg zur Zeit der Ovulation, der etwa mit der Spitze der Oestrogenausscheidung im Harn zusammenfällt. Ein zweites Maximum findet sich oft kurz vor der Regel [*1534*]. Zur gleichen Zeit steigen Erythrocytenzahl und Hämoglobingehalt an. Die Thrombocytenwerte fallen ab [Lit. *887d*].

Es besteht kein Zweifel, daß alle diese Veränderungen durch Oestrogene bewirkt werden können. Andererseits ist nicht zu vergessen, daß eine Vielzahl anderer Faktoren Einfluß auf das Blutbild nimmt, wie z. B. Sauerstoffgehalt des Blutes, Blutverlust, Blutabbauprodukte, Ernährung, Vitamine, zentralnervöse Reize und anderes. Die Schilddrüse scheint das Knochenmark für die Oestrogenwirkung zu sensibilisieren. Außerdem kann man vielleicht indirekte Wirkungen über die Hypophyse annehmen.

Die zahlreichen experimentellen Befunde nach Verabfolgung von Oestrogenen an Tiere, insbesondere an Ratten und Hunden weichen von denen beim Menschen zum Teil erheblich ab und besitzen daher für die Humanmedizin nur eine sehr begrenzte Bedeutung.

Die Verabfolgung kleiner bis mittlerer Dosen von Oestrogenen (Oestron und Oestradiol) bewirkt beim Menschen einen Anstieg der Erythrocyten (Polyglobulie) und manchmal auch des Hämoglobins [*1612b*]. Gleichzeitig können die Leukocytenwerte abfallen. Dabei besteht oft eine leichte Lymphocytose und Eosinophilie [*702*]. Andere Autoren fanden jedoch keine signifikanten Veränderungen. Bei Kastratinnen sind diese Effekte viel schlechter auslösbar, was auf eine Empfindlichkeitsminderung des Knochenmarks nach Ausfall der Ovarien und eine Herabsetzung der Schilddrüsenaktivität zurückgeführt wird.

Besonders zuverlässig reagieren die Reticulocyten auf Oestrogenverabfolgung (s. Abbildung 20). Schon nach Verabfolgung von 0,5 mg Oestradiol kommt es innerhalb von 3 Tagen zu einem signifikanten Anstieg der Reticulocyten im peripheren Blut. Progesteron, Testosteron, Cortison und Choriongonadotropin (bei kastrierten

Personen) beeinflussen die Reticulocytenwerte nicht. Es besteht eine deutliche Abhängigkeit der Ansprechbarkeit vom Ausgangswert. Je niedriger er liegt, desto deutlicher wird die Oestrogenwirkung, je höher desto weniger deutlich. Die Schwellendosis der Oestrogene liegt für die Reticulocytenbewegung höher als für Vaginalepithel und Endometrium. Die Reaktion tritt etwas träger auf als die am Vaginalepithel, hält aber länger an. Sie kann demnach unter gewissen Vorbehalten als brauchbare Zusatzmethode zur Testung der Ovarialfunktion, auch nach HCG-Verabfolgung, verwendet werden. Untersuchungen an Patientinnen mit hypoplastischen Ovarien haben angeblich das Vorliegen niedriger Reticulocytenwerte ergeben. Bei polycystischen Ovarien und zentralen ovariellen Dysfunktionen sollen die Reticulocytenzahlen eine weitgehende Parallelität mit der Oestrogeninkretion zeigen [*1884*].

Auch die Zählung der basophilen Leukocyten wurde als ovarieller Funktionstest angegeben. Unter Oestrogengaben kommt es zu einem Anstieg. Auch hier wurden Beziehungen zwischen der Menge der basophilen Leukocyten und der Ovarialfunktion bei den verschiedenen Krankheitszuständen gesehen [*2008c*].

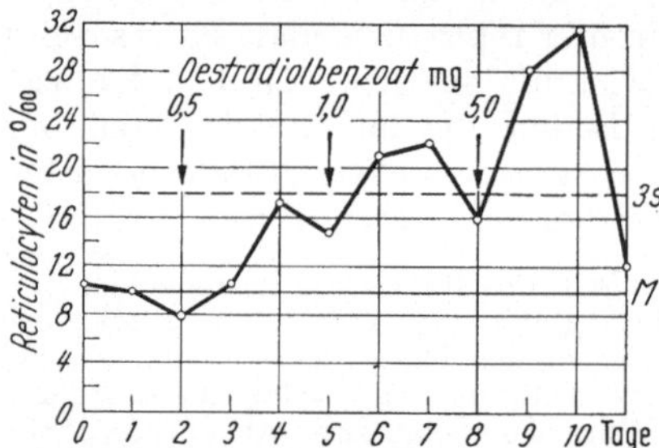

Abb. 20. Anstieg der Reticulocytenwerte nach Verabfolgung von verschieden hohen Dosen von Oestradiolbenzoat bei einer gesunden normal menstruierten Frau. *M* Mittelwert, 3 s Signifikanzschwelle (p < 0,95) [*1171b*]

Oestrogene sollen das Ansprechen der eosinophilen Leukocyten auf ACTH und „stress" verlangsamen [*1262a, 1753*].

In vitro läßt sich die Speicherungsfähigkeit der Leukocyten für Farbstoffe als Maß ihrer Phagocytosefähigkeit durch Oestradiol einwandfrei steigern [*334*]. Hierin mag ein weiterer Faktor für die günstige Beeinflussung entzündlicher Erkrankungen im Genitalbereich durch Oestrogene liegen. Im Tierversuch kommt es ferner zu Reizung und Hyperplasie des reticulo-endothelialen Systems mit Stimulierung der Makrophagen [*336*]. Unter sehr hohen Oestrogendosen über lange Zeit, wie sie z. B. bei der Behandlung des Prostatacarcinoms angewendet werden, kann es zu einer Knochenmarkshemmung mit Anämie, Leuko- und Thrombopenie sowie Verlängerung der Blutungs- und Gerinnungszeit kommen [*415a, 1612b*]. Solche sog. spättoxischen Reaktionen sollen sich angeblich in etwa 2% der Behandlungsfälle finden [*1285c*]. Todesfälle durch Agranulocytosen und aplastische Anämien wurden beschrieben [*1882c*], ebenso das Auftreten einer Lymphoreticulose [*602b*].

Zusammenfassend ist sehr schwer zu sagen, bei welchen Veränderungen des Blutes unter Oestrogenwirkung es sich um spezifische und physiologische Hormonwirkungen handelt. Am besten gesichert erscheinen heute die Effekte auf die Plasmamenge, den Cholesteringehalt sowie den Calcium- und Glucosegehalt des Blutes, bei den cellulären Bestandteilen die Erhöhung der Reticulocytenzahl.

23. Haut und Anhangsgebilde

Zwischen der Haut des Mannes und der Frau bestehen charakteristische Unterschiede. Das Integument ist an der Ausbildung der sekundären Geschlechtsorgane wesentlich beteiligt. Die Haut der Frau ist im allgemeinen dünner, zarter und heller als die Haut des Mannes und hat eine etwas niedrigere Oberflächentemperatur. An der Epidermis lassen sich cyclische Veränderungen feststellen [*328, 1753c*]. Selbstverständlich kann nicht angenommen werden, daß diese Unterschiede alleine durch den Einfluß von Oestrogenen und Androgenen bedingt sind, doch steht die Einwirkung der Sexualhormone auf die Funktion und den Stoffwechsel der Haut außer Zweifel [*620d, 1588a, 1794c*].

Ein Teil der Oestrogenwirkung auf die Haut [*210a, 1169a, 1882b, 2183b*] dürfte auf der hyperämisierenden Wirkung der Oestrogene beruhen. Bei lokaler oder parenteraler Anwendung von Oestrogenen kommt es zu einer vermehrten Durchblutung infolge Capillarisierung der Haut und zu einem Anstieg der Hauttemperatur um mehrere Grade Celsius [*1613, 1626*].

Dieser Effekt soll auf einer vermehrten Acetylcholinbildung beruhen [*1626*]. Auch Histamin wird anscheinend vermehrt freigesetzt [*410a, 927*].

Die lokale Applikation von Oestrogenen führt außerdem zu einer Vermehrung der Mitosenzahl und der Zellproliferation und Regeneration [*328, 1726a*]. Es kommt zu einer Verdickung der Epidermis, die an bestimmten Stellen, z. B. an den Brustwarzen und an der Vulva besonders ausgeprägt zu sein pflegt [*336, 640a, 1217b, 1464a*]. Mit zunehmender Proliferation nimmt die Zellabschilferung zu [*336*]. Erwähnt sei die günstige Beeinflussung der Wundheilung durch Oestrogene [*1996a*]. Die proliferative Wirkung der Oestrogene kann auch an der Nasen- und Mundschleimhaut nachgewiesen werden [*1154a*]. Durch experimentelle Untersuchungen an Greisen und Greisinnen konnte gezeigt werden, daß Oestrogene eine Verdickung der vorher atrophischen Haut, und zwar von Epidermis, Cutis und Hautmuskulatur bei verbesserter Durchblutung verursachen. Insbesondere kommt es zur Wiedereinlagerung von Keratin [*1526a, 1748a*].

Oestrogene werden durch die Haut resorbiert und entfalten auf diese Weise Allgemeinwirkungen. Etwa 80 bis 180 mg percutan bewirken am Endometrium eine mittlere, etwa 250 mg eine volle Proliferation [*796b, 959b, 998b*].

Zur Zeit der Ovulation soll eine „physiologische Allergie“ gegen Oestrogene bestehen [*1638, 1691b*]. Nach intracutaner Verabfolgung von Oestrogenen (z. B. 0,5 mg Oestradiolbenzoat) bildet sich eine Papel von mindestens 1 cm Durchmesser, die von einem roten Hof umgeben ist und etwa 24 bis 72 Stunden bestehen bleibt. Dieses Phänomen soll zur Ovulationsbestimmung geeignet sein (s. Seite 449).

Oestrogene beeinflussen die *Pigmentierung* der Haut, insbesondere der äußeren Genitalien und der Brustwarzen [*87c, 194d, 850b*]. Die Linea alba wird unter den hohen placentaren Oestrogenmengen in der Schwangerschaft zur Linea fusca. Auch das sog. Chloasma uterinum dürfte vorwiegend oestrogenbedingt sein [*452c*]. Jedenfalls können den Schwangerschaftspigmentierungen gleiche Verfärbungen durch Zufuhr hoher Oestrogendosen experimentell erzeugt werden [*194d, 850b, 1092b*]. Sehr eindrucksvoll ist auch das Auftreten einer starken Pigmentierung an den Brustwarzen und am Genitale nach Oestrogentherapie bei Patienten mit Gonadenagenesie. Daß die Pigmentierung vorwiegend durch eine lokale Oestrogenwirkung hervorgerufen werden dürfte, zeigt die Tatsache, daß sie nach lokaler Anwendung von Oestrogenen in gleicher Weise auftritt.

Es scheint demnach eine örtliche Wirkung der Oestrogene auf den Stoffwechsel der Pigmentzellen vorzuliegen. Man hat vermutet, daß diese vielleicht in einer Beeinflussung der kupferhaltigen Tyrosinase bei der Melaninbildung bestehe [*155a*]. Beziehungen zum Melanophorenhormon sind nicht erwiesen, können jedoch zur Zeit auch nicht ausgeschlossen werden.

Man nimmt an, daß die *Anlage des Haarkleides* wahrscheinlich vorwiegend durch genetische Faktoren bestimmt wird. Für seine Ausbildung scheinen jedoch zahlreiche hormonelle Faktoren eine Rolle zu spielen, u. a. auch die Keimdrüsen. Beim Menschen dürfte, nach unseren heutigen Kenntnissen, die Behaarung der Achseln, des Mons pubis und die allgemeine Körperbehaarung, außer der des Kopfes, weitgehend von gewissen Androgenen der Nebennierenrinde abhängig sein [*1155a*].

Betreffs einer Wirkung von Oestrogenen auf den Haarwuchs hat man auf die Seltenheit der Glatzenbildung bei der Frau hingewiesen, was allerdings einen sehr schwachen Beweis darstellt. Immerhin konnte man auch auf das verstärkte Haarwachstum in der Schwangerschaft und andererseits die Neigung zum Haarausfall während der Menstruation, im Wochenbett und im Klimakterium hinweisen [*1092b*]. Lokale Anwendung von Oestrogenen soll bei der Alopecie gewisse Erfolge zeigen, die wahrscheinlich auf lokaler Hyperämisierung beruhen [*2017*]. Überzeugendes dürfte kaum zu erreichen sein.

Im Tierversuch führte parenterale Oestrogenverabfolgung in unterschiedlicher Dosierung bei verschiedenen Species immer zu einer Hemmung des Haarwachstums. Gleichzeitig wurde eine Hemmung des Wachstums und der Sekretion der Talgdrüsen beobachtet [*336*]. Vielleicht besteht hier ein Zusammenhang mit den günstigen therapeutischen Erfahrungen bei der Oestrogentherapie der Acne vulgaris (s. Seite 447).

Zusammenfassend erscheint von den beschriebenen Reaktionen lediglich die hyperämisierende und pigmentierende sowie die proliferierende Wirkung der Oestrogene auf die Haut des Menschen genügend gesichert. Der zugrunde liegende Mechanismus ist noch ungenügend bekannt.

24. Bindegewebe

Die Bindegewebssubstanz soll einen nach dem Geschlecht verschiedenen chemischen Aufbau zeigen, der, experimentellen Befunden an Tieren zufolge, auf die Einwirkung der Oestrogene und der Androgene zurückzuführen sein dürfte.

Oestrogenverabfolgung bewirkt eine Verstärkung der kollagenen Fasern des Bindegewebes [*336, 1069a, 1526a*]. Gewebsauf- und -abbau werden beschleunigt. Der Gehalt an Hyaluronsäure, an Chondroitin-Schwefelsäure sowie Mucoitin-Schwefelsäure nimmt zu. Es werden also die „Kittsubstanzen" des Bindegewebes verstärkt und in ihrer Elastizität gekräftigt [*1128*]. Die Aktivität der Hyaluronidase [*685a, 1569a*], welche die hochmolekularen Mucopolysaccharide abbaut, scheint durchweg in hemmendem Sinne beeinflußt zu werden. Oestron, mit Hyaluronidase zusammen injiziert, wird nicht rascher resorbiert, scheint also den

„spreading effect" zu behindern [*276c*]. Andere Autoren [*892b*] berichten über eine Förderung der Hyaluronidasewirkung durch Oestrogene. Die Wassereinlagerung in das Bindegewebe ist eine geläufige Oestrogenwirkung, z. B. als Ödematisierung des Stromas am Endometrium bei kräftiger Oestrogenwirkung. Nach hohen Oestrogendosen kann es zur starker Quellung und Auflockerung des Bindegewebes bei erhöhter Gefäßdurchlässigkeit zum Teil mit Auftreten seröser Extravasate kommen [*1128*]. Fibrocyten, Fibroblasten und Histiocyten treten vermehrt auf [*1943b*].

Es sei darauf hingewiesen, daß diese biologischen Oestrogenwirkungen von einigen Klinikern zur Auflockerung parametraner Infiltrate ante operationem, zur Differentialdiagnose zwischen neoplastischer und unspezifisch entzündlicher Infiltration sowie zur Behandlung indurierter parametraner Narben benutzt wurden [*1074a*]. Ferner soll die Strahlenempfindlichkeit des Gewebes erhöht werden. In hohen Dosen bewirken Oestrogene in Fibroblastenkulturen eine Mitosehemmung [*619a, 1382a*]. Auch konjugierte Formen sind angeblich aktiv [*1122a*]. Eine destruktive Wirkung ist vor allem an Chromosomen und Mitosespindeln zu erkennen [*2011c*]. Die Schädigung durch Oestrogene tritt vor allem in der späten Anaphase auf. Der Grad der Chromosomenunruhe, erkenntlich an der unregelmäßigen Anordnung der Chromosomen in der Äquatorialplatte, und die Chromosomenaberration, d. h. das Liegenbleiben von Chromosomen außerhalb der Äquatorialplatte, können angeblich als Maß für die Wirksamkeit oestrogener Verbindungen angesehen werden [*492a*].

Man hat behauptet, daß Oestron sich nach intravenöser Zufuhr (bei Kaninchen) bevorzugt in entzündlichen Geweben anreichert [*336*]. Die Bestimmungen erfolgten biologisch. Eine Nachprüfung dieser Angaben beim Menschen mit modernen Gewebemethoden sollte möglich sein.

25. Synergismus und Antagonismus mit anderen Hormonen

Oestrogene und *Progesteron* üben zahlreiche synergistische Wirkungen aus. Die meisten physiologischen Effekte des Progesteron werden durch die Anwesenheit von Oestrogenen im Organismus überhaupt erst möglich (permissive Wirkung, supportive effect [*1002a*]). Dabei liegt das optimale synergistische Verhältnis von Oestrogenen zu Progesteron an Vagina, Endometrium und Brustdrüsengewebe bei 1:5 bis 1:20. Dies wurde insbesondere bei der Erzielung einer Sekretionsschleimhaut sowie bei der Erhaltung einer Decidua graviditatis einwandfrei nachgewiesen [*1074, 1251a*]. Erhöhung des Oestrogenanteils führt zu einer Hemmung, schließlich zu einer völligen Aufhebung des Progesteroneffekts. Diese Wirkung scheint auf einem direkten peripheren Antagonismus zu beruhen. Erhöhung des Progesteronanteils führt ebenfalls zu einer Hemmung der Oestrogenwirkung, die schließlich bei einem Verhältnis von Oestrogen zu Progesteron über 1:75 in eine Aufhebung des Oestrogeneffekts übergeht [*1074*]. Diese annähernden Verhältniszahlen scheinen jedoch an den einzelnen Zielorganen etwas unterschiedlich zu sein.

Bei der Beurteilung solcher Verhältniszahlen soll man sich aber vor Augen halten, daß in den meisten Versuchen die Oestrogene als veresterte Verbindungen (z. B. Benzoate), Progesteron jedoch als freie Verbindung verabfolgt wurden. Solche vergleichenden Mengenangaben sind daher kritisch zu beurteilen. Immerhin scheint für biologische Wirkungen beim Menschen im Verhältnis zu Oestrogenen rein gewichtsmäßig mehr Progesteron benötigt zu werden.

Ein Antagonismus zwischen Oestrogenen und Gestagene im physiologischen Bereich scheint in der Wirkung auf die Uterusmotilität vorzuliegen, die durch Oestrogene allgemein gesprochen gefördert, durch Gestagene gehemmt wird [*959*]. Oestrogene führen zur Bildung von Farnblattkristallen im Cervicalsekret [*1489a*, *1689a*]. Gestagene hemmen die Ausbildung dieses Phänomens. Oestrogene und Progesteron wirken synergistisch bei der Steigerung der Basaltemperatur [*90c*]. Bei einem Verhältnis von Oestradiol zu Progesteron wie 1:2 überwiegt allerdings der temperatursenkende Einfluß der Oestrogene. Der Temperaturanstieg bleibt aus [*1074*, *1171a*].

Im Gewebe wird die Bildung von Mucopolysacchariden durch Oestrogene gefördert, durch Progesteron gehemmt. Im Stoffwechsel hemmen Oestrogene die katabole Wirkung des Progesterons [*1163a*].

Androgene könne bei entsprechender Dosierung die proliferative Wirkung der Oestrogene z. B. am Vaginalepithel und am Endometrium hemmen, sobald diese über ein mittleres Maß hinausgeht und in das Stadium der Karyopyknose gelangt [*1643*, *1971*, *2046*, *2048*]. Das Verhältnis von Oestrogenen zu Androgenen für eine solche Hemmung muß dabei mindestens 1:30 bis 1:50 betragen. Diese Tatsache hat z. B. für die Behandlung der Endometriose und der Mastopathia chronica cystica Bedeutung. Testosteron hemmt auch die Wachstumswirkung des Oestradiols am Uterus [*2046*].

Im Tierversuch hat man gefunden [*1140b*, *1141*], daß manche Androgene in niedrigeren Dosen mit Oestron und Oestradiol synergistisch wirken können. Hierzu gehören Testosteron, Androsteron, Androstan-3,17-dion und Androst-4-en-3,17-dion. Sie verstärken die Oestrogenwirkung auf den Uterus und die Vagina des Nagers. Erst kürzlich wurde auf die synergistische Wirkung von Androst-4-en-3,17-diol und Oestriol im Tierexperiment hingewiesen [*1850a*]. Es wäre interessant solche Untersuchungen auch beim Menschen zu sehen.

Aus Tierversuchen ist bekannt, daß *Cortison* und *Cortisol* das Wachstum des Uterus hemmen [*2046*, *2047*]. Insbesondere werden die frühen Veränderungen wie z. B. die Wassereinlagerung, aber auch den Phosphorstoffwechsel späterer Wachstumsstadien, die Einlagerung von Aminosäuren in Proteine, die Atmung des Uterusgewebes und die β-Glucuronidasestimulierung durch Oestrogene behindert [*1875b*, *1971*]. Diese Antagonismen wurden am Rattenuterus gefunden. Ihre Geltung für den Menschen wurde noch nicht überprüft.

Der umsatzsteigernde Effekt von *Thyroxin* wird im Gewebe durch Oestrogene deutlich gehemmt. Es soll sich um einen rein peripheren Effekt handeln [*850a*, *1794a*].

26. Physiologische Wirkungen des Oestriols

Oestriol ist nach gegenwärtiger Meinung das quantitativ wichtigste Stoffwechsel- und Ausscheidungsprodukt der natürlichen Oestrogene Oestradiol und Oestron. Es ist wasserlöslicher als die anderen Oestrogene. Man nimmt heute an, daß die Bildung des Oestriols aus den beiden primären Ovarialhormonen zum Teil über das 16α-Hydroxyoestron verläuft [*1311*]. Seine Entstehung z. B. aus 16 Keto-17β-oestradiol [*270, 525, 1930*] und Androst-5-en-3β, 16α, 17β-triol und 16-Epioestriol [*966, 1684*] ist heute ebenfalls gesichert, doch weiß man über die quantitative Bedeutung dieser Möglichkeiten noch nicht genügend Bescheid (s. Seiten 91, 95, 96). In der Schwangerschaft wird Oestriol von der Placenta wahrscheinlich auch direkt gebildet. Die früher oft vertretene Annahme, daß es sich beim Oestriol um ein spezifisch menschliches Hormon handele, ist durch den Nachweis von Oestriol in Pflanzen [*1821*] und verschiedenen Tieren [*860a, 938, 1179a, 1339, 2052*] inzwischen widerlegt worden.

Da das Oestriol im Test am Rattenuterus auch in höherer Dosierung nur eine begrenzte Wachstumswirkung ausübt und die Wachstumswirkung von Oestron und Oestradiol sogar hemmte „(impeded oestrogen“, s. Seite 27), wurde es vielfach als biologisch wenig wirksames Endprodukt angesehen. Allerdings scheint Oestriol bei der frühen Stimulierung des Uteruswachstums, besonders in wäßriger Lösung, stärker wirksam zu sein als Oestron und Oestradiol [*1971*]. Auch im Vaginalverhornungstest nach Allen und Doisy an Nagern war eine 100fach bis 1000fach größere Menge von Oestriol als von Oestron und Oestradiol nötig, um bei oraler oder parenteraler Verabfolgung eine positive Reaktion zu erzeugen [*649, 960, 1796*]. Diese starken Wirkungsunterschiede verschwinden allerdings bemerkenswerterweise nach vaginaler Applikation der Hormone [*1322b, 1406a, 1958*], und im Vaginalöffnungstest kann Oestriol sogar wirksamer sein als Oestron und Oestradiol [*473, 1234*]. Ferner wurde gezeigt, daß Oestriol bei subcutaner Verabreichung in öliger Lösung, die eine langsamere Resorption und damit eine längere Wirkungsdauer garantiert, etwa zehnmal stärker wirksam ist, als bei Verabfolgung in wäßriger Lösung [*1959*].

In letzter Zeit wurde nun, insbesondere von Puck u. Mitarb. auf Grund tierexperimenteller [*1597*] und klinischer Untersuchungen [*1594, 1596, 1598*] erneut postuliert, daß das Oestriol keineswegs nur ein mehr oder weniger inaktiviertes Endprodukt des Stoffwechsels sei, sondern daß es im Stoffwechsel und in der Wirkung auf bestimmte Gewebe ganz spezifische Wirkungen habe. So soll es beim Nager wie beim Menschen vorwiegend auf Cervix, Vagina und Vulva, also auf das Ausführungsrohr der Genitalorgane wirksam sein, während das Oestradiol und das Oestron ihre Wirkungen vorwiegend am Corpus uteri und am Endometrium entfalten. Es wurde von Puck darauf hingewiesen, daß sich eine zeitliche Korrelation zwischen dem Gipfel der Oestriolkonzentration in Blut und Harn mit der Weitstellung der Cervix, der Proliferation der Cervixepithelien und der vermehrten Schleimsekretion der Cervix feststellen lasse. Diese durch Oestriol bewirkbaren

Veränderungen, sollen, in teleologischer Ausdeutung, der Verbesserung der Bedingungen für eine Befruchtung dienen. Ebenso sollen die hohen Oestriolmengen in der zweiten Hälfte der Schwangerschaft das Ausführungsrohr auflockern und für die Ausstoßung der Frucht weitstellen.

Im Versuch fand man in der Tat nach Oestriolverabfolgung beim Nager [*1597*], gleich wie beim Menschen [*213a*, *1598*], eine deutliche Proliferation der Epithelien von Cervix und Vagina, während das Corpus uteri mit dem Endometrium kaum reagierte. Die stärkste Proliferation zeigt das Vaginalepithel. Es kommt zu vermehrter Wassereinlagerung, Epithelverdickung, verstärkter Epithelabschilferung und gesteigerter Einlagerung von Glykogen. Beim Cervixepithel ist die Proliferationstendenz insgesamt geringer. Im Vordergrund steht die Sekretionssteigerung des Cylinderepithels mit Zunahme der Viscosität und der Bildung typischer kräftiger Farnkrautkristalle im Cervicalschleim. Im Endometrium trifft der Proliferationsreiz vorwiegend die Basalis. Die Funktionalis zeigt zwar auch eine geringe Stimulierung, weist daneben aber gleichzeitig geringgradige degenerative Veränderungen der Drüsen auf, wie man sie ähnlich bei der glandulär-cystischen Hyperplasie sehen kann. Allerdings findet man selbst nach Verabfolgung von 5 mg pro Tag über 6 Tage insgesamt keine wesentlichen Effekte am Endometrium. Blutungen aus dem Endometrium pflegen nicht einzutreten, das Oberflächenepithel bleibt intakt. Das Zwischengewebe zeigt eine allgemeine Auflockerung und Mesenchymaktivierung der fixen Bindegewebselemente und der Wanderzellen. Die Stoffwechselfunktionen scheinen gesteigert zu sein. Im gefäßführenden Bindegewebe sieht man einen vermehrten Um- und Abbau hyaliner Faserelemente. Der Einfluß auf die Muskulatur von Vagina, Cervix und Corpus uteri ist relativ gering. Die Faserbündel erscheinen leicht aufgelockert. Zeichen von Hyperplasie und Hypertrophie finden sich am Uterus des Nagers nicht. Im Gegensatz zum Cervix- und Vaginalepithel treten PAS-positive Substanzen im Endometrium nicht auf, wie das nach Oestron und Oestradiol der Fall ist. Auch die sauren Mucopolysaccharide zeigen keine auffallende Änderung ihrer Konzentration[1].

Beim Meerschweinchen konnte eine deutliche Auflockerung und Weitstellung der Symphyse nach Oestriol festgestellt werden [*1597*]. Die tierexperimentellen Untersuchungen von Puck u. Mitarb. wurden durch Overbeek und de Visser [*1482a*] bestätigt. Am Myometrium des Affen soll nach Hisaw [*953*] die Wirkung des Oestriol stärker sein als die von Oestron und Oestradiol. Die klinischen Ergebnisse von Puck u. Mitarb. wurden von Borglin [*213*, *213a*, *214*] weitgehend bestätigt. Oestriol scheint, wie andere Oestrogene, bei entsprechender Dosierung einen hemmenden Einfluß auf die Lactation beim Menschen auszuüben [*214*]. Nach Klopper und Paaby [*1119*] bewirkt die Verabfolgung von Oestriol ferner eine deutliche Wasserzunahme im Blutplasma. Über die Beteiligung des Oestriols an anderen biologischen Oestrogenwirkungen ist zur Zeit noch sehr wenig bekannt. Weitere Untersuchungen zu dieser Frage werden mit Interesse erwartet.

---

[1] Auch bei Verabfolgung hoher Dosen von langwirksamem Oestriol (Polyoestriolphosphat) sieht man keine Wirkung am menschlichen Endometrium [*1171b*]

Über die Wirkung des Oestriols auf Enzymsysteme liegen nur wenige Untersuchungen vor. So haben Villee u. Mitarb. [*2059, 2063, 2068*] mitgeteilt, daß die TPN-abhängige Isocitratdehydrogenase der Placenta durch Oestriol nicht stimuliert wird. Dies ist unseres Wissens bisher der einzige sichere Hinweis auf eine qualitativ verschiedene Wirkung des Oestriols von den anderen Oestrogenen im Stoffwechsel. Interessanterweise sind gewisse Stilbene in dieser Hinsicht ebenso wirkungslos (s. Seite 204).

Puck [*1593*] hat auf Grund seiner Oestrogenbestimmungen im Blut mit einer eigenen Methode, über deren Zuverlässigkeit nichts bekannt ist, vermutet, daß das Oestriol bei der Entstehung der glandulär-cystischen Hyperplasie des Endometriums bei Dysmenorrhoe und beim Geburtsbeginn eine Rolle spiele. Die Beweise für diese Annahme sind jedoch nicht sehr gut. Erst mit etwa 10 mg Oestriol pro Tag über 2 Wochen kann man ein Schleimhautbild erzielen, das der glandulär-cystischen Hyperplasie sehr ähnlich ist [*213a*].

Eine Stütze der Theorie über die spezifischen Wirkungen des Oestriols stellen dagegen die anatomischen und histologischen Veränderungen an Vagina und Cervix des Neugeborenen dar [*460, 1540*]. Man weiß heute, daß die Proliferation des Vaginalepithels und die Hypertrophie der Cervix beim Feten und Neugeborenen praktisch nur durch eine Oestriolwirkung bedingt sein kann, da sich Oestron und Oestradiol in den Körperflüssigkeiten und Geweben des Neugeborenen nur in Spuren nachweisen lassen, während Oestriol in großen Mengen vorhanden ist [*519*]. Corpus uteri und Endometrium zeigen dagegen keine Anzeichen einer Oestrogenwirkung. Allerdings weiß man nichts über die Ansprechbarkeit des Corpus uteri und des Endometriums des Neugeborenen auf Oestron und Oestradiol. Es wäre freilich möglich, daß in dieser Zeit noch eine (vielleicht enzymatisch bedingte) „Unreife" des Corpus uteri als Zielorgan für Oestrogene vorliegt.

Zusammenfassend kann man sagen, daß das Oestriol in physiologischen Mengen praktisch ausschließlich auf Vagina und Cervix, weniger oder fast nicht auf Endometrium und Myometrium des Menschen wirkt. Die Interpretation dieser Eigenschaften im Sinne einer spezifischen Oestriolwirkung oder spezifischer Acceptoren in Vagina und Cervix für diese Wirkung erscheint heute noch zweifelhaft. Es muß doch darauf hingewiesen werden, daß bisher keine durch Oestriol bewirkte morphologischen Reaktionen bekannt sind, die nicht auch durch Oestron und Oestradiol oder die nichtsteroiden Oestrogene (z. B. Stilbene) ebenso hervorgerufen werden können. Da Oestriol nur auf Organe zu wirken scheint, die eine sehr kurze Latenzzeit bis zum Auftreten einer morphologischen Reaktion zeigen, sollte bei der Beurteilung der Oestrogenwirkungen auch die Besonderheiten in Abbau und Ausscheidung des Oestriols im Organismus in Rechnung gestellt werden. Diese Fragen müssen durch weitere experimentelle Untersuchungen am Menschen geklärt werden. Die genannten Eigenschaften des Oestriols scheinen gute Möglichkeiten für eine gezielte therapeutische Anwendung zu bieten.

27. Unterschiede zwischen natürlichen und nichtsteroiden synthetischen Oestrogenen

Obwohl sich viele synthetische Oestrogene strukturell sehr wesentlich von den natürlichen Oestrogenen unterscheiden, stimmen sie in vielen ihrer Wirkungen im tierischen und im menschlichen Organismus weitgehend überein. Manche der bisher gefundenen Unterschiede in einigen Effekten gegenüber natürlichen Oestrogenen lassen sich zwanglos durch Differenzen in der Wirkungsstärke erklären. Über Strukturspezifität s. Seite 217.

Von den synthetischen Oestrogenen sind in Grundlagenforschung und Praxis die Stilbene am meisten benutzt und am besten untersucht worden, weshalb sich die folgenden Angaben hauptsächlich auf sie beziehen werden [*564b*, *1873a*].

Die oestrogene Wirkung synthetischer Oestrogene ist, gemessen am Vaginalverhornungstest, derjenigen natürlicher Oestrogene (Oestron und 17β-Oestradiol) qualitativ gleich [*649*, *880b*, *880c*, *960a*. *971*], Die Dosiswirkungskurven verlaufen parallel. Dasselbe gilt für den Uteruswachstumstest und die Beeinflussung des Brustdrüsenwachstums. Die Wirkung der Stilbene am Vaginalepithel und am Endometrium unterscheidet sich morphologisch und histochemisch nicht von der natürlicher Oestrogene [*183a*, *183b*, *236b*, *238a*, *298a*, *832*, *960*, *971a*, *1527*, *1690b*, *1691*]. Die Hemmung der Hypophysenhormone mit Herabsetzung des Hormongehalts und Ausbildung einer Kastrationshypophyse sowie die Stimulierung des Corpus luteum sind qualitativ, wenn auch nicht quantitativ, derjenigen natürlicher Oestrogene gleich. Dies gilt auch beim Menschen [*183a*, *183b*]. Allerdings nimmt vielleicht z. B. eine Verbindung wie Westerfelds Lacton [*1859*, *1860*] eine gewisse Sonderstellung ein, da sie bei relativ geringer oestrogener Wirkung eine verhältnismäßig starke hypophysenhemmende Wirkung entfalten soll. Natürliche Oestrogene sollen angeblich bei längerer Verabfolgung vorwiegend eine Produktionshemmung der Gonadotropine bewirken, während Stilbene mehr eine Ausschwemmungssperre verursachen sollen [*1729b*]. Die Befunde wie auch ihre Interpretation erscheinen jedoch unsicher.

Die cytostatische Wirkung hoher Stilbendosen wird von manchen Untersuchern den natürlichen Oestrogenen abgesprochen [*619b*, *957*]. Es wurde auch behauptet, daß gewisse Stilbenverbindungen einen nur ihnen zukommenden fördernden Einfluß auf die Aldosteronsekretion haben [*1165a*].

Bezüglich der Stoffwechselwirkungen bestehen zwischen Steroidoestrogenen und Stilbenen keine deutlichen Unterschiede. Wirkung auf Grundumsatz [*1241b*], Sauerstoffaufnahme [*1241b*], Phospholipoidspiegel [*1479*, *1479a*], Blutzellen [*702*] und Blutzucker [*149*] sollen gleich sein. Allerdings wurde berichtet, daß nach Diäthylstilboestrol Gesamteiweiß und Albumine im Blut absinken, während die α-Globuline ansteigen. Dagegen sollen nach Oestradiol Gesamteiweiß und Albumine zunehmen [*1991a*]. Auch die angeblich unterschiedlichen Wirkungen von natürlichen Oestrogenen und Stilbenen auf den Kaliumstoffwechsel [*1991a*] erscheinen zweifelhaft. Die saure Phosphatase soll nach Stilbenen nur vorübergehend, nach Oestradiol anhaltend absinken. Diese Differenz erscheint nicht gesichert. Die unterschiedliche Beeinflussung der Leukocytenphagocytose über das Enzym Enolase [*334*] läßt sich durch die stärkere Wirkung der Stilbene in einem bestimmten Dosisbereich befriedigend erklären.

Im Tierversuch wurden Differenzen in der Beeinflussung des Ergotinspasmus gefunden [*1612b*], die aber lediglich auf eine dosisabhängige stärkere Hyperämiewirkung der Stilbene hinzuweisen scheinen. Die wachstumshemmende Wirkung der Stilbene bei Nagern soll über eine Appetithemmung, die der natürlichen Oestrogene auf verschiedene direkte Stoffwechselbeeinflussungen beruhen [*336*]. Auch die zahlreichen sonstigen von MÜHLBOCK [*1405a*], DUYVENÉ DE WIT und BRETSCHNEIDER [*2152a*] gefundenen Unterschiede haben sich durch die Untersuchungen von KREITMAIER und SIECKMANN [*1147a*], PALMER und ZUCKERMANN [*1487a*] sowie NORDMEYER [*1451a*] u. a. nicht bestätigen lassen. Es wurde ferner behauptet, daß natürliche Oestrogene calciumsenkend, synthetische dagegen calciumregulierend wirken sollen [*242*]. Die letztere Angabe erscheint nicht gut gesichert.

Nach Stilbenen hat man häufiger gastrointestinale und vegetative Unverträglichkeitserscheinungen gesehen, ebenso wurde häufiger eine Ödembildung beobachtet [*791b*]. Im Tierversuch wurden Leberschädigungen gesehen. Diese beruhten aber anscheinend auf zu hoher Dosierung oder auf der Toxicität des Lösungsmittels [*1612b*].

Während die bisher aufgeführten Unterschiede alle nicht grundsätzlicher Natur zu sein scheinen, wurde kürzlich über ein abweichendes Verhalten der beiden Hormongruppen gegenüber bestimmten Enzymen berichtet, das unserer Meinung nach Beachtung verdient. Oestron und Oestradiol stimulieren die Isocitratdehydrogenase der Placenta, die im Oestrogenstoffwechsel eine sehr wichtige Rolle spielt (s. Seite 204). Diese Wirkung fehlt dem Oestriol und den Stilbenen [*2059, 2063, 2066, 2068*]. Auch Diäthylstilboestrol, Doisynolsäure, Allenolsäure und Isoflavone erweisen sich in dieser Hinsicht als unwirksam. Diese Verbindungen sind demnach nicht in der Lage in Gegenwart des Enzyms TPN, das die Transhydrogenisierung katalysiert, als Coenzym für die O_2-Übertragung zu wirken. Ferner wurde bekannt, daß Dienoestrol die Succinodehydrase hemmt [*1366*], während natürliche Oestrogene sie fördern. Die Wirkung auf Succinoxydase [*1999a*] und β-Glucuronidase [*718, 1989b*] soll dagegen bei Stilbenen und natürlichen Oestrogenen gleich sein.

Die biologische Wirkung der Stilbene wäre nach HOCHSTER und QUASTEL [*957*] durch Wasserstoffabgabe bei biologischen Oxydationen zu verstehen. Eine Konkurrenz (competition) mit Cytochrom C als Wasserstoffdonator für Milchsäuredehydrogenase konnte nachgewiesen werden. Kleine Stilbendosen wirken als Atemkatalysatoren, große als Atemgift [*957*]. Der cytostatische Effekt des Stilboestrols ist durch ein gehäuftes Auftreten von Chromosomenbrückenbildungen in der Ana-

Telophase der mitotischen Teilung nachweisbar. Oestron zeigte solche Wirkung nicht. Es wurde daher angenommen, daß diese Eigenschaft nicht an die oestrogene Wirkung gebunden ist [*1747b*].

Wichtige Differenzen zwischen natürlichen Oestrogenen und Stilbenen bestehen auch in der Aufnahme und Ausscheidung der beiden Stoffgruppen [*472a*]. Stilbene sind im Tierversuch, im Gegensatz zu vielen natürlichen Oestrogenen, per os hoch wirksam, und zwar etwa gleich stark wie parenteral [*880a, 880b*]. Dies gilt auch für den Menschen, doch in viel geringerem Ausmaß [*183a, 183b*]. Der Abbau der Stilbene geht offenbar in der Leber nur in geringem Umfange vor sich. Im Gegensatz zu den natürlichen Oestrogenen spielen auch die B-Vitamine bei der Inaktivierung der Stilbene wahrscheinlich keine Rolle [*832*]. Trotz großer Stabilität im Organismus wird Stilboestrol durch Fäulnisbakterien rasch zerstört.

Man nimmt an, daß die Ausscheidung der Stilbene im Harn zum großen Teil in unveränderter Form geschieht, d. h. es wurden keine speziellen Abbauprodukte nachgewiesen. Die Wiederfindensrate im Harn liegt mit gut 30% anscheinend etwas höher als bei den natürlichen Oestrogenen, aber nicht hoch genug, um die Anwesenheit wichtiger Abbauprodukte auszuschließen. Die Stilbene werden wie die natürlichen Oestrogene mit Glucuronsäure und Sulfaten konjugiert ausgeschieden. Eine Eliminierung über den Darm scheint keine Rolle zu spielen [*472a, 1055a, 1342a, 1819a, 1996b, 2026a*]. Dadurch erhebt sich die Frage nach der Rolle der Gallenausscheidung und des enterohepatischen Kreislaufs für die Stilbene. Hexoestrol soll zu etwa 90% in Harn und Stuhl ausgeschieden werden [*564b*].

Zusammenfassend ist zu sagen, daß die synthetischen Oestrogene heute auf Grund ihrer Billigkeit, der oralen Wirksamkeit oder besonderer pharmakologischer Eigenschaften den natürlichen Oestrogenen vielfach vorgezogen oder gleichgesetzt werden. Sie stimmen in der Tat in den meisten bisher bekannten biologischen Wirkungen mit den natürlichen Oestrogenen überein und bewirken die gleichen morphologischen Endeffekte. Dennoch bestehen im Einfluß auf Enzymsysteme, auf einige Stoffwechselreaktionen sowie im Metabolismus und in der Ausscheidung wesentliche Abweichungen, die wahrscheinlich heute erst zu einem Teil bekannt sind. Es erscheint uns daher nicht berechtigt, natürliche Oestrogene und Stilbene bzw. nichtsteroide Oestrogene ohne weiteres gleichzusetzen, wie dies überraschenderweise oft geschieht, wenn bei Untersuchungen von der „Wirkung der Oestrogene“ gesprochen wird, wo in Wirklichkeit Stilbene verwendet wurden. Besonders in der Grundlagenforschung ist diese Gleichsetzung keinesfalls erlaubt. Es ist durchaus möglich, daß unsere heutigen, vorwiegend morphologisch orientierten Testmethoden nicht geeignet sind, die Ungleichheiten zwischen den beiden Gruppen zu erfassen, daß dies aber mit zukünftigen besseren Methoden möglich sein wird. Vergleichende Untersuchungen über das Schicksal und den enzymatischen Wirkungsmechanismus der natürlichen und synthetischen Hormone können sicherlich grundsätzlich wichtige Einsichten vermitteln.

XI. Zum Wirkungsmechanismus der Oestrogene

1. Wirkungen auf Enzyme[1]

Über die Vorgänge, die die Wirkung der Oestrogene beim Menschen vermitteln, ist sehr wenig bekannt. Dennoch wird hier der Versuch gemacht, die wichtigsten neueren Ergebnisse von Untersuchungen in vitro zusammenzufassen und einzuordnen, gleichzeitig die Hauptprobleme und Hauptrichtungen der zur Zeit intensiv betriebenen Forschung aufzuzeigen.

Seit den klassischen Versuchen von Astwood [*68*] und anderen hat man geglaubt, daß der Mechanismus der Oestrogenwirkung über ein ganz spezifisches Enzymsystem verlaufe, wobei das Hormon im Prinzip eine Beschleunigung des enzymatischen Prozesses bewirke, und die Konzentration von Enzym und Substrat die Geschwindigkeit bestimmt, mit welcher ein Prozeß abläuft. Man hegte daher die Hoffnung, durch Isolierung eines oder einiger solcher spezifischen Enzymsysteme den Wirkungsmechanismus der Oestrogene definitiv aufklären zu können. Heute weiß man, daß dieses Problem viel komplexer ist.

Man nimmt jedenfalls gegenwärtig an, daß die Oestrogene u. a. im Eiweiß-, Fett- und Kohlenhydratstoffwechsel über eine Reihe von Schlüsselsubstanzen enzymatische Kettenreaktionen auslösen, die zur Energiegewinnung und zur Synthese komplizierter Bausteine des Zellstoffwechsels führen.

In Tierversuchen mit verschiedenen radioaktiven Substraten haben Frieden et al. [*752*, *752a*] und neuerdings Mueller u. Mitarb. [*1394*, *1395*, *1396*, *1397*, *1398*, *1399*, *1400*, *1401*, *1403*] die metabolischen Veränderungen an verschiedenen Geweben, besonders am oestradiolvorbehandelten Uterus studiert. Sie fanden vermehrten Einbau verschiedener Aminosäuren in Protein, vermehrte Einlagerung von Acetat in Fettsäuren und Cholesterin, von Format, Glycin und Serin in Nucleinsäurepurinbasen und eine vermehrte Umwandlung von Glycin in Serin. Cortison ist hier ein partieller Antagonist der Oestrogene, indem es z. B. den stimulierenden Effekt des Oestradiol bei der Einlagerung von Alanin in Uterusprotein hemmt. Mueller hat darüber hinaus gezeigt, daß die Formateinlagerung in Protein auch in vitro durch Zugabe von 2-Hydroxy-17β-oestradiol stimuliert werden kann, nicht aber mit Oestron und 17β-Oestradiol. Die Ergebnisse sind, worauf auch Marrian [*1311*] hingewiesen hat, von Interesse im Hinblick auf die Tatsache der kürzlich erfolgten Isolierung von 2-Methoxyoestron und anderen 2-Methoxyderivaten aus dem Urin und ihrer Identifizierung als Metaboliten von 17β-Oestradiol. Die Vermutung liegt nahe, daß 2-hydroxyliertes Oestrogen eine der aktiven Formen der Oestrogene sein könnte, die an der Inkorporation von Format in die Uterusproteine direkt beteiligt ist. Nach Mueller et al. [*1399*] können die gefundenen Stoffwechselvorgänge auf zwei

[1] Zusammenfassende Arbeiten über Oestrogenwirkung auf Enzyme: [*553*, *554*, *555*, *558*, *605*, *661b*, *718*, *825*, *903*, *938*, *1310*, *1311*, *2062a*]

verschiedenen Wegen, nämlich über die Serin- und über die Proteinsynthese erklärt werden. Der Oestrogeneffekt selber läßt sich durch die Annahme der Aktivierung von existierenden Proenzymen oder über die Neusynthese von Enzymproteinen verstehen. Hierfür spricht auch die Tatsache, daß feste Beziehungen zwischen der vorhandenen Oestrogenmenge bzw. dem funktionellen Zustand des Zielorgans und dem Verhalten der Enzymaktivität bestehen. Das Aufschließen von Zellmembranen mit dem Freimachen von Enzymen oder Proenzymen, die Beeinflussung des aktiven Transports durch diese Grenzflächen und die Aktivierung von Redoxpotentialen ist offenbar eine wichtige Seite der Hormonwirkung.

Zahlreiche Untersuchungen liegen vor über die in-vitro-Wirkung von Oestrogenen auf die Gewebeatmung. GUIDRY u. Mitarb. [*850a*] zeigten, daß Oestrogene den Sauerstoffverbrauch der Leber (bei Ratten) vermehren, und zwar nur in Gegenwart von Substraten, die durch Coenzym I oder II oxydiert wurden. Diese Wirkung war nach Zugabe von Succinat nicht zu beobachten. Demnach scheint die Steuerung der Gewebeatmung für durch Coenzym I und II bewirkte Oxydationen spezifisch zu sein. Andererseits ist die Sauerstoffaufnahme bei Inkubierung von menschlichem Endometrium und menschlicher Placenta mit Oestradiol vermehrt [*2065*]. Oestradiol steigerte auch die Glykogenolyse, Glykolyse und Pyruvatverbrauch der Placenta [*2065*], ebenso wie die Atmung und Glykolyse in überlebendem Uterusgewebe [*681*] (bei der Ratte). Diese Stimulierung wird durch Cortisol gehemmt [*1971*]. Deutlich oestrogenabhängig ist ferner der Gehalt der Zielgewebe, z. B. des Endometriums, an Desoxyribonucleinsäure. Es besteht eine eindeutige Korrelation zwischen Mitosenzahl, Zunahme der Gewebsmenge und Desoxyribonucleinsäuregehalt des Endometriums [*2073*].

Ein anderer charakteristischer biochemischer Oestrogeneffekt wurde von VILLEE u. Mitarb. [*2059, 2063, 2065, 2068*] untersucht. Sie fanden, daß Oestron, 17β-Oestradiol, Equilin und Equilenin bei Anwesenheit von Isocitrat die Reduktion von Diphospho-Pyridinnucleotid (DPN) und die Oxydation des beigefügten Isocitrat zu α-Oxyglutarat stimulieren.[1] Als Oxydoreduktionssystem mit DPN-Isocitrat-Dehydrogenase dienen Pyruvat-Lactat, α-Ketoglutarat-Glutamat und Oxalacetat-Malat. Aus diesen Untersuchungen wurde gefolgert, daß die Placenta eine DPN-spezifische Isocitrat-Dehydrogenase enthält, die durch Oestrogene aktiviert wird. Mit Hilfe dieser enzymatischen Reaktion konnten LORING und VILLEE [*1261*] die Konzentration von Oestron in reifen Placenten quantitativ bestimmen. Es ist interessant, daß zwei Oestrogene, nämlich Oestriol und 17 α-Oestradiol, die für verschiedene Species als metabolische Endprodukte angesehen werden, sich hierbei als inaktiv erwiesen haben. Auch Stilboestrol war in dieser Hinsicht ohne Effekt. Für die Wirkung von Oestrogenen auf die Placenta-Dehydrogenase scheinen freie Hydroxylgruppen sowie eine Keto- oder Hydroxylgruppe an C-17 erforderlich zu sein [*962*]. Triphosphopyridinnucleotid

[1] Die Reaktion wird durch Beigabe von HCG weiter verstärkt [*2014b*]

vermag DPN nicht zu ersetzen. Die Wirkung von Substitution an verschiedenen Stellen und von Stereoisomerie der Steroidsubstrate auf die Kinetik der Reaktionen, welche durch die DPN-spezifische 17β-Oestradiol-Dehydrogenase der menschlichen Placenta katalysiert werden, haben LANGER et al. [*1165e*] untersucht. Sie fanden, daß das Enzym eine absolute sterische Spezifität für die 17β-Hydroxygruppe hat. Das Steroidsubstrat muß einen möglichst flachen Ring A oder B (oder beides) aufweisen, um hohe Aktivität zu besitzen. Die flache Anordnung des aromatischen Ringes soll die große Reaktivität aromatischer Steroide bedingen. Die phenolische Hydroxylgruppe scheint die Orientierung des Steroids an der Oberfläche des Enzyms zu beeinflussen. Das Enzym tritt dabei offenbar mit der gesamten Oberfläche des Steroids in Beziehung. Die anguläre Methylgruppe (C-18) ist für die Reaktivität nicht erforderlich. Auch Erweiterung des Ringes D zu einem Sechserring beeinflußt diese nicht. Carbonylgruppen an C-6, 7 oder 11 steigern die Reaktivität, ebenso wie mangelnde Sättigung.

Die Untersuchungen von TALALAY und WILLIAMS-ASHMAN [*1986*] legten eine andere Erklärung der Befunde von VILLEE u. Mitarb. nahe. Es wurde gefunden, daß die Stimulierung der Reduktion von 17β-Oestradiol zu Oestron in Gegenwart von Isocitrat nach Fraktionierung der Placentaextrakte verschwand, aber durch Beigabe katalytischer Mengen von Triphosphopyridinnucleotid (TPN) wiederhergestellt werden konnte. Die Stimulierung der anscheinend DPN-spezifischen Isocitrat-Dehydrogenase könnte demnach angesehen werden als Verbindung eines TPN-spezifischen Isocitrat-Dehydrogenase-Systems mit einem inaktiven Pyridinnucleotid-Transdehydrogenase-System, das durch Oestrogene aktiviert wird. Das Reaktionsschema würde dann folgendermaßen aussehen:

$$\text{Isocitrat} + \text{TPN}^+ \rightleftharpoons \alpha\text{-Oxoglutarat} + \text{CO}_2 + \text{TPNH} + \text{H}^+$$
$$\text{TPNH} + \text{DPN}^+ \rightleftharpoons \text{TPN}^+ + \text{DPNH}$$

Der Befund, daß Isocitrat in diesem System durch Glucose-6-Phosphat ersetzt werden kann [*2067*], fügte sich in diese Erklärung gut ein, da Glucose-6-Phosphat-Dehydrogenase TPN-spezifisch ist.

Die Pyridinnucleotid-Transdehydrogenase der Placenta, die durch Oestrogene aktiviert wird, soll nach TALALAY identisch sein mit der placentären 17β-Hydroxysteroid-Dehydrogenase von LANGER und ENGEL [*1167*], welche die reversible Dehydrogenierung von 17β-Oestradiol zu Oestron mit DPN als Hydrogenacceptor katalysiert, und die nach TALALAY und WILLIAMS-ASHMAN [*1986*] entweder DPN oder TPN benötigt.

TALALAY nimmt deshalb an, daß die reversible Oxydoreduktion der Oestrogene in dem durch Oestrogene aktivierten Transdehydrogenasemechanismus besteht, daß also die Oestrogene als Coenzyme der Transdehydrogenase wirken.

$$\text{H}^+ + \text{TPNH} + \text{Oestron} \rightleftharpoons \text{TPN}^+ + 17\beta\text{-Oestradiol}$$
$$17\beta\text{-Oestradiol} + \text{DPN}^+ \rightleftharpoons \text{Oestron} + \text{DPNH} + \text{H}^+$$

Das Steroid soll also durch die Umwandlung Steroidalkohol $\rightleftharpoons$ Steroidketon Wasserstoff übertragen [*2137a*].

Die Situation ist durch neuere Untersuchungen von VILLEE et al. [*2067a*, *2069*] weiter geklärt worden: Die jetzt verfügbaren Beweise widerlegen die Hypothese, daß die oestrogenempfindliche Transhydrogenierung in der menschlichen Placenta durch 17β-Oestradiol-Dehydrogenase vermittelt wird.

Wir sind der Meinung, daß in diesem Zusammenhang den negativen Beweisen eine größere Bedeutung zukommt als den positiven. Da VILLEE für seine dualistische Theorie mehrere überzeugende Argumente erbracht hat, dürfte es sich aller Wahrscheinlichkeit nach um zwei getrennte Systeme handeln.

Das Beweismaterial kann man nach VILLEE folgendermaßen zusammenfassen:

1. Die Transhydrogenase kann von der Dehydrogenase mit Hilfe von Cellulosesäulen oder mittels Elektrophorese getrennt werden.

2. VILLEE u. Mitarb. haben darüber hinaus aus menschlicher Placenta durch Papierelektrophorese eine DPN-spezifische Oestradioldehydrogenase, eine TPN-spezifische Oestradioldehydrogenase und eine Transhydrogenase abgetrennt [*859*]. Eine Mischung der zwei Dehydrogenasen kann keine Transhydrogenierung bewirken, während die Transhydrogenase weder mit DPN noch mit TPN als Coenzym Oestradiol dehydrogenieren kann.

3. Die Enzyme haben bei 57° C verschiedene Inaktivierungsraten. Die Dehydrogenasen sind empfindlicher gegen Erhitzen als die Transhydrogenase.

4. Hemmungsstudien mit Thyroxin lassen die beiden Enzymaktivitäten klar unterscheiden. Thyroxin bewirkt in einer Konzentration von 10^{-5}-M eine 67%ige Hemmung der oestrogenempfindlichen Übertragung des Wasserstoffs von DPNH auf Acetylpyridin-DPN. Dagegen ist Thyroxin ohne Wirkung auf die zwei Oestradiol-Dehydrogenasen der Placenta, d. h. DPN-Dehydrogenase und TPN-Dehydrogenase.

5. Adenosin-2-monophosphat bewirkt eine 15mal stärkere Hemmung der Transhydrogenase als der Dehydrogenase. Adenosin-2′-5′-diphosphat hemmt die Transhydrogenase vollständig in einer Konzentration, welche auf die Dehydrogenase keine Wirkung hat.

6. Es bestehen auch stereospezifische Unterschiede. 17β-Hydroxyandrostan-3-on und 17β-Hydroxy-ätiocholan-3-on stimulieren die Transhydrogenierung fast in gleicher Weise wie Oestron und Oestradiol, können aber durch Dehydrogenase nicht dehydrogeniert werden. Andererseits ist der 3-Methyläther des 17β-Oestradiols für die Dehydrogenase ein besseres Substrat als 17β-Oestradiol selber, ist aber nur ein Drittel so aktiv wie 17β-Oestradiol im Transhydrogenase system.

7. Von fünf verschiedenen Isooestronen, die VILLEE u. Mitarb. in diesem System geprüft haben, sind zwei in beiden Systemen inaktiv, zwei sind als Substrat für Dehydrogenase brauchbar, stimulieren aber nicht die Transhydrogenase, während das fünfte Isooestron zwar Transhydrogenase stimuliert, aber nicht als Substrat für Dehydrogenase brauchbar ist.

8. Es liegt kein Beweis vor, daß die Transhydrogenasereaktion eine Oestron $\leftrightarrows$ Oestradiolinterkonversion mit einschließt.

Die oben genannten Oestrogene haben also die Fähigkeit sich mit einem inaktiven Enzym zu verbinden und es so zu aktivieren (Coenzymfunktion). Hierdurch kommt es zu einer Erhöhung des Citratverbrauchs über die Reaktionen des Citronensäurecyclus unter Anhäufung von α-Ketoglutarsäure. Ergebnis dieser Vorgänge ist ein erheblicher Energiegewinn.

Aus diesen für die Placenta gültigen Vorgängen darf zunächst nicht auf eine gleiche biochemische Wirkung der Oestrogene in ihren anderen Bildungs- oder Erfolgsorganen geschlossen werden. Es ist auch noch nicht klar, ob die Aktivierung der Isocitratdehydrogenase, dieser wichtigen Substanz innerhalb des Krebscyclus, durch Oestron und Oestradiol für den Wirkungsmechanismus der oestrogenen Hormone spezifisch und obligat ist. Immerhin ist doch bemerkenswert, daß viele biosynthetische Prozesse, wie die Synthese von Fettsäuren und Cholesterin aus Acetat und die Einlagerung von 1-Carbon-Einheiten in Proteine und Purine, welche TPNH als spezifischen Wasserstoffdonator einschließen, denjenigen biosynthetischen Vorgängen gleich zu sein scheinen, die im Uterusgewebe nach Oestradiolvorbehandlung vor sich gehen.

Nach den Untersuchungen von HOLLANDER et al. [*961*] wird die Oxydation von Oestradiol durch DPN zu 60% durch 10^{-5}-M 2'Adenylmonophosphorsäure (2' AMP) gehemmt. Bei p_H 6,8 wird die Oxydation von Oestradiol durch TPN und die Reduktion von Oestron mittels DPNH durch 2'AMP nicht beeinflußt. Dagegen wird die Reduktion von Oestron durch TPNH leicht gehemmt. Wasserstoffübertragung zwischen DPNH und Acetylpyridin-DPN durch das placentare Enzymsystem wird zu etwa 60% bei 10^{-4}M 2' AMP gehemmt. Außer für TPN gibt eine Reihe anderer Nucleotide keine oder geringe Hemmung der Transhydrogenierung.

Über die quantitative Bedeutung der durch Oestrogene aktivierten Transhydrogenase im Zellstoffwechsel liegen bisher keine Kenntnisse vor. Die Vorgänge wurden lediglich an der Placenta studiert, die Oestrogene in großer Menge synthetisiert. Da die oestrogenempfindliche Transhydrogenase auch in anderen Zielorganen wie Endometrium und Brustdrüsengewebe vorkommt, wäre es interessant die Verhältnisse hier zu überprüfen und so die Frage einer universelleren Bedeutung der Reaktion zu klären.

Die Oestrogene beeinflussen eine Reihe weiterer Enzymsysteme. Oestradiol steigert den β-Glucuronidasegehalt, d. h. die β-Glucuronidaseaktivität mancher Gewebe, insbesondere von Uterus, Endometrium, Ovar, Placenta, Leber und Blut, senkt aber den Gehalt in der Niere.

Oestrogenverabfolgung soll zu einer Abnahme des β-Glucuronidasegehalts im Vaginalsekret und im Speichel führen. Die Harnausscheidung soll nicht beeinflußt werden [*1777a*].

Nach der Auffassung von FISHMAN [*717, 719*] kommt der β-Glucuronidase in vivo die Aufgabe einer Glucuronsäuretransferase zu. Sie soll also an der Glucuronosidkonjugierung der Oestrogene im Gewebe beteiligt sein.[1] Nach LEVY et al. [*1214a*] soll zwischen der β-Glucuronidaseaktivität und der Mitosenhäufigkeit im Gewebe ein unmittelbarer Zusammenhang bestehen. Die Autoren sind der Meinung, daß die Aktivität dieses Enzyms ein Maß für das Wachstum des betreffenden Gewebes sei.

Die Aktivität der Succinoxydase [*1081a, 1356, 1366, 2000*], die im Krebscyclus eine wichtige Rolle spielt, wird durch Oestradiol im Uterus und in der Leber beeinflußt, die Aktivität der Succinodehydrase [*1366*] durch Oestrogene gehemmt. Auch die Aktivität der Fumarsäure- und Malonsäureoxydase [*1366, 1617*] vermindert sich unter Oestrogenwirkung.

Die Cholinesterasetätigkeit [*171b, 411, 1181, 1726*] nimmt im Blut und im Uterus unter Oestradioleinwirkung zu. Es findet demnach eine erhöhte Acetylcholinspaltung statt. Auf diese Tatsache soll zum Teil die hyperämisierende Wirkung der Oestrogene zurückzuführen sein. Andere Untersucher konnten diese Befunde nicht bestätigen [*331*].

Oestradiolverabfolgung führt zu einer Zunahme der alkalischen Phosphatase [*68a, 69, 1130, 1462*] in Uterus, Endometrium, Vagina und Ovar. Diese Zunahme geht parallel mit Proliferation, vermehrtem Glykogengehalt und gesteigerter Proteinsynthese in den Geweben sowie mit einer starken Vermehrung der Ribonucleinsäure.

Die Arginase [*1129, 1650a*], die Desaminierung gewisser Aminosäuren bewirkt, wird in Uterus, Leber, Niere und Darm durch Oestradiol stimuliert. Die Hyaluronidase [*155a*], das Enzym, welches die hochmolekulare Hyaluronsäure des Bindegewebes zu kleinen Bruchstücken abbaut und dadurch die Permeabilität des Gewebes steigert, wird durch Oestradiol in ihrer Tätigkeit anscheinend dosisabhängig gefördert oder gehemmt [*165b, 685a*].

Oestrogenverabfolgung führt zu einer Zunahme der 3β-Hydroxydehydrogenase- [*160a*] und der p-Polyphenoloxydaseaktivität [*641a*].

Oestradiol stimuliert eine Steroidesterase [*557*] im Endometrium und in der Placenta, die Steroidhormonester zu spalten vermag. Andere Systeme, die durch Oestrogene beeinflußt werden, sind die Aldolase [*84, 559, 661*], die Adenosintriphosphatase [*475a, 1366*], die Bernsteinsäuredehydrase [*1356*], die Serumdiastase [*1744*], die Esterase [*552, 882a*], das Glucokinase und Milchsäure-Dehydrogenase-DPN-Oxydasesystem [*160*], die Histaminase [*1081b*], die 5′-Nucleotidase [*1413a*], die Peptidase [*1650a*], die Peroxydase [*1266, 1503a*], die D-Aminosäurenoxydase [*892a*], die Enolase [*334, 557*], die Phosphormonoesterase [*334*], die Carboxylase [*557*] und die Katalase [*556*]. Es ist jedoch fraglich, inwieweit die an diesen Enzymen gezeigten Effekte oestrogenspezifisch sind. Eine solche Spezifität kann, nach neueren Untersuchungen [*1266, 1503a*], allerdings für die Oestrogenwirkung auf die Peroxydase angenommen werden.

Insgesamt gesehen scheinen Oestrogene die Gewebeatmung im Genitalbereich zu fördern und in anderen Organen wie Leber und

[1] Für eine Diskussion dieser Auffassung s. Seite 108

Niere zu hemmen. Nach MEYER und McSHAN [1366] soll die phenolische Gruppe der Oestrogene für diese Wirkung verantwortlich sein. Nach Meinung der Autoren verliefe die atmungsmindernde Wirkung über eine Hemmung der Cytochromoxydase [89]. Eine solche Hemmung konnten allerdings GUIDRY et al. [850a] nicht finden. Nach ihrer Meinung [850a] (s. oben) vermindert Zusatz von Oestradiol oder Oestron den Sauerstoffverbrauch der Gewebe nur mit Zusatz derjenigen Substrate, welche durch Vermittlung der Codehydrase I und Codehydrase II, aber nicht durch Succinodehydrase, oxydiert werden. DIRSCHEL [556] fand, daß die Cytochromoxydase bei Verwendung von Leberhomogenisaten der Maus durch Oestradiol nicht beeinflußt wird. Die Oestrogene hemmen ferner die aerobe und fördern die anaerobe Glykolyse. Allerdings scheint die Frage, ob eine Förderung oder eine Hemmung von Atmung und Gewebsglykolyse erfolgt, von der Reaktionslage der Gewebe abzuhängen, indem bei niedrigem Stoffwechselquotienten eine Förderung, bei hohem Quotienten eine Hemmung eintritt [555].

Es ist fraglich, inwiefern der starke enzymhemmende Effekt verschiedener Oestrogenphosphate [25, 26], insbesondere von Oestradioldiphosphat und Polyoestradiolphosphat [131, 699], auf einige Enzyme, wie saure und alkalische Phosphatase, Hyaluronidase, β-Glucuronidase usw., diesen spezifischen Oestrogenestern zuzuschreiben ist. Jedenfalls besitzen diese Verbindungen eine viel stärker enzymhemmende Eigenschaft als jede ihrer Einzelkomponenten. Was diese Substanzen speziell interessant macht, ist, daß sie bereits in sehr kleinen Mengen eine starke Hemmwirkung besitzen. Man hat angenommen [1644], daß Phosphorylierung und Dephosphorylierung vielleicht eine wichtige Rolle für die Oestrogenaktivität spielen und an der Aufschließung der Zellmembranen in den Zielorganen beteiligt sein könnten.

Es mag schließlich darauf hingewiesen werden, daß die Oestrogenwirkungen nicht unmittelbar über das Nervensystem vermittelt werden, obwohl das Vegetativum durch Oestrogene deutlich beeinflußt wird und z. B. cholinergische Substanzen manche Oestrogenwirkungen beträchtlich verstärken können [903a].

Zusammenfassend muß man sagen, daß trotz des Vorliegens einer großen Menge von Einzelinformationen unser Wissen über die Wirkung der oestrogenen Hormone auf Enzymsysteme über eine grobe Beschreibung von Endwirkungen bisher kaum hinausgelangt ist. Der chemische Vorgang selbst ist noch weitgehend unbekannt geblieben. Auch haben sich bisher keine sicheren Beziehungen zwischen dem Steroideffekt auf die Enzyme und den biologischen Eigenschaften der betreffenden Hormone ergeben. Von einem wohlbegründeten Vorstellungsbild über die Zusammenhänge zwischen Hormonen und Enzymen kann heute noch keine Rede sein. Weitere Arbeiten müssen die einzelnen Daten in Beziehung zueinander setzen und auf einfache Grunderklärungen zu reduzieren suchen. Es ist in den meisten Fällen schwierig, die Bedeutung der vorwiegend in vitro an Tierorganen gewonnenen Ergebnisse für das Problem der Wirkungsweise von Hormonen beim Menschen zu beurteilen. Manche Reaktionen mögen zweifellos für die

Stoffwechselbeeinflussung eines bestimmten Hormons charakteristisch oder sogar spezifisch sein. Andere sind sicher nur unspezifisch oder sekundär bedingt.

Nach DORFMAN [*605*] läßt sich die Wirkung der Hormone auf Enzymsysteme über verschiedene Wege verstehen:

1. Als prosthetische Gruppe eines Enzymsystems.
2. Durch Förderung (Beschleunigung) oder Hemmung (Verlangsamung) eines enzymatischen Prozesses.
3. Durch direkte oder indirekte Wirkung auf Acceleratoren oder Inhibitoren des Enzymsystems.
4. Durch Veränderung der Gewebsenzymkonzentration.

Man neigt heute dazu anzunehmen, daß die Oestrogene im wesentlichen die Neusynthese von Enzymen beeinflussen, welche den Stoffwechsel calorigener Substanzen steuern. Bei der großen Wirkungsbreite der Oestrogene über den Kohlenhydrat-, Fett-, Protein-, Wasser-, Elektrolyt- und Energiehaushalt ist es klar, daß ein beträchtlicher Teil der Hormonwirkung nicht allein über die Beeinflussung von Enzymsystemen zu erklären ist.

Man hat daher vermutet, daß Hormone auch durch Adsorption und Komplexbildung an der Oberfläche der Zellen bestimmter Organe und durch eine Beeinflussung der Austauschvorgänge wichtiger Stoffwechselsubstanzen wirken können [*1874c*]. Die Ansprechbarkeit der Gewebe hängt ferner zweifellos von der Änderung der Elektrolytkonzentrationen und vom Ionengleichgewicht ab. Dieser Sektor der Oestrogenforschung liegt noch weitgehend im Ungewissen.

Für ein besseres Verständnis des Wirkungsmechanismus der Oestrogene über Enzymsysteme benötigen wir vollständigere Kenntnisse über Energiebildung und -verbrauch, über Aufbau, Abbau und Umlagerung der Gewebsbestandteile, insbesondere im Eiweißstoffwechsel, und die Lokalisationen dieser Funktionen innerhalb der Zelle im Molekularbereich. Eine befriedigende Hypothese des Wirkungsmechanismus der Oestrogene müßte die Hormoneffekte auf Enzymsysteme und ihre Folgereaktionen mit den resultierenden morphologischen Oestrogenwirkungen an den Zielorganen zu einer lückenlosen Konzeption vereinigen.

2. Beziehung zu Vitaminen[1]

Man weiß heute, daß einige Vitamine, offenbar als Bestandteile von Coenzymen, in die Biosynthese, den Abbau und wahrscheinlich auch in den Wirkungsmechanismus der Oestrogene eingreifen. Die inkretorischen Drüsen bedürfen bestimmter Vitamine, um ihre Funktionen optimal erfüllen zu können. Vitaminmangel kann daher die Hormonbildung sowohl in qualitativer als auch in quantitativer Hinsicht beeinflussen. In diesem Zusammenhang ist auf die hohe Konzentration von Vitaminen, insbesondere von Axerophthol und Ascorbinsäure im Ovar (Follikel und Corpus luteum), Nebennierenrinde und Placenta hinzuweisen [*1903*]. Für

[1] Literatur Vitamine und Oestrogene: [*41a, 187, 618, 815, 931. 932. 1903*]

Nebennierenrinde und Follikelzellen bestehen sogar gewisse Beziehungen zwischen dem Tätigkeitszustand und dem Gehalt an Vitamin C.

Axerophthol (Vitamin A)-Mangel führt beim Nager zum „Dauer-oestrus", der sog. Kolpokeratose [*960*]. Ihr folgt eine fortschreitende Verhornungstendenz des Epithels von Uterus und Tuben, wodurch es zu Störungen in der Einbettung des Eies kommen kann. Die Ursache ist in einer Störung der Oxydationen im Lipoid- und Eiweißstoffwechsel zu sehen, da Axerophthol als Sauerstoffüberträger bei oxydativen Prozessen wirkt. Dieser Defekt wirkt sich naturgemäß zuerst an den rasch proliferierenden Zellen der Epithelien aus. Nach anfänglicher Beschleunigung der Follikelreifung kommt es schließlich zur Follikelpersistenz und -atresie mit Ausbildung einer Kastrationshypophyse. Beim Menschen führt Mangel an Vitamin A auch zu Cyclusstörungen, schließlich zu einer Amenorrhoe. Im Ovar findet man eine zunehmende Degeneration der Follikel [*1903*].

Andererseits hemmen hohe Dosen Vitamin A die oestrogene Wirkung. Über gute Erfolge mit Vitamin-A-Therapie bei prämenstrueller Spannung und anderen Symtomen des „Hyperoestrogenismus" wurde mehrfach berichtet [*59a, 1817b*], doch halten die Ergebnisse einer kritischen Beurteilung nicht immer stand.

Von den Vitaminen des B-Komplex ist das *Aneurin* (Vitamin B_1) an der Inaktivierung der Oestrogene beteiligt [*931, 1788*]. Man hat sogar manche Begleiterscheinungen des Aneurinmangels, wie Metrorrhagien, Palmar- und Plantarerytheme, Mastopathie und Nebennierenrindenhypertrophie auf eine ungenügende Oestrogeninaktivierung zurückgeführt [*186*]. Diese Zusammenhänge sind aber unsicher. Die Wirkung des Aneurins auf den Oestrogenabbau in der Leber ist nur bei genügender Proteinzufuhr gesichert. Bei Eiweißmangel geht der Effekt verloren. Diese Tatsache deutet darauf hin, daß die Oestrogeninaktivierung unter Mitwirkung eines aneurinhaltigen Fermentproteins bewirkt wird. Übrigens ist Aneurin in dieser Hinsicht vollwertig durch Methionin vertretbar [*1903*]. Man hat daher angenommen, daß Aneurin an Transmethylierungsreaktionen beteiligt ist.

Bei der Beri-Beri-Erkrankung findet man fast immer eine schwere Ovarialinsuffizienz mit Follikelatrophie.

Da man sich vorstellt, daß manche Wirkungen der Oestrogene über eine Anregung der Acetylcholinbildung verlaufen [*1574a, 1624*], ist es interessant, daß Aneurin die Wirkung von Acetylcholin durch Hemmung der Cholinesterase deutlich verstärkt [*1903*].

Oestrogengaben sollen den *Cholin*bedarf vermindern und selber einen lipotropen Effekt haben [*854a*].

Zu den oestrogeninaktivierenden Enzymsystemen in der Leber gehören auch solche, die *Riboflavin* (Vitamin B_2, gelbes Atmungsferment) enthalten oder durch Riboflavin aktiviert werden. Auch hier ist ein gewisses Eiweißminimum nötig. Flavoproteine als Wasserstoffüberträger bedingen die auch für die Oestrogensynthese und Oestrogenwirkung wichtige energieliefernde Oxydation von DPNH zu DPN [*1903*]. Nach Oestradiolinjektion steigt beim Huhn der Lactoflavinspiegel im Blut an [*932a*].

Eine wichtige Rolle spielen die *Nicotinsäureamid*-(Vitamin PP) haltigen Pyridinnucleotide. Als bei der Wasserstoffübertragung mitwirkende Codehydrasen sollen sie am oxydoreduktiven Umbau der Oestrogene beteiligt sein [*1514*]. Dieser Prozeß soll durch die Anwesenheit einer DPN-spaltenden, durch Nicotinsäureamid hemmbaren Nucleosidase beeinflußt werden. Tryptophan kann das Nicotinsäureamid teilweise ersetzen [*1903*]. Bei Mangel an Nicotinsäureamid kommt es zu Störungen der Ovarialfunktion. Das Ovarialgewicht nimmt ab. Häufig soll eine hypohormonelle Vaginitis [*1753a*] vorhanden sein.

Die bisher am besten bekannte Teilfunktion der *Pantothensäure* ist ihre Teilnahme am Aufbau des Coenzyms A [*1903*]. Dieses spielt eine fundamentale Rolle bei der Steroidsynthese aus Essigsäureresten. Die Pantothensäure ist auch beim Aufbau der Citronensäure beteiligt. Ihr Fehlen bewirkt Anhäufung und Nichtausnützung der alkalischen Phosphatase. Pantothensäuremangel führt im Tierversuch zur Atrophie von Nebennieren, Ovarien und Uterus [*1903*].

*Pyridoxin*mangel führt bei Nagern zur Fehlgeburt. Durch Oestrogengaben kann die Gravidität trotz fortbestehenden Vitaminmangels erhalten werden [*1432a*]. Das Vitamin B_6 soll beim Menschen geeignet sein, Oestrogenabbruchblutungen zum Stillstand zu bringen [*731b*].

Über die Bedeutung des *Biotins* (Vitamin H) im Oestrogenstoffwechsel ist wenig bekannt. Biotinmangel führt zu degenerativen Veränderungen an den Gonaden von Nagern. Oestrogenverabfolgung bewirkt beim jungen Huhn parallel mit dem Wachstum des Eileiters eine Zunahme des Biotins im Blutserum [*931*].

Die wachstumsfördernde Wirkung des Oestradiols auf den Uterus der ovariektomierten Ratte und des Affen sowie auf den Eileiter des Huhns ist von der gleichzeitigen Zufuhr von *Folsäure* abhängig [*931*]. Diese Wirkungen werden durch den Folsäureantagonisten Aminopterin aufgehoben [*932b*]. Bei Folsäuremangel ist Oestradiol nicht in der Lage, die Oestrogenentzugsblutung des Endometriums zu verhindern. Überhaupt zeigen Vaginalepithel und Endometrium bei Folsäuremangel eine verminderte Ansprechbarkeit auf Oestrogene [*931*]. Diese scheint durch eine Störung der Gewebsproliferation, insbesondere der Nucleinsäurensynthese bedingt zu sein. Die Ansprechbarkeit ist jedoch nie ganz aufgehoben. Andererseits bleibt bei Verabfolgung von Folsäureantagonisten (z. B. Aminopterin) immer eine gewisse Reaktionsfähigkeit der Zielorgane bestehen [*1817a*].

Gleichzeitige Verabfolgung von Oestrogenen und Folsäure scheint zu keiner Einsparung von Hormon zu führen.

Ähnliche Effekte wie für die Folsäure wurden auch für die *p-Aminobenzoesäure* (Vitamin H') nachgewiesen [*1903*].

Von den Vitaminen des B-Komplex sind anscheinend das Aneurin, das Riboflavin und das Nicotinsäureamid für die Inaktivierung der Oestrogene in der Leber verantwortlich. Cholin, Pantothensäure und Pyridoxin spielen wahrscheinlich keine Rolle. Wird die Resorption dieser Vitamine im Magen-Darm-Kanal oder ihre Bildung durch die Darmbakterien infolge von Darmerkrankungen oder durch Antibiotica verhindert, so kann es angeblich zu Erscheinungen vermehrter oder einseitiger Oestrogenwirkung wie Metrorrhagien bei der Frau und Gynäkomastie beim Manne kommen [*155a*]. Die ein Überangebot von Oestrogenen oft begleitende Unterfunktion der Schilddrüse soll die Zeichen des B-Vitaminmangels noch deutlicher zu Tage treten lassen. Auch durch Verabfolgung von Oestrogenen werden die Zeichen eines B-Vitaminmangels verstärkt. Gleichzeitig soll die Oestrogenwirkung bis zu 84% gesteigert sein [*1753a*]. Da der Abbau der Androgene durch B-Vitaminmangel nicht gestört ist, kommt es angeblich zu einer Verschiebung des Oestrogen/Androgenquotienten.

Ascorbinsäure (Vitamin C) ist ein wichtiger Redoxkatalysator. Alle endokrinen Drüsen enthalten es in großer Menge, auch die Keimdrüsen, insbesondere Follikel und Corpus luteum. Auch hier soll die Hormonbildung mit dem Vitamin-C-Gehalt korreliert sein. Nach Verabfolgung von Gonadotropinen nimmt der Vitamin-C-Gehalt im Ovar ab [*1184*]. Es wurden auch cyclische Variationen beobachtet. Das Vitamin diffundiert anscheinend nicht in die Follikelflüssigkeit. Sein Fehlen führt zu degenerativen Erscheinungen am Ovar [*850*]. Über direkte Beziehungen des Vitamin C zu den Oestrogenen scheint nichts bekannt, doch weiß man, daß die 11β-Hydroxylase neben ATP, Magnesium und Fumarat auch der Gegenwart von Ascorbinsäure bedarf. Aus dieser bildet sich offenbar Monodehydroascorbinsäure, die eine wichtige Funktion im Atmungskettensystem hat. Dies könnte im Hinblick auf die neuentdeckten 11-hydroxylierten Oestrogene von Bedeutung sein (s. Seiten 11, 27, 58, 86). Auch die 3β-Hydroxy-Dehydrogenase benötigt anscheinend Monodehydroascorbinsäure, welche als Aktivator der DPNH $\rightleftharpoons$ DPN-Reaktion auftritt [*155a, 1896c*]. Vitamin-C-Gaben sollen die meisten morphologischen Oestrogenwirkungen verstärken [*602c*].

Die durch proteinarme Diät bei Nagern erzeugte Störung in der Inaktivierung der Oestrogene kann angeblich unter gewissen Bedingungen durch Verabfolgung von Ascorbinsäure behoben werden [*2045*]. Nach Verabfolgung von Oestrogenen soll der Ascorbinsäuregehalt im Tubenepithel ansteigen [*1059b*].

Beziehungen zwischen *Calciferol* (Vitamin D) und den Oestrogenen scheinen nicht zu bestehen, doch ist das Vitamin als Phenanthrenabkömmling in Dosen über 100 mg selber oestrogen wirksam [*450a*].

Das *Tokopherol* (Vitamin E) ist als Redoxkatalysator in die oxydative Phosphorylierung eingeschaltet. Viele wichtige Körperfunktionen, darunter die der Reproduktion, werden daher von ihm beeinflußt. Vielleicht spielen Phosphorylierungen auch bei der Aktivierung und Inaktivierung von Oestrogenen eine Rolle [*1644*]. Uterus und Placenta sind reich an Vitamin E [*943a*].

Die im Tierversuch auftretende Deciduombildung mit Vitamin E, Oestrogenen und Progesteron, die Resorptionssterilität [*1001a*] und die Störungen der Aufzucht bei Vitamin-E-Mangel sollen hier nur erwähnt werden. Bei Mangel an Vitamin E kommt es erst sehr spät zu Veränderungen an den weiblichen Keimdrüsen, während die männlichen rasch und erheblich geschädigt werden. Das Ovar ist auf Kosten des Follikelapparats reduziert. Die Zahl der Follikel nimmt ab. Auch die

Granulosazellen zeigen Degenerationserscheinungen. Beim Menschen lassen sich vergleichbare Störungen wohl kaum nachweisen. Die Benennung des Vitamin E als Fruchtbarkeitsvitamin ist daher für den Menschen nicht berechtigt [*2139*, *2140*].

Bekannt ist, daß bei Vitamin-E-Mangel, wie auch nach Kastration, gleicherweise Kratinurie auftritt, die durch Oestrogene, wie auch durch Tokopherol beseitigt werden kann. Dieser, wie manche andere Effekte des Vitamin E, lassen sich durch seine Einwirkung auf den Kohlenhydrateiweißstoffwechsel speziell der Muskulatur erklären. Es bestehen vielfach enge synergistische Beziehungen zum Vitamin A. Beide üben einen gegenseitigen Spareffekt aus [*1903*].

Die in der Literatur mitgeteilten Wirkungen von Vitamin-E-Gaben oder Vitamin-E-Entzug auf Stoffwechsel oder Ausscheidung der Oestrogene halten einer kritischen Beurteilung nicht stand.

Shute [*1801*, *1802*, *1803*, *1804*] hat postuliert, daß normalerweise ein Gleichgewicht zwischen Oestrogenen und Vitamin E im Körper bestehe. Bei Vitamin-E-Mangel soll es zu einer Anhäufung oestrogener Substanzen im Blutserum kommen. Durch Verabfolgung des fehlenden Vitamins soll das endokrine Gleichgewicht wiederhergestellt werden können. Vitamin-E-Behandlung wurde auf Grund dieser Annahmen bei verschiedenen mit Hormonstörungen einhergehenden Krankheitsbildern empfohlen. Die Theorien von Shute beruhen auf einer völlig unspezifischen „enzymatischen“ Oestrogenbestimmungsmethode (s. Seite 250) und müssen daher sehr kritisch beurteilt werden.

Stähler [*1883b*] fand eine verstärkte Oestrogenwirkung nach Vitamin-E-Zufuhr bei kastrierten E-Vitamin- frei ernährten Kaninchen. Bei Untersuchungen an einer kastrierten Frau glaubte er feststellen zu können, daß ein Mangel an Vitamin E die Ansprechbarkeit des Endometriums auf Ovarialhormone herabsetzt und daß tägliche Gaben von 30 mg Vitamin E die Wirkung der Oestrogene auf die Uterusmucosa verstärkt.

Auch Roth [*1663a*] berichtete über eine Wirkungssteigerung der Oestrogene unter Vitamin-E-Zufuhr. Winkler [*2139*, *2140*] hat angegeben, daß bei normalernährten wie auch bei E-avitaminotischen Ratten nach Zufuhr von Vitamin E nur geringe sonst unterschwellige Oestrondosen nötig seien, um einen Oestrus auszulösen. Auch bei der geschlechtsreifen Frau soll nach Zufuhr von Vitamin E die Oestrogenbildung erheblich ansteigen. Gaethgens [*766a*] konnte dagegen in Versuchen an kastrierten Ratten keinen aktivierenden Einfluß des Vitamin E auf die Oestrogenproduktion beobachten. Auch Guggisberg [*850*] lehnt direkte Beziehungen zwischen Vitamin E und Oestrogenbildung, -stoffwechsel und -ausscheidung ab.

Ähnliche Ergebnisse haben Pagliari [*1482c*] und Randazzo [*1610a*[mitgeteilt.

Die von manchen Autoren gefundenen Wirkungen des Vitamin E auf das Hypophysenzwischenhirnsystem erscheinen ebenfalls nicht eindeutig gesichert. Vitamin E soll die Ausbildung einer Kastrationshypophyse verhindern können. Die durch Vitamin-E-Mangel bedingte Gonadendegeneration soll durch Verabfolgung von Gonadotropinen zu beheben sein. Dies gab Veranlassung, eine primäre Störung der Hypophysentätigkeit infolge des Tokopherolmangels anzunehmen [*766a, 1093*], eine Folgerung, die keineswegs zwingend erscheint.

Zusammenfassend läßt sich etwa folgendes sagen: Da die Beziehungen der Vitamine zum Stoffwechsel sehr vielseitig scheinen, andererseits aber noch unvollständig bekannt sind, ist es zur Zeit schwierig, sich von den Beziehungen zwischen Hormonen und Vitaminen eine begründete Vorstellung zu machen. Es ist aber wahrscheinlich, daß die Vitamine als Teile von Coenzymen wirken und so u. a. auch in der Biogenese der Hormone mitwirken oder die Wirkungen der Hormone auf den Stoffwechsel vermitteln können. Dabei ist es durchaus möglich, daß alle beobachteten Wirkungen von Vitaminen auf hormonelle Vorgänge indirekter Natur sind. Ferner scheinen einige Vitamine bei der Inaktivierung der Oestrogene mitzuwirken.

Sicherlich bestehen in der Wichtigkeit der verschiedenen Enzymsysteme große Speciesunterschiede. Befunde aus Tierversuchen sind daher auch hier nicht auf den Menschen übertragbar und können nur als Hinweise aufgefaßt werden. Exzessive Avitaminosen, wie sie beim Versuchstier erzeugt werden können, gibt es beim Menschen praktisch nicht. Untersuchungsergebnisse beim Menschen liegen daher nur in sehr beschränktem Umfange vor. Die zunehmende Verwendung von Fermenthemmern und Vitaminantagonisten in der Behandlung innerer Erkrankungen bietet vielleicht in Zukunft eine Möglichkeit, das Problem der Vitamin-Hormon-Beziehungen besser zu bearbeiten. Eine Wiederaufnahme der Untersuchungen zu diesen Fragekomplexen, die durch fehlerhafte Befunde, unrichtige Deutungen und unerlaubte Verallgemeinerungen teilweise in ein falsches Licht geraten sind, ist zweifellos wünschenswert. Sicherlich sind vom Methodischen, wie auch von der Fragestellung her die Voraussetzungen für eine Analyse dieser Beziehungen heute wesentlich günstiger.

3. Beziehung zu Proteinen und anderen wichtigen Nährstoffen

Die funktionelle Leistungsfähigkeit des endokrinen Systems ist von einer qualitativ zureichenden Ernährung abhängig. Der Mangel an hochwertigen Eiweißstoffen [*1183a*] in der Nahrung ist geeignet, zu einer Abnahme der Proteinsynthese in den Geweben zu führen. Das verlorene Zelleiweiß wird durch Flüssigkeit ersetzt. Es ist bekannt, daß es bei solchen Mangelerscheinungen fast immer zunächst zu einer Einschränkung der gonadalen Funktionen kommt [*1385a*]. Dies dürfte einmal auf der Verminderung der gonadotropen Tätigkeit der Hypophyse, zum anderen aber wohl auch auf direkten regressiven Vorgängen an den Gonaden selber beruhen. Da alle reproduktiven Vorgänge ihrem Wesen nach Wachstumsvorgänge darstellen, werden sie durch Eiweißmangel besonders leicht geschädigt. Dabei scheinen die Testes allerdings empfindlicher zu sein als die Ovarien [*1360a*]. Besonders enge Beziehungen zur Sexualfunktion scheinen das Tryptophan und das Lysin zu haben, deren Fehlen im Tierversuch zu Cyclusstörungen und Sterilität führt.

Die Ovarien sind in schweren Fällen atrophisch. Die Follikelreifung ist gehemmt. Die Ovarialrinde kann bindegewebig verdickt sein. Das Mark zeigt keine Veränderungen [*2204b*]. Blutungsstörungen oder Amenorrhoe treten auf.

Eine weitere Folge der Proteinverarmung ist die Beeinträchtigung des Vermögens der Leber zur Inaktivierung der Steroide, die auf der Anwesenheit eiweißhaltiger Enzyme beruht [*701, 2045*]. Dies gilt in vivo wie in vitro. Die Aminosäure Methionin soll bei der Inaktivierung der Oestrogene eine Rolle spielen. Auch die im Oestrogenstoffwechsel wichtigen Vitamine sind als Coenzyme an Eiweiß gebunden [*1903*].

Es ist nicht bekannt, ob bei Proteinmangel die Bindung der Oestrogene an Proteine gestört sein kann und ob vielleicht die Sulfatkonjugierung, welche das Vorhandensein schwefelhaltiger Aminosäuren zur Voraussetzung haben soll, weiterhin normal abzulaufen vermag.

Der Wirkungsmechanismus der Oestrogene beruht zum Teil auf der enzymatischen Stimulierung der Einlagerung gewisser Aminosäuren in Proteine [*1399*], auf der Anregung der Nucleinsäurebildung [*1399*] und einer Umlagerung verschiedener Eiweißfraktionen [*191*] (s. Seite 194 und 203).

Auf das klinische Zustandsbild und die Veränderungen der Oestrogenausscheidung bei proteinarmer Diät [*156, 197*] wurde an anderer Stelle ausführlich eingegangen (s. Seite 72). Man findet eine Zunahme der Gesamtoestrogenausscheidung mit einer isolierten Vermehrung der Oestradiolfraktion. Bei Frauen ist das Vorhandensein von Cyclusstörungen oder Amenorrhoe, bei Männern das Auftreten einer Gynäkomastie als Zeichen ungesteuerter Oestrogenwirkung häufig. Bei allgemeiner chronischer Unterernährung ist die Oestrogenausscheidung bei Männern und Frauen insgesamt niedrig, auch wenn ein Leberschaden besteht. Unter vollwertiger Diät kann die Oestrogenausscheidung langsam wieder ansteigen [*2204b*].

Über die Beziehungen von *Mineralsalzen* und *Spurenelementen* zum Oestrogenstoffwechsel ist sehr wenig bekannt [*1730*].

*Mangan*mangel soll bei Ratten zur Entwicklungshemmung oder Degeneration der Ovarien, zum Aufhören der Ovulation und der Oestrogenproduktion führen. Mangan katalysiert auch die Funktionen der Vitamine B_1 und E, die beim Abbau der Oestrogene mitwirken [*1903*]. Mangan wirkt als Aktivator verschiedener Fermente. So stimuliert es Oxydasen, Peroxydasen, Phosphatasen und die Cholinesterase, die alle auch von den Oestrogenen beeinflußt werden. Ein Monomangankomplex spielt im Phosphorylasesystem eine Rolle. Ein Mangandioxyd soll als Wasserstoffacceptor bei der Wasserstoffübertragung durch Oestrogene wirken können [*957*]. Die Oxydation von reduziertem DPN unter Anwesenheit von 17β-Oestradiol wird durch Mangan stimuliert [*2137a*].

*Phosphor*ylierungen und Dephosphorylierungen sind nach Ansicht mancher Autoren im Oestrogenstoffwechsel von Bedeutung [*1644*]. Bei Phosphormangel soll es u. a. zu einem Ausbleiben der Ovulation kommen. Oestrogene stimulieren, als Zeichen einer Stoffwechselanregung. die Phosphoreinlagerung in die Gewebe [*1971*]. An der Synthese wie an der

Inaktivierung der Oestrogene sind phosphorhaltige Verbindungen (ATP, DPN) beteiligt [*451*].

Kupfer ist ein Bestandteil der Phenoloxydase und der Tyrosinase, von der man früher annahm, daß sie an der Inaktivierung der Oestrogene beteiligt sei. Phenolasen (Polyphenoloxydasen) vermögen nach unseren heutigen Kenntnissen reduzierte DPN oder TPN in Gegenwart von phenolischen Oestrogenen zu oxydieren [*2137a*].

Es wurde mitgeteilt, daß die optimale Wirksamkeit des ATP, das bei der Biogenese und der Wirkung der Oestrogene beteiligt ist, an das Vorhandensein von komplex gebundenem *Magnesium* gebunden sei [*155a*]. Magnesium wirkt neben ATP und Fumarat stimulierend auf die 11β-Hydoxylase [*1225*]. Es soll die alkalische Phosphatase aktivieren und insgesamt die durch Oestrogene bewirkte Steigerung des anaeroben und oxydativen Stoffwechsels hemmen [*334*].

Unter Oestrogenwirkung kommt es im Endometrium zur Anreicherung von *Arsen* [*71*].

Jod ist in großer Menge in den Ovarien enthalten. Die Bedeutung dieser Tatsache ist unklar [*1753a*].

Zusammenfassend läßt sich sagen, daß eine ausreichende Eiweißzufuhr für die Hormonwirkung notwendig zu sein scheint. Viele Spurenelemente wirken als Aktivatoren von Enzymen oder sind in Coenzymen enthalten. Die Daten über ihre Bedeutung im Steroid- bzw. Oestrogenstoffwechsel sind noch sehr spärlich und scheinen teilweise nur locker korreliert. Therapeutische Konsequenzen haben sich bisher nicht ergeben.

4. Konstitutionsspezifität der Oestrogenwirkung

Für den präparativen organischen Chemiker, der sich mit Oestrogensynthesen befaßt, und für den Kliniker, der an der Wirkungsdissoziation der Oestrogenwirkungen für therapeutische Zwecke interessiert ist, hat die Frage, welche Besonderheiten in der Konstitution der Oestrogene ihre typische Wirkung bedingen, große praktische Bedeutung [*479*, *2019a*].

Nachdem neben den natürlichen Oestrogenen beim Menschen oestrogen wirksame Substanzen in vielen anderen Substraten gefunden wurden, ist die Frage nach dem strukturellen Grundprinzip der Oestrogenwirkung immer problematischer geworden.

Oestrogene Wirksamkeit findet man bei Derivaten des Benzols, des Naphthalins, des Phenanthrens, bei Polyphenylmethanen und -äthanen, Polyphenyläthylenen, Azobenzol, den Steranabkömmlingen und einer ganzen Reihe von heterocyclischen Verbindungen [*450a*, *479*, *960*]. All diese oestrogenen Verbindungen scheinen, weitgehend unabhängig von ihrer Konstitution, fast die gleiche Wirkungsqualität zu besitzen. Unterschiedlich sind lediglich die quantitativen Aspekte der Wirkung. Diese können sich allerdings in einer Differenz von sechs bis sieben Zehnerpotenzen bewegen. Das gilt jedenfalls für den Nachweis ihrer Oestrogenwirkung an der Vagina der Maus und der Ratte. Am Uterus sind die Wirkungen teilweise unterschiedlich, z. B. bei den sog. behinderten Oestrogenen („impeded oestrogens") [*989*] (s. Seiten 27, 39). Die scheinbare biologische Gleichwertigkeit der verschiedenen Substanzen kann natürlich dadurch vorgetäuscht werden, daß unsere biologischen Testmethoden derzeit für eine subtilere Analyse nicht ausreichen. Vielleicht werden uns später einmal chemische, enzymatische oder andere neue Untersuchungsmethoden bessere Möglichkeiten für eine Aufklärung der Beziehungen zwischen Konstitution und spezifischer Wirkungsqualität geben.

Schaut man sich die Formelbilder der oestrogenen Stoffe an, so kommt man zu dem Ergebnis, daß eine nahe strukturelle Verwandtschaft zum Cyclopentanoperhydrophenanthren für oestrogene Aktivität offenbar nicht notwendig ist. Sowohl kompliziertere wie auch einfachere Verbindungen können oestrogene Wirkung haben.

Eine bestimmte Anzahl der Doppelbindungen scheint für oestrogene Wirksamkeit ebenfalls nicht obligatorisch. Eine stärkere Aromatisierung ist mit ihr durchaus vereinbar.

Natürliche Oestrogene tragen in 3- und in 17-Stellung Oxy- oder Oxogruppen. Bei Fortfall einer oder beider Hydroxyl- oder Ketogruppen tritt eine Wirkungsabschwächung ein. Die Anzahl phenolischer Hydroxyle scheint für die Stärke der Einwirkung von Oestrogenen auf manche Fermente und den Einbau von Aminosäuren in die Proteine des Uterusmuskel wichtig zu sein [*1366*, *1399*]. Es ist interessant, daß die 2-Methoxyderivate, ebenso wie die 3-Methyläther natürlicher Oestrogene praktisch unwirksam sind. Für Zusammenhänge zwischen Funktion und Struktur verweisen wir ferner auf die Tabellen 2 bis 12 und die Erörterungen über die in Ring A und D aufgespaltenen Verbindungen (s. Seiten 91. 98, 112).

Auch Steroide ohne phenolischen Charakter können Oestrogenwirkung besitzen. Es ist natürlich möglich, daß sie im Organismus endständig aromatisiert oder hydroxyliert werden. Zu solchen Verbindungen gehören z. B. Ergosterin, Neoergosterin und Vitamin D, welche in Dosen von etwa 100 mg oestrogene Eigenschaften entfalten [*450a*]. Stärker hydrierte Steroide wie Cholesteron, Isocholesterol, Dehydrocholsäure und Cholestanon haben keine Oestrogenwirkung [*450a*, *705*].

Bemerkenswert ist die Tatsache, daß sonst unwirksame, nicht hydroxylierte Verbindungen genauso oestrogen wirksam sein können wie die endständig hydroxylierten Derivate, wenn man sie intravaginal appliziert [*646*]. Es sind auch eine Anzahl oestrogener Verbindungen bekannt, in denen der Pentanring fehlt. Es gibt aber auch völlig von der üblichen Struktur abweichende Stoffe [*479*].

Daß das Formelskelett selbst keine hohe Strukturspezifität besitzt, geht daraus hervor, daß z. B. bei den unkondensierten mehrkernigen aromatischen Systemen vom Typ der Stilbene für die oestrogene Wirksamkeit lediglich die endständige phenolische Hydroxylfunktion und die Natur der Brücke zwischen den beiden Benzolkernen von Bedeutung zu sein scheint. Eine Zweizahl der C-Atome in der Brücke und der ungesättigte Charakter derselben ist für die Oestrogenwirkung optimal. Die Verbindung ist noch wirksamer, wenn sich von der Verbindungsbrücke geeignete Seitenketten abzweigen.

Man hat behauptet, daß Zusammenhänge zwischen oestrogener Effektivität und Moleküllänge bestehen [*1766*]. Durch kristallographische Messungen fand man, daß z. B. Stilboestrol und Oestron gleiche Moleküllängen besitzen, nämlich 8,55 Ångström. Die Oestrogenwirkung soll bei einem Abstand beider Hydroxyle von 8,55 Ångström ihr Maximum haben und ansteigend wie abnehmend geringer werden [*800a*]. Diese Konstante dürfte jedoch auch nicht wirkungsentscheidend sein, wie aus dem Vergleich z. B. von Diäthylstilboestrol und Oktofollin hervorgeht [*1367*].

Auffallend ist, daß eine so große Anzahl von Verbindungen ganz unterschiedlicher Struktur gleiche oder ähnliche Stoffwechselvorgänge und morphologische Reaktionen bewirken können. Diese Tatsache legt, worauf auch Engel hinweist [*661b*], den Vergleich mit den zahlreichen Carcinogenen nahe, wobei Stoffe verschiedener Natur die gleiche Fähigkeit haben eine Reaktionskette auszulösen, die schließlich in der morphologischen Entstehung entarteter Zellen endet.

Andererseits können innerhalb einer Gruppe oestrogener Verbindungen gleicher Struktur relativ geringe stereospezifische Veränderungen der Substituenten genügen, um die Wirkung einer Verbindung stark abzuschwächen oder sogar ganz aufzuheben (z. B. 17β-Oestradiol und 17α-Oestradiol, Oestron und 2-Methoxyoestron).

Man hat versucht, diese Schwierigkeiten für das Verständnis des Wirkungsmechanismus oestrogener Substanzen durch entsprechende Hypothesen zu erklären. So wurde postuliert, daß die verschiedenen oestrogenen Verbindungen Vorläufer gleicher oder ähnlicher im Organismus wirksamer Bruchstücke seien, welche als die eigentlichen Hormone anzusehen wären. Diese Annahme ist bei der Vielzahl der wirksamen chemischen Verbindungen schwer akzeptabel. Ferner hat man vermutet, daß es verschiedene Receptoren für diejenigen Strukturen gäbe, die auf Oestrogenaktivität reagieren und daß die Wechselwirkung der oestrogenen Stoffe mit einem von ihnen genüge, um jenen Reaktionsablauf in Gang zu setzen, der schließlich zu den gleichen biochemischen oder morphologischen Ergebnissen führe.

Die Möglichkeit, daß manche Oestrogene vielleicht wirklich nicht als solche, sondern durch einen oder mehrere spezifische Metabolite wirken könnten, erschwert die Beurteilung der Probleme um die Konstitutionsspezifität zweifellos erheblich. Es kommt hinzu, daß manche Oestrogene bei der einen Species wirksam sind, bei einer anderen nicht.

Es ist daher heute noch nicht sicher zu sagen, welches die kleinste gemeinsame Einheit ist, die im Organismus noch oestrogene Wirkung entfalten kann. Ein besseres Verständnis dieser Fragen würde für die Grundlagenforschung einen großen Fortschritt bedeuten.

Es scheint also, daß die Wirkungseigenschaft von Oestrogenen hauptsächlich von der Natur, der Konfiguration und der stereomeren Stellung der funktionellen Gruppen am Trägermolekül abhängig ist. Die Konstitution dieses Trägermoleküls hat offenbar keine spezifische Bedeutung für die Art der Wirkung, sondern bestimmt lediglich mit die Wirkungsstärke.

Die Stellung von Substituenten, z. B. Methyl- oder Hydroxylgruppen (17β- oder 17α-Oestradiol, 2-Methoxyoestron, Oestriol und Epioestriole ist für das Angreifen von Fermenten und wahrscheinlich auch für die Wirkung auf Fermente wichtig, da diese stereospezifisch wirken. Man nimmt an, daß die stereochemische Spezifität durch eine Asymmetrie im Enzymmolekül selbst bedingt ist und dann in Erscheinung treten kann, wenn das Substrat ebenfalls mindestens ein asymmetrisches C-Atom enthält.

Die Untersuchungen von HUGGINS et al. [*989a*] haben gezeigt, daß das Auftreten bestimmter histologischer Effekte in den Geweben nach Sexualhormongaben von der Zahl und der Stellung funktioneller Gruppen, der Lage der Doppelbindung und der Oxydation bei C-13 oder C-17 abhängig ist [*988a*, *989a*].

Es ist bemerkenswert, daß innerhalb einer Gruppe oestrogener Verbindungen vom gleichen Strukturtyp ein hoher Grad von Stereospezifität besteht, so daß bereits sehr geringe Veränderungen der Substituenten die oestrogene Wirkung abschwächen oder ganz beseitigen können, während andererseits Verbindungen sehr unterschiedlicher Bauart ganz gleichartige oestrogene Wirkungen ausüben. Die einzige Gemeinsamkeit dieser Verbindungen scheint noch das Vorhandensein eines oder mehrerer Sechserringe zu sein. Ein weiterer komplizierender Faktor bei der Beurteilung der Konstitutionsspezifität ist die Möglichkeit, daß manche Oestrogene vielleicht nicht als solche, sondern durch einen oder mehrere spezifische Metabolite wirken könnten. Schließlich sei auch auf die sog. „Prooestrogene“ verwiesen.

Zusammenfassend ist heute noch nicht sicher zu sagen, welches die kleinste gemeinsame Einheit ist, die im Organismus noch oestrogene Wirkung entfalten kann.

Wenn unser Wissen um die Beziehungen zwischen Konstitution und Wirkung auch heute noch nicht viel zum Verständnis der oestrogenen Effekte beizutragen vermag, so ist doch zu hoffen, daß dies bald der Fall sein wird. Hierdurch würden sich auch gute Möglichkeiten für die Synthese von Hormonen mit gezielten Effekten ohne unerwünschte Nebenwirkungen ergeben.

> «Tout l'avenir de la médecine expérimentale est subordonné à la création d'une méthode de recherche applicable avec fruit à l'étude des phénomènes de la vie, soit à l'état normal, soit à l'état pathologique.»
>
> *Claude Bernard*

XII. Bestimmung

1. Zweck und Möglichkeiten der Oestrogenbestimmung

Was versprechen wir uns von einer Bestimmung der Oestrogenausscheidung? Wir erwarten eine diagnostisch verwertbare qualitative und quantitative Auskunft über die Tätigkeit der Gonaden oder den Ablauf des Stoffwechsels, soweit sich diese in der Oestrogensekretion widerspiegeln. Wir gehen dabei — mit guten Gründen — von der Annahme aus, daß sich qualitative und quantitative Veränderungen der Sekretion der steroidbildenden Drüsen über die Zwischenstufe des intermediären Stoffwechsels auch unmittelbar qualitativ und quantitativ in der Harnausscheidung von Oestron, 17β-Oestradiol und Oestriol und anderer Harnmetaboliten zu erkennen geben. Andere Ausscheidungswege, etwa über Darm, Haut und Atemluft, haben, wie wir wissen, beim gesunden erwachsenen Menschen kaum Bedeutung und können zur Zeit daher ohne größeren Nachteil für die klinische Bestimmung vernachlässigt werden. Ob dies auch für besondere pathologische Zustände zutrifft, ist nicht hinreichend geklärt.

Wir wissen natürlich auch nicht immer genau, ein wie großer Anteil der Harnoestrogene jeweils aus dem Ovar oder aus der Nebennierenrinde stammt und bei welchen es sich vielleicht um Umwandlungsprodukte aus anderen Steroidgruppen handelt. Diese Umstände erschweren eine differenzierte Beurteilung der Ausscheidungswerte und lassen den summarischen Charakter unserer Meinungsbildung erkennen.

Die alte grundsätzliche Streitfrage, ob man die Blut- oder die Harnanalyse für die Hormonbestimmung vorziehen soll, ist im Oestrogengebiet zur Zeit noch nicht wirklich aktuell, da es außer in der späten Schwangerschaft mit den gegenwärtigen Methoden routinemäßig nicht möglich ist, die Oestrogene im Blut zuverlässig zu bestimmen. Es soll aber hier betont werden, daß Blut- und Harnanalyse prinzipiell nicht miteinander konkurieren, sondern unterschiedliche sich gegenseitig ergänzende Aussagen ergeben.

Zur Zeit ist es also ratsam, sich für die klinische Routinebestimmung auf die Urinanalyse zu beschränken. Aber auch die Bestimmung im Harn bietet noch genügend Schwierigkeiten, da außerhalb der Schwangerschaft nur sehr geringe Mengen der verschiedenen Oestrogene in meist gebundener Form zusammen mit einer großen Menge von „Verunreinigungen“ vorliegen.

Für eine genauere Untersuchung der Funktion oestrogenbildender und umsetzender Organe wäre es natürlich höchst wünschenswert, auch alle im Harn vorkommenden Oestrogenmetaboliten messen zu können. Gegenwärtig ist es jedoch nicht einmal möglich, die bisher bekannten Oestrogene vollständig zu bestimmen. Wir haben daher auch nur sehr unvollkommene Vorstellungen von einer möglichen pathophysiologischen Bedeutung dieser Metaboliten. Das wird sich jedoch hoffentlich bald ändern. Zur Zeit befassen sich jedenfalls die meisten der zur Verfügung stehenden Methoden nur mit der Bestimmung der drei „klassischen Oestrogene“ Oestron, 17β-Oestradiol und Oestriol. Unsere Oestrogenbestimmungen sind also ein Kompromiß, und es muß zugegeben werden, daß dies eine beträchtliche Einschränkung bedeuten kann. Dennoch sind wir von dem Wert der gegenwärtig besten Methoden überzeugt. Die Bestimmung der drei genannten Oestrogene hat viele wertvolle Einblicke und Erkenntnisse vermittelt. Neue Methoden werden sicher wichtige Ergänzungen, Erweiterungen und Modifikationen unseres Wissens bringen. Wir halten es aber für unwahrscheinlich, daß sie unsere heutigen Grundauffassungen über die wesentlichen Fragen der Bildung und des Stoffwechsels der Oestrogene ungültig machen werden.

Die kritische Beurteilung der von verschiedenen Autoren angegebenen gebräuchlichen Oestrogenbestimmungsmethoden ist ein heikles Kapitel. Da kaum jemand alle Methoden selber nachgeprüft haben dürfte, wird es schwierig sein, eine für jeden Fall zutreffende, sachgerechte Meinung zu bilden und zu vertreten. Andererseits besteht aber heute die Möglichkeit, den Wert eines Verfahrens objektiv daran zu messen, ob und inwieweit es die sog. *Zuverlässigkeitskriterien* erfüllt. Diese sollten daher von den Autoren für ihre Methoden untersucht und angegeben werden. Solche Kriterien machen einen unvoreingenommenen Vergleich verschiedener Methoden möglich und sollen deshalb zunächst besprochen werden. Sie wurden in letzter Zeit von Borth [*217a*], Brown et al. [*292*], Diczfalusy [*518*] und Loraine [*1255*] erörtert.

Tabelle 29. *Zuverlässigkeitskriterien*

Kriterium	Definition	Experimenteller Nachweis
Richtigkeit (accuracy)	Abweichungen des Meßwertes vom wahren Wert	Bestimmung verschiedener Parameter. Wiederfindensversuche (auch mit Konjugaten)
Genauigkeit (precision)	Abweichung des Ergebnisses wiederholter Bestimmungen voneinander	Wiederholungen (z. B. Serie von Doppelbestimmungen)
Empfindlichkeit (sensibility)	Kleinste nachweisbare Menge, die sich signifikant von Null unterscheidet	Wiederfindensversuche mit kleinen Mengen
Spezifität (specificity)	Die Summe physikalischer, chemischer und biologischer Nachweise, welche die Identität anzeigen	Bestimmung der verschiedenen physikalisch-chemischen Konstanten sowie der biologischen Eigenschaften

Man muß darauf hinweisen, daß die diesbezüglichen Gesichtspunkte, zumindesten für den analytischen Chemiker, keineswegs neu sind. Die obige Tabelle 29 gibt eine Definition und Erklärung der Begriffe. Sie entspricht in den Umrissen, wenn auch nicht in allen Einzelheiten, den von der British Empire Cancer Campaign Konferenz (1956) über Oestrogenmethodik angenommenen Richtlinien.

Zuverlässigkeitskriterien

α) **Richtigkeit (accuracy).** Die Frage, wie nahe ein Bestimmungsergebnis zum wahren Wert liegt, kann durch exakt quantitative Versuche, z. B. durch Zusatz-Wiedergewinnungsversuche mit bekannten Oestrogenmengen oder neuerdings auch mit Hilfe radioaktiver Isotopen beantwortet werden. Bei dieser Methode der Prüfung werden dem Harn im allgemeinen kristalline Hormone zugesetzt. Dies ist an sich nur dann verläßlich, wenn man die Substanzen in der Form hinzugibt, in der sie dort auch natürlicherweise vorkommen, d. h. als Oestrogenkonjugate. Das Einhalten dieser strengen Forderungen macht allerdings die Prüfung der Richtigkeit eines Verfahrens zur Oestrogenbestimmung sehr schwierig, da die Harnoestrogene in Form verschiedener Konjugate vorliegen, von denen die meisten bis heute noch nicht rein dargestellt wurden und wahrscheinlich einige überhaupt noch nicht bekannt sind. Kompromisse sind also hier unvermeidlich. Meistens werden daher freie Oestrogene zum bereits hydrolisierten Harn hinzugegeben. Es ist klar, daß ein solches Vorgehen von nur begrenztem Wert sein kann, da es keine Auskunft über die Verluste bei der Hydrolyse gibt.

Tabelle 30. *Ergebnisse von Wiederfindensversuchen mit* KOBER-*Methoden**

Verfasser	Methode	Anzahl der Bestimmungen	Zugegebene Menge in μg/d	Wiedergefundene Menge in Prozent ± Standardabweichung		
				Oestron	Oestradiol	Oestriol
BROWN [*281*]	BROWN [*281*]	12 12 11	4—7 25—35 36—60	84 ± 12 84 ± 5 82 ± 6	80 ± 6 91 ± 7 86 ± 7	88 ± 12 85 ± 4 83 ± 3
DICZFALUSY und WESTMAN [*540*]	BROWN**	16	25—50	81 ± 12	75 ± 10	77 ± 8
BAULD [*103*]	BAULD [*103*]	16 12	5—10 50	92 ± 4 87 ± 4	84 ± 7 85 ± 6	87 ± 8 83 ± 5
BROWN et al. [*292*]	BROWN [*281*]	13 23	2,5—10 10—40	88 ± 12 83 ± 5	80 ± 13 88 ± 8	82 ± 13 81 ± 6
BROWN et al. [*293*]	BROWN et al. [*293*]	11	30	80 ± 5	89 ± 5	86 ± 6
DICZFALUSY et al.	BROWN et al.** [*293*]	38	25—50	83 ± 9	83 ± 10	79 ± 10
PUTTARAJURS und TAYLOR [*1602*]	BROWN [*281*]	20	20—50	85 ± 9	85 ± 6	89 ± 6

* Nach Zugabe freier Oestrogene zum hydrolisierten Harn
** Leicht modifiziert

Andererseits ist es auch nicht zweckmäßig, die Oestrogene vor der Hydrolyse dem Harn zuzusetzen, da man von den Verlusten bei den freien Oestrogenen nicht unbedingt auf Verluste bei den konjugierten Oestrogenen schließen kann[1]. Die Richtigkeit wird also heute praktisch nur mit dem Zusatz von freien Oestrogenen nach der Hydrolyse geprüft. Die wiedergefundenen Werte werden als Prozent der zugesetzten Menge ausgedrückt.

Die wichtigsten in der Literatur vorliegenden Angaben über die Richtigkeit von KOBER-Oestrogenbestimmungsmethoden wurden in der Tabelle 30 zusammengestellt. Die Wiederfindenswerte sind mit

[1] Interessanterweise scheinen „freie" Oestrogene gegen Säurehydrolyse widerstandsfähiger zu sein als konjugierte Oestrogene [*1087*]. Eine gute Ausbeute von „freien" Oestrogenen nach Säurehydrolyse gibt also keine sichere Gewähr, daß nicht beträchtliche Mengen konjugierter Oestrogene verlorengehen können

ihrer Standardabweichung (s. Seite 225) angegeben. Es ist wünschenswert, daß diese aus einer möglichst großen Zahl von Untersuchungen an verschiedenen Harnproben errechnet wird.

Die meisten Autoren haben mehr als 80% der verabfolgten Oestrogene mit ziemlich geringen Standardabweichungen wiedergefunden. Bei diesen Versuchen wurden freie Oestrogene zum hydrolisierten Harn hinzugegeben. Etwaige Verluste bei der Hydrolyse sind in ihnen also nicht enthalten. Wie ersichtlich, wurde die BROWNsche Methode an mehreren Laboratorien mit praktisch identischen Ausbeuten nachgeprüft, was die gute Reproduzierbarkeit des Verfahrens erweist. Wir nennen in diesem Zusammenhang ferner die Ergebnisse von BLOOMBERG et al. [*197*]. Diese Autoren fanden einen Anteil von 86% Oestron, 90% Oestra-

Tabelle 31. *Standardabweichungen [μg/d] für chemische Oestrogenbestimmungen (*KOBER*Methoden), berechnet aus den Genauigkeitsangaben verschiedener Laboratorien*
(In Klammern: Anzahl der Doppelbestimmungen)

Verfasser	Konzentrationsbereich					
	0—4,9 μg/d			5,0—40,0 μg/d		
	Oestron	Oestradiol	Oestriol	Oestron	Oestradiol	Oestriol
BROWN et al. [*292*]	0,35 (286)	0,33 (395)	0,46 (248)	0,37 (299)	0,45 (96)	0,60 (295)
BAULD et al. [*108*]	—	0,41 (60)	0,55 (115)	0,93 (101)	0,60* (45)	1,09 (140)
DICZFALUSY et al. [*534*]	0,35 (93)	0,57 (132)	0,58 (104)	1,19 (82)	0,99* (49)	1,40 (98)

* Keine Werte zwischen 20 und 40 μg/d

diol und 84% Oestriol wieder, teilen aber nicht die Anzahl der Bestimmungen und deren Standardabweichung mit.

β) Genauigkeit (precision). Dieser Begriff wird oft mit der Richtigkeit gleichgestellt oder verwechselt. Man versteht aber unter Genauigkeit den Grad von Exaktheit, mit dem ein Ergebnis bei wiederholten Untersuchungen desselben Materials mit derselben Methode reproduzierbar ist. Für diese „Wiederholungsgenauigkeit" ist das Maß die Streuung der Ergebnisse, die Standardabweichung. Diese Größe (s) wird praktisch aus den Ergebnissen einer Serie von Doppelbestimmungen berechnet nach der Formel

$$s = \sqrt{\frac{S\,(d^2)}{2\,N}},$$

wobei d = Differenz zwischen zwei für dieselbe Harnprobe erhaltenen Werte und N = die Anzahl der im Doppel analysierten Proben bedeutet. Eine zuverlässige Bestimmung der Standardabweichung erfordert mindestens 30 Doppelbestimmungen. Die in der Tabelle 31 angegebenen

Werte sind geometrische Mittelwerte der Standardabweichungen in verschiedenen Laboratorien, die mit einer Dosisbreite von 0 bis 5 und 5 bis 40 μg/24 Stunden Urin erhalten wurden.

Richtigkeit und Genauigkeit sind nicht ohne weiteres miteinander assoziiert. Eine Methode kann z. B. bei Wiederholversuchen eine sehr gute Übereinstimmung der Ergebnisse zeigen, also genau sein. Sie ist aber vielleicht unspezifisch und ergibt viel höhere Hormonwerte als wirklich vorhanden sind, also unrichtige Resultate. Dies trifft z. B. für eine ganze Reihe älterer sog. Phenolsteroidebestimmungsmethoden zu.

Präzisionsindex. Bei biologischen Bestimmungen hat der Begriff der Genauigkeit eine andere Bedeutung. Sie wird hier durch den sog. Präzisionsindex (λ) berechnet und angegeben. Der Begriff wurde von GADDUM [*764a*] eingeführt. Er hat die Bedeutung einer *Standardabweichung des Logarithmus der Einzeldosis*. Die Genauigkeit einer Methode hängt von dem Verhältnis der Standardabweichung (s) der Ergebnisse zum Regressionskoeffizienten (b) ab[1]. Bei biologischen Bestimmungen, die auf einer gemessenen Wirkung beruhen, bestimmt man den Präzisionsindex, indem man die Standardabweichung durch den Regressionskoeffizienten dividiert, also $\lambda = s/b$. Bei biologischen Bestimmungen, die auf gezählter Wirkung beruhen, wird λ aus theoretischen Gründen als 1/b berechnet [*220*].

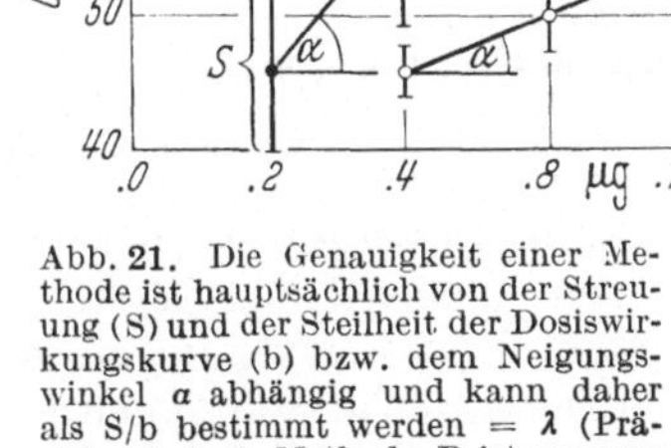

Abb. 21. Die Genauigkeit einer Methode ist hauptsächlich von der Streuung (S) und der Steilheit der Dosiswirkungskurve (b) bzw. dem Neigungswinkel α abhängig und kann daher als S/b bestimmt werden = λ (Präzisionsindex). Methode B ist genauer als Methode A. Dagegen ist A empfindlicher

Die Genauigkeit eines Verfahrens ist gut, wenn s klein und b groß ist (s. Abbildung 21). Je kleiner demnach λ ist, desto genauer und reproduzierbarer ist die Methode, je größer λ ist, desto ungenauer ist sie. Der große Vorteil dieses Genauigkeitsmaßes liegt in der Tatsache, daß es von der angewandten Versuchsmethodik und den benutzten Einheiten völlig unabhängig ist. Es bietet daher eine objektive Möglichkeit die mit verschiedenen Methoden und in verschiedenen Laboratorien erreichten Präzisionsgrade miteinander zu vergleichen. Aus dem mittleren λ-Wert einer Methode lassen sich auch die Vertrauensgrenzen abschätzen, die bei einer bestimmten Versuchsanordnung zu erwarten sind. Je kleiner λ ist, um so genauer werden wahrscheinlich die Ergebnisse sein. Dies kann eine wesentliche Hilfe in der Auswahl einer Methode bedeuten. Andererseits kann es die Wahl zwischen verschiedenen Wirkungsmetametern, welche bezüglich der Gültigkeitskriterien gleichwertig sind, erleichtern. Genaue Bestimmungen erreichen λ-Werte unter 0,2. Methoden mit λ-Werten zwischen 0,2 bis 0,3 sind immer noch ausreichend verläßlich und brauchbar, solche mit λ-Werten über 0,3 sind für

[1] Neigungswinkel der Linie, welche im Koordinatensystem die Wirkungsstärke mit dem Logarithmus der Dosis verbindet (s. [*220*])

quantitative Untersuchungen weniger geeignet. Auf Grund mathematisch statistischer Überlegungen [*220*] wurde vorgeschlagen, statt λ den reziproken Wert $L = {}^1/_\lambda$ als Präzisionsmaß zu benutzen. Hier erreichen genaue Bestimmungen L-Werte von 10 und darüber. Bei L-Werten unter 2,5 muß eine Methode als ungenau bezeichnet werden. Eine schlechte Genauigkeit hat zur Folge, daß der Vertrauensbereich der Bestimmungsergebnisse nur bei größerem Aufwand an Tieren schmal genug ausfällt, um praktisch verwertbare Schlußfolgerungen zuzulassen. Die Kunst des Experimentators wird also darin bestehen, durch Änderung der Versuchstechnik oder durch Verwendung besonders geeigneter Tiere den Präzisionsindex so klein als möglich zu halten.

γ) Empfindlichkeit. Idealerweise sollte eine Methode die kleinsten Werte erfassen, die überhaupt noch eine physiologische Bedeutung haben.

Tabelle 32. *Empfindlichkeit von* KOBER-*Methoden, ausgedrückt als niedrigste Werte in μg/d im Harn, die sich signifikant von Null unterscheiden*

Verfasser	Oestron	17 β-Oestradiol	Oestriol
BROWN et al. [*292*]	0,64	0,60	0,84
BAULD et al. [*108*]	(0,40)*	0,75	1,00
DICZFALUSY et al. [*534*]	0,64	1,04	1,06

* Annähernder Wert, nur auf 4 Bestimmungen beruhend

Auf die Bestimmung der Oestrogene bezogen bedeutet dies, daß die kleinste nachweisbare Menge — bei ausreichender Genauigkeit und Richtigkeit — so niedrig liegen sollte, daß auch noch die geringen Oestrogenmengen in den ersten Tagen des Cyclus und bei hormoneller Unterfunktion, aber auch z. B. die adrenale Oestrogenexkretion nach Gonadektomie im Harn und im Blut, meßbar bleiben. Diese Idealforderung wird auch heute von den besten Methoden nicht oder doch nur annähernd erreicht. Aus den Standardabweichungen (s. oben), die man von der Bestimmung der Richtigkeit bei niedrigen Oestrogenausscheidungswerten, z. B. 0 bis 5μ g/24 Stunden erhält, kann man die Empfindlichkeit einer Methode berechnen. Die Empfindlichkeitswerte kann man also aus den in Tabelle 31 gezeigten s-Werten berechnen. Für die s-Werte dieser Tabelle haben wir die qualitative Empfindlichkeit verschiedener KOBER-Methoden in der Tabelle 32 zusammengestellt. Es geht daraus hervor, daß schon Oestrogenwerte von etwa 1μg pro Tagesmenge eine gewisse Signifikanz haben. Damit sind die Möglichkeiten der KOBER-Methoden sicherlich noch nicht erschöpft. Man kann vorhersagen, daß in Kürze Verfahren erscheinen werden, mit denen noch niedrigere Konzentrationen zu erfassen sind. Die ungefähre Empfindlichkeit verschiedener Oestrogennachweismethoden ist zum Vergleich in der Tabelle 33 zusammengestellt.

δ) Spezifität. Die Spezifität einer klinischen Bestimmungsmethode kann man im Grunde nie völlig beweisen. Man kann sie durch Sammeln von Erfahrungen und Indizien nur immer wahrscheinlicher machen. Befriedigende Wiederfindensversuche müssen natürlich nicht immer bedeuten, daß die Methode wirklich nur die fraglichen Substanzen mißt. Für den

Nachweis, daß wirklich bestimmte Oestrogene gemessen werden, müßte man streng genommen in jedem Fall die Isolierung der Substanzen verlangen, was natürlich in der Praxis nicht durchführbar ist. Man kann aber z. B. untersuchen, ob chemische und biologische Bestimmungen eine enge Übereinstimmung zeigen, oder man kann Schmelzpunkt, optische Drehung oder Verteilungskoeffizienten verschiedener Oestrogene und ihrer Derivate bestimmen, schließlich infrarotspektrophotometrische Messungen mit aus dem Harn isolierten Substanzen oder ihren Derivaten

Tabelle 33. *Ungefähre Empfindlichkeit verschiedener Oestrogennachweismethoden*

Prinzip	Ungef. Empfindlichkeit (μg Oestron)	Literatur
Biologisch:		
vaginaler Verhornungstest	0,1—1,0	Allen und Doisy [*30*]
vaginaler Verhornungstest (intravaginale Applikation)	0,00025—0,00075	Mühlbock [*1406*] Emmens [*646*]
Vaginalöffnungstest (lokale Applikation)	0,0005	Hartman und Litrell [*886*]; Lloyd et al. [*1234*]
Vaginaler Mitosenhemmungstest (Colchicin)	0,00001	Martin und Claringbold [*1323*]
vaginaler Tetrazolium-Reduktionstest	0,00001	Martin [*1322b*]
Biochemisch		
(Enzymatisch)	0,03	Loring und Villee [*1261*]
Chemisch:		
Colorimetrie	1—2 1—2 5 1	Bauld [*103, 104*] Brown [*281*] Pontius [*1575*] Ittrich [*1017*]
Fluorimetrie	0,02—0,1 0,1 0,02 0,01	Finkelstein u. Mitarb. [*710*] Diczfalusy [*510*] Braunsberg [*246*] Heusghem [*938*]
Physikalisch:		
Gravimetrie	100	Hughes [*992*]
Polarographie	10—50 1—10	Wolfe u. Mitarb. [*2156*] Heusghem [*938*]
Spektrophotometrie		
a) Ultraviolett	10—100	Friedgood und Garst [*753*]
b) Infrarot	25—250	Furchgott u. Mitarb. [*758*]

durchführen und dadurch die Spezifität der Methode wahrscheinlich machen. Es ist dabei natürlich nicht nur wünschenswert zu zeigen, daß die untersuchten Extrakte Oestrogene enthalten, sondern auch wieviel sie enthalten. Die Bestimmung der verschiedenen physikochemischen Konstanten kann die Möglichkeit, daß eine Methode zu hohe Werte gibt, natürlich nicht ausschließen. DICZFALUSY und LINDKVIST [*529*] haben daher eine quantitativ brauchbare Charakterisierungsmethode mittels Gegenstromverteilung vorgeschlagen, die auch bei anderen Steroidbestimmungsmethoden zur Anwendung kommen kann [*993b*].

Gelegentlich sind die für Normalharn ausgearbeiteten Prüfmethoden nicht ohne weiteres für alle Harne von pathologischen Fällen verwendbar, da hier eine in unbekanntem Ausmaß verschiedene Zusammensetzung bestehen kann. Eine Methode, die für Harn spezifisch ist, braucht dies z. B. nicht für Galle oder für Gewebe zu sein.

Machen wir die genannten Zuverlässigkeitskriterien zur Grundlage unseres Urteils, so muß man sagen, daß bisher nur die beiden colorimetrischen Oestrogenbestimmungsmethoden nach BROWN [*281*], besonders in der verbesserten Form von BROWN u. Mitarb. [*293*] und nach BAULD [*104*] wirklich gründlich und einwandfrei auf ihre Zuverlässigkeit geprüft worden sind [*292*]. Es wurden Parallelversuche mit biologischen Methoden [*327*], mit Isotopenverdünnung [*770*], Zusatzversuchen [*103a, 292, 534*] und Gegenstromverteilungsstudien [*515*] vorgenommen. Da alle eine gute Übereinstimmung zeigen, muß man zur Zeit annehmen, daß die Anwendung dieser Methoden in der Mehrzahl der Fälle zu gültigen Ergebnissen führen wird. Man wird sie daher gegenwärtig vor allen anderen empfehlen müssen.

Es soll hier noch einmal betont werden, daß andere Methoden vielleicht ebenso gut und zuverlässig oder gar besser sein können. So scheinen uns beispielsweise die schöne fluorimetrische Methode von AITKEN und PREEDY [*13*] oder das Wasserdampfverfahren wie es z. B. PSCHYREMBEL und HALDER [*1590*] anwenden, das polarographische Verfahren von HEUSGHEM [*938*] wie auch das Ausschüttelungsverfahren des endgültigen Farbkomplexes nach ITTRICH [*1007*] sehr interessante und vielversprechende Details zu bringen. Dies gilt auch für die neue Methode von JAYLE et al. [*1054a*]. Insbesondere die Methode von AITKEN und PREEDY wurde kürzlich von PREEDY u. Mitarb. [*1580*] eingehend untersucht. Die sehr gute Korrelation zwischen fluorimetrischen, biologischen und Radioaktivitätsbestimmungen weist darauf hin, daß es sich um eine zuverlässige Technik handelt.

Der Nachprüfung der oben gegebenen Zuverlässigkeitskriterien auch für diese Methoden wird daher mit Interesse entgegengesehen.

ε) Gültigkeit biologischer Oestrogenbestimmungen. Für biologische Auswertungen sind genaue statistische Vorschriften vorhanden, auf die hier nicht im einzelnen eingegangen werden kann. Der Leser kann diese in der Übersicht von BORTH et al. [*220*] finden. Wir möchten hier nur darauf hinweisen, daß es bei solchen Bestimmungen eine unbedingte Notwendigkeit ist, daß die Dosis-Wirkungskurven des Standardpräparats und des unbekannten Präparats parallel verlaufen (s. Abbildung 22).

Liegen die Dosis-Wirkungslinien nicht parallel, so hängt die relative Aktivität des unbekannten Präparats von dem Dosisbereich ab, der untersucht wurde, wie dies in Abbildung 22 an einem hypothetischen Beispiel gezeigt wird. Verabreicht man z. B. 0,1 μg der unbekannten und der Standardsubstanz, so wird man eine ungefähr gleiche Wirkung finden. Bei 0,4 μg ist der Wirkungsunterschied bereits größer als 100%. Viele der älteren Aktivitätsbestimmungen sog. „behinderter Oestrogene" (z. B. Oestriol) gegen Oestradiol oder Oestron als Standardpräparat

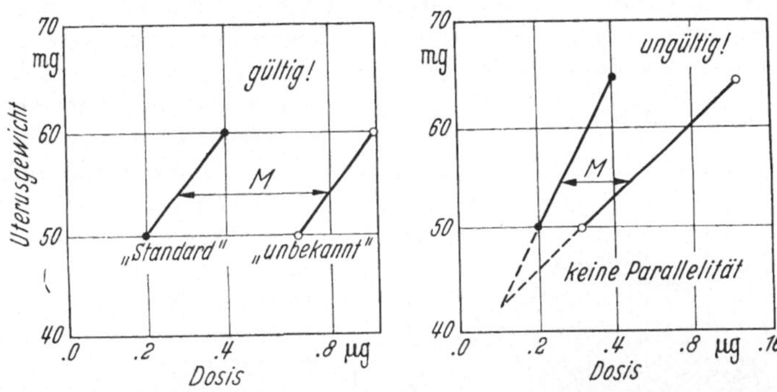

Abb. 22. Vier-Punkte-Versuch mit bekannter Standard- und unbekannter Testsubstanz (z. B. Harnextrakt). Bei parallelem Verlauf der Dosis-Wirkungslinien gültig: Unbekannt kann als Prozent des Standards ausgedrückt werden. Bei fehlender Parallelität ungültig, da die Substanzen qualitativ nicht gleich sind und daher nicht miteinander verglichen werden können. *M* bezeichnet den Abstand zwischen den beiden Linien, d. h. den Wirkungsunterschied der beiden Präparate

sind sicherlich auf Grund mangelnder Parallelität ungültig, da diese Hormone verschiedene Dosis-Wirkungskurven besitzen. In dieser Tatsache liegt vielleicht die Erklärung für manche sehr unterschiedlichen Angaben.

2. Prinzipien der Oestrogenbestimmung

Der Ablauf einer Oestrogenbestimmung umfaßt im allgemeinen vier Phasen:

1. Hydrolyse der Konjugate. Extraktion,
2. Reinigung der freigelegten Oestrogene,
3. Trennung der einzelnen Oestrogene,
4. Mengenbestimmung.

Da hier nur das grundsätzlich Wichtige gegeben werden kann, verweisen wir den speziell interessierten Leser auf die hervorragende kritische Übersichtsarbeit von BAULD und GREENWAY [*107*], die in umfassender Weise alle methodologischen Einzelheiten und ein ausführliches Literaturverzeichnis bringt.

Daneben gibt es eine Reihe weiterer guter Zusammenfassungen [*518, 843a, 887b, 938, 1200a, 1359, 1552, 1907*].

Im deutschen Schrifttum vermitteln die Arbeiten von ZIMMERMANN [*2181*], ZANDER [*2173*], DICZFALUSY [*511*], BREUER [*269*] und NAPP [*1419*] und SAS [*1723a*] einige technische Gesichtspunkte.

a) Hydrolyse

Die grundlegenden Erkenntnisse und die Pionierarbeit auf diesem Gebiet verdanken wir GLIMM und WADEHN [*817*], ZONDEK [*2184a*] und MARRIAN [*1305*].

Die Oestrogene werden als wasserlösliche Konjugate, gebunden an Glucuron-, Schwefelsäure und wahrscheinlich noch andere Säuren, ausgeschieden. Sie müssen daher vor der weiteren Aufarbeitung zunächst einer Hydrolyse unterworfen werden. Durch den chemischen Prozeß, meist durch Kochen mit Salzsäure, wird diese Bindung gelöst und die freien Oestrogene können jetzt mit organischen Lösungsmitteln aus dem Urin extrahiert werden. Dabei bleibt gleichzeitig schon ein großer Teil der wasserlöslichen Verunreinigungen zurück.

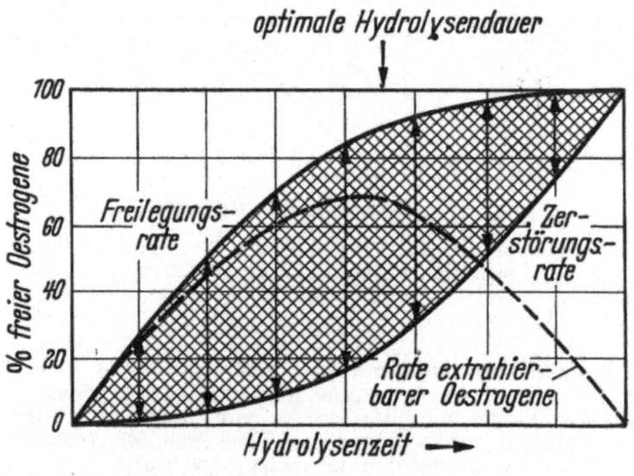

Abb. 23. Beziehung zwischen Freilegung und Zerstörung während der Säurehydrolyse der Oestrogene. Nach NAPP [*1418*]

Da heute noch nicht alle Oestrogenkonjugate bekannt sind, müssen unsere Kenntnisse über die optimalen Hydrolysebedingungen notwendigerweise unsicher und unvollkommen sein. Als Kriterium einer guten Hydrolysemethode gilt zur Zeit die größtmögliche Ausbeute bei geringster Zerstörung der mit den gebräuchlichen Methoden nachweisbaren klassischen Oestrogene. Dies ist in der Abbildung 23 verdeutlicht, in der das Hydrolysenergebnis als Kompromiß zwischen diesen beiden Extremen erscheint.

Die Prüfung dieser optimalen Bedingungen erfolgt in der Regel durch Zusatzversuche mit bekannten Oestrogenmengen. Es wurde bereits darauf hingewiesen, daß solche Untersuchungen nur dann im strengen Sinn gültig sind, wenn sie mit konjugierten und nicht mit freien Oestrogenen ausgeführt werden. KATZMAN u. Mitarb. [*1087*] haben beispielsweise gezeigt, daß nach Kochen mit 15 Vol-% HCl freies Oestriol quantitativ zurückgewonnen werden konnte, während Oestriolglucuronosid zu etwa 50% zerstört wurde. Auch die Hydrolysenversuche von VELLE [*2051*] mit Rinderurin, in dem das sehr säureempfindliche 17α-Oestradiol vorherrscht, scheinen stark dafür zu sprechen, daß die konjugierten Formen sehr viel empfindlicher sind als die freien Verbindungen. Hieraus ist zu ersehen, daß die Annahme konjugierte Oestrogene seien stabiler als freie nicht immer wahr zu sein braucht.

Als Methoden zur Freilegung kommen praktisch in Frage (a) die Hydrolyse mit starken Mineralsäuren oder (b) die Inkubation mit Enzymen. Die Spaltung der Sulfate mit Dioxan [*438a*, *836*] und anderen organischen Substanzen sei erwähnt. Die früher empfohlene Alkalihydrolyse [*1294*] gibt eine schlechte Ausbeute und wird heute nicht mehr benutzt [*307*, *435*].

α) **Säurehydrolyse.** Neuere sehr eingehende Studien [*211*, *289*, *307*] scheinen zu zeigen, daß für die Säurehydrolyse von Oestron, 17*β*-Oestradiol und Oestriol Kochen mit 15 Vol-% HCl für eine Stunde die günstigsten Ergebnisse bringt, indem hiermit ein brauchbarer Kompromiß zwischen maximaler Freisetzung und minimaler Zerstörung erreicht wird. Für eine Übersicht über diese Probleme verweisen wir auf die Arbeit von Marrian und Bauld [*1312*]. Napp [*1418*, *1419*] hat allerdings auf Grund seiner Studien eine Hydrolysezeit von 2 Stunden vorgeschlagen. Hydrolyse mit Schwefelsäure in äquimolaren Mengen scheint eine gleich gute Ausbeute zu geben [*297*]. Schwächere Säurekonzentration [*307*, *1087*] und kürzere Hydrolysezeit [*127*, *1837*] als eine Stunde sind sicher unzureichend, zumindest für die vollständige Hydrolyse von Oestriolglucuronosid [*1087*, *1908*], obwohl sie brauchbare Werte für nicht an Glucuronsäure gebundene Oestrogene geben können [*836*, *902*].

Wird der Urin vor der Hydrolyse einige Zeit aufbewahrt, so werden höhere Oestrogenwerte gefunden als bei sofortiger Hydrolyse [*49*, *1200a*, *2051*]. Offenbar erfolgt während der Aufbewahrung bereits eine Enzymhydrolyse. Wahrscheinlich werden auch einige Oestrogene transformiert, z. B. 16*α*-Hydroxyoestron zu Oestriol [*1200a*]. Auch in aufbewahrten Organen scheinen verschiedene „unspezifische" Enzymreaktionen abzulaufen [*130*, *531*].

Um die teilweise stattfindende Zerstörung von Oestrogenen während der Hydrolyse [*289*, *307*, *435*, *1845*, *1919*, *2056*] zu verhindern, hat man Anwendung von Stickstoffatmosphäre [*307*], Zusatz von 1-Amino-2-Naphthol-4-Sulfonsäure [*307*] und Ascorbinsäure oder Pyrogallol [*1660*] und Überschichtung mit Benzol oder Toluol [*429*] vorgeschlagen. Diese und andere Maßnahmen, wie die Abtrennung von ätherlöslichen Bestandteilen vor der Hydrolyse und der Zusatz von anderen oxydierenden und reduzierenden Substanzen [*1660*] haben die Ausbeute von freien, dem Urin zugesetzten Oestrogenen nicht verbessert [*297*].

Smith und Smith [*1842*, *1845*] fanden im Schwangerenharn nach dreistündigem Kochen mit 15 Vol.-% HCl unter *Zinkstaub*zusatz eine wesentlich höhere Ausbeute als nach einfacher Säurehydrolyse während 10 Min. Ihre Ergebnisse aus Tierversuchen [*1842*] wurden durch colorimetrische Bestimmungen [*1308*, *1919*] und Ultraviolettspektrophotometrie [*689a*] bestätigt. Sie vertraten die Meinung, daß hierbei durch Zinkzusatz eine Rehydrierung oxydierter Abbauprodukte der Oestrogene stattfinde und schrieben diesen Oxydationsprodukten eine wichtige physiologische Rolle in Cyclus und Gravidität [*1865*] zu (s. Seite 115). Es wurde auch die Vermutung geäußert, daß Zinkzusatz die Oestrogenzerstörung während der Hydrolyse durch Proline, Kohlenhydrate, Polyphenole sowie Eisen (III)- und Kupfer (II)-Ionen [*103a*, *1670*] vermindere und durch Zerstörung von Phenolen, Aldehyden und Zuckern die Eliminierung von Substanzen bewirke, welche die Kober-Reaktion stören [*232*]. Marrian und Bauld

[*1312*] glaubten allerdings, die erhöhte Oestrogenausbeute nach Zinkbeigabe durch die Reduktion eines Teiles von Oestron zu 17β-Oestradiol, durch vollständigere Hydrolyse, Schutz vor Zerstörung und Beseitigung interferierender Substanzen erklären zu können. SMITH und BLACKHAM [*1863*] haben die verschiedenen Hydrolyseverfahren kürzlich noch einmal verglichen und die Zinkmethode erneut untersucht. Oestron wird nach ihren Befunden teilweise in 17β-Oestradiol umgewandelt. Die Umwandlung anderer phenolischer Urinbestandteile unbekannten Charakters dürfte jedoch ihrer Meinung nach für den größeren Teil der Oestradiolbildung verantwortlich sein. FALK und HEARD [*689a*] sowie RECKERS und KATZMAN [*1613b*] konnten die Bildung von 17-Desoxooestron nachweisen.

Insgesamt soll nach SMITH und SMITH das Verhältnis der nach Zinkhydrolyse erfaßten Oestrogene zu den nach einfacher Säurehydrolyse erfaßten als Maß für den oxydativen Abbau der Oestrogene im Organismus gelten können. Zweifellos bietet die Möglichkeit Abbauprodukte der Oestrogene mitzubestimmen interessante Gesichtspunkte.

Da man aber die während der Zinkhydrolyse ablaufenden komplizierten Prozesse noch nicht genau kennt [*232, 1825, 1919*], scheint es ratsam zunächst keine definitive Stellung zu beziehen und weitere Untersuchungen abzuwarten. Es ist wohl anzunehmen, daß nicht nur eine einfache Reduktion von Oestron zu Oestradiol vorliegt, sondern eine ganze Reihe gegenwärtig noch schwer definierbarer chemischer Prozesse, vielleicht unter Einschluß heute noch unbekannter Oestrogene [*1850a*].

Das Aufstellen eines Standardverfahrens ist aus methodischen Gründen unerläßlich. Es beruht auf der Annahme, (1) daß die optimalen Hydrolysebedingungen mit wechselnder Konzentration der verschiedenen Oestrogene und ihrer Konjugate bei normalen und pathologischen Zuständen unverändert bleiben oder, (2) daß die verschiedenen Konjugate in verschiedenen Harnproben in gleichbleibenden Proportionen vorliegen und daß (3) die Begleitstoffe keinen wesentlichen Einfluß auf den Hydrolyseprozeß ausüben. Diese Annahmen haben sich als praktisch brauchbar erwiesen, obwohl sie sicherlich nicht immer erfüllt sind. Beim gegenwärtigen Stande der Dinge empfehlen wir als Routineprozedur die Hydrolyse mit 15 Vol.-% HCl und Kochen für 1 bis 2 Stunden. Es ist zweckmäßig die Säure erst dann hinzuzufügen, wenn der Harn bereits kocht, da man auf diese Weise die Zerstörung vermindern kann. Der Destruktionseffekt hängt offenbar von der Menge nicht gelöster fester Harnbestandteile ab. Eine nützliche Maßnahme ist daher die Verdünnung des Harns mit der gleichen oder doppelten Menge destillierten Wassers, durch die man in der Regel bessere Ausbeuten erzielt [*297, 956b*]. Alle diese Angaben sind nur für Oestron, 17β-Oestradiol und Oestriol gültig. Die sehr empfindlichen ketolischen Oestrogene werden durch die Säurehydrolyse zerstört [*1320*]. Man kann daher mit Sicherheit voraussagen, daß für zukünftige Bestimmungsmethoden, die möglichst alle bekannten Oestrogene erfassen sollen, nicht säurehydrolytische sondern nur enzymatische Methoden in Frage kommen werden.

β) **Enzymatische Hydrolyse.** Diese hat den großen Vorteil, daß die Zerstörung empfindlicher Oestrogene wesentlich verringert oder wahrscheinlich ganz vermieden wird. Solche enzymhydrolytischen Methoden haben sich bei der Isolierung einer Reihe säurelabiler Oestrogene als außerordentlich wertvoll erwiesen [*1320*]. Viele der neuentdeckten Oestrogene hätte man ohne enzymhydrolytische Methoden nicht auffinden können. Die Enzymhydrolyse wird in der Oestrogenforschung und auch in der routinemäßigen Bestimmung künftig zweifellos eine wachsende Bedeutung erlangen. Es sind zur Zeit lediglich noch einige quantitative Gesichtspunkte zu klären, die der Anwendung der Enzymhydrolyse in der klinischen Routinebestimmung vorläufig im Wege stehen, z. B. welches die optimalen Enzymmengen für die verschiedenen Harnproben sind. Die Enzympräparate sind gegen im Harn gelegentlich vorkommenden Hemmsubstanzen [*4*] empfindlich. Dieser Nachteil ist jedoch durch Zugabe von Cystein oder Versen zu beheben [*1807*]. Wegen des Fehlens konjugierter Formen der labilen Oestrogene als Vergleichssubstanzen ist es natürlich schwierig, das Ausmaß der Hydrolyse der labilen Oestrogene durch Enzyme einwandfrei zu prüfen.

Veldhuis [*2050*] berichtete über eine gute Wiederfindensrate nach Hydrolyse mit bakterieller *β*-Glucuronidase. Straw et al. [*1945*] erhielten mit Mylase P (Phenolsulfatase aus Aspergillus oryzae) und bakterieller *β*-Glucuronidase eine höhere Ausbeute als nach Säurehydrolyse. Allerdings waren ihre Hydrolysebedingungen nicht ganz optimal. Auch Lieberman et al. [*1223a*], Stimmel [*1922*] sowie Buehler et al. [*318*] berichteten über günstige Erfahrungen. Brown [*283*] fand bei Enzymhydrolyse (mit Patella vulgata) niedrigere Werte als nach Säurehydrolyse, selbst nach Zugabe eines Überschusses an Enzymen. Seine Ergebnisse mit Enzymen waren aber in einer späteren Mitteilung besser [*288*]. Heusghem [*941*] sah nach Enzymhydrolyse (mit Helix pomatia) bessere Ergebnisse als mit Salzsäurehydrolyse. Auch Jayle et al. haben ausgezeichnete Ergebnisse mitgeteilt [*1054a*]. Napp [*1420*] und Kersten berichteten über ungleichmäßige Resultate. Boscott [*232*] testete nach standardisierter Enzymhydrolyse die verbleibende Enzymaktivität mittels Phenolphthaleinglucuronosid. Er empfahl die protrahierte Zugabe von Enzymen in kleinen Mengen.

Die Gabe von Enzymen zum Urin kann zur Vermehrung der ätherlöslichen Verunreinigungen führen [*1087*], wodurch später beim Reinigungsprozeß (besonders der Oestriolfraktion) Schwierigkeiten entstehen können. Das gilt allerdings nicht für die bakterielle *β*-Glucuronidase [*318*]. Diese Nachteile scheinen inzwischen auch teilweise beseitigt. Brown und Blair [*289*] haben nämlich an vergleichend durchgeführten Versuchsreihen gezeigt, daß enzymatische und Säurehydrolyse zu mindestens gleichen Ergebnissen führen. Für die Enzymhydrolyse war die Wiederfindensrate bei Zusatz der Oestrogene vor oder nach der Hydrolyse gleich. Die Autoren empfehlen den Urin für 96 Stunden bei 37° und p_H 4,7 mit etwa 600 E/ml *β*-Glucuronidase aus Patella vulgata (enthält auch Phenolsulfatase) zu inkubieren. Die am häufigsten angewandten Enzyme sind heute die Extrakte aus Helix pomatia [*941*] und Patella vulgata [*283*], welche β-Glucuronidase und Phenolsulfatase enthalten. Man benutzt auch β-Glucuronidase aus Escheria coli [*318, 319, 1087, 1945*] und Kälbermilz [*127, 433*], Ochsenmilz [*716*] oder aus Leber gewonnene Ketodase (WARNER-CHILCOTT), die speziell in den USA benutzt wird. Aspergillus oryzae enthält Phenolsulfatase [*429*]. Erwähnenswert scheint die Tatsache, daß die enzymatische Hydrolyse konjugierter Oestrogene aus Butanolextrakten höhere Werte gibt als die direkte enzymatische Hydrolyse im Harn [*431*]. Es ist anzunehmen, daß kombinierte Verfahren mit enzymatischer und Säurehydrolyse die besten Ergebnisse versprechen. SMITH et al. [*1850a*] haben dies für die BROWNsche Methode mitgeteilt, deren Richtigkeit (s. Seite 222) dadurch deutlich verbessert wurde, ohne daß sich Genauigkeit, Empfindlichkeit und Spezifität veränderten.

Da die Vorteile der enzymatischen Hydrolyse im ganzen überwiegen, dürfte sie in Zukunft die größeren Entwicklungsmöglichkeiten haben und später wahrscheinlich ganz vorherrschend sein. Es sind aber Beweise vorhanden, die dafür sprechen, daß es, wenigstens was die Harn-Corticosteroide betrifft, Ausscheidungsformen gibt, welche weder mit β-Glucuronidase noch Säurehydrolyse freizulegen sind [*1368a*]. Man weiß nicht, ob solche Konjugate auch bei den Oestrogenen im Harn vorkommen, aber wenn dies der Fall ist, so muß man vielleicht noch nach anderen Enzympräparaten suchen. Man könnte sich denken, daß, ähnlich den TALALAYschen Enzymversuchen [*1982*], sich hier adoptive Enzymsysteme entwickeln ließen.

Zusammenfassend ist zu sagen, daß die enzymatischen Methoden schon heute beträchtliche Vorteile bieten und daß sie in Zukunft auf Grund ihrer großen Entwicklungsmöglichkeiten wahrscheinlich für die Hydrolyse der Steroidkonjungate die dominierende Rolle spielen werden.

γ) Dem **Vorkommen von freien Oestrogenen**[1] im Harn von Schwangeren [*437, 1696*] oder von Leberkranken [*810, 1897*] wurde in der Literatur gelegentlich eine besondere Bedeutung zugesprochen. Mitteilungen in dieser Richtung müssen aber sehr kritisch beurteilt werden, nachdem CLAYTON und MARRIAN [*425*] zeigten, daß solche freien Oestrogene nicht gefunden werden, wenn man den Harn durch Katheterisierung gewinnt, wodurch Verunreinigungen mit fermenthaltigem Fruchtwasser, Blut, Cervicalschleim oder Bakterien verhindert werden [*87, 311, 434, 1502*]. Da sowohl β-Glucuronidase [*718*] wie auch Phenolsulfatase [*991*] im Urin selber vorkommen, ist für einwandfreie Untersuchungen über Auftreten und Bedeutung freier Oestrogene neben sterilen Kautelen sofortiges Verarbeiten bzw. unmittelbares Einfrieren oder Blockieren der Fermente im Harn mit Enzyminhibitoren wie z. B. Sacharat [*425, 1085*] zu fordern.

Wir meinen aber, daß dieses Problem noch komplizierter sein kann. So haben z. B. SAITO und NOMURA [*1696*] Harn mit und ohne Katheter vor und unter der Wehentätigkeit gesammelt und die Menge von freien Oestrogenen sowie die im Harn enthaltene β-Glucuronidaseaktivität ge-

[1] Oestrogene, die vor der Hydrolyse mit Äther, Benzol usw. extrahiert werden können

messen und keine Korrelation zwischen freien Oestrogenen und β-Glucuronidasegehalt gefunden. Es wäre daher wünschenswert, diesen Fragenkomplex unter kritisch kontrollierten Versuchsbedingungen aufzuklären. Es ist z. B. durchaus möglich, daß ein Teil des Oestriol in einer leicht aufspaltbaren, also nicht an Glucuronsäure gebundenen Form ausgeschieden wird.

b) Reinigung der freigelegten Oestrogene

Für die endgültige chemische Mengenbestimmung ist die Reinigung der Harnextrakte von größter Wichtigkeit. Je reiner die Hormone der Bestimmung zugeführt werden, desto richtiger wird das Ergebnis sein. Die großen Schwierigkeiten des Reinigungsprozesses bei der Oestrogenbestimmung kann man vielleicht am besten durch eine Gegenüberstellung des Größenverhältnisses der zu bestimmenden und der zu eliminierenden Substanzen verständlich machen [*218*]. Eine normale Harnprobe enthält pro ml etwa 60000 μg totaler Festbestandteile und etwa 1000 μg per ml Kreatinin, während die Gesamtkonzentration von Oestrogenen (bei Nichtschwangeren) unter 0,02 μg liegt. Es kommen also auf jedes μg Gesamtoestrogene etwa 3 g Verunreinigungen, die entfernt werden müssen. Das Verhältnis beträgt somit mehr als 1:1000000. Für die neutralen 17-Ketosteroide oder Corticosteroide ist dieses Verhältnis viel günstiger, da sie sich in etwa 1000fach stärkerer Konzentration im Harn finden als die Oestrogene. Diese Proportionen sind auch bei der Bestimmung von Oestrogenen in Blut und Gewebe günstiger, da hier viel weniger unspezifische störende Chromogene vorhanden sind.

α) **Reinigung durch Verteilungsmethoden.** [*80, 281a, 434, 710a, 1332, 1561*]. Diese beruht auf dem Prinzip, daß ein Teil der Verunreinigungen, die in fluorimetrischen oder colorimetrischen Oestrogenbestimmungen störend wirken, durch Verteilung in verschiedenen Lösungsmitteln auf Grund unterschiedlicher Verteilungseigenschaften von den Oestrogenen getrennt werden kann.

Dabei sind die Verluste an Oestrogenen bei günstigen Verteilungskoeffizienten nur sehr gering. Man hat auch versucht, die Oestrogene vor der Hydrolyse mit Butanol zu extrahieren [*297, 431*], doch hat dies keine Verminderung der interferierenden Substanzen ergeben.

Cohen und Marrian [*434*] haben 1934 ein Verfahren für die Extraktion, Reinigung und Trennung von Oestriol und Oestron-Oestradiol aus säurehydrolysiertem Schwangerenharn beschrieben, das auch heute noch die Grundlage fast aller gebräuchlichen Methoden bildet. Der Urin wird mit Äther extrahiert. In diesem Extrakt befinden sich die ätherlöslichen Steroide und eine Reihe anderer organischer Stoffe. Man wäscht dann den Extrakt mit 10%iger Na_2CO_3-Lösung, wodurch die *Säurefraktion* entfernt wird, in welcher organische Säuren und Hydantoide enthalten sind, die durch Kondensation von Harnstoff mit α-Ketosäuren bei der Hydrolyse gebildet wurden. Danach wird mit 0,1 N NaOH gewaschen. Oestriol geht in diese wäßrige Natronlaugenlösung über, da es etwas wasserlöslicher und stärker sauer ist als die anderen Oestrogene (starkes Phenol). Nach Abdestillieren des Extraktionsäthers wird der Rückstand in Toluol gelöst. Hieraus werden Oestron und 17β-Oestradiol (die schwachen Phenole) mit N NaOH extrahiert, wobei die *Neutralfraktion* (17-Ketosteroide, Corticoide, Indigoide und Cholesterin) im Toluol zurückbleibt.

Engel et al. [*672*] haben kürzlich mit Gegenstromverteilung von nach der Mather- [*1332*] oder Pincus-Pearlman-Prozedur [*1561*] separierten Oestrogenen gezeigt, daß die Trennung des Oestriol von Oestron und Oestradiol mit diesen Methoden schwierig und unsicher ist. Die Trennung des Oestron und Oestradiol voneinander und vom Oestriol ist dagegen befriedigend. Fluorimetrie und Tierversuche gaben vergleichbare Resultate, wenn eine sorgfältige Reinigung vorangegangen war. Da mehrfach gezeigt wurde, daß man die Oestrogene aus Äther mit Alkali nicht ganz quantitativ extrahieren kann [*753*], benutzt man für diese Verteilung nach Eindampfen des Äthers heute andere organische Lösungsmittel, z. B. Toluol oder Benzol-Petroläther [*94*, *281a*, *657*]. Umgekehrt lassen sich jedoch aus schwach alkalischer Lösung die Oestrogene mit Äther oder anderen organischen Lösungsmitteln leicht quantitativ extrahieren. Engel [*657*, *670*] hat gezeigt, daß es bei dieser Reextraktion nicht nötig ist, die wäßrige alkalische Phase zu neutralisieren und daß bei p_H 9 keine Oestrogenverluste unter der Extraktion auftreten. Eine große Menge von Verunreinigungen bleibt in der alkalischen Phase zurück. Wenn man bei p_H 10—10,5 extrahiert, so bleiben noch beträchtlich mehr Verunreinigungen zurück, die sonst die Oestrogene begleitet hätten [*281a*]. Einen weiteren Fortschritt brachte daher die Entdeckung von Brown [*281*], daß die Verteilungskonstanten von Oestrogenen zwischen Äther und Alkali mehr von der Ionenstärke als von p_H abhängig sind. Auf diesem Prinzip fußend, konnte er die Oestrogene quantitativ aus einem konzentrierten Carbonatpuffer von p_H 10,5 mit Äther herausziehen und dabei eine beträchtliche Reinigung erzielen.

Eine andere Gruppe störender Substanzen wurde von Bauld [*101*] gefunden. Wenn man Ätherextrakte von Harn mit Alkali schüttelt, so entstehen eine Reihe brauner Pigmente. Es handelt sich wohl teilweise um Oxydationsprodukte mehrwertiger Phenole, wie sie später von Boscott [*232*] identifiziert wurden. Diese farbigen Verbindungen bleiben aber in der wäßrigen Phase, wenn man nach Zugabe von $NaHCO_3$ unter Schütteln aus dem stark alkalischen auf ein p_H von 10 zurückgeht [*107*]. Die Oestrogene können darauf durch Ätherextraktion von den Verunreinigungen, die im Natriumcarbonatpuffer zurückbleiben, getrennt werden. Diese einfache Prozedur ist heute in den meisten Verfahren als wichtiger Bestandteil enthalten [*104*, *281*].

Eine zusätzliche Reinigung kann man durch *Kochen in Laugenlösung* erreichen. Dies scheint eine drastische Prozedur, doch wurde gezeigt, daß die drei klassischen Oestrogene weder im Modellversuch [*510*] noch in Harnextrakten [*104*] zerstört werden. Gleichzeitig wurden aber wenigstens 50% von den in den Extrakten enthaltenen Verunreinigungen beseitigt. Dieser sog. „Saponifikationsschritt" ist in der Bauldschen Methode [*104*] sowie in dem verbesserten Verfahren von Brown et al. [*292*] und in der neuesten Phenolsteroidmethode von Jayle et al. [*1054a*] enthalten.

Ein anderes Verfahren zur Reinigung ist die *Wasserdampfdestillation* [*754, 1590*], die bisher wenig benutzt wurde. Durch sie werden insbesondere die flüchtigen Phenole entfernt. Da sie zweifellos Gutes leistet, könnte ihr Einbau in neue Methoden, vornehmlich für die bisher nicht bestimmten empfindlichen Oestrogene von Wert sein.

Die meisten Reinigungsprozesse durch Lösungsmittelverteilung sind mit Verfahren verknüpft, bei denen man starke Alkalilösungen benutzt. Für die Reinigung der neuentdeckten, sehr alkaliempfindlichen Oestrogene kann eine solche Methodik daher nicht in Frage kommen. Man wird also gezwungen sein, entweder ein neues Trennverfahren für die Oestrogene einzuführen oder die empfindlichen Oestrogene vor der Hydrolyse und Reinigung in weniger empfindliche Verbindungen umzuwandeln. Da z. B. alle labilen ketolischen Oestrogene durch Borhydridreduktion quantitativ in verschiedene stabile Trihydroxy-Oestrogene umgewandelt werden, scheint eine weitere Entwicklung in dieser Richtung erfolgversprechend. An solchen Problemen wird zur Zeit gearbeitet.

β) Reinigung durch Derivatbildung. Diese Methode beruht im wesentlichen auf dem Phasenwechselprinzip, wobei die Oestrogene durch Derivatbildung neue Löslichkeitseigenschaften erhalten. Man benutzt beispielsweise GIRARDs Reagens T (Betainhydrazid) [*802*], mit dem man ketonische Oestrogene in wasserlösliche Hydrazone umwandeln kann, die von den schwer wasserlöslichen Verunreinigungen und den alkoholischen Oestrogenen gut getrennt werden können. Andererseits lassen sich die alkoholischen Oestrogene mit Bernsteinsäure- und Phthalsäureanhydrid kondensieren, wodurch unter Bildung der entsprechenden Halbester ihre Wasserlöslichkeit stark verbessert wird [*1561*]. Solche Phthalate können dann aus Äther z. B. mit verschiedenen Pufferlösungen extrahiert und zum größten Teil separiert werden. UMBERGER und CURTIS [*2031*] benutzten die Bildung von p-Phenylazobenzoylestern zur Reinigung und Trennung der Oestrogene. Die Derivatbildung ist auf das wirkungsvollste in der BROWNschen Methode [*281*] exemplifiziert, in der man die Monomethyläther der Oestrogene bildet. Deren Löslichkeitseigenschaften sind völlig verschieden von denen der genuinen Verbindungen. Außerdem stabilisiert Methylierung die Oestrogene gegen oxydierende Agentien [*1346*]. Dadurch ist es in der BROWNschen Methode möglich, die Verunreinigungen durch Wasserstoffsuperoxyd zu oxydieren. Die Vollständigkeit der Methylierungsreaktion wurde von mehreren Autoren bestätigt [*528, 529, 540*]. Es muß darauf hingewiesen werden, daß diese methylierten Oestrogene praktisch keine biologische Aktivität mehr besitzen und daher im Tierversuch nicht bestimmt werden können. Die Zuverlässigkeit der Methode ist daher biologisch schwer kontrollierbar.

c) Trennung der einzelnen Oestrogene

Für die Trennung von Oestron, 17β-Oestradiol und Oestriol sind u. a. geeignet die Gegenstromverteilung, die Absorptionschromatographie, die Ionenaustauschchromatographie, die Verteilungschromatographie auf Säulen und die Papierchromatographie. Diese Methoden geben selbstverständlich nicht nur einen Trennungs- sondern auch einen Reinigungseffekt.

α) **Die Gegenstromverteilung**[1] wurde von ENGEL u. Mitarb. [*657, 670, 672*] in die Oestrogenbestimmung eingeführt. Mit ihr läßt sich eine gute Trennung der Oestrogene und eine gewisse Abtrennung von Verunreinigungen erzielen, doch werden Oestron und Oestriol nicht ganz rein erhalten. Ausgezeichnete Arbeiten über Theorie und Praxis der Gegenstromverteilung sind die von CRAIG und CRAIG [*464*], HECKER [*906*] und von WEISSIGER [*2095*]. Es sind viele verschiedene Lösungsmittelsysteme vorgeschlagen worden, wobei die verschiedenen Oestrogene unterschiedliche Verteilungskoeffizienten zeigen (s. Tabellen 13 bis 17). Solche Verfahren mit besonderen Anwendungsmöglichkeiten wurden bei Harnanalysen von MIGEON [*1368*] sowie DICZFALUSY und LUFT [*530*] benutzt.

Vorteile der Gegenstromverteilung sind einmal die gute Trennung der Substanzen, zum anderen ihre zuverlässige Charakterisierung durch Feststellung der Verteilungskoeffizienten.

Wenn eine Verteilung in 24 Röhrchen benutzt wird, sollten die Verteilungskoeffizienten zwischen 0,05 bis 20,0 liegen. Um eine gute Trennung zu erzielen, sollte das Verhältnis der Verteilungskoeffizienten zweier benachbarter Verbindungen größer als drei sein [*464, 672*]. Außerdem kann man mit Hilfe der theoretisch berechneten Verteilungen die Menge der vorliegenden Verunreinigungen bestimmen. Die Methode wurde auch zur Charakterisierung der Derivate verschiedener Oestrogene verwandt. Geeignete Lösungsmittelsysteme sind u. a. von der Stockholmer Arbeitsgruppe [*528, 529, 533, 540*] sowie von FRANDSEN [*734a*] mitgeteilt worden. Allerdings ist das Verfahren der Gegenstromverteilung zeitraubend und mühsam.

β) **Die Adsorptionschromatographie**[2] wurde zur Reinigung und Trennung der Oestrogene von HEARD et al. [*893, 898*] und von STIMMEL [*1916*] et al. benutzt und hat viel wertvolle Angaben erbracht [*1897, 1918, 1919*]. Die Schwierigkeiten, die gelegentlich beim Arbeiten mit Aluminiumoxydsäulen auftraten, beruhen hauptsächlich auf der großen Unterschiedlichkeit der Eigenschaften verschiedener Aluminiumoxyde oder auf ungenügender Inaktivierung. So haben z. B. verschiedene Forscher mit der STIMMELschen Methode große Schwierigkeiten gehabt [*94a, 101, 269, 1961a*], die mit der Standardisierung des Aluminiumoxyds im Zusammenhang standen. Andere Forscher, welche die Methode leicht modifiziert haben [*1078, 1079, 1080, 2050, 2051, 2052*], konnten befriedigende Resultate mitteilen. Die STIMMELsche Methode gibt übrigens etwas niedrige Ausbeuten insbesondere für Oestriol. STIMMEL selbst hat später seine Eluate mit GIRARDs Reagens oder Phthalsäureanhydrid behandelt [*1925*].

---

[1] Übersichtsartikel zu Theorie und Praxis der Gegenstromverteilung: [*464, 465, 466, 1612c*]

[2] Übersichtsartikel zu Theorie und Praxis der Adsorptionschromatographie: [*913, 1188, 1430, 1567*]

Um reproduzierbare Resultate zu erhalten, ist es dringend notwendig, das Adsorptionsvermögen des Aluminium sehr sorgfältig zu standardisieren. Dabei können die BROCKMANNschen Stufen in besonderen Fällen etwas zu grob sein. Es sollte daher möglichst eine Aktivitätsprüfung mit Oestrogenen durchgeführt werden [*281*]. Die BROWNsche Methode [*281*] verwendet für die Trennung der Monomethyläther Aluminiumoxydkolonnen, die (mit Wasser) teilweise inaktiviert sind.

NYC et al. [*1458, 1459*] haben für die chromatographische Trennung der Oestrogene pulverisierten vulkanisierten Gummi angewandt. Auch BOSCH [*226, 227*] hat für die Isolierung von Oestriol aus Schwangerenharn Gummikolonnen empfohlen. KUSHINSKY et al. [*1154*] verwendet Silicagel und eluiert die Oestrogene mit einem Benzol-Essigestergemisch, dessen Gehalt an Essigester kontinuierlich erhöht wird („gradient elution").

γ) Ionenaustausch. BAULD [*101*] und BUSH [*341*] haben einen Anionenaustauschkunstharz (Amberlite IR 4B) zur Trennung konjugierter Oestrogene aus Harn benutzt. Besonders die Methode von BUSH [*341*] scheint vielversprechend, da man sehr reine Extrakte konjugierter Oestrogene erhält. Auch AXELROD [*73*] benutzte ein Austauschharz (Dovex 2) und fand, daß methanolische Oestrogenauszüge sehr gut adsorbiert werden. Die Oestrogene konnten von diesen Säulen in großen Mengen mit Äthanol extrahiert werden. 80 % der Verunreinigungen blieben auf den Kolonnen zurück. BAULD und GREENWAY [*107*] haben darauf hingewiesen, daß Oestrogene gut an Dovex 50-Harz adsorbiert werden. Kürzlich hat SEKI [*1790*] über gute Erfolge mit Amberlite IRC 50, einem partiell veresterten Karboxyl-Kationen-Austauscher berichtet. Die Bindungseigenschaften der Ionenaustauscher gegenüber Oestrogenen scheinen uns wert, weiter untersucht zu werden. Auf diesem Gebiet wird zur Zeit gearbeitet.

δ) Verteilungschromatographie[1]. Sie wurde von zahlreichen Autoren benutzt. Vielleicht die schönste und am sorgfältigsten untersuchte reproduzierbare Methode ist diejenige von BAULD [*104*]. Die Verteilungschromatographie hat den Vorteil, eine praktisch unbegrenzte Möglichkeit zur Trennung sehr nahe verwandter Substanzen zu geben. Technische Schwierigkeiten treten anfangs gelegentlich beim Bereiten der Säulen auf, doch soll die nötige Handfertigkeit schnell erlernbar sein. Eine interessante Möglichkeit hat CONSDEN et al. [*446*] mit einer Papierverteilungs-Chromatographiemethode aufgezeigt, durch die das Bereiten von Säulen umgangen wurde. Papiersäulen sind in der Biochemie für die verschiedensten Zwecke verwendet worden. Sie hat unserer Meinung nach eine Zukunft in der Oestrogenanalyse und für präparative Zwecke, z. B. bei der Isolierung von Oestrogenen.

ε) Papierchromatographie[2]. Obwohl auch für die Oestrogenbestimmung eine Reihe papierchromatographischer Methoden beschrieben

[1] Arbeiten zu Theorie und Praxis der Verteilungschromatographie: [*101, 103a, 188, 396, 1790, 1904, 1906*]

[2] Arbeiten zu Theorie und Praxis der Papierchromatographie (auch Oestrogene): [*196, 228, 232, 446, 481, 865, 936, 1378, 1467, 1588, 1805, 1806, 2170, 2171*]

wurde, wurde sie für eine quantitative Bestimmung nur von wenigen Autoren benutzt. Besonders die von HEUSGHEM [*938*], MIGEON et al. [*1370*], sowie von BONGIOVANNI u. Mitarb. [*210*] verwendeten Verfahren scheinen uns vielversprechend. Interessenten werden auch auf die Arbeiten von KOSCHIMURA und OKAZAKI [*1143*], MARKWARDT [*1296*, *1297*], BOMPIANI [*206*, *207*], GHILAIN und BOUTE [*794*], MITCHEL [*1378*], KUSHINSKI et al. [*1154*], PRINCIPE und SERCHI [*1588*] sowie BREUER [*256*] hingewiesen. Eine weitere gute Möglichkeit bildet die Papierchromatographie von Oestrogenderivaten, wie sie z. B. HEFTMANN [*909*, *910*] beschrieben hat. Hierbei werden die Oestrogene mit diazotisiertem p-Nitrobenzol-azo-dimethoxyanilin gekuppelt. Auf diese Weise sind relativ kleine Mengen nachweisbar. Es wurde gezeigt [*1467*], daß mit der Papierchromatographie auch in ihren Eigenschaften sehr ähnliche Oestrogene wie 16α-Hydroxyoestron, 16β-Hydroxyoestron und 16-Keto-17β-Oestradiol oder 16-Epioestriol und 17-Epioestriol abgetrennt werden können. Dies ist gut möglich z. B. im System Chloroform-Formamid oder im System 5 von BUSH [*340*, *341*, *342*], während es sich beispielsweise durch Gegenstromverteilung nicht so gut erreichen läßt. Besondere Beachtung scheint die neue, weitgehend automatische Methode von BUSH [*342a*] zu verdienen. Es besteht daher kein Zweifel, daß papierchromatographische Methoden in Zukunft eine Rolle für Oestrogenbestimmungsmethoden und in der Charakterisierung der Oestrogene spielen werden. Nachteilig ist lediglich, daß die verlustlose Elution aus dem Papier manchmal noch Schwierigkeiten macht und daß gewisse Verunreinigungen aus dem Papier selber stören können. Diese bildeten ein beachtliches Problem, da sie selbst nach 9tägigem Waschen oder 48stündigem Kochen mit Methanol nicht zu beseitigen waren [*73*, *1397*]. Solche Schwierigkeiten können aber heute durch Extraktion in der Soxlethapparatur mit allen Lösungsmitteln, die zur Anwendung kommen, überwunden werden [*107*]. Für die papierchromatographische Trennung verschiedener konjugierter Oestrogene verweisen wir auf das Kapitel über Konjugierung und die Tabelle 20 mit den R_f-Werten. Ein großer Vorteil der Papierchromatographie ist, daß man mit ihr relativ kleine Mengen nachweisen und charakterisieren kann. Die vielfachen Möglichkeiten, die im Gebrauch papierchromatographischer Methoden liegen, werden durch das Beispiel der Tabellen 19 bis 21 illustriert, in der die R_f-Werte verschiedener Oestrogene in verschiedenen Lösungsmitteln gezeigt sind.

Die papierchromatographischen Steroidbestimmungsmethoden zeigen heute eine imponierende Entwicklung. Unserer Meinung nach kann nicht bezweifelt werden, daß sie in wenigen Jahren die Arbeitsmethoden der Steroidanalyse weitgehend beherrschen werden. Wir glauben, daß es mit Hilfe papierchromatographischer Verfahren auch möglich sein wird, das quantitative Auswerten sofort auf dem Papier auf automatischem Wege vorzunehmen, wodurch es möglich sein wird, Serienbestimmungen in größerer Anzahl innerhalb eines kürzeren Zeitraumes durchführen zu können.

3. Mengenbestimmung der Oestrogene

Die methodischen Möglichkeiten der Mengenbestimmung der Oestrogene kann man nach ihrem Prinzip in vier Gruppen einteilen:

a) Biologische Verfahren (Auswertung im Tierversuch)
- Vaginale Verhornung (ALLEN-DOISY-Test)
- Uteruswachstumstest
- Vaginalöffnungstest
- Andere Methoden

b) Biochemische Verfahren
- Enzymreaktionen

c) Physikalische Verfahren
- Gravimetrie
- Polarographie
- Ultraviolett-Absorptionsspektrophotometrie
- Infrarot-Absorptionsspektrophotometrie
- Isotopenmessung

d) Chemische Verfahren
- Fluorimetrie
- Colorimetrie

Die ungefähre vergleichsweise Empfindlichkeit der verschiedenen Methoden ist in Tabelle 33 wiedergegeben. Natürlich ist die Empfindlichkeit allein nicht maßgebend für den Wert einer Methode. Dieser kann nur auf Grund aller Zuverlässigkeitskriterien und im Hinblick auf den Zweck der Untersuchung beurteilt werden.

a) Biologische Verfahren

Nach unserer Meinung war es bisher praktisch kaum möglich, die tägliche Oestrogenausscheidung mit biologischen Methoden [*209, 649, 1552*] befriedigend zu messen[1]. Ein klares Bild kann zudem, wie mehrfach betont, nur aus Reihenbestimmungen gewonnen werden, die sich durch den meist unverhältnismäßigen Arbeits- und Kostenaufwand biologischer Methoden von selbst verbieten. Die übrigen Gründe liegen mehr auf methodischem Gebiet. Die große allgemeine Variabilität des Tiermaterials [*643, 1527*] ist eines der schwierigsten Probleme bei biologischen Bestimmungen. Zwar läßt sich diese zum Teil durch Verwendung homogener Inzuchtstämme mit besonderen und gut bekannten Eigenschaften, durch Wurfkontrollen und durch statistische Planung [*162, 220, 474, 649, 766*] weitgehend vermindern, doch wird die praktische Durchführbarkeit noch schwieriger, kostspieliger und zeitraubender, da man eine große Anzahl von Tieren benötigt. Daneben gibt es eine Reihe weiterer Unsicherheitsfaktoren. So ist die relative Aktivität von Oestron, 17β-Oestradiol und Oestriol stark vom Tiermaterial abhängig. Ergebnisse an verschiedenen Tierstämmen können daher oft nicht ohne weiteres miteinander verglichen werden. Auch die Wahl des auszuwertenden Erfolgsorgans, also Uterus, Ovar oder Vagina spielt eine maßgebende Rolle für die Beurteilung der Aktivität der verschiedenen Oestrogene. Ebenso

[1] Neuere Methoden, z. B. von MARTIN [*1322c*], scheinen aber hervorragende Möglichkeiten für eine günstigere Entwicklung zu bieten

wichtig ist die Wahl des Lösungsmittels für die Testsubstanz sowie Anzahl, zeitlicher Abstand und Applikationsort der Injektionen [*649, 1661*]. So konnten z. B. THAYER et al. [*2004*] zeigen, daß die relative Aktivität von Oestron, wenn gegen 17β-Oestradiol bei Nagetieren standardisiert, von 1,4 bis 28,0 — je nach Anzahl von Injektionen, Lösungsmittel und Tierart — variierte. HOHLWEG [*960*] berichtet über eine Schwankung des Oestrusschwellenwertes von Oestron bei Ratten, abhängig von Darreichungsart und Dosisverteilung, zwischen 0,8 und 6,0 μg. Jahreszeit, Haltung, Kostform und Milieu bestimmen die Reaktion der Tiere mit. So führt z. B. saure Kost zur Brunst. Vitamin-A-Mangel kann zur Kolpokeratose führen [*960*]. Auch die Untersuchungs- und Auswertungstechnik, die bei den verschiedenen Autoren stark variiert [*615a, 686, 769, 916, 1369, 1849, 2137*], ist für das Ergebnis von Bedeutung.

Jede Modifikation dieser Faktoren kann also zu differenten Ergebnissen führen, die eine unübersehbare Fehlergröße enthalten mögen, wenn keine Standardpräparate benutzt werden. Nicht spezifische augmentierende Substanzen [*643*] können die Oestrogenwirkung verstärken. Unspezifische Hemmsubstanzen können die Wirkung abschwächen. Gereinigte Extrakte wirken oft schwächer, da sie von der Injektionsstelle rascher resorbiert werden. Andererseits kann in gewissen Methoden die Wirkung eines Oestrogens durch die Gegenwart anderer vermindert oder modifiziert werden [*990, 1971, 2047, 2049*]. Aus den Versuchen von EMMENS [*648*] ist bekannt, daß gewisse Substanzen, die sog. *Prooestrogene,* die bei lokaler Verabreichung keinen oder nur einen geringen Oestrogeneffekt besitzen, nach Injektion im Körper in stark wirksame Oestrogene umgewandelt werden können.

Wenn solche Prooestrogene in Extrakten vorhanden sind, wird die oestrogene Wirkung nach parenteraler Zufuhr viel größer sein als nach lokaler Applikation. Dieses Wirkungsverhältnis wurde durch den S/L-Quotienten[1] [*646*] als Maß der parenteralen zur lokalen Wirkung von Extrakten mit Oestrogenen und Prooestrogenen ausgedrückt, wobei ein erhöhter Quotient auf das Vorhandensein von Prooestrogenen hinweist. Inwieweit solche Substanzen allerdings im menschlichen Harn vorkommen, ist nicht sicher bekannt.

Bei so zahlreichen Unsicherheitsfaktoren ist leicht zu verstehen, daß Versuche an verschiedenen Laboratorien mit anscheinend vergleichbaren Methoden zu divergierenden Ergebnissen gelangen können. Die Versuchsplanung muß daher nach sehr strengen Maßstäben erfolgen. Ohne eine weitgehend genormte Methodik und vor allem auch ohne eine vorherige Hydrolyse und saubere Auftrennung der Urinoestrogene, z. B. nach EDWARDS et al. [*631a*], GALLAGHER et al. [*772*] oder SMITH und SMITH [*1849*], wenigstens in Oestron, 17β-Oestradiol und Oestriol, dürften biologische Oestrogenbestimmungen sonst nur eine sehr begrenzte quantitative Bedeutung haben. Die unbekannte Substanz sollte gegen entsprechende Bezugssubstanzen getestet werden, da Tiereinheiten eine zu große Streuung haben (s. Seiten 224, 229, 248).

[1] Das heißt „Systemic/Local"=Quotient der Wirkungsstärke bei parenteraler/lokaler Zufuhr

Die geringe Menge von Oestrogenen im 24-Stunden-Urin wird aber unter diesen Bedingungen die Möglichkeit eines statistisch einwandfreien Versuchs mit einer ausreichenden Anzahl von Tieren von vornherein einschränken. Natürlich sind die Möglichkeiten besser, wenn 72- oder 96-Stunden-Harn verwendet wird.

Wir möchten aber doch mit Nachdruck darauf hinweisen, daß der klinische Wert von Oestrogenbestimmungen weitgehend von der Fragestellung abhängt. Es kann also die Beurteilung des Wertes einer Methode nicht immer einzig von biochemischen oder statistischen Gesichtspunkten allein abhängig gemacht werden. Zweifellos gibt es eine Reihe klinischer Zustände, bei denen auch Oestrogenbestimmungen mit schlechten biologischen Methoden von vielen 100% Fehler wichtige Information ergeben können. Dies ist besonders der Fall, wenn hohe Oestrogenwerte vorliegen, oder wenn z. B. der Unterschied zwischen normalen und pathologischen Werten sehr groß ist und jedenfalls größer als die Fehlerbreite des Tests. Oft ist ja schließlich das Urteil: erhöht, erniedrigt oder ansteigend bzw. abfallend von Interesse, so daß grobe Annäherungswerte völlig genügen.

Trotz mancher Nachteile wird die biologische Oestrogenbestimmung ihren Wert und ihre Bedeutung für gewisse Fragestellungen behalten, dies vor allem durch ihre hohe Empfindlichkeit, in der sie auch heute noch den meisten physikalischen und chemischen Methoden überlegen ist. Methoden wie die von MARTIN und CLARINGBOLD [*1323*] und von MARTIN [*1322c*] ermöglichen die Bestimmung so kleiner Mengen wie $0{,}5 \cdot 10^{-5}$ μg. Bei qualitativen Untersuchungen, in denen die Empfindlichkeit wichtiger ist als die Genauigkeit, bedeutet die Möglichkeit, auch ungereinigte Substanzen verabfolgen zu können, einen großen Vorteil. Für Vorversuche, Such- und Ausleseverfahren, zur Kontrolle der Spezifität physikalischer und chemischer Bestimmungsmethoden, für die Aktivitätsbestimmung neuer Oestrogene sowie für die physiologische und pharmakologische Forschung sind biologische Oestrogenbestimmungen unentbehrlich und manche Fragen wären ohne sie kaum zu klären. Es besteht aber darüber hinaus die Möglichkeit, daß die klinische Brauchbarkeit biologischer Bestimmungsmethoden weiter verbessert werden kann. Methoden wie z. B. die von MARTIN [*1322c*] benötigen nur sehr geringe Oestrogenmengen und sind daher für Analysen von 24-Stunden-Harn geeignet. Außerdem scheinen Oestron, 17β-Oestradiol und Oestriol in diesem Test gleiche Wirkung zu haben. Untersuchungen mit dieser Methode werden mit großem Interesse erwartet.

α) **Vaginaler Verhornungstest.** Oestrogenwirkung ruft bei weiblichen Nagetieren eine typische *oestrische* Verhornung des Vaginalepithels hervor. Dies ist die Grundlage des ALLEN-DOISY-Tests [*30*]. Die Interpretation der Abstriche ist unterschiedlich. In unseren Laboratorien wird (nach EMMENS [*649*]) ein Abstrich als positiv bezeichnet, wenn er verhornte Oberflächenepithelien (Schollen) aber keine Leukocyten enthält. Hierbei wird auf die An- oder Abwesenheit von Leukocyten besonderes Gewicht gelegt. Finden sich auch nur wenige Leukocyten zwischen verhornten Epithelien, so ist der Test nicht mehr als positiv zu bewerten. Da im ALLEN-DOISY-Test vom statistischen Gesichtspunkt aus eine qualitative „alles oder nichts" Reaktion vorliegt, ist es zum Erreichen einer möglichst geringen Streuung notwendig, eine sehr große Anzahl von Tieren in mehreren (wenigstens je zwei) Gruppen mit dem unbekannten und dem Standardpräparat einzusetzen. Benutzt man in einem Vierpunkteversuch 20 Tiere per Gruppe, also insgesamt 80 Tiere, so wird im allgemeinen ein zuverlässiges Ergebnis resultieren, wobei mit Vertrauensgrenzen von 70 und 140% zu rechnen ist ($p = 0{,}95$), wenn der Aktivitätsquotient nahe bei 1 liegt. Eine Erhöhung der Anzahl der Tiere auf z. B. 50 per Gruppe bringt keine wesentliche Verbesserung mehr. Die Vertrauensgrenzen würden hier unter günstigen Bedingungen etwa bei 80 und 125% ($p=0{,}95$) liegen. Es ist zu berücksichtigen, daß die Genauigkeit hauptsächlich vom Verlauf der Steilheit der Dosiswirkungskurve abhängt, die einen tierstammspezifischen Faktor darzustellen scheint[1].

ALLEN und DOISY [*30*] verabfolgten ovariektomierten Mäusen (oder Ratten) drei subcutane Injektionen zu 0,1 bis 0,2 ml. Die Abstriche werden mit leichtem Strich von der hinteren Vaginalwand gewonnen und mit Methylenblau gefärbt. Zahlreiche Modifikationen der ursprünglichen ALLEN-DOISY-Technik sind angegeben worden [*473, 643, 649, 1332, 1527*], meist mit der Absicht, die Empfindlichkeit und die Verläßlichkeit des Tests zu erhöhen. Im allgemeinen werden kastrierte, aber gelegentlich auch infantile intakte Ratten oder Mäuse verwandt. Handhabung und Beurteilung sind bei Mäusen etwas einfacher. Häufig wird die von MARRIAN und PARKES [*1319*] angegebene Methode benutzt. Die Testsubstanz wird hier in wäßriger Lösung verabreicht. Es werden fünf Injektionen zu je 0,5 ml subcutan gespritzt. Vaginalabstriche werden sechsmal während 3 Tagen abgenommen. Die Reaktion ist positiv, wenn wenigstens einer von den sechs Abstrichen Verhornung und Fehlen von Leukocyten zeigt. MATHER [*1332*] hat eine etwas abgeänderte Injektionsfolge vorgeschlagen. Er, wie auch BUTENANDT u. Mitarb. [*356, 360*], verwendet „Oestrogen-priming" (s. unten). Verwendet werden zwei Gruppen zu je 20 Tieren für Standard und unbekannte Substanz. Die Injektionen erfolgen s. c. in öliger Lösung. Maßzahl ist der Prozentsatz positiv reagierender Tiere.

PEDERSEN-BJERGAARD [*1527*] und EMMENS et al. [*643*] haben weitere Modifikationen angegeben, die wegen gewisser Vorteile vielerorts in Gebrauch sind. PINCUS und WERTHESSEN [*1564a*] injizierten ihre Lösungen intraperitoneal. Dieses Vorgehen scheint keine Vorteile zu haben. Kastrierte Tiere zeigen nach einiger Zeit eine verminderte Ansprechbarkeit auf Oestrogene. Durch Verabfolgung von 0,5 bis 1,0 μg Oestron vor dem eigentlichen Test kann man die Empfindlichkeit wiederherstellen („Priming"). Viele Autoren haben empfohlen eine überschwellige Dosis Oestrogen zu verabfolgen und die Tiere, die nicht positiv reagieren, auszuscheiden, wodurch das Tiermaterial für den Hauptversuch homogener wird.

17β-Oestradiol ist im Verhornungstest zwei- bis zehnmal so aktiv wie Oestron und 20- bis 100mal aktiver als Oestriol.

Eine erhebliche Steigerung der Empfindlichkeit erfuhr der Verhornungstest durch die *vaginale Applikation* [*162, 646, 648, 723, 750a, 1406a, 1649*] der zu untersuchenden Substanzen. Obwohl bei diesem Ver-

[1] Dies ist speziell der Fall bei Untersuchungen vom „Alles- oder Nichts-Typ"

fahren Oestron, Oestradiol und Oestriol etwa gleiche Dosiswirkungskurven haben, verlaufen diese doch sehr flach, so daß die Genauigkeit des Tests schlecht ist [*152*]. Man benötigt nach EMMENS [*648*] bei vaginaler Applikation nur 1/50 bis 1/2000 der subcutan erforderlichen Dosis. Hierdurch wurde es auch möglich, ihn für die Bestimmung des Oestrogengehalts im menschlichen Blut anzuwenden. Bestimmungen mit solchen Methoden im menschlichen Blut wurden von zahlreichen Autoren mitgeteilt [*723, 724, 741, 746, 1286b, 1807*].

Die Applikation erfolgte zum Teil in Form von Preßlingen aus getrocknetem Blut [*21, 22*] oder durch intra- und paravaginale Injektion. Bei Verwendung von Lösungen hat sich 50%iges wäßriges Glyzerol am besten bewährt [*1406a*]. Oestron, Oestradiol und Oestriol zeigen bei intravaginaler Verabfolgung eine fast gleiche Aktivität. Nach MÜHLBOCK [*1406a*] beträgt die mittlere wirksame Dosis (ED 50) in wäßriger Glycerinlösung für Oestron 0,00025 μg, für Oestradiol 0,0005 μg und für Oestriol 0,00075 μg, in öliger Lösung 0,00025, 0,0005 und 0,00075 μg. Auch gewisse Oestrogenkonjugate sind bei intravaginaler Verabfolgung wirksam. Allerdings geschah auch hier, wie so oft, die Steigerung der Empfindlichkeit auf Kosten der Spezifität. Ein positiver Reaktionsausfall ist auch durch Adrenalin und Acetylcholin [*405a*] sowie durch einfache mechanische Reize möglich.

Da KRICHESKY et al. [*1148*] gezeigt haben, daß auch ganz unspezifische Substanzen unter gewissen Bedingungen bei intravaginaler Zufuhr eine positive Verhornungsreaktion auslösen können, müssen die Ergebnisse biologischer Oestrogenbestimmungen im Blut mit der intravaginalen Methode mit kritischer Zurückhaltung beurteilt werden. Einwandfreie Ergebnisse werden aber mit reinen Oestrogenen erzielt.

Eine weitere wesentliche Verbesserung der Empfindlichkeit scheint die Methode von MARTIN und CLARINGBOLD [*1323*] zu bieten. Nach intravaginaler Verabreichung der zu bestimmenden Oestrogene in wäßriger Lösung werden die Tiere 7 Stunden nach Gabe von Colchicin getötet und es wird die Anzahl gehemmter Mitosen in histologischen Schnitten aus der Vagina gezählt. Diese Methode ist so empfindlich, daß schon Oestrogenmengen von $0{,}5 \cdot 10^{-5}$ μg bestimmt werden können. Leider ist das Verfahren aber auch so umständlich, daß es kaum als Routinemethode in Frage kommt. Dagegen scheint die bereits genannte Methode von MARTIN [*1322c*] gute praktische Möglichkeiten zu bieten. Sie beruht auf der Messung der Stoffwechselaktivität (Atmung) des Vaginalepithels unter Oestrogenwirkung mit Hilfe von 2-3-5-Triphenyltetrazolium. Das oestrogenhaltige Material wird intravaginal injiziert. Die Tiere werden 24 Stunden später getötet, nachdem vorher 0,5 ccm Tetrazolium s.c. verabfolgt wurden. Die Vagina wird herauspräpariert. Durch Behandlung mit Alkohol und Tetrachlorkohlenstoff wird die Reduktion beendet und das Formazan extrahiert. Der Formazangehalt wird colorimetrisch bestimmt. Empfindlichkeit, Spezifität und Präzision der Methode sind angeblich groß (s. Tabelle 33).

β) Uteruswachstumsteste. Es werden im allgemeinen oophorektomierte infantile oder intakte infantile Nager benutzt. Der Test ist mit

Mäusen empfindlicher als mit Ratten [*320*, *959b*, *1755*, *1789b*]. Solche Teste wurden im Prinzip bereits bei den Pionieruntersuchungen der älteren Autoren benutzt [*6*, *65*, *66*, *690a*, *1755*, *1789b*]. DORFMAN et al. [*612a*] haben die Verwendung von intakten infantilen Ratten empfohlen und der Methode dadurch zu allgemeiner Popularität verholfen. Sie haben auch ein einfaches und zuverlässiges statistisches Auswertungsschema nach BLISS [*193a*] vorgeschlagen.

Es sei hier auf die Standardmethoden von BÜLBRING und BURN [*320*] sowie LAUSON u. Mitarb. [*1172*] hingewiesen. Die Versuchsdauer beträgt 6 bzw. 4 Tage. Die ersteren injizieren die zu untersuchende Substanz in öliger Lösung je einmal an 4 aufeinanderfolgenden Tagen, die letzteren zweimal täglich, 3 Tage lang, in wäßriger Lösung. Die Uteri werden am 6. bzw. 4. Tag herauspräpariert und nach vorsichtigem Herauspressen der intrauterinen Flüssigkeit gewogen.

Das Wirkungsverhältnis Oestron: Oestradiol: Oestriol in diesem Verfahren beträgt, wenn man Oestradiol gleich 1 setzt 20:1:6, d. h. Oestriol ist hier wirksamer als Oestron, aber weniger wirksam als Oestradiol. Nach oestrogener Verabfolgung tritt als Früheffekt am Uterus eine starke Wassereinlagerung ein. ASTWOOD [*68*] hat diese Tatsache für die Entwicklung eines 6-Stunden-Testes mit nur einer Injektion in Sesamöl verwandt. Die Methode arbeitet ziemlich genau. Oestron, Oestradiol und Oestriol geben, jedenfalls im unteren Dosisbereich, gleiche Dosiswirkungskurven.

Der Vorteil der Uterusgewichtsmethoden liegt in ihrer Empfindlichkeit und ihrem quantitativen Charakter (gemessene Wirkung). Sie haben eine kleine Streuung bei guter Genauigkeit. Es ist allerdings zu beachten, daß die 16-substituierten Steroide, wie z. B. Oestriol, in diesem Test eine sehr flache Wirkungskurve zeigen. Da sie in ihrer Wirkung behindert zu sein scheinen, werden sie als „behinderte Oestrogene" [*988a*] bezeichnet (impeded oestrogens). Zu den „behinderten" Steroiden gehören auch das 17α-Äthinyl-17-hydroxy-oestr-5(10)-en-3-on (Norethinodrel) und 17α-Äthinyl-17β-hydroxy-19-nor-androst-4-en-3-on (Norethisteron) [*631*] und einige der in den Tabellen 2 bis 12 angeführten Oestrogene. Darum kann man mit dieser Methode die relative Wirkung einer ganzen Reihe behinderter Oestrogene mit der von Oestradiol nicht vergleichen, weil die Substanzen statistisch signifikant abweichende Regressionslinien aufweisen und daher ihre Aktivität in Oestradioläquivalenten von der zugeführten Dosis abhängig ist.

Das ist aus der Abbildung 22 auf Seite 229 zu ersehen, in der eine biologische Bestimmung zweier Substanzen mit stark voneinander abweichenden Regressionskoeffizienten gezeigt ist. Aus der Abbildung 21 geht hervor, daß die Wirkungsstärke von B im Verhältnis zu A von der verabreichten Dosis abhängt, indem die Abweichung von der Parallelität mit zunehmender Dosis immer größer wird.

Vielleicht liegt hierin die Erklärung für die manchmal sehr stark abweichenden Angaben über die oestrogene Aktivität verschiedener oestrogener Produkte, welche mit dieser Testmethode ausgewertet wurden (s. Tabellen 2 bis 12).

Da man im Urin trächtiger Stuten nichtoestrogene Substanzen fand, die im Uterusgewichtstest eine positive Reaktion haben und auch die Wirkung von Oestrogenen verstärken, während sie im Vaginalverhornungstest inaktiv sind, kann es aber nützlich sein, sich zu erinnern, daß der Uterusgewichtstest vielleicht etwas weniger spezifisch ist als andere Methoden [*430a*]. Ob die erwähnten Substanzen auch im menschlichen Harn vorkommen ist unbekannt.

γ) Vaginalöffnungstest. Der Vollständigkeit halber seien noch einige seltener verwendete biologische Verfahren zur Oestrogenbestimmung erwähnt.

Bei infantilen Nagern tritt nach Verabfolgung von Oestrogenen eine Öffnung des Introitus vaginae und des Vaginalhäutchens ein. Dieser *Vaginalöffnungstest* [*473, 1172, 1234, 1235*] ist sehr empfindlich (s. Tabelle 33), insbesondere bei lokaler Injektion der Hormone [*373, 886, 887, 1231*].

Der FLUHMAN-*Test* [*723*] erfaßt histologisch die Verschleimung des Vaginalepithels bei der juvenilen Maus als empfindliche Reaktion auf Oestrogenwirkung.

Auch die Messung der antigonadotropen Wirkung der Oestrogene wurde zur Testierung benutzt. Oestrogenverabfolgung führt zu einer meßbaren Atrophie von Hoden, Penis, Prostata und Samenblasen bei geschlechtsreifen Ratten und Mäusen [*960*]. Die Zuverlässigkeit des Tests ist jedoch nicht besonders groß.

Der Eileiter des Kückens zeigt nach Oestrogengaben eine rasche Größenzunahme und erwies sich ebenfalls zur Bestimmung oestrogener Aktivität als geeignet [*610*]. Das Verfahren ist nicht sehr empfindlich, zeichnet sich aber angeblich durch einen hohen Grad von „Richtigkeit" (accuracy) aus.

Bei weiblichen Bitterlingen tritt, außerhalb der Laichperiode, nach Zusatz von Oestrogenen zum Wasser 24 bis 48 Stunden später ein Wachstum der Legeröhre ein [*960*]. Eine annähernd quantitative Auswertung ist möglich, doch ist der Test ziemlich unspezifisch.

Beim kastrierten Pavianweibchen [*960*] sieht man nach Verabfolgung von Oestrogenen eine Rötung und Schwellung der Perianalgegend („sexual skin"). Das Endometrium dieser Tiere, die einen echten Menstruationscyclus haben, eignet sich zur Aktivitätsbestimmung von Oestrogenpräparaten.

δ) Die biologische Aktivität der neu entdeckten Oestrogene. In den Tabellen 2 bis 12 sind die biologischen Oestrogenwirkungen verschiedener Substanzen angeführt. Auf den ersten Blick wird der Leser meinen, daß die Unterschiede zwischen den in verschiedenen Laboratorien erhaltenen Ergebnissen zu groß sind, um irgendwelche Verallgemeinerungen zu gestatten. Man muß hier aber darauf hinweisen, daß (s. Seite 246) eine Gruppe von Oestrogenen („behinderte Oestrogene" [*989*]) im Rattenuterustest nur eine sehr schlechte Reaktion und eine von Oestron und Oestradiol qualitativ verschiedene Wirkungskurve gibt, was einen statistisch gültigen Vergleich von vornherein ausschließt. Der Leser soll daher nicht erstaunt sein, wenn Angaben mit Uterusgewichtsmethoden von den anderen sehr abweichende Ergebnisse zeigen.

Versucht man die Angaben verschiedener Autoren zusammenzufassen (s. Tabellen 3 bis 6), so kann man folgendes aussagen: 16-Ketooestron und 16-Keto-17β-oestradiol, die im Uterusgewichtstest bei Ratten eine viel schwächere Aktivität zeigen als Oestron oder 17β-Oestradiol (400 bis 1000mal weniger), sind nur ungefähr 20mal weniger aktiv, wenn man ihre Wirkung auf den Vaginalabstrich von kastrierten Ratten oder Mäusen untersucht. 2-Methoxyoestron und 2-Methoxyoestriol haben praktisch keine biologische Aktivität. Von den 16-hydroxylierten Derivaten des Oestron scheint 16α-Hydroxyoestron im Vaginalabstrich bei kastrierten Mäusen ungefähr gleiche Wirkung zu zeigen wie Oestriol, während 16β-Hydroxyoestron 5 bis 10mal weniger aktiv ist als Oestriol. Von den Oestriolepimeren scheint 17-Epioestriol nur etwas weniger aktiv zu sein als Oestriol, während 16-Epioestriol 5 bis 20mal weniger aktiv ist als Oestriol[1].

6-Hydroxyoestron und 6-Hydroxyoestradiol besitzen keine wesentliche oestrogene Aktivität [*2143*]. Equilenin ist ein ungefähr 15 bis 20mal schwächeres Oestrogen als Oestron. Betreffs 16,17-Epioestriol liegen noch keine Angaben vor. Loraine et al. [*1257*] haben gezeigt, daß 16-Epioestriol und 16α-Hydroxyoestron im Vaginalverhornungstest an oophorektomierten Mäusen mit Oestriol parallel verlaufende Dosiswirkungskurven geben. Diese Bestimmungen sind daher als statistisch gültig zu betrachten, während in den übrigen Daten die statistischen Gültigkeitskriterien nicht genau befolgt wurden. Deren Angaben können darum nur als approximativ angesehen werden, da man keine Auskunft über die Parallelität der Dosis-Wirkungskurven hat. Eine andere Fehlerquelle, die früher schon erwähnt wurde, ist die Tatsache, daß synthetische Oestriolpräparate eine geringe Verunreinigung mit 17β-Oestradiol enthalten können, was ihre biologische Aktivität beeinflussen kann. Oestron enthält gelegentlich Verunreinigungen von Equilenin.

ε) Tiereinheiten und internationale Einheiten. Wenn eine neue, biologisch wirksame Substanz gefunden und konzentriert wird, so gibt es meistens einen Zeitraum, in dem diese Substanz nur im Tierversuch bestimmt werden kann. Die Mengenangabe erfolgt dann zunächst in Tiereinheiten, die einen groben Anhalt für die Aktivität dieser Verbindung darstellen.

Nachdem sich, mit der Einführung des Allen-Doisy-Tests, Ratte und Maus als Versuchstier für die Oestrogenbestimmung durchgesetzt hatten, wurde die Angabe oestrogener Aktivität in *Ratteneinheiten* (RE) und *Mäuseeinheiten* (ME) Ende der dreißiger Jahre allgemein üblich. Man verstand darunter diejenige oestrogene Aktivität, die bei 50% der Versuchstiere einen Oestrus bewirkte. Vergleicht man aber die Angaben verschiedener Autoren über die Oestrogenmenge, die einer Ratten- oder Mäuseeinheit entspricht, so muß man feststellen, daß ganz erhebliche Unterschiede bestehen. So wird die Menge Oestron, die einer Ratteneinheit entspricht, zwischen 0,3 bis 3,3 μg, die einer Mäuseeinheit zwischen 0,047 bis 0,5 μg angegeben.

Nach den Angaben verschiedener Autoren waren ungefähr in

1 mg Oestradiol ≃ 12000 RE ≃ 75000 ME
1 mg Oestron ≃ 1000 RE ≃ 8000 ME
1 mg Oestriol ≃ 150 RE ≃ 750 ME

[1] Über 16,17-Epioestriol und 6-Hydroxyoestriol liegen noch keine Angaben vor

enthalten. Die relative Wirkungsstärke von Oestriol zu Oestron zu Oestradiol betrug demnach sehr annähernd 1:10:100.

Es bedeutete daher einen Fortschritt, als im Jahre 1932 durch die Kommission für biologische Standardisierung beim Völkerbund in Genf ein internationales Standardpräparat für Oestron geschaffen wurde. Das Material wurde von GIRARD, LAQUEUR, DOISY und BUTENANDT zur Verfügung gestellt und im National Institute for Medical Research in London deponiert. Eine *internationale Einheit (IE)* wurde definiert als die oestrogene Aktivität von 0,1 μg des Oestronstandardpräparats. Hierdurch wurde es möglich die biologische Aktivität eines unbekannten Präparats mit einer allgemein bekannten Bezugssubstanz im Parallelversuch zu vergleichen und in Oestronäquivalenten anzugeben, wodurch die jahreszeitlich bedingten und stammesabhängigen Unterschiede in der Reaktionsfähigkeit der Versuchstiere beseitigt werden und ein Vergleich der Versuchsergebnisse aus verschiedenen Laboratorien möglich wird.

In den folgenden Jahren wurden Oestrogenester hergestellt und in die Therapie eingeführt. Diese hatten eine verlängerte Wirkungsdauer und waren mit Oestron nicht vergleichbar. Es wurde daher im Jahre 1935 ein zweiter Standard für Oestradiol-3-monobenzoat eingeführt, die *internationale Benzoat-Einheit (IBE)*. Die internationale Benzoat-Einheit wurde definiert als die oestrogene Aktivität von 0,1 μg der Bezugsubstanz. Sie ist in Forschung und Praxis wenig benutzt worden.

Die Verwendung internationaler Oestrogenstandardpräparate ist heute überholt, da die wichtigsten der bekannten und biologisch bestimmbaren Oestrogene in kristalliner Form vorliegen, mit physikalischen und chemischen Methoden nachgewiesen und in Gewichtseinheiten angegeben werden können. Die internationale Einheit wurde daher im Jahre 1950 als Vergleichsmaß aufgehoben [*687b*]. Es kommt hinzu, daß das Ausdrücken von Gesamtoestrogenaktivität in internationalen Einheiten sehr irreführend sein kann, da die relative Aktivität der verschiedenen Oestrogene von den angewendeten Testmethoden abhängen wird. So ist z. B. im Vaginalverhornungstest 17β-Oestradiol am wirksamsten und Oestriol am schwächsten. Wenn nun ein Harnextrakt mit hohem Gesamtoestrogengehalt, z. B. Neugeborenenharn, vorwiegend Oestriol enthält, so wird in internationalen Oestroneinheiten ausgedrückt eine niedrige Oestrogenkonzentration vorgetäuscht werden. Eine Harnprobe von niedrigem Gesamtoestrogengehalt ohne Oestriol aber mit etwas Oestron und Oestradiol, z. B. Harnproben nach Röntgenovarialbestrahlung, werden als relativ stark oestrogenhaltig beurteilt werden. Sollen daher biologische Bestimmungen vorgenommen werden, so ist zu fordern, daß zumindesten die drei klassischen Oestrogene Oestron, Oestradiol und Oestriol aus dem hydrolysierten Harn chemisch getrennt und einzeln gegen das entsprechende kristalline Hormon ausgetestet werden. Es ist allerdings möglich, daß dies in gewissen neueren Methoden [z. B. *1322c*], in denen die verschiedenen Oestrogene eine gleiche Wirkung haben, nicht unbedingt nötig sein wird.

Um dem Leser die Möglichkeit zu geben, die Ergebnisse der verschiedenen älteren Autoren miteinander vergleichen zu können, geben wir im folgenden die ungefähren Äquivalentwerte der verschiedenen Maßeinheiten der Oestrogenaktivität.

1 Mäuseeinheit (ME) $\simeq$ $^1/_{10}$ Ratteneinheit (RE) $\simeq$ 1 IE $\simeq$ 0,1 μg Oestron,

1 Ratteneinheit (RE) $\simeq$ 10 Mäuseeinheiten (ME) $\simeq$ 10 IE $\simeq$ 1,0 μg Oestron.

Diese Angaben gelten für den ALLEN-DOISY-Vaginalverhornungstest. Sie mögen eine Schwankungsbreite von mehreren 100% aufweisen.

b) Biochemische Verfahren

Aufbauend auf den Beobachtungen von VILLEE u. Mitarb. über die Beeinflussung des Isocitrat-Dehydrogenasesystems durch die Oestrogene (s. Seite 204) haben GORDON und VILLEE [*828e*, *829*] eine enzymatische Bestimmungsmethode für Oestron und 17β-Oestradiol ausgearbeitet. Oestriol und 17α-Oestradiol sind ohne Einfluß auf das Fermentsystem, verhalten sich also auch hier wie biologische inaktive Endprodukte. Die Methode scheint vielversprechend, zumal ihre Empfindlichkeit gut ist. Schon 0,03 bis 0,05 μg Oestrogen werden erfaßt. Die Übereinstimmung mit chemischen Methoden sind bisher nur an Gewebeextrakten zu überprüfen. Die von LORING und VILLEE [*1261*] mitgeteilten Werte für die Oestrogenkonzentration in der Placenta stimmen mit denen anderer Autoren, die fluorimetrische oder colorimetrische Methoden benutzen [*510*, *520*, *529*], überein.

Auch die von TALALAY u. Mitarb. [*1986*] gefundenen enzymatischen Reaktionen könnten weitere Möglichkeiten für spezifische Bestimmungsmethoden bieten. Die von HURLOCK und TALALAY [*997*] angegebene Methode beruht auf der selektiven Oxydation oder Reduktion von Hydroxy- oder Ketosteroiden durch hochgereinigte Hydroxysteroid-Dehydrogenasen bakterieller Herkunft. Die Methode erlaubt die Bestimmung von 3α-Hydroxysteroiden, 3β-(und 17β-)Hydroxysteroiden, 3-Ketosteroiden und 17-Ketosteroiden.

Wir glauben, daß solche Methoden in Zukunft eine große Rolle spielen können.

Es wurden noch andere Verfahren vorgeschlagen, wie z. B. die Bestimmung der Cholinesterase im Serum, welche die Veränderungen der Oestrogenkonzentration im Serum widerspiegeln soll [*411*, *412*]. Inwieweit die Cholinesterasekonzentration wirklich und ausschließlich oestrogenabhängig ist, erscheint doch recht zweifelhaft. Ebenso dürfte die von SHUTE [*1800*, *1801*] im Jahre 1938 vorgeschlagene Methode für die Bestimmung von Oestrogenen im Blutserum durch Messung der antiproteolytischen Fähigkeit des Serums sicher unspezifisch sein.

c) Physikalische Verfahren

α) **Gravimetrie.** Die Kristalle einer rein dargestellten Verbindung zu wiegen und diese Menge direkt in Gewichtseinheiten anzugeben, ist theoretisch gesehen eine ideale Bestimmungsmethode. Die Kristalle können anschließend chemisch oder physikalisch identifiziert werden. Leider ist dies Vorgehen für klinische Routinebestimmungen nicht brauchbar. Es ist natürlich nur von Wert, wenn die Substanzen in reiner Form und in größerer Menge vorliegen, ist also wenig empfindlich. Aus diesem Grunde wird es für Oestrogene nur in der pharmazeutischen Kontrolle benutzt. Gelegentlich kommt noch die quantitative Bestimmung kristalliner ketonischer Oestrogene mit 2,4-Dinitrophenylhydrazin [*2057a*] oder die Präcipitation von an GIRARDS Reagens gekuppelten Verbindungen mit Quecksilberoxyd [*992*] in Anwendung.

β) **Polarographie** (Übersichten: [*190*, *271a*, *938*]). Die natürlichen Oestrogene werden mittels der tropfenden Quecksilberelektrode nicht reduziert. Oestron verbindet sich jedoch mit GIRARDS Reagens zu einem wasserlöslichen Hydrazon, das eine spezifische Reduktion zeigt [*190*, *2156*]. Die Identifizierung der Substanz wird ermöglicht durch die Messung des Potentials der Ionendiffusion, bei dem die Reduktion stattfindet. Eine polarographische Kurve, ausgelöst durch die elektrolytischen Vorgänge, registriert die Intensität des Stromes, der durch die Lösung passiert am Grade der Elektrodenspannung, wodurch ein Maß für die Konzentration der zu bestimmenden Substanz gegeben ist. Diese Methode ist für Urin noch nicht angewandt worden. Ihre Empfindlichkeit liegt zwischen 10 und 50, mit Mikrocuvetten zwischen 2 und 10 μg. Es wurde eine ganze Reihe polarographischer Verfahren ausgearbeitet [*2107*, *2156*]. Die einzige heute für klinische Oestrogenbestimmungen praktisch brauchbare Methode hat HEUSGHEM entwickelt [*938*]. Dabei werden nach Nitrierung alle phenolischen Oestrogene erfaßt. Die Empfindlichkeit dieses Verfahrens liegt bei 1 bis 5 μg.

γ) **Ultraviolett-Absorptionsspektrophotometrie** (Übersicht: [*1063*]). Da die Oestrogene phenolische Verbindungen sind, zeigen sie eine spezifische Absorption ultravioletten Lichts bei 280 mμ mit einer zweiten Spitze bei 288 mμ. Dies ermöglicht eine quantitative spektrophotometrische Bestimmung. Leider liegt die Empfindlichkeit der sonst einfachen und guten Methode bei 10 bis 15 μg pro ml, ist also für die üblichen Urinuntersuchungen zu gering. Die Spezifität ist darüber hinaus nicht sehr groß, da alle phenolischen Substanzen dieses Absorptionsmaximum zeigen. Die Methode kann daher nur nach sehr intensiver Reinigung der Oestrogenfraktion benutzt werden, ist also für Routinebestimmungen in der heutigen Form kaum geeignet. Eine ultraviolettabsorptionsspektrophotometrische Methode haben kürzlich FRIEDGOOD u. Mitarb. [*754*] vorgeschlagen. Die Empfindlichkeit ist gering, da für zuverlässige Messungen wenigstens 10 μg Reinsubstanz pro ml benötigt werden.

δ) **Infrarot-Absorptionsspektrophotometrie** (Übersichten: [*1063*, *1639*, *1658*]). Die von CAROL, HAENNI und MOLITOR [*396*, *397*] vorgeschlagene Messung der Absorption von infrarotem Licht zur quantitativen Bestimmung wurde bisher nur mit kristallinischem Oestron ausgeführt. Mit nicht reinen Substanzen sind die Ergebnisse unbefriedigend. Die Empfindlichkeit älterer Verfahren (s. z. B. FURCHGOTT et al. [*758*]) ist gering. Die Methode hat daher für Oestrogenbestimmungen keine praktische Bedeutung erlangt. Es ist aber wahrscheinlich, daß die quantitativen Probleme dieses Verfahrens in naher Zukunft gelöst werden können, so daß zuverlässige Mengenbestimmungen möglich werden.

Durch die neueren Mikromethoden, z. B. mit Hilfe von Kaliumbromidplatten konnte die Empfindlichkeit wesentlich gesteigert werden [*1658*]. Eine große Bedeutung hat die Infrarot-Absorptionsspektrophotometrie für die Identifizierung kleiner Oestrogenmengen, die aus biologischen Medien isoliert werden (s. Seite 41). Die Infrarotspektren verschiedener Oestrogene [*1639*] scheinen so hochspezifisch zu sein, daß eine Übereinstimmung von Infrarotspektren heute als ein schlüssiger Beweis für die Identität einer Verbindung akzeptiert wird. Bisher sind jedenfalls keine Steroide bekannt geworden, die identische Infrarotspektren aufweisen.

ε) Isotopenmessung (Übersichten: [*1185, 1618*]). Mit Deuterium, Tritium oder [^{14}C]-Kohlenstoff markierte Oestrogene haben nach den bisherigen Erfahrungen — im Gegensatz zu halogenierten Oestrogenen — die gleichen biologischen und chemischen Eigenschaften wie die unmarkierten Verbindungen [*938, 1190*]. Man kann Deuterium, Tritium oder Kohlenstoff -14 mit sehr empfindlichen Methoden messen. Dieses Verfahren hat in der Forschung und für die praktische Oestrogenbestimmung eine große Bedeutung, da sich mit Hilfe von Isotopen so kleine Oestrogenmengen bestimmen lassen, wie sie sonst mit den heutigen Bestimmungsmethoden gar nicht erfaßt werden können.

Insbesondere die Doppelmarkierung und die Isotopenverdünnung haben sehr schöne Ergebnisse gezeitigt, vor allem ermöglichten sie die Isolierung einiger neuer Oestrogene [*278, 716, 770, 1145, 1212, 1214,1371, 1830*]. Man kann mit Recht erwarten, daß Isotopenmessungen in Zukunft eine bedeutende Rolle spielen werden.

Interessenten verweisen wir auf die Spezialliteratur sowie auf die Arbeiten von Legwater [*1190*] und Bøjesen [*203*] bzw. Berliner und Salhanick [*151*].

d) Chemische Verfahren

α) Fluorimetrie. Sie beruht auf dem Prinzip, daß eine sehr intensive gelb-grüne Fluorescenz entsteht, wenn man Oestrogene mit Schwefel- oder Phosphorsäure erhitzt. Dieses Phänomen hängt ab von der Absorption einfallenden Lichts. Durch Bestrahlung mit Licht bestimmter Wellenlängen wird die Fluorescenz der Lösung erheblich verstärkt. Diese Energie wird wieder ausgestrahlt in Form einer für die fluorescierende Verbindung charakteristischen Strahlung bestimmter Wellenlängen. Diese Strahlung wird hinter einem Filtersystem, das nur für die gewünschte Bande durchlässig ist, von einer empfindlichen Photozelle gemessen. Ihre Intensität ist bei konstanten Bedingungen direkt proportional der Menge der vorhandenen Oestrogene. Die Grundlagen der Fluorimetrie sind kürzlich ausführlich von Bates [*94*], Braunsberg et al. [*243 244*], sowie von Heusghem [*938*], Breitner und Eichstädter [*252*], und Engel et al. [*657, 669, 670*] erörtert worden.

Daß phenolische und naphtholische Steroide mit konzentrierter Schwefelsäure Fluorescenz geben, wurde von Wieland et al. [*2129*] sowie von Marrian [*1300*] gezeigt. Von diesen Beobachtungen ausgehend, entwickelte Cuboni [*471*] eine einfache und noch heute gebräuchliche Schwangerschaftsreaktion für die tierärztliche Praxis, die auf der Fluorescenz der bei trächtigen Stuten vermehrt ausgeschiedenen Oestrogene beruhte. Die Anwendung der Fluorimetrie für die quantitative Analyse der natürlichen Oestrogene wurde fast gleichzeitig von FINKELSTEIN et al. [*708, 710*], BATES und COHEN [*96*], JAILER [*1026*] und für die qualitative Analyse von DHÉRÉ und LASZT [*509*] im Jahre 1947 beschrieben.

Die meisten Verfahren benutzen Schwefelsäure (BATES und COHEN [*97, 98*], JAILER [*1028*], ENGEL et al. [*657, 670, 672*], GOLDZIEHER u. Mitarb. [*826, 827*], BOMPIANI [*205*], MCANALLY und HAUSMAN [*1343*], VELDHUIS [*2050*], HEUSGHEM [*938*], AITKEN und PREEDY [*12*], DICZFALUSY [*510*], EICHENBERGER und HOFMANN [*633, 634*], NAKAO und AIZIWA [*1415*]), andere Phosphorsäure (FINKELSTEIN u. Mitarb. [*710, 710a*], BRAUNSBERG u. Mitarb. [*243, 246, 247*], BOSCOTT [*228*], WEEKE [*2091*]), Phthalsäureanhydrid (GARST et al. [*777, 778*], PUCK [*1593, 1595*]) oder Methylsulfat (DHÉRÉ und LASZT [*509*]).

Die Reaktion mit Phosphorsäure scheint zwar am spezifischsten zu sein [*243*], ist jedoch weniger empfindlich [*827*] und wird durch Spuren von Feuchtigkeit oder durch Sonnenlicht beeinträchtigt [*243*]. Andere Reagentien wie Phthalsäureanhydrid oder Ameisensäure geben eine niedrige Fluorescenzintensität und haben keine weitere Verbreitung gefunden [*827, 827a*].

Verschiedene Autoren haben die Faktoren, welche die Fluorescenz der drei klassischen Oestrogene mit Schwefelsäure beeinflussen können, eingehend untersucht, u. a. die Säurekonzentration [*98, 279, 510, 670, 938*], Dauer und Temperatur des Erhitzens [*280, 510, 938*], Stabilität der Fluorescenz [*510, 670, 2032*], Absorptionsspektren [*12, 107, 243a, 280, 807, 827, 1828, 2032*], Auslöschphänomene [*243a, 510, 1947*], Interferenzen [*98, 247, 280, 510, 826, 827a, 2050*], Verunreinigungen [*98, 247, 280, 510*] sowie Fluorescenzspektren [*106, 107, 243a, 2032*], Spezifität [*98, 670, 826, 938, 1828*] und Selbstabsorption [*243a, 1947*]. Außer in der ausgezeichneten Arbeit von GOLDZIEHER [*826*] ist die wesentliche Literatur bei BAULD und GREENWAY [*107*] zu finden.

Da die fluorimetrische Bestimmung 10 bis 100mal empfindlicher[1] sein kann als die Colorimetrie [*107, 247, 708, 938*], ist ihre Anwendung für die Oestrogenbestimmung in biologischen Medien mit geringer Oestrogenkonzentration günstig und empfehlenswert. Es sind aber doch gewisse Faktoren wie Auslöschung, unspezifische Fluorescenz und der Mangel an einfachen Korrekturmethoden für die nichtspezifischen Fluorigene heute noch nachteilig, so daß man die Fluorimetrie gegenwärtig, obwohl sie mit hochgereinigten Oestrogenfraktionen wie z. B. in der Methode von AITKEN und PREEDY [*12*] vorzügliche Ergebnisse gibt, noch nicht vorbehaltlos für die klinische Routinebestimmung empfehlen kann. Wir verweisen dazu auf die Untersuchungen von SLAUNWHITE et al. [*1828*]. Das reichlich vorhandene unspezifische fluorescierende Material hat manche Autoren zu dem Versuch veranlaßt, die Oestrogene nach der

[1] 0,02 μg Oestron, 0,01 μg Oestradiol und 0,05 μg Oestriol können zuverlässig bestimmt werden [*246*]

Messung spezifisch zu zerstören [*937*] und so die zurückbleibende unspezifische Fluorescenz zu messen, um dadurch eine Korrektur für die unspezifische Hintergrundsfluorescenz zu ermöglichen.

Marrian [*1302*, *1304*] hatte eine ähnliche Zerstörung der endgültigen spezifischen Farbe für die Kober-Reaktion schon 1930 beschrieben. Diese Methoden beruhen aber gemeinsam auf der Grundvoraussetzung, daß die Zerstörung der spezifischen Fluorescenz keine Veränderung der unspezifischen Fluorescenz mit sich bringt, einer sehr zweifelhaften Annahme, die allerdings nie ausreichend überprüft wurde.

Es kommt hinzu, daß man über das fluorigene Verhalten der neuentdeckten Oestrogene noch wenig weiß. Es ist immerhin bekannt, daß einige Oestrogene wie 2-Methoxyoestron und 16-Ketooestron, wenigstens mit Schwefelsäure, keine oder eine nur geringe Reaktion geben [*659*]. Nach Slaunwhite et al. geben auch 6-Ketooestron und 17-Desoxooestron keine Fluorescenz [*1828*].

Über das Fluorescenzspektrum des 16-Keto-17β-oestradiol hat Bompiani berichtet [*206*, *207*]. Vergleichende fluorimetrische und biologische Oestrogenbestimmungen im Schwangerenharn wurden u. a. von Engel et al. [*666*, *1827*] sowie Jailer [*1028*] durchgeführt. Die fluorimetrischen Ergebnisse lagen durchweg wesentlich höher. Fluorimetrische Methoden scheinen uns aber doch bei weiterer Verbesserung und Überprüfung in Zukunft gute Entwicklungsmöglichkeiten auch für die klinische Routinebestimmung zu bieten. Gegenwärtig neigen wir jedoch noch dazu, colorimetrische Verfahren zu bevorzugen.

β) Colorimetrie. Bei der colorimetrischen Bestimmung von Oestrogenen scheint die Kober-Reaktion anderen Farbreaktionen stark überlegen zu sein, da sie eine gute Empfindlichkeit mit einer ziemlich großen Spezifität verbindet, was bei anderen Methoden nur teilweise der Fall ist. In der Tat beruhen die meisten heute in der klinischen Praxis benutzten Farbreaktionen auf den Koberschen Prinzipien mit gewissen Modifikationen der Reaktion. Es erscheint darum gerechtfertigt, einige Aspekte der Kober-Reaktion eingehender zu erörtern.

Bei der Colorimetrie wird durch die Reaktion von Oestrogenen mit verschiedenen Reagentien eine Farbreaktion bewirkt (Kober [*1125*], David [*484*], Folin-Ciocalteau [*726*] u. a.). Licht einer bestimmten Wellenlänge wird beim Durchgang durch die farbige Lösung geschwächt. Die Intensität dieser Absorption, die ein charakteristisches Absorptionsspektrum zeigt, wird in einem Spektrophotometer gemessen.

Die zahlreichen beschriebenen colorimetrischen Methoden hat Pincus [*1552*] in einer Übersicht zusammengestellt. Die gegenwärtig meistbenutzten Methoden beruhen fast alle auf der von Kober 1931 angegebenen Reaktion, die durch einen glücklichen Zufall, wie dies Marrian [*1306*] beschrieben hat, gefunden wurde. Die grün-gelbe Fluorescenz, die man nach Erhitzen von Oestrogenen mit Schwefelsäure erhält, verschwindet nach Zusatz von Wasser, und es entsteht eine rosafarbene Lösung. Da Beigabe von Phenol die gleichzeitige Fluorescenz vermindert, wurde in den ersten Methoden Phenol, später β-Naphthol [*1126*], zugefügt. Die so erhaltene Färbung war aber sehr unstabil. Wir verweisen dazu auf die Untersuchungen zum Mechanismus der Kober-Reaktion von Brown [*279*].

Die hohe Spezifität der Kober-Reaktion für Oestrogene geht sehr überzeugend aus den Untersuchungen von Marlow [*1299*] hervor.

Die Methode ist so gut eingeführt und so zuverlässig, daß viele Autoren unter der Bezeichnung „Kober-Chromogene" einfach die Oestrogene verstehen. Es muß jedoch betont werden, daß keineswegs alle Oestrogene eine Kober-Farbe geben (s. Seite 258). Nötig für das Zustandekommen der Kober-Reaktion ist die phenolische Hydroxyl- oder Methylgruppe an C-3 und ein intakter Ring D mit Sauerstoff-Funktion in C-17 [*1299*].

$$\left[\begin{matrix} O & & O^{\bullet} \\ & S & \\ O & & OH \end{matrix} \right]^{-} H^{+} \quad {}^{+}HO\!-\!\bigcirc$$

Formel 19. Vermutliches Reaktionsschema der Kober-Reaktion nach Zimmermann [*2181*]

Der Hauptnachteil der Reaktion war, daß durch gewisse Verunreinigungen eine störende dunkelbraune Färbung entsteht, die bei niedriger Oestrogenkonzentration die Bestimmung der Kober-Farbe sehr erschwert. Man hat versucht, die spezifische Kober-Farbe durch Wasserstoffsuperoxyd- [*434, 937, 1125*] oder Acetonzusatz [*1047*] oder durch längeres Erhitzen [*1908*] selektiv zu beseitigen und die verbleibende nichtspezifische Absorption zu messen, um den richtigen Oestrogenwert aus der Differenz zu errechnen. Dies Verfahren ergab aber nur in Konzentrationen über 2 mg Oestrogen pro 24 Stunden befriedigende Ergebnisse [*1908*].

Die Situation konnte noch 1948 durch die Marriansche Bemerkung [*1308*] gut gekennzeichnet werden, daß Bestimmungen unter 2 mg „Gesamtoestrogene" pro Tagesmenge Harn mit der Kober-Methode nicht zuverlässig seien. Während der folgenden Jahre haben gleichzeitig und voneinander unabhängig Brown [*279, 280*] und Bauld [*102, 103a*] in sehr mühsamen und sorgfältigen Untersuchungen die Empfindlichkeit und Reproduzierbarkeit der Kober-Reaktion wesentlich verbessert. Das Verfahren wurde in allen Einzelheiten optimal eingestellt, charakterisiert und genauestens standardisiert. Beide Autoren benutzen die von Allen [*37*] angegebene Korrekturformel, wodurch die in den gereinigten Extrakten noch enthaltenen Verunreinigungen, die mit Schwefelsäure reagieren, weitgehend ausgeschaltet werden können.

Die Gültigkeit und Berechtigung der Anwendung dieser Korrekturformel bei Oestrogenanalysen in Harnextrakten wurde von Diczfalusy [*515*] in Gegenstromverteilungen geprüft und bestätigt.

In ihrer heutigen Form sind die colorimetrischen Methoden von Brown [*281*] und Bauld [*104*] in der Lage, Konzentrationen von 1 bis 2 μg Oestron, 17β-Oestradiol und Oestriol im 24-Stunden-Harn ziemlich zuverlässig zu messen. Brown [*288a*] hat kürzlich eine Verbesserung seiner Methode ausgearbeitet, die ihm erlaubt 0,1 bis 0,2 μg verläßlich zu bestimmen. Die Tabelle 34 zeigt die Prinzipien der Oestrogenbestimmungen nach Brown. Es existieren viele geringfügige Abänderungen.

Eine weitere Verbesserung der KOBER-Methode wurde kürzlich von ITTRICH [*1017*, *1018*, *1019*] ausgearbeitet. Er konnte zeigen, daß die KOBER-Farbkomplexe mit Hilfe von nitrophenolhaltigem Chloroform extrahiert werden können, wobei ein großer Teil der Verunreinigungen in der wäßrigen Säurephase bleibt (Abbildung 25). Gleichzeitig wird das

Tabelle 34. *Prinzipien der Oestrogenbestimmungsmethode nach* BROWN [*281*] *in schematischer Darstellung*

Arbeitsvorgang	Erklärung
Hydrolyse (Erhitzen mit Salzsäure)	Aufspaltung der wasserlöslichen Oestrogenkonjugate
Extraktion (mit Äther)	Die freigelegten Oestrogene sind in organischen Mitteln löslich. Sie werden mit diesen herausgezogen
Lösungsmittelverteilung a) Schütteln mit Alkali b) Verteilung zwischen Benzol-Petroläther und Wasser	Beseitigung alkalilöslicher Harnfarbstoffe Völlige Trennung des Oestriol von Oestron und 17β-Oestradiol auf Grund der verschiedenen Verteilungseigenschaften
„Verseifung" (Kochen mit Alkali)	Beseitigung alkaliempfindlicher organischer Farbstoffe, die bei der endgültigen Farbreaktion stören können
Methylierung (Bildung von Oestrogenmethyläther in C-3-Position)	Stabilisierung des Moleküls gegen Oxydation und Veränderung der Löslichkeitseigenschaften (Phasenwechsel) zwecks Abtrennung von Stoffen mit sonst gleicher Löslichkeit
Oxydierung mit Wasserstoffsuperoxyd	Zerstörung weiterer störender Farbstoffe
Extraktion und Chromatographie	Weitere Reinigung und Trennung des Oestron vom Oestradiol
KOBER-Reaktion (Farbbildung durch Kochen der Oestrogene mit Schwefelsäure und Wasser)	Ermöglicht Messung der Oestrogenmenge durch Bestimmung der Absorption einfallenden Lichts. Ihr Ausmaß wird bestimmt durch die optische Dichte, die der Farbintensität proportional ist
ALLEN-Korrektur (Messung der Farbintensität bei drei verschiedenen Wellenlängen)	Ausschaltung weiterer nicht spezifischer Farbstoffe durch Berechnung der Differenzen zwischen den drei Messungen

Absorptionsmaximum von 518 mμ nach 538,5 mμ verschoben, was für die Charakterisierung der gemessenen Oestrogene von Bedeutung ist (s. Abbildung 25). Da im langwelligen Spektralbereich die Fremdabsorption bei Harnextrakten geringer ist als im kurzwelligen, führt diese Verschiebung auch zu einer Verringerung der Fremdabsorption. Da außerdem der Verlauf der Extinktionskurve im Bereich des Maximums steiler verläuft, bestehen günstigere Bedingungen für die optische Hintergrundskorrektur.

Das Prinzip der Ausschüttelung des endgültigen Farbkomplexes kann in Zukunft sicher wichtig sein, da es viele Möglichkeiten für weitere Entwicklungen bietet. Nach SALOKANGAS und BULBROOK [*1702*] wird mit Tetrachloräthan statt Chloroform eine noch bessere Reinigung des Farbkomplexes von unspezifischen Begleitstoffen erzielt. ITTRICH [*1017*, *1018*, *1019*] hat auch eine Schnellmethode für Körperflüssigkeiten mit hohem Oestrogengehalt, wie z. B. Schwangerenharn vom 4. bis 5. Monat ab, angegeben. In dieser Methode werden die Urinproben überhaupt nicht hydrolisiert und gereinigt, sondern sofort mit Schwefelsäurereagens gekocht. Dabei werden die Oestrogene unter der Entwicklung der KOBER-Farbe gleichzeitig hydrolysiert. Mit dieser Methode erhält man also einen Total-KOBER-Chromogenwert. Wenn die mit dieser sehr vielversprechenden Technik gemessenen KOBER-Chromogene wirklich eine gute Korrelation mit den im Harn vorhandenen Oestrogenen aufweisen sollten, so glauben wir, daß dieses Verfahren Bedeutung erlangen wird, da sie bei gewissen klinischen Zuständen eine rasche und einfache Bestimmung der Oestrogene ermöglicht. Das Verfahren beruht allerdings auf der Annahme, daß im unbehandelten Harn nur Oestrogene und keine anderen Substanzen mit Schwefelsäure reagieren und daß mit dieser Extraktion nur die Oestrogenschwefelsäurekomplexe erfaßt werden, was bisher nicht bewiesen ist. Weiteren

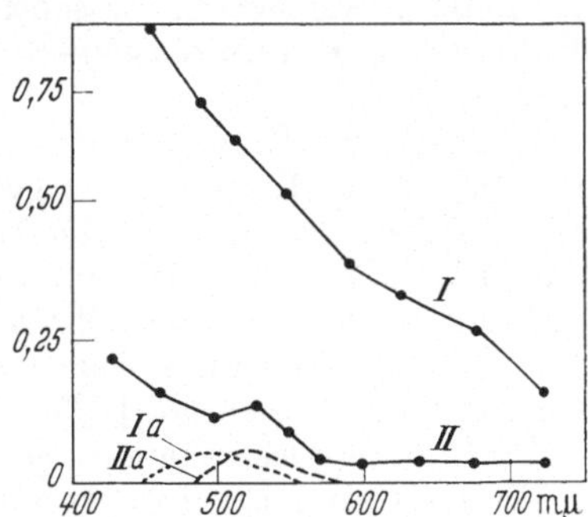

Abb. 24. Extinktionskurven von Oestrogenfarbkomplexen aus Harnextrakten in wäßrigem und organischem Medium.
Kurve *I*: Harnextrakt + 0,2 μg Oestron. Methode BROWN
Ia: 0,2 μg Oestron. Methode BROWN
II: Harnextrakt + 0,2 μg Oestron nach Extraktion. Methode ITTRICH
IIa: 0,2 μg Oestron nach Extraktion. Methode ITTRICH. Nach ITTRICH [*1017*]

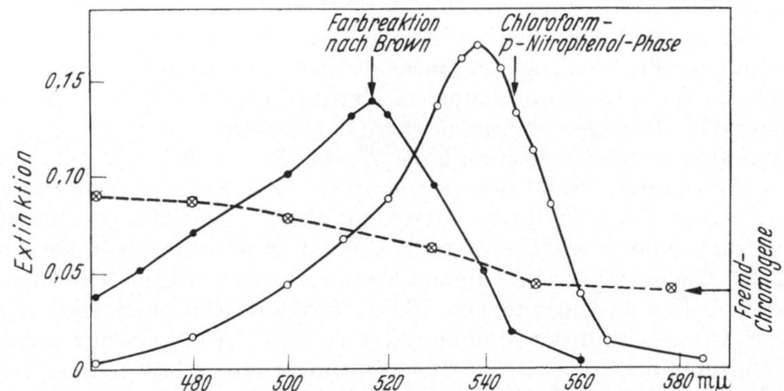

Abb. 25. Extinktionskurven von Oestrogenfarbkomplexen im wäßrigen und organischen Medium. Verschiebung des Extinktionsmaximums von 518 auf 538,5 mμ nach Ausschüttelung mit Chloroform-p-Nitrophenol. Im langwelligen Spektralbereich Fremdabsorption geringer. Farbintensität verstärkt. Steilerer Verlauf der Extinktionskurve. Nach ITTRICH [*1017*]

Untersuchungen dieser vielversprechenden Technik wird mit großem Interesse entgegengesehen.

Eine weiter vereinfachte Modifikation der früheren Phenolsteroidmethoden, welche die wesentlichen Bestandteile der Methoden von BROWN und BAULD einschließt, haben kürzlich JAYLE et al. veröffentlicht [*1054a*].

Ein Teil der Einwendungen gegen fluorometrische Methoden gilt auch für die KOBER-Reaktion. So geben bestimmte Oestrogene wie 16-Ketooestron oder Oestron-16 keine KOBER-Farbe [*1298*][1]. Die Hypothese, daß das in der KOBER-Reaktion gebildete Chromogen 16-Ketooestron sei [*434*], scheint daher zweifelhaft. Andere 16-substituierte Oestrogene, wie 16-Keto-17β-oestradiol zeigen eine wesentlich schwächere Färbung als Oestron oder Oestradiol [*1298, 1449a*]. Es besteht aber die Möglichkeit, daß für diese Oestrogene neue und spezifische Farb- und Fluorescenzreaktionen ausgearbeitet werden können. So hat z. B. BOSCOTT [*229*] eine solche Methode für 16-Keto-17β-oestradiol und für WESTERFELDs Lacton angegeben. NOCKE [*1449a*] hat kürzlich auch sorgfältige Untersuchungen über die KOBER-Reaktion durchgeführt, in denen er die optimalen Versuchsbedingungen für die neueren Oestrogene zu finden versuchte.

Manche der beim Menschen bisher nicht gefundenen Oestrogene, z. B. die 3,16-Oestradiole, 16β-Oestradiol und 16α-Oestradiol geben ganz brauchbare KOBER-Farben. Darum scheint es uns auch heute erfolgversprechend, einen Teil der Oestrogenforschung auf die Erforschung der KOBER-Chromogene anzusetzen.

18-Hydroxyoestron besitzt nur 20% der KOBER-Intensität des Oestriol. Das nach Alkalibehandlung entstehende 18-Noroestron gibt keine KOBER-Farbe [*1249*].

Durch die Ausscheidungsprodukte von Cortison und seinen Derivaten, von Stilbenen und Abführmitteln, wie Cascara, werden infolge Interferenz mit der Farbreaktion in Harnextrakten zu niedrige Werte vorgetäuscht, ebenso durch Meprobamat (2-Methyl-2n-propyl 1:3 Propandioldicarbamat). Dagegen verursachen Phenophthalein-, Senna- und Äthinyloestradiolmedikation zu hohe Werte [*326, 1449*].

Die Interferenz durch Cortison und die oben genannten Medikamente kann übrigens durch Erhitzen mit Alkali (sog. „Verseifung") beseitigt werden, nicht allerdings die von Senna und von synthetischen Oestrogenen [*212*]. Die im Harn von Oophorektomierten und Adrenalektomierten gefundenen KOBER-Chromogene [*322*] sind zur Zeit sehr umstritten. Mehrere Autoren sind der Meinung, daß es sich vorwiegend um unspezifische Chromogene handelt, da diese im biologischen Test keine Oestrogenwirkung zeigen [*480, 523*]. Andere Verfasser nehmen an, daß diese KOBER-Chromogene zum Teil Oestrogene darstellen [*322, 1951*]. Da die Umwandlung von Cortison in Oestrogene gezeigt wurde [*406*], scheint es möglich, daß es sich hier um aus Corticosteroiden entstandene Oestrogene handelt, obwohl uns dies keineswegs sicher erscheint.

---

[1] Auch 6-Ketooestriol gibt keine KOBER-Farbe, während die 6-Hydroxyverbindungen von 17β-Oestradiol und Oestron KOBER-Chromogene sind

Trotz der intensiven Vorbereitung der Extrakte durch die verschiedenen 16 bis 23 Stufen umfassenden Reinigungsgänge, enthalten die Endextrakte immer noch so viele Verunreinigungen, daß die Messung des Absorptionsmaximums im Spektrophotometer zu viel zu hohen Werten führen würde. Um dies zu vermeiden, benutzen fast alle gegenwärtig gebräuchlichen KOBER-Methoden die sog. ALLEN*sche Korrekturformel* [*37*], wobei man die Absorption der Farbkomplexe in drei Spektralbereichen mißt, nämlich beim Absorptionsmaximum und bei zwei Wellenlängen, die den gleichen Abstand vom Absorptionsmaximum haben.

Abbildung 26 zeigt nach BORTH [*218*] die verschiedenen Annahmen, die man bei der Colorimetrie macht. Liest man nur beim Absorptionsmaximum ab, so nimmt man an, daß die ganze optische Dichte nur durch den spezifischen Farbenkomplex bedingt ist und daß überhaupt

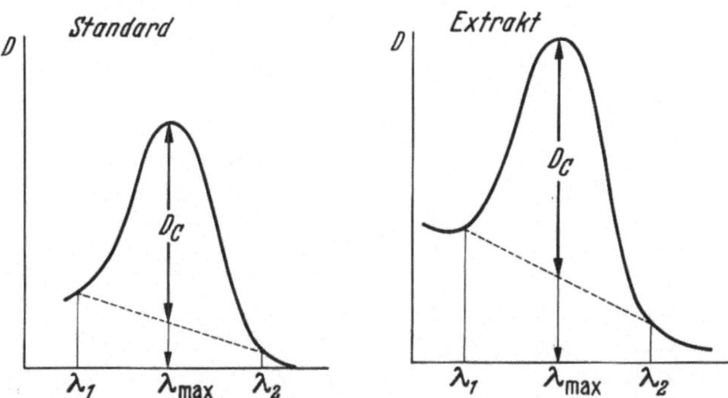

Abb. 26. Annahmen bei Anwendung der Colorimetrie. *D* optische Dichte, λ Wellenlänge.

Ablesung bei	Annahme
einer Wellenlänge	D_{max} beruht völlig auf der Anwesenheit spezifischer Substanzen
zwei Wellenlängen	Das Verhältnis D_1/D_{max} ist für störende Substanzen bekannt
drei Wellenlängen	Die Absorptionskurve störender Substanzen ist zwischen λ_1 und λ_2 linear

Nach BORTH [*218*]

keine unspezifische Absorption vorliegt. Das ist sicherlich eine sehr optimistische Annahme. Liest man bei zwei Wellenlängen, so nimmt man unbewußt oder bewußt an, daß das exakte Verhältnis zwischen spezifischen und unspezifischen Chromogenen in verschiedenen Harnproben ziemlich konstant ist. Das ist eine bessere Annahme als die erste, doch wird auch sie in manchen Fällen nicht zutreffen.

Die ALLENsche Korrekturformel beruht auf der Grundannahme, daß die Absorptionskurve der nichtspezifischen Chromogene im Bereich der drei Wellenlängen annähernd linear ist. Wenn dies der Fall ist, kann der Beitrag der unspezifischen Chromogene mit Hilfe einer einfachen Formel eliminiert werden. Die nichtspezifischen Chromogene, welche in den BROWNschen Extrakten enthalten sind, scheinen diese Voraussetzung im allgemeinen zu erfüllen. Abbildung 27 zeigt die Resultate von Gegenstromverteilungsversuchen mit gesammelten Oestriol-Methylätherfraktionen nach BROWN aus dem Harn von nichtschwangeren Frauen. Die offenen Kreise zeigen die Meßresultate im Absorptionsmaximum und die soliden

Kreise jene, die man nach Anwendung der ALLEN-Korrektur erhalten hat. Aus dieser Abbildung ist leicht zu ersehen, daß sich ohne Korrektur vielleicht um 200% zu hohe Werte ergeben und daß nach der Korrektur der

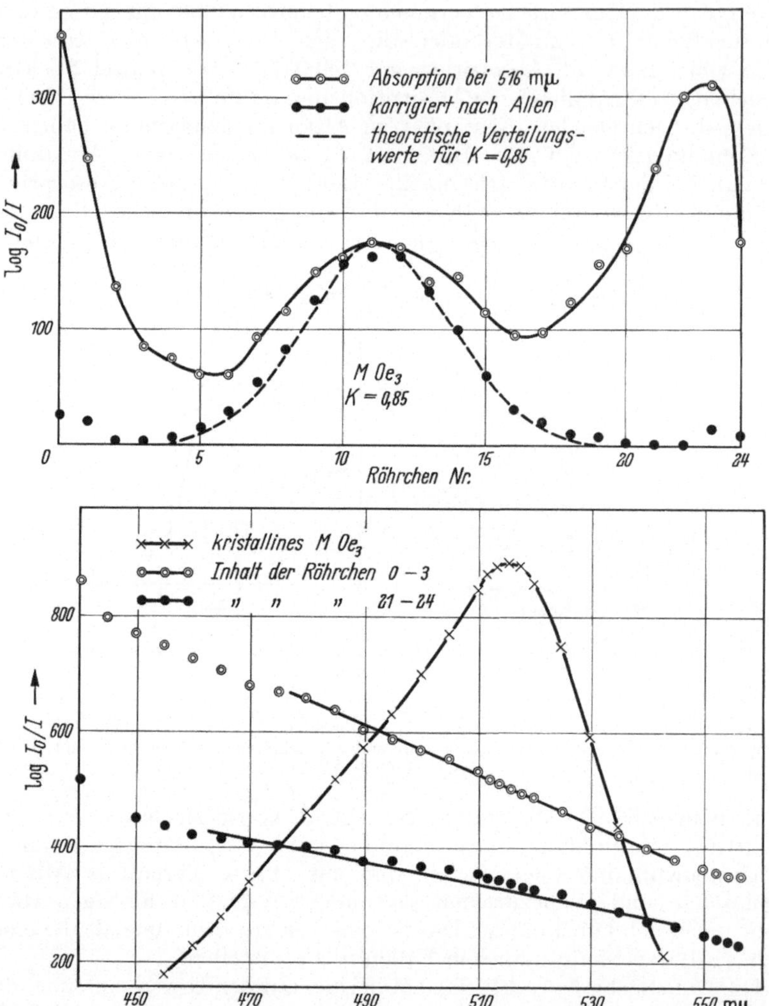

Abb. 27. Experimenteller Beweis für die Richtigkeit der ALLEN-Korrektur in der BROWNschen Oestrogenbestimmungsmethode. Nach DICZFALUSY [*515*]
Oben: Gegenstromverteilung eines chromatographierten gereinigten Sammelextraktes von Oestriolmethyläther (MOe_3) zwischen 40% Methanol und Tetrachlorkohlenstoff. *K* Verteilungskoeffizient. Unten: Die Absorptionskurven der aus kristallinischem Oestriolmethyläther gebildeten KOBER-Chromogene und des in Gegenstromverteilung isolierten unspezifischen Hintergrundmaterials

Beitrag der unspezifischen Chromogene vollständig eliminiert ist; dies kann man aus der exakten binomialen Verteilung der korrigierten Werte herauslesen. Aus Abbildung 27 ist auch ersichtlich, daß die Röhrchen Nr. 0

bis 3 und 21 bis 24 der Gegenstromverteilung keinen Oestriolmethyläther sondern nur unspezifische Chromogene enthalten. Wenn der Inhalt dieser Röhrchen vereinigt und ihr Spektrum untersucht wurde, konnte gezeigt werden — wie aus Abbildung 27 hervorgeht —, daß bei Vergleich mit den KOBER-Chromogenen aus Oestriolmethyläther die Absorptionskurve der unspezifischen Chromogene einen linearen Verlauf zeigt. Man kann daher annehmen, daß unter solchen Bedingungen die Anwendung der ALLEN-Korrektur gerechtfertigt ist. Es ist interessant zu vermerken, daß die meisten vorgeschlagenen Bestimmungsmethoden auch für andere Steroide die Anwendung der ALLEN-Korrektur ganz automatisch einschließen, ohne daß ihre Gültigkeit hier bisher eingehend geprüft worden wäre. Die allgemeine Anerkennung ihrer Gültigkeit beruht auf der Tatsache, daß sie eine sehr gute und praktisch brauchbare Arbeitshypothese darstellt. Daß dies aber nicht notwendigerweise so sein muß, hat z. B. kürzlich ADLERCREUTZ [*6a*] für die Verunreinigungen gezeigt, welche die Oestradiolfraktion in menschlicher Galle begleiten. Er fand hier unspezifische Chromogene, deren Absorptionskurve eine so starke Abweichung von der Linearität aufwiesen, daß die ALLEN-Korrektur zu stark negativen Werten führte. Nach Ausschüttelung mit der ITTRICH-Methode [*1017*] konnte man wieder Oestradiol in diesen Extrakten nachweisen.

Die Prinzipien aller Korrekturgleichungen wurden in einer Übersicht von BORTH [*218*] sehr elegant dargelegt, während die mathematischen und theoretischen Grundlagen in der klassischen Arbeit von ALLEN [*37*] enthalten sind. Weitere Angaben über Theorie und Praxis der ALLEN-Korrektur sowie die Prüfung ihrer Voraussetzungen bringen BRAUNSBERG [*243b*] sowie O'SULLIVAN [*1482*]. Andere Korrekturformeln wurden von STRICKLER et al. [*1947*], UMBERGER und CURTIS [*2032*], VENNING und BROWN [*2055*] sowie STIMMEL [*1917*] angegeben.

Schon früh wurde versucht eine *Gruppenbestimmung von Oestrogenen* zu entwickeln, z. B. die Oestroidbestimmungen von HUMM et al. [*994*] und SALTER et al. [*1703*] oder die zahlreichen Modifikationen der Phenolsteroidbestimmung. Diese Methoden waren jedoch alle nicht spezifisch genug. Bei der heutigen Lage der Dinge dürfte es möglich sein, eine zuverlässige Gruppenbestimmung der wichtigsten Urinoestrogene auszuarbeiten. Ein solches Verfahren würde einen beträchtlichen Fortschritt bedeuten.

Die zukünftige Entwicklung der KOBER-Methodik scheint also in zwei Richtungen zu gehen: Einerseits wünscht man alle die bekanntgewordenen einzelnen Oestrogene separat bestimmen zu können. Andererseits besteht schon heute ein steigendes Bedürfnis nach brauchbaren Gruppenreaktionen, bei denen man alle Oestrogene in eine gemeinsame aber doch spezifische Gruppe überführen kann, wie dies z. B. für die 17-Ketosteroide oder die 17-Hydroxycorticosteroide der Fall ist.

Zahlreiche ältere Modifikationen der KOBER-Reaktion, welche vor der Entwicklung der EDINBURGHER Methoden beschrieben wurden, haben heute nur noch ein historisches Interesse.

Eine gute Übersicht über solche Verfahren findet sich bei PINCUS [*1552*].

γ) Andere Farbreaktionen. Es gibt aber eine Reihe anderer mehr oder weniger brauchbarer Farbenreaktionen für Oestrogene. Die wichtigsten sollen hier kurz genannt werden.

FOLIN-CIOCALTEAU-*Test* [*726*]. Die Oestrogene geben, wie alle anderen Phenole, unter den von FOLIN und CIOCALTEAU angegebenen Versuchsbedingungen mit Wolframat und Alkali eine grünblaue Farbe, deren Messung zu Mengenbestimmungen benutzt werden kann. Diese Methode wurde von MITCHELL und DAVIES [*1380*] sowie von MIGEON u. Mitarb. [*1370*] zur Lokalisierung und Mengenbestimmung von Oestrogenen nach papierchromatographischer Trennung verwendet. Die Spezifität der Methode ist gering. Sie sollte nur benutzt werden, wenn man die Identität der oestrogenen Substanz mit anderen Methoden sichern kann.

Diazo-Kuppelungsreaktion. Bei dieser Methode werden die Oestrogene an diazotierte Verbindungen wie p-Nitroanilin oder Sulfanilsäure gekuppelt, wodurch sich eine orangerote Farbe entwickelt. Diese Methode wurde u. a. von SCHMULOWITZ und WYLIE [*1750*] sowie von TALBOT u. Mitarb. [*1989*] benutzt, ferner von MIGEON et al. [*1370*] zur Entwicklung von Oestrogenflecken auf Papier. Eine Variante dieser Reaktion wurde von ROTA [*1663*] vorgeschlagen, der Diazobenzol-p-sulfonsäurechlorid zur Kuppelung empfahl.

Die LIEBERMANN-BURCHARD-*Reaktion* [*1226*] ist nicht, wie früher angenommen, eine spezifische Reaktion auf Cholesterin und seine Ester, sondern eine allgemeine Reaktion auf Δ^5- ungesättigte Steroide. Viele dieser Verbindungen geben jedoch die charakteristische Farbe nicht. Oestron und Oestriol reagieren gelb-rot mit grüner Fluorcescenz. DE GIRAUDO [*805*] hat eine auf der LIEBERMANN-BURCHARD-Reaktion beruhende einfache Methode zum Oestrogennachweis empfohlen. 2 ml Essigsäureanhydrid und 5 Tropfen konzentrierte Schwefelsäure entwickeln mit dem oestrogenhaltigen Substrat eine grüne Farbe. Das Verfahren ist sehr unspezifisch und hält einer kritischen Beurteilung nicht stand.

DAVID-*Reaktion* [*484*]. Eine typische blaue Farbe entsteht, wenn Schwefelsäure mit Arsensäure bei Gegenwart von Oestriol erhitzt wird. Diese Reaktion wurde als für Oestriol spezifisch angesehen [*1565*]. AXELSON und DICZFALUSY [*75*] haben das Verfahren kürzlich untersucht und gezeigt, daß Arsensäure für diese Reaktion überhaupt nicht notwendig ist und durch eine Reihe anderer Substanzen ohne weiteres ersetzt werden kann. Die besten Ergebnisse konnten durch Zusatz von Phosphorsäure erzielt werden. Die Reaktion ist nicht spezifisch für Oestriol, da auch 16-Epioestriol und wahrscheinlich noch andere KOBER-Chromogene reagieren. 17-Epioestriol und die Ketole zeigen keine DAVID-Reaktion. Die gleichen Autoren [*75*] konnten zeigen, daß die Farbenentwicklung durch verschiedene Urinrückstände gehemmt wird, weshalb die Reaktion nur für hochgereinigte Substanzen brauchbar ist. Da dieses modifizierte Verfahren bisher nicht veröffentlicht wurde, geben wir im folgenden eine kurze Beschreibung:

4 bis 40 μg kristallines Oestriol werden mit 0,15 ml Schwefelsäure-Alkohol-Reagens (2,5 Vol.-% 99,9%iger Alkohol in konzentrierter Schwefelsäure) 15 Minuten auf 85° erhitzt. Nach Abkühlen und Zufügen von 0,8 ml destillierten Wassers und 0,1 ml einer 85%igen (Gewicht/Volumen) Phosphorsäurelösung, wird geschüttelt und noch einmal 5 Minuten in einem kochenden Wasserbad erhitzt. Nach Abkühlen werden 2,2 ml 40 Vol.-%igen wäßrigen Äthanols hinzugefügt und die Farbreaktion wird innerhalb einer Stunde abgelesen. Die Ablesungen werden bei 600, 650 und 700 mμ vorgenommen und nach ALLEN [*37*] korrigiert.

Ein Beispiel für das Absorptionsspektrum von DAVID-Chromogenen wird in Abbildung 49 gegeben (s. Seite 321).

Die DAVID-*Reaktion* [*484a*] ist kürzlich als histochemische Reaktion auf Oestriol in Geweben vorgeschlagen worden (s. Seite 273). Es wäre wünschenswert, die Spezifität auch dieser histochemischen Reaktion zu überprüfen. Siehe auch im Abschnitt über Histochemie (s. Seite 272).

BACHMAN-*Reaktion* [*77*]. Sie wird als für Oestriol spezifisch angesehen. Eine stabile violett-rote Farbe wird nach Reaktion mit p-Toluolsulfonsäure-Natrium in Phosphorsäure gebildet.

Dinitrobenzoesäure und *Benzyltrimethylammoniumhydroxyd* geben mit Ketosteroiden eine rote Farbe. Die Reaktion kann für den Nachweis von Oestron benutzt werden [*1990a*].

MASQUELIER-JAUBERT-*Reaktion* [*1328*]. DENIGÈS Reagens, Methylglyoxal, gibt eine rosa Farbe mit Oestron, Oestradiol und Oestriol.

DEVIS-*Reaktion* [*508*]. Das Reagens ist eine 1-gewichtsprozentige Lösung von Titaniumsulfat in konzentrierter Schwefelsäure. Gibt man das gleiche Volumen einer verdünnten Lösung von Oestron oder Oestradiol in wasserfreiem Chloroform hinzu, so entsteht eine rote Farbe, die nur in der Schwefelsäureschicht löslich ist. Sie zeigt ein Absorptionsmaximum bei etwa 500 mμ. Die Mischung gibt eine grünliche Fluorescenz. Die mit Oestron gebildete rote Farbe ist für mehrere Stunden beständig. Die mit Oestradiol gebildete Farbe wechselt rasch in eine braungelbliche Färbung mit einem Maximum bei etwa 450 mμ.

Eine ähnliche Reaktion wurde mit Titaniumoxyd in schwefelsaurem Milieu von LABARRE und MARTIN angegeben [*1155*].

PONTIUS-*Reaktion* [*1575*]. Die phenolischen Steroide werden bei dieser Methode in Chloroform gelöst und in Anwesenheit von Salicylsäure mit Überchlorsäure-Reagens erhitzt. Das Maximum der Farbintensität liegt bei 530 mμ.

HÄUSLER-*Reaktion* [*890*]. Schwefelsäure und Vanillin geben mit Oestron eine orangerote Farbe, die nach Verdünnen mit Wasser in eine violette Farbe übergeht. SZEGO und SAMUELS [*1974*] und andere [*1464*] benutzten Guajacolschwefelsäure.

Ferner reagiert auch *a-Nitroso-β-Naphthol* [*1771*] mit konzentrierter Salpetersäure und Steroidoestrogenen. Bei Erhitzen erhält man eine bläulich-rote Farbe, die mit Amylalkohol ausgeschüttelt werden kann.

Es wurde ferner eine *titrimetrische Methode von* ROSSI [*1662*] vorgeschlagen. Natrium-Kobaltnitrit sollte nach ROSSI ätherlösliche Komplexsalze bilden, wobei die in Äther vorhandene Nitritmenge jodometrisch titriert wurde. Die Methode ist nach Bockendahl [*199*] nicht reproduzierbar (s. auch Appel [*56, 57*]).

Benzoylchlorid-Reaktion [*829a, 1565*]. Wenn Trockenextrakte in Chloroform gelöst mit Benzoylchlorid und mit einer Lösung von Zinkchlorid in Essigsäure behandelt werden, bilden Oestron und Oestradiol (aber auch Cholesterin) Komplexe mit einem Absorptionsmaximum bei 520 mμ. Mit Oestriol ist die Reaktion praktisch negativ.

Kägi-Miescher-*Reaktion* [*1070*]. Sie ist sehr nützlich für die Unterscheidung der 17α- von der 17β-Hydroxylgruppe bei Oestrogenen. Wenn 17α-Oestradiol mit Schwefelsäure und einigen Tropfen Essigsäure erhitzt wird, entsteht eine schöne tiefrote Farbe, während 17β-Oestradiol nur eine sehr schwache Färbung gibt.

Zimmermann-*Reaktion* [*2179, 2181*]. Dieser Test ist bekanntlich spezifisch für gewisse 17-Ketosteroide und kann daher für die Bestimmung von Oestron, Equilin und Equilenin in Oestrogengemischen benutzt werden. m-Dinitrobenzol, Kalilauge und Oestron bilden eine stabile violettrote Farbe, die mit Äther oder Chloroform ausschüttelbar ist. Das Maximum der Extinktion liegt in wäßrig-alkoholischer Lösung bei 530 mμ, bei den Ausschüttelungen bei 500 mμ.

Leider ist die Farbintensität und damit die Empfindlichkeit viel geringer als die der Kober-Reaktion. Das Zimmermannsche Verfahren kann für die Bestimmung von 16-hydroxylierten 17-Ketonen wie z. B. 16α- oder 16β-Hydroxyoestron nicht benutzt werden, da 16-Substitution diese Reaktion hemmt.

e) Methodenwahl

Der Neuling auf dem Gebiet der Oestrogenbestimmung wird fragen, welche Methode er wählen soll: diejenige, welche die höchsten oder welche die niedrigsten Werte gibt. Die letztere kann (aber muß nicht) einen hohen Grad von Spezifität aufweisen, während die erstere vielleicht einen höheren Grad von Richtigkeit besitzt oder Oestrogene erfaßt, welche die andere Methode nicht bestimmen kann. Die Wahl einer geeigneten Methode wird selbstverständlich von der Fragestellung weitgehend beeinflußt. Grundsätzlich können nur Methoden empfohlen werden, welche die oben beschriebenen Zuverlässigkeitskriterien möglichst weitgehend erfüllen, die also spezifisch, empfindlich, „richtig" und genau sind. Wir sind der Meinung, daß nur die beste Methode für die klinische Bestimmung gut genug ist. Es gibt leider genügend Beispiele, daß viel Fleiß und harte Arbeit an gute Fragestellungen durch mangelnde Berücksichtigung dieser Gesichtspunkte ziemlich nutzlos vergeudet wurden. Die praktische Durchführbarkeit einer Methode, d. h. ihr Aufwand an Kosten, Personal, Gerät und Arbeitszeit, ist natürlich ein weiterer sehr wichtiger Gesichtspunkt, welcher der Einführung des Besseren oft ernstlich im Wege stehen kann.

Die Methoden von Brown [*281*] und von Bauld [*104*] erfüllen sowohl die Zuverlässigkeitskriterien als auch die Forderung nach praktischer Durchführbarkeit in hohem Maße. Eine Person kann in 2 Tagen vier

Bestimmungen ausführen. BAULD [*103a*, *107*, *108*] hat darüber hinaus noch eine etwas vereinfachte und schnellere Modifikation seiner Methode angegeben, die nur etwa drei Stunden in Anspruch nimmt und dabei noch immer ausreichend genau ist. Wir empfehlen daher die Bestimmungsverfahren von BROWN und von BAULD als die derzeit geeignetsten zur Routineuntersuchung der Ausscheidung der „klassischen Oestrogene" im Urin. Diese Methoden sind aber auch für die Forschung sehr geeignet, wie die klinischen Untersuchungen von BROWN et al. [*282*, *283*, *291*, *294*, *295*, *1951*] und BAULD et al. [*108*, *109*] selbst bewiesen haben. Da nur Oestron, 17β-Oestradiol und Oestriol bestimmt werden, können mit ihnen nur entsprechende Fragestellungen beantwortet werden. Auch die Methode von AITKEN und PREEDY [*12*] scheint uns, obwohl etwas zeitraubender, für die klinische Oestrogenforschung sehr geeignet. Die von MARRIAN u. Mitarb. beschriebenen Methoden zur halbquantitativen Bestimmung von 16-Epioestriol [*2089*] und 16α-Hydroxyoestron [*1318*] sind noch wenig genau und für die Klinik nicht geeignet. Als eine Kurzmethode zur Bestimmung hoher Oestrogenwerte scheint die von ITTRICH [*1017*] angegebene Methode vielversprechend, da sie schnell und einfach durchführbar ist. Inwieweit diese Schnellmethode wirklich nur Oestrogene mißt, muß allerdings noch eingehender untersucht werden.

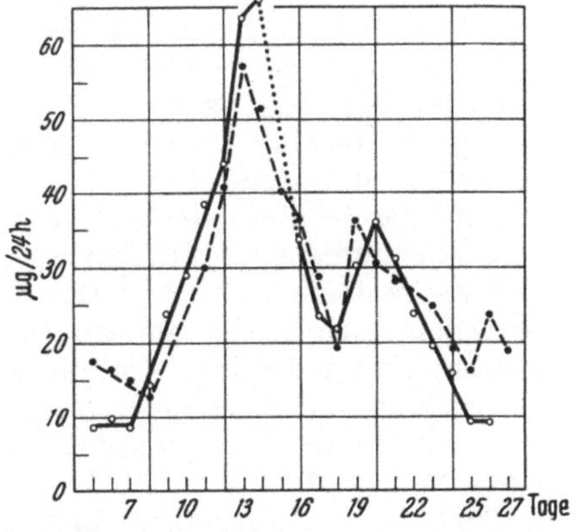

Abb. 28. Ausscheidung von Phenolsteroiden während eines normalen Cyclus. Die Abbildung zeigt, daß die mit der Methode nach BROWN [*281*] und nach JAYLE et al. [*1054a*] gewonnenen Ergebnisse sehr gut übereinstimmen
○—○ Gesamtoestrogene nach BROWN
●···● Phenolsteroide nach JAYLE et al.

Vielfach werden, speziell von französischen und italienischen Autoren, sog. Phenolsteroide bestimmt. JAYLE u. Mitarb. [*1041*, *1052*] definieren die Phenolsteroide als eine Gruppe von Substanzen, die hohe, niedrige oder keine oestrogene Aktivität besitzen und eine Familie bilden, welche derjenigen der 17-Ketosteroide für die Androgene entspricht. Sie nehmen an, daß alle phenolischen Stoffe in diesen Fraktionen Oestrogenmetaboliten sein können [*1041*], was doch sehr zweifelhaft erscheint.

Eine Modifikation der früheren Phenolsteroidmethoden wurde kürzlich von JAYLE et al. [*1054a*] angegeben. Nach Enzymhydrolyse werden Oestron und Oestradiol zusammen und Oestriol getrennt erfaßt. Die Methode, die ohne Chromatographie durchgeführt wird, scheint für Schwangeren- und Nichtschwangerenharn praktisch die gleichen Resultate zu ergeben wie die Methode von BROWN et al. Ein Vergleich der beiden Methoden an Harnproben eines ganzen Menstruationscyclus wird in Abbildung 28 wiedergegeben.

Zur Kritik der titrimetrischen Methode von ROSSI [*1662*] verweisen wir auf die Arbeiten von APPEL [*56*, *57*] und von BOCKENDAHL [*199*].

Unserer Ansicht nach können solche Verfahren, da sie unspezifische und durchweg viel zu hohe Werte geben, nicht empfohlen werden. Dies gilt auch für eine neuere Methode unter Anwendung von Überchlorsäure-Pikrinsäure [*1575*, *1576*]. Allerdings können solche relativ unspezifischen Methoden doch in der Schwangerschaft verläßlichere Werte ergeben, da dann so große Mengen von Oestriol ausgeschieden werden, daß andere Chromogene praktisch keine wesentliche Rolle mehr spielen können.

Die chemische Bestimmung des Oestrogengehaltes im Cyclusurin wie auch besonders bei Urinen mit sehr niedrigem Gehalt (ovarielle und hypophysäre Insuffizienz, Postmenopause, nach Oophorektomie und Adrenalektomie, bei Kindern und Männern) macht immer noch Schwierigkeiten, da an der unteren Grenze der Empfindlichkeit gearbeitet wird.[1] Hier haben fluorimetrische Methoden in Zukunft wahrscheinlich die besseren Aussichten. Das Gleiche gilt für die Bestimmungen im Blut. Wir verweisen hier insbesondere auf die vielversprechenden Arbeiten von Aitken und Preedy [*12*, *15*]. Auch die Ittrichsche Methode [*1017*] scheint für Bestimmungen im Blut geeignet zu sein (s. Oertel et al. [*1469*]). Zur Untersuchung des Oestrogengehalts im Gewebe können fluorimetrische Methoden sich bestens bewähren. Gewebebestimmungen und Blutuntersuchungen sind aber gegenwärtig noch ganz Objekt der Grundlagenforschung. Zur Zeit ist doch die Spezifität der Kober-Reaktion noch größer als die der Fluorimetrie. Immerhin scheint die größere Empfindlichkeit der Fluorimetrie für die Zukunft die besseren Entwicklungsmöglichkeiten zu versprechen.

Steht weniger die quantitative Frage mit den Forderungen der Genauigkeit und Richtigkeit als die qualitative nach Spezifität und Empfindlichkeit im Vordergrund, so kann auch heute für bestimmte Fragen der Tierversuch vorteilhaft oder sogar notwendig sein. Insbesondere der Allen-Doisy-Test und seine Modifikation sind zur Prüfung der Spezifität physikalischer und chemischer Oestrogenbestimmungsmethoden, zur Klärung der Eigenschaften sog. Kober-Chromogene und schließlich zur Bestimmung von biologischer Aktivität und Wirkungsdauer oestrogener Präparate von Wert.

So muß also die Frage nach der Methodenwahl bei der Oestrogenbestimmung je nach Absicht und Bedürfnissen im Einzelfall beantwortet werden. Die vorstehenden Hinweise konnten demnach nur allgemeine Richtlinien geben. Es ist möglich, daß die Lösung vieler Probleme in der Analyse der Oestrogene liegt, die wir heute noch nicht bestimmen können oder nicht kennen, für die aber sicherlich bald geeignete Bestimmungsmethoden geschaffen werden. Wie bereits früher angedeutet, müssen unter Umständen völlig neue Wege begangen werden. Dies gilt vor allem für das Hydrolyse- und Trennverfahren.

---

[1] Die Empfindlichkeit der Brownschen Methode soll nach weiteren Verbesserungen jetzt bei 0,2 μg/24 Stunden liegen [*288a*]

4. Hormonale Cytologie[1]

a) Die Beurteilung der Oestrogenwirkung an den Zellen des Vaginalabstrichs

Die Oestrogene üben einen proliferativen Reiz auf die reproduktiven Organe der Frau aus. Wie am Endometrium uteri ist daher auch an den durch einen Vaginalabstrich nach PAPANICOLAOU gewonnenen desquamierten Zellen aus der Scheide eine ungefähre Schätzung der im Körper wirksamen Oestrogenaktivität am Grade der Epithelproliferation möglich (s. Abbildung 29). Die Stärke der Oestrogenwirkung wird nach ähnlichen Prinzipien wie im ALLEN-DOISY-Test bemessen an der Art, der Lagerung, dem Turgor und der Anzahl der Epithelzellen und Leukocyten, dem Grade der Zellkernpyknose, ihrer acidophilen oder cyanophilen Färbung[2] sowie an der An- oder Abwesenheit von Cervicalschleim.

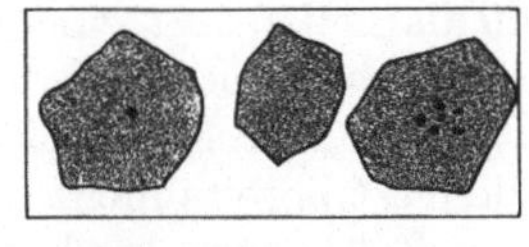

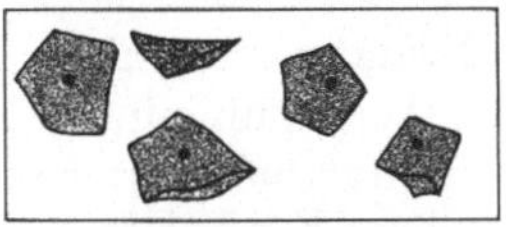

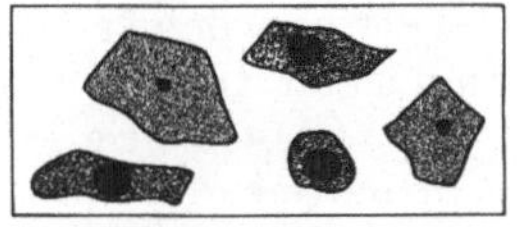

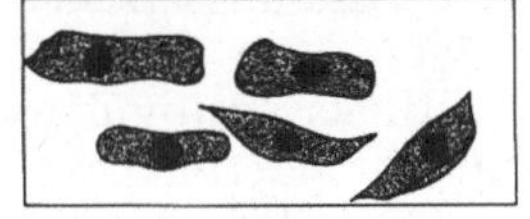

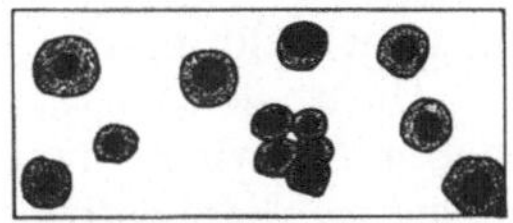

Abb. 29. Von oben nach unten: *Starker Oestrogeneffekt*: verhornte Oberflächenepithelien, Hornschuppen
Guter Oestrogeneffekt: verhornte Oberflächenepithelien, Karyopyknose
Mischtyp: Parabasal-, Intermediär- und Oberflächenzellen
Mittlerer Oestrogenmangel: Intermediärzellen
Starker Oestrogenmangel: Basal- und Parabasalzellen

Die isolierte Lagerung großer ausgespannter transparenter acidophiler Zellen mit pyknotischem Kern bei Fehlen von Leukocyten und Parabasalzellen ist ein sicheres Zeichen für Follikelhormonwirkung. Insbesondere hat das Umschlagen der färberischen Affinität in rosa oder rot offenbar Veränderungen der cytoplasmatischen Eigenschaften zur Voraussetzung, die nur durch Oestrogene bewirkt werden können.

Auch die Granulierung der Zellen wird mit einer Beeinflussung der lipoidreichen Cytoplasmagranula durch Oestrogene in Zusammenhang gebracht.

In der *Neugeborenenperiode* finden sich als Ausdruck oder Nachwirkung der in der Frucht kreisenden erheblichen Mengen von Oestriol zahlreiche mäßig bis gut proliferierte glykogenreiche Zellen der unteren Oberflächenschicht mit mittelgroßen Kernen und Zellen der Intermediärzone mit meist zartem basophilem Cytoplasma und teilweise navicularem Aussehen. Unter der zunehmenden Eliminierung des Hormons in den ersten Tagen nimmt der Proliferationsgrad und der Glykogengehalt der Zellen fortschreitend ab. Es treten Leukocyten und Bakterien auf. Nach dem 7. Tag findet man vorwiegend Parabasalzellen mit großen Kernen und gelegentlich kernlose Schollen. Später zeigt der Ausstrich ein völlig atrophisches Bild.

[1] Zum ganzen Kapitel vgl. [*1489, 1490, 1490a, 1599, 1613, 1868*]
[2] Färbung nach PAPANICOLAOU, AYRE oder SHORR

In der *Pubertät* kann man oft bereits vor der Entwicklung von Schambehaarung und Brüsten Intermediärzellen mit einer zunehmenden Anzahl Oberflächenzellen beobachten. Diese sind anfangs meist basophil, doch sieht man kurz vor der Menarche gelegentlich auch schon morphologisch und in der Färbung typische oestrogene Zellbilder mit cyclischen Schwankungen als Ausdruck eines beginnenden ovariellen Rhythmus.

In der *Geschlechtsreife* findet man zur Zeit der beginnenden Follikelphase des Cyclus unter sich verstärkender Oestrogenwirkung eine absolute und relative Zunahme der Oberflächenzellen gegenüber den Intermediärzellen mit einem Pyknoseindex zwischen 35 bis 60% und einem Acidophilenindex bis etwa 30%. Die mittlere Follikelphase ist gekennzeichnet durch eine fortschreitende Vermehrung der Superficialzellen, die jetzt bereits nicht mehr in Haufen sondern vorwiegend einzeln liegen. Der Zellkörper wird groß und hell, die Fältelung des Zellrandes verschwindet allmählich. Der Pyknoseindex kann jetzt zwischen 60 bis 80%, der Acidophilenindex zwischen 30 bis 50% liegen. Die späte Follikelphase zeigt hochproliferierte, einzeln liegende Superficialzellen mit stark pyknotischem Kern. Der Pyknoseindex bewegt sich meist zwischen 70 bis 90%, der etwas weniger empfindliche Acidophilenindex zwischen 50 bis 70%. Man sieht in zunehmendem Maße Plasmagranula. Leukocyten fehlen völlig. Gleichzeitig kann man eine Vermehrung des cervicalen Schleims beobachten, der unter der starken Follikelhormonwirkung ausgesprochene Arborisierungserscheinungen, Farnblattkristalle und Doppelbrechung zeigt.

In der postovulatorischen und prämenstruellen Phase tritt bei an sich unverminderter Oestrogenwirkung der modifizierende Einfluß des Progesterons hinzu, der sich an zunehmender Cyanophilie, Zellfältelung und Gruppenbildung der Zellen zu erkennen gibt.

Die obigen Kriterien erlauben es, aus dem cytologischen Bilde wiederholter Abstriche unter normalen Verhältnissen die vorliegende Cyclusphase zu diagnostizieren, andererseits bei Vergleich des Cyclustages mit dem Zellbild Abweichungen von der Normalität im Sinne einer relativen Über- oder Unterfunktion der ovariellen Oestrogenproduktion oder einer zeitlichen Verschiebung im Ablauf der Vorgänge zu erkennen. Einwandfreie Entnahme- und Färbetechnik sowie das Fehlen von Entzündungen oder biologischen Störungen des Scheidenmilieus sind Voraussetzung für eine fehlerfreie Beurteilung.

In der *Schwangerschaft* findet man anfangs meist basophile stark gefältete Zellen der oberflächlichen Schicht, später die sog. Navicularzellen mit relativ großen Kernen, die bei maximalem Glykogengehalt eine kräftige Purpurfärbung aufweisen können. Ein Rückschluß auf die Höhe des Oestrogenspiegels ist nicht möglich.

In der *Menopause* kann man oft noch Zeichen oestrogener Wirkung feststellen. Superficial- und Intermediärzellen sind meist kleiner und schwächer gefärbt als im Cyclus. Die Zellen sind vorwiegend basophil („prämenstrueller Abstrichtyp"), nicht selten kann man noch cyclische Schwankungen erkennen. Bei abnehmender Oestrogenwirkung sieht man Zellen mittlerer Proliferation, oft aber auch Parabasal-, Intermediär-

und Superficialzellen zugleich. Die Zellzahl nimmt insgesamt ab. Es treten vermehrt Leukocyten auf. Schließlich wird im *Senium* das Abstrichbild atrophisch.

Oestrogene Aktivität wurde nach gleichen Prinzipien auch in den Epithelien des Urinsediments [*402b, 497, 1874a*] und im Abstrich aus der Mundschleimhaut [*1657a, 2070a*] nachgewiesen.

b) Vergleich der hormonalen Cytologie mit der biologischen oder chemischen Oestrogenbestimmung

Es ist klar, daß die Beurteilung des morphologischen und färberischen Verhaltens der Zellen im Vaginalabstrich nur einen sehr groben qualitativen und halbquantitativen Anhalt für die Oestrogenaktivität zu geben vermag. Diese Beurteilung geschieht am besten durch eine abgestufte schematische Gradeinteilung der Oestrogenwirkung, z. B. der nach Artner und Koller [*60e*], Nyklicek [*1460a*], Langreder und Zimmer [*1165b*], Tetti [*2001a*], Wied [*2128a*], Schmitt [*1749*], Napp und Plotz [*1421*] oder Bradbury und Brown [*298*]. Der Pyknoseindex gibt dabei einen sicheren und auch etwas empfindlicheren, daher früheren Hinweis auf das Vorliegen oestrogener Proliferation als der Acidophilenindex. Der erstere liegt immer höher als der letztere. Beide laufen nicht immer ganz parallel.

Der Glykogenindex nach Mack [*1272, 1273*] scheint einen weniger guten Anhalt zu geben [*75a*].

Der große Vorteil der hormonellen Cytologie liegt zweifellos in ihrer vielseitigen Verwendbarkeit bei relativ einfacher Methodik. Einen Wertvergleich mit biologischen und besonders chemischen Oestrogenbestimmungen hält sie jedoch nicht aus. Sie kann daher auch nicht als eine Konkurrenzmethode sondern lediglich als eine zusätzliche wertvolle und unterschiedliche Möglichkeit hormoneller Diagnostik angesehen werden. Eine gewisse Einschränkung bedeutet es, daß die Cytologie nicht qualitativ zwischen gleichzeitig wirkenden verschiedenen Oestrogenen zu unterscheiden vermag, sondern nur den morphologischen Ausdruck oestrogener Gesamtaktivität wiedergibt. Eine Androgenproliferation ist nicht ohne weiteres von einer beginnenden Oestrogenproliferation am atrophischen Epithel zu unterscheiden. Die Möglichkeiten morphologischer Reaktion auf verschiedene Reize sind eben begrenzt. Die Methode ist zudem relativ unempfindlich, spricht doch das Vaginalepithel oft erst auf therapeutische Dosen von etwa 2 bis 5 mg Oestradiolbenzoat mit Proliferationszeichen an. Diese Reaktion ist zudem sehr abhängig von der Ausgangslage und kann unter Umständen auch gar nicht deutlich werden. Für die maximale Proliferation eines atrophischen Epithels können 20 bis 40 mg Oestradiolbenzoat erforderlich sein. Ist das Epithel einmal hochproliferiert, so kann es sich natürlich nicht mehr weiterentwickeln, wird also auch unter noch höheren Oestrogenmengen eine praktisch gleiche Reaktion zeigen. Man erhält demnach nur in einem relativ kleinen Bereich biologischer Reaktionsbreite eine halbquantitative Auskunft über die oestrogene Aktivität. Daher ist z. B. schon die Beurteilung des

„Hyperoestrogenismus“ problematisch. Von PUNDEL [*1599*] wird als Kriterium der „reinen“ oder „absoluten Hyperfollikulinie“ ein Acidophilenindex von über 60 bis 70% angesehen. Die verminderte Oestrogenwirkung läßt sich erfahrungsgemäß etwas besser differenzieren, doch ist auch hier schließlich nur die grobe Erfassung als verminderte, minimale oder fehlende Hormonwirkung möglich. Alle noch feineren Unterteilungen scheinen uns die Möglichkeiten der hormonalen Cytodiagnostik zu verkennen. Zur Feststellung des Ovulationstermins ist die Basaltemperaturmessung oder die Hormonbestimmung geeigneter. Kurzdauernde feinere Schwankungen, wie sie beispielweise die Oestriolbestimmung im Harn festzustellen erlaubt, spiegeln sich im cytologischen Abstrich natürlich nicht so gut wieder. Dieser ist mehr Ausdruck einer kumulierten Endsumme unbekannter Reizgrößen, die sowohl der Effekt kleinerer Hormonmengen über einen längeren Zeitraum als auch der größerer Mengen über einen kürzeren Zeitraum sein können. Zweifellos ist es ein Vorteil, daß die oestrogene Wirkung in ihrem biologischen Effekt am menschlichen Erfolgsorgan direkt abgelesen werden kann. Eine weitere Schwäche der hormonellen Cytologie ist aber die relative Trägheit der Proliferationsreaktion im Vergleich zur Oestrogenbestimmung im Urin. Während die Bestimmung der Oestrogenausscheidung wirklich aktuelle Vorgänge widerspiegelt, benötigt das Vaginalepithel meist etwa 3 bis 6 Tage bis zum Auftreten eines deutlichen Effektes (weniger als das Endometrium) und etwa 5 bis 10 Tage bis zur Ausprägung einer Proliferation, die im Schema von SCHMITT dem Grad 3 bis 4 entspricht. Nach Aufhören der Hormonwirkung ist die Ausgangslage der Zellen, entsprechend der Dauer und dem Proliferationsgrad, nach etwa 3 bis 10, oft erst nach etwa 12 bis 16 Tagen wieder erreicht.

Dennoch zeigt die hormonale Cytologie am Vaginalepithel, wie aus einer Reihe sorgfältiger Untersuchungen hervorgeht, unter günstigen Bedingungen durchweg eine gute Übereinstimmung des Verlaufsbildes im Pyknose- und Acidophilenindex mit der biologisch oder chemisch bestimmten Ausscheidungskurve der Harnoestrogene (s. Abbildung 30). Sie ist daher unter geeigneten Umständen auf Grund ihrer praktischen Einfachheit für klinische Fragestellungen durchaus geeignet und mag zur zusätzlichen Analyse einfacher Amenorrhoeformen, von Ovarialdysfunktionen an der Grenze des physiologischen Bereichs, zur Überwachung des Ansprechens auf eine Hormontherapie, zur Testierung der Wirkungsstärke und -dauer von Oestrogenpräparaten am Menschen sowie zur Präzisierung des Ovulationstermins in gewissen Fällen bei ausreichender Kritik und Erfahrung des Untersuchers dienlich sein.

Von den klinischen Arbeiten, welche einen Vergleich zwischen klinischen Oestrogenbestimmungen und hormonaler Cytologie ziehen, nennen wir diejenigen von MELLO [*1358*], AEPPLI und ROSENMUND [*8*], RUBINSTEIN und DUNCAN [*1667*], NAPP [*1417*, *1421*] sowie YOUNG et al. [*2166*], die eine gute allgemeine Übereinstimmung von Cytologie und biologischer bzw. chemischer Hormonanalyse fanden. PUTTARAJURS und TAYLOR [*1602*] haben in einer sehr sorgfältigen Untersuchung allerdings mitgeteilt, daß in den vier von ihnen untersuchten normalen Cyclen nur in einem die Verhornungskurve des Vaginalepithels dem normalen ovulatorischen Typ glich, während die Steroidausscheidung ein weit verläßlicherer Indikator war.

Erhebliche Differenzen bestehen häufig, besonders bei Blutungen in der Menopause, zwischen hormoncytologischem Befund und dem Ergebnis der histologischen Untersuchung des Endometriums. Unterschiede in der Oestrogenempfindlichkeit bzw. im Grade der Involutionserscheinungen in den entsprechenden Genitalorganen spielen hier vielleicht eine Rolle. Ob auch qualitative Veränderungen in der Sekretion oder im Stoffwechsel der Oestrogene von Bedeutung sind, ist nicht bekannt.

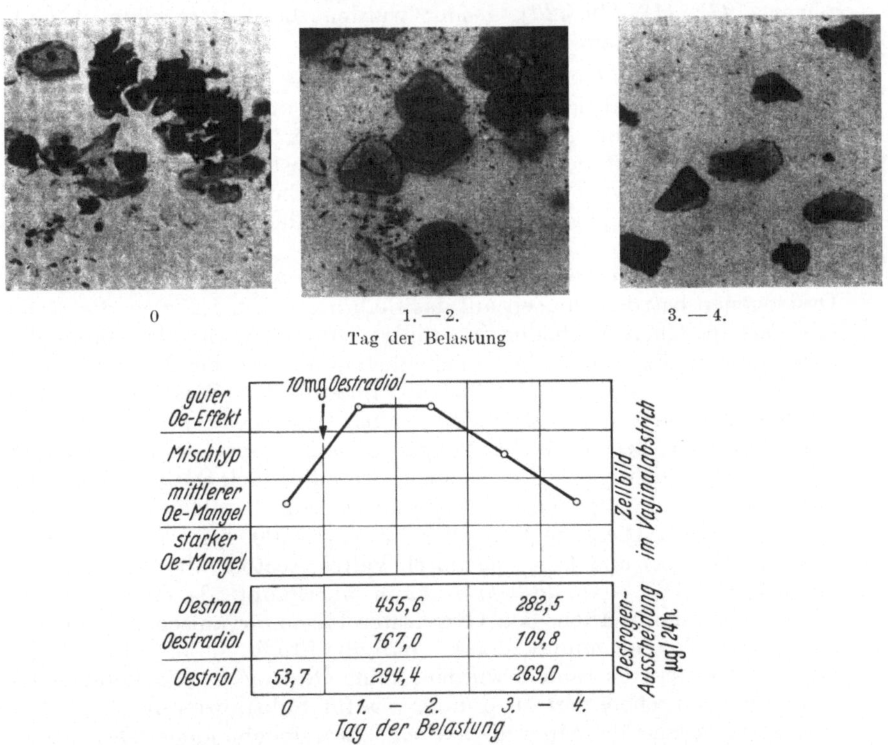

Abb. 30. Darstellung der Oestrogenwirkung an Scheidenepithel und Oestrogenausscheidung bei einer Frau nach Injektion von 17β-Oestradiol. Nach NAPP [*1417*]

Zusammenfassend hat also die hormonale Cytodiagnostik für die Beurteilung oestrogener Effekte und für klinische Fragen nur wenige neue Gesichtspunkte gebracht. Vom klinischen Befund ausgehend kann sie aber, insbesondere dort, wo kein Hormonlaboratorium zur Verfügung steht, eine zusätzliche Hilfe für Diagnose und Therapie bedeuten. Auf die hormoncytologischen Befunde bei den einzelnen Krankheitsbildern wird im klinischen Teil eingegangen.

5. Histochemische Methoden

Der Forschungsbereich der Histochemie [*491a, 839b, 1526, 1676a*] liegt im Grenzgebiet zwischen Histologie und analytischer Biochemie. Ihre Verfahren haben bei der Erforschung der funktionellen Morphologie der Ovarien, der Nebennierenrinde und der Placenta sowie des Endometrium unter dem Einfluß der Ovarialhormone eine gewisse Rolle gespielt. Sie wurden insbesondere auch zur Lokalisation steroidbildender Strukturen in den endokrinen Drüsen verwendet. Wir nennen hier die grundlegenden Arbeiten von BENNETT [*136*] (Nebennierenrinde), WISLOCKI, DEMPSEY, FAWCET und BENNETT (Placenta) [*2147, 2148, 2149*], DEMPSEY, WISLOCKI und BASSET (Ovar) [*503, 504*] sowie CLAESSON, HILLARP u. a. (Ovar) [*417, 418, 419, 420*]. Leider wurden die Untersuchungen vorwiegend an tierischem Material durchgeführt.

Die Ansicht von GOMORI [*827e*], daß es keine für Steroide spezifische histochemische Reaktion gebe, besteht auch heute noch zu Recht. Meist handelt es sich um summarische Gruppenfärbungen von Lipoiden, Aldehyden und Ketonen oder verwandten Substanzen, wobei die Identifizierung der Ketone oder gar Ketosteroide bei der meist reichlichen Anwesenheit von Lipoiden, Aldehyden und ähnlichen Verbindungen sehr schwierig ist.

Die Histochemie beschränkt sich daher, was den Nachweis von Oestrogenen betrifft, zur Zeit auf das Beibringen von Indizien, die, wenn mit verschiedenen Methoden in größerer Anzahl vorhanden, ihren Befunden einen gewissen Wahrscheinlichkeitswert verleihen können.

Bei der *Lipoidfärbung*, etwa mit Sudanfarbstoffen, Nilblau oder Chromsalzen färben sich als Steroide auch Oestrogene mit an. Steroide zeigen in polarisiertem Licht *Doppelbrechung*, wobei sie vor dunklem Hintergrund leuchtend hell erscheinen. Steroide, auch Oestrogene, geben im Gewebe eine angeblich auf Autooxydation beruhende gelb-grüne *Autofluorescenz*. Diese liegt im Bereich von 5700 bis 6700 Ångström (570 bis 670 mμ) und läßt sich durch kaltes Aceton mit dem Material herauslösen. Die *Acetonlöslichkeit* kann überhaupt als ein indirekter Hinweis benutzt werden: Da Ovarialsteroide in organischen Lösungsmitteln löslich sind, nimmt man an, daß alle Stoffe, die bei Behandlung mit Aceton nicht extrahiert wurden, keine Oestrogene sein können. Es wäre aber wünschenswert zu prüfen, was für Substanzen durch Aceton extrahiert werden, da man weiß, daß sog. „proteingebundene" Oestrogene mit Aceton wohl präcipitiert aber nicht extrahiert werden.

Digitonin (0,5%ig in 85% Alkohol) fällt Steroide, die eine 3β-Hydroxylgruppe besitzen in Form doppelbrechender Kristalle, die dann mit Farbstoffen nachfärbbar sind.

Aldehyde und Ketone kondensieren mit *Phenylhydrazin* [*136*] zu Hydrazonen von gelblicher Färbung. Die Reaktion ist wenig verläßlich und positiv mit allen Oxogruppen, speziell aldehydischen. Die Brauchbarkeit der Reaktion ist weitgehend davon abhängig, ob Aldehyde zugegen sind. Es empfiehlt sich daher den Lipoid- und Ketoncharakter der nachzuweisenden Substanzen auch mit anderen Methoden zu sichern.

Mit der ASHBEL-SELIGMAN-*Reaktion* [*67*] (Reagens: 2-Hydroxy-3-Naphthosäure-Hydrazid, NAH) werden aktive Ketogruppen nachgewiesen, wie sie sich an fast allen Steroiden finden. Durch nachfolgendes Kuppeln mit einem Diazoniumsalz entsteht eine blau-purpurne Farbe. Es reagieren sowohl Aldehyde wie Ketone, unter anderen auch 3-, 17- und 20-Ketosteroide wie Testosteron, Oestron und Pregnanolone mit dem Reagens.

Die LIEBERMANN-BURCHARDT-*Reaktion* [*1226*] (Schwefelsäure-Eisessig zu gleichen Teilen) wurde früher für Cholesterin und seine Ester als spezifisch angesehen. Nach BIERRY und GOUZON [*165a*] soll es sich aber um eine generelle Reaktion für ungesättigte Steroide handeln, die nach EVERETT [*687a*] die Gegenwart durch Oxydation entstandener Diole anzeigt. Die Überprüfung der Spezifität dieser histochemischen Reaktion durch BOSCOTT und MANDEL [*232a*] zeigte sehr unbefriedigende Ergebnisse.

Die überwiegende Mehrzahl der Ketone reagiert mit dem SCHIFF-*schen Reagens* (Fuchsin, Behandlung mit $HgCl_2$) nicht, wohl aber eine Reihe leicht oxydierbarer atypischer α-Ketole, ebenso wie gewisse Enzyme und ähnliche Verbindungen.

Reduzierende Stoffe fällen metallisches *Silber* aus ammoniakalischer Lösung. Es reagieren hauptsächlich Aldehyde und Ketone.

BURKL und KELLNER [*335*] haben eine Reaktion angegeben, die von den Autoren als spezifisch für Oestron, 17β-Oestradiol und Progesteron angesehen wird. Das Prinzip besteht in einer Behandlung mit Schwefelsäure und Beobachtung der intensiven hellgrünen Fluorescenz, die unter ultraviolettem Licht auftritt. Die Spezifität der Reaktion ist nicht gesichert.

INGELMAN-SUNDBERG [*1002*] hat die DAVID-*Reaktion* auf Oestriol [*484a*] für die histochemische Anwendung modifiziert. FURUHJELM [*761*] glaubte kürzlich mit ihrer Hilfe Oestriol im Corpus luteum nachweisen zu können. Da die DAVID-Reaktion [*484*] (Schwefelsäure-Arsensäure) für Oestriol nicht ganz spezifisch ist, wurde die Beweiskraft der Reaktion in Zweifel gezogen. Die Überprüfung dieser Reaktion mit gleichzeitigen histochemischen Reaktionen und chemischen Oestrogenbestimmungen im Gewebe wäre sicherlich interessant.

Schließlich kann die Wirkung der Oestrogene in den Erfolgsorganen durch Anfärbung der unter ihrem Einfluß stehenden Fermente oder Stoffwechselprodukte sichtbar gemacht werden, wie etwa durch Anfärbung von Phosphatasen, Esterasen, Succinodehydrase und β-Glucuronidase sowie Glykogen (Vagina) und zahlreicher anderer Substanzen.

Zusammenfassend muß man sagen, daß keine der genannten Reaktionen für Oestrogene spezifisch zu sein scheint. Die meisten sind sogar für einen Steroidnachweis kaum brauchbar. Die Verwendbarkeit, insbesondere die Spezifität der Histochemie ist daher auf diesem Teilgebiet noch sehr gering. Bei Anwendung mehrerer Nachweismethoden dürfte aber ihre Zuverlässigkeit ein diskutables Maß annehmen. Weitere Verbesserungen sollten auf diesem zur Zeit intensiv bearbeitetem Gebiet möglich sein. Dies ist um so mehr nötig, als die Histochemie neben der Autoradiographie gegenwärtig unsere einzige Möglichkeit darstellt, Steroide in verschiedenen Zelltypen zu lokalisieren.

XIII. Die klinische Bedeutung von Hormonbestimmungen

Die Bestimmungen von Hormonen im Blut oder im Harn sind, seit man von der innersekretorischen Tätigkeit der Körperdrüsen genauere Vorstellungen hat, ein Hauptanliegen endokrinologischer Bemühungen. Von ihr erwartete man eine objektivere und speziellere Auskunft als vom klinischen Befund, der sich vorwiegend an den Störungen der Zielorgane orientiert. Daß sich diese Erwartung bis heute im Oestrogengebiet nicht ganz erfüllt hat, beruht auf verschiedenen Ursachen. Einmal ist die biologische Variabilität beim gleichen wie auch zwischen verschiedenen Patienten so groß, daß es schwer sein kann, zwischen normalen und pathologischen Hormonbefunden eine gültige Grenze zu ziehen. Hinzu kam die wachsende Einsicht in eine Vielfalt komplizierender Faktoren, so etwa in die unterschiedlichen Regulierungsmöglichkeiten des Zwischenstoffwechsels, die gegenseitige Beeinflussung der einzelnen Funktionskreise und viele andere endogene wie exogene Faktoren, die sich nur schwer auf eine einfache Formel bringen lassen. Schließlich sind auch heute noch die methodischen Schwierigkeiten bei der Bestimmung von Oestrogenen nicht völlig überwunden. Jedenfalls ist es bisher nicht gelungen, Verfahren zu finden, die so einfach, billig, empfindlich, spezifisch, genau und richtig sind, daß sie in jeder Hinsicht befriedigen können und allseitig gleichermaßen akzeptiert werden. Die klinische Hormonbestimmung steht daher in der Praxis hinter der üblichen klinischen Diagnostik mit einfacheren Mitteln im allgemeinen noch immer zurück. Man kann aber annehmen, daß in dieser Hinsicht bald eine Änderung eintreten wird. Um dies zu erreichen, benötigen wir zuverlässige, standardisierte einfache Methoden. Ansätze für eine solche Entwicklung sind vorhanden.

Bei der Beurteilung des Wertes von Bestimmungsmethoden wird oft die Ansicht geäußert, daß diese oder jene Methode für „klinische Zwecke" gut genug sei. Damit meint man offenbar, daß ein Verfahren, welches vom wissenschaftlichen Gesichtspunkt aus nicht ganz einwandfrei ist, doch wertvolle klinische Auskünfte vermitteln kann. Das ist natürlich durchaus möglich. In den meisten Fällen dürfte es aber doch schwierig sein, diese klinische Nützlichkeit einwandfrei zu demonstrieren. Der Zweck klinischer Hormonbestimmungen ist es ja Information zu erhalten, welche man mit anderen Methoden weniger gut oder gar nicht bekommen kann. Da man mit solchen Verfahren Kenntnisse über gewisse Krankheitszustände erwerben möchte, um ein besseres theoretisches Grundlagenwissen und daraus folgend bessere diagnostische und therapeutische Möglichkeiten zu schaffen, ist es klar, daß vom methodischen Standpunkt aus nur das Beste gut genug sein kann.

Wenn man andererseits diese Auffassung bis zum äußersten treiben wollte, so würde das bedeuten, daß nur vollkommene Methoden zur Lösung klinischer Fragestellungen benutzt werden dürften. Ein solcher Grundsatz würde allerdings für die meisten klinischen Forschungsprobleme den mehr oder weniger vollständigen Stillstand bedeuten. Selbstverständlich kann die klinische Forschung nicht warten, bis für sie perfekte Methoden entwickelt worden sind. Der Kliniker wird und soll daher versuchen, wenn dies nicht anders möglich ist, auch mit weniger befriedigenden Verfahren der Aufklärung eines Krankheitsbildes näherzukommen. Voraussetzung ist natürlich eine kritische Beurteilung der Möglichkeiten und die Berücksichtigung der Fehlergröße des Verfahrens. Anderseits kann man immer hoffen, daß die Unterschiede zwischen physiologischen und pathologischen Werten so groß sein werden, daß sie sich auch mit weniger guten Methoden sicher erfassen lassen. Der klinische Forscher muß also von vornherein optimistisch eingestellt sein.

In Literaturzusammenfassungen über klinische Oestrogenbestimmungen findet man meist zwei gegensätzliche Einstellungen. Einerseits werden alle Informationen, welche mit den verschiedenen Methoden gewonnen wurden, registriert und meist auch akzeptiert. Wenn zufällig abweichende Resultate vorhanden sind, so werden diese mitgeteilt, ohne selbst Stellung zu nehmen. Allenfalls wird versucht eine Art statistische Beurteilung anzuwenden:

Wenn also sechs von sieben Untersuchern mitteilen, daß die Oestrogenwerte bei einem bestimmten Krankheitsbild sehr hoch sind, während ein anderer Autor niedrige Werte findet, so wird eben gefolgert, daß die Ausscheidungen *meistens* erhöht sind, aber *in gewissen Fällen* auch erniedrigt sein können. Sicherlich mag diese Anschauung vielfach zutreffen, insbesondere, wenn es sich nicht um wohldefinierte Krankheitsbilder sondern um klinische Syndrome mit uneinheitlicher Ätiologie handelt. Oft kann diese Einstellung aber auch ganz falsch sein, z. B. wenn methodische Fehler vorliegen, die der Verfasser nicht kennt.

Auf der anderen Seite wird oft die Auffassung vertreten, daß alle Daten, die nicht mit ganz zuverlässigen Methoden erhalten wurden, völlig zu verwerfen seien, und daß Schlußfolgerungen nur auf den wenigen modernen, aber mit größerer Sicherheit gewonnenen Ergebnissen beruhen sollten. Hier ist man also bereit, einen sehr großen Teil des älteren Erfahrungsgutes völlig außer Betracht zu lassen. Diese kritische Einstellung hat sicherlich manches für sich, wenn sie nicht zu einer allzu skeptischen Haltung führt. Hier gilt das Wort von LICHTENBERG, daß Zweifel nichts weiter sein darf als Wachsamkeit, da er sonst gefährlich werden kann. Man mag bedenken, daß diejenigen Methoden, die uns heute als zuverlässig gelten, sicherlich in wenigen Jahren durch neue verbesserte Methoden ersetzt sein werden. Bei der Beurteilung von Bestimmungswerten darf man daher wirklich nicht zu dogmatisch sein.

Wir selber möchten versuchen den mittleren Weg zu wählen und die oft wenig präzisen älteren mit den meist eindeutigeren neueren Resultaten in einem kritischen Gesamtbild zu vereinigen. Dabei wird, wie in der statistischen Berechnung gewichteter Mittelwerte, älteren aber umfassenden Untersuchungen an einem großen Material gleiches Gewicht zufallen wie moderneren Daten mit vielleicht verläßlicheren chemischen Methoden, die aber eine relativ geringere Anzahl untersuchter Fälle aufweisen. Da bisher noch keine Arbeit vorliegt, die alle verfügbare Information über klinische Oestrogenbestimmungen zusammenfaßt, haben wir uns entschlossen, lieber zu viel als zu wenig Information zu geben, um nicht etwa Wichtiges auszulassen und um die Möglichkeit zu schaffen, alle Befunde in das Gesamtbild einzuordnen oder gegebenenfalls erneut überprüfen zu können.

Besonders verwirrend mag die Tatsache erscheinen, daß mit den verschiedenen Methoden sehr unterschiedliche Werte gewonnen wurden. Welche, so wird man vielleicht fragen, sind die richtigen, die hohen Werte oder die niedrigen? Beide können natürlich gleich falsch sein. Das wird jeweils vom methodischen Fehler abhängen. Wenn der Leser aber die Daten über die Oestrogenausscheidung bei normalen Frauen und Männern in Tabelle 36 betrachtet und unserer Interpretation folgt, so wird er verstehen, daß im Falle der Oestrogene solche Verfahren, welche sehr hohe Werte ergeben, falsche Werte mitteilen und im allgemeinen unspezifische Stoffe mitmessen. Man ersieht daraus, wie wichtig es sein kann, die in der klinischen Praxis zur Anwendung kommenden Methoden adäquat zu prüfen, wie dies mit Hilfe der Zuverlässigkeitskriterien möglich ist (s. Seite 222). Diese alleine geben allerdings auch noch keine absolute Sicherheit. Es ist daher zu empfehlen, daß man Resultate, die man mit Hilfe einer Methode erhält, mit Testergebnissen vergleicht, welche man mit ganz anderen Verfahren erzielt, die möglichst auf völlig verschiedenen Parametern beruhen. Man muß also Indizienbeweise sammeln. Wenn man z. B. feststellt, daß die Ergebnisse einer colorimetrischen Methode sich in guter Übereinstimmung zu durch biologische Bestimmung oder durch Isotopenverdünnung erhaltenen Werten befinden, so steht man zweifellos auf einer besser gesicherten Grundlage als wenn man die überhöhten Werte einer unspezifischen Methode in der Annahme akzeptiert, daß alle anderen Verfahren suboptimale Versuchsbedingungen benutzt haben.

Schließlich müssen die Ergebnisse natürlich physiologisch und klinisch gesehen sinnvoll sein. Man weiß z. B., daß während der Schwangerschaft die Oestrogenausscheidung im Harn fast 1000fach erhöht ist. Wenn aber, wie dies aus Tabelle 44 ersichtlich ist, eine Oestrogenbestimmungsmethode im Blut fast gleiche Werte bei Schwangeren wie bei Nichtschwangeren ergibt, so muß ihr Wert als fraglich beurteilt werden, zumal andere Methoden, die auf verschiedenen Endpunkten beruhen, Oestrogenaktivität im nichtschwangeren Blut kaum erfassen können, während sie in der Schwangerschaft zuverlässige, übereinstimmend höhere Werte erzielen. Auch die Mitteilung ausgezeichneter Ergebnisse bei Wiederfindensversuchen aus dem Blut stellen noch keinen Beweis für die Spezifität des Verfahrens dar.

Es ist wünschenswert, daß der Kliniker von diesen Problemen eine Vorstellung hat, um Hormonbefunde auch von der Methode her beurteilen und kritisch in seine eigene Diagnostik einbauen zu können. Wir verweisen daher auf unsere Ausführungen über die Zuverlässigkeitskriterien und die Bestimmung der Oestrogene (s. Seiten 220 und 222).

Grundvoraussetzung für jede klinische Hormonbestimmung ist die Annahme, daß die Art und Menge der zirkulierenden und/oder ausgeschiedenen Steroide und ihrer Metaboliten gültige Auskunft über den funktionellen Zustand der steroidbildenden Organe geben kann. Mit dieser Arbeitshypothese, daß die Ausscheidung die Produktion im Organ widerspiegele, hat die klassische Endokrinologie in den letzten Generationen gearbeitet und viele wertvolle Erkenntnisse gewonnen. Man muß aber betonen, daß die zirkulierenden und die ausgeschiedenen Oestrogene nicht nur quantitative Veränderungen in der Bildung und Absonderung, sondern in gleichem Maß auch Änderungen im Zwischenstoffwechsel widerspiegeln können. Dabei muß vielleicht auch mit einem möglichen Einfluß der Bindung an Proteine auf die zirkulierenden Oestrogene gerechnet werden. Erniedrigte Ausscheidungswerte können also eine verminderte Bildung oder eine fast normale Bildung mit einem veränderten Metabolismus bedeuten. Voraussetzung ist natürlich eine normale Funktion von Herz, Leber, Nieren und Wasserhaushalt. Es ist wahrscheinlich — und es bestehen experimentelle Hinweise [*1138*] auf die Tatsache —, daß die Ausscheidung der Oestrogene, wenigstens bei pathologischen Zuständen, bis zu einem gewissen Grade auch in Abhängigkeit von der Harnmenge und dem spezifischen Gewicht des Harns erfolgt. Manche Autoren [*1496a*, *1710*] sind der Meinung, daß es sich bei der im Harn ausgeschiedenen Oestrogenaktivität um die Entfernung eines reinen Überschußproduktes handele, während die an den Zielorganen in den Zellstoffwechsel eingehenden Oestrogene zu unbekannten Verbindungen abgebaut werden. Diese Gesichtspunkte scheinen sehr spekulativ. Dagegen kann das Vorkommen großer Mengen ungewöhnlicher exogener und endogener Harnbestandteile, wie von den Ausscheidungsprodukten verschiedener Medikamente, gröberen Veränderungen im Urin-p_H, Albuminurie, Glucosurie und anderen Faktoren, das Ergebnis und seine Beurteilung verfälschen. Es ist daher wünschenswert, die medikamentöse Behandlung während der Vornahme von Hormonbestimmungen auf das Notwendigste zu beschränken (s. Seiten 258 und 267).

Bei verschiedenen Erkrankungen wie z. B. Störungen des Vitamin-C-Haushalts, Polyarthritis, Leber-, Nieren- und Darmerkrankungen treten ungewöhnliche phenolische Stoffwechselprodukte auf, die die Bildung der Kober-Farbe stören können [*232*]. Die Zuverlässigkeit der Oestrogenbestimmung kann daher in solchen Fällen leiden. Sorgfältige Trennung und Reinigung sowie, wenn möglich, die weitere Identifizierung und Charakterisierung sind hier besonders wichtig.

Technische Voraussetzungen. Die Hormonbestimmung beginnt mit dem Sammeln des Untersuchungsmaterials, also im allgemeinen der Kollektion des Urins. Da normalerweise kein direkter Zusammenhang zwischen Harnmenge und Hormonmenge zu bestehen braucht, wird heute durchweg der 24-Stunden-Harn verwendet, um konstante und vergleichbare Werte zu erhalten. Sehr viele Kliniker sind der Meinung, daß alle diese Fragen gar kein Problem darstellen. Meistens wird also das Sammeln des Urins den jüngsten Hilfskräften oder überhaupt dem Patienten überlassen. Es muß aber darauf hingewiesen werden, daß die ganz exakte Erfassung der Tages-Hormonmenge eine Grundbedingung für zuverlässige Hormonbestimmungen darstellt und daß der Aussagewert des Ergebnisses in hohem Maße davon abhängig ist. Die Erfahrung zeigt, daß unvollständige Tagessammlungen viel öfter vorkommen als man glaubt und daher eine sehr wichtige Fehlerquelle darstellen. Der Arzt tut also gut, diese Einzelheiten sorgfältig zu überwachen. Wie wichtig das sorgfältige Sammeln des Harns auch für wissenschaftliche Schlußfolgerungen sein kann, zeigt die sehr geringe Variation der Oestrogenausscheidung in der Schwangerschaft, wie sie von CASSMER [*400*] berichtet wurde. In diesen Versuchen wurde der Urin durch Dauerkatheter gewonnen. Andere Untersucher, welche die Hormonsammlung mit konventionellen Methoden durchführten, haben eine viel größere Variation mitgeteilt. Man hat versucht, die Vollständigkeit der Urinkollektion durch gleichzeitige Bestimmung anderer Harnbestandteile, z. B. des Kreatinin [*1041*, *1197*, *1849*], zu kontrollieren, doch ohne sicheren Erfolg. Es läßt sich fragen, ob die Variationsbreite der Kreatininausscheidung und -bestimmung wirklich kleiner ist als die anderer Harnbestandteile, beispielsweise der Steroide. Wahrscheinlich kann sie aber für Serienbestimmungen am gleichen Patienten von Nutzen sein.

Auch beim Aufbewahren von Harnproben sind zahlreiche Fehlermöglichkeiten zu beachten. Müssen z. B. Harnproben wegen Überlastung des Laboratoriums längere Zeit aufbewahrt werden, so kann sich die Oestrogenkonzentration im Harn verändern [*48*, *844b*, *550a*, *1136*, *1200a*, *2051*], wodurch die Resultate natürlich wertlos werden. Kann die Bearbeitung nicht sofort vorgenommen werden, so scheint es zweckmäßig, die Harnproben gleich tiefzukühlen.

Bakterielle Verunreinigungen stellen eine beachtenswerte Fehlerquelle dar, da unter Bakterienwirkung Umsetzungen der Oestrogene vor sich gehen können [*425*, *1305*]. Muß der Urin auch nur für ein paar Tage bei $+3°$ im Kühlraum stehen, so dürfte es zweckmäßig sein, die Probe unter einer dünnen Toluolschicht [*429*, *1087*] aufzubewahren, die vor der Analyse abgesaugt wird. Auch die Zugabe von Sacharat, einem wirkungsvollen β-Glucuronidase-Hemmer, hat sich bewährt [*425*]. Hierdurch wird eine enzymatische Hydrolyse von Glucuronosiden verhindert. Auf die störende Rolle von Medikamenten wurde bereits hingewiesen (s. Seiten 258, 467).

Die Hormonausscheidung ist kein statischer sondern ein dynamischer Vorgang. Die 24-Stunden-Harnmenge gibt daher natürlich nur einen rohen Durchschnittswert. Sicherlich wird es mit neueren Methoden möglich sein, auch feinere Regulationen über kürzere Zeiträume zu analysieren.

Das Verhältnis von Bildung und Ausscheidung. Gegenwärtig beschränken sich die meisten Untersuchungen aus methodischen Gründen auf die Ausscheidung der Steroide im Harn, weil es noch nicht möglich ist, die Mengen, die von den einzelnen Drüsen abgesondert werden, direkt zu bestimmen. Es muß also aus der Harnkonzentration auf die

Hormonbildung rückgeschlossen werden. Dabei werden allerdings die zahlreichen Faktoren des Zwischenstoffwechsels nicht berücksichtigt. Da auch die Erfassung der im Blut kreisenden Oestrogene noch ganz am Beginn steht, versucht man zur Zeit sich über die Mengenverhältnisse bei der Biosynthese durch metabolische Versuche zu orientieren, wobei man Versuchspersonen bestimmte Mengen der verschiedenen Oestrogene zuführt und deren Ausscheidung untersucht. Die Kenntnis dieser Vorgänge ist ja in der Tat für die Beurteilung von Urinwerten unumgänglich.

Die mehrfach genannten Versuche mit radioaktiven Oestrogenen [*127*] haben wertvolle Aufschlüsse über die Größenordnung der heute noch unbekannten Oestrogene gegeben. Aus den älteren Beobachtungen von Siebke [*1812*], Schröder [*1754, 1755*], Zondek [*2188a*], Robson et al. [*1650*], Hamblen [*871*], Kemp und Pedersen-Bjergaard [*1101*] u. a. mit biologischen Methoden ging bereits hervor, daß, selbst nach Injektion größerer Oestrogenmengen, bei Kastratinnen nur etwa 3 bis 10% der verabfolgten Dosis im Harn wiedergefunden werden können. Auch Stimmel und Stealy [*1935*] konnten in zehn Versuchen an normalen Frauen im Durchschnitt nur 10% des zugeführten Oestron in Form von Oestron, 17β-Oestradiol und Oestriol wiedergewinnen. Es bestand kein Unterschied in den Ausscheidungswerten der präovulatorischen und ovulatorischen Phasen. Pearlman u. Mitarb. [*1517, 1518*] haben mit Hilfe von mit Deuterium markiertem Oestronacetat ähnliche Versuche an schwangeren Frauen durchgeführt und in drei Versuchen durchschnittlich 9% des verabfolgten Oestrogens wiedergewonnen.

Bei späteren Untersuchungen mit moderneren Methoden von sorgfältig geprüfter Zuverlässigkeit konnte man höhere Werte erhalten (s. Tabellen 35 und 36). So haben Brown [*284*] sowie Bauld u. Mitarb. [*108*] das Verhalten der Ausscheidungsraten nach Zufuhr relativ kleiner Mengen von Oestron, 17β-Oestradiol und Oestriol studiert. Aus ihren Untersuchungen geht hervor, daß ungefähr 16% des zugeführten Oestron oder 17β-Oestradiol in Form von Oestron, Oestradiol oder Oestriol wiedergefunden werden, und zwar jeweils zur Hälfte als Oestron + 17β-Oestradiol und zur anderen Hälfte als Oestriol. Das gleiche Verhältnis fand Stimmel [*1918*], nur war die Totalausbeute niedriger. Injiziert man nur Oestriol, so werden 56% wiedergefunden, und zwar nur als Oestriol. Korrigiert man diese Werte für methodische Verluste, so kann man sagen, daß etwa 23% des zugeführten Oestron und Oestradiol und 80% des zugeführten Oestriol wiedergefunden werden. Diese Wiederfindensraten von Oestriol (unkorrigiert etwa 50%) nach Oestriolinjektion stimmen mit den Untersuchungsergebnissen von Schiller und Pincus [*1741*] sowie Levitz et al. [*1210*] überein. Wie sich diese Verhältnisse unter den verschiedenen physiologischen und pathologischen Bedingungen verhalten, ist nicht sehr gut bekannt. Man weiß aber auch, daß die Quote Oestriol/(Oestron + Oestradiol), die bei normalen Frauen und Männern etwa 1 ist, in gewissen Fällen beträchtlich verschoben sein kann. So findet man bei Neugeborenen oder bei Säuglingen sowie bei verschiedenen pathologischen Zuständen, wie nach Myokardinfarkt [*108*], bei Prostatacarcinom [*169*] und bei Mammacarcinom [*286*] deutlich erhöhte Oestriol/(Oestron + Oestradiol)-Quotienten. Andererseits wurden nach Röntgenkastration sehr niedrige Oestriol/(Oestron + Oestradiol)-Quotienten beobachtet [*534*]. Die physiologische und klinische Bedeutung solcher metabolischen Abweichungen ist bis heute noch unklar (s. Seite 119).

Tabelle 35. *Ausscheidung von Gesamtoestrogenen (Oestron, 17β-Oestradiol und Oestriol) im Harn nach intramuskulärer Injektion von 17β-Oestradiol in öliger Lösung an Personen verschiedenen Alters.* (Methode: Brown [*519*])

Verabfolgt an	Anzahl Untersuchungen	Zusätzliche „Gesamtoestrogen"-Ausscheidung als % der verabfolgten Dosis	Streuungsbereich
Erwachsene* (17—72 Jahre)	6	16	9—23
Kinder (3—9 Jahre)	6	7	3—9
Kleinkinder (2—6 Monate)	5	2	1—3

* Nach den Angaben von Brown [*284*]

Tabelle 36. *Ausscheidung von 17 β-Oestradiol, Oestron und Oestriol nach intramuskulärer Injektion von 17 β-Oestradiol in öliger Lösung an Personen verschiedenen Alters, angegeben als % der ausgeschiedenen „Gesamtoestrogene".* (Methode: Brown [*519*])

Oestrogen	Erwachsene** (17—72 Jahre)	Kinder (3—9 Jahre)	Kleinkinder (2—6 Monate)
17 β-Oestradiol	15	14	2
Oestron	41	38	4
Oestriol	44	48	94

** Nach den Angaben von Brown [*284*]

Bei vielen Tierarten, z. B. bei Affen und Ratten [*2035, 2188a*], hat man übrigens viel höhere Wiederfindensraten gefunden, was darauf hinweist, daß der Zwischenstoffwechsel bei verschiedenen Species sehr unterschiedlich abläuft.

Wenn man annimmt, daß im Körper hauptsächlich Oestron und Oestradiol gebildet werden und daß injizierte Oestrogene vom Organismus auf gleiche Weise ausgeschieden werden wie das im Körper gebildete Oestrogen, so kann man mit Hilfe der Ausscheidungsbestimmung die Menge der Oestrogene, die im Organismus gebildet werden, annähernd berechnen, indem man den Ausscheidungswert mit 6 (=100/16) multipliziert. Auf diese Weise hat Brown [*284*] kalkuliert, daß in der Proliferationsphase des Cyclus etwa 80 bis 100 μg Oestron und/oder 17β-Oestradiol pro 24 Stunden sezerniert werden. Zur Zeit des Ovulationsmaximums dürften sich 250 bis 350 μg finden, während in der Lutealphase die tägliche Oestrogenproduktion 100 bis 250 μg betragen kann.

In Abbildung 31 haben wir den Versuch gemacht, die ungefähre Oestrogenproduktion bei nicht schwangeren Frauen auf Grund der vorliegenden Bestimmungsresultate zusammenzustellen. Die Abbildung 31 zeigt, daß Frauen in der Menopause drei- bis achtmal weniger Oestrogen produzieren als in der Geschlechtsreife. Wahrscheinlich stammt hier ein beträchtlicher Teil der Oestrogene aus der Nebennierenrinde. Die Gültigkeit der errechneten Werte beruht auf der nicht sicher bewiesenen Grundannahme, daß die in Öl zugeführten Oestrogene der benutzten Dosierung in gleicher Weise metabolisiert und ausgeschieden werden wie die von den Drüsen natürlicherweise sezernierten Oestrogene.

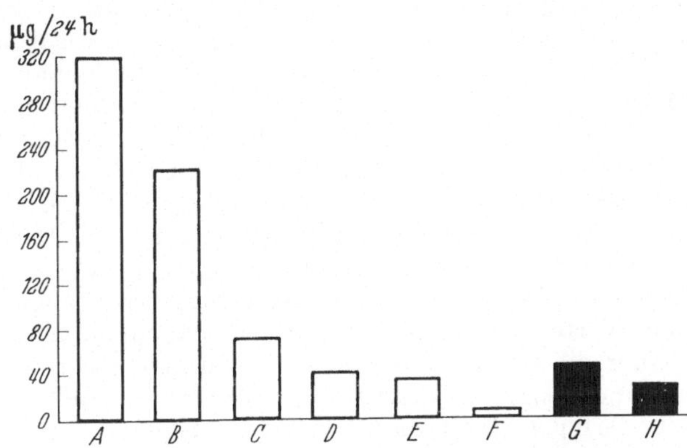

Abb. 31. Ungefähre Menge der von der nichtschwangeren Frau unter verschiedenen Bedingungen gebildeten Oestrogene (Oestron und 17β-Oestradiol). *A* Ovulationsmaximum. *B* Lutealmaximum. *C* Menstrualminimum. *D* Nach Röntgen-Ovarialbestrahlung (vor der Menopause). *E* Nach bilateraler Oophorektomie (vor der Menopause). *F* Nach bilateraler Oophorektomie und Adrenalektomie. *G* Nach der Menopause. *H* Cortisonbehandelte Frauen nach der Menopause

An dieser Stelle sei mit Hochachtung auf die Leistung der Pioniere auf dem Oestrogengebiet hingewiesen. So hat z. B. G. W. Corner im Jahre 1940 die tägliche Oestrogenproduktion der Ovarien geschlechtsreifer Frauen mit ungefähr 3000 IE, d. h. etwa 300 µg Oestronäquivalent pro 24 Stunden berechnet [*453*, *454*]. Dieser Wert wurde aus Versuchen an Affen und aus weiteren indirekten Hinweisen approximiert zu einer Zeit, in der keine exakten Bestimmungsmethoden zur Verfügung standen.

Abbildung 32 korreliert die ungefähren Oestrogenausscheidungswerte im Harn mit den entsprechenden histologischen Befunden am Endometrium.

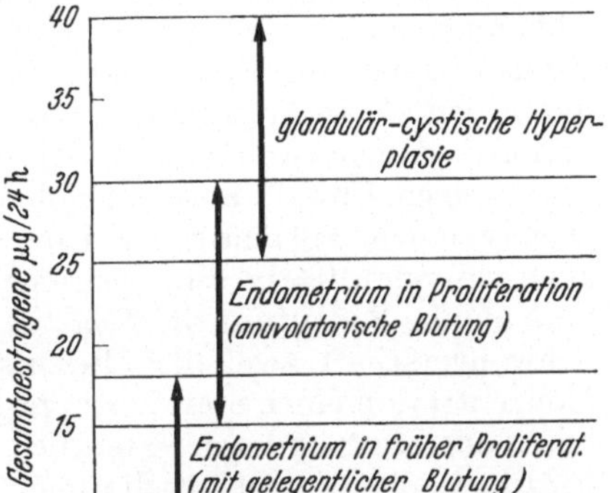

Abb. 32. Beziehungen zwischen Oestrogenausscheidung und Endometriumsbefund bei konstanten Ausscheidungswerten im Harn. Nach Brown et al. [*294*]

In der Schwangerschaft ist die Berechnung schwieriger, da die Menge Oestrogen, die im Corpus luteum gebildet wird, nicht genau bekannt ist, und die Placenta wahrscheinlich nicht nur Oestron und 17β-Oestradiol sondern auch Oestriol und vielleicht noch andere Oestrogene bildet. Brown [*284*] hat errechnet, daß am Ende der Schwangerschaft von der Placenta etwa 25 mg Oestron+Oestradiol und etwa 65 mg Oestriol gebildet werden (s. Abbildung 53). Doisy et al. [*596*] hatten früher berechnet, daß im Schwangerenorganismus des 10. Monats etwa 150 bis 600 mg Oestrogen pro 24 Stunden produziert werden müssen. Diese Werte beruhen natürlich auf der Annahme, daß der intermediäre Stoffwechsel der Oestrogene in der Schwangerschaft sich von demjenigen außerhalb der Schwangerschaft nicht unterscheidet. Pearlman u. Mitarb. [*1517*, *1518*] haben allerdings mit Hilfe von mit Deuterium markiertem Oestronacetat bei schwangeren Frauen die gleiche Konversionsrate in Oestriol gefunden wie bei nichtschwangeren Frauen. Obwohl die gegebenen Werte der Wahrheit sehr nahe kommen dürften, muß man doch darauf hinweisen, daß sowohl Pearlman wie Brown von der Voraussetzung ausgehen, daß die der Mutter zugeführten Oestrogene nur in sehr geringen Mengen auf den Feten übergehen und daß die Ausscheidung der Oestrogene im Schwangerenharn nur das Resultat des mütterlichen Oestrogenstoffwechsels sei. Die starke Verschiebung der Oestriol/(Oestron+Oestradiol)-Quotienten zugunsten des Oestriols im Fruchtwasser oder im Harn von Neugeborenen unter normalen Bedingungen und nach Belastung, schließlich die Tatsache, daß im fetalen Organismus wie auch im Harn von Neugeborenen praktisch kein Oestron und Oestradiol gefunden werden [*519*], könnten doch den Gedanken nahelegen, daß die Placenta vielleicht mehr Oestron und Oestradiol bildet als man errechnete und daß diese durch den Feten zum Teil in spezifische Abbauprodukte umgewandelt werden, die wir noch nicht bestimmen können. Auch eine Konversion von Oestron und Oestradiol in Oestriol durch den Feten muß in Betracht gezogen werden, wie z. B. die Inkubationsversuche von Engel u. Mitarb. [*519*, *536*, *538*] sowie von Breuer [*258*] zeigen, obwohl unsere Zufuhrversuche bei Säuglingen dafür zu sprechen scheinen, daß eine solche Umwandlung wirklich vorkommt, wenn sie auch von quantitativ sehr begrenzter Bedeutung sein dürfte. Auch hier muß auf die Bedeutung der Nierenfunktion hingewiesen werden, die in der Schwangerschaft zweifellos Besonderheiten aufweist. Daß die erhöhte Konzentration einer Steroidgruppe im Blut die Konzentration und Ausscheidung einer anderen wesentlich verzögern kann, haben u. a. Wallace u. Mitarb. [*2080*] gezeigt, die nach Zufuhr von Äthinyloestradiol beim Mann die Halbwertszeit zirkulierender Corticosteroide verlängert und den intermediären Stoffwechsel von Cortisol verändert fanden (s. Seite 174).

Trotz all dieser Einschränkungen, die vielleicht etwas verwirrend wirken mögen, darf und muß der Kliniker doch die Annahme des direkten Zusammenhangs von Bildung, Stoffwechsel und Ausscheidung akzeptieren. Er befindet sich hier auf einer soliden Erfahrungsgrundlage, die bisher zu sinnvollen Schlußfolgerungen geführt hat und mit den meisten unserer heutigen Kenntnisse befriedigend übereinstimmt. Wir sind der Auffassung, daß diese Hypothese ihn, statistisch gesehen, in der Mehrzahl der Fälle zu richtigen Konklusionen führen wird, obwohl er vielleicht in einzelnen Fällen einmal von nicht ganz richtigen Prämissen ausgehen mag.

"....After the excitement and the drama of the pioneer phase of research on the ovarian hormones we are in for a lot of unspectacular measurement and computation, until the reactions of these substances in the body are quantitatively known as well as the chemist knows the reactions in his flasks."

G. W. Corner

XIV. Die Oestrogenwerte bei normalen Personen

1. Ausscheidung im Harn

Die Hauptmenge (etwa 70 bis 80%) der vom Körper eliminierten Oestrogene wird normalerweise mit dem Harn ausgeschieden [*127*]. Man nimmt, auf Belastungsversuche gestützt, an, daß die Oestrogenausscheidung im Urin in Form von Oestron, Oestradiol und Oestriol etwa 10 bis 20% der im Körper gebildeten Oestrogenmenge ausmacht [*284*]. Es liegt eine sehr große Anzahl von biologischen und chemischen Untersuchungen über die sog. „Normalausscheidung" vor. Versucht man die Werte miteinander zu vergleichen oder tabellarisch zusammenzustellen, so ergeben sich große Schwierigkeiten, da die angewandten Methoden sehr unterschiedlich und von ungleicher Verläßlichkeit sind. Es ist daher sicherlich richtig, sich vornehmlich auf die mit neueren und zuverlässigen Techniken ermittelten Ergebnisse zu stützen. Solche sind aber leider für viele physiologische (und pathologische) Zustände nicht oder noch nicht ausreichend vorhanden. In diesen Fällen hielten wir doch die Mitteilung auch älterer Befunde für gerechtfertigt, soweit sie wirklich informatorischen Wert besitzen. Um dem Leser die Beurteilung dieser Befunde zu erleichtern, geben wir die annähernden Äquivalentwerte der verschiedenen gebräuchlichen älteren und neuen Maßeinheiten der Oestrogenaktivität, wie Mäuseeinheiten (ME), Ratteneinheiten (RE) und internationale Einheiten IE) in μg Oestrogenäquivalent umgerechnet an. Solche Umrechnungen sind natürlich sehr approximativ und können eine Variation von mehreren 100% haben. Die Umrechnungsfaktoren wurden auf Seite 248 besprochen.

a) Neugeborene und Säuglinge

Daß der Harn von Neugeborenen in den ersten Lebenstagen bis zum 5. bis 6. Tag eine relativ hohe Oestrogenkonzentration aufweist, wurde bereits von Loewe [*1240*], Philipp [*1537*], Joseph [*1066*], Brühl [*308*], Neumann und Peter [*1437*, *1438*], Winter [*2141*], Zondek und von Euler [*2199*] sowie Lyons [*1266a*] biologisch nachgewiesen. Viele andere Autoren [*402a*, *756*, *1748a*] haben später die gleiche Frage bearbeitet. In neuerer Zeit fand Rosa [*1655*] im Vaginaltest an der Maus durchschnittlich 15500 IE (11000 bis 20000 iE) [$\cong$ 1,5 mg Oestronäquivalent], also etwa 15 mg Oestrioläquivalent pro Liter Neugeborenenharn zur Zeit der Geburt. Seine Werte stimmen mit denen moderner chemischer

Methoden gut überein. Geschlechtsunterschiede in der Ausscheidung bei Knaben und Mädchen wurden nicht festgestellt. Die Phenolsteroidausscheidung prüften LELONG u. Mitarb. [*1196*]. Sie fanden am 1. und 2. Tag etwa 260 μg/24 Stunden und nahmen an, daß diese aus der fetalen Nebennierenrinde stammen. Neueste Untersuchungen [*538*] mit der Methode von BROWN haben gezeigt, daß die Oestriolkonzentration im Harn männlicher Neugeborener am 2. Lebenstage nicht weniger als etwa 7 mg/Liter beträgt, aber bis zum 5. oder 6. Tage auf niedrige Werte von etwa 10 bis 20 μg/Liter absinkt (Abbildung 33). Zu dieser Zeit, wenn die placentaren Hormone weitgehend ausgeschwämmt sind, tritt ja gelegentlich als Oestrogen-Entzugssymptom die Genitalkrise des Neugeborenen ein [*458*, *1539*].

Es läßt sich errechnen [*538*], daß ein neugeborener Knabe im Durchschnitt vom 2. bis 6. Lebenstage etwa 300 μg Oestriol ausscheidet. Da diese Werte nicht für methodische Verluste korrigiert sind, liegen die wahren Werte wahrscheinlich um etwa 30% höher. Oestron und 17β-Oestradiol konnten nur in Spuren gefunden werden, wobei die Quote Oestriol/(Oestron+Oestradiol) fast 800 beträgt. Diese Ergebnisse wurden von DE BLIECK und SCHWERS [*192*] bestätigt, die fast die gleichen Werte bei neugeborenen Knaben gefunden haben. Auch sie wiesen kein Oestron und Oestradiol nach. Bei biologischer Kontrolle (Methode WILLEMSE [*2137*]) stellten sie jedoch etwa 2 bis 3 μg Oestronäquivalent im Sammelurin der ersten 3 Tage fest. Bei neugeborenen Mädchen wurde von ihnen eine signifikant höhere Oestriolausscheidung nachgewiesen ($p = 0{,}02$). Der Durchschnittswert für Knaben (sechs Fälle) betrug 421 μg Oestriol während 8 Tagen, bei Mädchen (sechs Fälle) 971 μg. Die Ursache für diesen Unterschied ist bisher nicht erklärt. Es wird angenommen, daß die Ovarien neugeborener Mädchen bereits geringe Mengen von Oestrogenen sezernieren können. Dafür sprach auch der von ROSA [*1655*] erhobene histologische Befund stimulierter Follikel in den Ovarien Neugeborener. Bevor diese Auffassung akzeptiert werden kann, sind jedoch noch weitere Beweise nötig. Auch GANS und THOMPSON [*773*] haben kürzlich mit der BROWNschen Methode die Oestrogenausscheidung im Urin bei Neugeborenen vom 1. bis 12. Tage verfolgt. Auch sie fanden in den ersten beiden Tagen sehr hohe Oestriolkonzentrationen zwischen 500 und 1500 μg pro die und nur geringe Mengen Oestron und Oestradiol. In den späteren Tagen sank die Ausscheidung ab und lag um den 10. Tag noch bei 1 bis 2 μg pro Tag. Die Werte, insbesondere für Oestron und Oestradiol,

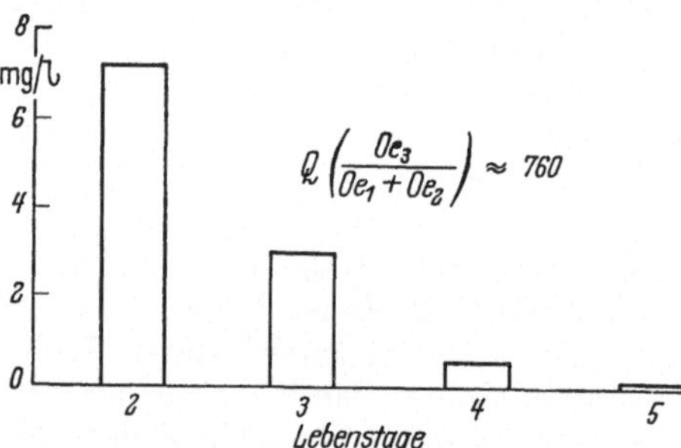

Abb. 33. Oestriolausscheidung im Harn neugeborener Knaben. (Nach den Daten von DICZFALUSY et al. [*538*]). Methode: BROWN [*281*]

$$Q\left(\frac{Oe_3}{Oe_1 + Oe_2}\right) = \text{Quotient}\left(\frac{\text{Oestriol}}{\text{Oestron} + 17\beta\text{-Oestradiol}}\right)$$

(Bei Erwachsenen normalerweise = 1)

liegen höher als diejenigen von Diczfalusy et al. [*538*]. Die Autoren geben an, daß die Harnwerte der Kinder denen ihrer Mütter 24 Stunden nach der Entbindung parallel gingen. Sie stellten ferner fest, daß das Aufhören der Oestrogenausscheidung beim Neugeborenen mit der Beendigung des postnatalen Gewichtsverlusts zusammenfällt und nehmen an, daß die Hydrämie des Neugeborenen eine Folge der wasserretinierenden Eigenschaften der Oestrogene sei, die von der Mutter auf das Kind übergehen. Sie führen in diesem Zusammenhang die Befunde von Preedy und Aitken [*1581*] an, daß die Wasser-Salz-Retention der Oestrogene bei Zirkulationsstörungen in der Leber besonders ausgeprägt sein soll. Eine solche Kreislaufumstellung liege beim Neugeborenen vor, insbesondere im Zusammenhang mit der raschen Involution des linken Leberlappens nach der Geburt.

Die Ergebnisse der Stockholmer [*538*] und Brüsseler [*192*] Arbeitsgruppen stimmen prinzipiell überein mit denen von Gans und Thompson [*773*], die allerdings etwas höher liegen, stehen aber im Gegensatz zu den älteren Daten von Lelong et al. [*1196*], die neben Oestriol besonders bei weiblichen Neugeborenen auch größere Mengen von Oestron und Oestradiol zu finden glaubten, was wohl mit Schwierigkeiten in der Trennung der einzelnen Oestrogenfraktionen erklärt werden muß.

Jayle und Crépy [*1041*] haben die Phenolsteroidausscheidung bei einer großen Zahl Neugeborener in den ersten Lebenstagen untersucht. Sie fanden am 1. Tag im Mittel 229 μg/24 Stunden, am 2. Tag 176 μg, am 3. Tag 132 μg, am 4. Tag 56 μg, am 5. Tag keine Phenolsteroide mehr.

Das von Bongiovanni et al. [*210*] festgestellte verzögerte Absinken der Cortisolkonzentration im Serum Neugeborener wird von diesen Autoren auf die hohe Oestriolkonzentration zurückgeführt. Es kann heute kaum noch bezweifelt werden, daß die von Neugeborenen ausgeschiedenen Oestrogene ausschließlich oder fast ausschließlich metabolisierte Oestrogene placentarer Herkunft sind. Wir verweisen auf das Kapitel über die Besonderheiten des fetalen Stoffwechsels (s. Seite 338).

b) Kindheit und Pubertät

Die nach der 1. Lebenswoche abgesunkene Oestrogenausscheidung scheint bis zur Pubertät niedrig zu bleiben. Die Werte liegen je nach Alter zwischen 0 bis 3,5 μg pro 24 Stunden mit biologischen Methoden [*880a*, *1428*]. Die Zahlen sind bei Knaben vielleicht etwas niedriger. Wie auf Seite 338 eingehender mitgeteilt, gewinnt das Kind allmählich die Fähigkeit, Oestrogene nach Belastung wie der normale Erwachsene zu metabolisieren [*519*, *535*]. Die Oestrogenbildung des kindlichen Ovars, das noch kaum einer hypophysären Stimulierung ausgesetzt ist [*1428*], beruht zu dieser Zeit offenbar nur auf der sehr geringen basalen Sekretion der Primordialfollikel und vielleicht der Nebennierenrinde. Selye [*1791b*] gibt an, daß die Ovarien von Kindern sehr geringe Oestrogenaktivität enthalten. Diczfalusy u. Mitarb. [*519*, *535*] haben bei Säuglingen zwischen 3 und 6 Monaten ganz niedrige Oestrogenausscheidungswerte gefunden, die an der Grenze der methodischen Empfindlichkeit lagen. Dies scheint sich nach neueren Untersuchungen auch bis in das dritte Lebensjahr hinein nicht zu ändern (s. Tabelle 35). LELONG et al. [*1497*] fanden im Alter von 1 bis 9 Jahren Werte zwischen 0 bis 5 μg „Gesamtoestrogene" pro 24 Stunden. NATHANSON et al. [*1428*] ermittelten mit biologischen Methoden bei Knaben und Mädchen zwischen 3 und 9 Jahren sehr tiefliegende Werte, nämlich 0 bis 2 internationale Oestroneinheiten = 0 bis 0,2 μg. Bei den Knaben blieb die Ausscheidung auch nach dem Erreichen der Pubertät relativ niedrig, stieg aber bei den Mädchen meist zwischen dem 8. bis 10. Lebensjahr steil um das sechs- bis achtfache an. Im 12. Lebensjahr lag sie bereits auf 12- bis 15facher Höhe und zeigte bald auch cyclischen Charakter, gelegentlich schon 1 bis 2 Jahre vor der Menarche (s. Abbildung 34). Alles deutet darauf hin, daß die Ausscheidung jetzt gonadotropinabhängig wird. Parallel dazu geht der anatomische Befund: Die Follikelgröße im Ovar nimmt zu und beträgt bald mehr als 3 mm. In der Theca interna und um die Gefäße herum wird alkalische Phosphatase nachweisbar. In der Ausbildung der wachsenden und reifenden Follikel finden sich starke Schwankungen, da rasches Wachstum von schneller Atresie gefolgt ist [*1463*, *1833*]. Dies soll sich auch in den starken Schwankungen der Ausscheidung ausdrücken. Weitere biologische Oestrogenbestimmungen in Kindheit und Pubertät sind bei Knaben und Mädchen von ZONDEK und VON EULER [*2199*], DORFMAN et al. [*613*] sowie HARLOW et al. [*880a*] und von OESTING und WEBSTER [*1474*] mitgeteilt worden. Eine tabellarische Zusammenstellung der Werte findet sich bei SOHVAL [*1874*].

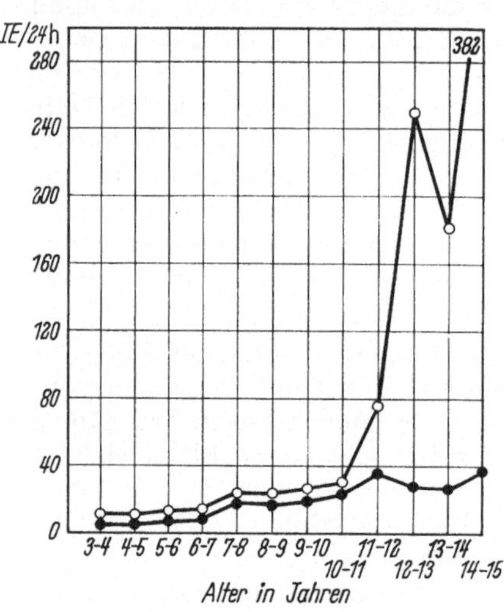

Abb. 34. Oestrogenausscheidung im Harn von Mädchen (○) und Knaben (●) in Kindheit und Pubertät. Nach NATHANSON et al. [*1428*]. Biologische Bestimmungen

Mit chemischen Methoden liegen für dieses Alter relativ wenige Untersuchungen vor.

JAYLE und CRÉPY [*1041*] ermittelten für Kinder zwischen dem 8. und 14. Lebensjahr eine durchschnittliche Phenolsteroidausscheidung von 30 μg/24 Stunden.

JAILER [*1026*] fand 3 bis 6 μg/24 Stunden Phenolsteroide bei Kindern zwischen 5 und 10 Jahren. EBERLEIN et al. [*629*] geben mit ihrer Methode für Kinder unter 1 Jahr Werte von 0 bis 1 μg, von 1 bis 5 Jahren 1 bis 3 μg und von 6 bis 10 Jahren von 2 bis 6 μg/24 Stunden an.

PERSSON [*1532b*] hat kürzlich mit der BROWNschen Methode die Oestrogenausscheidung im Harn bei Kindern untersucht und teilt folgende Ergebnisse mit:

Tabelle 37. *Ausscheidung von Oestron, 17β-Oestradiol und Oestriol bei Mädchen und Knaben im Alter zwischen 9 bis 12 Jahren, gemessen mit der* Brownschen *Methode. Mittelwerte ± Standardabweichung nach* Persson *[1532b]*

Geschlecht	Anzahl	Alter	μg 24 Stunden ± Standardabweichung		
			Oestron	Oestradiol	Oestriol
Mädchen....	12	9—11	0,9 ± 0,2	0,5 ± 0,2	1,0 ± 0,4
Knaben	7	10—12	0,6 ± 0,2	1,1 ± 0,4	0,2 ± 0,2

Die Werte liegen an der unteren Grenze der Empfindlichkeit, besonders bei den Oestriolwerten der Knaben. Ob in diesem Alter bereits Unterschiede in der Oestriolausscheidung der Geschlechter bestehen, bleibt noch offen.

Insgesamt soll die Höhe der Oestrogenausscheidung eher zur Ausprägung der körperlichen Reife als zum Alter der Kinder in Beziehung stehen [*613*]. Interessanterweise scheinen die mit neueren Methoden gewonnenen vorläufigen Ergebnisse französischer Autoren mit der von Nathanson et al. [*1428*] angegebenen Ausscheidungskurve nicht gut übereinzustimmen [*1037b*]. Es wurden nach der Menarche niedrige Ausscheidungswerte von Oestron, Oestradiol und Oestriol gefunden, die sich manchmal erst nach Jahren in den Normalbereich mit cyclischen Variationen einspielen sollen.

Eine ausgedehntere, gut geplante Untersuchung dieses wenig bearbeiteten Gebiets der Endokrinologie des Jugendlichen mit modernen biologischen und chemischen Methoden (nach Enzymhydrolyse?) wäre wünschenswert, da sich gerade hier sicherlich interessante funktionelle Einblicke in diejenigen endokrinen Faktoren eröffnen würden, welche den Eintritt der Pubertät beeinflussen.

c) Normale Frauen in der Geschlechtsreife

Die ersten quantitativen Untersuchungen über das „Follikelhormon" im Harn von Frauen im Ablauf des Cyclus wurden von Loewe und Lange [*1239*] sowie von Frank [*735, 736*] mit biologischen Methoden durchgeführt. Diese Autoren fanden 1 ME [≃0,1 μg Oestronäquivalent]/Liter. Mit Verbesserung der Extraktionsmethoden stiegen auch die von den einzelnen Untersuchern gefundenen Oestrogenmengen an.

Frank und Goldberger [*744*] nennen 4 bis 10 ME/Liter [≃ 0,4 bis 1,0 μg Oestron], Aschheim [*62, 63*] und Zondek [*2188a*] 5 bis 20 ME [≃ 0,5 bis 2,0 μg Oestron], Laqueur u. Mitarb. [*211, 1186*] sowie Siebke u. Mitarb. [*1807, 1813*], Hartmann [*887a*], Sievers [*1676*], Assmann [*67a*], Schuschania [*1813*], fanden bereits 50 bis 150 ME/Liter [≃ 5,0 bis 15,0 μg Oestron], Glimm und Wadehn [*814*] im Dialysierverfahren 250 bis 300 [≃ 25 bis 30 μg Oestron], ja bis zu 1000 ME [≃ 100 μg Oestron]. Die von D'Amour und Gustavson [*42*], Bastos [*92*], Bompiani und Sora [*208*], Crainiceanu [*466a*], Eng [*653*], Furuhjelm [*759*], Ferraris [*700*], Gallagher et al. [*772*], Genell [*788*], van Ham und Rothermich[1], Hülsmann [*971*], Janney und Walker [*1031*], Kosakae et al. [*1141b*], Mavromati [*1334a*], Mello [*1358*], Moricard

[1] Proc. Soc. exp. Biol. (N.Y.) **44**, 369 (1940)

[*1391*], NEUMANN und PETER [*1437*], PALMER [*1486*], PASCHKIS und RAKOFF [*1501*], PAZOUREK [*1507*], PEDERSEN-BJERGAARD [*1528*], SPURREL und UCKO [*1882a*], SMITH und SMITH [*1840*], VARANGOT et al. [*2043*], WERNER [*2104*], YERBY [*2164*] angegebenen Werte schwanken im allgemeinen zwischen 10 und 600 iE [≅ 1 bis 60 μg Oestronäquivalent] pro Liter, die Gesamtwerte zwischen 1000 bis 10000 iE [≅ 100 bis 1000 μg Oestron] pro Cyclus.

In diesen Untersuchungen wurde die cyclische Natur der Oestrogenausscheidung mit einem Maximum in der Cyclusmitte zur Zeit der Ovulation und einer zweiten Spitze vor der Menstruation von vielen Autoren, zuerst von GUSTAVSON et al. [*852, 853*], bereits eindeutig angegeben. Die Mitteilung von FURUHJELM [*759*] ist von besonderem Interesse, da bereits in dieser Arbeit versucht wurde, ein statistisch gültiges Auswertungsschema aufzustellen.

Erwähnung verdient auch die Arbeit von PEDERSEN-BJERGAARD und PEDERSEN-BJERGAARD [*1529*]. In 48-Stunden-Urinen wurde bei einer normal menstruierten Frau über 2 Jahre kontinuierlich die Oestrogenausscheidung gemessen. Die Werte lagen zwischen 8 bis 360 ME/24 Stunden [≅ 0,8 bis 36,0 μg Oestron]. DINGEMANSE und LAQUEUR [*546, 547*] haben parallele biologische Oestrogenbestimmungen während des Cyclus in Urin und Stuhl vorgenommen und ähnliche Verlaufskurven gefunden.

Es ist immer wieder erstaunlich, daß solche Ergebnisse, die mit sehr einfachen Methoden und unfraktionierten Harnextrakten an einer meist kleinen Anzahl von Tieren gewonnen wurden, doch ein recht gutes qualitatives und quantitatives Bild der wahren Verhältnisse vermittelt haben.

Bei der Anwendung chemischer Methoden hat man in vielen Fällen die einzelnen Oestrogene gar nicht oder nur unzureichend separiert. Immerhin wurden doch Ausscheidungskurven von ziemlich gleichem Aussehen gewonnen, ob man nun Phenolsteroide* erfaßte, KOBER-reaktive Chromogene** bestimmte, fluorimetrische Methoden*** oder andere Verfahren**** anwendete.

Untersuchungen mit chemischen Methoden stammen u. a. von MARRIAN u. Mitarb.** [*434, 1318, 2089*], COHEN und BATES** [*428*], STIMMEL** [*1917*], SALTER et al.* [*1703*], TOMPSETT* [*2011a*], HUMM et al.* [*994*], ENGEL et al.*** [*657, 666*], JAYLE u. Mitarb.* [*1038, 1041, 1048, 1054a*], MAYER* [*1337, 1338*], SEEMAN et al.* [*1792d*][1], LE POLLÈS und FROCRAIN* [*1573*], KELLER* [*1094*], BREITNER et al.* [*253*], GIANNETTASIO** [*795*], ROSSI**** [*1662*], ferner von KAKUSHKINA** [*1078, 1079*], WENNER* [*2098*], HEUSGHEM*** [*938*], BRAUNSBERG et al.*** [*245, 247*], AITKEN und PREEDY*** [*12*], DE REZENDE und LINHARES [*1627*], PATWARDHAN et al.** [*1503*], BROWN** [*282*], BROWN et al.** [*295*], BULBROOK et al.** [*327*], BAULD** [*103a*] sowie PSCHYREMBEL und HALDER** [*1590, 1591, 1592*], PUCK*** [*1593*], ITTRICH** [*1017*], NAPP** [*1417, 1419*], BONGIOVANNI et al.*** [*210*], PONTIUS**** [*1575*], SULAK und ZIMMERMANN**** [*1956*], FINKELSTEIN et al.*** [*710a*] sowie WÜRTERLE** [*2163b*] und SMITH et al.** [*1850a*].

[1] SEEMAN, A., J. VARANGOT, C. GUIGET et L. CÉDARD: C. R. Soc. Biol. (Paris) **149**, 637 (1955)

Die zuverlässigsten Informationen, die wir heute über die Oestrogenausscheidung im Harn normaler Frauen haben, beruhen auf den Ergebnissen, die mit der BROWNschen [*281*] oder der BAULDschen [*104*] Methode gewonnen wurden. Diese liegen im allgemeinen niedriger als frühere Werte mit anderen Methoden. Die mittlere totale Oestrogenproduktion während des ganzen Cyclus beträgt etwa 5 mg. Es wird meist mehr Oestron als Oestradiol ausgeschieden (2:1). Das Verhältnis Oestriol zu Oestron+Oestradiol beträgt etwa 1:1 oder etwas weniger. Während des ersten Drittels des Cyclus sind die Oestrogenwerte niedrig (Werte s. Tabelle 38). Vom 7. bis 8. Tag an setzt ein langsamer kontinuierlicher Anstieg der drei Oestrogene ein, der sein Maximum am 13. und 14. Tag hat und etwa mit der Ovulation und dem Anstieg der Basaltemperatur

Tabelle 38. *Oestrogenausscheidungswerte im normalen Cyclus in µg/d* (Geometrische Mittelwerte und Vertrauensgrenzen [p = 0,95].) Berechnet nach Angaben von BROWN et al. [*293*]

Cyclusphase	Oestron	17β-Oestradiol	Oestriol
Postmenstruelles Minimum	2,8 (0,2—7,2)	0,7 (—)	4,7 (1,9—11,4)
Ovulationsmaximum	20,1 (14,8—27,4)	7,9 (2,8—21,8)	30,9 (8,1—119,0)
Lutealmaximum	11,3 (5,1—25,0)	5,0 (2,1—10,6)	21,1 (5,0—89,0)

Durchschnittswerte für 16-Epiostriol etwa 1 µg/d
16α-Hydroxyoestron etwa 1—20 µg/d } WATSON und MARRIAN [*2089*]

zusammenfällt. An diesem Ovulationsgipfel kann das Verspätungsphänomen der Oestriolausscheidung beobachtet werden (‚Oestriol-lag'), d. h. das Ausscheidungsmaximum des Oestriol liegt etwa 24 Stunden später als das von Oestron und Oestradiol. Diese Erscheinung versucht man durch die Annahme zu erklären, daß die Hydroxylierung der primären Ovarialhormone Oestron (und Oestradiol ?) zu Oestriol im Organismus eine gewisse Zeit beansprucht[1]. Nach der Ovulation fallen die Werte aller drei Oestrogene kurzzeitig ab, zeigen aber einen meist kleineren zweiten Gipfel um den 21. Tag, der fast bis zur Menstruation anhält und als „Lutealmaximum" bekannt ist. Kurz vor der Menstruation fallen die Werte rasch ab. Der Zeitraum vom Ovulationsgipfel bis zum 1. Tag der Menstruation beträgt meist 14 Tage. Wir haben die früher veröffentlichten Werte von BROWN [*282*] mit denen von BROWN et al. [*295*] kürzlich veröffentlichten (neun weitere Fälle) kombiniert und unter Annahme einer lognormalen Verteilung der individuellen Werte die geometrischen Mittelwerte und die Vertrauensgrenzen berechnet. Da es sich hier um zuverlässige Bestimmungen handelt, meinen wir, daß diese

[1] Nach neueren Untersuchungen scheint Oestron der wichtigste Vorläufer zu sein [*715a*]

Mittelwerte und Vertrauensgrenzen eine ganz gute Annäherung an die richtigen Werte darstellen und bei der Abschätzung des Normalbereichs gute Dienste leisten können (s. Tabelle 36). Inzwischen hat BROWN [*294*] diese Grenzwerte bei 14 Frauen auf Grundlage einer normalen Verteilung berechnet (s. Abbildung 35). Diese Werte sind zusammen mit den Mittelwerten in Abbildung 35 wiedergegeben. Sie stimmen mit den von uns berechneten gut überein.

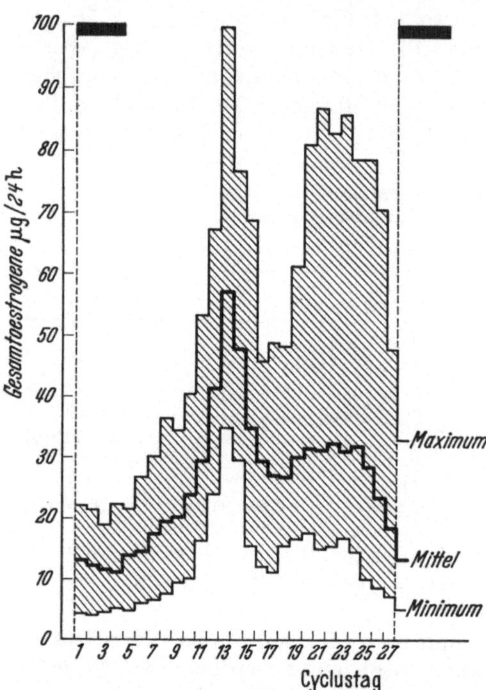

Abb. 35. Mittel, Maximum und Minimum der „Gesamtoestrogenausscheidung" 16 normal menstruierter Frauen im Alter zwischen 18 bis 41 Jahren. Die Zeit zwischen dem Blutungsbeginn (1. Tag) und dem Ovulationsmaximum der Oestron- Oestradiolausscheidung lag zwischen 10 und 18 Tagen (Mittel 13 Tage), zwischen dem Ovulationsmaximum und dem 1. Tage der folgenden Regelblutung zwischen 12 und 16 Tagen (Mittel 14 Tage). Die Kurven wurden durch Übereinanderlagerung der individuellen Kurven gewonnen, wobei die Ovulationsmaxima jeweils auf den 13. Tag gelegt wurden. (Nach BROWN et al. [*294*])

Die Oestrogenausscheidung ist individuell relativ konstant in ihrem Gesamtablauf, wie auch aus den Abbildungen 36 u. 37 hervorgeht, zeigt aber zwischen verschiedenen Personen beträchtliche Unterschiede. Die Zeit zwischen dem ersten Oestrogenausscheidungsgipfel zur Zeit der Ovulation und dem Eintreten der Menstruation variiert zwischen 11 bis 16 Tagen (s. Abbildung 36).

JAYLE und CRÉPY [*1041*] gaben in einer früheren Mitteilung für Frauen im Cyclus eine mittlere Phenolsteroidausscheidung von 70 µg/24 Stunden an mit einer Ovulationsspitze von etwa 150 µg/24 Stunden an. Bei der neuen modifizierten Phenolsteroidmethode (s. Seite 265) von JAYLE et al. [*1054a*] variieren die Werte für Gesamtphenolsteroide (d. h. Oestron + Oestradiol + Oestriol) zwischen 10 und 70 µg/24 Stunden, je nach Stadium des Cyclus, und liegen durchweg im gleichen Bereich wie die mit der BROWNschen Methode erhobenen Werte (s. Abbildung 28). DARBY und CHILDS [*483*] haben mit biologischer Methodik jahreszeitliche Schwankungen in der Oestrogenausscheidung bei geschlechtsreifen Frauen gefunden. Im Winter sahen sie eine niedrige Oestrogenausscheidung. Diese stieg im Frühjahr an und erreichte im April die höchsten Werte und sank schon ab Mai allmählich wieder ab. Wenn dies wirklich der Fall sein sollte, so dürfte es in der Tat noch schwieriger werden, einen allgemeingültigen Normalbereich der Oestrogenausscheidung festzulegen. Eine Nachprüfung dieser Befunde mit chemischen Methoden scheint daher erforderlich.

In der Tabelle 39 haben wir die Durchschnittswerte mehrerer Autoren, die mit verschiedenen Methoden gewonnen wurden, zusammengestellt.

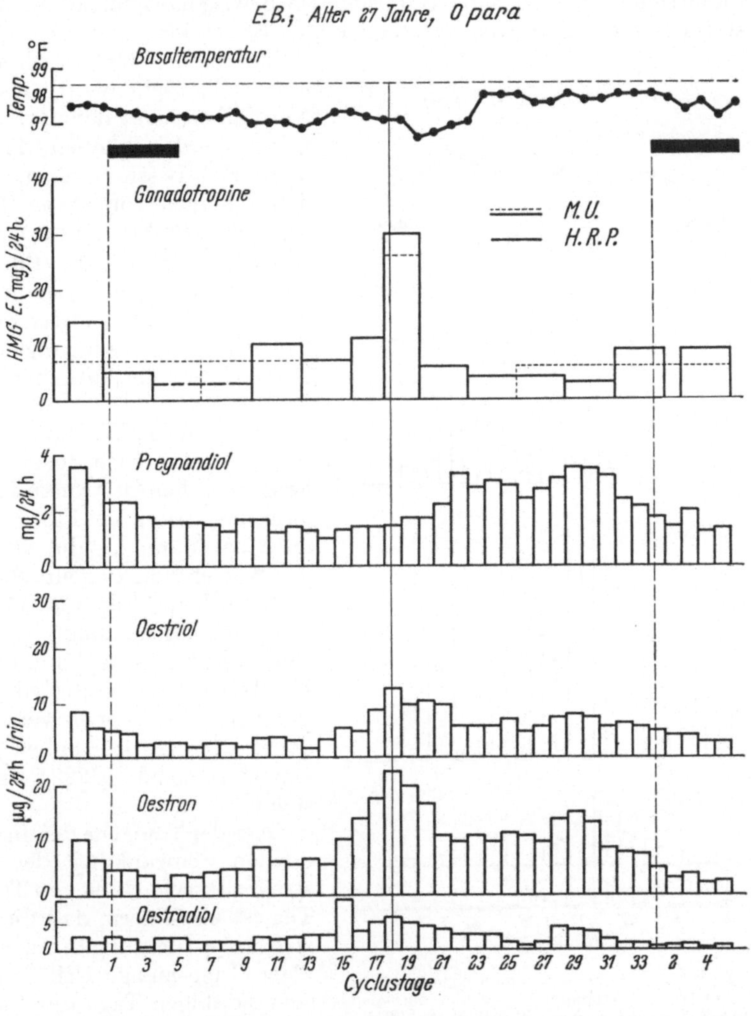

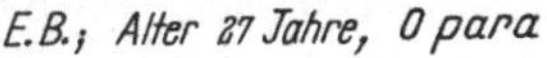

Abb. 36. Gonadotropin-, Pregnandiol- und Oestrogenausscheidung in einem normalen biphasischen Cyclus. Vergleiche mit Abb. 37. — Zur Illustrierung der großen interindividuellen Schwankungen im physiologischen Bereich. (Nach BROWN et al. [*295*])
Gonadotropinausscheidung in provisorischen HMG-Einheiten (menschlicher Menopausenurin). Siehe LORAINE [*1255*]

Es besteht eine ziemlich gute Übereinstimmung der Ergebnisse. Lediglich die Phenolsteroide zeigen recht hochliegende Werte an. Angaben wie die von KELLER, ROSSI, GIANNETTASIO, SULAK und ZIMMERMANN mit mehreren 100 μg enthalten zweifellos viel unspezifisches mitgemessenes

Material. Die in letzter Zeit von JAYLE u. Mitarb. [*1041*] angegebenen Werte liegen jedoch jetzt innerhalb des Bereichs der übrigen colorimetrischen Methoden (s. oben). Ein Vergleich der Zahlen von BROWN und von HEUSGHEM zeigt, daß man an verschiedenen Stellen mit differenten aber gut kontrollierten Methoden (Colorimetrie bzw. Fluorimetrie) zu übereinstimmenden Resultaten kommen kann. Es ist klar, daß eine ganze Reihe solcher Untersuchungen notwendig sein wird, bis die Normalbereiche definitiv festgelegt werden können. Fluorimetrische Bestimmungen wurden u. a. noch von ENGEL [*669*], JAILER [*1028*], FINKELSTEIN [*710a*], AITKEN und PREEDY [*14, 1583*] ausgeführt. Die größte Anzahl gut kontrollierter fluorimetrischer Untersuchungen hat HEUSGHEM [*938*] durchgeführt (s. Tabelle 39).

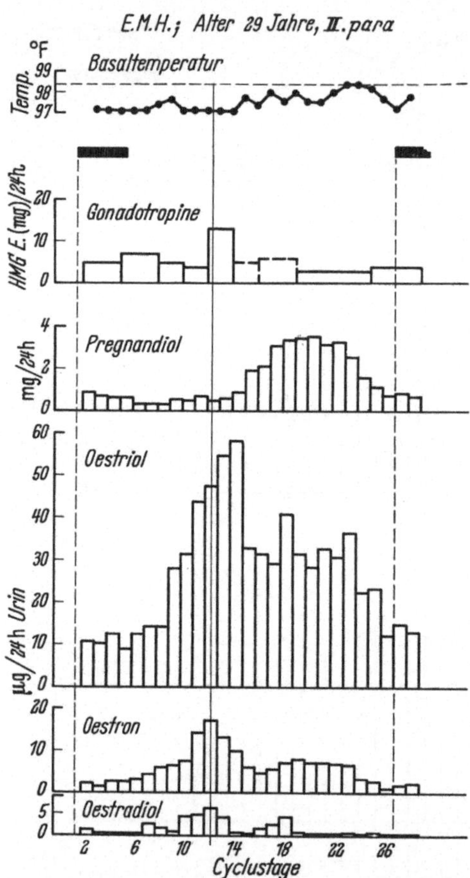

Abb. 37. Ausscheidungswerte von Gonadotropinen, Oestrogenen und Pregnandiol in einem normalen biphasischen Cyclus. (Nach BROWN et al. [*295*])

HEUSGHEM [*938*] fand interessanterweise einen Zusammenhang zwischen Oestronausscheidung und Alter bei Frauen wie auch bei Männern, die ähnlich der Korrelation zu sein scheint, die zwischen Alter und 17-Ketosteroidausscheidung festgestellt wurden (s. Abbildung 38). Die Harnausscheidung von Oestrogenen bei Frauen verschiedener Altersgruppen haben auch LEWISON et al. [*1222*] untersucht.

Aus der Tatsache der individuellen Schwankung der Oestrogenausscheidung von Tag zu Tag ist zu folgern, daß die Oestrogenbestimmung in einer einzigen Tagesmenge Urin an einem zufälligen Tage des Cyclus einen sehr geringen Aussagewert hat. Dies wird beispielsweise beim Vergleich der Abbildungen 36 und 37 deutlich. Man muß also fortlaufende Bestimmungen an genau kontrollierten Cyclustagen durchführen, wenn man wirklich verläßliche Schlußfolgerungen ziehen möchte. Natürlich kommen hierfür nur besonders wichtige klinische Fälle in Betracht, da sonst ja für die Cyclusbeurteilung eine Reihe einfacherer Methoden zur Verfügung stehen. Immerhin kann die Bestimmung der

Tabelle 39. *Annähernde Normalwerte für die Oestrogenausscheidung im Harn bei Männern und Frauen im geschlechtsreifen Alter, bestimmt mit verschiedenen chemischen Methoden**

Methode	bestimmt wurden	Normalausscheidung µg/d Männer	Frauen	Verfasser
Colorimetrie	„Gesamtoestrogene"		100—480	BÉNARD et al. (1946) [*133*]
			20—60	STIMMEL (1946) [*1916*]
			20—60	SALTER u. Mitarb. (1948) [*1703*]
			15—45	MAYER (1950) [*1338*]
	Phenolsteroide	30—60	25—70	JAYLE und CRÉPY (1952) [*1038, 1039*]
			5—20	JAYLE u. Mitarb. (1956) [*1051*]
			100—350	KELLER (1953) [*1094*]
			0—90	BREITNER (1954) [*249*]
		16—32		MÜLLER (1958) [*1410*]
	„Follikulin"	13—55	37—58	TOMPSETT (1950) [*2011a*]
		20—100	50—150	HUMM u. Mitarb. (1951) [*994*]
		5—15	5—25	JAYLE und CRÉPY (1952) [*1038, 1039*]
	Oestron	3—8	4—23	BROWN (1955) [*282*]
	17 β-Oestradiol	0—2	0—14	
	Oestriol	1—8	0—72	
	„Gesamtoestrogene" (Durchschnitt)	10	50,0	
	Oestron	7	11	BAULD (1955) [*103, 104*]
	17 β-Oestradiol	1	6	
	Oestriol	8	20	
	Oestron		3—26	PSCHYREMBEL und HALDER (1957) [*1590*]
	Oestriol		10—28	
	„Gesamtoestrogene"		13—60	
	„Gesamtoestrogene"	4—38	14—70	PATWARDHAN et al. (1957) [*1503*]
	Oestron		5—46	BREUER u. Mitarb. (1957) [*269*]
	17 β-Oestradiol		2—18	
	Oestriol		2—28	
	„Gesamtoestrogene"		9—92	
	Oestron		7—17	ITTRICH (1958) [*1017*]
	„Gesamtoestrogene"		6—110	FURUHJELM und WALLER (1958) [*763*]
	Phenolsteroide		200	ROSSI (1950) [*1662*] **
			1000	GIANNETTASIO (1953) [*795*]
			600—800	SULAK und ZIMMERMANN (1955) [*1956*] (Pontius-Reaktion)

* Durch Angabe der Jahreszahlen soll versucht werden, die Entwicklung auf dem Gebiet der Oestrogenbestimmungen deutlich zu machen

** Titrimetrie

Methode	bestimmt wurden	Normalausscheidung μg/d Männer	Frauen	Verfasser
Fluorimetrie	Oestron	3—21	71 (22% Oestron)	ENGEL u. Mitarb. (1952) [*666*]
	„Gesamtoestrogene“	20—26	9—52	JAILER (1948) [*1028*]
	„Gesamtoestrogene“		500	NORRÉEL und POLLÈS (1956) [*1452*]
	Oestron 17 β-Oestradiol Oestriol	1—6 0 5—33	3—20 0—4 5—97	BRAUNSBERG u. Mitarb. (1954, 1955) [*246, 247*]
	Oestron Oestriol	3—24	0—50	HEUSGHEM (1956) [*938*]
	Oestron 17 β-Oestradiol Oestriol	2—4 2 2	3—5 2 3—7	AITKEN und PREEDY (1956) [*13*]
	Oestriol		10—51	EBERLEIN u. Mitarb. (1958) [*629*]
	Oestron 17 β-Oestradiol Oestriol	4 3 4	2—35 (Gesamtoestrogene)	STÖA (1959) [*1937, 1938*]
	Oestron 17 β-Oestradiol Oestriol		3—5 2—4 5—10	FINKELSTEIN et al. (1959) [*710a*]

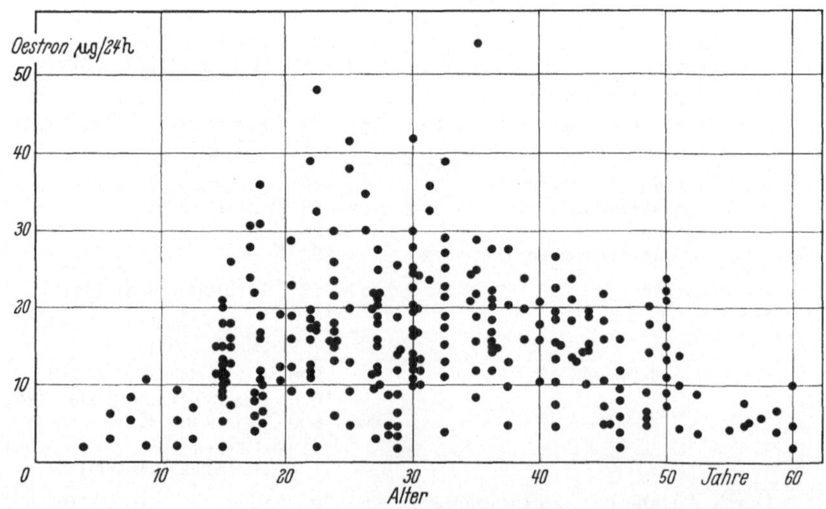

Abb. 38. Altersabhängigkeit der Oestrogenausscheidung bei normalen Frauen. (Nach HEUSGHEM [*938*].) Methode: HEUSGHEM [*938*]

Oestrogene, speziell in die einzelnen Fraktionen aufgetrennt und in Beziehung gesetzt zur Pregnandiolausscheidung, für die diagnostische Analyse von Nutzen sein und dürfte in Zukunft weiter an Bedeutung gewinnen.

Von einer gewissen praktischen und theoretischen Bedeutung ist die Frage, ob es mit Hilfe der Oestrogenbestimmung im Harn möglich ist den Nachweis zu führen, daß eine Ovulation stattgefunden hat und vielleicht den *Ovulationstermin* zu präzisieren. Die Maxima der Ausscheidung von Oestron und Oestradiol liegen gewöhnlich um den 13. Tag, das Maximum von Oestriol etwa am 14. Tag des normalen Cyclus. Die Spitzen der Oestrogenausscheidung stehen demnach zeitlich in engem Zusammenhang mit der Ovulation. Sie fällt zusammen mit dem Höhepunkt der Gonadotropinausscheidung, dem beginnenden Pregnandiolanstieg und dem Tiefpunkt der Basaltemperaturkurve (s. Abbildung 37). Die Erfahrung aus den bisher vorliegenden Oestrogenbestimmungen im Harn mit der BROWNschen Methode deutet darauf hin, daß das Vorhandensein eines ausgeprägten Maximums von Oestron und Oestradiol, aber insbesondere von Oestriol mit Werten von mehr als 20 μg für Oestriol, über 5 μg für Oestron und über 3 μg für Oestradiol mit anschließendem raschen Abfall der Werte stark für einen normalen ovulatorischen Cyclus spricht. Als zusätzliches Indiz kann das Auftreten des sog. Lutealmaximums mit herangezogen werden. BROWN et al. [*295*] haben hierzu einen interessanten Fall mitgeteilt, der die Möglichkeit zeigt, den Ovulationstermin durch Oestrogenbestimmungen festzulegen. Bei der Patientin wurde am Tage der höchsten Oestrogenausscheidung eine künstliche Insemination vorgenommen, nach der prompt eine Schwangerschaft eintrat. Vorherige Inseminationen zur Zeit des Anstiegs der Basaltemperatur waren angeblich ohne Erfolg geblieben. Es ist klar, daß solche Einzelergebnisse eine vorsichtige Beurteilung erfordern und daß viel mehr Untersuchungen notwendig sind, ehe über die Nützlichkeit solcher Bestimmungen Sicheres gesagt werden kann. Da Serienbestimmungen nötig sind, kommt diese Methode, zusammen mit anderen Verfahren der Ovulationsbestimmung vorerst nur für die Forschung in Frage. Der genaue zeitliche Zusammenhang zwischen „Ovulationsspitze" und Ovulation und die Schwankungsbreite dieser Korrelation müssen durch weitere Untersuchungen geklärt werden.

d) Männer

Daß sich Oestrogenaktivität auch im Harn von Männern nachweisen läßt, wurde bereits früh von LOEWE u. Mitarb. [*1241a*] nachgewiesen.

Weitere Bestimmungen mit biologischen Verfahren wurden unter anderem von DOHRN [*568*], LAQUEUR et al. [*211, 1168, 1169*], ZONDEK [*2188a*], OESTERREICHER [*1473*], FRANK und GOLDBERGER [*743*], WEHEFRITZ und GIERHAKE [*2092*], GLIMM und WADEHN [*819*], ENG [*654*], CALLOW et al. [*368*], FEE et al. [*691*], NATHANSON et al. [*1425*], VARANGOT et al. [*2043*], TÖRNBLOM [*2012*], GALLAGHER et al. [*772*], RAKOFF et al. [*1607*], KENYON et al. [*1102*] sowie HARLOW et al. [*880a*] veröffentlicht. Die von ihnen angegebenen Werte liegen mit 10 bis 200 (bis zu 500) IE [$\cong$ 5 bis 20 μg Oestronäquivalent] im allgemeinen etwas niedriger als die gesunder geschlechtsreifer Frauen.

Die Ausscheidungskurve verläuft durch das Fehlen funktioneller Ausscheidungsspitzen beim Manne natürlich gleichmäßiger. Die mittleren Werte im Harn liegen meist noch innerhalb der normalen Variation beim anderen Geschlecht. Das Verhältnis biologischer Oestrogen- zu biologischer Androgenaktivität wurde für Männerharn mit 1:6, für Frauenharn mit 4:1 angegeben. Diese Verhältniszahlen sind natürlich sehr approximativ [*772, 1102*].

Dingemanse et al. [*550*] isolierten als erste Oestron aus Männerharn. Seither ist die Ausscheidung der drei klassischen Oestrogene Oestron, Oestradiol und Oestriol mit chemischen Methoden im Harn von Männern vielfach untersucht worden. In der Tabelle 39 wurden die Angaben der verschiedenen Autoren zum Vergleich zusammengestellt. Einige ältere fluorimetrische Verfahren und besonders die Phenolsteroidbestimmungen geben sicherlich zu hohe unspezifische Werte an. Am zuverlässigsten dürften die mit der Brownschen Methode erhaltenen Angaben sein, z. B. die von Brown selbst [*281a*], der bei einer Gesamtausscheidung von 9 bis 12 μg in 24 Stunden für Oestriol 0,8 bis 11 μg (Mittel 3,5), für Oestron 3 bis 8,2 (5,4) μg und für Oestradiol 0 bis 6,3 (1,5) μg angibt. Die von Bauld [*103a*] bestimmten Werte liegen in der gleichen Größenordnung. Ein Teil dieser Harnoestrogene entstammt zweifellos der Sekretion der Nebennierenrinde (s. Seite 171). Über das Vorkommen anderer Oestrogene im Harn von Männern ist noch nichts bekannt.

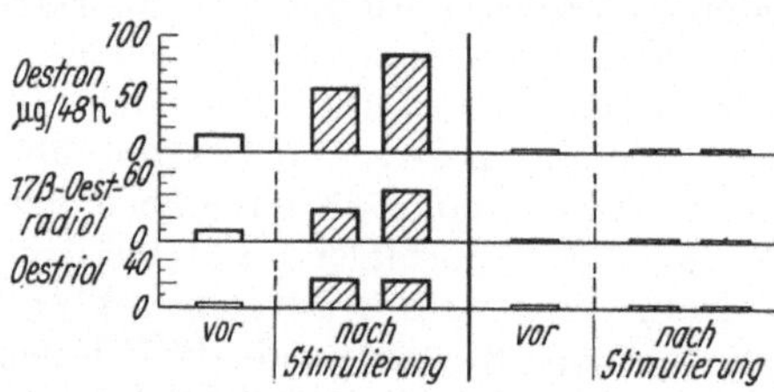

Abb. 39. Links: Ausscheidung von Oestron, 17β-Oestradiol und Oestriol im Harn bei einem 39jährigen Manne vor und nach Stimulierung mit 6000 IE Choriongonadotropin (HCG) pro Tag. Rechts: Derselbe Test bei einem 24jährigen Patienten mit beiderseitiger Testisatrophie. Keine Reaktion [*2009a*]

Eine Zunahme der Oestrogenausscheidung bei Männern nach Verabfolgung von Testosteron oder Androsteron haben Steinach und Kun [*1900*], Callow et al. [*368*], Dorfman und Hamilton [*615*], Paschkis et al. [*1500a*], Hoskins et al. [*969c*], Nathanson et al. [*1425a*] sowie Paulsen [*1504*] nachgewiesen. Bauld u. Mitarb. [*109*] haben die Oestrogenausscheidung bei normalen Männern vor und nach Zufuhr von Oestradiol in 20 Fällen gemessen und in Form von Oestriol/(Oestron + Oestradiol)-Quotienten ausgedrückt. Nach Zufuhr von 350 bis 500 μg Oestradiol wurde in Normalfällen ein Mittelwert von 1 für diesen Quotienten gefunden. Es wird nach parenteraler Zufuhr von Oestradiol in der beschriebenen Größenordnung also auch von Männern ebensoviel Oestriol wie Oestron + Oestradiol ausgeschieden. Dieser Quotient stimmt mit den früher von Stealy und Stimmel [*1897*] sowie von Brown [*284*] mitgeteilten überein. Bei der spontanen Oestrogenausscheidung im Männerharn scheint die Oestriolausscheidung allerdings in vielen Fällen niedriger zu sein als bei der Frau. Der Quotient ist daher oft kleiner als 1.

Nach Stimulierung mit HCG nimmt die Oestrogenbildung des Hodens und die Oestrogenausscheidung im Harn normalerweise stark zu. Diese Reaktion wird von einigen Autoren als eine sehr spezifische Reaktion angesehen und als Test für eine normale Hodenfunktion in der Diagnostik des Hypogonadismus empfohlen [*625, 877a, 1277*]. Der Oestrogenanstieg im Harn nach Verabfolgung von Choriongonadotropin soll ein verläßlicherer Test für die Funktion der LEYDIGzellen sein als die Bestimmung der 17-Ketosteroide. In der Tat wurde festgestellt, daß in manchen Fällen die Testikel auf eine Choriongonadotropinstimulierung nur mit einem sehr geringen Anstieg der 17-Ketosteroide oder des Androsteron und Ätiocholanolon im Harn reagieren, während die Oestrogenausscheidung sehr stark zunimmt. Weitere eingehende Untersuchungen über die Verläßlichkeit und den differentialdiagnostischen Wert und die optimalen Bedingungen dieses Tests wären daher wünschenswert. Die praktische Brauchbarkeit steht schon jetzt außer Zweifel, siehe z. B. Abbildung 39 und Tabelle 51. Es soll hier die interessante Tatsache vermerkt werden, daß der Oestriol/(Oestron + Oestradiol)-Quotient nach Choriongonadotropinzufuhr erhebliche Veränderungen zeigen kann [*520*]. In einigen Fällen steigt das Oestriol stark an, im anderen herrscht der Oestronanstieg vor. Die Bedeutung dieser Befunde ist noch nicht ganz sicher zu beurteilen. Es wäre daher wünschenswert die Oestriol/(Oestron + Oestradiol)-Quotienten bei denselben Personen unter normalen Verhältnissen nach HCG-Stimulierung und nach Zufuhr von Oestradiol vergleichend zu untersuchen.

e) Klimakterium, Menopause, Postmenopause

In diesem Zeitraum, der sich über Monate bis Jahre hinzuziehen pflegt, kommt es zu einem allmählichen Nachlassen der generativen Funktion der Ovarien. Ovulation und Gelbkörperbildung treten seltener ein und hören schließlich ganz auf. In den Follikeln des Ovars werden Oestrogene noch gebildet, doch kann die Ausscheidung, da die Reifung der Follikel mehr und mehr nachläßt, schließlich die untere Grenze der Norm erreichen. Nicht selten finden sich angeblich auch starke Schwankungen oder selbst deutliche Erhöhungen der Oestrogenausscheidung. ZONDEK [*2188a*] sah bei seinen Untersuchungen an klimakterischen Frauen eine zwei- bis fünffache Erhöhung der Oestrogenausscheidung gegenüber derjenigen in der normalen prämenstruellen Phase. Seine Werte lagen zwischen 500 bis 1000 ME [$\simeq$ 50 bis 100 μg Oestronäquivalent] pro Liter Harn. Er sprach daher von einem „polyfollikulinen“ oder „polyhormonalen“ Stadium. Die noch auftretenden Blutungen sind meist Oestrogenabbruchblutungen. Bei längerer einseitiger Oestrogenwirkung können Störungen im Aufbau des Endometriums und im Blutungsrhythmus entstehen. Dieses Stadium wird, soweit noch keine deutlichen vegetativen Ausfallserscheinungen bestehen, auch als Präklimakterium bezeichnet. Sinkt die Oestrogenbildung im Ovar weiter ab und liegt die Oestrogenausscheidung länger unter einem Wert von 7 bis 10 μg pro 24 Stunden [*294*], so kommt es nicht mehr zur Blutung, da die Stimulierung des Endometriums ungenügend wird. Die Menopause ist eingetreten.

Mitteilungen über Oestrogenausscheidungswerte im Harn in und nach der Menopause haben mit biologischen Verfahren FRANK et al. [*747*], FLUHMAN [*723*], ZONDEK und VON EULER [*2199*], BRÜHL [*308*], OESTERREICHER [*1471, 1472*], HELLER und NELSON [*917*], ROBSON et al. [*1650*], SCHILLER [*1740*] und PINCUS et al. [*1557, 1564*], NATHANSON und TOWNE [*1427*] sowie PAULSEN et al. [*1505*], mit chemischen Methoden BERGER und KELLER [*145*], VARANGOT et al. [*2043*], HEUSGHEM [*938*], BROWN [*281a*], BULBROOK et al. [*322*] (s. Abbildung 40), BREUER et al. [*269*], McBRIDE [*1344*], BAULD [*103a*] und viele andere veröffentlicht. Die Werte liegen in der Größenordnung meist etwas unter denen geschlechtsreifer Männer.

Stammen diese im Harn von Frauen in der Menopause ausgeschiedenen Oestrogene aus den Ovarien oder den Nebennierenrinden? Man hat früher, insbesondere auf Grund der Untersuchungen von HELLER und HELLER [*913a*], angenommen, daß die Ovarien im Postklimakterium immer noch die wichtigste Oestrogenquelle des Körpers seien, da sich nach deren Entfernung die vegetativen Ausfallserscheinungen sehr verstärken. HERTIG [*930*] hat aus seinen Studien an alternden Ovarien geschlossen, daß die Stromazellen oestrogene Funktion beibehalten können. Bis zu 1 oder 2 Jahren nach der Menopause kann das Ovar in einigen Fällen durch exogene Gonadotropinverabfolgung selbst bei hohen endogenen Gonadotropinwerten noch stimuliert werden, wobei die Oestrogenausscheidung im Harn auf Werte wie in der Geschlechtsreife ansteigt [*1505*]. Man nimmt aber heute doch meistens an, daß die Oestrogene nach Ausfall der Ovarialfunktion vornehmlich aus der Nebennierenrinde stammen, wobei auch die extraglanduläre Entstehung aus Androgenen in Betracht zu ziehen ist. Diese Ansicht wird durch die Tatsache gestützt, daß die Nebenniere wahrscheinlich Oestrogene sezerniert [*293a, 880*], daß nach Adrenalektomie die Oestrogenausscheidung auf Nullwerte absinken kann [*322, 323, 324a, 326*] und daß die Werte nach chirurgischer Kastration und in der natürlichen Menopause durchweg in gleicher Höhe liegen [*324*].

Im Ovarium werden die Follikel aller Reifestadien langsam atretisch und verschwinden schließlich ganz. Das Keimgewebe wird durch Bindegewebe ersetzt. Das Gewicht der Eierstöcke kann um die Hälfte abnehmen [*1141, 1462, 1833, 2090a*]. Sicherlich gibt es im Ovar in der ersten Zeit der Menopause noch eine geringe zurückgehende Oestrogensekretion. Diese kann unter der zunehmenden reaktiven Gonadotropinausschüttung unter Umständen noch einmal ansteigende Tendenz zeigen, um dann aber endgültig abzusinken.

ZONDEK [*2188a*] hat bei der hormonellen Analyse des Menopausesyndroms drei Phasen unterschieden. Die „polyfollikuline" erste Phase soll einige Wochen bis Monate anhalten und angeblich durch eine relativ hohe Ausscheidung von Oestrogenen charakterisiert sein. Er fand 500 bis 1000 ME [$\simeq$50 bis 100μg Oestronäquivalent] pro Liter Frühurin. In der zweiten „oligofollikulären Phase" sei eine Follikelhormonausscheidung im konzentrierten Urin kaum noch nachweisbar. Während der dritten „polyprolanen Phase" sei kein Oestrogen, wohl aber eine stark erhöhte Gonadotropinausscheidung nachweisbar. Bei dieser Darstellung handelt es sich zweifellos um eine starke Schematisierung der Tatsachen. Auf jeden Fall wäre es natürlich sehr wünschenswert, den Wahrheitsgehalt dieser Theorien mit gut kontrollierten modernen Methoden durch parallele Bestimmungen von Oestrogenen, Pregnandiol und Gonadotropinen bei Eintritt der Menopause zu untersuchen. Eine etwas ab-

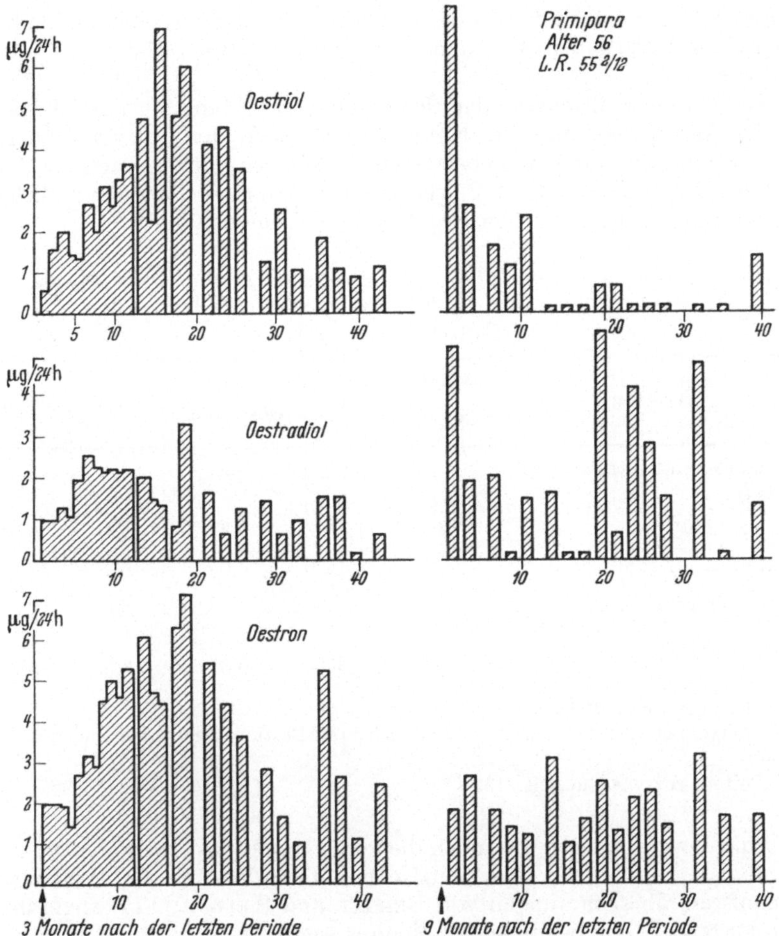

Abb. 40. Cyclische Oestrogenausscheidung in der beginnenden Menopause, 3 bzw. 9 Monate nach der letzten Menstruation. (Nach BULBROOK und GREENWOOD [*322*]. Methode: BROWN et al. [*293*])

weichende Einteilung haben WENNER und HAUSER [*2098b*] vorgenommen. Sie unterscheiden ebenfalls drei Stadien. In der Prämenopause soll die Corpus luteum-Funktion mit Progesteron- und Oestrogenbildung allmählich abnehmen. Es folgt das zweite „hypofollikuline“ Stadium (Menopause und Postmenopause) mit deutlich verminderter Oestrogenausscheidung, reaktivem Anstieg der Gonadotropine und Auftreten klimakterischer Beschwerden. Schließlich tritt das Senium (Adrenopause) ein. Eine ähnliche Abgrenzung hat BÉCLÈRE getroffen [*121a*].

Interessanterweise ist es BULBROOK und GREENWOOD [*322*] zufällig gelungen, die Oestrogenausscheidung bei einer Frau im letzten Cyclus und nach Eintreten der normalen Menopause zu messen. In der Abbildung 40 ist gezeigt, daß es in der Oetrogenausscheidung noch zu kleinen cyclischen Variationen kommen kann, obwohl keine Blutungen mehr auftreten.

Die Durchschnittswerte der Oestrogenausscheidung normaler Frauen in der Menopause und im Klimakterium nach den colorimetrischen Oestrogenbestimmungen verschiedener Autoren finden sich in der Tabelle 40. Man sieht, daß verschiedene Untersucher mit gleichen Methoden zu ganz ähnlichen Ergebnissen gekommen sind.

Tabelle 40. *Oestrogenausscheidungswerte im Harn bei Frauen in der Menopause mit der* BROWN*schen Methode nach verschiedenen Verfassern*
(Mittelwerte in μg/d)

Verfasser	Anzahl der Fälle	Oestron	17 β-Oestradiol	Oestriol	Gesamt
BULBROOK und GREENWOOD [*322*]	—	1,8	0,9	2,4	5,0
BROWN [*286*]	22	1,4	0,3	4,1	6,0*
BREUER et al. [*269*]	—	6,1	4,9	6,7	18
FURUHJELM und WALLER [*763*]	14	6,2		6,6	12,8
MCBRIDE** [*1344*]	7	1,8	0,6	3,3	5,7

* Geometrisches Mittel
** Berechnet aus Mittelwerten von mehreren Bestimmungen bei gleichen Patienten

Weitere Werte siehe Seite 432

Zum Vergleich seien hier noch die von JAILER [*1028*] veröffentlichten Ergebnisse mit seiner fluorimetrischen Methode und die Werte der Phenolsteroidbestimmungen von BERGER und KELLER [*145*] angeführt. JAILER fand in der beginnenden Menopause Werte von 10 bis 26 μg pro 24 Stunden, nach 4 Jahren etwa 5 bis 6 μg und nach 7 Jahren keine sicher meßbare Oestrogenausscheidung mehr. BERGER und KELLER geben in den ersten 10 Jahren nach der Menopause nicht weniger als 50 bis 130 μg Phenolsteroide im 24-Stunden-Harn an, nach über 20 Jahren immer noch 20 bis 100 μg pro 24 Stunden (Cycluswerte 40 bis 300 μg). In einer ähnlichen Größenordnung liegen die Angaben von JAYLE und CRÉPY [*1041*] mit 30 bis 120 μg/24 Stunden.

Es wurde vielfach versucht, Anzahl und Schweregrad der Menopausesymptome in einen festen Zusammenhang zur Oestrogenausscheidung zu stellen. Ausfallserscheinungen sollten nach Oestrogenbehandlung verschwinden, wenn etwa 80 bis 100 ME Oestrogene, d. h. 8 bis 10 μg Oestronäquivalent ausgeschieden werden [*1813, 2188a*]. Bei unbehandelten Patienten ist aber der Nachweis einer bestimmten Korrelation qualitativer oder quantitativer Art zwischen Stärke, Art und Häufigkeit der Beschwerden und der Oestrogenausscheidung bisher nicht zu führen gewesen. Dies beruht vermutlich auf den schwer abschätzbaren individuellen, insbesondere den vegetativ-konstitutionellen und psychischen Komponenten des Beschwerdekomplexes.

Paulsen et al. [*1505*] verglichen die Oestrogenausscheidung mit einer biologischen Methode bei 51 Frauen in der Menopause mit derjenigen von 30 kastrierten Frauen. Bei den ersteren lag der Mittelwert bei 0,35 μg Oestradiolbenzoat-Äquivalent pro 24 Stunden mit einem Fehler des Mittelwertes von 0,04. Bei den letzteren, die im Alter zwischen 25 und 35 Jahren standen, betrug er 0,17 μg mit einem Fehler von 0,02. Die Differenz ist signifikant ($p < 0{,}01$). Zwei Patientinnen reagierten nach Verabfolgung von FSH aus Schweinehypophysen mit einem Oestrogenanstieg. Die Verfasser schließen aus ihren Befunden, daß das Ovar in der Menopause kleine aber signifikante Oestrogenmengen abgibt und die Hauptquelle der Oestrogenbildung in diesem Zeitabschnitt darstelle.

Bulbrook et al. [*324*] fanden bei Frauen nach der natürlichen Menopause eine höhere Oestrogenausscheidung, insbesondere von Oestriol, als bei chirurgisch kastrierten Frauen nach der Menopause.

Auch im Vaginalabstrich finden sich in der Menopause und Postmenopause [*145, 1599, 1868*], ebenso allerdings gelegentlich sogar nach Oophorektomie und Adrenalektomie [*2166*] noch Oestrogeneffekte. Insgesamt zeigen die Scheidenabstriche solcher Frauen erhebliche Unterschiede. Neben den Zellen des atrophischen Typs sieht man gelegentlich größere proliferierte acidophile und basophile Zellen mit pyknotischen Kernen, die eindeutig auf eine Oestrogenwirkung hinweisen. Es werden Pyknoseindices bis zu 30% beobachtet, und zwar 5, 10, ja sogar bis zu 30 Jahren nach der Menopause. Die Mittelwerte des Pyknoseindex schwanken um etwa 10%. Wahrscheinlich spielt dabei die Oestrogensekretion durch die Nebennieren und vielleicht androgene Proliferation eine gewisse Rolle. Durch ACTH-Verabfolgung läßt sich nicht selten nach der Menopause eine erhöhte Oestrogenausscheidung erzielen [*145, 258, 1171b*]. Man muß aber wohl auch daran denken, daß exogene Oestrogenzufuhr beteiligt sein mag. Mit der Nahrung [*960*] sollen bei gemischter Kost vom Erwachsenen täglich etwa 50 bis 400 ME Oestrogene [$\cong$ 5 bis 40 μg Oestronäquivalent] aufgenommen werden können. Von ihnen wird sicherlich ein großer Teil im Organismus abgebaut, doch weiß man nicht, ob nicht auch relativ abbaufeste Verbindungen, z. B. nichtsteroide Oestrogene vorkommen. Hier sind eingehende Untersuchungen am Menschen dringend erforderlich.

Die Erfassung der ovariellen Oestrogenproduktion in der Menopause hat praktische Bedeutung. So ist z. B. die Frage, ob die Ovarien bei Frauen nach der Menopause ganz ohne Bedenken entfernt werden können, durchaus nicht eindeutig beantwortet. Klinisch sieht man nicht selten eine Verschlimmerung der Ausfallserscheinungen nach Oophorektomie nach der Menopause. Es ist doch möglich, daß hier, solange überhaupt noch ein reaktionsfähiges Gewebe vorhanden ist, immer noch eine geringe Menge von Oestrogenen sezerniert wird. Das Problem, ob gewisse Alterserscheinungen und Erkrankungen bei Entfernung der Ovarien als Oestrogenquelle schneller oder häufiger eintreten, hat gerade in letzter Zeit in der Geriatrie erneut an Interesse gewonnen. In diesem Zusammenhang sei darauf hingewiesen, daß die Ovarien in Abwesenheit von Follikeln mit menschlichem FSH auch therapeutisch nicht mehr stimuliert werden können [*786a*], was ja auf Grund des oft hohen endogenen Gonadotropinspiegels auch anzunehmen war. Da die Werte nach Röntgenkastration denen nach der Menopause völlig entsprechen [*322, 523, 1449*] und da die Oophorektomie bei vor der natürlichen Menopause röntgenkastrierten Frauen die Oestrogenausscheidung nicht weiter senkt [*523*], muß man allerdings annehmen, daß eine Oestrogensekretion der interstitiellen Zellen zu dieser Zeit keine wesentliche Rolle mehr spielt. Es kommt daher, falls angezeigt, nur eine exogene Substitution mit Oestrogenen in Frage.

Für die Diagnostik durch Oestrogenbestimmungen in der Menopause stellt sich die Aufgabe einen zuverlässigen Normalbereich, insbesondere die obere Vertrauensgrenze festzulegen. Obwohl solche Vertrauensgrenzen bisher nicht bestimmt wurden, läßt sich aus den vorliegenden Ergebnissen doch schätzen, daß eine Ausscheidung der „Gesamtoestrogene" (d. h. Oestron+Oestradiol+Oestriol) von über 20 μg pro 24 Stunden nach der Menopause den Verdacht auf ein pathologisches Geschehen aufkommen lassen muß, z. B. auf einen Funktionstumor der Ovarien. Ferner wäre zu untersuchen, ob der Oestrogenstoffwechsel im Alter nach Verabfolgung von Oestrogenen von dem in der Geschlechtsreife abweicht und ob im Alter besondere Abbauprodukte im Harn vorkommen.

Um die Zeit der Menopause fallen also bei den Frauen die Werte für Oestron, Oestradiol und Oestriol im Harn mehr oder weniger steil ab. Eine gewisse basale Oestrogensekretion bleibt bestehen. Sie liegt bei etwa 10 bis 50 ME [z. B. *2188a, 2199*] bzw. 20 bis 100 RE [*1557*] [$\cong$ 1 bis 5 μg Oestronäquivalent], mit chemischen Methoden um 2 bis 10 μg „Gesamtoestrogene" pro 24 Stunden [*269, 281a*] mit der Tendenz im Verlaufe der Jahre weiter abzufallen. Inwieweit diese Oestrogene von den Ovarien oder den Nebennierenrinden sezerniert werden, ist zur Zeit noch nicht genau abzugrenzen. Auf Grund der Oestrogenbestimmungen an Oophorektomierten kann man vermuten, daß der größere Teil aus den Nebennieren stammt. Dabei muß aber eine erhöhte Konversion von neutralen Steroiden in Oestrogene ebenfalls in Betracht gezogen werden.

Auf die Verhältnisse in der künstlichen Menopause nach chirurgischer und röntgenologischer Kastration wird eingehender in den Abschnitten über künstliche Menopause und Mammacarcinom eingegangen (Seiten 371 und 427).

f) „Klimakterium virile“

Diese in den letzten Jahren modern gewordene Bezeichnung erscheint uns nicht sehr glücklich gewählt, da es ein dem weiblichen entsprechendes klimakterisches Syndrom beim Manne eigentlich nicht gibt.

Die männlichen Keimdrüsen sind im allgemeinen länger funktionsfähig als die weiblichen. Die Spermiogenese kann oft bis ins hohe Alter ungestört sein. Die Ausscheidung der 17-Ketosteroide ist häufig unverändert, die Gonadotropinsekretion nicht wesentlich erhöht.

HEUSGHEM [*938*] hat gezeigt, daß Männer über 50 Jahre weniger Oestron ausscheiden als Männer zwischen 20 und 40 Jahren. Die Werte liegen relativ konstant zwischen 0 und 10 μg in 24 Stunden (Methode HEUSGHEM).

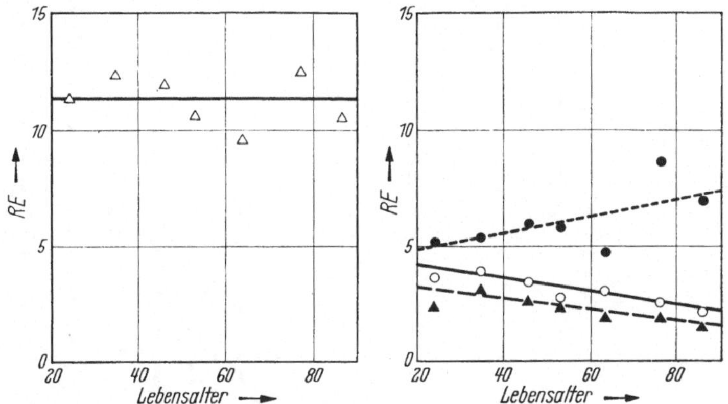

Abb. 41. Links: „Gesamtoestrogenausscheidung“ (in Ratteneinheiten) bei Männern in Abhängigkeit vom Lebensalter. Biologische Bestimmungen
Rechts: Gleiche Ausscheidung wie links, aufgetrennt in Oestron (▲), 17β-Oestradiol (○) und Oestriol (●) nach PINCUS et al. [*1557*]

PINCUS et al. [*1557*] fanden dagegen mit biologischer Methodik, daß die „Gesamtoestrogenwerte“ bei Männern in allen Altersgruppen ziemlich gleichmäßig sind, nämlich 9 bis 13 RE [$\simeq$ 4,5 bis 6,5 μg Oestronäquivalent] (s. Abbildung 41). Dies soll darauf beruhen, daß bei älteren Männern zwar die Oestron- und Oestradiolausscheidungswerte abfallen, dafür aber die Oestriolausscheidung isoliert ansteigt. Der Oestriol/(Oestron + Oestradiol)-Quotient nimmt also zu. Die Bedeutung und die Ursache dieser Befunde ist noch nicht ganz klar, insbesondere, ob im Alter auch im Oestrogenstoffwechsel besondere Verhältnisse bestehen können. Es wäre wünschenswert, diese Befunde mit neueren chemischen Methoden zu überprüfen.

Die mit der PONTIUS-Reaktion [*1575, 1576*] erhobenen Werte [*1671*] liegen sehr hoch und messen sicherlich viel unspezifisches Material.

g) Normale Schwangerschaft

Der Schwangerenharn war wegen der in ihm enthaltenen großen Oestrogenmengen von Anfang an ein häufig benutztes Ausgangsmaterial für Forschungen und klinische Untersuchungen.

Von den sehr zahlreichen biologischen und chemischen Bestimmungen der Oestrogenausscheidung im Schwangerenurin seien als wichtigste Arbeiten diejenigen von ASCHHEIM und ZONDEK [*64*], FRANK u. Mitarb. [*736, 744*], DOISY u. Mitarb. [*596*], LAQUEUR u. Mitarb. [*550a, 1168*], SIEBKE [*1807*], SCHUSCHANIA et al. [*1769*], RUNGE und CLAUSNITZER [*1674*], HARTMANN [*887a*], PEDERSEN-BJERGAARD und PEDERSEN-BJERGAARD [*1528*], MÖLLER-CHRISTENSEN und PEDERSEN-BJERGAARD

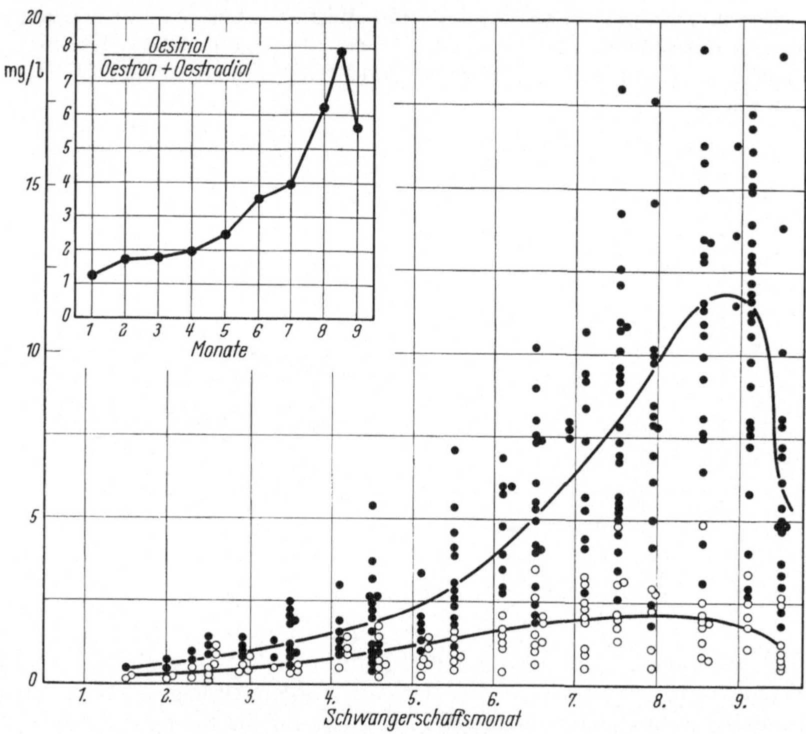

Abb. 42. Oestrogenausscheidung (mg/1000 ml) in der Schwangerschaft. (Nach HEUSGHEM 1955.) Oestron + 17β-Oestradiol (○), Oestriol (●). Oben links: Veränderungen im mittleren Oestriol/(Oestradiol + Oestron)-Quotienten während der Schwangerschaft

[*1383, 1384*], VON WATTENWYL und WESPI [*2083*], TAYLOR [*1992*], HUMM et al. [*994*], SMITH et al. [*1230, 1836, 1850, 1854*], RUBIN et al. [*1669*], MARRIAN u. Mitarb. [*437*], BROWNE und VENNING [*305*], JAILER [*1028*], CANTAROW und TRUMPER [*395*], BACHMANN [*79*], LEVIN et al. [*1204*], SIMONNET [*1818*], NORRÉEL und POLLÈS [*1452*], STIMMEL [*1924*], HAIN [*862, 863*], WATTS und ADAIR [*2086*], BRADSHAW und JESSOP [*240*], WENNER u. Mitarb. [*2096, 2099*], KELLER [*1094*], EICHENBERGER und KÄSER [*635*], EICHENBERGER und HOFFMANN [*634*], KOLLER und LEUTHARDT [*1139*], BREITNER [*249*], NIEDERHOFER und PUCK [*1446*], JAYLE u. Mitarb. [*1036, 1037a, 1045*], VARANGOT et al. [*2041*], MAYER [*1338*], CANDIDO [*375*], SAITO [*1694, 1695*], SWYER [*1961*] sowie von HEUSGHEM

[*938*], ANKER [*49*], BROWN [*283*] und BORTH et al. [*222*] genannt [vgl. auch *458*, *1454*, *2075*, *2173b*]. Vergleichende Untersuchungen mit der colorimetrischen Methode nach COHEN und MARRIAN [*434*] und biologischer Bestimmung der Oestrogene in der Schwangerschaft haben JENSEN und PEDERSEN-BJERGAARD [*1058*] durchgeführt (20 Patienten). Sie fanden eine befriedigende Übereinstimmung beider Methoden. Vergleichende biologische und fluorimetrische Messungen haben auch ENGEL et al. [*666*] sowie JAYLE und CRÉPY [*1041*] vorgenommen.

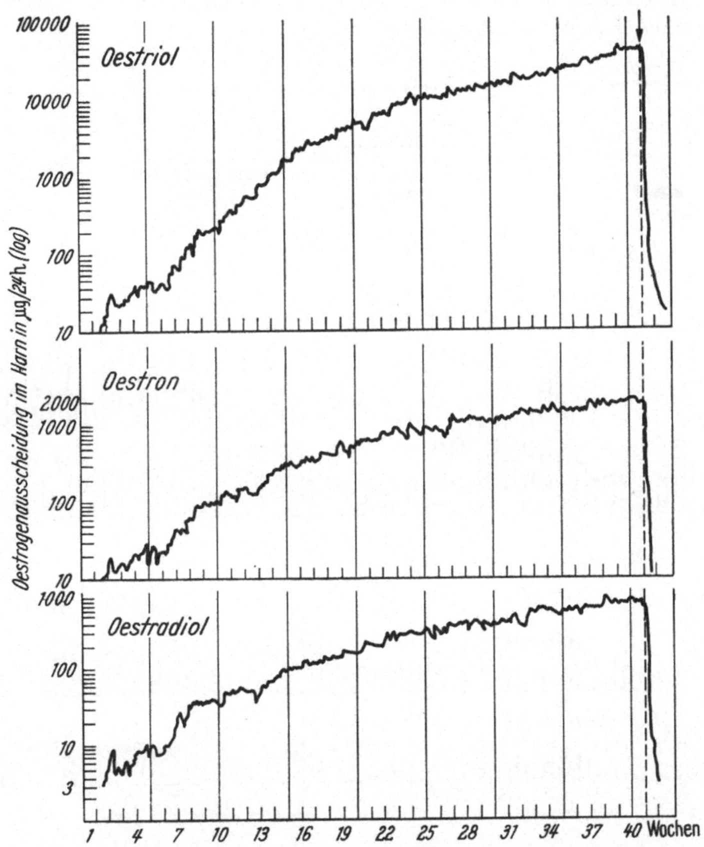

Abb. 43. Ausscheidung von Oestriol, Oestron und Oestradiol im Harn in μg/24 Stunden (log. Skala) während einer normalen Schwangerschaft und im Wochenbett. Nach BROWN [*283*]

Alle Untersuchungen haben ein prinzipiell gleiches Ausscheidungsbild ergeben. Die Werte biologischer Bestimmungen betragen in der Schwangerschaft von anfangs etwa 100 ME ansteigend bis zu 30000 ME/Liter [$\cong$ 10 μg bis 3 mg Oestronäquivalent] am Ende der Schwangerschaft.

Die Abbildung 42 gibt einen Eindruck von Größenordnung und Verlauf der Ausscheidungskurve in der Gravidität mit einer chemischen Bestimmungsmethode (Fluorimetrie). Die Werte wurden pro Liter Harn ausgedrückt. Obwohl diese Ausscheidungskurve repräsentativ zu sein scheint, muß man sich fragen, ob die ermittelten Oestriolwerte hier nicht etwas zu niedrig liegen. HEUSGHEM [*938*] gibt nämlich die Oestriol/(Oestron + Oestradiol)-Quotienten im 4. und 5. Schwangerschaftsmonat zwischen 2 und 3 an, während CASSMER [*400*] (s. Tabelle 42) Werte um 10 gefunden hat.

In Abbildung 43 ist die Oestrogenausscheidung in der Schwangerschaft nach BROWN wiedergegeben.

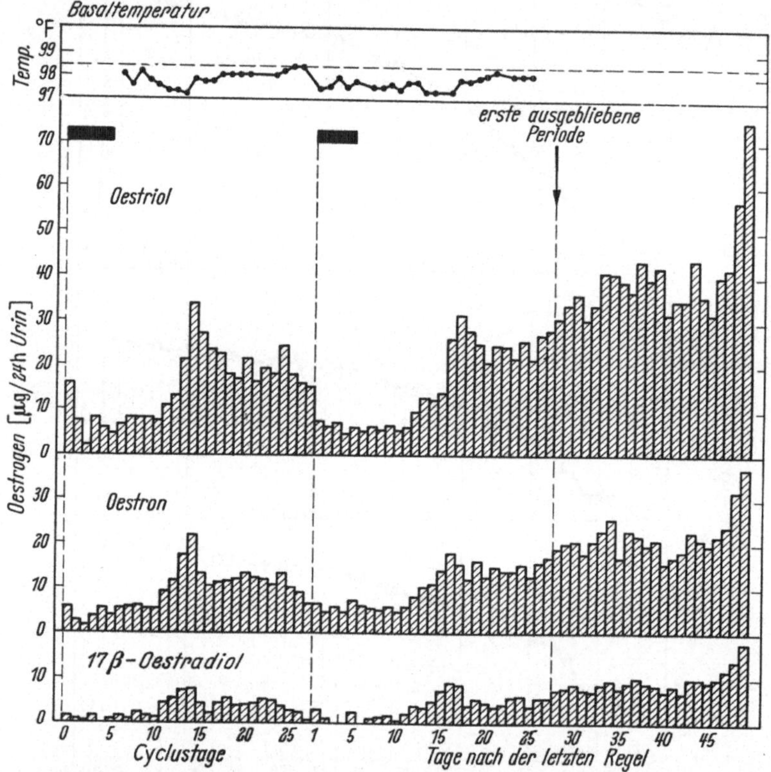

Abb. 44. Oestrogenausscheidung in einem Cyclus mit anschließender Schwangerschaft. (Nach BROWN [*283*].) Basaltemperaturwerte in ° Fahrenheit

Die Abbildung 44 zeigt die Oestrogenausscheidung in einem normalen Cyclus, in dessen Verlauf eine Schwangerschaft eintrat.

Die Oestrogenexkretion steigt von anfangs etwa 10 bis 20 μg im Verlaufe der Schwangerschaft zunächst langsam an. Von der 7. Woche an findet sich ein steiler Anstieg, wobei die Oestriolausscheidung absolut und relativ immer mehr zunimmt. Man kann annehmen, daß von dieser Zeit an die Placenta die Produktion der Oestrogene zum größten Teil übernommen hat. Der weitere Anstieg geht dem Placentagewicht parallel [*284*]. Am Ende der Schwangerschaft ist die Ausscheidung von Oestriol 1000fach, die von Oestron + Oestradiol etwa 100fach erhöht. Oestradiol macht 3%, Oestron 7% und Oestriol 90% der bestimmten Oestrogene aus. Im 10. Monat finden sich etwa 25 bis 40 mg „Gesamtoestrogene", wovon 17β-Oestradiol etwa 1 mg, Oestron etwa 2 mg und Oestriol etwa 20 bis 35 mg ausmacht. PEARLMAN [*1512*] hat die endogene Oestrogenproduktion für den 6. Schwangerschaftsmonat mit etwa 150 mg Totaloestrogene pro die berechnet. Dieser Wert scheint etwas hoch zu liegen.

Die Normalwerte für Phenolsteroide nach der Methode von JAYLE [*1048*, *1051*] wurden von MILLIEZ und FRITEL [*1374*, *1375*] wie folgt angegeben:

Tabelle 41. *Ausscheidung von Phenolsteroiden in der Schwangerschaft in μg/24 Std nach* MILLIEZ *und* FRITEL [*1374*]. Methode JAYLE et al. [*1048*]

Monat	μg/24 Std	Monat	μg/24 Std
0 — 1	100	4 — 5	2000 — 4000
1 — 2	300 — 600	5 — 6	3500 — 5500
2 — 3	400 — 900	6 — 7	4000 — 7000
3 — 4	1000 — 2000	7 — 10	6500 — 12000

Dem Leser wird sicherlich auffallen, daß diese Werte eine abnorm kleine Streuung haben. Die hängt offenbar damit zusammen, daß für die Berechnung kein statistisches Modell benutzt wurde. Ähnliche Werte haben JAYLE und CRÉPY [*1045*, *1049*] mitgeteilt.

Wie bereits früher erwähnt, sind aus Schwangerenharn bisher 16 oestrogene Substanzen isoliert worden. Genaue quantitative Daten liegen aber nur für die drei klassischen Oestrogene vor. Man nimmt jedoch an, daß 16-Epioestriol [*1313*], 16β-Hydroxyoestron [*1180*] und 18-Hydroxyoestron [*1248*] nur eine sehr geringe quantitative Rolle spielen, während man 16α-Hydroxyoestron [*2089*], 16-Keto-17β-Oestradiol [*1181*], 6-Hydroxyoestron [*1246*] und 2-Methoxyoestron [*1246*] eine in dieser Hinsicht wichtigere Bedeutung zumißt. Der Durchschnittswert des 16-Epioestriol im Harn am Ende der Schwangerschaft wird mit 0,75 mg angegeben [*1313*], der des 16-Hydroxyoestron mit 2,0 mg [*2089*]. Der Wert scheint also höher zu liegen als derjenige für Oestradiol. Alle diese Angaben sind aber noch sehr unsicher. Für die übrigen neuen Oestrogene sind noch keine quantitativen Daten vorhanden. Die individuellen wie auch interindividuellen Schwankungen sind noch nicht bekannt. Man muß aber annehmen, daß sie bei allen Werten beträchtlich sind.

In der HEUSGHEMschen Ausscheidungskurve finden sich so große Variationen, daß man sich fragt, wie sicher die Bestimmung individueller Werte bei Krankheitszuständen sein mag. Es wäre unserer Meinung nach sehr wichtig, die Normalwerte noch besser zu studieren, so daß man nicht nur die Schwankungsbreite zwischen verschiedenen Personen, sondern auch die Schwankungen von Tag zu Tag bei gleichen Personen besser beurteilen kann. Solche Untersuchungen müssen natürlich mit ziemlich einfachen Methoden durchgeführt werden. Hier scheint uns z. B. das ITTRICHsche Verfahren [*1017*] gute Möglichkeiten zu bieten.

Die Oestrogenausscheidungswerte im Harn sollen bei Zwillingsschwangerschaften erhöht sein [*249*, *1092c*]. Es wurden jedoch auch

Normalwerte mitgeteilt [*222a*]. Ein Zusammenhang zwischen Oestrogenausscheidung und Geschlecht der Frucht scheint nicht zu bestehen [*250, 1655*], ebensowenig zu Alter und Parität der Mutter. In den ersten Monaten der Schwangerschaft sind das biologisch aktivere Oestron und Oestradiol verhältnismäßig in viel größerer Menge vorhanden als später. Bis zum 3. Schwangerschaftsmonat ist der Oestriol/(Oestron+Oestradiol)-Quotient selten über zwei. Vom 3. Monat an wird die Quote gleichmäßig größer und erreicht schließlich Werte von zehn und mehr. Die Bedeutung dieses physiologisch wahrscheinlich wichtigen Phänomens ist nicht geklärt. Es wurden zahlreiche Vermutungen geäußert, die bisher aber vorwiegend auf spekulativer Grundlage beruhen.

Eine Änderung des Oestrogenstoffwechsels in der Schwangerschaft, die früher gelegentlich behauptet wurde [*1865*], scheint es nach den Untersuchungen von Pearlman et al. [*1518*] mit Deuterium-markiertem Oestronacetat nicht zu geben. Die Wiederfindensraten entsprachen jedenfalls denen außerhalb der Schwangerschaft.

Tabelle 42. *Mittelwerte und Vertrauensgrenzen der Harnausscheidungswerte von Oestron-Oestradiol und Oestriol in der 17. bis 21. Schwangerschaftswoche*
(nach Cassmer [*400*])
(Methode Brown [*281*], modifiziert nach Diczfalusy und Westman [*540*])
In μg pro 24 Stunden. Lognormale Verteilung wurde angenommen

Anzahl der Bestimmungen = 45	Oestron-Oestradiol	Oestriol
Mittelwert	253	3000
Untere Vertrauensgrenze (p = 0,05)	95	1510
Obere Vertrauensgrenze (p = 0,05)	672	5970

In letzter Zeit ist die Frage aufgetaucht, ob die Oestriolausscheidung im Schwangerenharn wenigstens zum Teil Ausdruck einer fetalen Stoffwechselaktivität sein könnte [*15, 519, 536, 538, 539*]. Die Tatsache, daß der Fetus aktiv am Oestrogenstoffwechsel teilnimmt, ist gesichert. Wie groß dieser Anteil im Verhältnis zum mütterlichen ist, ist schwer zu sagen. Er ist wahrscheinlich quantitativ von geringer Bedeutung. Es scheinen aber Zusammenhänge zwischen Größe von Frucht und Placenta und der Höhe der Oestrogenausscheidung zu bestehen. Bei kleinen Kindern und kleiner Placenta findet man nicht selten eine niedrige Oestrogenausscheidung [*966, 1200, 1635*].

In sehr sorgfältig geplanten Untersuchungen hat kürzlich Cassmer [*400*] mit der Brownschen Methode die Harnausscheidung von Oestron+Oestradiol und Oestriol bei 45 Frauen bestimmt, bei denen später aus medizinisch-sozialen Indikationen eine künstliche Schwangerschaftsunterbrechung vorgenommen wurde. Die Frauen waren alle gesund. Sie befanden sich in der 17. bis 21. Schwangerschaftswoche. Mittelwerte und Vertrauensgrenzen sind in Tabelle 42 angegeben. Eine lognormale Verteilung der individuellen Werte wurde angenommen.

Wir sind uns dessen bewußt, daß es gewisse Schwierigkeiten in der Interpretation mit sich bringen kann, über einen Zeitraum von 5 Wochen in einer Phase steilen Anstiegs Mittelwerte und Vertrauensgrenzen zu berechnen. Die Vertrauensgrenzen müssen hier natürlich besonders weit werden. Das ist aber in diesem Falle eher als ein Vorteil anzusehen, da auf diese Weise die berechnete untere Vertrauensgrenze einer sehr pessimistischen Beurteilung entspricht, also niedriger ist als die wahre untere Vertrauensgrenze mit fortschreitender Schwangerschaft. Sie ermöglicht daher eine sehr strenge Beurteilung.

Aus diesen Daten geht hervor, daß Werte zwischen der 17. bis 21. Woche unter 1,5 mg/24 Stunden in 95 von 100 Fällen nicht aus einer normalen Population stammen dürften, d. h., solche Werte müssen als abnorm niedrig angesehen werden. Daß diese Werte wirklich sinnvoll sind, wurde durch CASSMER in folgender Weise nachgewiesen. In 19 dieser Fälle beendete er die Schwangerschaft durch Ligierung der Nabelschnur. Die Placenta und der abgestorbene Fet wurden 3 Tage in situ belassen. Unter diesen Bedingungen lag die Oestriolausscheidung im mütterlichen Urin in 18 der 19 Fälle unterhalb der unteren Vertrauensgrenzen der Normalwerte. Die Tatsache, daß die Werte für Oestron und Oestradiol nicht den gleichen dramatischen Abfall zeigten, scheint uns auf die Bedeutung des Fetus für die Oestrogenbildung der Placenta, für den Oestrogenstoffwechsel und für die Oestriolausscheidung bei der Mutter hinzuweisen.

In einer weiteren Versuchsserie hat CASSMER [*400*] die stündliche Oestrogenausscheidung nach Abklemmen der Nabelschnur gemessen. Dabei konnte er zeigen, daß schon eine Stunde nach Abklemmen ein statistisch gesicherter Abfall der Oestrogenausscheidung erfolgte. Wenn er bei anderen Patientinnen nach Abklemmen der Nabelschnur die Placenta von der fetalen Seite mit mütterlichem Blut perfundierte, konnte er keinen signifikanten Abfall der Oestrogenausscheidung zeigen. Diese Versuche weisen nicht nur auf die wichtige Rolle des fetalen Kreislaufs für die Oestrogenbildung der Placenta hin, sondern scheinen auch einen weiteren Beweis für die Annahme darzustellen, daß zwischen Oestrogenabsonderung und Harnausscheidung eine enge Korrelation besteht (s. auch Abbildungen 70 und 71).

Es wurde gelegentlich die Frage erörtert, ob chemische Oestrogenbestimmungen im Harn in einer einfachen Form für die Stellung der *Diagnose* auf eine junge *Schwangerschaft* in Frage kommen. Dazu ist zu sagen, daß die Oestrogen-, insbesondere die Oestriolausscheidung frühestens etwa 3 Wochen nach Ausbleiben der Regel einen Anstieg zeigt, der deutlich über normalen Cycluswerten liegt. Der Oestrogenanstieg nimmt zu dieser Zeit auf zweifache und in kurzer Zeit bis auf ungefähr zehnfache Höhe zu, um dann weiter sehr rasch und steil zuzunehmen. Zu dieser Zeit setzt wahrscheinlich die placentare Oestrogenbildung voll ein. Oestron und Oestradiol zeigen diesen Anstieg, besonders anfangs, in viel geringerem Ausmaß. Aus diesen Angaben geht hervor, daß die Oestrogenbestimmung im Harn zwar als Schwangerschaftsdiagnose prinzipiell brauchbar wäre, aber z. B. in der Frühdiagnose dem biologischen Nachweis von Choriongonadotropin eindeutig unterlegen ist, da das Choriongonadotropin viel eher nachweisbar wird als der Oestriolanstieg. Außerdem steht der Aufwand der Oestrogenbestimmungen ihrer Anwendung zur Schwangerschaftsdiagnostik in der Praxis zumindesten heute noch im Wege. Der Schwangerschaftstest nach RAPP und RICHARDSON [*1612*], der auf einer Oestronbestimmung beruhen soll, wird auf Seite 345 erörtert. Die Zuverlässigkeit dieser Methode ist sehr zweifelhaft.

α) **Geburtsbeginn.** Die Ursache des Geburtseintritts ist, trotz einer sehr großen Zahl von Untersuchungen, noch ungeklärt. Mechanische Faktoren, Veränderungen der Stoffwechsellage im Organismus, neurale Steuerungen und Regulationen im Hormonspiegel wurden für das Eintreten der Wehentätigkeit verantwortlich gemacht. Da Oestrogene im Tierversuch einen deutlichen Einfluß auf den Tonus der Uterusmuskulatur ausüben, seine Ansprechbarkeit auf Oxytocin erhöhen und ein Verwerfen bewirken können (s. Seite 152), lag es nahe einen Einfluß dieser Hormone auch beim Menschen anzunehmen. Eine ausführliche Wiedergabe der älteren Literatur zu diesem Thema findet sich in der Monographie von TAPFER [*1991*]. Die Versuche durch Verabfolgung von Oestrogenen beim Menschen Wehen zu erzeugen [*362a, 632, 1081a, 1102a, 1191*], sind jedoch alle mehr oder weniger fehlgeschlagen.

COHEN et al. [*437*] berichteten 1935 erstmalig über ein deutliches Absinken der Oestrogenausscheidung kurz vor dem Geburtseintritt. Sie sahen hierin den Grund für den Beginn der Wehen. SMITH et al. [*1854*], TAYLOR et al. [*1996*], sowie HAIN [*863*], STREIT [*1946*] und MALLOW [*1279*] haben ihre Befunde, wenigstens zum Teil, bestätigt.

Nach TAYLOR et al. [*1996*] soll Wehentätigkeit auftreten, wenn der Quotient Oestrogene/Pregnandiol eins erreicht. Das soll etwa zwischen der 32. und 34. Woche der Fall sein. SMITH u. Mitarb. [*1854*] meinten bei Abfall der „Gesamtoestrogene" einen Rückgang der Oestriol- und Oestronausscheidung, aber eine Zunahme der Oestradiolexkretion feststellen zu können. Auch LEVIN et al. [*1204*] fanden einen Abfall der Oestrogene am Tage vor der Entbindung. Eine solche eindeutige Korrelation konnten die meisten anderen Untersucher nicht feststellen.

BACHMANN [*79*], später VENNING [*2054*], KOLLER [*1133*], KOLLER und LEUTHARDT [*1138, 1139*], JAYLE et al. [*1045, 1049*], NIEDERHOFER und PUCK [*1446*], SAITO und NOMURA [*1696*], KAISER und WILL [*1076*] sowie BORTH und STAMM [*223*] fanden kein konstantes Verhalten der Oestrogenausscheidung vor der Entbindung und konnten einen Zusammenhang zwischen Oestrogenausscheidung und Geburtsbeginn nicht feststellen. BRADSHAW und JESSOP [*240*] haben in einer sehr sorgfältigen statistischen Studie mit Serienbestimmungen an einem großen Material festgestellt, daß ein Absinken der Oestrogene vor der Geburt zwar vorkommt, jedoch offenbar ohne Bedeutung für den Geburtsbeginn ist. Ein Absinken der Oestrogenausscheidung ist bei weitem nicht die Regel. Wenn es auftritt, kann es in einigen Fällen sogar statistisch signifikant sein. Gleichlaufende, ebenso signifikante Schwankungen finden sich aber bei sorgfältiger fortlaufender Untersuchung in gleichem Ausmaß auch in den anderen Monaten der Schwangerschaft. Die physiologischen Tag-zu-Tag-Variationen können beträchtlich sein. Die Verfasser kommen zu dem Schluß, daß die bisher widersprechenden Ergebnisse über das Verhalten der Oestrogene zum Geburtsbeginn meist (a) auf die Anwendung unzuverlässiger Methoden, (b) einer zu geringen Patientenzahl und (c) einer zu kleinen Anzahl von Bestimmungen an jeder Patientin beruhen. Einen Eindruck von der Unsicherheit in der Beurteilung solcher Schwankungen der Oestrogenausscheidung gibt die Arbeit von MÖLLER-CHRISTENSEN und PEDERSEN-BJERGAARD [*1383*]. Diese Autoren fanden, daß bei 58 Frauen mit normaler Entbindung die biologischen Oestrogenwerte im Harn am Tage der Geburt zwischen 1000 und 100000 ME [$\cong$ 0,1 bis 10 mg Oestronäquivalent] schwankten.

Insgesamt besteht eine gleichmäßig ansteigende Tendenz in der Oestrogenausscheidung bis zum Geburtsbeginn. Dies wurde kürzlich noch einmal von BROWN [*283*] sowie von VARANGOT und SEEMAN [*2038*] festgestellt und von VARANGOT und SEEMAN [*2038a*] sowie AITKEN et al. [*15*] für die Werte im Blutserum bestätigt. Die letzteren konnten weder ein Absinken von Oestron, Oestradiol und Oestriol, noch eine Veränderung im Oestrogen-Progesteron-Verhältnis im Blut beobachten. Zu ähnlichen Schlußfolgerungen waren früher mit biologischen Methoden für die Gesamtoestrogene auch schon RUCKER [*1670*], RUNGE und CLAUSNITZER [*1674*], RUNGE und DIETHELM [*1675*], EFFKEMANN [*632*], CANTAROW und TRUMPER [*395*], WENNER [*2096*] u. a. gekommen, die am Ende der Schwangerschaft mit 800 bis 6000 ME pro Liter Serum oder Plasma [$\cong$ 80 bis 600 μg Oestronäquivalent] die höchsten Werte fanden. In neuerer Zeit haben SMITH et al. [*1850a*] mitgeteilt, daß kurz vor der Entbindung die biologische Oestrogenaktivität, welche nicht auf Oestron, 17β-Oestradiol und Oestriol beruht, abnehme (s. auch MALLOW [*1279*]).

Zusammenfassend läßt sich feststellen, daß nach unseren heutigen Kenntnissen eine Korrelation zwischen Veränderungen in der Harn- oder Blutkonzentration der Oestrogene und dem Geburtsbeginn nicht schlüssig nachweisbar und deshalb eine Vorhersage des Geburtsbeginns mit Hilfe von Oestrogenbestimmungen zur Zeit nicht möglich ist. Auch Verschiebungen im Oestrogen-Progesteron- oder Oestrogen-Pregnandiol-Verhältnis ließen sich nicht sicher auffinden [*1076*]. Dennoch wären weitere gut geplante Untersuchungen dieses Problems, möglichst unter Einschluß der gefundenen neuen Oestrogene, durchaus wünschenswert. Insbesondere wäre die Frage zu klären, ob zur Zeit des Geburtsbeginns nicht vielleicht rasch ablaufende Veränderungen im Steroidstoffwechsel vorliegen.

Die Bedeutung des Vorkommens freier und gebundener Oestrogene ist Gegenstand zahlreicher Untersuchungen und Spekulationen geworden, seit COHEN et al. [*437*] mitgeteilt hatten, daß, während in der Schwangerschaft praktisch alle Oestrogene in konjugierter Form ausgeschieden werden, unter der Entbindung oder bei Auftreten von Wehen sich mit dem Absinken der Totaloestrogene beträchtliche Mengen von freien Oestrogenen im Harn nachweisen lassen. Diese Autoren hatten den sehr attraktiven Gedanken zur Diskussion gestellt, daß vielleicht die Spaltung der biologisch inaktiven Conjugate für den Wehenbeginn eine Rolle spielen könnte. Spätere Untersucher haben die Befunde von COHEN u. Mitarb. teilweise bestätigt, wie SMITH et al. [*1854*], TAYLOR et al. [*1996*], BACHMANN [*79*], WEHRS [*2093, 2094*] sowie DINGEMANSE et al. [*550a*]. Andere Untersucher, z. B. SAITO und NOMURA

[*1696*] kamen zu der Auffassung, daß der Abfall der Totaloestrogene und das Auftreten von freien Oestrogenen präpartal bei spontanem Geburtseintritt oder künstlicher Einleitung eine durchaus inkonstante Erscheinung sei. Das Problem ist einer Klärung näher gebracht worden durch die Untersuchungen von CLAYTON und MARRIAN [*425*], die zeigen konnten, daß freie Oestrogene vor und unter der Geburt nicht nachweisbar sind, wenn der Urin mit dem Katheter unter sterilen Kautelen gewonnen und verarbeitet wird. Blut, Fruchtwasser, Cervicalschleim und manche Bakterien enthalten nämlich reichlich β-Glucuronidase, die eine Hydrolyse der Oestrogenglucuronoside bewirken kann. Es mag sich bei diesen freien Oestrogenen im Urin also um ein Artefakt handeln (s. Seite 234). SAITO und NOMURA [*1696*] stellten allerdings fest, daß die β-Glucuronidaseaktivität im Urin (mit oder ohne Katheter gewonnen) vor der Entbindung nicht immer gleich groß ist und daß die Menge freier Oestrogene keine konstante Korrelation zum β-Glucuronidasegehalt zeigt. Weitere Untersuchungen sind also auch auf diesem Gebiet nötig.

Oestrogenbestimmungen wurden auch in *unter der Geburt* gewonnenem Harn vorgenommen. Bei der Beurteilung dieser Befunde muß berücksichtigt werden, daß die Menge der Harnausscheidung unter der Geburt meist abnimmt und daß es nicht immer möglich ist, 24-Stunden-Harn zu sammeln, da die Geburt oft viel rascher abläuft. RUNGE und DIETHELM [*1675*] stellten mit biologischer Methodik keine wesentlichen Veränderungen, gelegentlich einen Anstieg der Oestrogene im Blut fest. KOLLER und LEUTHARDT [*1136*, *1139*] konstatierten einen Anstieg der Oestrogene in der Austreibungsperiode, einen Abfall in der Placentarperiode. TSUTSULOPULOS [*2019*] sah unter der Geburt ebenfalls keine Veränderung der Oestrogenkonzentration im Blut, dagegen waren die Werte im Harn bei Beginn der Geburt höher als gegen Ende. Alle diese Befunde sind jedoch statistisch nicht gesichert, so daß die aus ihnen gezogenen Schlußfolgerungen unsicher erscheinen. BROWN [*283*] fand keine Veränderungen der Oestrogene im Harn unter der Geburt. ITTRICH [*1017a*] hat kürzlich mit seiner Methode die Oestrogenausscheidung nach Ausstoßung der Placenta in der *Nachgeburtsperiode* untersucht. Er fand einen deutlichen Anstieg, den er auf eine Oestrogenausschüttung in das Blut aus dem sich kontrahierenden Uterus erklärt.

β) Wochenbett. Untersuchungen über die Oestrogenausscheidung in diesem Zeitabschnitt wurden mit biologischen Methoden u. a. von M. SMITH [*1858a*], ZONDEK [*2188a*], ASCHHEIM [*63*], RUNGE et al. [*1676*], RUNGE und CLAUSNITZER [*1674*], SIEBKE [*1807*], BRINDEAU et al. [*273*], DANIEL et al. [*478a*] und mit chemischen Verfahren von BREITNER [*249*], SALVADORI und CAGNAZZO [*1708*], WENNER [*2096*], SAITO et al. [*1697*], MASLOVA und PLODOVSKAYA [*1325*], BROWN [*283*] und NAPP [*1419*] durchgeführt.

Nach der Entbindung mit Ausstoßung der Placenta geht die Oestrogenausscheidung in den ersten Tagen rasch zurück. Die normale Ausscheidungshöhe der Nichtschwangeren wird innerhalb von 5 Tagen erreicht. Die Werte für Oestron und Oestradiol zeigen eine lineare Beziehung zwischen den Logarithmen der ausgeschiedenen Menge und der

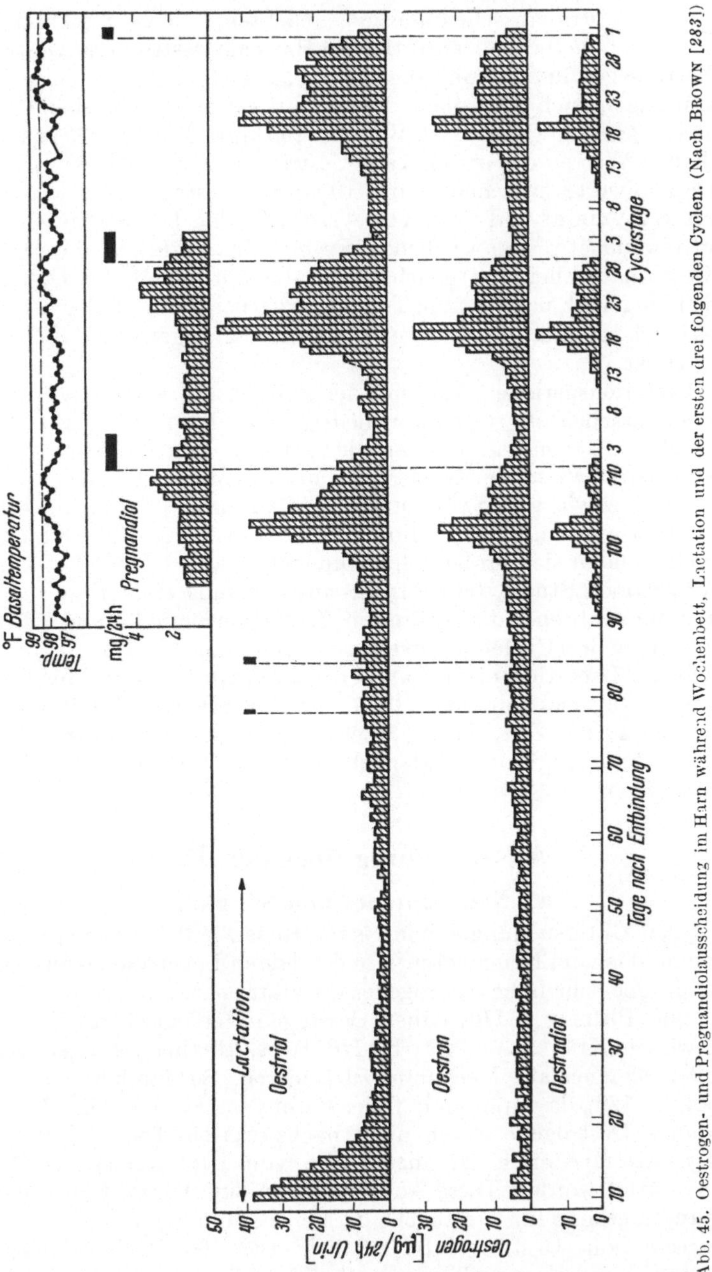

Abb. 45. Oestrogen- und Pregnandiolausscheidung im Harn während Wochenbett, Lactation und der ersten drei folgenden Cyclen. (Nach BROWN [283])

Zeit nach der Entbindung. Dies gilt nicht für das Oestriol. Für dieses Hormon werden erst nach etwa 25 Tagen Werte gefunden wie außerhalb der Schwangerschaft. Auch hier ist also wieder das Phänomen der verzögerten Oestriolausscheidung zu beobachten, d. h. Oestriol findet sich länger und in höherer Konzentration im Harn als Oestron und Oestradiol. Die Werte liegen in der Folge meist niedrig, doch zeigen sie gelegentlich Schwankungen auch nach oben, die allerdings keinen cyclischen Charakter haben [*283*]. So geben z. B. Brown [*283*] und Napp [*1419*] nach den noch hohen Werten der ersten Tage Oestronwerte zwischen 0 und 10 μg und Oestriolwerte zwischen 2 und 10 μg an. Oestradiol ist kaum vorhanden. Salvadori und Cagnazzo [*1708*] fanden bei Bestimmung der Phenolsteroide etwas abweichende Ergebnisse. Während die Oestriol- und Oestronausscheidung gleichmäßig abnahm, blieb die Oestradiolausscheidung auch nach dem 6. Tage des Puerperiums auf gleicher Höhe. Es fragt sich, ob hier die Erklärung nicht in der angewandten Methodik zu suchen ist.

γ) **Lactationsperiode.** Während der Zeit, in der gestillt wird, ist die Oestrogenausscheidung weiterhin niedrig, doch können die Mittelwerte später nahe zu denen im normalen Cyclus liegen. Untersuchungen hierzu wurden beispielsweise von Gerli [*791*] mit der Methode von Cohen und Bates [*428*] sowie von Salvadori und Cagnazzo [*1708*], die Phenolsteroide bestimmten, durchgeführt. Besonders vor dem Wiederauftreten des Cyclus finden sich große Schwankungen. Brown [*283*] hat kürzlich in einer schönen Studie die Oestrogenausscheidung einer Frau nach der Entbindung während der gesamten Lactationsperiode und über die nachfolgenden drei Cyclen untersucht (s. Abbildung 45). Die Werte waren während der Lactation niedrig und erreichten ein Minimum für Oestriol mit 1,0 μg, für Oestron mit 3,0 μg und für Oestradiol mit 0 μg pro 24 Stunden zu der Zeit,. da die Milchmenge nicht mehr ausreichte und abgestillt wurde (9. Woche). Danach stiegen die Ausscheidungsbeträge langsam wieder an.

2. Ausscheidung über den Darm

a) Neugeborenes und Säugling

Seit den Untersuchungen von Gsell-Busse [*849*] weiß man, daß im Meconium, das vom Neugeborenen in den ersten Lebenstagen ausgeschieden wird, eine sehr hohe oestrogene Aktivität enthalten ist. Auch Naito [*1414*] und Philipp [*1540*] haben Oestrogene biologisch im Kindspech nachgewiesen. Kinsella u. Mitarb. [*1109*] ist es kürzlich gelungen, Oestriol in großen Mengen aus Meconium zu isolieren. Sie fanden etwa 80 mg Oestriol/kg. 12% davon lagen in freier Form vor. Oestron, 17β-Oestradiol und andere Oestrogene waren nicht nachzuweisen. Die Isolierung von Oestriol aus Meconium ist inzwischen von Diczfalusy u. Mitarb. [*536*] bestätigt worden. Diese Autoren haben eine Extraktions- und Bestimmungsmethode für Oestrogene im Meconium ausgearbeitet. Auch sie fanden sehr hohe Oestriolwerte, nämlich etwa 100 mg Oestriol/kg. Die Werte sinken in den ersten Tagen rasch ab und liegen am 4. bis 5. Lebenstag bereits unter 2 mg/kg (s. Abbildung 46). Trotz Aufarbeitung eines sehr großen Materials konnten auch hier Oestron, 17β-Oestradiol und 16-Epioestriol, 16-Ketooestron, 16-Keto-17β-Oestradiol oder andere ketolische Oestrogene nicht nachgewiesen werden. Wenn diese überhaupt vorhanden sind, so muß ihre Konzentration sehr niedrig sein und unter 20 μg/kg Meconium liegen. Etwa 85% des Oestriols liegt in gebundener Form vor. Ein beträchtlicher Teil davon konnte als Oestriolglucuronosid identifiziert werden. Eine andere Komponente, wahrscheinlich Oestriolsulfat, wurde in fast gleicher Menge gefunden [*1360*][1]. Dieser hohe Gehalt an konjugiertem Oestriol dürfte dadurch zu erklären sein, daß das Meconium im allgemeinen steril ist, eine Hydrolyse durch Bakterien also kaum eintreten wird. Man nimmt an, daß der Oestriolgehalt des Meconiums beim Neugeborenen durch Ausscheidung des Hormons über Galle und Darm zustande kommt. Über die quantitative Bedeutung der Gallenausscheidung ist nichts Genaues bekannt, doch könnten hierüber vielleicht Bestimmungen in der Galle von Neugeborenen Auskunft geben. Die sehr niedrigen Harnausscheidungswerte nach Verabreichung von 500 μg Oestriol an Säuglinge [*539*] (s. Tabelle **49**) scheinen dafür zu sprechen, daß entweder Oestriol bei Säuglingen weiter metabolisiert wird, oder daß der enterohepatische Kreislauf in diesem Alter noch nicht funktioniert. Später findet diesbezüglich ein Reifungsprozeß statt. Ein größerer Teil des Oestriols stammt möglicherweise auch aus geschlucktem Fruchtwasser. Es ließ sich feststellen, daß nach intraamnialer Injektion von Oestriol schon 25 Minuten später große Mengen freien Oestriols im Magen-Darm-Kanal des Feten anzutreffen waren [*519*]. Da im Fruchtwasser, nicht aber im Meconium, nachweisbare Mengen von Oestron und Oestradiol enthalten sind und da kurz nach intraamnialer Zufuhr von 17β-Oestradiol konjugiertes Oestron und Oestradiol im Darmkanal nachgewiesen werden kann, das später völlig verschwindet, muß man annehmen, daß der Fet diese beiden Verbindungen rasch konjugieren und metabolisieren kann. Da im Meconium Oestriolglucuronid und ein wahrscheinlich mit Oestriolsulfat identisches Produkt vorhanden ist, fragt man sich natürlich, welche und wieviele dieser Konjugate vom fetalen oder vom mütterlichen Organismus gebildet wurden.

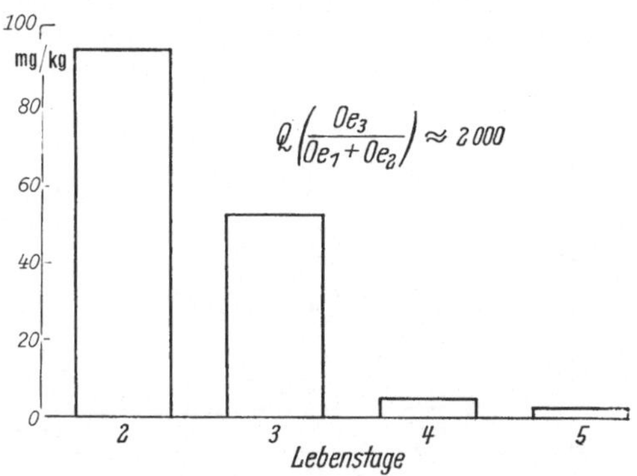

Abb. 46. Oestriolausscheidung in Meconium und Stuhl neugeborener Knaben während der ersten Lebenstage. $Q \frac{Oe_3}{Oe_1 + Oe_2}$ = Quotient $\frac{\text{Oestriol}}{(\text{Oestron} + 17\beta\text{-Oestradiol})}$ Der normale Quotient beim Erwachsenen ist nicht bekannt. (Nach DICZFALUSY et al. [*536*])

Es wäre möglich, daß die im Fruchtwasser enthaltene β-Glucuronidase [*425*] für den geringen Prozentsatz freier Oestrogene im Meconium verantwortlich ist. Wir sind aber der Meinung, daß man mit der Möglichkeit einer Konjugierung im fetalen Organismus rechnen muß.

[1] Inzwischen wurde die Identität dieses Konjugats mit Oestriol-3-Sulfat sichergestellt [*1360*]

Es liegen Hinweise vor, daß dabei die Darmwand eine wichtige Rolle spielen dürfte.

Weitere Einzelheiten finden sich in den Abschnitten über die Besonderheiten des Stoffwechsels beim Neugeborenen (s. Seite 338) und über Konjugierung (s. Seite 102).

b) Erwachsene

α) **Nichtschwangere.** Beim gesunden Erwachsenen wird ein Teil der Oestrogene über Galle und Darm eliminiert. Wir verweisen hierzu auf die Abschnitte über Gallenausscheidung (s. Seite 320) und enterohepatischen Kreislauf (s. Seite 113). Die ersten Untersuchungen über oestrogene Aktivität im Stuhl hat SCHUSCHANIA [*1768*] bei Patientinnen während des Cyclus und mit Blutungsstörungen durchgeführt (s. Seite 320 und Abbildung 47).

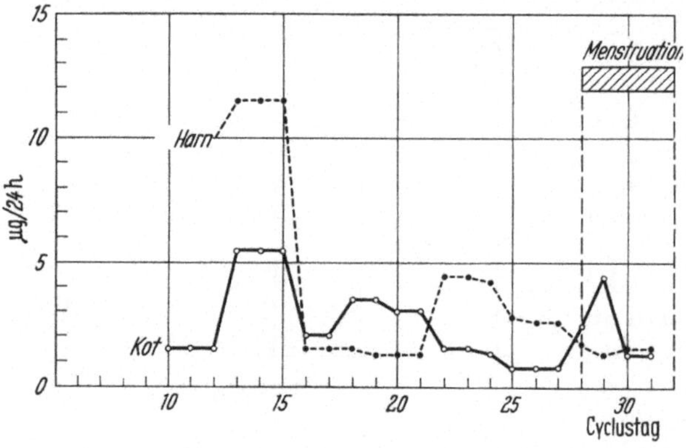

Abb. 47. Ausscheidung von Oestrogenen im Harn und im Stuhl bei einer gesunden 29jährigen Frau während eines normalen 28tägigen Cyclus. Bestimmung im ALLEN-DOISY-Test. Die Tageswerte stellen jeweils das errechnete Mittel aus 48- bzw. 72-Stunden-Portionen dar. Methodischer Fehler ziemlich groß. Nach SIEBKE und SCHUSCHANIA [*1813*]

Mit biologischer Methodik haben DINGEMANSE und LAQUEUR [*546*, *547*] parallele Oestrogenbestimmungen in Stuhl und Harn bei Frauen während des Cyclus vorgenommen. Sie sahen gut übereinstimmende und quantitativ annähernd gleiche Verlaufskurven in beiden Exkrementen. Nach Injektion von Oestrogenen fanden LUCHSINGER und VOSS [*1263*] 3 bis 4% der Aktivität im Harn[1], etwa 0,5% in den Faeces wieder. KEMP und PEDERSEN-BJERGAARD [*1100*] gewannen bei Frauen und Männern 2,6 bis 2,8% der verabfolgten Oestrogene aus dem Harn und 0,4 bis 1,4% aus dem Stuhl wieder. Bei oraler Verabreichung war die Wiederfindensrate im Stuhl mit 4,1 bis 14,3% wesentlich höher. Ähnliche Angaben hat ENG [*653*] gemacht.

Bei normalen Männern und bei Kastraten lag die spontane Oestrogenausscheidung praktisch im gleichen Bereich von 30 bis 60 ME [$\simeq$3 bis 6 μg Oestronäquivalent]/24 Stunden [*1100*]. Es wurde daher angenommen, daß ein Teil dieser Oestrogene mit der Nahrung aufgenommen wurde und daß der Oestrogengehalt im Stuhl mit ihrer Zusammensetzung variiert. Bei Frauen liegt die Ausscheidung nicht wesentlich höher als bei Männern. In einigen Ausscheidungskurven meint man cyclische Veränderungen erkennen zu können, doch ist dies sehr unsicher, da viel zu wenige Unter-

[1] Viel niedrigere Werte als spätere Untersucher

suchungen vorliegen. Aus den Angaben von KEMP und PEDERSEN-BJERGAARD [*1100*] scheint auch hervorzugehen, daß die Darmfunktion, z. B. Obstipation, die Resorption exogener Oestrogene beeinflußt. Um diese Annahme zu sichern, sind weitere Untersuchungen erforderlich. Nach parenteraler Verabfolgung hält die Ausscheidung der Oestrogene über den Darm länger an als die im Harn.

Den Einfluß der bakteriellen Darmflora auf die Oestrogene haben ZONDEK und SULMAN [*2203a*] untersucht. Von den 29 getesteten pathogenen Bakterien war keines imstande Oestron zu inaktivieren. Von den 32 nichtpathogenen Bakterien inaktivierten einige Stämme von Proteus vulgaris und Bacillus mesentericus Oestron, während Sacharomyces die oestrogene Aktivität von Oestron zu verstärken schien.

STIMMEL [*1927*] konnte feststellen, daß radioaktives Oestron durch menschliche Faeces in 17β-Oestradiol umgewandelt werden kann. Sicherlich handelt es sich auch hier um Einwirkungen bakterieller Enzyme. Wir erinnern in diesem Zusammenhang an das von HEUSGHEM [*938*] mitgeteilte Verschwinden der 17-Ketofunktion von Oestron nach Inkubierung mit menschlichem Duodenalinhalt. Unter aeroben Bedingungen stellte er eine Transformation von 26 bis 30% der 17-Ketofunktion und von 20 bis 22% der phenolischen Funktion der Steroids fest. Unter anaeroben Bedingungen betrug die Umwandlung der 17-Ketofunktion nur 4 bis 5%, die phenolische Funktion wurde kaum verändert. Die biologische Wirkung des Oestron wurde um 32% verringert. Diese Tatsache stellt die Frage zur Diskussion, ob biologische und auch chemische Oestrogenbestimmungen im Stuhl nicht vielleicht eher zu niedrige Werte für das tatsächlich vorhandene Hormon und seine Abbauprodukte ergeben.

Andererseits sollen bakterielle Flavinenzyme, wie z. B. verschiedene Dehydrogenasen, imstande sein, Oestron aus gesättigten Vorstufen zu bilden. Weitere Angaben finden sich bei DORFMAN [*606*]. PEARLMAN et al. [*1523*] nehmen an, daß ein Teil der Oestrogene in den Faeces durch die Darmwand ausgeschieden wird.

Insgesamt liegen über die Oestrogenkonzentration im Stuhl bei Nichtschwangeren noch keine sicheren quantitativen Daten vor. Aus den Versuchen von HEUSGHEM [*938*] und den Stoffwechselversuchen von SANDBERG und SLAUNWHITE [*1716*] mit ^{14}C-markiertem Oestron und Oestradiol scheint hervorzugehen, daß die Hauptmenge der in den Stuhl ausgeschiedenen Oestrogene, wenigstens bei Nichtschwangeren, in freier Form vorliegt. Diese Autoren weisen darauf hin, daß auch mit β-Glucuronidase und Phenolsulfataseaktivität in der Faeces zu rechnen ist. Solche Enzymaktivität wurde von PETERSON et al. [*1535*] beobachtet. Weitere Hinweise finden sich bei HEUSGHEM [*938*]. Obwohl man annimmt, daß die metabolische Oestrogenausscheidung über den Darm normalerweise bei gesunden Personen gegenüber der Harnausscheidung keine größere Rolle spielt, wäre es sicherlich interessant, dieses Problem auch unter Berücksichtigung der neuentdeckten Oestrogene und parallel mit Harnuntersuchungen im Cyclus und nach Oestrogenbelastungen mit moderner Methodik erneut zu untersuchen.

β) **Schwangere.** Die im Jahre 1928 erschienene Mitteilung von DOHRN und FAURE [*570*] über oestrogene Aktivität in den Faeces schwangerer Frauen [3000 ME ≅ 0,3 mg/kg Oestronäquivalent] schien dafür zu sprechen, daß der Oestrogenausscheidung über den Darm eine wichtige Rolle zukommt. Die Frage wurde später von SIEBKE und SCHUSCHANIA [*1809*, *1813*], GLIMM und WADEHN [*818*, *819*], JANNEY und WALKER [*1031*] sowie von KEMP und PEDERSEN-BJERGAARD [*1100*] wieder aufgegriffen. Die ersteren fanden ein etwa paralleles Verhalten von Harn und Stuhlausscheidung, die letzteren mit biologischen Bestimmungsmethoden auch bei schwangeren Frauen eine ziemlich hohe Oestrogenausscheidung in den Faeces, nämlich 3000 bis 7000 ME [≅ 300 bis 700 μg Oestronäquivalent]/24 Stunden im 8. bis 9. Monat. Die Ausscheidung mit dem Stuhl soll in der Schwangerschaft parallel zur Harnausscheidung einen starken Anstieg zeigen. STIMMEL [*1924*] hat die Oestrogenausscheidung über den Darm mit seiner colorimetrischen Methode untersucht und fand beträchtliche Mengen von Oestron, 17*β*-Oestradiol und Oestriol im Stuhl hochschwangerer Frauen, aber doch weniger als im Harn. In einem typischen Fall enthielt der 24-Stunden-Stuhl 20 μg unkonjugiertes Oestron, 46 μg 17*β*-Oestradiol und 2273 μg Oestriol. Nach Säurehydrolyse fanden sich im wäßrigen Extrakt 337 μg Oestriol. Oestron und Oestradiol waren nicht nachweisbar. Im gleichzeitig gesammelten 24-Stunden-Urin waren keine freien Oestrogene vorhanden. Die Werte für konjugierte Oestrogene nach der Hydrolyse beliefen sich auf 190 μg Oestron, 170 μg Oestradiol und 9500 μg Oestriol. Diese Angaben sprechen dafür, daß die Oestrogenausscheidung im Stuhl, wenigstens in der Schwangerschaft, eine gewisse Bedeutung besitzen kann.

Obwohl die neuesten Versuche [*127*] mit radioaktivem Oestradiol (an nicht schwangeren Personen) dafür sprechen, daß die Metaboliten des injizierten 17*β*-Oestradiols beim Menschen hauptsächlich über den Nierenweg ausgeschieden werden (etwa 80% über die Nieren, 7% über den Darm), kann man doch die Möglichkeit nicht von der Hand weisen, daß in den Faeces unter physiologischen Verhältnissen vielleicht eine Reihe bisher unbekannter biologisch aktiver oder inaktiver oestrogener Stoffe eliminiert werden, die keine direkten Abkömmlinge von 17*β*-Oestradiol sind. Möglicherweise ist die vermehrte Ausscheidung über den Darm eine Eigentümlichkeit des schwangeren Organismus.

Viele mit diesem Problem verbundene Fragen harren der Klärung. Es ist z. B. nicht bekannt, ob unter gewissen physiologischen Verhältnissen, wie in der Gravidität oder bei Gallen-, Leber- und Darmerkrankungen funktionelle Regelungen im Ausscheidungsquotienten Darm/Niere stattfinden.

Wir sind der Meinung, daß das Leber-Galle-Darm-System beim Studium des Oestrogenstoffwechsels und der Oestrogenausscheidung in Zukunft eine weit größere Aufmerksamkeit finden sollte. Die Leber bindet, konjugiert und baut die Oestrogene nicht nur ab, sondern scheidet sie auch über die Galle aus, in der eine hohe Oestrogenkonzentration zu finden ist (s. Seite 319 und 441). Ein Teil der so ausgeschiedenen Oestrogene wird im Darm resorbiert und erneut dem Stoffwechsel zugeführt werden. Das Vorhandensein dieses sog. entero-hepatischen Kreislaufs der Oestrogene wurde durch die Untersuchungen von CANTAROW u. Mitarb. [*391*, *393*] sehr wahrscheinlich gemacht. Ihre Ergebnisse wurden von TWOMBLEY et al. [*2025*] in klinischen Versuchen mit radioaktiven Oestrogenen sowie von SANDBERG und SLAUNWHITE [*1716*] bestätigt. Es scheint, als ob dieser Kreislauf von erheblicher physiologischer und vielleicht auch pathologischer Bedeutung für den Stoffwechsel der Oestrogene ist, besonders da kürzlich auch beim Menschen nachgewiesen wurde, daß eine erhebliche Konjugierung von Oestrogenen in der Darmschleimhaut stattfindet [*532a*].

Ein weiterer interessanter Gesichtspunkt ist die oben erwähnte Frage der bakteriellen Oestrogensynthese im Darm aus anderen Steroiden. Wir verweisen diesbezüglich auf die Arbeiten von STIMMEL [*1926*] und DORFMAN [*606*]. STIMMEL hat auch festgestellt, daß menschlicher Stuhl „Reductase" für Gruppen mit Sauerstoffunktion an C-17, Phenolsulfatase- und β-Glucuronidase-Aktivität enthält und daher Oestronsulfat wie auch Oestriolglucuronosid hydrolysieren kann. Da in unseren Versuchen nach Verabfolgung von Oestradiolglucuronosid im Dünndarm keine Hydrolyse eintrat, muß man annehmen, daß diese in tieferen Abschnitten des Darmes vor sich geht, wo die entsprechende Bakterienflora vorhanden ist. Eine eingehende Untersuchung der angedeuteten Probleme, insbesondere nach antibiotischer Eliminierung der Darmflora, bei Cholecystektomierten und Dünndarmresezierten wäre vielleicht aufschlußreich.

3. Ausscheidung in der Galle und enterohepatischer Kreislauf

Über die Rolle der Galle bei der Oestrogenausscheidung gibt es eine große Reihe von Tierversuchen, besonders an Rindern [*1520a*, *1523*], Pferden und Hunden [*1523*]. Bei Nagern geht die Hauptausscheidung der Oestrogene über Galle und Darm [*938*, *2035*, *2188a*].

Versuche am Menschen liegen in noch verhältnismäßig geringer Anzahl vor. GSELL-BUSSE [*849a*], später STAMLER [*1887*], DINGEMANSE und TYSLOWITZ [*551*] u. a. haben oestrogene Aktivität in Galle nachgewiesen. In der Galle von Kindern vor der Pubertät fanden FRANK und GOLDBERGER [*740*, *744*] etwa die Hälfte der Oestrogenkonzentration wie bei Erwachsenen. Nach GSELL-BUSSE [*894a*] enthält Speichergalle Erwachsener bis zu 800 ME [80$\cong$ μg Oestronäquivalent] pro Liter. CANTAROW u. Mitarb. [*394*] haben mitgeteilt, daß bei Duodenalsondierungen von Frauen am Ende der Schwangerschaft die Oestrogenkonzentration in der Galle etwa dreimal so hoch sei wie im Serum. Sie haben auf Grund ihrer Untersuchungen das Vorhandensein eines enterohepatischen Kreislaufs postuliert (s. auch Seite 113), den sie später (1943) experimentell nachweisen konnten. Die Oestrogene sollen von der Leber rasch aus dem Blute eliminiert und über die Galle in den Darm ausgeschieden werden.

Im Duodenum sollen sie, reabsorbiert, in den enterohepatischen Kreislauf eingehen. Nur kleinere Mengen gehen jeweils mit dem Stuhl verloren. Twombly et al. [*2026*] haben mit Hilfe von radioaktivem Dibromoestron die Tatsache der enterohepatischen Zirkulation bekräftigt, indem sie eine beträchtliche Ausscheidung von Radioaktivität in der Galle von Patienten nach der Injektion zeigten. Hier ist jedoch wiederum zu fragen, inwieweit die Halogenierung die physiologische Verteilung des Oestrogens beeinflußt.

Pearlman u. Mitarb. [*1520a*] haben 1947 Oestron aus Kuhgalle isoliert. In einer späteren Arbeit hat die Pearlmansche Arbeitsgruppe [*1524*] versucht, aus mehr als 20 Litern menschlicher Schwangerengalle Oestrogene zu isolieren. Dies gelang jedoch nicht. Es konnte lediglich gezeigt werden, daß der größte Teil der oestrogenen Substanzen in konjugierter und nur ein kleiner Teil in freier Form vorliegt. Da in der stark sauren Phenolfraktion oestrogene Aktivität nachweisbar war, nahm man an, daß vielleicht Oestriol in der Galle vorhanden sein könne. Weil Butanolextraktion die biologische Oestrogenaktivität der Galle stark verminderte, wurde vermutet, daß auch eine Reihe sehr labiler Oestrogene mit dem Gallensaft ausgeschieden werden.

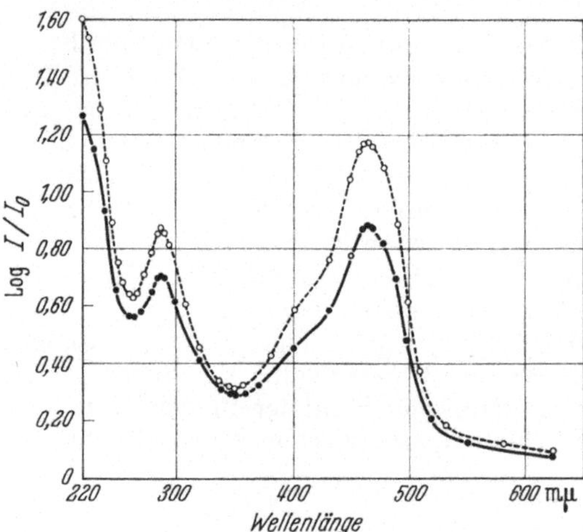

Abb. 48. Absorptionsspektrum von Schwefelsäurechromogenen einer aus menschlicher Galle isolierten Oestriolmethylätherfraktion. ○—○ authentischer Oestriolmethyläther. (Nach Adlercreutz et al. [7])

Vor kurzem hat die Stockholmer Arbeitsgruppe [7] Pearlmans Untersuchungen [*1520a*] bei schwangeren Frauen im 10. Monat wiederholt. Es fanden sich in der Galle überwiegend konjugierte Oestrogene. Wenigstens zwei dieser konjugierten Oestrogene, nämlich Oestriol und Oestron, konnten mit guter Ausbeute isoliert und mittels Gegenstromverteilung und Infrarot-Spektrophotometrie einwandfrei identifiziert werden (Abbildungen 48 und 49). Es wurde ferner wahrscheinlich gemacht, daß mindestens zwei weitere Oestrogene, und zwar 17β-Oestradiol und 16-Epioestriol in der Galle vorkommen. Vom quantitativen Gesichtspunkt aus herrscht ganz das Oestriol vor, während die anderen Oestrogene nur in geringen Mengen vorliegen, nämlich Oestriol : 16-Epioestriol = 30 : 1 und Oestriol : Oestron + Oestradiol = etwa 30 : 1.

Wie bereits früher erwähnt, haben Sandberg und Slaunwhite [^{14}C-16]-Oestron und [^{14}C-16]-17β-Oestradiol an Patienten mit Gallenfisteln verabreicht [*1716*]. Mehr als 80% der Dosis wurden innerhalb von 120 Stunden im Urin ausgeschieden, wovon die Hauptmenge in konjugierter Form vorlag. Etwa 50% der Aktivität wurden relativ früh in der Galle festgestellt, doch wurde der überwiegende Teil offenbar aus dem Darm reabsorbiert, denn nur 7% erschienen in den Faeces. Der größte Teil der Radioaktivität im Stuhl lag in freier Form vor. Da die Oestrogene in der Galle konjugiert sind, muß man annehmen, daß β-Glucuronidase und Phenolsulfataseaktivität, wahrscheinlich bakterieller Herkunft, in den Faeces enthalten ist [*1535*], die eine Hydrolyse der konjugierten Oestrogene bewirkt.

Ungefähr die Hälfte der verabfolgten Radioaktivität war nach β-Glucuronidase-Hydrolyse aus dem Urin extrahierbar. Die Radioaktivität wurde nach Zufuhr von ^{14}C-Oestron und Oestradiol viel langsamer ausgeschieden als nach allen anderen markierten Steroiden. Die beiden Oestrogene zeigten eine höhere Konzentration in der Galle als alle anderen Steroide. Bei den Gallenfistelpatienten erschien mehr Radioaktivität in der Galle als im Urin. Fast alle Oestrogenmetaboliten waren — anders als bei Tieren — konjugiert. Der Anteil glucuronosidkonjugierter Metaboliten war im Vergleich zum Urin klein. Alle diese Tatsachen sprechen für das Vorhandensein eines enterohepatischen Kreislaufs.

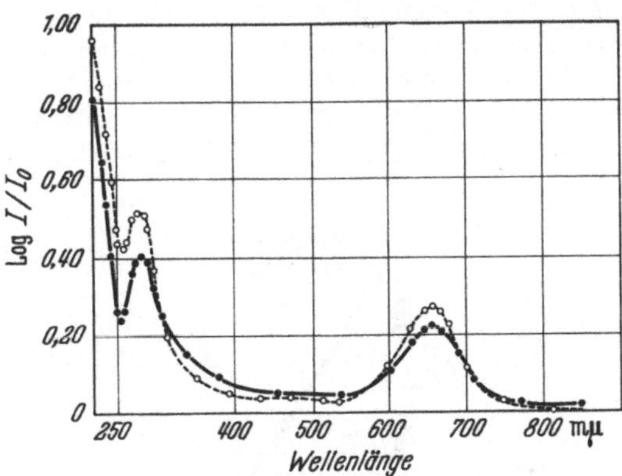

Abb. 49. Absorptionsspektren von David-Chromogenen mit authentischem Oestriolmethyläther (○) und von einer dem Oestriolmethyläther ähnlichen aus Schwangerengalle isolierten Substanz (●). (Nach Adlercreutz et al. [7])

Auch Stimmel [*1921*] hat an cholecystektomierten Patienten mit Gallefisteln ähnliche Studien durchgeführt. Nach Verabreichung von 30 mg natürlicher Oestrogene wurden innerhalb von 48 Stunden in der Galle 3%, im Harn 11,5% der Oestrogene als Oestriol wiedergefunden. Oestron und Oestradiol konnten nicht nachgewiesen werden. In einem anderen Fall wurden 7,7% bzw. 27% der verabfolgten Oestriols in Galle und Urin zurückgewonnen. Es waren sowohl freie wie konjugierte Formen im Verhältnis 1:2 vorhanden. Eine gleiche Dosis von Na-Oestronsulfat ergab nur Spuren von Oestron (50 μg) und Oestriol (54 μg) in der Galle, während der Harn 204, 52 und 470 μg Oestron, 17β-Oestradiol und Oestriol enthielt.

Adlercreutz et al. [*7*] haben den Oestriolgehalt der *Galle* an 17 Gallenproben rhesusimmunisierter Mütter am Ende der Schwangerschaft mit einer modifizierten Methode nach Brown bestimmt. Sie fanden sehr große individuelle Unterschiede der Konzentration von 16 μg/Liter bis 6040 μg/Liter mit einem geometrischen Mittelwert von 720 μg/Liter. Der größte Teil des Oestriols lag in konjugierter Form vor. Sehr wenig Oestron, 17β-Oestradiol und 16-Epioestriol wurde gefunden. Die Konzentration dieser Oestrogene in der Galle dürfte unter 50 μg/Liter liegen.

Oestrogenbestimmungen in der Galle haben für die Klinik vorläufig keine praktische Bedeutung. In der Forschung dürfte sich das Interesse aber in den nächsten Jahren auf dieses Gebiet konzentrieren. Von der Analyse der Galle verspricht man sich neue Gesichtspunkte über den Stoffwechsel der Steroidhormone. Man kann sich auch vorstellen, daß detaillierte Oestrogenanalysen in der Galle nach Oestrogenzufuhr bei krankhaften Störungen der Leber-Gallen-Dünndarmfunktion interessante Ergebnisse erbringen können. Dazu benötigt man allerdings eine spezielle Bestimmungsmethode, da die BROWNsche Methode mit Gallenextrakten wegen störender Substanzen unbefriedigende Resultate ergibt [*6a*]. An solchen Methoden wird zur Zeit gearbeitet. Es ist zu hoffen, daß sich hierdurch neue Möglichkeiten der Forschung eröffnen.

Zusammenfassend ergibt sich auf Grund der Untersuchungen und Hypothesen von CANTAROW sowie SANDBERG und SLAUNWHITE folgendes Bild (s. Abbildung 50): Die Galle spielt eine wichtige Rolle in der Aus-

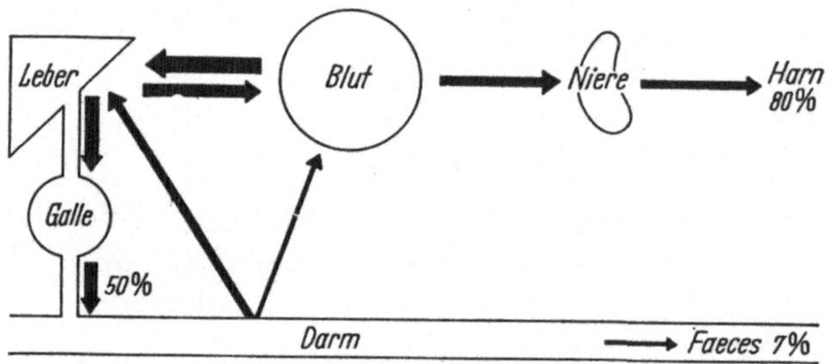

Abb. 50. Schematische Darstellung des enterohepatischen Kreislaufs der Oestrogene. (Nach SANDBERG und SLAUNWHITE [*1716*])

scheidung der Oestrogene. Nur ein kleiner Teil wird jedoch mit dem Darminhalt ausgeschieden. Der größte Teil der konjugierten Gallenoestrogene wird in den Gastrointestinaltrakt sezerniert und durch die Darmwand wieder aufgenommen, um in den sog. enterohepatischen Kreislauf einzugehen. Die Tatsache, daß an Glucuronsäure gebundene Oestrogene in hoher Konzentration im Harn, aber nicht in nennenswertem Umfange in der Galle ausgeschieden werden, stützt nach SANDBERG und SLAUNWHITE die Hypothese, daß die gepaarten Metaboliten, welche in der Galle erscheinen, im Darm hydrolysiert und als *freie* Steroide reabsorbiert werden. Sie werden beim Wiedereintreten in die Leber vermutlich erneut mit Glucuronsäure konjugiert und schließlich mit dem Harn ausgeschieden. Andererseits finden sicherlich auch in der Darmschleimhaut Konjugierungsprozesse statt. Man könnte sich daher vorstellen, daß ein großer Teil der im Harn ausgeschiedenen Oestrogenglucuronoside nicht in der Leber, sondern in der Darmschleimhaut während der Passage der Hormone durch die Darmwand gebildet wird. Mit dieser Annahme wären auch die Befunde von SANDBERG und SLAUNWHITE auf einfachere Weise zu erklären. Der kontinuierliche Kreislauf von Metaboliten durch Galle, Darm und Leber mit dem stufenweisen Abbau der Hormone ist wahrscheinlich für die langsame Oestrogenausscheidung im Harn mit verantwortlich. Daß der Darm in der Lage ist unkonjugierte Steroide zu konjugieren, haben die in-vitro-Versuche mit tierischen Geweben von Hartiala et al. sowie unsere neueren Untersuchungen am Menschen bewiesen, die im Kapitel über Konjugierung ausführlich erörtert werden (vgl. Seite 102).

4. Werte im Blut

Oestrogenbestimmungen im Blut wurden mit biologischen Methoden in großer Anzahl bei Schwangeren und Nichtschwangeren vorgenommen. Wir nennen lediglich die Untersuchungen von Binz [*166a*], Loewe [*1236*], Frank u. Mitarb. [*746*], Fels [*697*], Aschheim [*62*], Zondek [*2188a, 2195*], Hirsch [*948, 949*], der die erste Oestrogenbestimmung im Blut bei Männern vornahm, von Siebke [*1807*], Runge et al. [*1674, 1675, 1676*], Fluhman [*723, 724, 725*], Albrieux [*21, 22, 23,*] Neumann [*1436*], Siegert [*1815*], Luchsinger und Voss [*1263*], Soule [*1875*], Koller und Leuthardt [*1136*]. Ford und Mueller [*728*], De Srulijes [*1883*], Wenner [*2096*], Mühlbock [*1405*], Litrell und Tom [*1231*], Hartman und Litrell [*886*] sowie Markee und Berg [*1287*], Narita [*1422*], Eskin et al. [*684, 685*], Agadzhanoff [*9*] u. a. Manche dieser Ergebnisse haben auch heute noch eine gewisse Gültigkeit.

Einige Autoren haben völlig abweichende Wege eingeschlagen. Christiansen [*412*] z. B. hat die Blut-Oestrogenwerte im Cyclus mit einer eigenen Methode, die auf der Messung des Cholinesterasegehaltes im Serum beruht, bestimmt. Die Zuverlässigkeit dieses Verfahrens erscheint sehr zweifelhaft. Das gleiche gilt für die Bestimmungen von Shute [*1800, 1801, 1802, 1803, 1804*], der die antiproteolytische Fähigkeit des Serums als Maß für die Menge vorhandener Blutoestrogene verwendete.

Insgesamt fanden die einzelnen Verfasser doch stark divergierende Resultate, was offenbar vorwiegend auf Unterschiede in den Extraktions- und Bestimmungsmethoden zurückzuführen ist. Die ersten Ergebnisse wurden in Tiereinheiten angegeben. Loewe [*1236*] sowie Frank u. Mitarb. [*746*] gaben etwa 1 ME pro 40 ccm Blut an, das sind etwa 125 bis 150 ME [$\cong$ 12,5 bis 15 μg Oestronäquivalent] im Gesamtblut. Die Verfasser fanden ein deutliches Ansteigen des Follikelhormons im Blut zwischen dem 10. und 15. Tag und ein prämenstruelles Maximum. Zu ähnlichen Ergebnissen kam Siebke [*1807*], der den Gesamthormonspiegel in der ersten Cyclushälfte mit unter 100 ME [$\cong$ 10 μg Oestronäquivalent], in der zweiten Cyclushälfte mit etwa 200 ME [$\cong$ 20 μg Oestronäquivalent] angab.

Narita [*1422*] sah bei normal menstruierenden Frauen (intravaginaler Test an kastrierten Ratten) um den 13. bis 15. Tag und den 24. bis 28. Tag je einen Gipfel des Blutoestrogengehalts. Die Mittelwerte pro 0,5 ml Serum betrugen 0,018 bzw. 0,021 μg Oestronbenzoat-Äquivalent. In der Schwangerschaft stiegen die Werte von 0,03 bis auf 0,3 μg. Szego und Roberts [*1970*] geben 1,7 μg Oestriol in der Lipoproteinfraktion pro 110 ml Originalplasma an. Cantarow und Trumper [*395*] fanden den biologischen Titer im Nichtschwangerenserum etwa zwischen

0,2 bis 2,0 μg/100 ml, je nachdem, ob das Ergebnis als Oestron-, Oestradiol- oder Oestrioläquivalent ausgedrückt wurde. Die Werte steigen in der Schwangerschaft um das zehnfache an. WERTHESSEN u. Mitarb. [*2106*] fanden 10 bis 100fach höhere Werte. Die Werte der meisten anderen Autoren liegen zwischen 50 bis 500 ME [≅ 5 bis 50 μg Oestronäquivalent] bis zur Mitte und zwischen 250 bis 2500 ME [≅ 25 bis 250 μg Oestronäquivalent] pro Liter Serum am Ende der Schwangerschaft.

LOEWE und VOSS [*1240*] und BRÜHL [*308*] haben erstmalig Oestrogene im Blut von *Neugeborenen* nachgewiesen. Bei *Männern* fand NARITA [*1422*] biologisch weniger als 0,001 μg Oestronäquivalent in 0,5 ml Serum.

Die mit chemischen Methoden gefundenen Werte wurden in Tabelle 44 zusammengestellt. Von den chemischen Verfahren zur Bestimmung der Oestrogene im Blut sei besonders auf die fluorimetrische Methode von AITKEN und PREEDY [*15*] hingewiesen, die Oestrogene im Blut von Frauen in der Schwangerschaft und im Cyclus sowie bei Männern untersucht haben. TOUCHSTONE und GREENE [*2013*] bestimmten „freies Oestriol" im Blutplasma von 15 schwangeren Frauen mit einer Modifikation der Methoden von BROWN [*281*] und EBERLEIN et al. [*629*]. Sie fanden 6 bis 34 μg/100 ml Plasma am Ende der Zeit. Die niedrigsten Werte für Oestriol liegen hier höher als diejenigen von OERTEL et al. [*1469*][1]. Diesen ist jetzt die Isolierung von Oestron, 17β-Oestradiol und Oestriol aus Schwangerenplasma mittels Papierchromatographie, Gegenstromverteilung und Infrarotidentifizierung gelungen. Die Endfraktion enthielt 19,4 μg Oestron, 12,9 μg 17β-Oestradiol und 10,3 μg Oestriol pro 100 ml Plasma. Eine Kurzmethode mit saurer Hydrolyse, Extraktion der phenolischen Fraktion, Trennung der Oestrogene duch Papierchromatographie und quantitativer Messung durch eine Mikro-KOBER-Methode wurde zur Untersuchung des Plasmas bei sechs Männern, zehn geschlechtsreifen, nichtschwangeren und zehn schwangeren Frauen angewendet. Kein Oestrogen konnte bei Männern im Plasma nachgewiesen werden. Die Plasmawerte für normale Frauen betrugen:

Tabelle 43. *Werte für Oestron, 17β-Oestradiol und Oestriol im Plasma nichtschwangerer und schwangerer Frauen.* (Nach OERTEL et al. [*1469*])

μg/100 ml	Oestron	Oestradiol	Oestriol
Nichtschwangere	0,4—1,5	0,3—0,9	0,1—0,7
Schwangere	3,5—7,5	1,9—4,1	2,1—3,9

Diese Autoren fanden also mehr Oestron und mehr Oestradiol als Oestriol im Schwangerenplasma.

In Abbildung 51 werden die von KELLAR et al. [*1092d*] mitgeteilten Oestrogenwerte im Schwangerenblut (Methode ROY und BROWN) wiedergegeben. Die Autoren fanden bei einer beträchtlichen Variation der Einzelwerte eine deutlich fortschreitende Erhöhung bis zum Schwangerschaftsende.

[1] Die Verfasser haben allerdings kürzlich niedrigere Werte mitgeteilt

Im Blut der *Nebennierenvenen* fanden HARDY et al. [*880*] bei zehn Patienten eine relativ hohe Oestrogenkonzentration von 8 μg per 100 ml Plasma (3,4 bis 12,4 μg) mit der BROWNschen Methode, während die Ostrogenwerte in der Peripherie nur etwa 2 μg auf 100 ml betrugen. Bei Frauen unter 40 Jahren lag die Konzentration mit 9,1 μg (3,3 bis 14,1) pro 100 ml höher als bei Frauen über 40 Jahren mit 2,8 μg (1,2 bis 6,8) pro 100 ml.

Oestrogenuntersuchungen wurden auch im *Retroplacentarblut* (s. Tabelle 44) und im *Menstrualblut* vorgenommen. FRANK u. Mitarb. [*742a, 748a*] fanden im Uterusblut eine drei- bis siebenmal so hohe Konzentration als im Venenblut. Auch PALMER [*1486*] fand eine relativ hohe Oestrogenkonzentration und das Vorherrschen von freien Oestrogenen, was sich durch den hohen Enzymgehalt (β-Glucuronidase) von Uterus und Endometrium erklären ließe. Die ersten Untersuchungen über oestrogene Aktivität im *Nabelschnurblut* stammen offenbar von LOEWE [*1236*] und FELS [*697*], spätere von ZONDEK [*2188a*], ASCHHEIM [*62*], SIEBKE [*1807*], SIEGERT und SCHMIDT-NEUMANN [*1815*], PHILIPP [*1537*], NAITO [*1414*] sowie ALLEN et al. [*32*]. Das aus Nabelschnurblut isolierte Oestriol [*531*] scheint überhaupt das erste Oestrogen zu sein, das beim Menschen im Blut identifiziert werden konnte. Die quantitativen Angaben sind in der Tabelle 44 enthalten. Vergleichende Untersuchungen über den Oestrogengehalt von Nabelschnurblut und mütterlichem Blut haben VARANGOT und SEEMAN [*2038*] veröffentlicht. Oestron und Oestradiol waren im mütterlichen, Oestriol war im kindlichen Blut in größerer Konzentration enthalten.

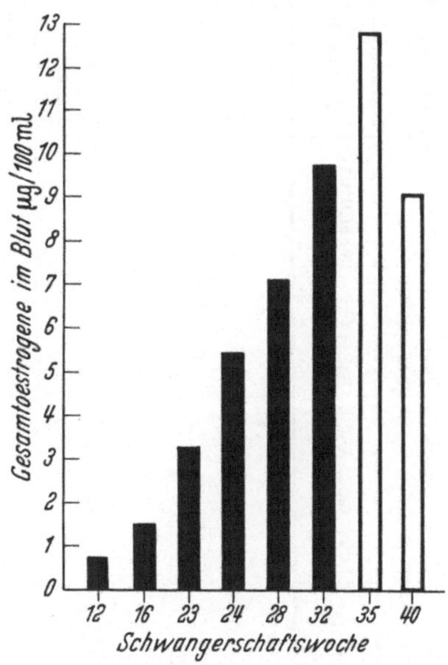

Abb. 51. „Gesamtoestrogene" (Oestron, 17β-Oestradiol und Oestriol) im Blut während der Schwangerschaft. Bis zur 32. Woche Serienuntersuchungen an 15 normalen Schwangeren. In der 36. und 40. Woche Einzeluntersuchungen. Vorläufige Daten. (Nach KELLAR et al. [*1092d*]. Methode ROY und BROWN [*1665, 1666*])

Es ist in der Tat interessant, die sehr hohen Oestriolwerte im Nabelschnur-Venenblut Neugeborener mit denen aus Venenblut Schwangerer am Ende der Zeit oder aus Retroplacentarblut zu vergleichen. Auch im Nabelschnurblut findet man, wie im Urin und Meconium Neugeborener, im Verhältnis zu Oestriol viel weniger Oestron und Oestradiol als im mütterlichen und placentaren Blut (100:1 und 10:1). Dies kann als ein weiterer Hinweis auf den abweichenden Oestrogenstoffwechsel des Feten und des Neugeborenen gelten. Im Nabelvenenblut Neugeborener fanden sich gleich post partum fast immer auch Oestron und Oestradiol. 1 bis 2 Stunden nach der Geburt (vor einer Austauschtransfusion) konnte bei

Tabelle 44. *Oestrogenwerte im Blut bestimmt mit chemischen Methoden* (in μg/100 ml Plasma oder Gesamtblut) Arithmetische Mittelwerte oder Streuungsbereiche

Verfasser	Methode	Oestriol	Oestron-Oestradiol	bestimmt in	Zeitpunkt	Bemerkungen
1. *Bei normaler Gravidität*						
Veldhuis [*2050*]	Fluorimetrie	1,0—1,6	2,1—3,3	Plasma	7.—8. Monat	3 Fälle
Diczfalusy [*510*]	Fluorimetrie	12	1,7 0,2	Plasma		Retroplacentarblut 6 Fälle
Varangot et al. [*2041*]	Fluorimetrie	10—480 (140)	20—280 (120)	Blut	3.—10. Monat	5 Fälle
Varangot und Seeman [*2038*]	Fluorimetrie	80	170	Blut	Entbindung	10 Fälle
Heusghem [*938*]	Fluorimetrie	„frei:“ 0—8 „gebunden:“ 2—15	1—2 1—4,5	Plasma	2.—9. Monat	10 Fälle
Nakao und Aizawa [*1416*]	Fluorimetrie	4,4	3,9 2,7	Blut	10. Monat	3 Fälle
Preedy und Aitken [*1583*]	Fluorimetrie	4,2—17,5	2,6—10,3 1,2—2,9	Plasma	38.—42. Woche	6 Fälle
Aitken et al. [*15*]	Fluorimetrie	24,4 17,8	26,6 2,8 12,0 2,2	Plasma Plasma	39.—41. Woche 39.—41. Woche	5 Fälle Sectio caesarea 5 Fälle Spontangeburt
Touchstone und Greene [*2013*]	Fluorimetrie	4,0—6,0	— —	Plasma	10. Monat	15 Fälle

ROY und BROWN [*1666*]	Colorimetrie	5,2—8,0	1,5—4,6	0,7—1,4	Blut	3.—10. Monat	
OERTEL et al. [*1469*]	Papierchromat. Colorimetrie	2,1—3,9 (2,3)	3,5—7,3 (5,2)	1,9—4,1 (3,3)	Plasma	„	
DICZFALUSY und AXELSON [*521a*]	Colorimetrie	„frei:“ 3—13	1—3	2—6	Blut	10. Monat	Retroplacentarblut 5 Fälle
		„gebunden:“ 4—20	1—4	0,1—0,3			
SLAUNWHITE und SANDBERG [*1831a*]*	Papierchromat.	4,3	5,1	< 1,4	Plasma	14.—27. Woche	3 Fälle
	Fluorimetrie	5,1	3,1	< 0,1		28.—35. Woche	
		6,1	9,3	8,2		36.—40. Woche	
DICZFALUSY und MAGNUSSON [*531*]	Colorimetrie	70	2	0,9	Blut		Nabelschnurblut Für methodischen Verlust korrigierte Werte 9 Fälle
ROY und BROWN [*1666*]	Colorimetrie	38—70	1—1,3	0,5—0,9	Blut		Nabelschnurblut
AITKEN et al. [*15*]	Fluorimetrie	129	3,6	0,5	Plasma		Nabelschnurblut (normale Entbindung)
		141	0,9	0,25	Plasma		Nabelschnurblut (Sectio caesarea)
VARANGOT und SEEMAN [*2038*]	Fluorimetrie	13,4	121,0		Blut		Nabelschnurblut

* Proc. Soc. exp. Biol. (N.Y.) **101, 544** (1959)

Tabelle 44 (Fortsetzung)

Verfasser	Methode	Oestriol	Oestron-Oestradiol		bestimmt in	Zeitpunkt	Bemerkungen
2. *Bei normal menstruierten Frauen*							
Nakao und Aizawa [*1415*]	Fluorimetrie	1,4	3,3	0,5	Blut	Lutealphase	6 Fälle
Preedy und Aitken [*1583*]	Fluorimetrie	0,19	0,11	0,07	Plasma	Lutealphase	6 Fälle
Puck [*1593, 1595*]	Papierchromat. Fluorimetrie	7,5—40,0	—	—	Plasma	ganzer Cyclus	5 Fälle
Oertel et al. [*1469*]	Papierchromat. Colorimetrie	0,1—0,7	0,4—1,5	0,3—0,9	Plasma	ganzer Cyclus	
3. *Bei normalen Männern**							
Preedy und Aitken [*1583*]	Fluorimetrie	0,15	0,07	0,07	Plasma	—	6 Fälle
4. *Bei Neugeborenen*							
Varangot und Seeman [*2038*]	Fluorimetrie	13,3	121 (Gesamtoestrogene)		Nabelschnurblut		kein Oestron und Oestradiol 10 Fälle
Varangot et al. [*2039*]	Fluorimetrie	172	60	(Oestron)	Nabelschnurblut		1 Fall
Diczfalusy et al. [*526*]	Colorimetrie	25 (5,5—96,5)	—	—	Nabelvenenblut**		13 Fälle

* Oertel et al. [*1469*] fanden im Plasma bei Männern keine Oestrogenaktivität
** Zwei Stunden post partum gewonnen

17 untersuchten Fällen kein Oestron-Oestradiol mehr gewonnen werden [*526*]. Auch diesen Befund möchten wir in der gleichen Richtung interpretieren.

Zur Frage der Beziehungen zwischen Blut- und Harnspiegel ist zu sagen, daß bei hohem Blutspiegel im allgemeinen auch die Ausscheidung hoch ist. Die Konzentration im Harn ist meist höher als die im Blut [*1674*]. VARANGOT et al. [*2040*] fanden mit einer fluorimetrischen Methode nach BACHMAN und PETTIT [*80*] keine deutliche Korrelation zwischen Urin- und Blutwerten in der Schwangerschaft. Während Harnoestrogene in zunehmender Menge ausgeschieden wurden, blieben die Werte im Serum gleichbleibend relativ niedrig und zeigten keine konstante Beziehung zum Schwangerschaftsalter. Sonstige gesicherte Zusammenhänge sind nicht bekannt, insbesondere liegen keine Clearanceuntersuchungen vor. Nach Injektion von Oestrogenen findet sich jedoch eine direkte Beziehung zwischen injizierter und ausgeschiedener Dosis [*284, 1918*].

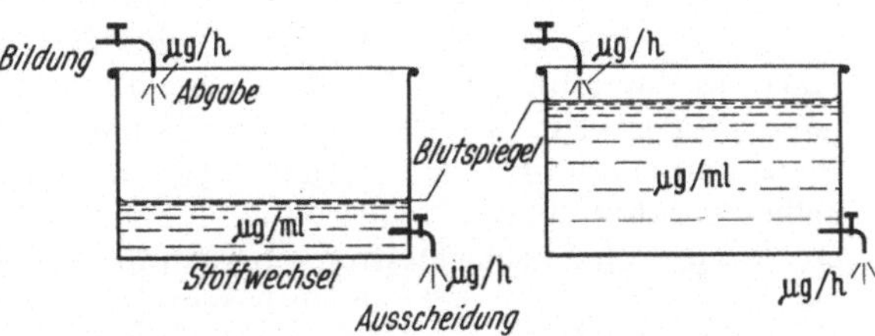

Abb. 52. Die Konzentration einer Substanz im Blut ist das Ergebnis eines dynamischen Gleichgewichts zwischen Bildung und Abgabe einerseits sowie Stoffwechsel und Ausscheidung andererseits. Verschiedene Blutspiegel sind z. B. bei gleicher Bildung und Ausscheidung ebenso möglich wie unveränderter Blutspiegel trotz Wechsel von Bildung und Ausscheidung

Die klinische Bedeutung von Oestrogenbestimmungen im Blut ist noch sehr begrenzt. Ein einmalig ermittelter Blutwert besagt natürlich noch weniger als ein einmaliger 24-Stunden-Wert im Urin. Über Tage- und Tageszeitschwankungen weiß man wenig [*222*]. Ebenso kennt man die Schwankungsbreite des Normalbereichs für Oestrogene im Blut noch nicht. Bei niedrigem Oestrogentiter im Blut sind relativ große Mengen Untersuchungsmaterial nötig, so daß hierin bereits eine natürliche Begrenzung für Reihenuntersuchungen liegt. Immerhin hat es doch einige Untersuchungen auch bei Nichtschwangeren gegeben, wie die erwähnten Arbeiten von PREEDY und AITKEN [*1583*], OERTEL et al. [*1469*], NAKAO und AIZIWA [*1415*] und die Mitteilung von PUCK [*1595*].

Die verschiedenen Faktoren, welche die Höhe des Oestrogenspiegels im Blut beeinflussen, werden in der Abbildung 52 veranschaulicht. Man ersieht, daß der Blutspiegel nicht nur von der Oestrogenbildung, sondern auch von der Geschwindigkeit der Oestrogenausscheidung abhängt. Dazu treten noch einige andere Faktoren hinzu, z. B. Konjugierung, Zwischenstoffwechsel, Assoziation und Dissoziation mit Trägerproteinen. In der Tabelle 44 geben wir eine Zusammenstellung der von den verschiedenen Autoren mitgeteilten Oestrogenwerte im Blut mit chemischen Methoden. Kritische Übersichten zum Problem der Oestrogenbestimmung im Blut geben die Arbeiten von HEARD und SAFFRAN [*902*], BORTH [*219*], HEUSGHEM [*938*], VOKAER [*2073b*] und im Ciba Foundation Colloquium „Hormones in Blood" [*969*].

Die Blutanalyse der Oestrogene befindet sich nach allem noch völlig im Versuchsstadium, dürfte aber bei fortschreitender Verbesserung doch bald an Bedeutung gewinnen und die Bearbeitung wichtiger grundlegender Fragestellungen aber auch klinischer Probleme ermöglichen, so z. B. der Bildung und Abgabe von Oestrogenen aus den steroidbildenden Drüsen und des Verhältnisses von Bildung, Blutspiegel und Ausscheidung, ferner der Rolle von Blutspiegel und Gewebespiegel bei biologischen Vorgängen.

5. Werte im Gewebe

Oestrogene wurden in vielen menschlichen Geweben nachgewiesen. Eine besondere Anreicherung in bestimmten Organen, etwa in den Genitalorganen scheint es nicht zu geben. Über die Frage der Verteilung der Oestrogene im Organismus wurde früher berichtet (s. Seite 129).

Die technischen Schwierigkeiten der Bestimmung, die an sich im Harn und im Blut schon beträchtlich sind, werden natürlich im Gewebe noch größer sein, wo die Hormone von reichlichen Mengen Fett und Phospholipoiden getrennt werden müssen. Zuverlässige Gewebeanalysen nehmen daher sehr viel Zeit und Arbeit in Anspruch. Darum gibt es nur wenige chemische Oestrogenbestimmungsmethoden im Gewebe und die Anzahl der Untersuchungen ist entsprechend relativ klein.

Solche Verfahren wurden u. a. von SCHILLER [*1740*], SZEGO und SAMUELS [*1974*], DICZFALUSY [*510*], MITCHELL und DAVIES [*1380*], BOSCH [*226*], BAUM et al. [*111*], KELLER [*1095*], MARTI und HEUSSER [*1322*], BREUER und NOCKE [*267*], DICZFALUSY und LINDKVIST [*529*], DICZFALUSY und MAGNUSSON [*531*], ZANDER et al. [*2175*] sowie LORING und VILLEE [*1261*] angegeben. Bei der letzteren handelt es sich um eine enzymatische Methode, bei welcher die Wirkung der Oestrogene auf die Isocitrat-Dehydrogenase quantitativ ausgewertet wird.

a) Fetales Gewebe

Ältere Untersucher hatten teilweise Schwierigkeiten, oestrogene Aktivität beim Feten zu demonstrieren. Dies dürfte damit zusammenhängen, daß es sich hier überwiegend um Oestriol handelt. Zahlreiche Arbeiten haben sich daher mit der Frage der placentaren Permeabilität [*88, 1824*] für Oestrogene und des Durchgangs der Hormone von der Mutter zum Feten befaßt [*1871*].

FRANK und GOLDBERGER [*744, 745*] fanden biologisch hohe Oestrogenaktivität in fetaler Leber, geringe Aktivität in den übrigen Organen. In fetalen *Ovarien* konnte von ZONDEK [*2188a, 2196*] sowie von ROSA [*1655*] keine Oestrogenaktivität gefunden werden. Im Brustdrüsensekret Neugeborener waren biologisch keine Oestrogene nachweisbar [*423*].

Eingehendere Untersuchungen über Oestrogene in fetalem Gewebe (bei Totgeburten) mit biologischen Methoden haben PARKER und TENNEY [*1491*] sowie LELONG et al. [*1198*], WINKLER und BINDER [*2140*] und mit einem fluorimetrischen Verfahren DICZFALUSY [*510*] veröffentlicht. Die ersteren beiden Autorengruppen haben eine relativ hohe Oestrogenaktivität in der *Leber* sowie in der *Nebennierenrinde* (siehe auch CARNES [*395a*]) festgestellt, die höher war als diejenige der Placenta. Sie haben daraufhin die Theorie aufgestellt, daß ein Teil der im Schwangerenharn ausgeschiedenen Oestrogene von der fetalen Nebennierenrinde produziert werden könne. Eine solche Annahme scheint möglich, da BLOCH et al. [*194a, 194b, 194c*] freie Steroide in der Nebennierenrinde nachgewiesen und den Einbau von Acetat in Steroide mit fetalen Nebennieren gezeigt haben. In seiner kritischen Übersicht hat PHILIPP [*1542*] auf die Argumente hingewiesen, die gegen eine solche Annahme in bezug auf die Oestrogene sprechen. Wenn die fetale Nebennierenrinde wirklich Oestrogene bilden sollte, so dürfte jedenfalls diese Sekretion keine Bedeutung für die Höhe der Harnausscheidung bei der Mutter haben.

Tabelle 45. *Konzentration von Oestron, Oestradiol und Oestriol in verschiedenen fetalen Organen* (4. Schwangerschaftsmonat)
Für methodischen Verlust unkorrigierte Werte in μg/kg
Nach DICZFALUSY und MAGNUSSON [*531*] sowie DICZFALUSY et al. [*521a*]

Organ	frei			gesamt		
	Oestron	Oestradiol	Oestriol	Oestron	Oestradiol	Oestriol
Leber	4,1	5,8	14,8	11,5	20,7	285,0
Hirn	0,4	0,6	1,7	0,4	1,4	2,3
Nebenniere	0,6	1,5	2,7	1,2	1,8	85,6
Niere	1,4	0	2,9	1,9	0	64,5
Lungen	0	0	0	23,0	11,0	128,0
Dünndarm	0	0	0	0	0	460,0
Dickdarm	0	0	36,0	0	0	3750,0*

* Mit Dickdarminhalt

DICZFALUSY und MAGNUSSON [*531*] haben später ihre für Placentagewebe ausgearbeitete Methode auf die Untersuchung fetaler Organe adaptiert. Die wichtigsten Ergebnisse sind in der Tabelle 45 zusammengestellt. Auf Grund von Zusatzversuchen, die auch mit Oestriolglucuronosid durchgeführt wurden, kann man annehmen, daß die für methodischen Verlust korrigierten „richtigen Werte" etwa 25 bis 30% höher liegen als die angegebenen Zahlen. Es fällt auf, daß sich im fetalen *Hirngewebe* fast keine Oestrogene finden. In fetalen *Nieren und Nebennieren* herrscht konjugiertes Oestriol vor (s. auch Abbildung 55). Die Verfasser haben darauf hingewiesen, daß das Vorwiegen von konjugiertem Oestriol in den Nebennieren des Feten gegen die Ansicht spricht, daß Oestrogene dort gebildet werden. Tatsächlich wurde immer wieder gezeigt, daß in den steroidproduzierenden Organen die Hormone in vorwiegend freier Form vorliegen. Sehr interessant ist in diesem Zusammenhang die Tatsache, daß BLOCH und BENIRSCHKE [*194a*] bei ihren Inkubationsversuchen mit fetaler Nebennierenrinde zwar die Biosynthese verschiedener Steroide, nicht aber von Oestron nachweisen konnten.

Es ist bemerkenswert, daß die fetale *Leber* im 4. Monat einen höheren Oestriolgehalt pro Gramm Gewebe aufweist als die Placenta zur gleichen Zeit (s. Tabelle 45).

Auch im *Darmkanal* finden sich hohe Oestrogenwerte. Diese beruhen auf der Anwesenheit von Oestriol, nicht aber Oestron und Oestradiol (s. Seite 316).

In den fetalen *Lungen* ist die Oestrogenkonzentration beträchtlich [*521*] (s. Abbildung 45). Die Ursache hierfür ist nicht klar. Es ist möglich, daß ein Zusammenhang mit den besonderen Durchblutungsverhältnissen der Lungen besteht. Eine sehr hohe Oestrogenkonzentration soll auch in den Lungen von mit Oestrogenen gemästeten Tieren zu finden sein [*779*].

Auf eine wichtige Fehlerquelle bei der Oestrogenbestimmung in fetalen Geweben haben Diczfalusy und Magnusson [*531*] hingewiesen. Extrahiert man Lebergewebe sofort nach Erhalt der Frucht mit Alkohol, so können nur 5% des Oestrogengehaltes als freies Oestriol gewonnen werden. Wird das Lebergewebe erst im Tiefkühlschrank bei —17° für einige Zeit gelagert, so findet man bei der Aufarbeitung fast 50% des totalen Oestriols in freier Form. Diese Befunde sprechen dafür, daß beim Gefrieren und Auftauen von fetalem Lebergewebe eine signifikante Hydrolyse von konjugiertem Oestriol stattfinden kann. Man weiß noch nicht, ob es sich dabei um eine enzymatische Hydrolyse handelt. Es besteht auch die Möglichkeit, daß die beim Feten vielleicht vorkommenden besonderen Conjugate viel empfindlicher und labiler gegenüber äußeren Einflüssen sind.

Weitere Einzelheiten werden im Abschnitt über den Oestrogenstoffwechsel beim Feten und Neugeborenen (s. Seite 338) erörtert.

b) Placenta

Die Isolierungen von Oestrogenen aus der Placenta und die Beweise für die Bildung der Oestrogene im Syncytium der Placenta wurden auf Seite 68 zusammengefaßt. Die Berechnungen über die Höhe der in der Schwangerschaft durch die Placenta gebildeten Oestrogenmenge sind auf Seite 77 mitgeteilt worden.

Nach den mehr qualitativen Untersuchungen über das Vorkommen von Oestrogenen im Placentagewebe von Adler [*6*], Iscovesco [*1011*], Fellner [*695*], Aschner [*65*], Hermann [*920*], Schröder und Goerbig [*1755*] u. a., wurden die ersten quantitativen Arbeiten von Doisy et al. [*591, 594*], Butenandt [*345*], Zondek [*2188a, 2196*], Frank und Gustavson [*748a*], Philipp [*1536b, 1538*], Parkes und Bellerby [*1497, 1498*], Frank [*736, 744*], Szarka [*1962*], Smith und Kennard [*1834*], Parker und Tenney [*1491*], Stroink und Mühlbock [*1948*], Rosenkranz [*1659*], Lelong et al. [*1198*] sowie Salvadori und Cagnazzo [*1707*] durchgeführt. Eine Zusammenfassung der älteren quantitativen biologischen Bestimmungen findet sich bei Diczfalusy [*510*] und bei Boute [*234*]. Die Angaben liegen zwischen 500 bis 5000 ME [$\cong$ 50 bis 500 μg Oestronäquivalent] pro Gesamtplacenta und zwischen 1 bis 10 ME [$\cong$ 0,1 bis 1,0 μg Oestronäquivalent]/g Gewebe. Die Konzentration nimmt mit zunehmendem Schwangerschaftsalter zu. Philipp

[*1539*] konnte mit 1000 mg junger Placenta bei der kastrierten Maus eben das Schollenstadium hervorrufen. Von ausgetragener Placenta genügten bereits 100 bis 300 mg. Doisy [*591*] kalkulierte im Jahre 1942, daß die Menge der Oestrogene in der Placenta am Ende der Zeit etwa 35 μg Oestron, 38 mg 17 β-Oestradiol und 140 mg Oestriol pro Kilogramm Gewebe betragen dürfte. Diese den tatsächlichen Verhältnissen sehr gut entsprechende Berechnung erfolgte auf Grund von Isolierungsstudien. Nach Brown [*284*] besteht eine Korrelation zwischen zunehmendem

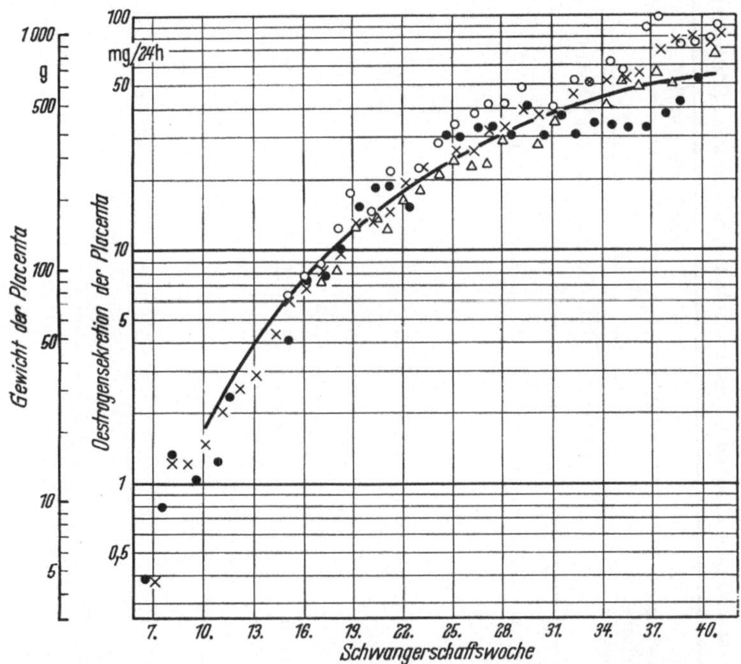

Abb. 53. Korrelation zwischen Placentagewicht (g) und berechneter placentarer Oestron-, 17 β-Oestradiol- und Oestriolsekretion (mg/24 h) auf Grund von Belastungsversuchen mit verschiedenen Oestrogenen. Die Zeichen markieren die berechneten Werte von vier schwangeren Frauen. (Nach Brown [*284*])

Placentagewicht und zunehmender Oestrogenausscheidung im Harn (s. Abbildung 53). Biologische Untersuchungen scheinen darauf hinzuweisen, daß die oestrogene Aktivität der Körperflüssigkeiten und der Gewebe um so größer ist, je näher zur Placenta sie sich befinden [*1542*].

Nach Einführung zuverlässiger Extraktions- und Bestimmungsmethoden haben mehrere Autoren gut übereinstimmende Ergebnisse für die Oestrogenkonzentration in Placentargewebe verschiedener Schwangerschaftsmonate mitgeteilt. Aus den Tabellen 46 und 47 geht hervor, daß sich die Oestrogene in der Placenta vorwiegend in freier Form finden, was mit der Annahme, daß die Placenta die Bildungsstätte dieser Hormone sei, übereinstimmt.

Tabelle 46. *Oestrogenwerte in der menschlichen Placenta im zweiten Schwangerschaftsdrittel* (Mittelwerte in μg/kg)

Verfasser	Methoden	Schwangerschaftsmonat	Oestrogene μg/kg								
			Anzahl	frei				konjugiert			
				Oestron	Oestradiol	Oestriol	Gesamt	Oestron	Oestradiol	Oestriol	Gesamt
DICZFALUSY [*510*]	Gegenstromverteilung, Fluorimetrie	4—6	4	18	8	24	50	0	0	3,2	3,2*
MITCHELL [*1378*]	Papierchromatographie, Fluorimetrie	4—6	—	33	23	57	113	—	—	—	—
CASSMER [*400*]	Chromatographie** Colorimetrie	5—6	8	74	37	128	239	0	0	10	10
DICZFALUSY et al. [*521*]	Chromatographie, Colorimetrie	4—6	17	—	—	90***	—	—	—	—	—

* Zusätzlich: „proteingebunden" Oestron 0,5, Oestradiol 0, Oestriol 9, Gesamt 9,5
** Methode DICZFALUSY-MAGNUSSON
*** Es wurde nur Oestriol analysiert

Tabelle 47. *Oestrogenwerte in der menschlichen Placenta am Ende der Schwangerschaft*
(Nicht korrigierte arithmetische Mittelwerte)

Verfasser	Methoden	Anzahl Untersuch.	Oestrogene $\mu g/kg$ Frischgewicht											
			frei				konjugiert				proteingebunden			
			Oestron	Oestradiol	Oestriol	Gesamt	Oestron	Oestradiol	Oestriol	Gesamt	Oestron	Oestradiol	Oestriol	Gesamt
DICZFALUSY [*510*]	Gegenstromverteilung, Fluorimetrie	6	46,7	3,1	125,4	175,2	2,5	1,5	31,4	35,4	3,4	0	10,8	14,2
MITCHELL u. DAVIES [*1380*]	Papierchromatographie, Fluorimetrie	5	86	25	190	301	21	8	44	73	21	8	44	73
DICZFALUSY u. LINDKVIST [*529*]	Chromatographie (Al_2O_3) Colorimetrie (KOBER)	30	37 (31)*	142 (129)*	287 (227)*	466 (387)*	—	—	—	—	—	—	—	—
HEUSGHEM [*938*]	Fluorimetrie	3	195 „Gesamtoestrogene“				65 „Gesamtoestrogene“				—	—	—	—
	Polarographie	4	92	15	223	330	—	—	—	—	—	—	—	—
LORING u. VILLEE [*1261*]	Enzymatisch	14	234 (nur Oestron und Oestradiol		—	—	—	—	—	—	—	—	—	—
DICZFALUSY et al. [*526*]	Chromatographie, Colorimetrie	18	64	35	280	379	1	1	132	—	—	—	—	—

* Geometrische Mittelwerte

ROSA und DE BLIECK [*1657*] haben darauf hingewiesen, daß Placenten am Ende der Zeit etwa 10% fetale und 15% mütterliche Gewichtsanteile Blut enthalten. Untersuchungen an blutfreiem Placentagewebe sind bisher nicht vorgenommen worden. Die Menge an Protein gebundener Oestrogene, welche von einigen Autoren in Placentagewebe gefunden wurden [*510*], ist anscheinend von der Extraktionsprozedur abhängig. DICZFALUSY und LINDKVIST [*529*] haben höhere Werte mitgeteilt als andere Autoren. Ihre damaligen Oestradiolwerte liegen auch höher als diejenigen, welche später in dem gleichen Laboratorium gefunden wurden [*520*]. Dies dürfte möglicherweise darauf zurückzuführen sein, daß in der Methode von DICZFALUSY und LINDKVIST [*529*] das Placentagewebe in Stickstoffatmosphäre (bis zu 80° C) kurzzeitig erhitzt wurde, was jetzt nicht mehr geübt wird. Die Wiederfindensversuche zeigen aber, daß die hohen Oestradiolwerte nicht durch die Reduktion von Oestron zu Oestradiol zu erklären sind. Das Problem scheint daher weitere Bearbeitung zu verdienen.

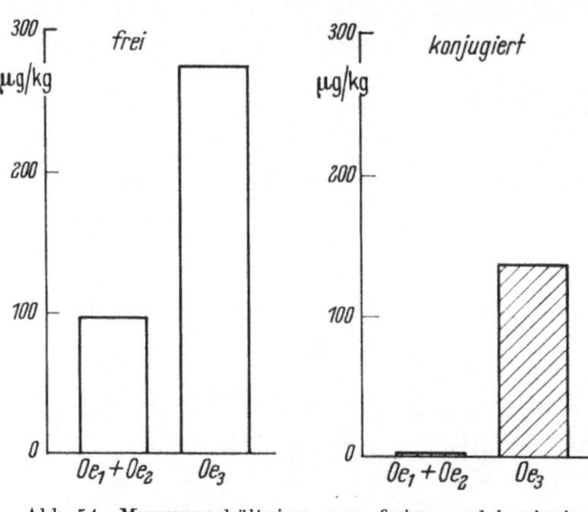

Abb. 54. Mengenverhältnisse von freiem und konjugiertem Oestron, 17β-Oestradiol (Oe_1 und Oe_2) und Oestriol (Oe_3) in Placenten am Ende der Zeit (DICZFALUSY [*519*]). Methode: DICZFALUSY und MAGNUSSON [*531*]

Kürzlich durchgeführte Untersuchungen [*520*] bekräftigen die früheren Ergebnisse von DICZFALUSY [*510, 529*], in denen fast kein konjugiertes Oestron-Oestradiol, wohl aber konjugiertes Oestriol gefunden wurde (s. Abbildung 54). Die Befunde sind interessant im Zusammenhang mit den Werten aus fetalem Gewebe und scheinen die frühere Vermutung [*510*] zu stützen, daß Oestriol vom Feten konjugiert werden kann. Die definitiven Beweise hierfür werden auf Seite 341 erörtert. In dieser Hinsicht sind auch die Untersuchungen von CASSMER [*400*] an in utero belassenen Placenten nach Entfernung des Feten bemerkenswert. Nach Perfusion solcher belassenen Placenten in vivo konnte er zeigen, daß die Konzentration „freier" Oestrogene in der Placenta, die nach Ligierung der Nabelschnur abgesunken war, normalisiert wurde. Dagegen blieb die Konzentration von „konjugiertem" Oestriol niedrig wie in den nicht perfundierten Placenten. Auch diese Versuche sprechen für eine fetale Stoffwechselaktivität mit Beteiligung an der Konjugierung der Oestrogene.

c) Fruchtwasser

Daß Fruchtwasser am Ende der Schwangerschaft eine beträchtliche biologische Oestrogenaktivität besitzt, wurde von LOEWE et al. [*1237*] und ALLEN [*28*] sowie ASCHHEIM und ZONDEK [*64*], BROUHA und SIMONNET

[*276a*], MORRELL et al. [*1391a*], BOURG und LEGRAND [*235a*], MASCARETTI [*1324*] und SCHUSCHANIA et al. [*1769*] gezeigt. Es wurden 10 bis 30 μg Oestronäquivalent pro Liter gefunden. CLAYTON und MARRIAN [*425*] haben auf Grund ihrer Untersuchungen mit einer chemischen Methode festgestellt, daß das hauptsächliche Oestrogen im Fruchtwasser Oestriol sei. Dies wurde durch die kürzlich erfolgte Isolierung von Oestriol aus Fruchtwasser bestätigt [*531*].

ROSA [*1655*] fand 550 bis 1000 IE [55 bis 100 μg Oestronäquivalent]/ Liter, d. h. etwa 550 bis 1000 μg Oestrioläquivalent, dabei keine Unterschiede zwischen männlichen und weiblichen Früchten. Diese Angaben stimmen mit späteren chemischen Bestimmungen gut überein (s. Tabelle 48). Das Mengenverhältnis der Oestrogene im Liquor amnii zu denen im mütterlichen Serum gibt er mit 1:26 bis 1:27 an, das von

Tabelle 48. *Konzentration von Oestron, 17 β-Oestradiol und Oestriol in Fruchtwasser, angegeben als µg/Liter*
(Geometrische Mittelwerte)

Zeitpunkt	Geschlecht der Frucht	Anzahl d. Fälle	Oestron	Oestradiol	Oestriol	Literatur
mens. 4—5	nicht best.	2	3,6	0,0	25,7	DICZFALUSY [*510*]
mens. 3—5	nicht best.	5	2,5	1,2	30,8	DICZFALUSY und MAGNUSSON [*531*]
mens. 6	nicht best.	2	1,8	2,3	103,3	dies. [*531*]
Am Ende	nicht best.	10	4,4	3,1	794	dies. [*531*]
Am Ende	Knaben Mädchen	15 14	— —	— —	992 792	DE BLIECK und SCHWERS [*192*]

Liquor amnii zu fetalem Blut wie 1:18 bis 1:41. Wir verweisen auch auf die Arbeit von CANDIANI [*374a*].

ABT und KELLER [*3*] haben nach Trennung der Oestron-Oestradiol- und Oestriolfraktionen Phenolsteroide fluorimetrisch bestimmt. Oestron und Oestradiol sollen nach ihren Angaben im Fruchtwasser in beträchtlichen Mengen vorhanden sein. Da Oestron und Oestradiol nicht isoliert wurden und da andere Arbeitsgruppen diese Verbindungen im Fruchtwasser kaum finden konnten (s. Tabelle 48), erscheint die Spezifität der mitgeteilten Werte fraglich. Im Fruchtwasser weiblicher Früchte (vier Fälle) wurde angeblich ein wesentlich höherer Gehalt an Oestron und Oestradiol gefunden als bei männlichen Früchten. Eine Beziehung zwischen Fruchtalter und Fruchtwassermenge konnte in den zwei mittleren Schwangerschaftsvierteln nicht nachgewiesen werden. Die von den Autoren angegebenen Werte liegen mit 100 bis 500 μg Oestriol und 50 bis 300 μg Oestron und Oestradiol pro Liter Fruchtwasser für die Zeit (10. bis 24. Schwangerschaftswoche) sehr hoch. Weitere quantitative Untersuchungen mit chemischen Verfahren haben DICZFALUSY [*510*] sowie DICZFALUSY und MAGNUSSON [*531*] durchgeführt. Ihre Oestrogenwerte im Fruchtwasser sind in Tabelle 48 zusammengestellt. Man sieht, daß die Oestriolkonzentration vom 4. Monat bis zum Schwangerschaftsende ungefähr 25fach zunimmt. Die Oestron + Oestradiolkonzentration zeigte praktisch keinen Anstieg. Der Oestriol/(Oestron + Oestradiol)-Quotient beträgt nicht weniger als 170. Etwa 7 bis 8% des totalen Oestriols sind in freier Form vorhanden. DE BLIECK und SCHWERS [*192*] haben kürzlich mit der BROWNschen Methode die Oestriolkonzentration im Fruchtwasser am Ende der Zeit bestimmt. Ihre Ergebnisse stimmen mit denen von DICZFALUSY und MAGNUSSON gut überein. Geschlechtsunterschiede im Oestrogengehalt des Fruchtwassers fanden sich nicht.

Die großen Oestriolmengen im Fruchtwasser stammen wahrscheinlich vorwiegend aus dem Stoffwechsel des Feten und sind wahrscheinlich mit dem Harn dorthin gelangt. Nur ein sehr kleiner Teil dürfte durch Diffusion aus der Umgebung stammen. Nach Infusion von 100 mg Oestriol über 2 Stunden hin an schwangere Frauen konnten DICZFALUSY et al. [*521a*] in keinem Falle einen Anstieg des Oestriolgehalts im Fruchtwasser nachweisen. Auch im Hinblick auf den hohen Oestriol/(Oestron + Oestradiol)-Quotienten im Fruchtwasser kann von einem Gleichgewicht zwischen Fruchtwasser und mütterlichem Organismus keine Rede sein [*531*]. Da der schwangere Organismus beträchtliche Mengen Oestron und Oestradiol im Harn ausscheidet, erscheint es gerechtfertigt von einer Placenta-Amnion-Schranke zu sprechen [*521, 1824*]. Diese Fragen werden im Abschnitt über die Besonderheiten des fetalen Stoffwechsels eingehender erörtert (s. Seite 341).

Auch in den *Eihäuten* wurden Oestrogene nachgewiesen [*692, 1542*]. In der *Vernix caseosa* fand man [*1160, 1161*] mit dem ALLEN-DOISY-Test an Ratten 3 bis 4 IE [$\cong$ 0,3 bis 0,4 μg Oestronäquivalent] pro Gramm Substanz. Da es sich hier nach unseren heutigen Kenntnissen wohl um Oestriol handeln muß, bedeutet das eine außerordentlich hohe Konzentration.

6. Besonderheiten des Oestrogenstoffwechsels beim Feten, Neugeborenen und Säugling

Es hat sich kürzlich erwiesen, daß ebenso wie der Progesteron- auch der Oestrogenstoffwechsel von Neugeborenen und Säuglingen Abweichungen von dem des Erwachsenen zeigt. Nach Injektion von 500 μg 17β-Oestradiol in Öl bei neugeborenen Knaben konnten DICZFALUSY et al. [*539*] keine meßbare Ausscheidung von Oestron oder Oestradiol im Harn finden. Bei ähnlichen Versuchen an Säuglingen vom 2. bis 6. Monat konnten sie nur 2% der total zugeführten Dosis von Oestradiol im Harn wiederfinden, und zwar fast nur in Form von Oestriol [*535*] (s. Tabelle 49).

Ähnliche Verhältnisse bestehen bis in das 3. Lebensjahr hinein [*535*]. Dies mag vielleicht durch eine vermehrte Ausscheidung über den Darm mit mangelnder enterohepatischer Zirkulation oder durch einen abweichenden Abbau des Oestradiols in diesem Alter zu erklären sein. Bei Kindern zwischen 3 und 9 Jahren war der Oestriol/(Oestron + Oestradiol)-Quotient nach Oestradiolgaben die gleichen wie beim Erwachsenen, d.h. 50% bestanden aus Oestron und Oestradiol, 50% aus Oestriol, doch liegen die Wiederfindensraten mit 7 bis 17% anscheinend etwas niedriger (s. Tabelle 35 und 36). Neugeborene und Säuglinge können also offenbar nur einen kleinen Teil von Oestradiol in Oestriol umwandeln, während die größere Menge anscheinend zu unbekannten Verbindungen abgebaut wird. Da aber in vorläufigen Versuchen nach Zufuhr gleicher Mengen von Oestriol an Säuglingen gefunden wurde, daß nur etwa 15% der zugeführten Oestrioldosis im Harn wiedergefunden werden konnte (s. Tabelle 49), muß man annehmen, daß bei Neugeborenen die fäcale Oestrogenausscheidung eine größere Rolle spielen dürfte als beim Erwachsenen oder daß Oestriol bei Säuglingen vielleicht weiter abgebaut werden kann. Die Ausscheidung mit dem Stuhl muß bei allen Ausscheidungsversuchen in Rechnung gestellt werden. So haben DICZFALUSY u. Mitarb. [*536*] gezeigt, daß

Tabelle 49. *Oestrogenausscheidung bei Kindern nach Verabfolgung von 500 μg Oestriol i.m. in Öl (1ml).* (Nach DICZFALUSY et al. [*535*])
Oe_1 = Oestron, Oe_2 = 17β-Oestradiol, Oe_3 = Oestriol

Alter (Monate)	Mittlere Ausscheidung vor der Injektion			Gesamtausscheidung nach Injektion (μg)			Wiedergewinnung als % der verabfolgten Dosis	Freies Oestriol als % des totalen Oestriol
	Oe_1	Oe_2	Oe_3	Oe_1	Oe_2	Oe_3		
2	0	0	0	0	0	34,4	7%	3
7	0	0	0	0	0	82,6	17%	33
8	0	0	0	0	0	50,7	10%	4
16	0	0	0	0	0	55,1	11%	0
27	0,2	0	0	0	0	54,3	11%	1
27	0	0	1,3	0	0	83,3	16%	2

die Oestriolkonzentration im Meconium bis zu 100 mg/pro kg betragen kann. Auch hier wurde praktisch kein Oestron, 17β-Oestradiol, 16-Epioestriol, 16-Keto-17β-Oestradiol oder andere ketolische Oestrogene gefunden. Die Werte sinken sehr schnell ab und betragen am 5. Lebenstage weniger als 2 mg/kg. Wieviel der jeweils zugeführten Oestrogenmenge bei Säuglingen und Neugeborenen mit dem Stuhl ausgeschieden wird, ist noch nicht bekannt. Es ist merkwürdig, daß Oestrogene, die in Milligramm-Mengen im Schwangerenharn vorkommen, auch nicht in Spuren im Meconium oder Neugeborenenharn nachweisbar sind. Auch diese Tatsache spricht dafür, daß der Oestrogenstoffwechsel beim Neugeborenen von dem des Erwachsenen verschieden ist.

Auch aus Versuchen in vitro wurden solche Hinweise gewonnen. Nach Inkubation von 17β-Oestradiol mit fetalem Lebergewebe konnte BREUER [*258*] nicht nur Oestriol, sondern auch 6-hydroxylierte Metabolite (z. B. 6-Hydroxyoestron) nachweisen, während nach Inkubation mit Lebergewebe Erwachsener solche Abbauprodukte nicht gefunden wurden.

Die Konjugierungsvorgänge verlaufen offenbar beim Neugeborenen ebenfalls etwas anders. Man wußte bisher nicht genau, ob der Neugeborenenorganismus imstande sei, Steroide mit Glucuroniden oder Sulfaten oder in anderen Formen zu konjugieren. Aus Meconium wurde jetzt allerdings Oestriolglucuronosid in guter Ausbeute isoliert [*1360*][1]. Dieses Konjugat kann aber zum Teil aus dem Fruchtwasser stammen und daher mütterliche, nicht fetale Konjugierungsaktivität widerspiegeln. In neueren Untersuchungen hat man bei Inkubation mit Lebergewebe von Neugeborenen [*665*] sehr geringe Mengen von Glucuronidkonjugaten gefunden. Es finden sich auch in der fetalen Leber sowohl Uridindiphosphatglucuronsäure als Substrat wie Uridinphosphattransglucuronylase, also Glucuronyltransferase als Enzym, allerdings in niedrigerer Aktivität als beim Erwachsenen. Es ist aber durchaus möglich, daß der Fet in früheren Stadien der Schwangerschaft nur über Sulfo-Konjugierungsmechanismen verfügt, daß sich aber vielleicht am Ende der Schwangerschaft auch der Mechanismus der Glucuronosidkonjugierung stufenweise entwickelt. Eine andere, wahrscheinlichere Möglichkeit wäre es anzunehmen, daß beim Feten ein beträchtlicher Teil der Glucuronosidkonjugierung in der Darmwand stattfindet, während die Sulfokonjugierung hauptsächlich in Leber, Lungen und anderen Geweben vor sich geht. Jedenfalls haben MENINI und DICZFALUSY im Darminhalt von Feten der zweiten Schwangerschaftshälfte sehr viel Oestriolglucuronosid gefunden [*1360*].

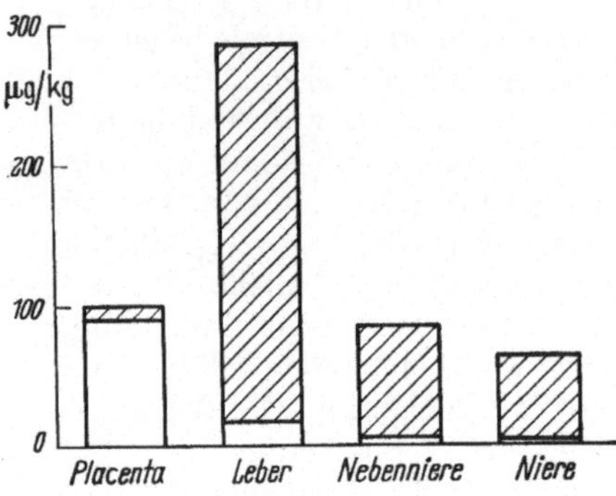

Abb. 55. Beziehung zwischen freiem (offene Säulen) und totalem Oestriol (schwarze Säulen) in verschiedenen fetalen Organen im 4. Schwangerschaftsmonat (DICZFALUSY [*519*]). Methode: DICZFALUSY und MAGNUSSON [*531*]

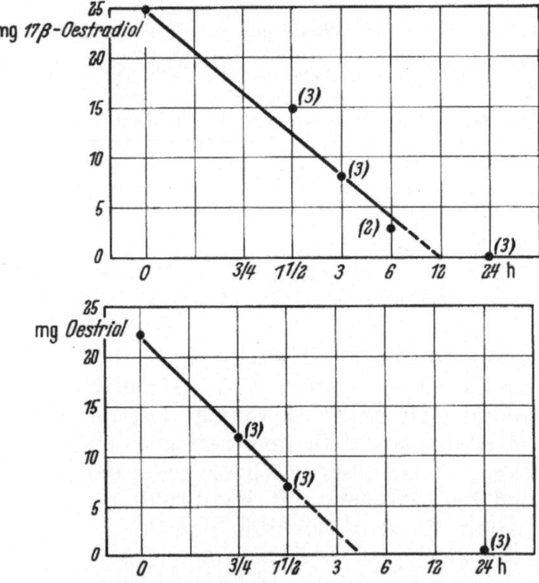

Abb. 56. Verschwinden von 17β-Oestradiol (oben) und Oestriol (unten) aus dem Fruchtwasser nach intraamnialer Zufuhr von 25 mg 17β-Oestradiol oder Oestriol in der 19. bis 22. Schwangerschaftswoche. (Nach DICZFALUSY et al. [*521*]). Die Zahlen in Klammern geben die Anzahl von Patienten an

[1] Ferner Oestriol-3-sulfat [*1360*]

Als Ort der Umwandlung in konjugierte Verbindungen sind also Leber, Niere und Magen-Darm-Kanal zu nennen, wobei der letztere eine sehr hohe Konjugierungsaktivität besitzt [*884*]. Es ist möglich, daß noch ganz andere Konjugate vorkommen, z. B. Phosphate.

Da im Placentagewebe die freien Oestrogene vorherrschen, während im fetalen Organismus konjugierte Oestrogene überwiegen, haben DICZFALUSY [*510*] sowie DICZFALUSY und MAGNUSSON [*531*] postuliert, daß der Fetus am Zwischenstoffwechsel der Oestrogene in der Schwangerschaft teilnimmt. SCHACHTER et al. [*1727*] fanden, daß gewisse Gewebe des Neugeborenen viel aktiver in der Glucuronosidbindung sind als Gewebe Erwachsener und nehmen an, daß vielleicht ein Teil der Oestriolausscheidung im mütterlichen Urin den fetalen Stoffwechsel der placentaren Oestrogene widerspiegeln kann. Diese Ansicht wurde kürzlich auch von AITKEN et al. [*15*] sowie VARANGOT und SEEMAN [*2038*] vertreten. Die Verhältnisse beim Feten sind in der Abbildung 55 dargestellt. Die Säulen stellen Mittelwerte aus einer sehr großen Anzahl von Bestimmungen dar.

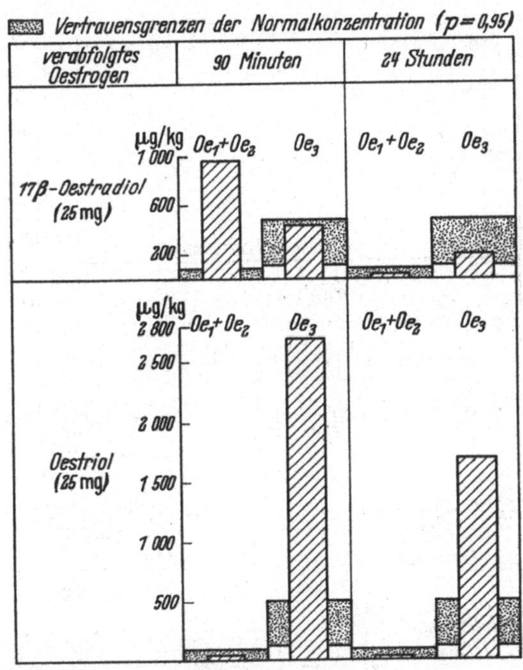

Abb. 57. Konjugiertes Oestron + 17β-Oestradiol ($Oe_1 + Oe_2$) und Oestriol (Oe_3) in fetalem Lebergewebe 90 Min. und 24 Std. nach intraamnialer Zufuhr von 17β-Oestradiol oder Oestriol. (Nach DICZFALUSY et al. [*521*])

Um die Metabolisierung der Oestrogene in vivo beim Feten zu studieren, wurden Oestrogene an Versuchspersonen in der 18. bis 22. Schwangerschaftswoche verabfolgt und die Oestrogenkonzentration in verschiedenen fetalen Geweben sowie im Fruchtwasser untersucht [*521*]. Es hat sich dabei gezeigt, daß im fetalen Lebergewebe die Oestrogene nur leicht erhöht waren, während im Fruchtwasser keine sicher vermehrte Oestrogenkonzentration zu finden ist, auch nicht, wenn man bis zu 100 mg Oestriol infundierte. Diese Versuche zeigten, daß die der Mutter zugeführten Oestrogene nur zu einem kleinen Teil auf den Feten übergehen. Es ist wahrscheinlich, daß dabei eine speziell wirksame Schranke für konjugierte Oestrogene besteht, wie dies z. B. von DANCIS u. Mitarb. [*478*] bei Versuchen an Meerschweinchen gezeigt wurde.

Injiziert man aber 25 mg Oestradiol oder Oestriol in das Fruchtwasser, so verschwinden diese Hormone sehr schnell. Die Halbwertszeit beträgt etwa $1^1/_2$ Stunden [519]. Dies wird in Abbildung 56 anschaulich gemacht. Nach intraamnialer Oestrogenzufuhr konnte eine starke Ansammlung konjugierter Oestrogene in der fetalen Leber nachgewiesen werden. Die Konzentration von konjugiertem Oestron und Oestradiol (nach Oestradiolzufuhr) im Lebergewebe ging viel rascher zurück als die von konjugiertem Oestriol (nach Oestriolzufuhr) (s. Abbildung 57). Eine sehr hohe Konzentration konjugierter Oestrogene konnte nicht nur in fetalem Lebergewebe sondern auch im Lungengewebe (s. Abbildung 58) und Placenta (s. Abbildung 59) nachgewiesen werden. Der Fet nimmt diese Oestrogene mit dem Fruchtwasser auf und metabolisiert und konjugiert sie. Dies konnte die Stockholmer Gruppe [521a] auf folgende Weise zeigen: nach Unterbindung der Nabelschnur wurden 25 mg Oestradiol in das Fruchtwasser injiziert. Auch unter diesen Bedingungen konnte eine stark erhöhte Konzentration von „konjugiertem" Oestron und Oestradiol in fetalem Leber-, Lungengewebe, Darminhalt und Placenta festgestellt werden. Die Konjugate konnten in Gegenstromverteilungen weiter charakterisiert werden. Dabei hat sich gezeigt, daß diese Konjugate sich in allen untersuchten Systemen wie Sulfate verhalten. Da bei diesen Experimenten der fetale Organismus vom mütterlichen Kreislauf völlig getrennt war, ist ein Übertritt von Kon-

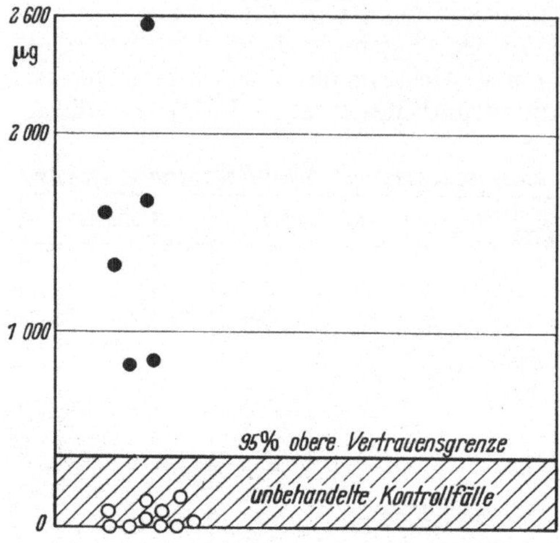

Abb. 58. Konzentration von konjugiertem Oestriol (µg/kg) im fetalen Lungengewebe (5. Monat) nach Abklemmen der Nabelschnur und anschließender intraamnialer Injektion von 25 mg reinem Oestriol. Methode DICZFALUSY und MAGNUSSON [531] (Nach DICZFALUSY et al. [521a])

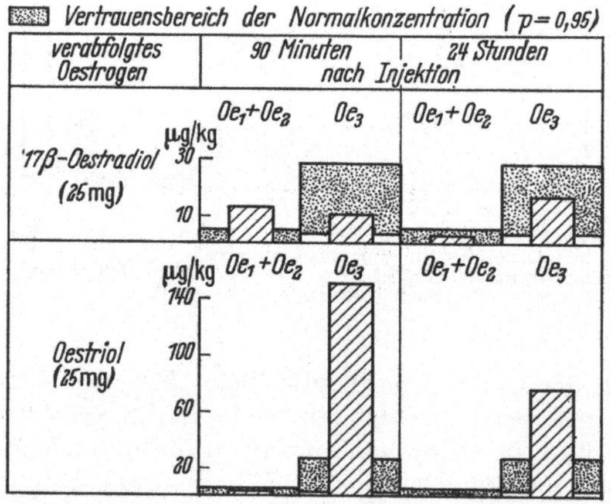

Abb. 59. Konjugiertes Oestron + 17β-Oestradiol ($Oe_1 + Oe_2$) und Oestriol (Oe_3) in der Placenta 90 Min. und 24 Std. nach intraamnialer Zufuhr von 17β-Oestradiol oder Oestriol. (Nach DICZFALUSY et al. [521]). Methode: DICZFALUSY und MAGNUSSON [531]

jugaten von der Mutter her mit Sicherheit auszuschließen. Die quantitative Bedeutung der fetalen Konjugierungsprozesse ist noch nicht genau bekannt, doch ist kaum anzunehmen, daß sie für die Ausscheidung von Oestriolkonjugaten bei der Mutter eine Rolle spielen. Die biologische Bedeutung dieser fetalen metabolischen Aktivität ist zur Zeit noch unsicher. Es wäre teleologisch gesehen eine mögliche Erklärung, daß sich der Fet durch den raschen Abbau und die Konjugierung von Oestron und Oestradiol wie auch von Oestriol ein relativ oestrogenfreies Milieu zu schaffen vermag. Ob dieses für Differenzierungs- und Entwicklungsprozesse von Bedeutung ist, müssen weitere Untersuchungen klären. Aus diesen Versuchen darf man natürlich nicht auf ein Vorherrschen von Sulfokonjugierungsmechanismen beim Feten schließen. Es erscheint durchaus möglich, daß nach Verabfolgung höherer Dosen die Sulfokonjugierung überwiegt, während bei kleineren Dosen ganz andere Verhältnisse vorliegen können. Solche Erfahrungen liegen z. B. für C-19-Steroide beim Erwachsenen vor.

Will man noch einmal *zusammenfassen*, so sprechen folgende Punkte für das Vorhandensein eines von dem des Erwachsenen abweichenden besonderen Oestrogenstoffwechsels beim Feten:

1. Hauptsächlich freie, sehr wenig konjugierte Oestrogene in der Placenta [*510*, *529*].

2. Hohe Konzentration von konjugiertem Oestriol in fetalen Geweben, dagegen kaum von Oestron und Oestradiol [*531*].

3. Nach Abklemmen der Nabelschnur starker Rückgang des Gehalts an konjugiertem Oestriol in der Placenta [*400*].

4. Große Mengen von Oestron und Oestradiol im Schwangerenharn. Im Neugeborenenharn nur Oestriol [*538*].

5. Oestron- und Oestradiolausscheidung im Stuhl der Schwangeren [*1924*]. Im Stuhl des Feten nur Oestriol [*536*].

6. Im Fruchtwasser im Verlaufe des 4. bis 10. Monats eine 25fache Erhöhung der Oestriolkonzentration. Gleichzeitig praktisch unveränderte Oestron- und Oestradiolkonzentration [*531*].

7. Nach Injektion von Oestradiol und Oestriol in das Fruchtwasser erhöhte Konzentration von gebundenen Oestrogenen in den fetalen Organen, insbesondere Leber und Lungen [*519*].

8. Nach intraamnialer Zufuhr von Oestradiol viel früheres Verschwinden von konjugiertem Oestradiol und Oestron aus dem fetalen Lebergewebe als von Oestriolkonjugaten nach Zufuhr von Oestriol [*519*].

9. Nach Injektion von Oestradiol oder Oestriol in das Fruchtwasser nach Abklemmen der Nabelschnur Isolierung von konjugierten Oestrogenen aus Leber und Lungen des isolierten Fetus [*519*].

Der Fet ist demnach schon vom 4. Monat ab imstande, zugeführte Oestrogene zu metabolisieren.

7. Gewebe Erwachsener

Über den Oestrogengehalt in den Geweben nichtschwangerer Personen ist noch sehr wenig Sicheres bekannt. Tierversuche [*1128*, *2188a*] haben gezeigt, daß sich Oestrogene in allen Geweben, insbesondere in der

Leber und im *Fettgewebe* finden können. Beim Menschen werden manche synthetischen Oestrogene, z. B. Tri-p-anisyl-chloro-äthylen (TACE) elektiv im Fettgewebe gespeichert [*844, 870, 2008*]. Man nimmt an, daß, ähnlich wie beim Progesteron, eine Speicherung auch der natürlichen Oestrogene beim Menschen stattfinden kann. Als Hinweise hierauf sah man das rasche Verschwinden der Oestrogene aus dem Blut und die verzögerte Ausscheidung von Oestriol z. B. nach der Geburt an. GREENBLATT und BROWN [*844*] untersuchten durch Laparotomie gewonnene Fettgewebe aus der Subcutis von Frauen nach Verabfolgung von Oestron, Oestronsulfat und Oestradiol. Nach Verabreichung der sehr hohen Dosis von 90 mg Oestronsulfat über 10 Tage fand sich im Mäuseuterustest nur eine Spur oestrogener Aktivität im Fettgewebe. Bei einer anderen Patientin wurden 30 mg Oestron über 3 Tage verteilt gegeben. 20 Stunden nach der letzten Injektion fand sich eine kaum nachweisbare oestrogene Aktivität, nach 60 Stunden und später eine Menge um 0,4 mg pro 100 g Gewebe. Unter Behandlung mit einem Oestradiolpreßling von 75 mg war im Fettgewebe keine oestrogene Aktivität nachweisbar.

Oestrogene in menschlichen Geweben haben auch VAGUE und GARRIGUES [*2033*] mit chemischer Methodik bestimmt. Sie kamen bezüglich der Oestrogenspeicherung im Fettgewebe zu ganz anderen Ergebnissen wie GREENBLATT und BROWN, indem sie im Fettgewebe eine hohe Konzentration von KOBER-Chromogenen und anderen Steroiden nachwiesen.

Es scheint demnach, daß die Speicherung von natürlichen Oestrogenen beim Menschen eine gewisse Rolle spielt und entsprechend für die Physiologie der Oestrogenwirkung beim Menschen berücksichtigt werden muß. Da die verwendeten Methoden aber nicht jeder Kritik standhalten, sind weitere Untersuchungen zu dieser Frage nötig. Insbesondere wären bessere quantitative Angaben und die Isolierung oestrogener Substanzen aus Fettgewebe wünschenswert, da es möglich ist, daß sie dort in nicht aktiver oder weniger aktiver Form vorliegen. Es bestehen keine begründeten Vorstellungen darüber, ob es sich wirklich um eine echte Speicherung handelt, ob die Oestrogene dort inaktiviert werden oder ob sie aus dem Fettgewebe später wieder an das Blut abgegeben werden und noch eine Funktion erfüllen können. Hier könnte wahrscheinlich die Verwendung markierter Oestrogene zur Klärung wesentlich beitragen.

Der Oestrogengehalt der *Leber* wurde bereits 1921 von SCHRÖDER und GOERBIG [*1755*] im Uteruswachstumstest an Kaninchen nachgewiesen. Es wurden allerdings nicht kastrierte Tiere verwendet. Weitere Untersuchungen wurden von FRANK und GOLDBERGER [*740, 745*] durchgeführt.

Auf den Oestrogengehalt von *Ovar, Testis* und *Nebenniere* wurde bereits im Kapitel über die Oestrogenquellen im Körper ausführlich eingegangen (s. Seite 61).

Über den Oestrogengehalt *im Follikelsaft* sind wir durch die Arbeiten von FRANK [*736*], ALLEN et al. [*32*], ZONDEK [*2188*], SMITH und SMITH [*1849*] sowie GRANJOU et al. [*834a*] unterrichtet. Es wurden Konzentrationen zwischen 1 und 90 RE [$\cong$ 0,5 bis 45 μg Oestronäquivalent]/ml gemessen. Im sprungreifen Follikel sollen sich durchschnittlich 8 bis 12 ME [$\cong$ 0,8 bis 1,2 μg Oestronäquivalent] finden. ZANDER et al. haben kürzlich Follikelsaft aus sprungreifen GRAAFschen Follikeln analysiert und eine hohe Konzentration von freiem Oestradiol und Oestron, aber kein Oestriol gefunden [*2175*]. In Ovarialcysten [*834a*, *1705*] ist die Konzentration meist höher. Zur Frage der Oestrogene im Corpus luteum [*749*, *761*, *1060*] s. Seite 62.

Über Oestrogene im *Hypophysengewebe* beim Menschen sind anscheinend keine Angaben vorhanden. Es ist aber interessant, daß ältere Untersuchungen ziemlich hohe Oestrogenaktivität in den Hypophysen von Rindern und Schweinen ergeben haben [*371*].

Nach FRANK und GOLDBERGER [*740*, *745*] betrug der maximale Oestrogengehalt des *Uterusmuskels* 8000 ME [$\cong$ 800 μg Oestronäquivalent] im Intermenstruum pro kg Trockengewicht. Im *Psoasmuskel* lag er vergleichsweise zwischen 800 bis 8000 ME = 80 bis 800 μg Oestronäquivalent pro Kilogramm. Eine Überprüfung dieser älteren Daten wäre interessant.

Mit einer colorimetrischen Methode (β-Naphthol und Kalium-Guajakol-Schwefelsäure) haben SCHREUS und OBERSTE-LEHN [*1753b*] den Oestrogengehalt der *Haut* und den Oestrogenverlust mit der Hautschuppung bestimmt. Die Methode war nicht sehr zuverlässig und es ist die Frage, inwieweit die gefundenen Chromogene wirklich mit natürlichen Oestrogenen identisch sind.

Oestrogene Aktivität im *Speichel* wurden von FRAENKEL und FELS [*750*] mit biologischer Methodik nachgewiesen. Bei den biologischen Untersuchungen von GREEN [*842*] handelte es sich um Oestrogengehalt im Speichel nach Verabfolgung hoher Dosen von Stilbenen. Der von RICHARDSON [*1629*] angegebene einfache chemische Schwangerschaftstest aus dem Speichel und aus Harn soll nach Angaben der Verfasser auf dem Nachweis von freiem Oestron mittels einer Farbreaktion beruhen (Schwefelsäure und 2,4-Dinitrophenylhydracin). Der Wert dieses Tests ist sehr fragwürdig. Bei Nachuntersuchungen [*227a*, *1361*, *2163c*] wurden bis zu 17,5% falschpositive und 25% falschnegative Ergebnisse erzielt. Falschpositive Befunde fanden sich vor allem bei Ovarialtumoren und bei Vorliegen einer Glykosurie [*690*]. 2,4-Dinitrophenylhydracon reagiert auch mit vielen anderen Substanzen. Da nach heutiger Anschauung freies Oestron im Schwangerenharn kaum vorkommt, wäre es interessant zu untersuchen, was überhaupt mit dem RICHARDSON-Test bestimmt wird. Man hat mit diesem Verfahren auch Bestimmungen in verschiedenen Geweben vorgenommen, die jedoch keine verwertbaren Ergebnisse zeigten [*227a*]. Der von RAPP und RICHARDSON [*1612*] angegebene Test aus dem Speichel sollte es ermöglichen, eine vorhersagende Geschlechtsdiagnose stellen zu können. Die positive Reaktion bei Knabenschwangerschaften soll aber hier angeblich durch vermehrte androgene Hormone bewirkt werden, was kaum verständlich ist. Nachprüfungen [*1361*] ergaben die Unbrauchbarkeit dieser Methode [*690*, *2163c*].

Oestrogene Aktivität wurde in der *Cerebrospinalflüssigkeit* nachgewiesen [*2127a*].

GREEN-ARMYTAGE et al. [*843*] beobachteten nach Verabfolgung von menschlichem *Sperma* an kastrierte Nager Uteruswachstum und

Endometriumshyperplasie. Pasetto [*1500*] fand im menschlichen Ejaculat durchschnittlich 0,65 μg Gesamtoestrogene (Oestron und 17β-Oestradiol). Die Oestrogenisolierungen aus Sperma wurden auf Seite 53 besprochen.

Über die Fähigkeit des Gewebes *Schwangerer* Oestrogene zu speichern, sind unsere Kenntnisse ebenfalls lückenhaft.

In Geweben, die in der Nähe der Placenta liegen, sollen Oestrogene biologisch vermehrt nachweisbar sein. Bei größerem Abstand findet sich offenbar ein gewisses Konzentrationsgefälle [*1542*].

Breuer u. Mitarb. [*264*] haben darauf hingewiesen, daß *Mammagewebe* viel mehr Oestrogene metabolisieren kann als andere Gewebe.

Auch im menschlichen *Colostrum* findet sich Oestrogenaktivität [*1156*]. Winter [*2141*] konnte diese im Colostrum von Frauen zwischen dem 7. Schwangerschaftsmonat und dem 6. Wochenbettstag feststellen. Die Konzentration entspricht etwa derjenigen im Blut. Konjugierte Formen herrschen vor. Der Oestrogengehalt in der reifen *Muttermilch* ist, entsprechend dem niedrigen Oestrogenspiegel im Wochenbett, gering. Winter [*2141*] und Fels [*697*] erzielten biologisch nur negative Ergebnisse. Brühl [*308*] konnte Oestrogenaktivität nur in einigen Fällen nachweisen. Der Schweiß Schwangerer enthält ebenfalls oestrogene Aktivität [*1542*].

Im Hinblick auf unsere sehr lückenhaften Kenntnisse wären quantitative Untersuchungen über die Oestrogenkonzentration in den verschiedenen Geweben und Körperflüssigkeiten schwangerer und nichtschwangerer Personen mit zuverlässigen chemischen Methoden von Interesse. Solche Untersuchungen könnten wichtige Ergebnisse über das Schicksal der Hormone im Organismus, insbesondere bezüglich Verteilung, Speicherung, Wirkungen im Gewebe, Wirkungsdauer und Stoffwechsel ergeben.

„Was gemessen werden kann, wird Dauerbesitz der Wissenschaft; doch nicht alles, was dazu gehören sollte, kann gemessen werden.“

W. Kollath

XV. Oestrogenwerte bei krankhaften Störungen

Das Verhalten der Oestrogene in Harn und anderen Körperflüssigkeiten unter krankhaften Verhältnissen ist schon früh Gegenstand zahlreicher Untersuchungen mit biologischen Verfahren gewesen. Da zuverlässige chemische Methoden erst in den letzten Jahren entwickelt wurden, ist die Anzahl der Arbeiten, welche diese benutzen, noch ziemlich klein. Aber auch bei den besten modernen Methoden lagen die niedrigen Oestrogenwerte, wie man sie bei ovarieller oder hypophysärer Unterfunktion und nach Entfernung der Gonaden trifft, bisher oft gerade an der Grenze der Empfindlichkeit. Dies bedeutete zugegebenermaßen eine wesentliche Einschränkung. Es muß also festgestellt werden, daß die verfügbaren Angaben immer noch einer sehr kritischen Aufnahme bedürfen und daß daher Rückschlüsse auf ätiologische Faktoren oder Folgerungen für theoretische Fragestellungen nur mit Zurückhaltung auf Grund solcher Hormonbefunde vorgenommen werden sollten. Es muß weiterhin betont werden, daß als Grundlage für eine solide diagnostische Beurteilung nicht Einzel- sondern nur Serienbestimmungen gelten können und daß die besten Hormonbefunde meist von geringem Wert sind, wenn nicht zugleich eine einwandfreie klinische Anamnese und Diagnose vorliegt. Leider sind viele Oestrogenbestimmungen unter sehr verschwommenen Krankheitsbezeichnungen und ohne jede anderweitigen prüfbaren Belege mitgeteilt worden. Immer noch ist die Verbindung zwischen Klinik und Laboratorium in vielen Fällen eine sehr lockere, wodurch manches wertvolle Erfahrungsgut verlorengeht. In manchen Arbeiten sind die experimentellen Bedingungen nur unvollständig angegeben. Aus einer kleinen Zahl von Fällen werden oft sehr weitreichende Schlüsse gezogen. Man kann daher nur hoffen, daß eine exakte statistische Planung und Sicherung der Befunderhebung auch in der klinischen Medizin allmählich mehr und mehr zur Selbstverständlichkeit wird.

Wegen der so spärlich vorhandenen Information mußten wir entgegen unserer Absicht in vielen Fällen doch ältere oder nicht in jeder Hinsicht einwandfreie Arbeiten mit aufnehmen. Wir entschlossen uns dazu um so leichter, als dieses klinische Kapitel diagnostischer Oestrogenbestimmungen den Arzt sicherlich am meisten interessieren wird. Immerhin kann eine nicht ganz sichere Information oft doch noch besser sein als gar keine, indem sie Hinweise und Anregungen vermittelt, Widerspruch hervorruft und zur Nachprüfung Veranlassung gibt. Wir werden uns bemühen, alle Befunde, soweit uns dies möglich ist, kritisch zu bewerten. Andererseits besteht kein Zweifel, daß manche früheren Veröffentlichungen mit biologischen Methoden, die vielleicht an einem großen Material mit wiederholten Bestimmungen durchgeführt wurden, ungleich wertvoller sein können, als einige neuere Arbeiten, die vielleicht mit wenig spezifischen chemischen Methoden an einer nur kleinen Zahl von Patienten gewonnen wurden.

Wir sind uns dessen bewußt, daß die Erörterung der verschiedenen Krankheitsbilder alleine vom Standpunkt der Oestrogene und ihrer Ausscheidungswerte her notwendigerweise zu einer gewissen Einseitigkeit und Schablonisierung führen mußte, was vielleicht zur Kritik Anlaß geben könnte. Zweifellos wird die Bestimmung der Oestrogene in einigen Fällen ohne Nutzen sein, dagegen die Erfassung anderer Hormone viel wichtiger erscheinen, oder sie wird erst bei gemeinsamer Messung etwa mit der Pregnandiol- oder der Gonadotropinausscheidung zusammen einen Sinn bekommen. Wir möchten daher ausdrücklich darauf hinweisen, daß uns nicht an der Beschreibung von Krankheitsbildern oder diagnostischen Möglichkeiten im allgemeinen gelegen war, sondern nur daran, die — manchmal freilich geringen — Beziehungen krankhafter Störungen zu Bildung, Stoffwechsel und Ausscheidung der Oestrogene zusammenfassend darzustellen.

Unsere Absicht wird es weniger sein, aus dem vorhandenen Material unsichere Spekulationen anzustellen, als die vorliegenden Hinweise und

Beweise rationell zu ordnen und solche vorläufigen Schlüsse zu ziehen, die uns bei strenger Beurteilung möglich und erlaubt erscheinen. Darüber hinaus möchten wir die großen Lücken aufzeigen, an denen die zukünftige Forschung anzusetzen sein wird; denn auch hier ist bei näherer Betrachtung so manches, was allgemein als feststehend angesehen und anerkannt wird, unbewiesen, ungewiß, unsicher, zweifelhaft oder gar falsch. Manche Lehrmeinung, die in den Textbüchern als gesicherte Tatsache erscheint, beruht auf Befunden von sehr schwacher Beweiskraft oder ist inzwischen durch neuere Ergebnisse überholt. „Es ist freilich bequemer, sich auf die Forschung und Wiedergabe des Gefundenen zu beschränken und Anderen die Verwerthung zu überlassen; aber die Erfahrung lehrt, daß dies überaus gefährlich ist und zuletzt nur denjenigen zum Vorteil ausschlägt, deren Gewissen am wenigsten zartfühlend ist." (R. VIRCHOW, 1858.)

1. Störungen der Ovarialfunktion

Das primäre Nichteintreten oder das sekundäre Ausbleiben der Menstruation ist eines der wichtigsten Zeichen dafür, daß die Ovarien ihre Funktion nicht ausreichend erfüllen. Die geläufige Unterteilung in eine primäre und eine sekundäre Amenorrhoe ist aber eigentlich keine brauchbare Diagnose sondern lediglich die Anamnese eines Symptoms. Sie enthält weder ätiologische noch pathogenetische Hinweise. Dabei erfordert gerade die Polykausalität des Amenorrhoesymptoms eigentlich eine besonders sorgfältige Analytik und eine streng definierte Nomenklatur. Da hierauf in diesem Rahmen nicht näher eingegangen werden kann, verweisen wir auf die Untersuchungen von PHILIPP und seiner Schule [*1541a*, *1542a*, *1885*]. Für unsere Betrachtung kommen nur die hormonal, also vor allem die ovariell und diencephal-hypophysär bedingten Formen in Frage. Der Einteilung in primäre und sekundäre Amenorrhoen muß hier aber gefolgt werden, da die meisten der im folgenden zitierten Autoren sich ihrer ohne nähere diagnostische Angaben bedienten.

a) Primäre Amenorrhoe

Man spricht allgemein von einer primären Amenorrhoe, wenn bis zum 18. Lebensjahr keine spontane Genitalblutung aufgetreten ist. Über die *Oestrogenausscheidung im Harn* bei dieser Störung gibt es nur wenige Untersuchungen. Häufig ist dabei die Bedeutung der klinischen Diagnose nicht klar ersichtlich, da eine ätiologische Klärung offenbar nicht erfolgte. Die weitaus meisten Untersuchungen wurden mit biologischen Methoden durchgeführt.

Von den älteren Arbeiten nennen wir als die wichtigsten diejenigen von SIEBKE und SCHUSCHANIA [*1807*, *1809*, *1813*], FRANK und GOLDBERGER [*742a*, *743*, *744*], ASSMANN [*67a*], ZONDEK [*2184*, *2188a*], WIRTS [*2146a*], BOMPIANI und SORA [*208*], STURGIS [*1953a*], DAMM [*477*], FLUHMAN [*723*], SMITH und SMITH [*1835*, *1839*, *1840*, *1841*], NEUMANN und PÉTER [*1437*], KURZROCK und RATNER [*1152*], WINTER [*2141b*],

Neustaedter [*1439a*], Albright und Halstedt [*24a*], Humm et al. [*994*] sowie Käser [*1071, 1072*] und Kullander [*1151*]. Diese Autoren fanden durchweg im Harn keine oder nur geringe Oestrogenaktivität, in wenigen Fällen Normalwerte. Die wohl umfassendsten Arbeiten stammen von Béclère und Simonnet [*124*], Käser [*1071*], Mayer [*1337*] sowie Pedersen-Bjergaard und Tönnesen [*1530*]. Die letzteren fanden mit Hilfe des Vaginalverhornungstests an oophorektomierten Mäusen bei 110 Patientinnen mit der Sammeldiagnose einer primären Amenorrhoe in etwa 80% der Fälle sehr niedrige Oestrogenwerte, in etwa 20% Werte im Bereich der Norm. Eine erhöhte Oestrogenausscheidung fand sich in keinem Fall. Als normaler Mittelwert eumenorrhoischer Frauen galt bei dieser Untersuchung eine Ausscheidung von 75 ME [$\cong$ 7,5 μg Oestronäquivalent]/24 Stunden, wobei als eine Einheit diejenige Oestrogenmenge angesehen wurde, die 100 Stunden nach der ersten Injektion vaginale Verhornung bei 60 bis 70% der Tiere bewirkte. Es wurden ein bis zehn Bestimmungen pro Patientin vorgenommen.

Harlow et al. [*880a*] fanden in Serienbestimmungen über einen Monat hin Oestron- und Oestradiolwerte in gleichbleibender acyclischer Höhe unterhalb der Normalgrenze von 3 μg/24 Stunden. Sie benutzten die Methode nach Emmens [*643, 646*]. Kullander [*1151*] sah in zwei von acht Fällen die Oestrogenausscheidung im Normalbereich liegen. In den übrigen Fällen war sie erniedrigt.

Auch die *Untersuchungen im Blut* mit biologischen Methoden ergaben einen erniedrigten Oestrogengehalt. Allerdings waren die quantitativen Hormonbestimmungen hier sehr schwierig und unsicher, da das knappe Ausgangsmaterial von 40 bis 80 ccm Blut immer nur die Verwendung einer einzigen Maus — unter Verzicht auf Kontrolluntersuchungen — erlaubte, und die Belastung der Patientinnen durch die Blutentnahmen bei den notwendigen Serienbestimmungen erheblich war.

In den Untersuchungen von Frank et al. [*741, 744, 746*], Siebke [*1807*], Neumann und Péter [*1437*], Ford und Mueller [*728*] u. a. wurde kein grundsätzlicher Unterschied im Verhalten der meist niedrigen Harn- und Blutwerte gefunden. Die absoluten Zahlenwerte dieser Untersucher sind heute ohne praktische Bedeutung. Untersuchungen der Harnausscheidung mit chemischen Methoden wurden in neuerer Zeit von Humm u. Mitarb. [*994*], Kaiser und Eichstädter [*1075*], Braunsberg et al. [*245, 247*] sowie Brown et al. [*294*] durchgeführt. Die Abbildung 60 zeigt die Oestrogenausscheidung bei einer Patientin mit primärer Amenorrhoe vor und nach Gonadotropinbehandlung.

Brown et al. [*294*] fanden bei acht Patientinnen im Alter von 20 bis 38 Jahren mit primärer Amenorrhoe und allgemeiner Unterentwicklung der Geschlechtsmerkmale Oestrogenwerte im Harn wie nach der Menopause. In dieser Gruppe betrug die Oestrogenausscheidung 0 bis 5 μg (Mittelwert 2,4 $\pm$ 1,1) für Oestriol, 1,0 bis 4,7 μg (3,2 $\pm$ 0,6) für Oestron, 0 bis 3,1 μg (0,7 $\pm$ 0,9) für Oestradiol und 1,8 bis 10,0 μg (6,3 $\pm$ 2,0) für die „Gesamtoestrogene". Bei Patientinnen mit *Fehlen von Uterus und Vagina* aber funktionierenden Ovarien und normalen sekundären Geschlechtsmerkmalen lag die Oestrogenausscheidung im Harn mit 2 bis

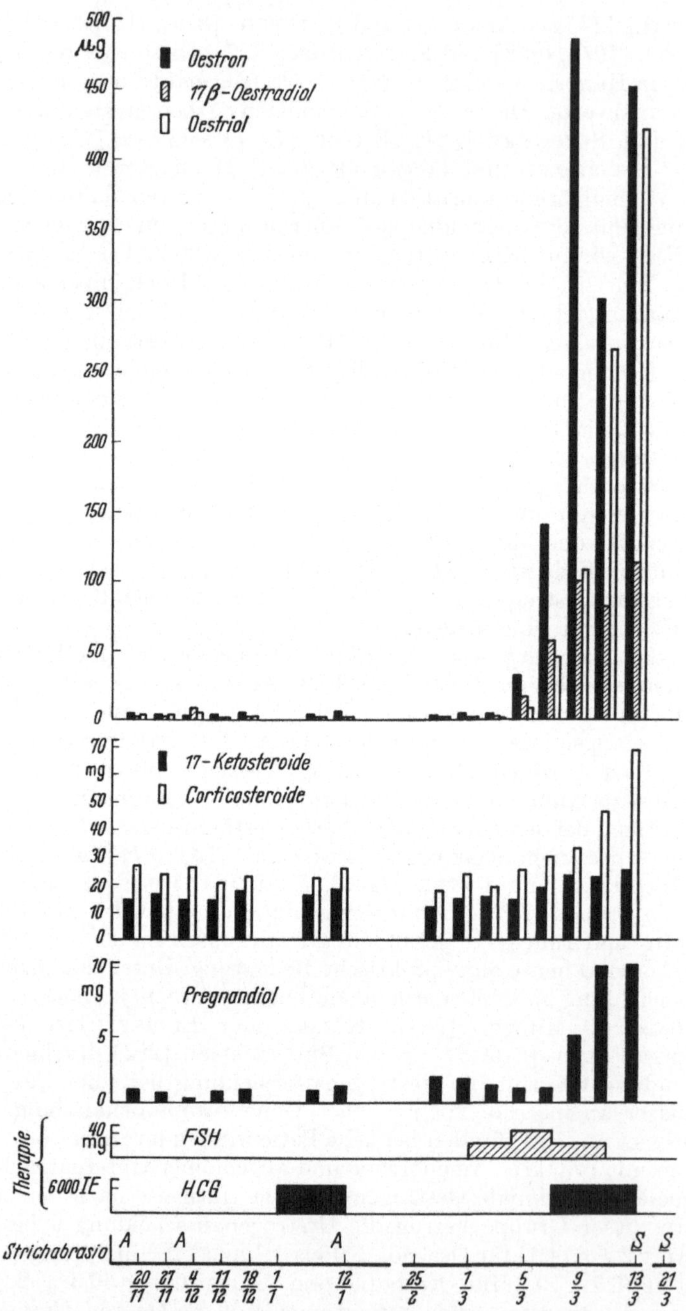

Abb. 60. Oestrogenausscheidung bei einer Frau mit primärer Amenorrhoe (22 Jahre alt) nach Behandlung mit Choriongonadotropin (HCG) und menschlichem follikelstimulierendem Hormon (FSH). Nach GEMZELL et al. [786]. In der Beurteilung der Endometriumbiopsie bedeutet *A* atrophische, *S* sekretorische Schleimhaut. Klinische Diagnose: Polycystische Ovarien

20 μg (Mittelwert 10 μg) für Oestriol, 4 bis 10 μg (M = 7 μg) für Oestron, 2 bis 8 μg (M = 4 μg) für Oestradiol und 8 bis 38 μg (M = 21 μg) für „Gesamtoestrogene" deutlich höher und praktisch innerhalb des Normalbereichs. Die Untersuchung über längere Zeit hin bewies in diesen Fällen das Vorliegen einer cyclischen Ovarialtätigkeit. Auch die Basaltemperatur zeigt in vielen Fällen biphasischen Verlauf. Der cytologische Abstrich zeigt biphasische Veränderungen.

Ein absoluter oder relativer Oestrogenmangel ist auch durch den negativen Ausfall des Progesterontests wahrscheinlich zu machen. Tritt eine Progesteronabbruchblutung ein, so ist die Prognose gut, da das Endometrium ausreichend durch Oestrogene stimuliert sein muß.

Ferner gibt die Oestrogenausscheidung nach Verabfolgung von Gonadotropinen (z. B. FSH) eine gute Auskunft über die Ansprechbarkeit der Ovarien (s. Abbildung 60, ferner Seite 467).

Im Abstrich nach PAPANICOLAOU zeigt sich das Fehlen der ostrogenen Proliferation in solchen Fällen im Vorliegen eines atrophischen Ausstrichs leichter bis mäßiger Ausprägung. Ein höherer Proliferationsgrad mit erkennbarer Oestrogenwirkung z. B. drei bis vier der Gradeinteilung nach SCHMITT [*1749*] schließt das Vorliegen einer schweren Ovarialinsuffizienz als Ursache der Amenorrhoe weitgehend aus.

Auf Grund der vorliegenden Information kann demnach über die Hormonbefunde bei der primären Amenorrhoe *zusammenfassend* etwa folgendes ausgesagt werden: Bei primärer Amenorrhoe mit schwerer Ovarialinsuffizienz, schwerer ovarieller Fehlbildung oder Fehlen der Keimdrüsen liegt die Oestrogenausscheidung im allgemeinen etwa so niedrig wie in der Menopause oder nach beiderseitiger Ovariektomie, d.h. mit biologischer und chemischer Methodik (Verfahren nach BROWN) unter 5 μg für Oestriol und unter 10 μg/24 Stunden für die Gesamtoestrogene. Diese Oestrogene im Harn dürften vorwiegend aus der Nebennierenrinde stammen. Der dieser Ausscheidung entsprechende Oestrogenspiegel reicht nicht aus, um ein Endometrium zu stimulieren. Der Oestrogenausscheidungswert, von dem ab man ein Wachstum des Endometriums und damit eine Blutung beobachtet, liegt jedenfalls über 10 μg „Gesamtoestrogene" pro 24 Stunden [*291*]. Liegen die Werte höher, so sind aller Wahrscheinlichkeit nach funktionierende Ovarien vorhanden. Das Eintreten einer Blutung dürfte, z. B. nach Progesteronverabfolgung, möglich sein, sofern ein Uterus und ein ansprechbares Endometrium vorhanden sind. Das gleiche gilt, wenn im Scheidenzellabstrich eine mittlere oestrogene Proliferation erkennbar ist und nach Verabfolgung von Gonadotropinen der Acidophilen- und der Pyknoseindex zunehmen [*602a*]. Dieser cytologische Test, wie auch die Messung der Oestrogenausscheidung vor und nach Gonadotropinverabfolgung sind geeignet die Frage zu beantworten, ob überhaupt Keimdrüsen vorhanden sind und ob eine hypophysär oder eine ovariell bedingte Amenorrhoe vorliegt. Sie haben daher grundsätzliche Bedeutung für Diagnose, Therapie und Prognose des Krankheitsbildes (s. Abbildungen 60 und 85).

Die einfache Messung der Oestrogenausscheidung ist dagegen für Diagnose und Prognose viel unsicherer, doch ist die Vorhersage bei

Postmenopausewerten als schlecht, bei Werten in Höhe der Proliferationsphase im allgemeinen als ziemlich gut zu bezeichnen. Eine sichere Beurteilung ist freilich nur durch Serienuntersuchungen bei gleichzeitiger Berücksichtigung der Gonadotropinwerte möglich. Sehr wünschenswert wäre aus wissenschaftlichen Gründen — wo möglich — eine Korrelierung der Oestrogenbestimmung mit ovarieller Histologie und Histochemie.

b) Sekundäre Amenorrhoe

Die meisten der vorgenannten Autoren haben ihre Untersuchungen auch auf Frauen mit sekundärer Amenorrhoe ausgedehnt. In über der Hälfte der Fälle von sekundärer Amenorrhoe konnte auch mit den älteren biologischen Methoden Oestrogen in Blut und Urin nachgewiesen werden. FRANK [*736*, *743*, *744*] fand in manchen Fällen trotz fehlender Blutungen das Vorkommen cyclischer Oestrogenschwankungen und prägte den Begriff des unterschwelligen Cyclus. Ähnliche Befunde hat SIEBKE [*1807*] mitgeteilt. FRANK [*736*], später MAYER [*1337*], BÉCLÈRE et al. [*121a*, *124*, *125a*] haben auf Grund ihrer Oestrogenbestimmungen zwischen „hyper- und hypohormonalen Amenorrhoen" unterschieden. Da die Streuungsbreite und die Vertrauensgrenzen dieser Methoden nicht bekannt sind, müssen solche Definitionen naturgemäß unscharf sein. Zu den hyperhormonalen Amenorrhoen wurden im allgemeinen die kurzdauernden Amenorrhoen verschiedenster Genese gezählt, bei denen es früher oder später zu funktionellen Blutungen kommt. Sie reagieren nach Progesterongabe auf Grund ausreichender Proliferation des Endometriums mit einer Abbruchblutung. Zu den hypohormonalen Amenorrhoen rechnet man Formen von längerer Dauer bei unterwertiger Ovarialfunktion und mit schlechterer Prognose, z. B. das Klimakterium praecox. Diese Einteilung der Amenorrhoen von der Oestrogenausscheidung her will uns wenig empfehlenswert scheinen, da sie sich wiederum nur auf ein Symptom stützt, das die verschiedensten Ursachen haben kann.

BÉCLÈRE [*121a*, *124*] fand in etwa 50% aller sekundären Amenorrhoen bei jungen Frauen und im Präklimakterium eine hyperhormonale Oestrogenausscheidung mit Werten von 500 bis 1000 IE [$\cong$ 50 bis 100 μg Oestronäquivalent] statt 200 bis 400 IE [$\cong$ 20 bis 40 μg Oestronäquivalent]/24 Stunden als Normalwert. Die Werte von BÉNARD et al. [*133*, *134*] bewegten sich durchweg im Normalbereich. MAYER [*1337*] gibt unter 10 μg bei hypohormonaler bzw. 60 bis 90 μg/24 Stunden bei hyperhormonaler Amenorrhoe an. KULLANDER [*1151*] fand mit seiner semiquantitativen Methode in $^1/_3$ seiner 41 Fälle normale Oestrogenausscheidung im Harn. Das größte Material haben auch hier wieder PEDERSEN-BJERGAARD und TÖNNESEN [*1531*] untersucht (221 Patientinnen). Sie fanden die Oestrogenausscheidung in $^1/_3$ ihrer Fälle normal, in $^2/_3$ erniedrigt. Die individuelle wie auch die interindividuelle Ausscheidung zeigten beträchtliche Schwankungen.

HARLOW et al. [*880a*] untersuchten acht Fälle von sekundärer Amenorrhoe, davon fünf in Serienbestimmungen über einen Monat hin. Die biologisch mit der ALLEN-DOISY-Technik gemessene Ausscheidung von Oestron und Oestradiol lag mit 3 bis 10 μg Oestron+Oestradiol/

24 Stunden noch innerhalb der normalen Grenzen, zeigte aber keine cyclischen Fluktuationen. In den übrigen Fällen, die sich in der Prämenopause befanden, waren die Werte erniedrigt.

Aus den vereinzelt mitgeteilten Ergebnissen chemischer Methoden von BREITNER [*249*] (Phenolsteroide), BOMPIANI und SORA [*208*] (Phenolsteroide), JAYLE et al. [*1036, 1041*] (Phenolsteroide) sowie BRAUNSBERG et al. [*247*] (Fluorimetrie) läßt sich noch kein sicheres Bild gewinnen. Diese Autoren stellten jedenfalls mit Werten zwischen 3 und 20 μg „Gesamtoestrogene" in 24 Stunden eine normale bis leicht erniedrigte Oestrogenausscheidung im Harn fest.

FURUHJELM und WALLER [*763*] haben in 15 Fällen mit sekundärer Amenorrhoe infolge hypophysärer Störung die Oestrogenwerte im Harn

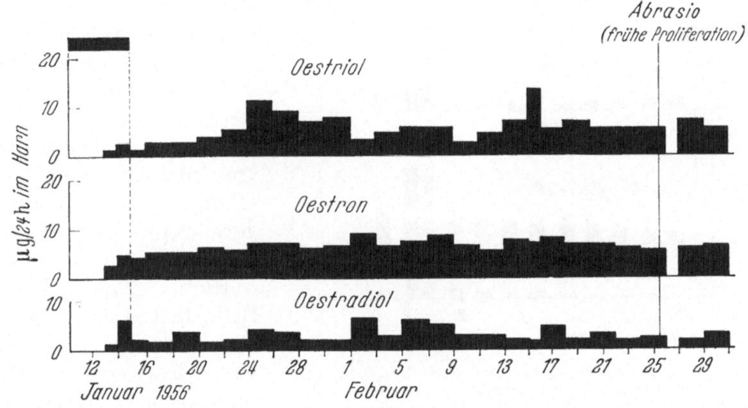

Abb. 61. Sekundäre Amenorrhoe bei einem 16jährigen Mädchen mit niedriger Oestrogenausscheidung im Harn ohne cyclische Schwankungen. Die Oestrogenmenge reicht aus, um das Endometrium zu einer leichten Proliferation zu bringen. (Nach BROWN et al. [*294*])

mit Hilfe ihrer verkürzten BROWNschen Methode untersucht. Sie fanden für Oestron + Oestradiol einen Wert von durchschnittlich 4,8 μg/24 Stunden mit einem Streuungsbereich zwischen 0 bis 15,9 μg, Mittel für Oestriol zwischen 9,6 bis 37,0 μg/24 Stunden.

Kürzlich haben BROWN et al. [*294*] in einer eingehenden und klinisch gut kontrollierten Untersuchung die Oestrogenausscheidung bei verschiedenen Amenorrhoeformen studiert. Sie untersuchten 20 Patientinnen mit einer Amenorrhoedauer zwischen 7 Wochen und 13 Jahren. Die Oestrogenbestimmungen im Harn wurden durch den histologischen Endometriumsbefund ergänzt. Werte unter 10 μg/24 Stunden Gesamtoestrogenausscheidung weisen nach den Befunden von BROWN et al. auf das Vorliegen einer schwereren Ovarialinsuffizienz hin, z. B. beim Klimakterium praecox. Das Endometrium ist bei diesen Oestrogenwerten atrophisch. Bei Werten zwischen 10 und 15 μg befindet sich das Endometrium im allgemeinen in Proliferation. Es besteht eine mäßige Ovarialinsuffizienz. Blutungen können in großen Abständen auftreten. Je näher die Oestrogenausscheidung einer Höhe von 20 bis 25 μg kommt, desto mehr nähert sich die Cyclusstörung dem Bilde der Oligomenorrhoe bei gut proliferiertem Endometrium.

In den Abbildungen 61 und 62 werden einige Oestrogenausscheidungsbefunde bei Frauen mit sekundärer Amenorrhoe dargestellt. Aus ihnen geht hervor, wie schwierig es sein kann, die Ausscheidung der Oestrogene im Harn in Zusammenhang mit dem histologischen Endometriumsbefund und dem Blutungstyp zu interpretieren.

Die Wirkung von Gonadotropintherapie auf die Oestrogenausscheidung bei Amenorrhoe haben Rydberg und Oestergaard [*1690*], Suardi [*1955*] sowie Georgi [*790*] (Phenolsteroide) untersucht, diejenige von Oestrogenverabfolgung Lorenzini et al. [*1260*]. Eberlein et al. [*629*] berichteten über einen Oestrogenanstieg nach ACTH-Verabfolgung bei Amenorrhoen.

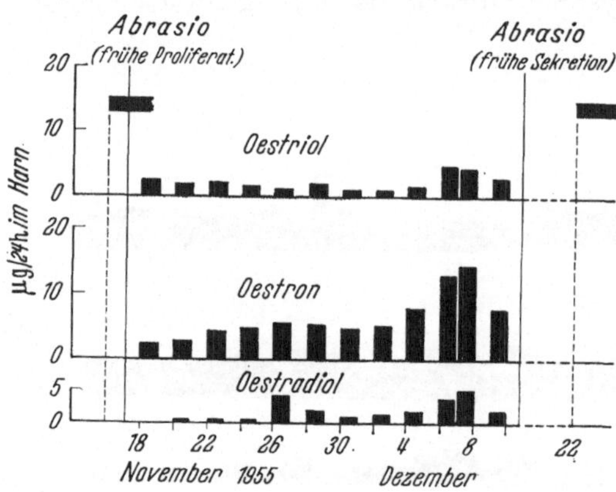

Abb. 62. Oestrogenausscheidung bei einer Patientin mit kurzdauernder sekundärer Amenorrhoe. Verlängerte Follikelphase. Menstruation aus sekretorisch umgewandeltem Endometrium. (Nach Brown et al. [*294*])

Es steht außer Frage, daß die Messung der Oestrogenausscheidung allein bei der Amenorrhoe von nur geringem klinischen Wert ist, insbesondere wenn nur Einzelbestimmungen durchgeführt werden. Eine bessere Hilfe bietet die gleichzeitige Serienbestimmung von Oestrogenen, Pregnandiol und hypophysären Gonadotropinen, die allerdings einen beträchtlichen Aufwand bedeutet. Insbesondere bei der Differenzierung der hypophysären von der ovariellen sekundären Amenorrhoe ist die Gonadotropinbestimmung vorzuziehen. Pedersen-Bjergaard und Tönnesen [*1531*] geben an, daß in 35% ihrer Fälle eine erniedrigte Oestrogenausscheidung mit einer hohen oder normalen Gonadotropinausscheidung verbunden war. Inwieweit aus der Korrelation von Gonadotropin- und Oestrogenwerten wirklich ätiologische Rückschlüsse möglich sind, ist noch nicht eindeutig geklärt und bleibt zu beweisen. Beim Vorliegen einer hypothalamisch bedingten Amenorrhoe soll das Fehlen oder eine Verminderung der Oestrogene im Harn bei normalem Gonadotropintiter charakteristisch sein.

Unserer Meinung nach sollte aber die Diagnose einer hypothalamischen Amenorrhoe mit größter Zurückhaltung gestellt und nur akzeptiert werden, wenn zweifelsfreie hypothalamische Störungen nachgewiesen werden können. Das Vorliegen eines normalen Gonadotropintiters bei erniedrigter Oestrogenausscheidung erscheint dafür nicht ausreichend[1].

[1] Auch die psychisch bedingte Amenorrhoe sollte nicht ohne weiteres, wie dies häufig geschieht, in diese Gruppe eingereiht werden, da wir über ihre Entstehung sehr wenig wissen

Klinefelter et al. [*1117*] haben ein Syndrom mit Amenorrhoe bei Fehlen von Gonadotropinen und Oestrogenen beschrieben. Eine Bestätigung dieser Befunde fehlt allerdings im neueren Schrifttum.

Auch bei der sekundären Amenorrhoe bewähren sich der Progesterontest mit Auftreten einer Abbruchblutung bei ausreichend oestrogen proliferiertem Endometrium, sowie die Kontrolle des kolpocytologischen Index oder der Oestrogenausscheidung nach Gonadotropinbelastung mit HCG oder besser mit menschlichem hypophysärem Gonadotropin als diagnostische Verfahren zur Abschätzung der Oestrogenproduktion der Ovarien zur Klärung von Lokalisation und Schwere der vorliegenden Störung (s. Seite 467).

Zusammenfassend ist unser Wissen über die Oestrogenausscheidung bei der Amenorrhoe der verschiedensten Genese noch unbefriedigend. Die bisher vorliegenden Ergebnisse sind wenig aufschlußreich. Durch die zahlreichen verschiedenen Untersuchungsmethoden, die unterschiedlichen Definitionen und die meist ungenügende klinische Diagnostik besteht immer noch eine gewisse Unsicherheit.

Obwohl die Bedeutung der Oestrogenbestimmung bei der Amenorrhoe bisher nicht sehr groß zu sein scheint, kann dieses Urteil doch erst endgültig sein, wenn wirklich befriedigende Untersuchungen an einem großen Material unter identischen Bedingungen und eine größere Anzahl gut kontrollierter Funktionsteste ausgeführt worden sind. Sorgfältig geplante Untersuchungen unter Einschluß aller modernen Methoden an gut durchdiagnostizierten Fällen wären daher höchst wünschenswert. Ein erster Schritt in dieser Richtung scheint durch die Untersuchungen von Brown et al. [*294*] gemacht.

Es erscheint fraglich, ob die Entdeckung neuer Oestrogene oder unsere größeren Einsichten in den Oestrogenstoffwechsel in Zukunft bessere diagnostische oder prognostische Anhaltspunkte für die Beurteilung der Amenorrhoe bieten werden. Vielleicht ist dies mit feiner differenzierten Gonadotropin- und Oestrogenbelastungstesten erreichbar. Unserer Meinung nach hätten künftige Forschungen vor allem bei dieser Fragestellung anzusetzen.

Die Oestrogenausscheidung bei den verschiedenen diencephal-hypophysären, adrenalen, thyreoidalen und allgemeinen Erkrankungen, bei Ovarialtumoren und bei physiologischen Zuständen, die Amenorrhoe verursachen können, werden in den entsprechenden Abschnitten des klinischen Teils erörtert.

c) Defektzustände und Fehlbildungen der Gonaden

Mit der Verbesserung der endokrinen Diagnostik haben sich Beobachtungen über die verschiedenen Formen der Intersexualität [*1061*] gehäuft. Diese sollen ohne jede Systematik im folgenden kurz angeführt werden, soweit Oestrogenbestimmungen vorliegen.

Hermaphroditismus verus. Diese gonadale Fehlbildung ist gekennzeichnet durch das Vorhandensein von sowohl Ovarial- als auch Testisgewebe. Beide liegen entweder getrennt oder sind als Ovotestis vereinigt.

Im letzteren Fall sitzt das ovarielle Gewebe meistens dem Testis kappenartig auf. Das Keimdrüsengewebe ist häufig zugleich entwickelt. Der Hoden ist im allgemeinen unreifer und atrophisch, doch können die LEYDIGschen Zwischenzellen manchmal stark entwickelt sein. Im Ovar können sich GRAAFsche Follikel finden. Das Androgen-Oestrogenverhältnis der Hormonsekretion hängt von der Menge, dem Zustand und dem gegenseitigen Verhältnis der Drüsengewebe ab. Einen für das echte Zwittertum typischen Hormonbefund gibt es daher nicht.

Bei echten Hermaphroditen genetisch weiblichen Geschlechts wurden sehr wenige Oestrogenbestimmungen durchgeführt. In dem von NOGALES et al. [*1450*] mitgeteilten Falle fand sich ein Ovotestis rechts, ein funktionierendes Ovar links. Der Vaginalabstrich war atrophisch oder schwach proliferiert. Die Oestrogenausscheidung betrug nach der Methode von STEVENSON und MARRIAN [*1908*] 110 bis 160 μg/24 Stunden, lag also an der unteren Grenze des Normalbereichs dieser älteren, weniger spezifischen Methode. CLAYTON et al. [*426*] fanden bei familiärem echtem Hermaphroditismus weiblicher Patientinnen die Oestrogenausscheidung, fluorimetrisch bestimmt, leicht erhöht. Sie sank nach Gonadektomie auf subnormale Werte ab.

ZONDEK [*2204a*] hat über einen Fall von genetisch männlichem echtem Hermaphroditismus berichtet. Es handelte sich um einen 21jährigen Mann von femininem Habitus. Rechtsseitig waren neben Uterus und Tube ein Ovar und ein Hoden (im Leistenkanal) vorhanden, während linksseitig keine Gonade angelegt war. Die Oestrogenausscheidung lag mit 200 ME [$\cong$ 20 μg Oestronäquivalent]/24 Stunden im Bereich der Norm. BRACHETTO-BRIAN et al. [*236a, 237*] teilen den Fall eines 24jährigen männlichen Hermaphroditen mit rechtsseitigem (entfernten) Ovar und linksseitigem Scrotaltestis mit. Sie fanden mit 35 RE [$\cong$ 17,5 μg Oestronäquivalent]/Liter Blut einen gegenüber dem Normalwert für Männer [6 RE $\cong$ 3 μg Oestronäquivalent] erhöhten Blutspiegel. Mit 1000 RE [$\cong$ 500 μg Oestronäquivalent]/24 Stunden bestand auch im Harn eine gegenüber dem Normalwert für Männer (35 bis 72 RE = 17,5 bis 36 μg Oestronäquivalent/24 Stunden) erhöhte Ausscheidung. RABADAN et al. [*1602a*] haben die Krankengeschichte eines 19jährigen männlichen Patienten mit Gynäkomastie, Uterus, rechtsseitigem Ovar und linksseitigem Testis (im Scrotum) veröffentlicht. Die Oestrogenausscheidung im Harn betrug mehr als 30 und weniger als 50 ME [$\cong$ 3 bis 5 μg Oestronäquivalent]/24 Stunden und entsprach damit normalen Erwachsenenwerten. MARSHALL u. Mitarb. [*1321*] untersuchten eine 14 Jahre alte Person von männlicher Erscheinung mit Uterus, linksseitigem Ovar ohne Ovogenese und Hoden ohne Spermiogenese. Auch rechts fand sich ein Hoden ohne Spermiogenese. Im rechtsseitigen Ovar waren GRAAFsche Follikel in allen Stadien der Entwicklung und ein Corpus luteum enthalten. Die Oestrogenausscheidung im Harn war mit weniger als 5 ME [$\cong$ 0,5 μg Oestronäquivalent]/24 Stunden vermindert, während die Gonadotropine erhöht, die 17-Ketosteroide normal waren.

Die Bedeutung solcher Oestrogenbefunde ist bisher noch nicht sicher zu beurteilen. Es ist sicherlich richtig kein allzu großes Gewicht beizumessen, da sie größtenteils mit wenig zuverlässigen Methoden als zufällige Einzelbestimmungen gewonnen wurden. Eine genaue histologische Untersuchung des Ovarialgewebes zur Abschätzung seiner hormonalen Leistungsfähigkeit und eine Austestung der funktionellen Nebennierenleistung, z. B. durch Messung der Oestrogenausscheidung nach ACTH-Gaben, erscheint in solchen Fällen neben der bisher üblichen Befunderhebung nötig.

Von der Untergruppe des *Pseudohermaphroditismus masculinus* wird die *testiculäre Feminisierung* bei der Besprechung der Hodeninsuffizienz abgehandelt, von der Untergruppe des Pseudohermaphroditismus femininus wird über das KLINEFELTER-*Syndrom* beim männlichen Hypogonadismus, über das *Adreno-genitale Syndrom* unter den Erkrankungen der Nebennierenrinde berichtet.

Das sog. TURNER-*Syndrom* ist charakterisiert durch Infantilismus, Kleinwuchs, multiple kongenitale Anomalien, rudimentäre Gonaden und erhöhte Gonadotropinwerte. Die Oestrogenausscheidung ist dementsprechend niedrig oder fehlt ganz. Da sich durchweg ovarielles Mesenchym oder Keimepithel kaum findet aber oft Retegewebe und mesonephrotische Elemente vorhanden sind, wird von manchen Autoren die Bezeichnung Gonadendysgenesie vorgezogen.

HARLOW et al. [*880a*] fanden mit einer biologischen Methode, einem nach EMMENS [*643*] modifizierten ALLEN-DOISY-Test, mit 1 und 4,6 μg/24 Stunden leicht erniedrigte Oestrogenwerte im Harn (Normalbereich 3 bis 25 μg Oestron+Oestradiol/24 Stunden). HAUSER et al. [*888*] sahen normale bis leicht erniedrigte Phenolsteroidwerte zwischen 20 und 60 IE [$\cong$ 2 bis 6 μg fluorimetrisches Oestronäquivalent] bei einem Normalbereich von 50 bis 450 IE = 5 bis 45 μg fluorimetrisches Oestronäquivalent/24 Stunden nach KELLER [*1094*]. Die biologische Oestrogenbestimmung ergab einen Wert von 10 RE [$\cong$ 5 μg Oestronäquivalent]/24 Stunden.

JAILER [*1028*] gibt bei einer 17- und bei einer 18jährigen Patientin mit Gonadenagenesie 5,8 bzw. 8,9 μg Gesamtoestrogene/24 Stunden an, also Werte, die denen von Kindern oder Frauen nach der Menopause gleichen. Seine Methode mißt im wesentlichen Oestron und Oestradiol.

Die von solchen Patienten ausgeschiedenen Oestrogene dürften wahrscheinlich fast ausschließlich aus der Nebennierenrinde stammen. Untersuchungen mit neueren, zuverlässigeren Methoden liegen nicht vor.

Im Scheidenzellabstrich findet man meist einen starken bis mittleren Oestrogenmangel mit Basal- und Parabasalzellen, doch können gelegentlich auch Oberflächenzellen mit 20 bis 30% acidophilen erscheinen. NAPP [*1417*] sah bei seiner Patientin nach Belastung mit 10 mg 17β-Oestradiol eine vielleicht etwas erhöhte Gesamtoestrogenausscheidung gegenüber Fällen mit normaler Genitalfunktion und einen erhöhten Oestriol/(Oestron+Oestradiol)-Quotienten von 1,3 mit der BROWNschen Methode. Ob eine solche Erhöhung typisch und signifikant ist, müssen weitere Untersuchungen lehren.

Für eine kritische Beurteilung der Oestrogenbefunde bei dieser Fehlbildung ist die Zahl der mitgeteilten Untersuchungen noch zu klein. Aus dem Gesagten geht jedenfalls hervor, daß die Oestrogenausscheidung beim TURNER-Syndrom entsprechend dem morphologischen Zustand der Gonaden niedrig ist. Sie ist aber für dieses Syndrom in keiner Weise charakteristisch und daher für die Diagnose praktisch ohne Bedeutung. Eine bessere diagnostische Hilfe stellt dagegen die chemische Oestrogenbestimmung nach Belastung mit Gonadotropinen, z. B. menschlichem hypophysären FSH (s. Abbildung 60), oder die Bestimmung der Pyknose- oder Acidophilenindex im Scheidenzellabstrich nach Verabfolgung von Serum- und Choriongonadotropin [*602a*] dar. Tritt nach der Stimulierung mit Gonadotropinen keine Zunahme der Oestrogenwirkung oder -ausscheidung auf, so handelt es sich mit großer Wahrscheinlichkeit um eine Agenesie oder ein Rudiment der Gonaden. Damit ist gleichzeitig die Prognose und das therapeutische Vorgehen klargelegt. Es kommt praktisch nur noch eine Substitution mit Oestrogenen in Frage.

Beim STEIN-LEVENTHAL-*Syndrom* handelt es sich um eine in typischen Fällen beiderseits polycystische Vergrößerung des Ovars mit Verdickung der bindegewebigen Tunica albuginea, zahlreichen atretischen Follikeln und einer ausgeprägten Hyperplasie und Hypertrophie der Theca interna mit oder ohne Luteinisierung. Das Krankheitsbild ist keineswegs scharf abgegrenzt. Als Ursache wird oft eine abnorme Gonadotropinstimulierung nicht genau definierter Art angenommen. Klinisch finden sich Amenorrhoe und Sterilität, oft aber auch Oligo-Hypomenorrhoe. Das Endometrium ist dementsprechend atrophisch, funktionslos oder in Proliferation. In etwa 50% der Fälle besteht ein deutlicher Hirsutismus. Die Virilisierungserscheinungen stehen offenbar in Zusammenhang mit einem enzymatischen Defekt im STEIN-LEVENTHAL-Ovar. Dort wird Progesteron anscheinend über 17α-Hydroxyprogesteron zu Androgenen, nicht aber, wie man annimmt, zu Oestrogenen weiter umgebaut, so daß eine vermehrte Androgenbildung und -sekretion resultieren kann. Der Androgen/Oestrogenquotient ist also erhöht. Daß allerdings ein solches Ovar aus Acetat wie ein normales Ovar Oestron, Oestradiol und Oestriol bilden kann, haben die Versuche von O'DONNELL und McCAIG [*1466*] erwiesen.

Nach PASCHKIS u. Mitarb. [*1500b*] finden sich bei diesem Syndrom Oestrogene in mäßig niedrigem Titer. Der Vaginalabstrich zeigt meist eine geringe aber anhaltende frühe Follikelhormonreaktion. Die bestehende Oestrogenwirkung kann auch durch die ziemlich häufig nach Progesteron einsetzende Abbruchblutung nachgewiesen werden.

Oestrogenbestimmungen sind nur spärlich vorhanden. BERGMAN [*146, 147*] fand bei seinen fünf Patienten mit biologischer Methodik normale Werte. PESONEN et al. [*1533*] sahen eine erniedrigte biologische Oestrogenausscheidung. Nach Gonadotropinverabfolgung trat eine deutliche Steigerung der Oestrogenausscheidung im Harn auf. Bei zweien ihrer Patientinnen trat diese nicht nach Serum- oder Choriongonadotropin- sondern nur nach ACTH-Verabfolgung ein, was darauf hindeutet, daß hier die Nebennierenrinde als Quelle der Oestrogenbildung anzusehen war.

Erfahrungsgemäß sprechen polycystische Ovarien auf exogene Gonadotropinstimulierung mit einer besonders starken cystischen Vergrößerung an [*1885*]. Diese Tatsache kann in der Diagnostik Verwendung finden, während die Höhe der Oestrogenausscheidung selber kein ganz charakteristisches Kriterium darstellt.

GEMZELL et al. [*786*] haben einen Fall von STEIN-LEVENTHAL-Syndrom mit polycystischen Ovarien und Hirsutismus beobachtet, der nach HCG-Vorbehandlung und Behandlung mit menschlichem hypophysärem FSH und mit HCG einen nur geringen Anstieg der Oestrogenausscheidung im Harn zeigte, obwohl eine Ovulation eintrat. Die gleiche Dosis von menschlichem hypophysärem FSH hatte bei sechs anderen Patienten die Oestrogenausscheidung auf „Schwangerenwerte" erhöht. Die histologische Altersbestimmung des Corpus luteum sprach jedoch dafür, daß die Ovulation vielleicht schon am ersten Tag der FSH-Behandlung aufgetreten war. Die Verfasser stellten sich die Frage, ob die Ovarien bei solchen Patientinnen unmittelbar nach der Ovulation vielleicht auf Stimulierung mit hypophysärem FSH refraktär sein können.

Das in verschiedener Hinsicht sehr interessante Krankheitsbild wird in letzter Zeit intensiv bearbeitet, so daß sicherlich bald weitere wichtige Einsichten in Pathogenese und Biochemie des STEIN-LEVENTHAL-Ovars zu erwarten sind. Sorgfältige Gonadotropin-, Androgen- und Oestrogenausscheidungsbestimmungen, womöglich mit Fraktionierung der einzelnen Hormone, sind erforderlich, insbesondere auch nach Keilresektion der Ovarien. Es wäre interessant zu untersuchen, ob aus Oestrogenbestimmungen Rückschlüsse auf den Mechanismus des therapeutischen Erfolges und die Prognose der Störung möglich sind. Auch Belastungen mit verschiedenen Gonadotropinen und Steroidhormonen bei solchen Patientinnen dürften interessante Ergebnisse versprechen. Das gleiche gilt für in-vitro-Inkubationsversuche mit STEIN-LEVENTHAL-Ovarien.

In der Klinik hat die Oestrogenbestimmung bei diesem Krankheitsbild keine diagnostische Bedeutung, was auch nicht zu erwarten ist. Immerhin scheinen gewisse Beziehungen zum histologischen Befund am Ovar zu bestehen, die durch klinische Studien noch besser klargelegt werden müssen.

d) Dysfunktionelle Blutungen[1]

Als dysfunktionell bezeichnet man alle Uterusblutungen, die auf einem gestörten Ablauf der normalen cyclischen Ovarialfunktion beruhen. Sie können hypo- oder hyperhormonaler Natur sein und treten meist als juvenile oder präklimakterische Blutungen um die Zeit nach der Menarche oder vor der Menopause auf.

Als fast ausschließliche Ursache ist seit den grundlegenden Untersuchungen von HITSCHMANN und ADLER [*956*], ROBERT SCHRÖDER [*1754*] und ROBERT MEYER [*1365*] der anovulatorische Cyclus oder die Corpus luteum-Insuffizienz allgemein anerkannt. Auf Grund einer vermutlich hypophysär-ovariellen Korrelationsstörung tritt wohl eine Eireifung, aber meist kein Follikelsprung auf. Die Blutung erfolgt, abhängig von der hormonalen Situation oder der Ansprechbarkeit des Endometrium, aus

[1] Der Ausdruck scheint uns treffender als „funktionelle Blutungen"

einer proliferierten oder ungenügend sekretorisch umgewandelten Schleimhaut. Als Ursache der anfänglichen Amenorrhoe und der Aufbaustörung am Endometrium hat man die einseitig oder zeitlich bzw. mengenmäßig relativ überwiegende Stimulierung der Schleimhaut durch Oestrogene (persistierender Follikel, Gelbkörperschwäche) angenommen. Die Blutung tritt ein, wenn z. B. durch Follikelatresie eine gewisse Schwellendosis der Oestrogene in Blut und Gewebe unterschritten wird, die zur Aufrechterhaltung der Schleimhaut notwendig ist (Entzugsblutung). In einer anderen Theorie nimmt man an, daß die Zielorgane (Endometrium) in ihrer Ansprechbarkeit nachlassen oder autonome cyclische Veränderungen ihrer Empfindlichkeit durchmachen, so daß der Oestrogenspiegel ohne abzusinken nicht mehr dem steigenden Bedarf der wachsenden Schleimhaut genügt. Auf diese Weise kann eine konstante Oestrogensekretion zu cyclischen Blutungen führen. Insbesondere die erstere Theorie wurde durch Versuche mit Oestrogenapplikation an Tieren und beim Menschen wahrscheinlich gemacht. Die entsprechenden histologischen Schleimhautbilder, wie die glandulär-cystische Hyperplasie, lassen sich durch Oestrogenverabfolgung experimentell leicht erzeugen. Durch Hormonuntersuchungen konnte bisher im Grunde nur wenig zur Aufklärung der Genese dysfunktioneller Blutungen beigetragen werden.

Frank [*743*, *744*] fand in solchen Fällen entweder das Vorliegen rhythmischer aber unterschwelliger Follikelhormonschwankungen im Blut (sog. „unterschwelliger Cyclus"), gelegentlich auch gleichmäßig niedrige Werte bis zum eines Tages einsetzenden Anstieg zu normaler Höhe, oder schließlich niedrige Werte mit intermittierender Ausschüttung größerer Hormonmengen. Er versuchte diese Hormonbefunde zu erklären durch ein zeitweiliges Ruhen der Follikelbildung bzw. durch cyclische unvollkommene Follikelreifungen mit nachfolgender vorzeitiger Atresie. Vor dem Auftreten der Blutung fand sich meist ein Absinken des Follikelhormonspiegels.

Bei *juvenilen Blutungen*, die mit einer glandulär-cystischen Hyperplasie des Endometriums verbunden war, fand Frank [*743*, *744*] einen vermehrten biologischen Oestrogengehalt im Blut. Siebke [*1807*] hat die Befunde Franks bestätigt und sie durch Harnuntersuchungen ergänzt. Bei der „Metropathia haemorrhagica" sah er, wie Frank, teils erhöhte, teils erniedrigte Oestrogenwerte im Harn. Schuschania [*1768*] hat diese Ergebnisse durch gleichzeitige Mengenbestimmungen in Urin und Stuhl erweitert. Er fand in beiden Körperausscheidungen eine gute Übereinstimmung der Werte. Béclère [*124*] erhob bei 70% der juvenilen Blutungen den Befund einer erhöhten Oestrogenausscheidung im Harn zwischen 500 bis 1000 (bis zu 4000 IE) $\simeq$ 50 bis 100 μg (in manchen Fällen bis zu 400 μg) Oestronäquivalent/24 Stunden. Furuhjelm [*760*] hat die Oestrogenausscheidung bei 15 Fällen von Metropathie erhöht gefunden. Die Ausscheidungshöhe schien mit der Zeitdauer der Amenorrhoe zuzunehmen. Während der Blutungsperiode fand sich keine Erniedrigung.

Bei *präklimakterischen Blutungen* fanden Zondek [*2188a*], Smith et al. [*1856*], Leuthardt und Koller [*1202*] sowie Béclère [*121a*] mit

500 bis 1000 IE [≃ 50 bis 100 μg Oestronäquivalent] normale bis leicht erhöhte Oestrogenwerte im Harn.

Kalantarova und Ordinets [*1081*] untersuchten mit dem Vaginaltest bei Mäusen die Oestrogenausscheidung bei 47 Patientinnen, die an *Menorrhagien* litten. Bei 43 von ihnen war die Oestrogenausscheidung vermehrt, bei vieren erniedrigt. Es fand sich keine Beziehung zur Dauer oder zum Stadium der Erkrankung. Die Curettage ergab fast immer eine Schleimhauthyperplasie. Die Fraktionierung des Urins nach Smith und Smith [*1849*] zeigte keine qualitativen oder quantitativen Verschiebungen in den Relationen der klassischen Oestrogene. Pedersen-Bjergaard und Tönnesen [*1531*] stellten bei ihren 145 Patientinnen mit *Hypo-Oligomenorrhoe* sowie *Hyper-Polymenorrhoe* auf Grund ovarieller

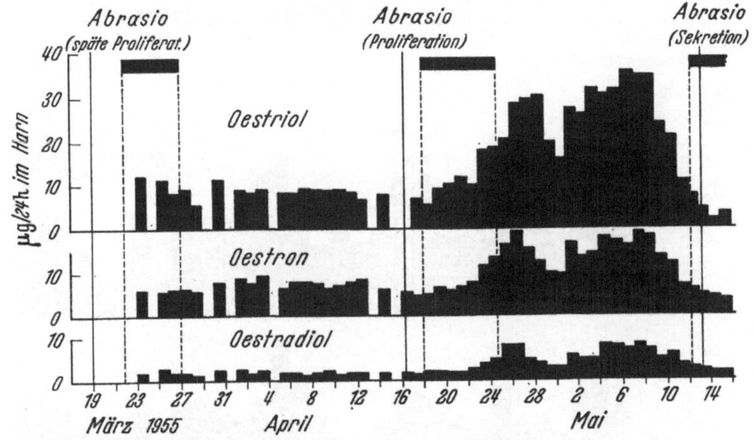

Abb. 63. 26jährige Nullipara mit unregelmäßigen Blutungen. Anovulatorischer Cyclus mit Blutung aus proliferiertem Endometrium, gefolgt von biphasischem Cyclus mit echter Menstruation aus sekretorisch transformiertem Endometrium. (Nach Brown et al. [*294*])

Dysfunktionen in $^2/_3$ der Fälle Normalwerte, in $^1/_3$ der Fälle erniedrigte Werte fest. Niemals war die Ausscheidung erhöht.

Palmer [*1486*] hat dem von ihm nachgewiesenen Vorkommen freier Oestrogene im *Menstrualblut* eine besondere Bedeutung für die Blutungsgenese beimessen wollen. Man ist heute der Ansicht, daß dieser Befund auf der Anwesenheit des Enzyms β-Glucuronidase im Blut beruhen dürfte, das die Glucoronosidbindung der Oestrogene spaltet.

Narita [*1422*] sah gegenüber dem Menstrualblut in der Blutabsonderung bei dysfunktionellen Blutungen etwas erhöhte Oestrogenwerte, nämlich 0,003 bis 0,004 μg Oestronäquivalent pro 0,5 ml, doch erscheint die Bedeutung dieser Ergebnisse zweifelhaft.

Mit *chemischer Methodik* fand Breitner [*249*] die Phenolsteroidausscheidung bei dysfunktionellen Blutungen niedriger als vermutet. Er gibt 5 bis 15 μg/24 Stunden, also unteren Normbereich bei einem Fall von Oligomenorrhoe an. Berger und Keller [*145*] sahen bei funktionellen Blutungen Phenolsteroidwerte wie im normalen Cyclus, nämlich zwischen 60 und 280 μg/24 Stunden. Jayle [*1037*] gab bei durch

Follikelpersistenz bedingten Blutungen eine zum Teil stark erhöhte Phenolsteroidausscheidung (200 bis 500 μg/24 Stunden) an. MAYER [*1337*] fand mit einer colorimetrischen Methode bei anovulatorischen Blutungen normale, bei einigen Metrorrhagien leicht erhöhte Oestrogenwerte. Er-

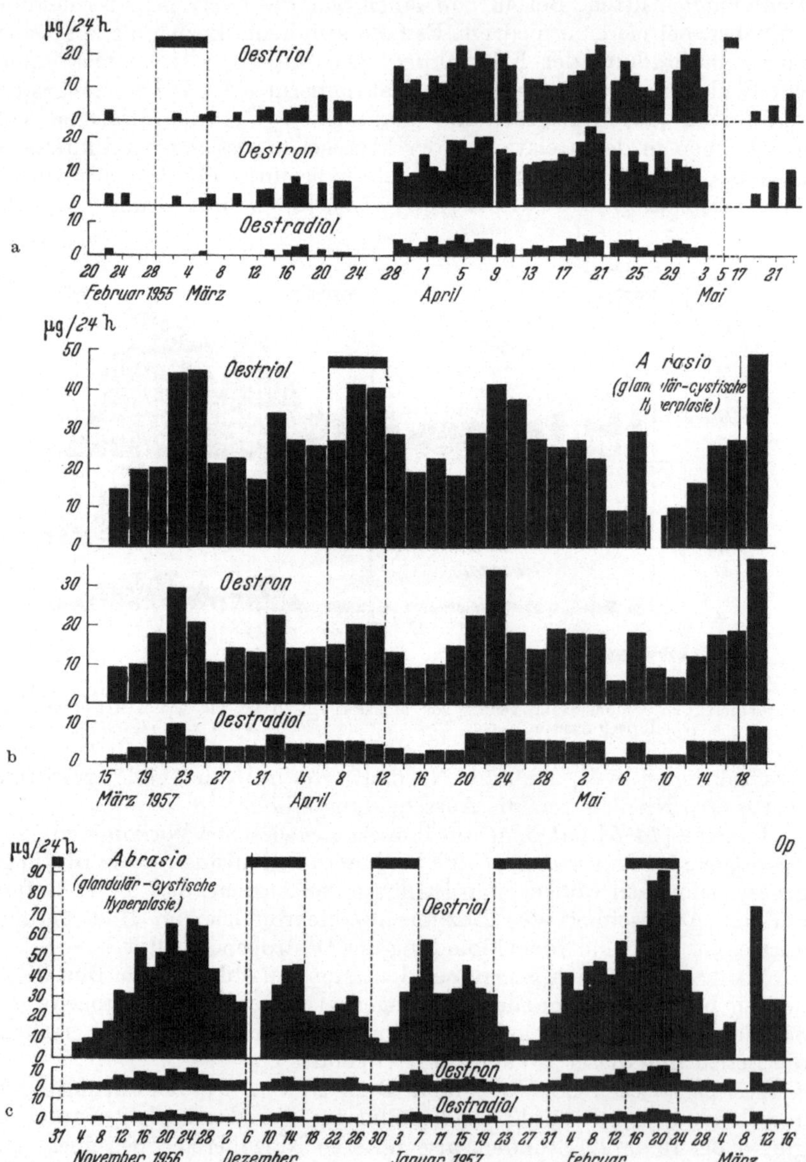

Abb. 64a-c. Oestrogenausscheidung im Harn bei drei verschiedenen Fällen von glandulär-cystischer Hyperplasie des Endometrium. Die verschiedenen Ausscheidungstypen zeigen bei gleichem histologischen Befund einen unterschiedlichen Blutungstyp. (Nach BROWN et al. [*294*])

höhte Werte teilen auch Béclère und Simonnet [*124*] mit. Furuhjelm und Waller [*763*] haben mit ihrer verkürzten Methode in sechs Fällen von juveniler Blutung die Oestrogenausscheidung untersucht. Sie fanden einen Mittelwert für Oestron+Oestradiol von 3,4 μg (0 bis 6) und für Oestriol von 2,8 μg (1,2 bis 6,1)/24 Stunden, d. h. nicht erhöhte Werte.

Brown [*285*] untersuchte kürzlich die Harnausscheidung von Oestron, Oestradiol und Oestriol bei Patientinnen mit anovulatorischen Blutungen. In seinen vier Fällen lag die Oestrogenausscheidung etwa auf gleichem Niveau. Die Summe von Oestron, 17β-Oestradiol und Oestriol lag konstant bei etwa 18 μg pro Tag. Dies ist mehr als man innerhalb des ersten Teils des Cyclus und in der Lactationsperiode vor Einsetzen eines biphasischen Cyclus findet. Charakteristisch erschien das Fehlen der cyclusbedingten Schwankungen, besonders das Fehlen des Ovulationsgipfels der Oestrogenausscheidung. Die Schwierigkeiten einer exakten Auswertung der Oestrogenausscheidung gehen aus den Befunden hervor, die Brown [*285*] an einem Fall von Metropathia haemorrhagica erhob. Dieser wurde mit Oestrogenbestimmungen und Endometriumbiopsien durch verschiedene Phasen verfolgt. Die Summen von Oestron, 17β-Oestradiol und Oestriol schwankte erheblich, und zwar zwischen 10 und fast 100 μg pro Tag. Dies zeigt noch einmal, wie wenig informativ Einzelbestimmungen sind.

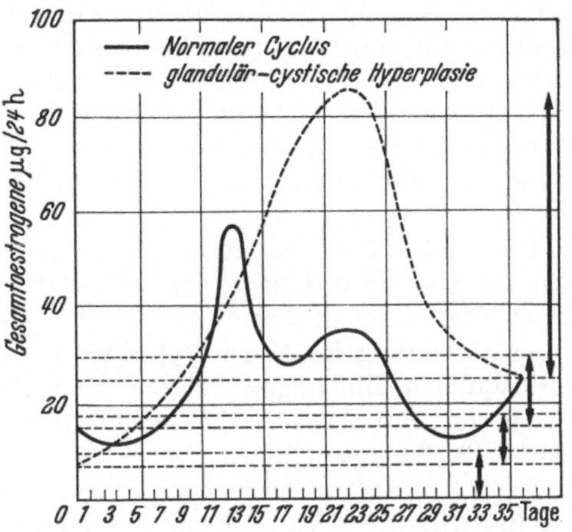

Abb. 65. Schematische Darstellung der fluktuierenden Oestrogenausscheidung im normalen Cyclus und bei glandulär-cystischer Hyperplasie. Zur Erklärung der Pfeile s. Abbildung 32 (Nach Brown et al. [*294*])

Die Schwierigkeiten bei der Bestimmung der Oestrogene sind auch aus der Abbildung 64 zu ersehen, in der die Harnausscheidung dreier Fälle von Metropathia haemorrhagica festgestellt wurde [*294*]. Es geht aus der Abbildung 64 hervor, daß starke Schwankungen der Ausscheidungshöhe aber auch konstant gleichmäßige Werte gleicherweise vorkommen können, obwohl ein ähnlicher Blutungstyp besteht. In der Abbildung 65 wird eine schematische Darstellung der Oestrogenausscheidung bei der glandulär-cystischen Hyperplasie, verglichen mit der Ausscheidung in den Normalfällen nach Brown et al. [*294*] gegeben.

Puck [*1595*] hat bei einigen Fällen von glandulär-cystischer Hyperplasie mit einer papierchromatographisch-fluorimetrischen Methode die Oestrogenwerte im Plasma untersucht. Er gibt eine Erhöhung von 17β-Oestradiol und besonders Oestriol an mit Höchstmengen von 0,5 μg Oestradiol und 2,2 μg Oestriol je Kubikzentimeter Plasma. Seine Werte erscheinen im Vergleich mit denen von AITKEN et al. [15] sowie auch den Werten in Schwangerenserum und Nabelschnurblut (s. Tabelle 44) sehr hoch, so daß Zweifel an der Spezifität der Methode auftauchen müssen.

Auch die *Ovulationsblutung* ist eigentlich zu den dysfunktionellen Blutungen zu rechnen. Sie soll angeblich auf ein intermenstruelles Absinken des Oestrogenspiegels, also Oestrogenentzug beruhen. Oestrogenbestimmungen in solchen Fällen fehlen. Das gleiche gilt für die sog. prämenstruelle Vorblutung, die man ebenfalls durch ein vorzeitiges Absinken der Oestrogene zu erklären versucht.

Auf Grund der bisher vorliegenden Befunde der Oestrogenausscheidung ist es nicht ganz einfach, sich über die Hormonverhältnisse bei dysfunktionellen Blutungen ein einheitliches Bild zu machen. Die älteren biologischen Untersuchungen haben sehr unterschiedliche Extraktions- und Bestimmungsmethoden und eine oft unbefriedigende Versuchsanordnung verwendet. Einige chemische Methoden, z. B. die zur Bestimmung der Phenolsteroide, waren zum Teil nicht spezifisch genug. Oft wurde nur eine sehr kleine Anzahl von Patientinnen untersucht, deren klinischer Befund und deren Diagnose zudem nicht immer mit wünschenswerter Exaktheit vorlag oder mitgeteilt wurde.

In einer neueren Arbeit untersuchten BROWN et al. [294] die Oestrogenausscheidung im Harn von geschlechtsreifen Patientinnen mit dysfunktionellen Blutungen bei anovulatorischen Cyclen. Die Oestrogenmenge im Harn betrug bei proliferiertem Endometrium für Oestriol 5,0 bis 21,0 μg (im Mittel 9,4 $\pm$ 2,7), die des Oestron 3,0 bis 31,0 μg (6,4 $\pm$ 2,3), des Oestradiol 0 bis 10,2 μg (2,4 $\pm$ 1,7), der Gesamtoestrogene 9,3 bis 31,3 μg (18,2 $\pm$ 4,1). Diese nicht sehr hohen Ausscheidungsbeträge im Harn scheinen einen endogenen Oestrogenspiegel zu repräsentieren, der das Endometrium gering bis mäßig zu proliferieren vermag. Die Werte scheinen in solchen Fällen mit einfach proliferiertem Endometrium durch eine gewisse gleichmäßige Höhe gekennzeichnet zu sein. Natürlich finden sich im Ablauf keine funktionellen Spitzen, wie z. B. zur Zeit der Ovulation. Von Zeit zu Zeit kommt es zu einer Blutung, die aber wohl nicht auf Hormonentzug beruht und bei gleichbleibender oder sogar ansteigender Oestrogenausscheidung dennoch auftreten kann. In allen Fällen, wo ein ovulatorischer Cyclus dem anovulatorischen folgt, tritt die Ovulation, erkennbar am Anstieg der Oestrogenausscheidung, schon kurz nach Aufhören der Blutung ein.

Liegt der dysfunktionellen Blutung in der Geschlechtsreife histologisch eine glandulär-cystische Hyperplasie des Endometriums zugrunde, so sind die Oestrogenwerte im Harn höher. BROWN et al. [294] fanden 6 bis 40 μg (19) Oestriol, 1 bis 9 (6) Oestron, 0 bis 5 (3) Oestradiol und 7 bis 54 (28) „Gesamtoestrogene". Es bestehen dabei relativ große Schwankungen der Ausscheidung. Nach BROWN et al. [294] würde die glandulär-cystische Schleimhauthyperplasie bei Oestrogenwerten von über 30 μg/24 Stunden über längere Zeit hin gefunden werden. Auch hier kann die Blutung bei gleichbleibendem oder ansteigendem Oestrogenspiegel eintreten.

In einer weiteren Veröffentlichung [*1092c*] desselben Arbeitskreises wurden beim gleichen Störungsbild Werte zwischen 13 und 30 μg „Gesamtoestrogene" mitgeteilt.

Brown et al. [*294*] haben auch die Oestrogenausscheidung bei Frauen mit *Blutungen nach der Menopause* bestimmt. Bei diesen Fällen von glandulär-cystischer Hyperplasie nach der Menopause bestand also offensichtlich noch eine gewisse ovarielle Aktivität, wie sich auch aus den niedrigen Werten nach Oophorektomie ergibt.

Tabelle 50. *Oestrogenausscheidung bei Frauen mit Blutungen nach der Menopause* Mittelwerte, in Klammern Extremwerte. (Nach Brown et al. [*294*])

Klinische Diagnose	Oestriol	Oestron	Oestradiol	Gesamt
früher Proliferation des Endometriums	3,0 (1,9—4,5)	1,8 (1,1—2,3)	0,8 (0—1,6)	5,6 (3,5—8,2)
glandulär-cystischer Hyperplasie	11,1 (8,4—13,8)	2,5 (2,0—2,9)	—	13,6 (10,4—14,4)
nach Oophorektomie	3,7 (3,6—3,8)	0,7 (0,6—0,7)	—	4,4 (4,3—4,5)

Bei Vorliegen von Polypen der Cervix oder des Endometriums fanden sich normale Postmenopausewerte zwischen 2 bis 10 μg/24 Stunden im Urin, ebenso bei Patientinnen mit atrophischem Endometrium.

Zusammenfassend scheint demnach, daß für die typische dysfunktionelle Blutung anfangs etwa normale Werte, später eine Erhöhung der Oestrogenausscheidung gegenüber der normalen Proliferationsphase mit oft relativ starken Schwankungen, jedoch ohne die typischen ovulatorischen und prämenstruellen Ausscheidungsgipfel, charakteristisch ist. Für den Ausfall der Bestimmungsergebnisse ist es also wahrscheinlich wichtig, in welcher Phase des Geschehens die Untersuchung erfolgt.

Auch im *Scheidenabstrich* nach Papanicolaou läßt sich der Verlauf bei dysfunktionellen Cyclusstörungen gut verfolgen. Dem Verfahren kommt jedoch für die Analyse solcher Ereignisse keine große praktische Bedeutung zu. Bei dysfunktionellen Zuständen mit sog. „Hyperfollikulinie" sieht man im allgemeinen vorwiegend stark proliferierte und pyknotische Zellen des Oberflächentyps. Kurz vor Eintreten der Blutung kann eine Verminderung der acidophilen Zellen deutlich werden, während das Endometrium, das etwas träger reagiert, sich noch im Stadium der Hyperplasie befindet. Nach Aufhören der Blutung kommt es häufig bereits zu einer Vermehrung der acidophilen Zellen, ehe die Regeneration des Endometriums einsetzt. Auf Grund ihrer Einfachheit ist die hormonale Cytologie immerhin ein Verfahren, das einfache diagnostische Fragestellungen in solchen Fällen befriedigend beantworten und Auskunft über den Erfolg der eingeschlagenen Therapie geben kann.

e) „Hyperfollikulinie" und prämenstruelles Syndrom

Unter der Bezeichnung der „Hyperfollikulinie" oder des „Hyperoestrogenismus" versteht man ein klinisches Syndrom, das mit vorwiegend funktionellen Störungen im Bereich der unter Sexualhormoneinfluß stehenden Organe einhergeht. Da einige der Symptome den Charakter einer überphysiologischen Oestrogenwirkung tragen und durch Verabfolgung höherer Oestrogendosen teilweise zu erzeugen sind, hat man angenommen, daß das Syndrom durch ein absolut oder relativ vermehrtes Oestrogenangebot zustande kommen könne, wobei insbesondere die salz- und wasserretinierende und vegetative Wirkung der Oestrogene (s. Seite 155) hervortrete [*722*, *1751*, *2028*]. Im Vordergrund stehen Mastodynie, psychische Veränderungen, Neigungen zur Gewichtszunahme durch Wasserretention, Kopfschmerzen, Völlegefühl im Leib und Stauungszustände im kleinen Becken, die in der zweiten Hälfte des Intermenstruums auftreten und mit dem Beginn der Periode aufhören.

Von französischen Autoren werden manche Amenorrhoeformen oder Cyclusstörungen, Mastopathien, cervicaler Fluor und die Parametropathie zu den hyperfollikulinen Zuständen gerechnet, ebenso gewisse Arten der Dysmenorrhoe, die Myomatosis uteri und die hyperhormonale Fettsucht. Hierdurch wird das an sich bereits wenig scharf abgegrenzte Bild dieser Störung noch verschwommener [*122*, *782*, *783*, *798*, *1187*, *1452*].

Etwa 50% aller sekundären Amenorrhoen bei jungen Frauen und im Präklimakterium sollen nach Béclère [*122*] bei biologischer Bestimmung hyperhormonale Werte zeigen, nämlich 500 bis 1000 IE ($\cong$ 50 bis 100 μg Oestronäquivalent). Bei juvenilen und klimakterischen Blutungen fand sich in 70% eine erhöhte Oestrogenausscheidung.

Das prämenstruelle Syndrom gilt als eines der häufigsten und wichtigsten „hyperfollikulinen" Symptomenkomplexe. Die Frauen klagen über Kopfschmerzen, allgemeine vegetative Labilität, vasomotorische Störungen, Reizbarkeit oder depressive Verstimmung, Mastodynie, Wasserretention mit Gewichtsanstieg, Völlegefühl, Obstipation und ähnliche Beschwerden. Migräne und epileptische Äquivalente können gehäuft auftreten.

Frank [*744*], der dieses Syndrom beschrieb, nahm auf Grund seiner biologischen Oestrogenuntersuchungen bei der „premenstrual tension" eine Ausscheidungsstörung des Follikelhormons an. Während der Beschwerden sollen die Oestrogene im Blut nach seinen Befunden ansteigen, während die Harnausscheidung absinkt, was er mit einer Erhöhung der Ausscheidungsschwelle der Nieren zu erklären versuchte.

In der Folge haben sich vor allem französische Autoren wie Gilbert-Dreyfuss et al. [*798*] und Sainton et al. [*1693*] um die Klarlegung des Symptomenkomplexes bemüht. Sie gaben erhöhte oder an der oberen Grenze der Norm liegende Oestrogenausscheidungswerte an. Gelegentlich wurden aber auch ganz abnorm hohe Werte bis zu 2500 ME [$\cong$ 250 μg Oestronäquivalent] pro Tag im Vaginalverhornungstest gefunden. Es wurde ferner eine Erhöhung des Oestrogen-Progesteronquotienten angenommen, u. a. von Green und Dalton [*841*] sowie Moricard [*1391*]. Morton [*1390*] hat über eine solche Oestrogen-Progesteron-Verschiebung mit einem relativen Überwiegen der Oestrogene und ungenügender Gelbkörperfunktion auf Grund einer Untersuchung der Hormonausscheidung bei 29 Patientinnen berichtet. Vimeux [*2070*] spricht von Hyperoestrogenismus bei Werten über 500 IE [$\cong$ 50 μg Oestronäquivalent] im 24-Stunden-Urin. Er empfiehlt als diagnostisch ausreichend eine einmalige Hormonbestimmung am 8. Cyclustag, was aber wohl kaum vertretbar sein dürfte. JAYLE und CRÉPY [*1041*] bestimmten Phenolsteroide im Harn und sprechen von einer hyperfollikulinen Tendenz bei Werten zwischen 150 und 200 μg. Definitive Hyperfollikulinie soll oberhalb 200 μg/24 Stunden vorliegen. Es wurden Werte bis zu 500 μg/24 Stunden mitgeteilt. LORENZINI u. Mitarb. [*1260*] sind der Meinung, daß ein hoher Oestriol/(Oestron+Oestradiol)-Quotient nach Oestradiolbelastung für den „Hyperoestrogenismus“ charakteristisch sei.

NORREEL und POLLÈS [*1452*] sowie GELLER et al. [*782*] haben die Hormonausscheidung bei der „Hyperfollikulinie“ eingehend untersucht. Die letzteren haben 200 Patientinnen mit typischen klinischen Erscheinungen studiert. Zeichen vermehrter oestrogener Aktivität fehlten in 85,6% der Fälle auf Grund des Vaginalabstrichs, in 96,5% der Fälle auf Grund der Endometriumbiopsie und in 90,7% auf Grund der Oestrogenausscheidung im Urin. Verwendet wurde die Methode von JAYLE et al. [*1048, 1051*] unter Benutzung der ALLEN-Korrektur. Die Autoren kommen zu dem Schluß, daß in der Mehrzahl der Fälle das Hyperfollikulinie-Syndrom keine biologischen Zeichen vermehrter oestrogener Aktivität aufweist und daher nicht als Ausdruck eines hyperoestrogenen Zustandes angesehen werden sollte. Ähnlich kritische Gesichtspunkte wurden auch von anderer Seite vorgetragen.

In einer weiteren Arbeit hat die gleiche Gruppe [*783*] die Follikulinausscheidung mit der JAYLEschen Methode in 72% ihrer 64 Fälle unterhalb des Normalbereichs gefunden. Die Normalwerte betrugen 5 bis 15 μg in der Follikelphase, 10 bis 20 μg in der Lutealphase. Werte über 35 μg in der Lutealphase wurden als erhöht, unter 10 μg als erniedrigt angesehen.

Über erhöhte Blutwerte bei Hyperfollikulinie hat neben FRANK auch DE GENNES [*789*] berichtet.

Hyperoestrogene Zustände soll es nach LECLERQ [*1187*] in der Postmenopause geben. Diese sollen Ursachen verschiedener vegetativer Beschwerden sein können. Da Phenolsteroide bestimmt wurden, erscheint es unsicher, inwieweit hier Oestrogene oder weitgehend unspezifische phenolische Substanzen bestimmt wurden. Es sei aber daran erinnert, daß auch ZONDEK, der eine biologische Methodik benutzte, ähnlich erhöhte Ergebnisse mitgeteilt hat. Eine Nachprüfung mit modernen Methoden wäre daher wünschenswert.

Auf der Suche nach den Ursachen des Syndroms hat man auch latente Leberfunktionsstörungen und Vitaminmangelzuständen mit verminderter Oestrogeninaktivierung eine Bedeutung zugesprochen [*2028*]. Solche Zustände sind aber normalerweise wohl selten als Ursachen hormonaler Störungen anzusehen. Vegetativ-konstitutionelle Faktoren mögen bei der Manifestierung der Symptome nicht selten mitbedingend wirken. Die Tatsache, daß schon die Beseitigung der prämenstruellen Wassereinlagerung durch Diuretica oft eine Besserung der Beschwerden zu bewirken vermag, kann dafür sprechen, daß möglicherweise andere Funktionskreise in den Ablauf des Geschehens mit hineinspielen. ZONDEK und BROMBERG [*2197*] fanden bei vielen Patientinnen mit prämenstrueller Spannung allergische Symptome. Eine echte Hyperfollikulinie liegt zweifellos bei oestrogenbildenden Tumoren der Ovarien und der Nebennierenrinde vor, doch finden sich bei ihnen keineswegs immer hyperfollikuline Beschwerden. Bei der Feststellung einer „Hyperfollikulinie" aus dem Vaginalabstrich erscheint es fraglich, inwieweit sich die cytologische Diagnose mit der klinischen Definition des Syndroms deckt. PUNDEL [*1599*] spricht von einer reinen oder absoluten Hyperfollikulinie, wenn eine Vermehrung der acidophilen Zellen auf 60 bis 70% vorliegt. Natürlich sind Zeichen einer progestativen Wirkung an den Epithelien in solchen Fällen nicht oder nur selten vorhanden, da eine Ovulation meist nicht stattgefunden hat. Die Acidophilie tritt allerdings oft nur vorübergehend auf. In anderen Fällen fehlt lediglich die normale post- oder prämenstruelle Verminderung der Acidophilie und es besteht eine gleichmäßige Zunahme der acidophilen Zellen als Ausdruck der Follikelpersistenz bis zum Blutungsbeginn. Bei der Hyperfollikulinie mit erhaltener Ovulation findet man bis zur Ovulation am Vaginalepithel keine Besonderheiten. Danach soll der Acidophilenindex steil bis auf 60 bis 80% ansteigen und bis zum Eintreten der Menstruation erhöht bleiben. Das Endometrium zeigt in solchen Fällen meist Zeichen cystischer Hyperplasie und sekretorischer Umwandlung nebeneinander.

Obwohl sich eine enorme, meist theoretisierende Literatur zum Thema der „Hyperfollikulinie" und „Hyperfollikulinämie" angehäuft hat, sind zur Zeit doch kaum wirklich verläßliche Angaben über das Verhalten der Oestrogene bei diesem Syndrom vorhanden. Solche Daten können unserer Meinung nach nur durch exakte und statistisch einwandfreie Untersuchungen mit einer geeigneten Methodik gewonnen werden. Dazu ist ein großes und klinisch einheitliches, gut durchdiagnostiziertes Krankengut nötig. Bisher gibt es jedenfalls keinen stichhaltigen Beweis für eine signifikante Erhöhung der Oestrogenwerte im Blut oder im Harn bei der sog. Hyperfollikulinie.

Zusammenfassend ist daher zu folgern, daß aus dem klinischen Syndrom nicht ohne weiteres auf eine vermehrte Oestrogenbildung und -ausscheidung zu schließen ist und daß andererseits aus erhöhten Oestron-, Oestradiol- und Oestriolwerten im Harn keineswegs ein Hyperfollikuliniesyndrom diagnostiziert werden kann. Die Bezeichnung des Krankheitsbildes bezieht sich daher auf Hormonbefunde, die sich mit den in Frage kommenden modernen Methoden gar nicht nachweisen lassen. Wie sich dabei die anderen bisher bekannten Oestrogene verhalten, wissen wir nicht. Es ist aber bisher kein klinisches Syndrom mit vermehrter Oestrogenwirkung bekannt geworden, bei dem nicht wenigstens eines der drei klassischen Oestrogene einen deutlichen Anstieg im Harn zeigte. Gelegentlich scheint eine Corpus luteum-Insuffizienz zu bestehen. Auch neurovegetative Störungen spielen wohl eine Rolle.

Es wäre demnach mit moderneren, biologischen und chemischen Verfahren zu prüfen, ob bei dem prämenstruellen Syndrom, dessen Existenz kein Kliniker leugnen wird, vielleicht Störungen im Zwischenstoffwechsel der Steroide vorkommen können. Es ist an der Zeit, die verschiedenen ätiologischen und pathogenetischen Theorien exakt zu überprüfen. Die gegenwärtige Erklärung und Benennung dieses Symptomenkomplexes kann jedenfalls nach dem heutigen Stand unserer Kenntnisse nicht ohne weiteres akzeptiert werden.

„Endokrine Imbalanz“. „Störung des hormonellen Gleichgewichts“ ist eine nicht so selten gestellte Diagnose. Sie ist bei manchen Klinikern sehr populär, obwohl sie eigentlich gar nicht als Diagnose bezeichnet werden kann sondern lediglich einen sehr vagen Eindruck wiedergibt.

SHUTE [*1800, 1801, 1802, 1803, 1804*] fand mit seiner unspezifischen Oestrogenbestimmungsmethode (s. Seite 250), daß solche „endokrinen Imbalanzen“, bei denen relativ zuviel oder zuwenig Oestrogene im Organismus vorhanden sind, nicht so selten seien. Er empfahl zur Behandlung die Verabfolgung von Vitamin E.

Auch im italienischen, französischen und lateinamerikanischen Schrifttum liegen zahlreiche Arbeiten über diese Störungen des hormonellen Gleichgewichts vor. Man rechnet dazu die funktionellen Blutungen, das prämenstruelle Syndrom, die Mastopathie, Gynäkomastie, Schwangerschaftstoxikosen und andere Störungen.

In der Regel werden zwei Hormone, *a* und *b*, bei einer beliebigen Krankheit bestimmt. Der allgemeine Eindruck ist dann vielleicht, daß sich *a* etwas vermindert und *b* etwas vermehrt findet. Diese Abweichungen sind jedoch bei näherer Betrachtung statistisch nicht gesichert. Natürlich gibt es Methoden, zu prüfen, ob sich der Quotient a/b von dem normaler Individuen tatsächlich unterscheidet. Solche Prüfungen werden aber für gewöhnlich nicht vorgenommen, und der etwas verschwommene, aus klinischen oder Laboratoriumsergebnissen gewonnene Eindruck wird auf Grund unzureichender Befunde zum Dogma erhoben. Wir glauben nicht, daß solche unscharfen Begriffe überhaupt nützlich sein können.

Nichtsdestoweniger mag es solche endokrinen Verschiebungen („shifts“) geben, z. B. zwischen den klassischen Oestrogenen Oestriol/(Oestron+Oestradiol), zwischen Oestrogenen und Progesteron, Oestrogenen und Androgenen. Diese sollten aber mit exakten Methoden nachgewiesen und wenn irgend möglich durch Berechnung erfaßbar gemacht werden. Unter diesen Voraussetzungen könnten solche endokrinen Quotienten in der hormonellen Diagnostik in Zukunft vielleicht einen festen Platz einnehmen.

Vulvovaginitis. Die Entzündung der Scheide und der Vulva bei Kindern und bei Frauen im Senium ist klinisch oft durch ein deutliches Oestrogendefizit gekennzeichnet und durch Oestrogengaben meist rasch zu bessern.

SHUTE [*1801*] glaubte mit seiner enzymatischen Methode bei der Vulvovaginitis eine „Hormonimbalanz“ feststellen zu können. Auf Grund seiner Ergebnisse gelangte er zu der Ansicht, daß bei dieser Erkrankung eine Oestrogenmangel- und eine Oestrogenüberschußform existiere. Insbesondere bei manchen Fällen in der Postmenopause fand er hohe Oestrogenwerte. SHUTE hat seine auf diesen Bestimmungen basierenden Theorien in den vierziger Jahren sehr intensiv propagiert und die Behandlung mit Vitamin E empfohlen, dem er eine regulierende Wirkung auf den Oestrogenspiegel zusprach.

Wir sind der Meinung, daß die Blutoestrogenbestimmungen des Autors mit einer unspezifischen Methode gewonnen wurden und daher keine Beweiskraft haben.

Über das Verhalten der Oestrogenausscheidung bei Genitalentzündungen haben auch LESNOI et al. [*1200b*] berichtet.

Nach GEIST und SALMON [*781*] kann langzeitiger Oestrogenmangel, nachgewiesen durch Oestrogenbestimmung und Vaginalabstrich, *Dysurie*, *Polyurie* und *Harninkontinenz* begünstigen. Diese Beschwerden sind durch Oestrogengaben meistens gut zu bessern.

f) Pubertas praecox

Neben den idiopathischen und familiär hereditären Formen kann vorzeitige Geschlechtsreife bei Kindern u. a. durch oestrogenproduzierende Ovarial-, Testis- oder Nebennierenrindentumoren und durch exogene Hormonzufuhr bewirkt werden. In solchen Fällen finden sich hohe Oestrogenwerte bei niedriger Gonadotropinsekretion. Am häufigsten ist in dieser Gruppe die durch Ovarialtumoren bedingte isosexuelle Frühreife bei Mädchen. Meist handelt es sich um Granulosazelltumoren. Wir verweisen hierzu auf den Abschnitt über oestrogenproduzierende Tumoren (s. Seite 408). Eine umfassende Bibliographie aller Typen von Ovarialtumoren, die eine *hormonal bedingte Pubertas praecox* bei Kindern unter 12 Jahren hervorriefen, findet sich in der Arbeit von SECKEL und PLOTZ [*1779*] sowie in dem Artikel von STUTTE [*1953b*].

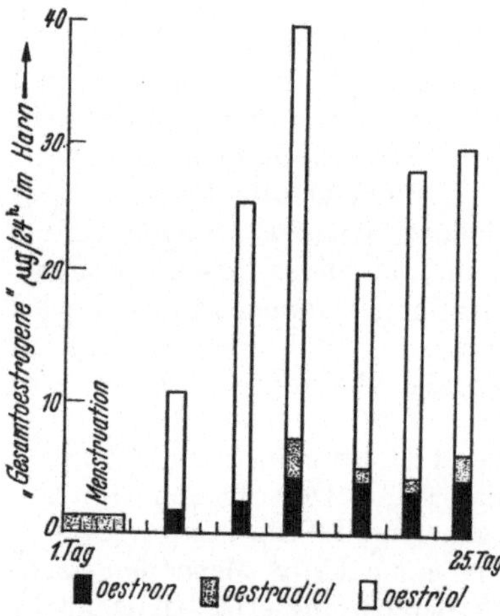

Abb. 66. Gesamtausscheidung von Oestrogenen im Harn während eines Cyclus bei einem 10jährigen Mädchen mit echter Pubertas praecox. Klinisch gegenüber Normalfällen etwa 4 Jahre in der Entwicklung voraus. Relativ hohe Werte. Methode: BROWN. (Nach BULBROOK et al. [*325*])

Die *echte hypothalamische Pubertas praecox*, die weitaus häufigste Form der vorzeitigen Pubertät, kann durch die Bestimmung der Gonadotropine und der Sexualsteroide von der durch steroidbildende Tumoren bedingten differentialdiagnostisch meist gut abgegrenzt werden. Die Gonadotropin- und Oestrogenwerte sind durchweg denen in der normalen Pubertät gleich (s. Abbildung 66).

HAIN [*864*] fand bei biologischer Bestimmung in einem seiner fünf Fälle „konstitutioneller" Pubertas praecox die Oestrogenausscheidung im Harn mit 200 IE [$\simeq$ 20 μg Oestronäquivalent]/24 Stunden erhöht. In dem von GROSS [*848*] berichteten Fall fluktuierte die Ausscheidung zwischen 12 und 405 IE [$\simeq$ 1,2 bis 40,5 μg Oestronäquivalent]. In der Mehrzahl der Fälle lagen die Werte aber relativ niedrig. Unter seinen neun Fällen fand NOVAK [*1454a*] fünfmal negative biologische Oestrogenteste. Bei den übrigen Patienten ließen sich im Harn zwischen 4 und 25 IE [$\cong$ 0,4 bis 2,5 μg Oestronäquivalent] nachweisen.

BULBROOK et al. [*325*] fanden mit der Methode von BROWN in elf Fällen mit vorzeitiger und früher Pubertät die Oestrogenwerte häufig über denen normaler gleichaltriger Mädchen. Es bestand eine gute Übereinstimmung zwischen chemischer Oestrogenbestimmung und vaginaler Cytologie. Kinder mit einer vorzeitigen Entwicklung der sekundären Geschlechtsmerkmale, die aber noch nicht menstruiert hatten, schieden weniger Oestrogene aus als normale menstruierende Frauen, aber viel mehr als normale Kinder des gleichen Alters. Ein steiler Anstieg der Oestrogenausscheidung erfolgte, wenn die Regelblutungen einsetzten. Es wurden aber auch altersentsprechende, nicht erhöhte Oestrogenwerte gefunden. Ein solcher Befund scheint also keineswegs unvereinbar mit der Diagnose einer Pubertas praecox zu sein. Die Oestrogenwerte lagen in den typischen Fällen zwischen 0 und 5,7 μg/24 Stunden, bei zwei zehnjährigen Mädchen mit früh einsetzender Pubertät zwischen 2,6 und 38 μg.

Es ist bisher nicht geklärt, ob und inwieweit die Oestrogene in solchen Fällen aus dem Ovar oder der Nebennierenrinde stammen und ob sie in ihrer Zusammensetzung und ihrem Stoffwechsel denen des normalen Erwachsenen gleichen. Auch Belastungsversuche bei solchen Patienten sind nicht bekannt geworden. Das interessante Krankheitsbild verdient eine intensivere Bearbeitung unter diesen Gesichtspunkten.

g) Künstliche Menopause

Schon mit biologischen Methoden wurde ein rascher Oestrogenabfall nach chirurgischer Kastration oder nach vollständiger radiologischer Ausschaltung der Ovarien gefunden, der von einem starken Anstieg der Gonadotropine gefolgt ist.

Untersuchungen hierüber haben FRANK et al. [*747*], LOEWE et al. [*1241*], ASSMANN [*67a*], HELLER u. Mitarb. [*915*], FURUHJELM [*759*], PEDERSEN-BJERGAARD und TÖNNESEN [*1530, 1531*], KLOTZ und JAYLE [*1121*], BÉNARD et al. [*133, 134*], PAULSEN et al. [*1505*], KOLLER [*1133*] sowie STRUTHERS [*1953*] und NATHANSON und TOWNE [*1427*] veröffentlicht. Diese Autoren konnten auch nach Entfernung oder röntgenologischer Ausschaltung der Ovarien durchweg noch oestrogene Aktivität im Harn feststellen.

BERGER und KELLER [*145*] fanden bei Kastratinnen eine Phenolsteroidausscheidung zwischen 15 und 110 μg/24 Stunden, also etwa wie in der normalen Menopause. Gleichliegende Werte teilten JAYLE und CRÉPY [*1044*] mit.

Bei kastrierten Frauen, wie auch in der spontanen Menopause, soll es nach LECLERQ [*1187*] hyperfollikuline Zustände geben, die mit typischen Allgemeinbeschwerden einhergehen. Der Verfasser fand bei normalen Postmenopausefällen 19,2 μg Phenolsteroide pro 24 Stunden und im allgemeinen kein „Follikulin“, bei Patientinnen mit klimakterischen Beschwerden nach chirurgischer Kastration im Mittel 75,5 μg und 65,4 μg/24 Stunden bei natürlicher Postmenopause mit Beschwerden.

Demnach besteht ein deutlicher Unterschied zwischen den Werten der natürlichen und künstlichen Menopause, aber kein wesentlicher zwischen denen nach chirurgischer und radiologischer Kastration. Es fragt sich natürlich, wieweit die bestimmten Phenolsteroide Oestrogene repräsentieren.

Nach SMITH [*1833*] findet man im Harn oophorektomierter Frauen nur Oestradiol, Oestriol und Oxydationsprodukte, dagegen kein Oestron. Ein solches Ausscheidungsmuster scheint uns sehr unwahrscheinlich.

Bei ovariektomierten Frauen haben DICZFALUSY und WESTMAN [*540*] die Oestrogenausscheidung mit der BROWNschen Methode gemessen. Sie fanden im allgemeinen erniedrigte Werte. Das arithmetische Mittel betrug für die Oestron-, Oestradiol- und Oestriolfraktion je etwa 2 bis 3 μg mit Extremen zwischen 0 und 9 μg. Diese Werte stimmen mit den von STRONG et al. [*1951*] in neun Fällen gewonnenen gut überein.

In einer neueren Arbeit teilen BROWN et al. [*294*] eine Reihe weiterer Befunde mit. Die zum Teil (bei glandulär-cystischer Hyperplasie) sehr hohen Werte fielen nach bilateraler Oophorektomie auf Werte ab, wie man sie im Harn bei Frauen nach der Menopause findet. Die Oestron- und Oestriolausscheidung liegt niedrig. Oestradiol fehlt häufig ganz. Die noch nachweisbaren Oestrogene sind wahrscheinlich vorwiegend adrenalen Ursprungs.

BAULD [*103a*] sowie BREUER et al. [*269*] und BRAUNSBERG et al. [*245, 247*] haben Ergebnisse in gleicher Größenordnung mitgeteilt. BULBROOK und GREENWOOD [*322, 324*] fanden unmittelbar nach beiderseitiger Oophorektomie fast regelmäßig eine kurzdauernde Erhöhung der Oestrogenausscheidung, wahrscheinlich durch die postoperativ erhöhte Funktion der Nebennierenrinde („stress") bedingt (s. auch Seite **68** und **464**).

Überhaupt muß die fortbestehende Oestrogensekretion wohl auf die Tätigkeit der Nebennierenrinde zurückgeführt werden. Bei ovariektomierten Frauen tritt nach Choriongonadotropinverabfolgung keine Veränderung der Steroidausscheidung und des Vaginalabstrichs auf [*258*]. Dies ist aber nach Verabfolgung von ACTH der Fall, wie BROWN et al. [*293a*] und BREUER et al. [*268*] mit der BROWNschen Methode sowie KELLER und HAUSER [*1097*] durch biologische Oestrogen- und durch Phenolsteroidbestimmung (Werte bis zu 800 μg/24 Stunden) nachweisen. Der hohe Anstieg der Phenolsteroide zeigt unserer Ansicht nach aber auch wie unspezifisch diese Methode ist. Erwähnenswert ist auch, daß nach Röntgenovarialbestrahlung der Oestriol/(Oestron+Oestradiol)-Quotient im Harn erniedrigt sein kann [*523, 1449*] (s. Tabelle 55).

Sehr zahlreiche Angaben sind über kastrierte Frauen sowie Frauen nach der Menopause mit Mammacarcinom vorhanden. Diese werden im Kapitel über das Mammacarcinom (s. Seite 427) besprochen, da nicht sicher bewiesen ist, daß diese Werte mit denen sonst gesunder Frauen nach der Kastration übereinstimmen.

Auch mit der Vaginalcytologie konnte nach radiologischer Ausschaltung der Ovarien noch oestrogene Aktivität nachgewiesen werden.

Von zukünftigen Untersuchungen der Oestrogenausscheidung bei kastrierten Frauen mit weiter verbesserten Methoden erwarten wir wertvolle Auskunft über den Normalbereich der Oestrogenausscheidung bei Frauen nach der Menopause und die Oestrogensekretion der Nebennierenrinde.

2. Störungen der Testisfunktion

Die *Unterfunktion* der männlichen Gonaden wird im allgemeinen nach der Ausscheidung von Androgenmetaboliten oder der Gruppe der 17-Ketosteroide bemessen. Erst in den letzten Jahren hat man gelernt, daß die Oestrogenausscheidung ein ebenso guter, nach Chorionhormongabe sogar ein besserer Gradmesser der endokrinen Vollwertigkeit der Hoden-

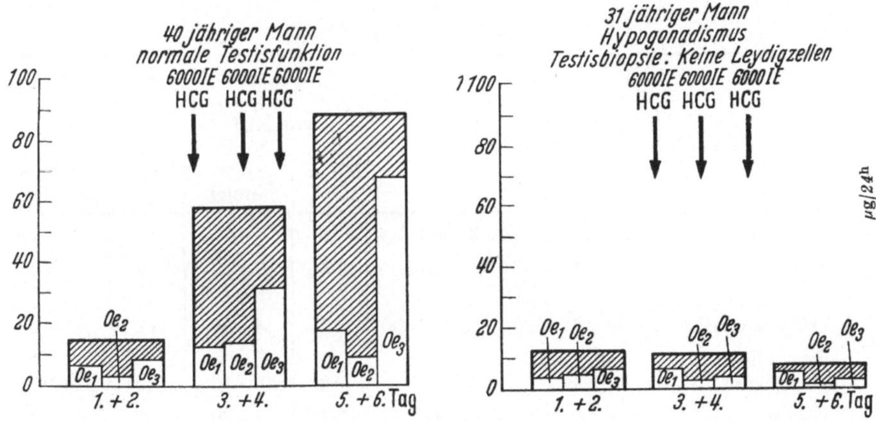

Abb. 67. Praktische Anwendung des HCG-Tests. Links: normale Reaktion. Rechts: pathologische Reaktion. Kein Anstieg der Oestrogenausscheidung. Oe_1 Oestron, Oe_2 Oestradiol, Oe_3 Oestriol. Gestrichelte Felder „Gesamtoestrogene" ($Oe_1 + Oe_2 + Oe_3$). (Nach Gemzell et al. [*786a*]. Methode Brown [*281*]

funktion ist. Die Bestimmung der Oestrogenausscheidung nach HCG-Verabfolgung ist heute ein vielgeübter und sehr empfehlenswerter Test zur Funktionsprüfung [*449*, *518*, *625*, *877*a, *1277*]. Beim Hypogonadismus spricht der Hoden auf Choriongonadotropin-Stimulierung viel schlechter an als der normale Hoden, d. h. die Oestrogenausscheidung nimmt nicht oder nur wenig zu. Man verabfolgt am besten dreimal 6000 IE HCG (s. Abbildung 67). Andere Autoren verabfolgen 6000 IE über 10 Tage. Findet man danach keine Erhöhung der Oestrogenausscheidung, so kann man auf das Fehlen funktionstüchtiger Leydig-Zellen schließen. Beispiele für einen positiven und einen negativen HCG-Test werden in Abbildung 67 gezeigt. Tabelle 51 gibt die Ergebnisse von HCG-Testen wieder, wie sie von Jayle u. Mitarb. [*1054a*] mitgeteilt wurden. Aus ihr gehen die diagnostischen Möglichkeiten bei verschiedenen Formen testiculärer Unterfunktion hervor.

Bei Unterfunktion der Hoden wie beim Klinefelter- (s. Seite 376) und beim Heller-Nelson-Syndrom findet man neben erniedrigten Androgen- auch erniedrigte Oestrogenwerte. Dies gilt speziell für alle Fälle mit Schädigungen der Leydig-Zellen. Bei Schädigung der anderen

Zellelemente scheint die Oestrogenausscheidung nicht wesentlich verändert zu sein.

ENGBERG [*655*] hat mitgeteilt, daß von 22 kryptorchen Männern nur zwei biologisch verminderte Oestrogenwerte im Harn aufwiesen.

KENYON et al. [*1102*] geben einen mittleren Normalwert von 10 μg pro Liter für gesunde Männer an. Bei Kryptorchen fanden sie bei reduziertem Androgenspiegel eine Ausscheidung von 2,7 μg Gesamtoestrogen, bei Eunuchoiden von 1,8 μg. Kastrierte Männer hatten Werte von 3,3 μg/Liter.

Tabelle 51. *Ausscheidung von Phenolsteroiden im Harn nach Stimulierung mit HCG bei Männern*

Nach JAYLE et al. [*1054a*]

Diagnose	Anzahl Fälle	HCG IE	„Gesamtphenolsteroide" (μg/24 Stunden) vor HCG Mittel	vor HCG Streuungsbereich	nach HCG Mittel	nach HCG Streuungsbereich
Normalfälle	27	30000	15	0—30	48	20—90
Kastraten	4	30000—75000	6	5—8	6	5—6
Primärer Hypogonadismus .	8	20000—100000	13	5—30	12	0—30
Sekundärer Hypogonadismus .	2	50000	12	11—13	27	24—30
Greise	11	30000	7*	0—20	14	10—30

* Die Phenolsteroidwerte von 24 und 46 μg vor und nach HCG-Stimulierung bei einem 65jährigen Mann wurden nicht in die Mittelwerte mit eingeschlossen

JAILER [*1028*] wies bei Kindern zwischen 5 bis 10 Jahren mit Kryptorchismus, Hydrocele oder anderen genitalen Fehlbildungen Oestrogene in der Höhe zwischen 3 bis 6,5 μg/24 Stunden nach, also Werte im unteren Normalbereich seiner Methode.

Bei Impotentia erigendi et coeundi sowie bei Ejaculatio praecox fand CHWALLA [*414*] unabhängig vom Alter der Patienten sehr oft hohe Oestrogenausscheidung mit Werten von 300 bis 600 IE [$\cong$ 30 bis 60 μg Oestronäquivalent] pro Tag. Da solche Störungen häufig mehr auf psychischen als auf somatischen Störungen beruhen, erscheint die Bedeutung dieser Werte fraglich. Bei ihren zwölf Patienten mit Impotenz, die in acht Fällen auf neurotischer Grundlage beruhte, fanden NEUSTADT und MYERSON [*1439*] mit der Methode nach VENNING et al. [*2056*] jedoch ebenfalls sehr niedrige Androgen- und Oestrogenwerte.

a) „Testiculäre Feminisierung"

Unter dieser Bezeichnung versteht man das Auftreten von eunuchoiden Symptomen und Verweiblichungserscheinungen bei gonadal und chromosomal männlichen Individuen. Das Krankheitsbild wird besser als *Pseudohermaphroditismus masculinus mit Verweiblichung* bezeichnet. Die Hoden sind atrophisch und zeigen histologisch regressive Veränderungen. Oft bestehen Keimdrüsendystopien wie Kryptorchismus oder Leistenhoden.

Bei solchen Patienten (mit intersexuellem äußeren Genitale) fanden ältere Untersucher wie NOVAK [*1454a*] und WITSCHI et al. [*2154*] offenbar normale Oestrogenaktivität im Harn. RUBOVITZ [*1669a*] konnte keine Oestrogenaktivität nachweisen. FINKLER [*710c*] gibt bei seinem Patienten weniger als 5 ME [$\cong$ 0,5 μg Oestronäquivalent]/24 Stunden an, JAMAIN et al. [*1029a*] etwa 20 IE [$\cong$ 2,0 μg Oestronäquivalent]/Liter. MUÑOS-ESCODA [*1410a*] teilt einen Wert von 5 IE [$\cong$ 0,5 μg Oestronäquivalent]/24 Stunden mit. Bei PHILIPPS [*1542a, 1885*] Patienten bestand, gemessen am Vaginalabstrich, eine niedrige Oestrogenaktivität.

KIKA et al. [*1106*] bezifferten die Oestrogenausscheidunge ihrer Patienten auf 33 μg Oestradioläquivalent. HAUSER et al. [*889*] sowie CONTI et al. [*448*] sahen erniedrigte Phenolsteroidwerte. Bei Patienten mit totaler Verweiblichung haben MISHELL [*1377b*] 0 bis 21 bzw. 20 bis 29 RE [$\cong$ 10 bis 14,5 μg Oestronäquivalent]/24 Stunden, HAIN et al. [*864a*] unter 2 IE [$\cong$ 0,2 μg Oestronäquivalent]/24 Stunden, WILKINS [*2135*] 34 μg, BOUTE u. a. [*234*] 50 IE [$\cong$ 5 μg Oestronäqiuvalent]/24 Stunden, BEATTY [*120a*] 6 μg, CAVALLERO [*402c*] 32 und 130 μg (Phenolsteroide), MORRIS [*1391b*] 32 RE [$\cong$ 16 μg Oestronäquivalent]/24 Stunden, ARMSTRONG [*60*] 4,9 bis 6,1 μg, DIEKE [*541a*] 10 IE [$\cong$ 1 μg Oestronäquivalent]/24 Stunden und HAMMERSTEIN [*877*] (Methode BROWN) 7,2 bis 8,2 μg pro 24 Stunden Gesamtoestrogene angegeben, also Werte, die der niedrigen Oestrogenausscheidung bei Männern oder der in der normalen Proliferationsphase entsprechen. Bei sog. „Mischtypen“ gibt HAMMERSTEIN [*877*] 3 bis 6 μg Gesamtoestrogene im Harn bzw. 10 IE [$\cong$ 1 μg Oestronäquivalent]/24 Stunden an. Auch IKKOS et al. [*1000a*] geben eine normale Oestrogenausscheidung an.

Bei einem 21 Jahre alten genetisch männlichen Patienten mit intersexuellem äußeren Genitale und beiderseitigen Labienhoden ohne Spermiogenese und erheblicher Vermehrung der LEYDIG-Zellen gibt HAMMERSTEIN [*877*] folgende detaillierten Werte in μg/24 Stunden:

Tabelle 52. *Oestrogenausscheidung bei einem Patienten mit „Testiculärer Feminisierung“ vor und nach Kastration* (nach HAMMERSTEIN [*877*]; Methode BROWN [*281*])

	Vor Kastration	Nach Kastration
Gesamtoestrogene	6,9—11,1	3,0—14,4
Oestriol	1,8—7,2	0—5,4
Oestron	0—2,4	0—6,6
Oestradiol	0,6—4,5	0—3,0

Man kann also wohl *zusammenfassend* sagen, daß die „testiculäre Feminisierung“ keineswegs auf einer vermehrten Oestrogensekretion der Hoden (oder der Nebennierenrinden) beruht oder auch nur mit einer vermehrten Oestrogenausscheidung im Harn einhergeht. Nach HCG-Injektion steigt die Oestrogenausscheidung an. Nach Verabfolgung von ACTH tritt auch bei diesen Patienten eine Erhöhung der Oestrogenausscheidung adrenalen Ursprungs ein. Oestrogenbildung in Testis und Nebennierenrinde scheinen also in den meisten Fällen nicht insuffizient zu sein. Dagegen scheinen Störungen im Androgenstoffwechsel zu bestehen [*877*].

Untersuchungen der wenig charakteristischen Oestrogenausscheidung dürften daher bei diesem genetisch bedingten Krankheitsbild sowohl für ätiologische als auch für diagnostische Fragen weniger interessant sein als Untersuchungen über den Stoffwechsel der Steroide, insbesondere nach Androgenbelastung.

b) KLINEFELTER-Syndrom

Zu den Hauptsymptomen dieses Krankheitsbildes zählen die Hodenatrophie mit Sklerosierung und Hyalinisierung der Tubuli contorti. In vielen Fällen findet sich Gynäkomastie. Überraschenderweise scheint das genetische Geschlecht dieser Patienten in den meisten Fällen weiblich zu sein. Man hat daher angenommen, daß es sich bei den Gonaden des echten KLINEFELTER-Syndroms um weibliche Keimdrüsenanlagen handelt, die sich auf Grund unbekannter Frühschädigungen mit Zerstörung des Cortex in der falschen, männlichen Richtung entwickelt haben. Einen charakteristischen Hormonbefund beim KLINEFELTER-Syndrom gibt es nicht. Die Gonadotropinausscheidung im Harn ist meist erhöht, die Ausscheidung der Oestrogene vermindert. Da die Androgenwirkung im allgemeinen stärker erniedrigt ist, kommt es zu einer Verschiebung des Androgen/Oestrogenquotienten. In ihrer Originalmitteilung teilten KLINEFELTER et al. [*1116*] mit, daß die Oestrogenausscheidung bei ihren Patienten eher niedrig gewesen sei, d. h. im unteren Bereich der normaler Männer oder von Frauen nach der Menopause liege. HELLER und NELSON [*917*] gaben an, daß bei Patienten mit Gynäkomastie die Oestrogenausscheidung meistens normal, bei solchen ohne Gynäkomastie meistens niedrig war. JAILER [*1028*] fand mit 32,8 μg/24 Stunden eine Oestrogenausscheidung im Normalbereich.

c) Orchidektomie

Nach Kastration ist die Oestrogenausscheidung bei Männern deutlich erniedrigt. KENYON et al. [*1102*] geben für normale Männer durchschnittlich 10 μg pro 24 Stunden, für Kastraten 3,25 μg Oestronäquivalent an.

CALLOW et al. [*367*] verglichen die 17-Ketosteroid- und Oestrogenausscheidung normaler Männer mit der von Eunuchen. Sie fanden keine signifikante Verminderung der 17-Ketosteroidausscheidung, aber eine deutliche Erniedrigung der Oestrogenausscheidung von 10 bis 30 IE [$\cong$ 1 bis 3 μg Oestronäquivalent] auf 5,8 IE [$\cong$ 0,58 μg Oestronäquivalent] pro Liter.

Auch aus diesen Befunden geht hervor, daß die Testes wichtige Oestrogenbildner sind. Die nach Entfernung der Testes verbleibende Oestrogenausscheidung in Höhe von etwa $^1/_3$ des Ausgangswerts dürfte nebennierenbedingt sein.

In der Abbildung 68 wird die Ausscheidung von Oestrogenen unter HCG-Verabfolgung vor und nach Orchidektomie wiedergegeben. Während die Oestrogenwerte unter Chorionhormongaben bei vorhandenen Hoden ansteigen, erfolgt keine Reaktion nach Entfernung der Testes, da die Nebennierenrindensekretion durch reines Choriongonadotropin nicht stimuliert wird.

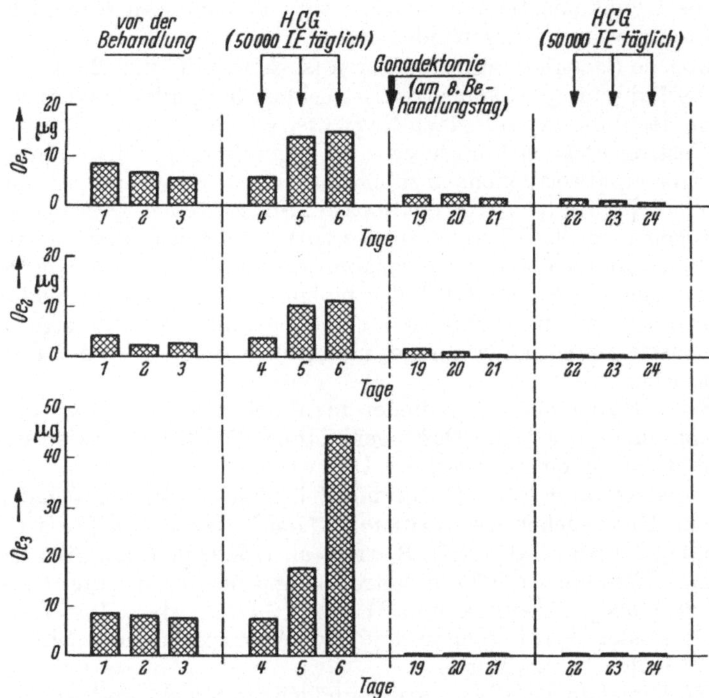

Abb. 68. Einfluß von Choriongonadotropinzufuhr (HCG) auf die Ausscheidung von Oestron (Oe_1), 17β-Oestradiol (Oe_2) und Oestriol (Oe_3) bei einem Mann in μg/24 h vor und nach Orchidektomie. (Nach GEMZELL et al. [*786a*]). Methode: BROWN [*281*]

d) Gynäkomastie

Das eigenartige Symptom der Brustdrüsenschwellung bei Männern ist ätiologisch keineswegs einheitlicher Natur. Eine physiologische Gynäkomastie findet sich beim Neugeborenen und in der Pubertät. Bei endokrinen Funktionsstörungen, wie beim männlichen Hypogonadismus, beim KLINEFELTER-Syndrom und auch nach Kastration ist sie eine nicht seltene Begleiterscheinung, ebenso bei oestrogenproduzierenden Nebennierenrinden- und Testistumoren wie bei manchen Tumoren der Hypophyse. Die Tatsache, daß sie auch bei Lebererkrankungen und bei Hyperthyreosen vorkommen kann, deutet darauf hin, daß vielleicht Stoffwechselstörungen eine ursächliche Rolle spielen können. Auch Unterernährung, insbesondere proteinarme Diät, ruft vielfach eine Gynäkomastie hervor. Hier kann die bestehende Gonadeninsuffizienz, wie auch die Leberschädigung eine Rolle spielen. Von den nichtendokrinen Krankheiten können angeblich die Lepra, die Leukämie sowie gewisse

Rückenmarkserkrankungen mit einer Brustdrüsenschwellung einhergehen.

Histologisch findet sich im allgemeinen eine Wucherung der Drüsengänge mit Vermehrung des umgebenden Bindegewebes.

Die Gynäkomastie des Neugeborenen ist sehr wahrscheinlich durch die im Organismus des Kindes kreisenden großen Mengen placentärer Oestrogene (Oestriol) zurückzuführen (s. Seiten 138 und 338).

Die Pubertätsgynäkomastie tritt bei fast 50% aller Knaben kurz vor und in der Pubertät auf. Nach NATHANSON [*1428*] sind in solchen Fällen die Oestrogenausscheidungswerte oft signifikant erhöht, während die 17-Ketosteroidwerte vielfach subnormal liegen. Es scheint sich demnach um eine quantitative Korrelationsstörung zwischen Oestrogenen und Androgenen in der Übergangsphase zu handeln. EBERLEIN et al. [*629*] gaben bei Adoleszenten mit Gynäkomastie einen Wert von 9 μg Oestriol/24 Stunden an. Nach ACTH-Verabfolgung stieg die Ausscheidung auf das Doppelte an. Inwieweit an der Oestrogenbildung die Testes oder die Nebennierenrinden (Adrenarche) maßgeblich beteiligt sind, ist zur Zeit nicht sicher.

Beim Hypogonadismus findet man neben erniedrigter Androgenbildung auch erniedrigte Oestrogenbildung. Dabei kann es anscheinend gelegentlich zu einem relativen Überwiegen der Oestrogene kommen, insbesondere dann, wenn die LEYDIG-Zellen nicht stärker geschädigt sind. Manche Untersucher wie KAUFHOLD [*1088*], GREGORIS [*846*] (Phenolsteroide), HUMM et al. [*994*], RUPP et al. [*1680*] u. a. konnten in einem Teil ihrer Fälle einen erhöhten Oestrogen-Androgen-Quotienten feststellen. JAILER [*1028*], KINNEAR und DAVISON [*1108*] sowie KENYON et al. [*1102*] fanden bei Patienten mit Gynäkomastie ohne nachweisbaren Leberschaden Normalwerte.

Die Gynäkomastie bei oestrogenbildenden Testis- und Nebennierenrindentumoren bedarf keines Kommentars. Zusammenfassungen finden sich für das letztere Krankheitsbild bei CHAMBERS [*405*] und STAFFIERI et al. [*1886*], für das erstere bei LEWIS und STOCKARD [*1221*] sowie OESTERGAARD [*1470, 1470a*]. MCCULLAGH et al. [*1350*] haben das Vorkommen von Gynäkomastie bei einem Hypophysentumor beschrieben.

Das Auftreten der Gynäkomastie bei Thyreotoxikosen [*1895*] ist schwer zu verstehen. Einen interessanten Gesichtspunkt bietet die kürzlich mitgeteilte Erniedrigung des Androsteron/Ätiocholanolonquotienten im Harn nach Verabfolgung von Trijodthyronin [*767a*]. Ähnliche Versuche nach Zufuhr von Oestrogenen mit und ohne Trijodthyronin könnten hier vielleicht zum Verständnis der Pathogenese beitragen.

Die Gynäkomastie bei Leberkrankheiten wurde vielfach auf eine verminderte Oestrogeninaktivierung oder wenigstens auf eine vermehrte Menge im Blut kreisender Oestrogene zurückgeführt. Andere Untersucher nahmen eine Verschiebung im Androgen/Oestrogen-Quotienten an. Man muß annehmen, daß Störungen im Oestrogenabbau, insbesondere zu Oestriol und vielleicht zu Neutralmetaboliten, ferner im enterohepatischen Kreislauf, in der Galleausscheidung, in der Proteinbindung, in der Leberdurchblutung und noch andere Faktoren zusammenwirken und ein sehr komplexes ätiologisches Bild ergeben können. Die Inaktivierung der Androgene scheint bei Leberschäden weniger gestört zu sein. Die Oestrogenausscheidungsuntersuchungen zeigten keine einheitlichen Ergebnisse. Wir verweisen auf die eingehende Diskussion im Kapitel Leberkrankheiten (s. Seite 451).

DAVIES [*486*] vermutet, daß die Gynäkomastie, die bei Bantumännern in Afrika relativ häufig vorkommt, das Ergebnis eines Hyperoestrogenismus auf Grund von Unterernährung mit nachfolgender Leberschädigung sein könne. TROWELL [*2015*] fand dort bei vermutlich gesunden Arbeitern in 5% Gynäkomastie, während in den USA die Frequenz nur etwa 0,01% beträgt. BLOOMBERG et al. [*197*] haben jedoch die Oestrogenausscheidung in Fällen von Gynäkomastie mit solchen normaler Bantus verglichen und keinen Unterschied zwischen beiden Gruppen gefunden.

Über Gynäkomastie infolge Unterernährung wurde in den Jahren nach dem Kriege in sehr zahlreichen Arbeiten berichtet. Oestrogenbestimmungen fehlen aber.

Nach Verabfolgung hoher Dosen von Oestrogenen, z. B. beim Prostatacarcinom, treten Mamillodynie und Gynäkomastie als unangenehme Begleiterscheinungen auf. Interessant ist in diesem Zusammenhang aber die Tatsache, daß die gleichen Erscheinungen an der Brustdrüse auch nach Verabfolgung von Testosteron [*1351*], von Desoxycorticosteron [*1173*] und Nebennierenrindenextrakten [*631b*] in höherer Dosierung vorkommen können. Während man früher eine direkte Einwirkung dieser Substanzen auf dic Brustdrüsc annahm, ist man heute mehr geneigt eine partielle Konversion der Hormone in Oestrogene oder eine Anregung der Prolaktin-Mammogensekretion anzunehmen. Es mag hier noch einmal erwähnt werden, daß auch Digitalis und verwandte Glykoside, die den Sexualsteroiden in der Konstitution verwandt sind, Gynäkomastie erzeugen können [*1217a, 1612b*].

Die Gynäkomastie bei nicht endokrinen, insbesondere bei Nervenerkrankungen ist schwer verständlich. Sie wurde bei traumatischer und tumoröser Rückenmarkszerstörung, nach Thorakoplastik mit Verletzung der Intercostalnerven, sowie beim Bronchialcarcinom und schließlich bei der Lepra beschrieben. Als Ursache wurde Vitaminmangel, Leberschädigung oder eine neurogen bedingte erhöhte Empfindlichkeit der Zielorgane auf die Hormonwirkung postuliert [*377*]. Auch nach Verabfolgung der antibiotisch wirksamen Tetrazykline wurde Gynäkomastie beschrieben [*970a*]. Diese Wirkung wurde durch gestörte Oestrogeninaktivierung infolge Zerstörung der Vitamin B bildenden Darmflora erklärt.

Der Vollständigkeit halber soll hier die Theorie von KLINEFELTER et al. [*1116*] zur Entstehung der Gynäkomastie beim KLINEFELTER-Syndrom erwähnt werden. Manche Autoren nehmen an, daß durch das Fehlen des von den Tubuli gebildeten *Inhibins*, das Hypophyse und Mammawachstum normalerweise hemmt, die Ursache für das Auftreten der Gynäkomastie gegeben ist. Für diese Ansicht liegen keinerlei Beweise vor. Ebenso weiß man nicht, ob es sich beim Inhibin überhaupt um ein Steroidhormon handelt.

Zusammenfassend kann man sagen, daß es praktisch keine modernen Untersuchungen der Oestrogenausscheidung bei der Gynäkomastie gibt. Auch die mögliche Rolle von Oestrogenen in der Pathogenese mancher Formen der Gynäkomastie ist fraglich. Oestrogenbestimmungen bei Gynäkomastie werden nur in wenigen Fällen nützlich sein. Um Sicheres über die Beziehungen zwischen Oestrogenen und Gynäkomastie aussagen zu können, bedarf es weiterer Untersuchungen, insbesondere des Steroidstoffwechsels.

3. Störungen der Nebennierenfunktion

Nach ACTH-Verabfolgung steigt mit der Stimulierung der Nebennieren auch die adrenale Oestrogenausscheidung an [*268, 293a, 629, 1097*]. Eine therapeutische Beeinflussung dürfte also auf diesem Wege möglich, wenn auch nicht zweckmäßig, sein. HCG-Behandlung scheint, entgegen einigen Mitteilungen [*233*], keinen direkten Einfluß auf die Nebennierenrinde zu haben [*258, 520*]. Es konnte aber an adrenalektomierten Diabetikern gezeigt werden, daß nach HCG-Stimulierung der Testes alleine eine weit geringere Oestrogenausscheidung resultierte, als wenn Nebennieren und Testes vorhanden waren [*520*]. Diese Ergebnisse sind natürlich nicht so zu interpretieren, daß die Nebennieren wichtigere Oestrogenbildner sind als Testes oder Ovarien. Wir müssen annehmen, daß hier vielleicht gegenseitige korrelative oder permissive Wirkungen eine Rolle spielen.

Unterfunktion. Es liegen sehr wenige Angaben über die Oestrogenausscheidung bei Unterfunktion der Nebennieren vor. Die Beurteilung solcher Werte dürfte auch Schwierigkeiten bereiten, da ja im allgemeinen Ovarien oder Testes als Oestrogenquellen noch vorhanden sind. Wir verweisen auf die Arbeit von CALLOW et al. [*367*], sowie die vereinzelten Angaben von HUNT und MCCONAHEY [*995a*] und JAILER [*1028*], der bei einem Patienten mit Hypadrenie eine Oestrogenausscheidung von 9,6 μg/24 Stunden fand. EBERLEIN et al. [*629*] konnten bei Patienten mit Morbus ADDISON auch nach ACTH-Verabfolgung kein Oestriol nachweisen. WORNER und MATHEW [*2158*] haben einen Fall von Gravidität nach Adrenalektomie ohne deutliche Veränderung der Oestrogenausscheidung mitgeteilt.

Überfunktion. Siehe hierzu das Kapitel über oestrogenbildende Tumoren (s. Seite 414).

4. Störungen der Schwangerschaft

a) Hyperemesis gravidarum

Die Pathogenese dieser Regulationsstörung in der Frühschwangerschaft ist trotz zahlreicher Untersuchungen im wesentlichen ungeklärt. Keine der aufgestellten Theorien vermag restlos zu befriedigen. Zur Zeit wird, neben psychischen Faktoren, eine unzureichende Anpassung des mütterlichen Stoffwechsels an den vermehrten Leistungsanspruch der Schwangerschaft als ursächlich bedeutungsvoll angesehen. Man nimmt an, daß eine „relative Nebenniereninsuffizienz" im Mittelpunkt des Geschehens stehe, die sich im Gefolge der Sekretionsumstellungen zwischen Diencephalon-Hypophysensystem und Placenta einstellen könne. Ob bei diesen Vorgängen Wirkungen der Oestrogene auf die zentrale Steuerung oder auf die Nebennierenrinde eine Rolle spielen, wie dies in Tierversuchen gefunden wurde, ist nicht bekannt. Die obengenannten Theorien spielen heute in der Literatur eine große Rolle, sind aber überwiegend spekulativ und müssen durch einwandfreie Befunde am Menschen viel besser untermauert werden.

Untersuchungen über die Oestrogenausscheidung bei der Hyperemesis liegen nur in sehr geringer Anzahl vor. Aus den Ergebnissen läßt sich ein einheitliches Bild nicht gewinnen. Eine erniedrigte Oestrogenausscheidung im Harn wurde von ANKER und LALAND [*50*] gefunden, eine normale oder bisweilen erhöhte von SIEBKE [*1807*], SHUTE [*1801*], KOLLER und LEUTHARDT [*1139*], AGADZHANOFF [*9*] und SWYER [*1961*]. Im Blut fand man Normalwerte [*9*]. Die zum Teil unterschiedlichen Ergebnisse dürften einerseits auf methodischen Ursachen beruhen, andererseits darauf, daß der physiologische Schwankungsbereich der Oestrogenausscheidung in den einzelnen Monaten der Schwangerschaft für die verschiedenen Methoden nur ungenügend bekannt ist. In solchen Fällen kann lediglich die Berechnung der Vertrauensgrenzen die Grundlage für ein sicheres Urteil abgeben, während auch die übliche Angabe in Prozent der Abweichung vom Mittelwert leicht zu einer falschen Beurteilung führt.

Die Frage, ob die Oestrogenausscheidung bei der Hyperemesis von der ungestörter Schwangerschaften in irgendeiner Weise abweicht, kann zur Zeit jedenfalls nicht eindeutig beantwortet werden, da die vorliegenden Untersuchungen keinerlei Schlußfolgerungen zulassen. Es ist aber sehr wahrscheinlich, daß die Oestrogenausscheidung bei der Hyperemesis im großen und ganzen normal ist und daß Oestrogenbestimmungen daher für Untersuchungen über die Ätiologie oder die Prognose des Schwangerschaftserbrechens keine klinische Bedeutung zukommt. Immerhin müßte auch dies noch exakt und definitiv bewiesen werden. Dabei sollte gleichzeitig überprüft werden, ob nicht vielleicht Belastungsteste mit Verabfolgung von Oestrogenen neue Ansatzpunkte für die Erforschung des Stoffwechsels bei der Hyperemesis vermitteln können.

b) Drohende Fehlgeburt

Unsere Kenntnis der Ursachen, die zum Spontanabort führen, ist im allgemeinen ziemlich lückenhaft. Ein großer Prozentsatz der Fälle bleibt diagnostisch ungeklärt. Die ungewollte Fehlgeburt stellt daher ein bedeutendes klinisches Problem dar. Jede Möglichkeit für eine frühe präklinische Diagnose, für eine ursächliche Klärung und eine fundierte Prognosenstellung des Verlaufs imminenter Aborte erscheint daher von Wert.

Trotz einer ganzen Reihe von Angaben über die Häufigkeit des hormonell bedingten Spontanaborts (10 bis 50%), ist unserer Meinung nach die wahre Häufigkeit der Fehlgeburt aus primär endokriner Ursache unbekannt. Definitionsgemäß wäre sie die Folge eines Versagens des Chorionepithels in seiner Eigenschaft als Drüse mit innerer Sekretion. Sicherlich ist in vielen Fällen die Veränderung der Hormonausscheidung lediglich die Folge einer anderen Grundursache oder das erste Zeichen einer beginnenden Ablösung oder Degeneration der Chorionzotten. Ob und wie oft eine primäre hormonelle Insuffizienz vorkommt, bleibt daher eine offene Frage.

Hormonell bedingt sind im Grunde die Aborte durch genitale Hypoplasie sowie die Frühaborte infolge Corpus-luteum-Insuffizienz mit mangelhafter decidualer Umwandlung des Endometriums und gestörter Einnistung des Eies. Über die hormonellen Verhältnisse bei diesen frühen Störungen wie auch beim sog. Abortivei, der entwicklungsunfähigen Schwangerschaft, ist nichts bekannt. Histologisch findet man degenerative Veränderungen des Trophoblasten mit Hemmung oder vollständiger Unterdrückung der Gefäßentwicklung innerhalb der bradytrophen Primärzotten [*968a*]. Wir sind bis heute auch nicht in der Lage in der frühen Schwangerschaft zwischen einer hormonellen Insuffizienz des Ovars und des Trophoblasten zu unterscheiden und wissen auch nicht, ob die hormonelle Störung mehr in der Bildung oder im Stoffwechsel der Steroide liegt, wenn auch eine Lösung dieses Problems im Bereich des Möglichen zu liegen scheint. Immerhin ist es interessant, daß beim Abortivei nicht nur der Trophoblast typische Veränderungen aufweist, sondern daß auch die Corpora lutea solcher Schwangerschaften morphologisch deutliche Zeichen einer verminderten Aktivität aufweisen [*930a*]. Mit fortschreitendem Schwangerschaftsalter dürfte der endokrin bedingte Abort noch seltener werden.

Für die hormonelle Diagnose des Abortus imminens stehen, soweit erforderlich, die Bestimmungen der Gonadotropine, des Pregnandiols und der Oestrogene zur Verfügung. Die Messung der Hormon-, insbesondere der Oestrogenausscheidung beim drohenden Abort hat aber bisher in der klinischen Diagnostik noch keinen festen Platz. Dies liegt einmal daran, daß die Beurteilung der drohenden Fehlgeburt mit klinischen Mitteln im allgemeinen nicht schwierig ist, zum anderen daran, daß es bisher keine ganz einfache und zuverlässige Standardmethode zur Oestrogenbestimmung gab, deren normaler und pathologischer Bereich genügend bekannt ist. Auch Stimulierungsteste zur Untersuchung der Gelbkörperfunktion, wie z. B. das Verfahren von Jayle (s. Seite 469), wurden bisher in der Klinik wenig benutzt.

Nimmt man an, daß die Oestrogenausscheidung einen brauchbaren Anhalt für die Stoffwechselfunktion der Placenta (und vielleicht auch des Feten) gibt, so könnte die Oestrogenbestimmung beim Abort, wenigstens theoretisch, in mehrfacher Hinsicht wertvoll sein.

1. Für den Versuch einer Früherkennung der Abortgefahr in ausgewählten Fällen mit dringendem Kinderwunsch.

2. Zur Klärung der Prognose einer Schwangerschaft, insbesondere der Fragen: ist die drohende Fehlgeburt aufzuhalten, ist überhaupt Lebens- und Entwicklungsfähigkeit anzunehmen (z. B. Abortivei), daher

3. ist eine Behandlung sinnvoll und wenn ja, mit welchen Hormonen.

4. Ist ein Therapieerfolg zu erkennen.

Leider sind die bisher vorliegenden Untersuchungsergebnisse in methodischer und statistischer Hinsicht in vielen Fällen recht unbefriedigend. Die oben angedeuteten theoretischen Möglichkeiten sind daher auf ihre praktische Durchführbarkeit bisher keineswegs ausreichend untersucht worden. Insbesondere fehlt es an Veröffentlichungen, in denen die Ergebnisse der Hormonbestimmungen mit sorgfältigen histologischen Untersuchungen des Schwangerschaftsprodukts korreliert wurden. Die von den verschiedenen Autoren mitgeteilten Daten sind daher nicht immer ganz leicht einwandfrei zu bewerten.

Smith und Smith [*1837*] fanden bei all ihren Fällen von imminentem Abort im Bereich der Norm liegende Werte. Bei incipientem Abort erfolgte in 69% der Fälle ein Absinken der Oestrogene. Browne et al. [*302*] sahen bei allen Patientinnen mit drohendem und habituellem Abort, bei denen es später wirklich zur Fehlgeburt kam, erniedrigte Werte. Über teils normale, teils erniedrigte Werte haben Leuthardt und Koller [*1202a*] (Erniedrigung nur bei eintretender Fehlgeburt), von Wattenwyl und Wespi [*2083*], Rakoff [*1606*], Bourgarel und Ferranti [*236*], Hohlweg [*959b*], Mayer [*1338*], Rivière et al. [*1636*] sowie Hamblen [*871*] und Palmer [*1484*] berichtet.

Käser und Eichenberger [*1073*] kamen auf Grund ihrer Untersuchungen an 26 Fällen von drohendem Abort (Allen-Doisy-Test) zu folgenden Schlüssen:

1. Die Oestrogenausscheidung sinkt bei Abortgefahr meist ab.
2. Eine anhaltend niedrige Oestrogenausscheidung gibt eine schlechtere Prognose als ein Absinken der Pregnandiolausscheidung.
3. Der Abort kann trotz normaler Oestrogenausscheidung eintreten.

Jayle u. Mitarb. [*1035, 1037a, 1045, 1048, 1049, 1054*] haben drei verschiedene Grade der Follikulininsuffizienz unterschieden (s. unter Frühgeburt), aus denen sie Prognose und Therapie des drohenden Aborts ableiten.

Mit chemischen Methoden haben Hauser et al. [*888*] eine Erniedrigung der Phenolsteroidausscheidung festgestellt. Jayle und Plantureux [*1054*], Jayle und Crépy [*1045*] sowie Robey et al. [*1646*] geben für Fehlgeburten endokriner Genese eine verminderte Oestrogenausscheidung an. Jayle u. Mitarb. [*1045, 1048*] sind der Meinung, daß, wenn Phenolsteroid- und Pregnandiolwerte stark vermindert sind (sog. Insuffizienz dritten Grades), mit fast absoluter Sicherheit die Fehlgeburt eintreten wird. Ist der Follikulintiter niedrig, aber das Pregnandiol normal, so kann die Schwangerschaft erhalten bleiben. Eine normale Phenolsteroidausscheidung spricht immer für eine gute Prognose der Störung. Insgesamt gibt die Bestimmung der Phenolsteroide einen besseren Anhalt als die der Pregnandiolausscheidung. Humm et al. [*994*] haben Oestrogene chemisch und biologisch bestimmt. Sie geben die Oestriol/(Oestron+Oestradiol)-Ausscheidung in einem Koeffizienten an, der bei Aborten absinken soll. Lacomme und Guéguen [*1157*] haben die Steroidausscheidung bei schwangeren Patientinnen untersucht, die wegen Sterilität lange behandelt worden waren oder bereits spontane Fehlgeburten durchgemacht hatten. In 35 solchen Schwangerschaften fanden sie 29mal eine „Follikulin-Insuffizienz". Von den vier beobachteten Fehlgeburten gingen drei mit „isolierter" Follikulininsuffizienz einher, zeigten also erniedrigte Oestrogen- und normale Pregnandiolwerte. Die Autoren halten die Oestrogenbestimmung beim drohenden Abort für diagnostisch und prognostisch wertvoll.

Zondek u. Mitarb. [*2191*, *2201*, *2204*] haben die Routineuntersuchung der Oestrogenausscheidung bei drohenden Aborten auf Grund ihrer günstigen Erfahrungen sehr empfohlen. Sie berichten über ein Absinken insbesondere der Oestriolexkretion und sehen daher die Erfassung des Oestriol für am wichtigsten und für die Beurteilung des Verlaufs als ausreichend an.

Grasset et al. [*837*] (Phenolsteroide) diagnostizierten bei 66 Fehlgeburten eine Oestrogen- und Pregnandiolinsuffizienz. Simonnet et al. [*1819*] sahen in $^1/_3$ ihrer Abortfälle eine allgemeine „Steroidinsuffizienz", in $^1/_3$ eine Oestrogen- und in etwa $^1/_3$ eine „Progesteroninsuffizienz."

Thoyer-Rozat [*2009*] fand normale Werte und andererseits erniedrigte Oestrogenausscheidung auch ohne Eintreten eines Aborts. James [*1030*] hält die Oestrogenbestimmung (Methode Jayle) für eine wertvolle diagnostische und prognostische Hilfe, die auch als Grundlage für die therapeutische Indikationsstellung dienen kann. Die von ihm beobachteten sechs Fehlgeburten zeigten eine niedrige Oestrogenausscheidung. Eine solche muß aber auch nach seiner Meinung nicht in jedem Fall zur Fehlgeburt führen. Eine ganz ähnliche Ansicht vertritt Jadresic [*1025*]. Eine schlechte Prognose haben nach seiner Erfahrung besonders die Fälle, bei denen die verminderte Oestrogenausscheidung trotz adäquater exogener Hormonzufuhr nicht ansteigt. Wird Normalisierung erreicht, so ist die Prognose gut. Ob dabei die endogene Steroidbildung stimuliert werden kann oder ob metabolische Veränderungen auftreten, ist noch nicht sicher.

Rivière et al. [*1635*, *1636*, *1637*] sind in der Beurteilung etwas zurückhaltender und meinen, daß solche Bestimmungen aus methodischen Gründen eigentlich mehr in der zweiten Schwangerschaftshälfte prognostischen Wert haben dürften.

Spielman u. Mitarb. [*1877*] haben über einen Abfall der Blutoestrogene bei *missed abortion* berichtet. Stroink und Mühlbock [*1948*] geben für ihre Fälle normale Blutwerte an. Breitner [*249*] fand bei seiner Patientin eine erniedrigte Harnausscheidung. Ittrich [*1019*] teilte folgende stark erniedrigte Einzelwerte bei verhaltener Fehlgeburt mit: 4. bis 5. Monat 0,21 mg, 5. bis 6. Monat 0,34 mg, 7. bis 8. Monat 0,19 mg, 0,23 mg und 0,40 mg Oestriol/24 Stunden.

Bei *habituellen Frühaborten* haben Smith und Smith [*1837*] normale bis erniedrigte Harnoestrogenwerte festgestellt. Käser und Eichenberger [*1073*] fanden ebenso wie Debiasi [*492*] und Salvadori [*1704*] (Phenolsteroide) normale Werte.

Stöa [*1937*] konnte in einem genau verfolgten Fall von habituellem Abort das Eintreten der Fehlgeburt schon etwa 2 Wochen vor dem

Ereignis aus den Oestrogenwerten vorhersagen (s. Abbildung 69). Es wäre wünschenswert, mehrere solcher Fälle in gleicher Weise zu untersuchen. Stroink und Mühlbock [*1948*] haben in Placenten habitueller Aborte die Oestrogenkonzentration biologisch bestimmt und erhöht gefunden. Im Serum von Patienten mit habituellen Aborten fanden die Autoren normale Oestrogenwerte. Da es sich um Einzelfälle handelt, für die man die Normalwerte nicht genau kennt, müssen alle diese Befunde mit Zurückhaltung beurteilt werden.

Es dürfte also heute als gesichert angesehen werden, daß bei drohendem Abort aus endokriner aber auch nichtendokriner Ursache die Oestrogen-, besonders die Oestriolausscheidung in der Mehrzahl der Fälle erniedrigt ist. Ein anhaltendes Absinken oder Tiefliegen der Oestrogenausscheidung deutet auf eine schlechte Prognose hin, insbesondere, wenn auf Behandlung keine Besserung eintritt. Über ein Ansteigen der Oestrogenausscheidung wurde nach Behandlung mit Oestrogenen und auch mit HCG berichtet [*1083a, 1848b*]. Trotz einer normalen Oestrogen- (und auch Pregnandiol-) ausscheidung kann natürlich unter Umständen ein Abort aus nichtendokriner Ursache eintreten. Der Oestrogenabfall wird dann wahrscheinlich ziemlich kurzfristig bei Tod der Frucht oder Ablösung der Placenta erfolgen.

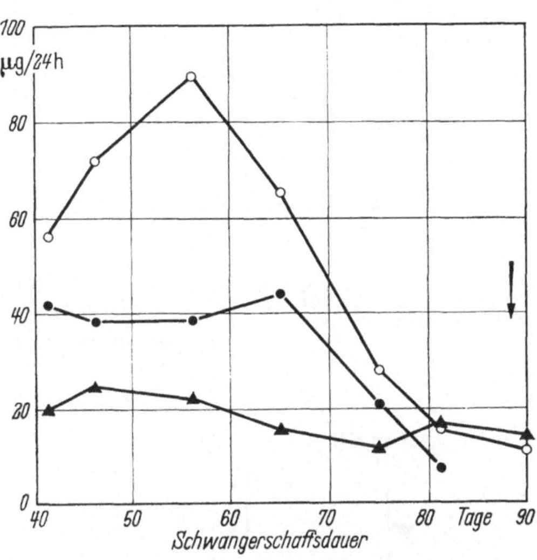

Abb. 69. Ausscheidung von 17β-Oestradiol (▲). Oestron (●) und Oestriol (○) bei einem Fall von habituellem Abort. Der Pfeil deutet die Ausstoßung der Frucht an. Schon mehrere Wochen vor dem Abort deutlicher Abfall der Oestrogenausscheidung. (Nach Stöa [*1937*]) Methode: Brown [*281*]

Über die Oestrogenausscheidung bei Abortus incompletus liegen keine detaillierten Untersuchungen vor. Es war aber anzunehmen, daß zumindest die Oestriolausscheidung nach Ausstoßung der Frucht zurückgeht.

Cassmer [*400*] hat dies durch seine Versuche mit Abklemmen der Nabelschnur bei belassener Placenta bewiesen (17. bis 21. Schwangerschaftswoche, Methode Brown). Unter diesen Bedingungen, die denjenigen bei abgestorbener Frucht oder bei inkompleten Abort gleichen, wurden Oestriolwerte gefunden, die in 18 von 19 Fällen tiefer als die untere Vertrauensgrenze des Normalbereichs lagen. Der Abfall erfolgte abrupt um $^1/_3$ bis $^1/_4$ des Betrages, um in der Folge langsam und kontinuierlich weiter abzusinken.

Aus Cassmers Daten (s. Tabelle 42, Abbildungen 70, 71) geht hervor, daß in der 17. bis 21. Schwangerschaftswoche Werte unter 1,5 mg Oestriol/

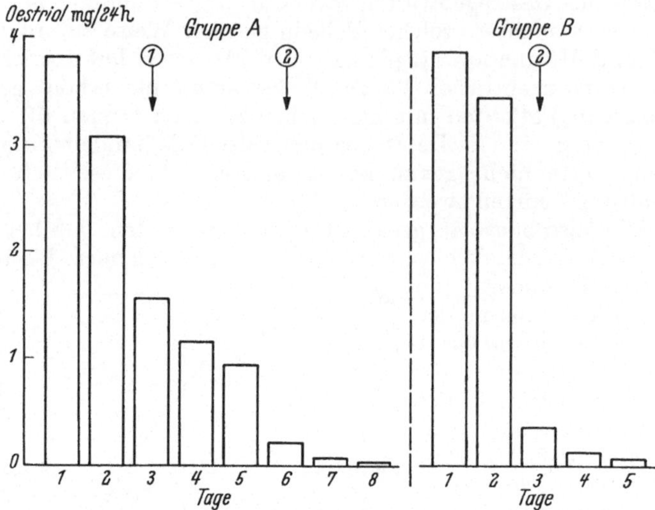

Abb. 70. Hormonausscheidung von Oestriol (Oe_3) bei schwangeren Frauen im 5. Monat. Pfeil ①: Abklemmen der Nabelschnur. Pfeil ②: Ausräumung von Fet und Placenta. Jeder Balken repräsentiert den Mittelwert von neun Fällen. Gruppe B: Ausräumung ohne vorheriges Abklemmen der Nabelschnur. Methode: BROWN [*281*]. (Nach CASSMER [*400*])

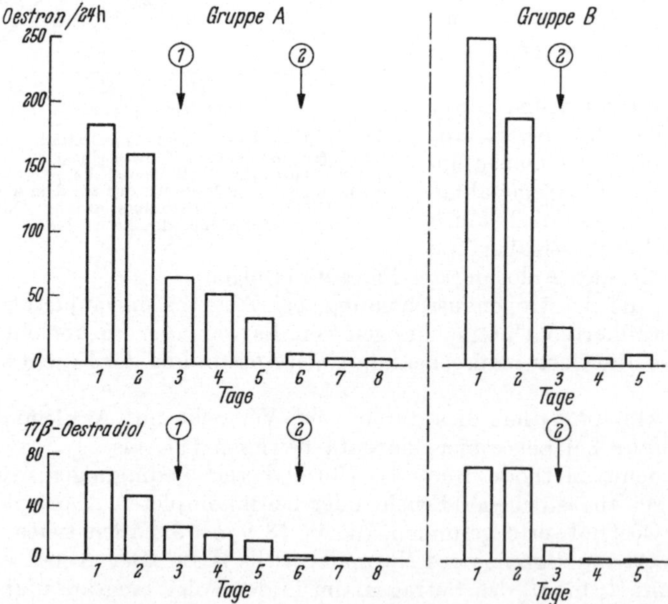

Abb. 71. Hormonausscheidung von Oestron (Oe_1) und 17β-Oestradiol (Oe_2) bei schwangeren Frauen im 5. Monat. Pfeil ①: Abklemmen der Nabelschnur (Tod des Feten). Pfeil ②: Ausräumung von Fet und Placenta. Jeder Balken repräsentiert den Mittelwert aus neun Fällen. Gruppe B: Ausräumung ohne vorheriges Abklemmen der Nabelschnur. (Nach CASSMER[*400*]). Methode BROWN [*281*]

24 Stunden in 95 von 100 Fällen nicht aus einer normalen Grundgesamtheit stammen dürften. Das Absinken der Oestriolausscheidung unterstreicht noch einmal die Bedeutung des Feten für den Oestrogenstoffwechsel.

Oestron und Oestradiol zeigen nicht den gleichen dramatischen Abfall. Die Oestrogenwerte dürften etwa 4 bis 5 Tage nach komplettem Abort auf niedrige Nichtschwangerenwerte zurückgekehrt sein.

Die Bestimmung der Ausscheidung von Pregnandiol und Choriongonadotropin beim drohenden Abort stellt zweifellos eine wertvolle diagnostische Ergänzung der Oestrogenbefunde dar, scheint aber an Brauchbarkeit hinter der Oestrogenbestimmung zurückzustehen. Deren Bedeutung wird durch die Schaffung einfacherer Standardmethoden in Zukunft zweifellos zunehmen.

Auch im cytologischen Abstrich finden sich bei drohendem Abort charakteristische offenbar auf Progesteronmangel beruhende Veränderungen wie Zunahme der acidophilen und Oberflächenzellen mit Kernpyknose, Verminderung der Navicularzellen und der Cytolyse, die als oestrogenes Abstrichbild bezeichnet werden. Sie können ebenfalls einen gewissen Anhalt für Diagnose, Prognose und Therapie des Aborts geben [*1663b*].

Zusammenfassend kann man sagen, daß die Oestrogen-, besonders die Oestriolausscheidung beim drohenden Abort in der Mehrzahl der Fälle frühzeitig erniedrigt ist. Obwohl viel mehr Untersuchungen nötig sind und die exakte Interpretation der Befunde noch Schwierigkeiten bereitet, wird die Oestrogenbestimmung bei der drohenden Fehlgeburt zukünftig sicherlich an Bedeutung zunehmen.

c) Blasenmole und Chorionepitheliom

Bei der Blasenmole handelt es sich um eine Sonderform der nicht entwicklungsfähigen Fruchtanlage mit hydropischer Entartung der Placentazotten. Histologisch findet man ein gefäßarmes, ödematöses Stroma und ein meist stärker proliferiertes Epithel, wobei die Wucherungserscheinungen bei den LANGHANS-Zellen durchweg stärker ausgeprägt sind als beim Syncytium. Ein Embryo ist, jedenfalls bei der totalen Blasenmole, entweder primär nicht vorhanden oder sehr frühzeitig abgestorben. Das Fehlen der fetalen Zirkulation soll für die krankhafte Entwicklung der Zotten mit verantwortlich sein. Die Blasenmole ist im allgemeinen gutartig, kann jedoch gelegentlich destruierend wachsen und ektopische Absiedlungen machen. Das Chorionepitheliom weist in einem hohen Prozentsatz bösartigen Charakter auf und macht frühzeitig Metastasen. Im histologischen Bild können LANGHANS-Zellen oder Syncytium vorherrschen. Nicht selten findet man bei der Blasenmole oder dem Chorionepitheliom Luteincysten der Ovarien, die histologisch aus luteinisierten Granulosa- und Thecazellen bestehen. Die genannten klinischen und histologischen Tatsachen sind für die Beurteilung der Oestrogenausscheidung bei diesen krankhaften Störungen der Schwangerschaft von Bedeutung.

Schon im Jahre 1928 hat DE SNOO [*1872*] über erhöhte Oestrogenausscheidung in einem Fall von *Chorionepitheliom* bei einer kastrierten Frau berichtet. Auch in den Fällen von ASCHHEIM [*64a*], DINGEMANSE und LAQUEUR [*546*], TWOMBLEY [*2021*] und PAYNE [*1506*] fanden sich hohe Werte. Erniedrigte Werte oder Normalwerte teilten SMITH und SMITH [*1839*], SMITH und WERTHESSEN [*1858*] sowie HINGLAIS und HINGLAIS [*945, 946, 947*] mit. HAMBURGER [*872*] hat normale, hohe aber auch fehlende Oestrogenausscheidung gesehen. Erniedrigte Oestrogenausscheidung haben GITMAN et al. [*806*] sowie PURGE und GOJA [*1601*] angegeben. Alle Befunde wurden mit biologischen Methoden erhoben.

Die meisten Autoren wie MATHIEU [*1333*], BIRGUS und CERNY [*167*] sowie TEN BERGE [*140*] geben an, daß bei der *Blasenmole* der Urin weniger Oestrogene enthält als der einer normalen Schwangerschaft zur gleichen Zeit. ISRAELSON [*1015*] ist der Meinung, daß ein höherer Gonadotropinspiegel mit einem niedrigeren Oestrogenspiegel verbunden sei und daß die Gefährlichkeit eines Chorionepithelioms um so geringer zu bemessen sei, je höher der Oestrogenspiegel ist. Die obengenannten Verfasser fanden in ihren Fällen 1000 bis 2000 IE [$\simeq$ 100 bis 200 μg Oestronäquivalent] pro Liter Urin. SMITH und SMITH [*1839*] haben bei Blasenmole ebenfalls niedrige Werte im Urin und negative Werte im Gewebe beobachtet. SCIPIADES [*1773*] fand im Urin des 3. und 4. Monats 5000 bis 7000 IE [$\simeq$ 500 bis 700 μg Oestronäquivalent]/Liter. In den beiden Fällen von LAJOS und SZONTÁGH [*1162*] betrug der Oestrogengehalt des Urins 2000 bzw. 10000 IE = 200 bzw. 1000 μg Oestronäquivalent pro Liter, d. h. im ersteren Falle weniger, im zweiten mehr als in einer normalen Schwangerschaft zur gleichen Zeit. Nach der Entfernung der Mole waren am 4. Tag noch immer 6000 IE = 600 μg Oestronäquivalent im Urin der zweiten Patientin nachweisbar. Dies wird von den Verfassern auf die Anwesenheit von Luteincysten zurückgeführt.

Die Untersuchung des Molengewebes bei der gleichen Patientin ergab, daß 1000 g des Gewebes etwa 5000 IE [$\simeq$ 500 μg Oestronäquivalent], d. h. stark erhöhte Werte enthielten. ALLEN [*35*] sowie HINGLAIS und HINGLAIS [*947*] haben Oestrogene in den Luteincysten bei Chorionepitheliom, aber kein Oestrogen im Molengewebe gefunden. Keine Oestrogenaktivität im Molengewebe konnten PURGE und COJA [*1601*] sowie GITMAN et al. [*806*] nachweisen. FELS [*698a*] fand in 2 cm³ Blasenmolenflüssigkeit 1 ME [$\simeq$ 0,1 μg Oestronäquivalent], aber keinen Oestrogengehalt im Harn.

Untersuchungen mit chemischen Methoden sind nur sehr spärlich vorhanden. BREITNER [*250*] fand bei einem Chorionepitheliom mit Metastasen die Phenolsteroidausscheidung normal. SALVADORI [*1706*] berichtet über normale oder erniedrigte Phenolsteroidwerte bei Molen, KELLER [*1094*] über erhöhte Werte. Die im Stockholmer Hormonlaboratorium [*520*] mit der Methode von BROWN untersuchten Fälle zeigten meist eine erniedrigte Oestrogenausscheidung. Die Befunde lagen manchmal fest so niedrig, wie außerhalb der Schwangerschaft.

Zusammenfassend verhält sich also die Oestrogenkonzentration im Urin bei der Blasenmole und dem Chorionepitheliom uneinheitlich. Sie ist offenbar meist niedriger als der Schwangerschaftszeit entspricht, kann aber auch normal oder seltener erhöht sein. Eine Erhöhung ist besonders dann möglich, wenn Luteincysten vorhanden sind, die Oestrogene enthalten und wohl auch sezernieren können. Auch im Molengewebe können Oestrogene in unterschiedlicher Konzentration vorhanden sein. Die Höhe des Oestrogengehaltes im Gewebe und ebenso die Oestrogenausscheidungsmenge im Urin hängen wahrscheinlich weitgehend von der Ausbreitung des degenerativen Prozesses ab. Geringe Degeneration dürfte höhere, ausgebreitete oder totale Degeneration niedrige oder fehlende Oestrogenwerte bedingen. Auch der Proliferationsgrad der LANGHANS-Zellen oder des Syncytiums dürfte eine Rolle spielen. Man nimmt an, daß das Chorionepithel selbst keine Oestrogene bildet, doch ist dies eine durchaus noch offene Frage. Bei Anwesenheit von Luteincysten fällt die Oestrogenausscheidung oft nicht gleich nach der Operation ab. Der diagnostische Wert der Oestrogenbestimmung bei Blasenmole und Chorionepitheliom ist gegenwärtig gering. Wenn die HCG-Ausscheidung normal oder nur leicht erhöht ist, kann eine niedrige Oestrogenausscheidung doch immerhin gelegentlich die Diagnose stützen. Eine diagnostische Differenzierung zwischen Blasenmole und Chorionepitheliom ist durch Hormonuntersuchungen nicht möglich.

Künftige Hormonuntersuchungen bei Blasenmole und Chorionepitheliom mit modernen Methoden sollten als Korrelationsstudien mit placentarer Histologie durchgeführt werden. Es wäre auch interessant festzustellen, ob man aus dem Quotienten Choriongonadotropin/Oestrogenausscheidung auf den Grad der Degeneration oder die Malignität bzw. Gutartigkeit des Prozesses schließen darf. Mit den modernen Bestimmungsmethoden im Gewebe sollte der Oestrogengehalt der Blasenmole neu bestimmt werden. Es ist möglich, daß der Steroidstoffwechsel im Molengewebe gewisse Besonderheiten aufweist (s. Tabelle 27).

d) Drohende Frühgeburt

Die Frühgeburt ist zur Zeit der wichtigste Faktor in der Statistik der perinatalen Mortalität. Die Früherkennung und Verhinderung des partus praematurus erscheint daher als eine dringliche Forderung zur Verbesserung unserer geburtshilflichen Ergebnisse. Es ist deshalb hier zu erörtern, ob Oestrogenbestimmungen geeignet erscheinen, den Kliniker bei der rechtzeitigen Diagnose der drohenden Frühgeburt zu unterstützen.

Bei Abortus imminens fanden LACOMME und GUÉGUEN [*1157*] eine deutliche „Follikulininsuffizienz". Bei den sieben untersuchten Fällen von Frühgeburt bestand in fünf Fällen ein schwerer Oestrogenmangel. TAYLOR et al. [*1992*] fanden erniedrigte Oestrogenausscheidung bereits von der 22. Woche ab in Fällen, bei denen dann später eine Frühgeburt eintrat. Daß eine „Follikulininsuffizienz" (Gradeinteilung nach JAYLE [*1042*]) nicht immer zur Fehl- oder Frühgeburt führen muß, haben COURTOIS und AUBRY [*463*] sowie TAYLOR et al. [*1992*] gezeigt.

Eine Beurteilung der Prognose der Schwangerschaft bei drohender Frühgeburt ist nach den Angaben von WENNER u. Mitarb. [*2099*] aus der Oestrogenausscheidung möglich, wenn gleichzeitig das klinische

Bild berücksichtigt wird. Die Pregnandiolausscheidung scheint nach ihren Beobachtungen zuerst gestört zu sein. Die Oestriolausscheidungsstörung

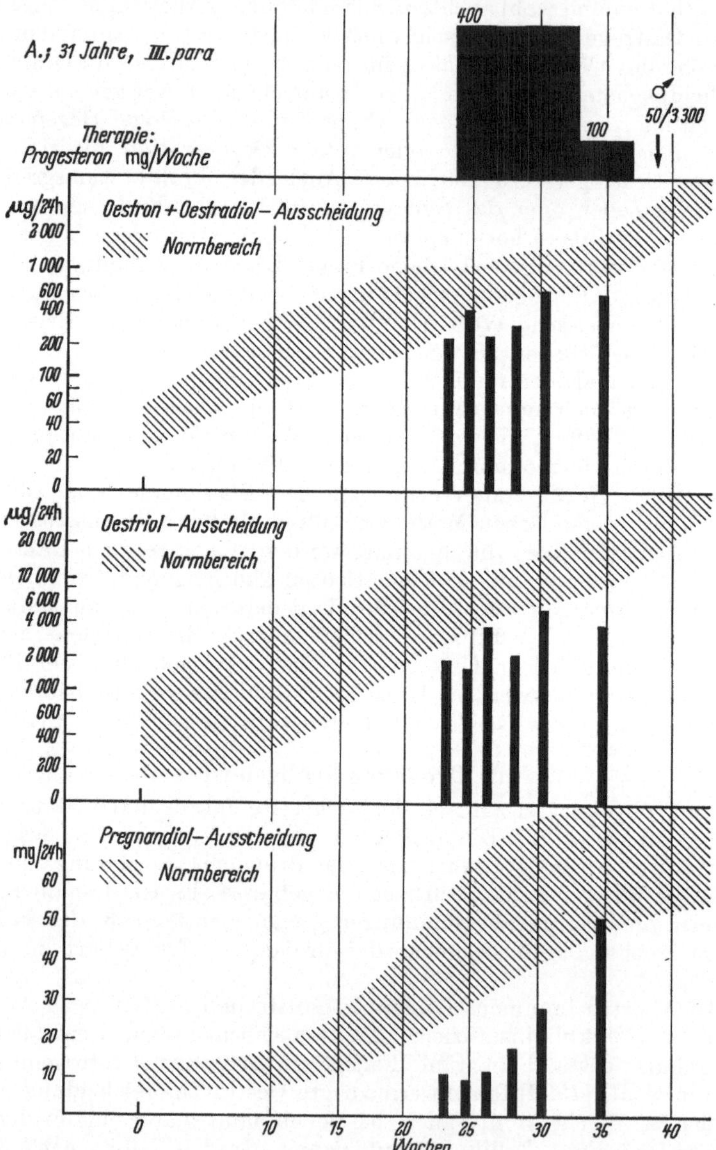

Abb. 72. Drohende Frühgeburt mit erniedrigten Ausscheidungswerten für Oestron, 17β-Oestradiol, Oestriol und Pregnandiol. Phenolsteroide nach KELLER [*1094*]. (Nach WENNER et al. [*2099*])

tritt meist etwas später auf und ist nicht so ernst wie die zuletzt und am seltensten auftretende Oestron- und Oestradiolinsuffizienz, besonders wenn sie rasch und abrupt auftritt. Die Autoren unterscheiden zwischen einer *vorübergehenden Insuffizienz*, einer *Spätinsuffizienz* und einer *Dauerinsuffizienz*. Eine vorübergehende Insuffizienz soll prognostisch günstig, eine leichte dauernde nicht ungünstig, eine starke dauernde Insuffizienz immer ungünstig sein. Die Spätform wurde erst nach Absterben des Kindes gesehen. Alle Fälle mit veränderter Oestron- und Oestradiolfraktion zeigen auch eine Verminderung des Oestriol und des Pregnandiol, niedrige Oestriolwerte gingen immer mit niedrigen Pregnandiolwerten einher. Auch BRUNS und TAYLOR [*310*] fanden eine Verminderung der Oestrogen- und Pregnandiolausscheidung bei drohenden Frühgeburten. Das typische Verhalten der Hormonausscheidung bei einer drohenden Fehl- bzw. Frühgeburt ist in der Abbildung 72 wiedergegeben.

RIVIÈRE et al. [*1635*] haben darauf hingewiesen, daß in Fällen erniedrigter Phenolsteroidausscheidung, bei denen aber doch keine Frühgeburt eintritt, bei der Entbindung zum normalen Termin oft relativ kleine Kinder geboren werden.

HOLMBERG und DICZFALUSY [*966*] haben einen solchen Fall von isolierter Oestrogeninsuffizienz von der 17. bis 31. Woche verfolgt. Die Werte lagen bis zur 24. Woche unterhalb der unteren Vertrauensgrenze. In der 28. Woche kam es zu einer plötzlichen spontanen Normalisierung.

Die Oestronausscheidung stieg von 120 bis 190 μg auf 700 bis 720 μg an, Oestradiol von 49 bis 90 auf 168 bis 169 μg, Oestriol von 71 bis 126 auf 10512 bis 16984 μg an. Die Pregnandiolausscheidung lag zwischen 12,9 bis 26,2 mg. Es kam schließlich zum normalen Termin zur Entbindung eines gesunden, aber sehr kleinen Kindes mit kleiner Placenta. Auch diese Beobachtung zeigt, daß isolierte Oestrogeninsuffizienz nicht immer zur Frühgeburt führen muß und daß man bei der Beurteilung niedriger Oestrogenwerte auch noch an andere Ursachen denken muß.

Zusammenfassend scheint die Oestrogenbestimmung demnach geeignet, präklinische Funktionsinsuffizienzen der Placenta aufzudecken, die unter Umständen zur Frühgeburt führen können. Sie kann daher, insbesondere mit der Pregnandiolbestimmung kombiniert, wertvolle Hinweise für ein rechtzeitiges therapeutisches Vorgehen geben.

e) Spätgestosen

Auf Grund ihrer klinischen Bedeutung für Leben und Gesundheit von Mutter und Kind wurden die Schwangerschaftstoxikosen Gegenstand zahlreicher Arbeiten der Grundlagenforschung. Die endokrinen Aspekte der Schwangerschaftserkrankungen wurden von SMITH und SMITH in mehreren Arbeiten [*1834*, *1838*, *1841*, *1845*, *1848*, *1848a*, *1862*] abgehandelt[1]. In den Jahren 1933 und 1934 haben diese Autoren erstmalig eine erniedrigte Oestrogenkonzentration in Blut, Harn und Placenta bei Spätgestosen mitgeteilt. Bei drohender Eklampsie fand sich eine deutliche Senkung der Oestrogenausscheidung, die dem Manifestwerden der Eklampsie oft um mehrere Wochen vorausging. Sie fanden in 18 von 26 Fällen mit Nephropathie, Präeklampsie und Eklampsie weniger als 4000 RE [$\simeq$ 2 mg Oestronäquivalent] im 24-Stunden-Harn, während

[1] Siehe auch [*1177*, *1178*, *1179*, *1879*, *1993*, *2006a*]

Normalfälle immer mehr als 4000 RE zeigten. Der Abfall der Oestrogene war, wie auch in späteren Arbeiten immer wieder betont wurde, ein regelmäßiger Befund, welcher der Entwicklung der Toxikose und dem Anstieg der Chorion-Gonadotropinausscheidung voranging.

Im Prinzip gleiche Ergebnisse haben RUNGE und CLAUSNITZER [*1674*], RUNGE und DIETHELM [*1675*] (niedrige Harn-, normale Serumwerte), SIEBKE [*1808*], WATTS und ADAIR [*2086*], STROINK und MÜHLBOCK [*1948*] (Normalwerte im Serum), BICKENBACH und FROMME [*161*], RAKOFF [*1606*], RUBIN et al. [*1669*], BACHMAN [*79*], MASTBOOM [*1329a*] RAKOFF und SOSNOWSKI [*1609*], MITRA et al. [*1382*], JAYLE [*1036*], CANDIDO [*376*], BREITNER [*249, 251*], TAYLOR et al. [*1992, 1993, 1994, 1995, 1996*], MILLIEZ et al. [*1374, 1376*], SAVAGE et al. [*1724, 1725*] (Diazo-Kupplungs-Reaktion), SAITO et al. [*1697*] mitgeteilt. Lediglich HEIM [*912*], HAIN [*862*] sowie SCHUSCHANIA et al. [*1769*] fanden bei einzelnen Fällen biologisch erhöhte Oestrogenwerte. AGADZHANOFF [*9*] gibt an, daß bei Spättoxikosen die Oestrogenmenge in Harn und Blut von Nephropathien erhöht sein soll, während sie in Fällen von Präeklampsie und Eklampsie nur im Blut, nicht aber im Urin vermehrt sei.

STROINK und MÜHLBOCK [*1948*] fanden dagegen bei manifester Eklampsie im Serum biologisch niedrige Oestrogenwerte. SMITH und SMITH [*1848a*], WATTS und ADAIR [*2086*] sowie CANDIDO [*376*] gaben an, daß der Oestrogen/Gonadotropinquotient einen sehr guten Anhalt für Diagnose und Prognose der Toxikosen abgebe, indem die Oestrogenerniedrigung und die Gonadotropinvermehrung im allgemeinen um so ausgeprägter sind, als die Schwere des Krankheitsbildes zunimmt. Bei klinischer Besserung des Zustandes sollen nach RAKOFF [*1606*] auch die Oestrogenwerte im Harn wieder ansteigen. RAKOFF und SOSNOWSKI [*1609*] haben die Clearance von Oestronsulfat bei Toxikosen geprüft und gegenüber der normalen Schwangerschaft eine Verzögerung gefunden.

Die Literatur bis 1948 wurde von SMITH und SMITH [*1848a*] in einer großen Übersichtsarbeit zusammengefaßt. Es wurden darin sehr weitgehende Theorien über die Genese der Schwangerschaftstoxikosen aufgestellt, die größtenteils nur durch indirekte Beweise gestützt wurden. SMITH und SMITH gaben der Meinung Ausdruck, daß sich bei Toxikosen die Oestrogenoxydationsprodukte durch Progesteronmangel anhäufen könnten, wodurch eine Gleichgewichtsstörung des Stoffwechsels entstehe. Auch sollte eine Verschiebung der einzelnen Oestrogenfraktionen mit erniedrigtem Oestron- und Oestriolgehalt und erhöhter Oestradiolkomponente vorliegen. Auf Grund ihrer Ansichten und Interpretationen haben die Autoren eine vorbeugende Behandlung der Toxikosen mit Stilboestrol empfohlen. Die Erfolge dieser Therapie waren bei Nachuntersuchungen allerdings enttäuschend [*440*].

GENELL [*788*] hat bei der Auswertung seines Materials mit biologischer Methodik eine relative Verschiebung im Verhältnis der Blut- zu den Urinwerten gesehen. Dieses soll normalerweise 1:15, bei Toxikosen nur 1:4 betragen.

Auch EICHENBERGER und KÄSER [*635*], sowie EICHENBERGER und HOFMANN [*634*] fanden eine erniedrigte Harnausscheidung von Oestrogenen (Phenolsteroide) bei Spättoxikosen. Sie konnten, wie auch andere Autoren, das Vorliegen einer Oestrogenverschiebung im Sinne von SMITH und SMITH nicht bestätigen. Sie wiesen darauf hin, daß die Oestrogenausscheidung ein feiner Indikator für das Schicksal des Kindes ist. Ihr Absinken bedeutet eine unmittelbare Gefahr für das kindliche Leben.

JAYLE und CRÉPY [*1044*, *1045*] fanden bei Spättoxikosen ebenfalls stark erniedrigte Phenolsteroidwerte im Harn.

DONATO und TURCHETTI [*602*] (Phenolsteroide) haben diesen Oestrogen/Gonadotropinquotienten bei Fällen mit Glucosurie oder Proteinurie in Beziehung gesetzt zur Nierenfunktion. Sind die glomeruläre Filtrationsrate und das tubuläre Maximum für Glucose erniedrigt, so soll auch das Gleichgewicht der Hormonausscheidung gestört sein. Diese Befunde bedürfen der Nachprüfung.

MILLIEZ et al. [*1376*] haben versucht, den Grad und die Dauer der Hypertonie bei Toxikosen mit dem Verhalten der Phenolsteroidausscheidung zu korrelieren. Sie fanden in leichteren Fällen keine Verminderung der Phenolsteroidausscheidung. Bei Fällen mit mittlerem arteriellen Hochdruck konnten sie in der Regel eine isolierte Verminderung der Phenolsteroidausscheidung feststellen. Bei schwerem Hochdruck und starken Toxikosesymptomen fand sich eine beträchtliche Verminderung der Phenolsteroide, zusammen mit einer Verminderung in der Ausscheidung der neutralen Steroide. Bei schweren Toxämien, die als Abort oder Frühgeburt endeten, sahen sie immer sehr niedrige Phenolsteroidwerte.

TAYLOR et al. [*1992*] fanden bei Patienten, die später an Toxikosen erkrankten, in der zweiten Schwangerschaftshälfte erniedrigte Werte. Überhaupt trafen sie bei niedrigem Oestrogenspiegel viel mehr mütterliche und fetale Erkrankungen als bei normalen Werten. Auch STÖA [*1937*] berichtet über eine verminderte Oestrogenausscheidung. Er sieht Werte unter 10 mg für „Gesamtoestrogene", also Oestron, 17β-Oestradiol und Oestriol (Methode BROWN) als erniedrigt an.

KELLAR et al. [*1092c*] berichteten über erniedrigte Werte für Oestriol (unter 10 mg) bei Präeklampsie, insbesondere wenn die Kinder relativ klein waren. Die Verminderung der Oestrogenausscheidung ging der Schwere des Krankheitsbildes weitgehend parallel.

Mit einer modifizierten fluorimetrischen Methode nach FINKELSTEIN [*706*, *707*] haben kürzlich TEN BERGE u. Mitarb. [*140*, *141*, *142*, *143*, *144*] das Toxikosenproblem erneut in Angriff genommen. Sie fanden, wie auch ZONDEK et al. [*2194*, *2204*], daß Oestriolbestimmungen im Harn einen wertvollen Einblick in die Funktion der Placenta zu geben vermögen, daß aber Serienbestimmungen nötig sind, da große Schwankungen in der Ausscheidung bestehen können.

Bei Toxikosen am Ende der Zeit sahen sie erniedrigte Oestriolwerte, die bei intrauterinem Fruchttod meist abrupt weiter abfielen. Nur in Fällen von Zwillingsschwangerschaften fanden sich, auch bei Vorliegen einer Toxikose, hohe Oestriolausscheidungszahlen. Werte unter 10000 μg zeigen eine Gefahr für das kindliche Leben an. Ein progressiver Abfall des Oestriol gibt nach Ansicht der Autoren eine schlechte Prognose und indiziert die Einleitung der Entbindung, da offenbar irreversible Veränderungen der Placenta vorliegen. Als anatomische Grundlage der verminderten Hormonbildung der Placenta wird von den Verfassern (a) eine verminderte Blutzirkulation durch Vasoconstriction der Uterusgefäße, (b) eine Behinderung des Blutstromes in den intervillösen Räumen durch Fibrinbildung und Ödematisierung der Zotten sowie (c) eine allmähliche Degeneration des Zottenepithels angesehen.

Daß Zirkulationsstörungen zu einer abrupten Verminderung der Oestrogenausscheidung und Oestrogenkonzentration der Placenta führen können, hat CASSMER [*400*] experimentell bewiesen. Nach Abklemmen der Nabelschnur sinkt die Oestriolausscheidung nach seinen Befunden stark ab. Er konnte auch zeigen, daß nach Wiederherstellung der placentaren Zirkulation (Perfusion von der fetalen Seite) der placentare Oestrogengehalt und die Oestrogenausscheidung sofort normalisiert wurden. Diese experimentellen Befunde stützen die Annahme (a) und (b) von TEN BERGE. Dieser Autor [*142*] konnte auf Grund seiner Korrelationsstudien an jetzt 104 Fällen auch die Zusammenhänge einer niedrigen Oestriolausscheidung und schwerer Toxämie, niedrigem Gewicht des Kindes, Hypertension, niedrigem Placentagewicht, Degeneration des Chorionepithels sowie pathologisch verändertem Zottenstroma statistisch sichern. Nach BRUNS und TAYLOR [*310*] läßt sich bei Toxikosen eine Reduktion des Umsatzes des Myometriums für radioaktives Natrium feststellen. Diese Verfasser nehmen an, daß die niedrige Hormonsekretion der Placenta und die erhöhte uterine Kontraktionsbereitschaft eine Verminderung der Durchblutung von Uterus und Placenta bewirken.

SAITO et al. [*1697*] stellten bei Toxikosepatienten eine verzögerte Ausscheidung der Oestrogene im Wochenbett fest, die in Beziehung zur Urinmenge stand.

SMITH et al. [*1852*] haben (an Hand eines Falles) festgestellt, daß Behandlung mit Veratrum viride infolge der starken vasodilatorischen Wirkung zu einer starken Erhöhung der Oestriolausscheidung führen kann. Nach Absetzen der Behandlung stellt sich der alte Zustand wieder her. Es muß hier aber angemerkt werden, daß nicht bekannt ist, ob Veratrum vielleicht mit der Oestrogenbestimmung selbst interferiert.

Eingehende Untersuchungen über die Beziehungen zwischen der Oestriolausscheidung im Harn und dem anatomischen Zustand der Placenta (s. auch [*1589, 1834, 2006a*]) hat kürzlich LENTERS [*1200*] veröffentlicht. Auch dieser Autor ist der Meinung, daß der Zustand der Placenta bei der Schwangerschaftstoxikose von entscheidender Bedeutung für Prognose des kindlichen Lebens ist. Veränderungen der mikroskopischen Struktur der Placenta in der zweiten Hälfte der Schwangerschaft werden als physiologische Degeneration angesehen. Bei Toxikoseplacenten sind diese degenerativen Veränderungen in sehr verstärktem Maße anzutreffen. Bei schweren Toxikoseformen mit Blutdruckwerten über 160/100 sind die Oestriolwerte im Harn im allgemeinen niedrig, meist unter 12000 μg/ 24 Stunden. Diese Werte zeigen keine Tendenz mit fortschreitender Schwangerschaftsdauer anzusteigen. Bei den weniger schweren Toxikosen können dagegen die Oestriolwerte im Verlauf der Schwangerschaft parallel mit einer klinischen Besserung wieder ansteigen, was darauf hindeutet, daß die placentare Degeneration vielleicht teilweise reversibel sein kann.

Bei Toxikosen mit einem Blutdruck zwischen 130/80 und 160/100 mm Hg lag die Oestriolausscheidung in 42% der Fälle innerhalb des Normalbereichs. Bei Toxikosen mit Blutdruckwerten unter 130/80 zeigten 61% der Patientinnen eine normale Oestriolausscheidung. Der Autor kommt auf Grund seiner Untersuchungen zu den nachstehenden allgemeinen Schlußfolgerungen:

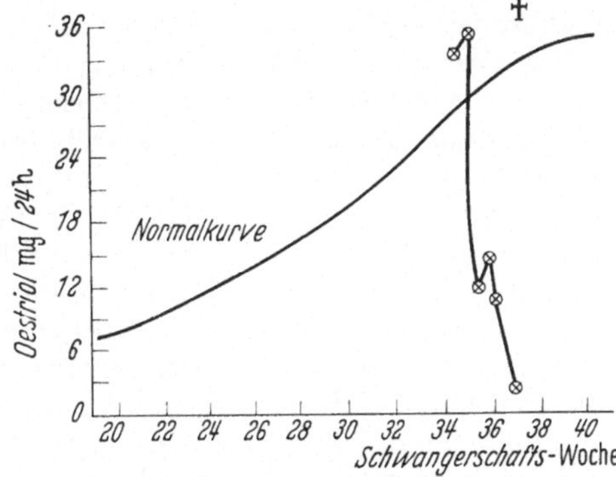

Abb. 73. „Oestrogensturz" bei intrauterinem Fruchttod. Die Normalkurve der Ausscheidung beruht auf je zehn Bestimmungen in der 20., der 24. und der 40. Woche der ungestörten Schwangerschaft. (Nach LENTERS [*1200*])

1. Die Oestriolwerte im Harn sind dem Grade der epithelialen Degeneration entsprechend erniedrigt.

2. Auch die Beschaffenheit der Stromas der Placenta ist besser bei hohen als bei niedrigen Oestriolwerten.

Bei niedriger Oestriolausscheidung findet man also im allgemeinen eine insgesamt mangelhafte mikroskopische Struktur der Placenta.

3. Es besteht auch eine Beziehung zwischen der makroskopischen Struktur der Placenta und der Oestriolausscheidung.

4. Bei solchen pathologischen Schwangerschaften mit niedriger Oestriolausscheidung ist die Prognose bei einem Placentagewicht unter 500 g besser als bei einem Placentagewicht über 500 g.

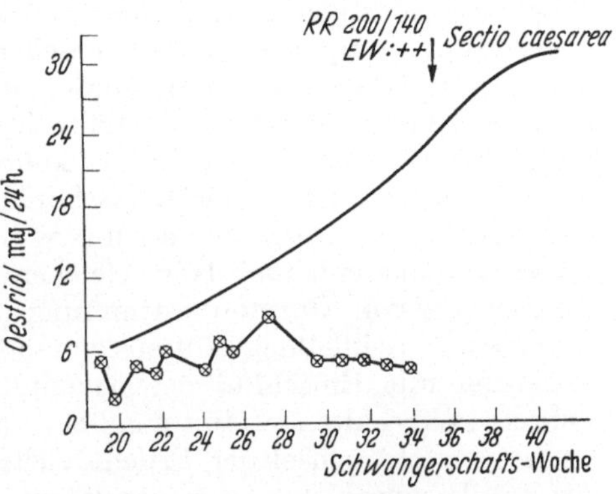

Abb. 74. Niedrige Oestrogenausscheidung bei Nephropathie. Diese gab die Indikation zur Schnittentbindung in der 34. Woche. Lebendes Kind von 1300 g, Placenta 360 g, zahlreiche Infarkte. (Nach LENTERS [*1200*])

5. Je höher die Oestriolwerte liegen, desto größer und schwerer ist das Kind.

6. Je höher der Blutdruck ist, desto weniger Oestriol wird im Harn ausgeschieden und desto schwerer ist die placentare Degeneration.

Der Autor weist auf die Bedeutung des sog. „Oestrogensturzes" für die Prognose des kindlichen Lebens hin. Die von ihm kasuistisch mitgeteilten Krankengeschichten lassen die Möglichkeit erkennen, auf Grund von Oestriolbestimmungen die Indikation zur Beendigung der

Schwangerschaft und dadurch zur Rettung des kindlichen Lebens zu stellen (s. Abbildungen 73 und 74).

Zusammenfassend kann im Hinblick auf die Übereinstimmung der Befunde bei den verschiedenen Untersuchern die Erniedrigung der Oestrogenausscheidung im Harn bei den meisten Fällen von schwerer Schwangerschaftstoxikose als die Regel angesehen werden. Über das Verhalten der einzelnen Oestrogenfraktionen fehlen noch verläßliche Untersuchungen. Unklar ist auch noch, inwieweit die Hormonentgleisung Ursache oder Folge der Stoffwechselstörungen ist. Wahrscheinlich besteht hier ein Circulus vitiosus, wobei die stärkeren und späteren Veränderungen größtenteils als Folge von Durchblutungsstörungen und placentärer Degeneration anzusehen sind. Ein stärkeres Absinken der Oestrogenausscheidung bedeutet oft Gefahr für das Kind und sollte zur Erwägung geburtseinleitender Maßnahmen veranlassen. Die Ursache ist in jedem Fall eine Reduktion der hormonproduzierenden funktionellen Masse, wie z. B. eine kleine Placenta, Infarkte, Ödem, schlechte Zirkulation usw., und damit eine Störung der Stoffwechselfunktionen. Auch bei einem kleinen Kind soll eine Verminderung der Oestrogenausscheidung vorkommen [*966*, *1092c*, *1200*, *1635*]. Die Oestrogenwerte sind auch im Blut und im Placentagewebe erniedrigt.

Weitere sorgfältige Untersuchungen dieser Probleme sind erforderlich. Insbesondere benötigen wir Angaben über den Normalbereich der Standardmethoden der Oestrogenbestimmung und Erfahrungen bei physiologischen und den verschiedenen pathologischen Zuständen. Es müssen dabei aus einer genügend großen Anzahl gut kontrollierter Fälle unter Anwendung adäquater mathematischer Modelle die Vertrauensgrenzen der Streuungswerte errechnet werden, um die normalen und krankhaften Befundgruppen einwandfrei und mit möglichst genau anzugebender Sicherheit voneinander trennen zu können. Solange dies nicht geschehen ist, müssen die meisten unserer Schlußfolgerungen aus Hormonbefunden unsicher bleiben. Nötig sind auch bessere Kenntnisse über die Tagesvariationen der Ausscheidung beim gleichen Patienten. Ferner ist eine engere Korrelation von Hormonbestimmung und placentarer Histologie wünschenswert. Schließlich sollten metabolische Studien nach Oestrogenbelastung mit Einschluß der neuentdeckten Oestrogene durchgeführt werden. Wir halten es für möglich, daß bessere Kenntnisse über den Oestrogenstoffwechsel der Frucht vielleicht auch zur weiteren Klärung des Toxikoseproblems beitragen könnten. Aber auch schon bei der heutigen Lage der Dinge scheinen Oestrogenbestimmungen bei Toxikosen von diagnostischem und prognostischem Wert zu sein.

Abruptio placentae. SHUTE [*1804*] gab auf Grund seiner unspezifischen Bestimmungsmethode an, daß man in Fällen von späterer vorzeitiger Placentalösung schon früh eine Störung im Verhältnis der Oestrogen- und Vitamin-E-Konzentration zu erkennen vermöge und empfahl die Prophylaxe mit Vitamin E.

Über diese Befunde wird heute nicht mehr diskutiert, da sie mit unspezifischer Methodik gewonnen wurden. Auch SCHUSCHANIA et al. [*1769*] fanden eine niedrige Oestrogenausscheidung. Bei tiefem Sitz der

Placenta mit partieller vorzeitiger Ablösung kann die Oestrogenausscheidung deutlich vermindert sein (s. Abbildung 75). Sie ist wahrscheinlich dem Grade der Ablösung und dem Blutverlust korreliert.

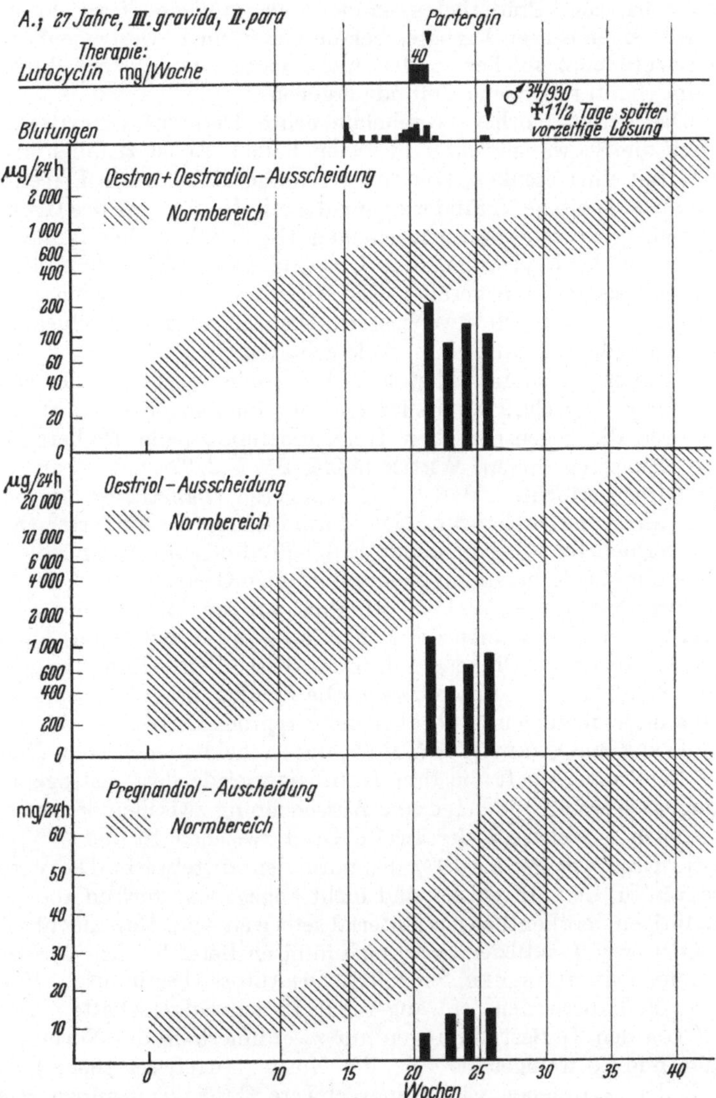

Abb. 75. Erniedrigte Oestrogen- und Pregnandiolausscheidung bei tiefem Sitz der Placenta mit vorzeitiger Lösung. Fruchttod. Phenolsteroide nach KELLER [*1094*]. (Nach WENNER et al. [*2099*])

f) Schwangerschaft und Diabetes

Bei manchen Frauen treten während der Schwangerschaft Zeichen eines Diabetes auf, die nach der Geburt rasch und meist vollständig verschwinden. Man spricht in solchen Fällen, bei denen das hohe Geburtsgewicht des Kindes oft ein charakteristisches Symptom ist, von einem Schwangerschaftsdiabetes (Diabetes e graviditate). Dabei kann es sich um einen sog. Prädiabetes handeln, da manche dieser Frauen nach Jahren einen echten Diabetes bekommen können. Oestrogenbestimmungen wurden in solchen Fällen nicht vorgenommen. Sie dürften auch kaum charakteristische Befunde ergeben.

Der bereits vorher bestehende echte Diabetes verschlechtert sich durch die Schwangerschaft in vielen Fällen. Er ist ziemlich oft (12 bis 50%) mit einer Toxikose kombiniert. An der diabetischen Placenta finden sich meist typische Veränderungen, die mit der Schwere des Grundleidens weitgehend korreliert zu sein scheinen. Die histologischen Befunde ähneln denen bei der Erythroblastose. Oft sind ganze Zottenkomplexe durch fibröse Degeneration verödet. Ein Teil dieser Veränderungen sind vermeidbar, wenn der Stoffwechsel des Diabetikers in der Schwangerschaft durch Insulin gut unter Kontrolle gehalten wird.

Von der placentaren Histologie her gesehen stellt die Diabetikerin in der Schwangerschaft zweifellos ein sehr inhomogenes Krankengut dar, wodurch die gegensätzlichen Hormonbefunde beim Diabetes teilweise ihre Erklärung finden. White [*2125*, *2126*, *2127*] hat schon frühzeitig die These verfochten, daß bei schwangeren Diabetikerinnen eine endogene Gleichgewichtsstörung der Hormone mit verminderter Oestrogen- und vermehrter Choriongonadotropin-Produktion vorliege. Sie empfahl daher zur Wiederherstellung eines normalen Oestrogenspiegels die Therapie mit Oestrogenen und im Hinblick auf die Theorie von Smith und Smith (s. Seite 115) auch die Behandlung mit Progesteron. Die Kindersterblichkeit beim Diabetes soll unter dieser Behandlung in ihrer Klinik von 48 auf 12% abgesunken sein. Die Erfolge dieser Therapie waren bei Nachuntersuchungen [*440*] aber nicht reproduzierbar.

Jayle und Crépy [*1042*, *1045*] unterscheiden auch beim Diabetes in der Schwangerschaft die drei Insuffizienzgrade der Oestrogenausscheidung. Der erste Grad zeigt eine Ausscheidung zwischen 65 und 40% des normalen Mittelwerts, der zweite Grad zwischen 10 und 40% und der dritte Grad weniger als 10% des normalen Mittelwerts. Die Vertrauensgrenzen für den Mittelwert sind nicht angegeben, dürften aber wie auch im übrigen veröffentlichten Material sehr weit sein. Man möchte glauben, daß der erste Insuffizienzgrad noch in ihren Bereich fallen dürfte (s. Vertrauensgrenzen Cassmer, Seite 308). Die Autoren bestimmten „Follikulin" bei zwölf diabetischen Schwangeren in 13 Schwangerschaften. Sie fanden, daß von den 27 Bestimmungen nur zwei innerhalb des Normalbereiches lagen und 20 weniger als 40% der Norm (Mittelwert 19,4%), also eine nach der getroffenen Einteilung schwere Oestrogeninsuffizienz zeigten.

Narita [*1422*] beobachtete bei allen seinen Fällen von Diabetes in der Schwangerschaft niedrige Oestrogenwerte im Blut (intravaginaler Verhornungstest bei Ratten) unter 0,001 μg Oestronbenzoatäquivalent pro 0,5 ml.

Rubin u. Mitarb. [*1669*] fanden bei zwei von ihren fünf Fällen, allerdings mit gleichzeitiger Toxikose, erniedrigte Oestriolwerte. Ebenso berichteten sie über niedrige Oestriolwerte bei diabetischen Frauen mit abgestorbener Frucht. Oestron- und Oestradiolausscheidung wurden normal befunden.

Andere Verfasser wie TEN BERGE u. Mitarb. [*141*] haben die Oestriolausscheidung bei schwangeren Diabetikerinnen mit einer fluorimetrischen Methode sehr variabel, manchmal erhöhte, manchmal erniedrigte gefunden.

Keine Beziehung konnte gefunden werden zwischen der Variation der Oestriolausscheidung und dem Zustand des Feten oder dem makroskopischen und mikroskopischen Aussehen der Placenta.

In Fällen von intrauterinem Fruchttod fielen die Werte rasch ab.

Die Oestriolausscheidung kann daher nach Ansicht des Verfassers nicht als ein guter „Placentatest" beim Diabetes angesehen werden und gibt — im Gegensatz zur Spätgestose — keinen brauchbaren Anhalt für die Indikation zur Einleitung der Entbindung.

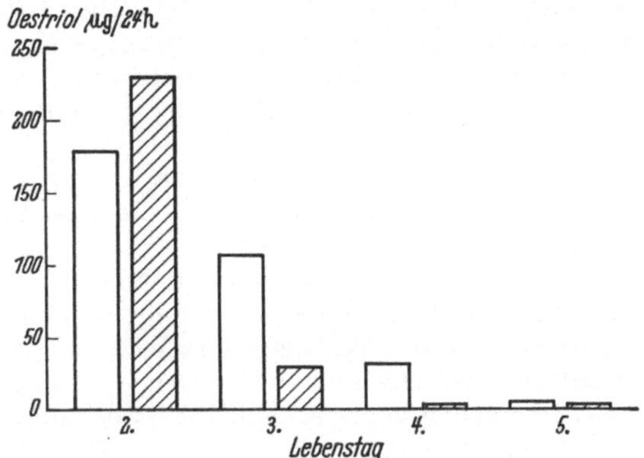

Abb. 76. Oestriolausscheidung (µg/24 h) bei Neugeborenen gesunder (offene Säulen) und diabetischer Mütter (schraffierte Säulen). Schnellere Ausscheidung in der Diabetesgruppe. (Nach DICZFALUSY und HAGBARD [*527*]). Methode BROWN et al. [*293*]

DICZFALUSY und HAGBARD [*527*] konstatierten bei schwangeren Diabetikerinnen mit der BROWNschen Methode keine wesentlichen Abweichungen der Oestrogenausscheidung von der Norm. Allerdings war die Oestriolkonzentration im Fruchtwasser stark erniedrigt. Bei der Kalkulation wurde die oft bestehende Vermehrung des Fruchtwassers beim Diabetes in Rechnung gestellt.

Dieselben Autoren haben in denselben Fällen auch die Oestrogenausscheidung im Harn bei den Neugeborenen der diabetischen Mütter gemessen. Die Oestriolausscheidung der Kinder wurde vom 2. bis 5. Tage verfolgt. Sie war bei den diabetischen Kindern in den ersten beiden Tagen größer, vom 3. bis 5. Tage eindeutig niedriger als bei den normalen Kontrollen.

Aus der Abbildung 76 läßt sich ersehen, daß die Gruppe normaler Kinder nur 55% der totalen Oestriolmenge bis zum 2. Lebenstag ausschied, während es bei der Diabetikergruppe 90% waren. Diese Befunde scheinen dafür zu sprechen, daß sich weitere Untersuchungen über den Oestrogenstoffwechsel beim Schwangerschaftsdiabetes lohnen. Es sollte unserer Meinung nach auch eingehend geprüft werden, ob Oestriolbestimmungen in der Beurteilung einer Gefahr für das Leben der Frucht von Nutzen sein können und inwieweit Harnanalysen der Oestrogene das Toxikoserisiko wirklich ausmachen und eine Indikation zur Therapie geben können. Ehe man die von manchen Autoren mitgeteilte Erniedrigung der Oestrogenausscheidung bei schwangeren Diabetikerinnen akzeptieren kann, muß man die Möglichkeit ausschließen, daß die erniedrigten Werte auf technischen Ursachen beruhen. Da kürzlich HOBKIRK u. Mitarb. [*956b*] zeigen konnten, daß bei Säurehydrolyse nicht verdünnten glucosehaltigen Harns beträchtliche Verluste auftreten können, ist nicht auszuschließen, daß in den früheren Untersuchungen, in denen man keine enzymatische Hydrolyse vornahm, teilweise falsch erniedrigte Werte erhalten wurden. Dies kann durch Verdünnung des Harns vor der Hydrolyse oder durch Enzymhydrolyse vermieden werden.

Zusammenfassend kann also festgestellt werden, daß bei der schwangeren Diabetikerin sich die Gesamtoestrogenwerte meist im Normalbereich bewegen. Bei Fällen mit gleichzeitiger Toxikose oder bei intrauterinem Fruchttod sind sie durchweg erniedrigt. Die Oestriolkonzentration im Fruchtwasser scheint vermindert, die Ausscheidung des Neugeborenen quantitativ verändert zu sein.

Ob das nicht so seltene Vorkommen von Hydramnion oder fetalen Mißbildungen die Oestrogenausscheidung beeinflussen kann, ist nicht bekannt.

Auch über die Oestrogenausscheidung bei *Lues* in der Schwangerschaft, die mit schweren anatomischen Veränderungen von Placenta und Fet einhergehen kann, scheint nichts bekannt zu sein.

g) Erythroblastose

Die Mortalität der an Erythroblastose erkrankten Kinder liegt mit etwa 15 bis 30% immer noch sehr hoch. Leider sind die serologischen Verfahren heute noch nicht in der Lage, eine zuverlässige Auskunft über die aktuelle Gefährdung des Feten in utero zu geben. Den Kliniker interessiert daher die Frage, ob dies vielleicht mit Hilfe anderer Methoden möglich ist. Es wurde in anderem Zusammenhang bereits darauf hingewiesen, daß die Oestrogen-, insbesondere die Oestriolausscheidung einen brauchbaren Hinweis auf die Funktion der Placenta und des fetalen Kreislaufs darstellt. Die Erythroblastoseplacenta zeigt typische Schäden. Diese sind histologisch charakterisiert durch Ödematisierung der Zotten, mangelhafte Capillarisierung, Sklerosierung, Persistenz embryonaler Zottenstrukturen, Fehlen syncytiocapillarer Stoffwechselmembranen und andere degenerative Veränderungen. Der gegen Ende der Schwangerschaft rasch zunehmende Hydrops der Placenta trifft daher auf ein Organ, dessen funktionelle Kapazität durch die Reifungsstörung der Zotten und Gefäße ohnehin bereits eingeschränkt ist. Es ist von vornherein anzunehmen, daß sich diese strukturellen Vorgänge auch irgendwie auf die Bildung und Sekretion der Oestrogene auswirken müssen.

Ältere Arbeiten [*1483a*, *2016*, *2017*] maßen der „Hyperfollikulinämie" beim Hydrops fetus eine ätiologische Bedeutung bei. Spätere Verfasser wie HERRNBERGER [*925*], RUPP [*1677*], DINGEMANSE [*542*], ZSIGMOND [*2207*], STROINK und MÜHLBOCK [*1948*] konnten eine Erhöhung der Oestrogenwerte im Blut oder Urin nicht nachweisen und lehnten die kausale Bedeutung der Oestrogene für dieses Krankheitsbild ab. Untersuchungen über den Oestrogengehalt der Placenta bei Erythroblastose haben STROINK und MÜHLBOCK [*1948*] durchgeführt. Sie fanden eine erhöhte Konzentration biologisch wirksamer Oestrogene beim Icterus gravis und eine erniedrigte beim Hydrops fetus et placentae. Untersuchungen mit chemischen Methoden scheinen zu fehlen. Bei dem zahlreichen Fehlermöglichkeiten biologischer Methoden und unserer schlechten Kenntnis der Normalwerte dürften diese Befunde keine sichere Grundlage für irgendwelche Schlußfolgerungen bieten.

Nach der ursächlichen Aufklärung der rhesusbedingten Störungen und der Entwicklung serologischer Kontrollmethoden konnte man natürlich fragen, ob Untersuchungen der Oestrogenausscheidung bei diesem Krankheitsbild überhaupt einen Sinn haben. Dies muß aber vom wissenschaftlichen Standpunkt aus bejaht werden, da bei der Erythroblastose offenbar interessante Veränderungen im Oestrogenstoffwechsel auftreten können.

DICZFALUSY u. Mitarb. [*526*] fanden in durch Austauschtransfusion gewonnenem Blut von Kindern rhesusimmunisierter Mütter in den meisten Fällen viel höhere Oestrogenwerte als in Normalfällen. Die Normalwerte der Kontrollgruppe betrugen im Mittel 25 μg Oestriol/100 ml Blut mit einem Streuungsbereich zwischen 5,5 bis 96,5 μg/100 ml Blut. Zehn der 15 rhesusimmunisierten Fälle hatten höhere Werte als die höchsten Werte in der Kontrollgruppe. Der Mittelwert betrug 79,1 μg Oestriol/100 ml Blut mit einem Streuungsbereich zwischen 37,0 und 144,5 μg. Die Differenz zwischen der normalen und der Rhesusgruppe war hoch signifikant ($p < 0{,}001$). Lognormale Verteilung wurde angenommen. Auch die Oestriolkonzentration im Fruchtwasser war in manchen Fällen mit mehr als 3000 μg pro Liter außerordentlich hoch.

Die Bedeutung dieser Befunde ist noch schwer einzuschätzen. Sicherlich bestehen Beziehungen zum Grade der Degeneration und der Ödematisierung der Placenta. Es ist andererseits bemerkenswert, daß sich Störungen im fetalen Oestrogenstoffwechsel aufweisen lassen in Fällen, wo solche bei der Mutter, die ja allerdings nicht erkrankt ist, offenbar nicht bestehen.

Für die Indikationsstellung zur Beendigung der Schwangerschaft aus fetaler Indikation existieren bisher keine wirklich objektiven Kriterien. Hier liegt ein schwerwiegendes klinisches Problem vor. Im Hinblick auf die Wichtigkeit dieses Fragenkomplexes halten wir die Überprüfung des Wertes von Oestriolbestimmungen als Indikator für den Zustand der Frucht auch bei der Erythroblastose für angezeigt. Wie bereits erwähnt, soll ein Absinken der Oestriolausscheidung bei der Mutter schon frühzeitig eine unmittelbare Bedrohung des kindlichen Lebens anzeigen können. BREITNER [*249*] hat einen solchen sehr eindrucksvollen Erythroblastosefall mit Absinken der Oestriolwerte vor dem intrauterinen Fruchttod mitgeteilt. Es ist zu hoffen, daß solche Untersuchungen bald in einem größeren Rahmen durchgeführt werden. Hierfür dürften die heute zur Verfügung stehenden vereinfachten Methoden besonders geeignet sein.

h) Intrauteriner Fruchttod

Ursache des intrauterinen Absterbens der Frucht ist in manchen Fällen die placentare Insuffizienz verschiedener Ätiologie mit einer Störung des Gasaustausches, der Ernährung, der Ausscheidung von Endprodukten und der Hormonbildung. Hormonbestimmungen liegen u. a. von Siebke [*1807*], Runge und Clausnitzer [*1674*], Frank und Goldberger [*743*], Spielman et al. [*1877*], Stroink und Mühlbock [*1948*], von Wattenwyl und Wespi [*2083*], Jones [*1062*], Käser und Eichenberger [*1073*], Koller [*1133*], Koller und Leuthardt [*1136*], Mayer [*1338*], Jayle u. Mitarb., [*1048*], Lelong et al. [*1198*], Taylor et al. [*1996*], Wenner u. Mitarb. [*2099*], Lacomme und Guéguen [*1157*], Zondek et al. [*2194, 2201*], Narita [*1422*] sowie ten Berge et al. [*144*] vor. Auf Grund dieser Arbeiten kann heute als gesichert angesehen werden, daß bei Schädigung der Frucht oder intrauterinem Fruchttod in den meisten Fällen, oft mehrere Tage vorher, eine deutliche, meist abrupte Erniedrigung der Oestrogenausscheidung im Harn auftritt (s. Abbildung 77). Zondek [*2191*] hat allerdings darauf aufmerksam gemacht, daß die unterschiedlichen Entstehungsarten des fetalen Todes ein verschiedenes Verhalten der Oestrogenausscheidung bedingen können: bei von der Placenta ausgehenden Störungen mit sekundärem Absterben der Frucht soll eine rasche Senkung des Hormonspiegels deutlich sein. Bei primärem Absterben der Frucht aus anderen Ursachen kann die Placenta angeblich ihre Hormonproduktion ohne wesentliche Verminderung noch eine Zeitlang aufrechterhalten. [*2191*].

Auch Jayle et al. [*1048*] fanden vor und nach dem Absterben der Frucht eine sehr niedrige Oestrogenausscheidung. Sie nehmen an, daß die „Follikulininsuffizienz" eine wichtige Ursache des Fruchttodes ist und empfehlen die Behandlung mit Oestrogenen. Gleiche Befunde wurden von Lacomme und Guéguen [*1157*] erhoben. Diese Autoren sahen bei fünf Fällen von intrauterinem Fruchttod viermal eine schwere „Follikulininsuffizienz". Grasset et al. [*837*] fanden in 13 Fällen von intrauterinem Fruchttod zehnmal eine „Follikulininsuffizienz".

Rivière et al. [*1635*] weisen darauf hin, daß bei erniedrigter Phenolsteroidausscheidung in der Schwangerschaft, wenn keine Frühgeburt und kein Fruchttod eintritt, doch die zur rechten Zeit geborenen Früchte relativ klein sein können. Es bestehen also offenbar Beziehungen zwischen der funktionellen Masse von Placenta und Fet und der Steroidausscheidung.

Zondek u. Mitarb. [*2201, 2201a*] haben angegeben, daß bei ihrer Methode ein Oestrioltiter unter 1,0 mg/24 Stunden nach der 20. Schwangerschaftswoche eine irreversible placentare Dysfunktion mit sekundärem Fruchttod anzeige. Diese Werte stimmen gut überein mit denen von Cassmer [*400*] und Heusghem [*938*]. Es erscheint allerdings fraglich, ob die untere Vertrauensgrenze des Normalbereichs, besonders im 8. bis 10. Monat nicht viel höher liegt als 1 mg. Große Schwankungen der Oestriolausscheidung sollen eine mäßige placentare Dysfunktion, ein abfallender Titer eine irreversible placentare Dysfunktion mit fetalem Tod bedeuten. Das plötzliche Absinken der Oestriolausscheidung kann nach TEN BERGE [*140, 142*] nicht durch eine plötzlich verminderte Hormonbildung des Chorionepithels erklärt werden. Oestriol wird ja unter Umständen noch einige Wochen nach dem Tod des Kindes in weiterhin

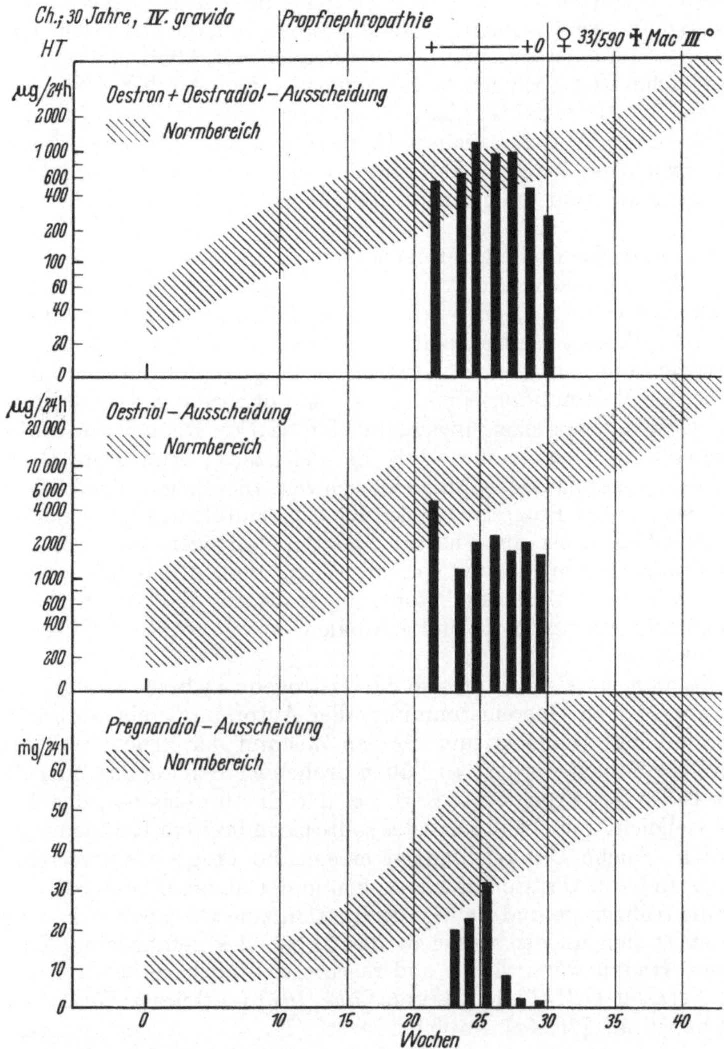

Abb. 77. Erniedrigte Oestrogen- und Pregnandiolausscheidung bei Propfnephropathie. Intrauteriner Fruchttod. Phenolsteroide nach KELLER [*1094*]. (Nach WENNER et al. [*2099*])

langsam abfallenden Mengen ausgeschieden; eher sei dafür der Ausfall der blutanziehenden Kraft des Capillarpulses von Seiten des Kindes verantwortlich zu machen. Dadurch werde in den intervillösen Räumen viel weniger Blut fortbewegt, und es gelange weniger Hormon in den großen Kreislauf der Mutter. Die Durchströmungsmenge der Placenta hänge nach dem Fruchttod allein vom arteriovenösen Gefälle und den Uteruskontraktionen ab, die aber offensichtlich von geringerer Bedeutung seien. Diese Auffassung stimmt gut mit den Befunden von CASSMER [*400*] überein, der nach Perfusion der Placenta in situ die stark verminderte Oestrogenkonzentration im Placentagewebe und die abgefallenen Oestrogenausscheidungswerte im Harn bei Frauen mit Aborten wieder auf fast die gleiche Höhe bringen konnte wie vor dem Abklemmen der Nabelschnur. TEN BERGE [*142*] hat selber einen weiteren Beweis für die Richtigkeit dieser Theorie geliefert. Er fand, daß sich in einigen Fällen nach dem Fruchttod die Placentahaftstelle durch intravenöse Injektion von 5 μc radioaktivem jodierten menschlichen Serum nicht mehr darstellen ließ.

Die experimentellen Untersuchungen von CASSMER [*400*] haben gezeigt, daß die placentare Progesteronproduktion, gemessen an der Pregnandiolausscheidung, ein weniger empfindlicher Indikator für den Zustand des Feten zu sein scheint als die Oestrogenbildung, gemessen an der Ausscheidung von Oestriol, Oestron und Oestradiol. Es sind eine ganze Reihe von Bestimmungsergebnissen bekannt, bei denen die Pregnandiol- und Oestrogenausscheidungswerte eine starke Dissoziation aufwiesen. Demnach ist anzunehmen, daß die gleichzeitig erniedrigte Oestrogen- und Pregnandiolausscheidung eine schwere Insuffizienz der Placenta mit einer schlechten Prognose für das Kind bedeutet, während eine normale Pregnandiolausscheidung bei erniedrigten Oestrogenwerten für eine vom Feten ausgehende Störung spricht. Wenn diese Annahme richtig ist, so wäre, wie auch CASSMER betont, zu erwarten, daß die Kombination, erniedrigte Pregnandiol- und normale Oestrogenwerte, sehr selten vorkommen wird.

Zusammenfassend kann also die Oestrogen-, insbesondere die Oestriolbestimmung, in Übereinstimmung aller Autoren, als ein wertvolles und empfindliches Diagnosticum für den Zustand der Frucht und der Placenta empfohlen werden. In Fällen drohender Schädigung oder drohenden Todes der Frucht, wie z. B. bei der Erythroblastose, der Toxikose und vielleicht auch beim Diabetes sollte sie in breitem Rahmen eingesetzt werden. Solche Untersuchungen mögen die Frage beantworten, ob es auf Grund von Oestriolbestimmungen in der Mehrzahl der Fälle möglich ist, die frühzeitige und richtige Indikation zum therapeutischen Eingreifen zu stellen und so vielleicht das Leben des gefährdeten Kindes zu retten. Hierzu wären leicht und rasch durchführbare Methoden wie die von ITTRICH [*1017*] oder BAULD [*104, 107*] (verkürzte Form) oder von JAYLE et al. [*1054a*] empfehlenswert. Es wäre ferner zu prüfen, ob Oestrogenbestimmungen im Fruchtwasserpunktat nicht vielleicht ebenso gute oder gar bessere diagnostische Möglichkeiten bieten als die Bestimmungen im Harn der Mutter.

j) Übertragung

Die klinische Diagnose der Übertragung ist ante partum oft sehr schwer zu stellen und selten einwandfrei objektiv zu sichern. Insbesondere gibt es aber keine Möglichkeit, die aktuelle Gefährdung des Kindes zuverlässig festzustellen. Diese Tatsache wiegt um so schwerer als die Sterblichkeit der Kinder bei echter Übertragung sehr rasch um ein Vielfaches ansteigt. Sind, als Ausdruck einer Überalterung der Placenta, bei der Übertragung Gefäßveränderungen und nekrobiotische Prozesse wie Kalk- und Fibrineinlagerungen in größerer Ausdehnung vorhanden, so wäre eigentlich eine Auswirkung auf die Bildung der placentaren Steroide und ihre Ausscheidung im Harn zu erwarten. Die in der Literatur vorliegenden Untersuchungen über die Oestrogenausscheidung bei der Übertragung gehen leider teilweise von einer sehr unscharfen Definition des Übertragungsbegriffes aus und teilen oft völlig unzureichende klinische Belege mit. Nur die Ergebnisse aus neuester Zeit wurden mit zuverlässigen Bestimmungsmethoden gewonnen.

Ein Zusammenhang zwischen Oestrogenausscheidung und Wehenbereitschaft, wie dies COHEN et al. [*437*], STREIT [*1946*] sowie MALLOW [*1279*], EZES [*688*] u. a. angenommen hatten, konnte von den meisten übrigen Autoren nicht gefunden werden.

Bei der echten Übertragung sollten nach den Untersuchungen von EFFKEMANN [*632*] die Oestrogenblutwerte deutlich vermindert sein. Er fand einen Bereich von 400 bis 1333 ME [$\simeq$ 40 bis 133 μg Oestronäquivalent]/Liter Serum bei Übertragung im Vergleich zu seinen Normalwerten zwischen 800 bis 2500 ME [$\simeq$ 80 bis 250 μg Oestronäquivalent]/Liter.

KOLLER und LEUTHARDT [*1139*] sowie WENNER [*2096*] konnten keine Verminderung der biologisch bestimmten Serumwerte feststellen. Die ersteren meinten aber einen gewissen Zusammenhang zwischen Oestrogenausscheidung und Größe von Kind und Placenta zu sehen.

Im Harn stellte EFFKEMANN [*632*] bei Übertragungen (12 bis 21 Tage über den errechneten Termin) eine verminderte Ausscheidung fest. Der von ihm normalerweise beobachtete Oestrogenanstieg im Harn am Ende der Zeit blieb in 12 seiner 20 Fälle aus. EFFKEMANN schloß daraus, daß die Ursache der Übertragung in einer ungenügenden Ausschüttung von Oestrogenen zu erblicken sei. BREITNER [*249*] konnte diese Befunde nicht bestätigen. Er sah bei allerdings nur zwei Übertragungen mit seiner colorimetrischen Methode keine Veränderungen im Verlauf der Oestradiol- und Oestronausscheidung. Oestriol wurde nicht bestimmt. Er fand in diesen Fällen eine erhebliche Fluktuation der individuellen Ausscheidung. BREITNER [*251a*] hat allerdings später den Eindruck geäußert, daß bei Überreife der Kinder doch die Oestrogenwerte absinken können. KAISER und WILL [*1076*] haben die bis 1953 vorliegende Information zum Problem der Übertragung in einer Übersichtsarbeit zusammengefaßt. Sie konnten durch Injektionsversuche wahrscheinlich machen, daß auch eine Veränderung im Progesteron/Oestrogenquotienten nicht für den Geburtsbeginn verantwortlich sein dürfte, wie dies ROSENKRANZ [*1659*] auf Grund seiner Hormonstudien an Übertragungsplacenten angenommen hatte. Eine normale Placenta am Ende der Zeit enthält nach seinen Angaben etwa 5000 ME Follikulin [$\simeq$ 500 μg Oestronäquivalent].

ROSENKRANZ fand in 30 Placenten sicher übertragener Schwangerschaften biologisch 250 bis 8000 ME Follikulin [$\cong$ 25 bis 800 μg Oestronäquivalent]. Dabei hatten aber 16 der 30 Placenten einen Oestrogengehalt unter 200 μg, sieben einen Gehalt unter 400 μg und nur sieben wiesen Werte zwischen 400 bis 800 μg Oestronäquivalent auf. In über der Hälfte der Fälle fand sich also eine Erniedrigung des Oestrogengehaltes der Übertragungsplacenten um mehr als 50% des Durchschnittswertes. Dreiviertel der Fälle wiesen eine deutliche Verminderung des Oestrogengehaltes auf.

PRODOSCINI und CARRAIN [*1589*] haben berichtet, daß bei drei von sechs Frauen mit echter Übertragung eine Abnahme der Placentaaktivität, erkennbar an einer abnehmenden Hormonausscheidung der Oestrogene, deutlich war. Auch LENTERS [*1200*] fand einen Zusammenhang zwischen Oestriolausscheidung und anatomischem Zustand der Placenta (s. Seite 394).

KARANASTASIS [*1082*] hat mit der Methode nach JAYLE et al. [*1047*] eine Abnahme der Phenolsteroidausscheidung festgestellt. Von Normalwerten zwischen 10000 und 16700 μg 24 Stunden sank die Ausscheidung auf Werte zwischen 3200 bis 5000 μg ab.

Kürzlich haben BORTH und STAMM [*223*, *224*] an einer begrenzten Anzahl von Fällen eine Übertragung mit Hilfe von Oestriolbestimmungen nach der Methode von BROWN nicht diagnostizieren können. Sie fanden auch keine Zusammenhänge zwischen Oestrogenwerten im Urin und dem Geburtsbeginn.

Die Bestimmung von Oestrogenen im Harn oder im Blut kann also bis heute zur Diagnose einer Übertragung anscheinend nicht wesentlich beitragen. Ein deutliches Absinken der Oestrogenausscheidung dürfte nur bei schweren degenerativen Erscheinungen an der Placenta zu erwarten sein. Die meisten Autoren fanden keine Veränderungen der Oestrogenkonzentration oder des Progesteron/Oestrogenverhältnisses. Auch für den Wehenbeginn scheint die Oestrogenkonzentration im Harn keinen Anhalt zu geben.

WENNER [*2098a*] hat allerdings darauf hingewiesen, daß bei der Geburtsauslösung möglicherweise Veränderungen eintreten, die sehr kurzfristig ablaufen können, so daß sie sich unter Umständen in der 24-Stunden-Ausscheidungsmenge des Harns nicht widerspiegeln. Nierenfunktion, Lebertätigkeit oder eine Retention der Hormone und des Wassers in den Geweben könnten dabei vielleicht eine Rolle spielen. Er fordert gleichzeitige Bestimmungen im Harn und Blut mit chemischen und biologischen Methoden, um feststellen zu können, wieweit die bestimmten Hormonmengen auch biologisch aktiv sind.

Es mag schließlich angemerkt werden, daß Versuche, eine *Diagnose der Übertragung aus dem Scheidenzellabstrich* mittels Beurteilung der acidophilen Zellen und des Pyknoseindex oder der Regressionsrate zu stellen, zu keinen ermutigenden Ergebnissen geführt haben.

Zusammenfassend konnte demnach beim Ausbleiben von Wehen am Termin eine Störung in der Ausscheidung der Oestrogene nicht nachgewiesen werden und dürfte wohl ursächlich keine Rolle spielen. Dies ist unserer Meinung nach auch gar nicht zu erwarten, da wahrscheinlich sehr viele unterschiedliche Ursachen zur Übertragung führen können. Auch bei der rein zeitlich bemessenen Übertragung ist eine Veränderung der Hormonausscheidung nicht ohne weiteres zu erwarten, solange die Placenta funktionell intakt und für die Versorgung des Kindes ausreichend ist. Untersuchungen zur Oestrogenausscheidung bei der Übertragung sollten daher nicht von der Anamnese oder den unsicheren Übertragungszeichen ausgehen. Viel wichtiger erscheint die Korrelierung der Oestrogenbestimmungen im Harn mit placentarer Histologie und Oestrogenbestimmungen im Gewebe mit modernen zuverlässigen Methoden. Die Fragestellung sollte also nicht lauten: kann mit Hilfe von Oestrogenbestimmungen eine Übertragung diagnostiziert werden, sondern: können Oestrogenbestimmungen etwas über den Zustand und die Funktion der Placenta und damit die Gefährdung des Kindes bei Verdacht auf Übertragung aussagen? Nach der Meinung der meisten Autoren kann diese Frage mit Vorbehalt bejaht werden.

Beachtung verdient ferner die Fragestellung, ob beim Geburtsbeginn, wie auch bei der Übertragung Veränderungen im Steroidstoffwechsel stattfinden können, wie das von manchen Autoren auf Grund experimenteller Befunde angenommen wurde. Ferner wäre die Oestrogenkonzentration im Fruchtwasser zu überprüfen. Solchen Untersuchungen wird mit Interesse entgegengesehen.

k) Primäre Wehenschwäche

Die Frage, ob „Oestrogenmangel" für eine Wehenschwäche verantwortlich sein kann, geht von Erfahrungen und theoretischen Vorstellungen aus dem Tierversuch aus. Sie erscheint uns für die Klinik nicht sehr ergiebig, zumal therapeutische Versuche mit Verabfolgung von Oestrogenen zur Behebung von Wehenschwäche beim Menschen im wesentlichen fehlgeschlagen sind.

Oestrogene bei Wehenschwäche hat (nach der Methode von Jayle und Crépy) Karanastasis [*1082*] bestimmt. Seine Normalwerte am Geburtstermin liegen zwischen 10 und 16,7 mg Phenolsteroide/24 Stunden mit einem Mittelwert von 13,3 mg aus neun Fällen. Bei primärer Wehenschwäche (15 Fälle) fanden sich erniedrigte Werte zwischen 3 und 9,5 mg (Mittel 7,3 mg). Auch bei Wehenschwäche nach vorzeitigem Blasensprung oder durch Übertragung waren die Werte in etwa der gleichen Größenordnung erniedrigt.

Maslova und Plodovskaya [*1325*] fanden einen Anstieg der Oestradiolausscheidung bei normaler Wehentätigkeit und eine Abnahme bei Wehenschwäche.

Goszinski [*830*] hat den Oestrogenblutspiegel bei primärer Wehenschwäche nach der Methode von Frank [*735*] untersucht. Während seine Normalwerte zwischen 2500 bis 10000 ME [$\simeq$ 250 bis 1000 μg Oestronäquivalent] pro Liter lagen, war der Oestrogengehalt bei 17 Frauen mit Wehenschwäche wesentlich vermindert. Die Werte waren: achtmal nicht über 1000 ME (100 μg), fünfmal 1250 ME (125 μg), zweimal 2500 ME (250 μg) und zweimal 5000 ME [$\simeq$ 500 μg Oestronäquivalent].

Die Signifikanz all dieser Befunde muß vom methodischen und statistischen Standpunkt aus als zweifelhaft erscheinen. Da aber diese Autoren übereinstimmend erniedrigte Werte bei primärer Wehenschwäche gefunden haben, sollte vielleicht doch eine Überprüfung der Ergebnisse mit moderneren Methoden an einem größeren Material in Erwägung gezogen werden.

Vorzeitige Blasensprengung scheint die Oestrogenausscheidung nicht zu beeinflussen [*400*, *1082*].

5. Neubildungen der oestrogenproduzierenden Drüsen

a) Ovarialtumoren

Vier Fünftel aller fakultativ hormonproduzierenden Ovarialtumoren sind hormonell aktiv. Nach PHILIPP [*1542*], HEYNE [*942*] sowie ZONDEK [*2188*], SALVADORI [*1705*] und SMITH [*1835*] enthalten parenchymatöse *Ovarialcysten* immer biologisch nachweisbare Oestrogenaktivität. Diese ist manchmal sehr hoch. ZONDEK fand bis zu 4 ME [$\cong$ 0,4 μg Oestronäquivalent]/ml.

WATTS und ADAIR [*2087*] haben in einer großen Arbeit den Hormongehalt von insgesamt 212 Ovarialcysten untersucht. Von diesen waren 189 gutartig, 23 bösartig. Zur Kontrolle wurden 27 cystische nichtovarielle Genitaltumoren und 36 Ascitesflüssigkeiten bei Tumoren studiert. Der Prozentsatz der einzelnen Cystenarten mit Follikelhormongehalt betrug: Follikelcysten 87%, Corpus-luteum-Cysten 46%, einfache seröse Cysten 27%, papilläre seröse Cysten 21%, pseudomukinöse Cysten 18%, Dermoide 0%, verschiedene andere 33%. Der Oestrogengehalt war je nach Cystentyp unterschiedlich. Die Konzentration pro Kubikzentimeter Flüssigkeit betrug bei Follikelcysten 0,07 bis 33 RE [$\cong$ 0,035 bis 16,5 μg Oestronäquivalent], im Corpus luteum 0,12 bis 2 RE [$\cong$ 0,06 bis 1 μg], einfache seröse Cysten 0,005 bis 0,2 RE [$\cong$ 0,0025 bis 0,1 μg Oestronäquivalent]. Papilläre seröse und pseudomukinöse Cysten zeigten nur vereinzelt geringe, Dermoide keine Oestrogenaktivität. 23 maligne Ovarialcysten wurden untersucht. Nur drei von 55 Flüssigkeiten enthielten oestrogene Aktivität, nämlich 3,5 bzw. 24 und 63 RE [$\cong$ 1,75 bzw. 12 und 31,5 μg Oestronäquivalent]/pro Cyste. Von 14 Cysten embryonaler Reste zeigte nur eine Parovarialcyste eine positive Reaktion. Cysteninhalt aus *Hydrosalpingen*, Endometriose cystischen Fibroiden, BARTHOLINIschen Cysten und Ascites waren negativ.

JAYLE [*1037*] fand bei Anwesenheit von Ovarialcysten die Phenolsteroidausscheidung im Harn etwas erhöht (40 bis 50 μg).

Oestrogene enthalten auch die sog. luteinisierten Oestroblastome oder Luteome [*2021*] und die Luteincysten beim Chorionepitheliom [*35*]. SECKEL [*1778*] hat vier *ovarielle Chorionepitheliome* bei Mädchen zwischen 8 und 16 Jahren beschrieben. In einem Fall betrug die Oestrogenausscheidung mehr als 600 IE [$\cong$ 60 μg Oestronäquivalent]/24 Stunden. Nach Entfernung des Tumors sank die Hormonausscheidung sofort ab. Hohe Oestrogenwerte können bei diesem Krankheitsbild zur Abgrenzung gegen die konstitutionelle Pubertas praecox dienen. SECKEL und PLOTZ [*1779*] haben einen Fall von Pubertas praecox durch ein oestrogenbildendes Luteom des Ovars bei einem 6jährigen Mädchen mitgeteilt. Die präoperativen Oestrogenwerte betrugen 5 RE [≃ 2,5 μg Oestronäquivalent] mit der Methode von GALLAGHER, KOCH und DORFMAN [*769*], die postoperativen 2 RE [≃ 1 μg Oestronäquivalent]. Die Arbeit enthält eine Übersicht über alle Typen von Ovarialtumoren, welche Pubertas praecox hervorrufen können. ALLEN [*35*] fand in der Flüssigkeit von Luteincysten bei Chorionepitheliom 200 IE[≃ 20 μg Oestronäquivalent] pro Liter und 16600 IE [≃ 1660 μg Oestronäquivalent]/pro Kilogramm Ovarialgewebe.

Nach verschiedenen Untersuchern ist in serösen oder pseudomukinösen *Cystomen* kein Hormon enthalten. Es fehlt ebenso bei *Hypernephromen, Dermoiden,* BRENNER-*Tumoren* wie bei *Cysten des Par- und Epoophoron.* Auch beim *Dysgerminoma ovarii* sind die Oestrogenwerte im Harn im allgemeinen normal [*564*]. BER [*138*] fand eine hohe Oestrogenkonzentration im Gewebe eines solchen Tumors. In den wenigen beschriebenen Fällen von Pubertas praecox bei Dysgerminom dürfte aber der Tumor Granulosazellanteile enthalten haben. Die Ansicht, daß Hiluszellwucherungen mit einer erhöhten Oestrogenproduktion einhergehen, konnte nicht bestätigt werden [*1447a*]. *Ovarialcarcinome* können Oestrogene enthalten, ebenso *Sarkome* und *Teratome* [*744*]. Im Gewebe und der Flüssigkeit anderer maligner Ovarialtumoren fand sich aber nur selten Oestrogenaktivität.

α) **Granulosazelltumoren.** Eine echte Hyperfollikulinie besteht zweifellos bei den sog. Funktionstumoren des Ovars. ROBERT SCHRÖDER [*1754*], ROBERT MEYER [*1365*] und H. O. NEUMANN [*1435*] haben als erste auf den ursächlichen Zusammenhang zwischen pathologisch veränderten Ovarien — besonders im Sinne des Granulosezelltumors — und der glandulärcystischen Hyperplasie des Endometriums hingewiesen. Etwa 60% aller Granulosazelltumoren sind Oestrogenbildner. Die Höhe der Oestrogenausscheidung soll in direkter Beziehung zum histologischen Reifegrad stehen.

Die klinische Symptomatologie der Oestrogenwirkung dieser Tumoren ist vom Alter der Erkrankten abhängig. Bei Kindern findet man die Erscheinungen der Pubertas praecox mit Blutungen und vorzeitiger Entwicklung der sekundären Geschlechtsmerkmale. Im geschlechtsreifen Alter sind Amenorrhoe, Menorrhagien oder Metrorrhagien häufig, doch bleibt der Cyclus nicht ganz selten auch ungestört. Nach der Menopause stellen sich mit „Verjüngungserscheinungen" meist Dauerblutungen ein.

In einem relativ hohen Prozentsatz der Fälle (etwa 20%) finden sich gleichzeitig Carcinome des Corpus uteri. Auch ein gehäuftes Auftreten von Mammacarcinomen wurde beschrieben.

Die Frage der hormonellen Wirkung von Granulosazelltumoren wurde ausführlich in der Monographie von SCHILLER [*1745*] und der Übersicht von BISHOP [*182*] diskutiert. ROBERT MEYER [*1365*] sah nach der Injektion des Extraktes von einem Granulosazelltumor ein typisches Schollenstadium bei kastrierten Mäusen. SCHUSCHANIA [*1768*] fand bei einem Granulosazelltumor malignen Charakters einer 67jährigen Patientin hohe Oestrogenwerte im Stuhl, nämlich 925 ME [≃ 92,5 μg Oestronäquivalent] in 5 Tagen. Die Patientin schied im Harn 326 ME = 32,6 μg Oestronäquivalent aus. Das Endometrium war polypös hyperplastisch. Nach Entfernung des Tumors sank die Ausscheidung ab und war 10 Wochen nach der Operation nicht mehr nachweisbar. Überraschenderweise ergab die Implantation des Tumorgewebes auf kastrierte Mäuse ein negatives Ergebnis. Auch NEUMANN [*1435*] hat bei einer Patientin mit einem kindskopfgroßen Granulosazelltumor die Oestrogene im Harn vermehrt gefunden. Die Implantation des Tumors ergab auch hier keine oestrogene Wirkung. In einem zweiten Fall war das Ergebnis positiv bei erhöhten Blut- und Harnwerten. DWORZAK und PODLESCHKA [*626*] fanden bei ihrer Patientin 500 μg Oestronäquivalent in 1000 ml Urin. BANG [*87b*] fand in dem von ihm untersuchten Tumorgewebe 2000 ME [≃ 200 μg Oestronäquivalent], PALMER [*1485*] fand 17,7 mg Oestronäquivalent/kg bei einem Uringehalt von 40 bis 60 μg/24 Stunden. KAUFMANN und KERMAUNER [*1091a*] konnten keine Oestrogenaktivität im Gewebe eines Granulosazelltumors nachweisen. BENOIT [*137d*] berichtete über eine hohe Oestrogenausscheidung bei einer Patientin mit Metastasen.

Weitere kasuistische Veröffentlichungen mit Oestrogenbestimmungen stammen von SCHRÖDER [*1754*], GOSPE [*831*], HARMS [*881*], PAHL [*1483*], SCHIFFMANN [*1739*], LE LORIER [*1199*], KLEINE [*1113a*], KLAFTEN [*1112*], JAROSCHKA [*1033*], MENGERT [*1359a*], MANNHEIMER [*1285*], HABBE [*855a*], AUCLAIR [*70*], MATTHEW et al. [*1334*], GLASS und McKENNON [*811*], sowie STOHR [*1943*], SPEERT [*1876*], CRELIN und WOLSTENHOLME [*470*], JAYLE [*1037*], BURSLEM et al. [*338*], BISHOP [*182*] und ENGLE [*676*] wie auch LLOYD et al. [*1234*]. Die letzteren konnten in Blut und Urin ihrer Patientin biologisch mit dem Vaginalöffnungstest keine Oestrogene finden. KELLAR et al. [*1092c*] fanden bei einer Patientin mit einer Blutung nach der Menopause (glandulär-cystische Hyperplasie) eine Gesamtoestrogenausscheidung von 30 μg/24 Stunden im Harn (Methode BROWN).

Die „Oestrogenbildung“ in Granulosazelltumoren haben mit Hilfe histochemischer Methoden (Phenylhydracin) McKAY et al. [*1355*] untersucht, doch waren die angewendeten Reaktionen für Oestrogene nicht spezifisch.

β) **Thecazelltumoren** sind seltener Oestrogenbildner (30%). Gelegentlich finden sich in solchen Tumoren neben den Theca- auch noch Granulosazellen. JAROSCHKA [*1033*] fand bei seiner Patientin 200 ME [≃ 20 μg Oestronäquivalent]/Liter Harn. BATIZFALVY und DUBRAUSZKY [*99*] wiesen 220 bis 440 ME [≃ 33 bis 44 μg Oestronäquivalent]/Liter Harn nach. In dem von KNIGHT [*1124b*] untersuchten Thecazelltumor waren pro 100 g extrahierten Gewebes 0,2 μg Oestronäquivalent enthalten. NORÉEL und POLLÈS [*1452*] bestimmten bei einem 9jährigen Mädchen 12650 IE [≃ 1265 μg Oestronäquivalent] 24 Stunden. Ihr Normalwert im gleichen Alter lag mit 2300 IE [≃ 230 μg Oestronäquivalent] sehr hoch. GEIST und GAINES [*780b*] konnten in der Cyste eines Thecaluteinzelltumors oestrogene Aktivität nachweisen. Bei der Implantation des

Tumorgewebes waren in 0,75 g Geschwulstmaterial 1 ME [$\cong$ 0,1 μg Oestronäquivalent] vorhanden.

Burslem et al. [*338*] haben 25 Granulosazelltumoren, zwei tubuläre Adenome und 40 Thecofibrome untersucht. 18 der Granulosazelltumoren und 20 der *Thecofibrome* zeigten klinisch oestrogene Aktivität wie Pubertas praecox, Cyclusstörungen und Postmenopauseblutungen. Wir verweisen auch auf die große Arbeit von Cramer und Wildner [*469*]. Halpern u. Mitarb. [*870*] haben berichtet, daß sie bei Funktionstumoren des Ovariums oft eine falsch positive Schwangerschaftsreaktion aus dem Speichel nach Richardson (s. Seite **345**) erhielten.

Brown et al. [*294*] untersuchten die Oestrogenausscheidung bei einer Patientin mit einem Theca-Granulosazelltumor und glandulär-cystischer Hyperplasie des Endometriums. Sie fanden Werte zwischen 9,2 bis 28,8 μg (Mittel 19,0 $\pm$ 6,4) für Oestriol, von 2,7 bis 5,9 (4,5 $\pm$ 1,1) für Oestron, von 1,4 bis 2,5 (1,8 $\pm$ 0,3) für Oestradiol und von 15,7 bis 36,3 (25,3 $\pm$ 6,4) für Gesamtoestrogene im 24-Stunden-Harn bei Serienbestimmungen. Nach Entfernung der Ovarien sank die Oestrogenausscheidung um mehr als die Hälfte ab (s. Abbildung 78).

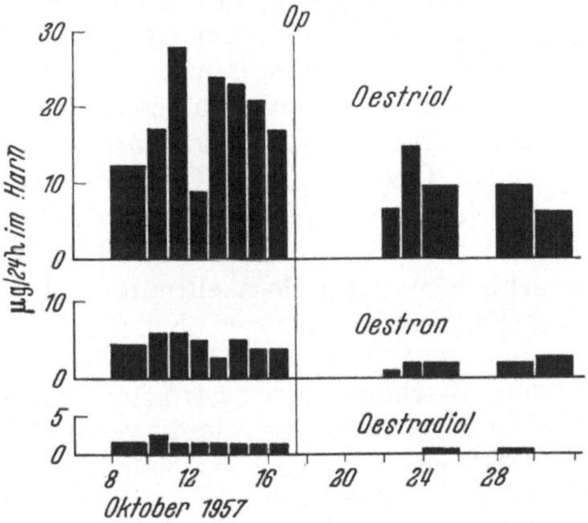

Abb. 78. Oestrogenausscheidung vor und nach Operation eines Funktionstumors des Ovars mit Blutung nach der Menopause. (Nach Brown et al. [*294*])

Bei einer Patientin mit einem Pseudomucinkystom wurden mit 45 μg „Gesamtoestrogene"/24 Stunden relativ hohe Werte gefunden. Der Tumor war histologisch frei von Granulosazellen. Die Autoren sehen daher das Stroma des Tumors als Quelle der Oestrogenbildung an. Das Endometrium zeigte eine glandulär-cystische Hyperplasie.

Histochemische Untersuchungen über den „Oestrogengehalt" von Thecazelltumoren und Ovarialfibromen haben McKay et al. [*1355*] vorgelegt.

Plate [*1569*] teilte die Kasuistik eines *Interstitiellzelltumors* des Ovars mit, bei dem er im Harn vor der Operation mehr als 300 IE [$\cong$ 30 μg Oestronäquivalent], nach Entfernung 200 IE $\cong$ 20 μg Oestronäquivalent/ 24 Stunden feststellte.

Turunen [*2020*] beobachtete bei einer Patientin mit einem Kruckenberg-*Tumor* eine hohe Oestrogenausscheidung, nämlich 400 IE [$\cong$ 40 μg Oestronäquivalent/24] Stunden. Histologisch fanden sich thecazellähnliche Formationen und Lipoideinlagerung. Nach der Operation bestanden in der Urinausscheidung für Oestrogene normale Menopausewerte.

Holmes und Haugh [*965a*] sind der Meinung, daß Tumoren, welche den normalen Graafschen Follikel imitieren und sowohl Theca als auch

Granulosazellen enthalten, hohe Oestrogenwerte im Harn verursachen können. Bei Cylindroidtypen finden sich meist erhöhte, bei Sarcomatoidtypen niedrige Oestrogenwerte. Allerdings konnten FRANK und GOLDBERGER [*741*] im Tumorextrakt eines Ovarialsarkoms bei einem 3jährigen Kinde mit Pubertas praecox sehr hohe Oestrogenwerte feststellen.

Die gleichen Autoren [*741*] fanden bei zwei Kindern von 9 und 10 Jahren mit *Ovarialteratomen* Oestrogene im Urin, die ja sonst in diesem Alter nicht zu finden sind.

BER [*138*] hat einen Fall von *Dysgerminoma ovarii* hormonell untersucht. Obwohl sich im Harn vor und nach der Operation fast die gleiche Oestrogenmenge fand, nämlich 220 bis 325 ME [$\simeq$ 22 bis 32,5 μg Oestronäquivalent]/24 Stunden, enthielt das Tumorgewebe 16000 ME [$\simeq$ 1600 μg Oestronäquivalent] pro Kilogramm, 27200 ME [$\simeq$ 2720 μg Oestronäquivalent] im ganzen Neoplasma. Man fragt sich, ob diese Diskrepanz nicht dadurch zu erklären sein kann, daß im Harn ein viel größerer Anteil als Oestriol ausgeschieden wurde, während im Tumor vielleicht Oestradiol und Oestron vorherrschten.

Nach TEILUM [*1999*] soll auch das *Arrhenoblastoma ovarii* feminisierend wirken können. Er ist der Meinung, daß solche Tumoren oft fälschlich als Granulosazelltumoren interpretiert worden sind und teilt den Fall eines 7jährigen Kindes mit Arrhenoblastom und Pubertas praecox mit, bei dem Metrorrhagien, Endometriumhyperplasie und andere Erscheinungen oestrogener Wirkung zu finden waren. Hormonbestimmungen wurden allerdings nicht vorgenommen.

Oestrogene im Gewebe eines Arrhenoblastoms haben DUBRAUSZKY und STOLL [*620a*] mit der Methode nach BAUM et al. [*111*] bestimmt. Sie fanden 3 bis 5 μg pro g, also eine hohe Konzentration.

ANLIKER et al. [*50a*] konnten die Anwesenheit von Oestrogenen in der phenolischen Fraktion ihrer Gewebeextrakte aus Arrhenoblastomgewebe nicht nachweisen. Bei Inkubationsstudien mit [^{14}C-4]-Progesteron konnte von WIEST et al. [*2129a*] die Bildung von Oestrogenen durch das Arrhenoblastomgewebe ebenfalls nicht beobachtet werden. Es wird von den Autoren angenommen, daß der Stoffwechsel des Arrhenoblastomgewebes hinsichtlich der Umwandlung von Progesteron in Androgene qualitativ von demjenigen normalen Ovarialgewebes nicht abweicht, daß jedoch die Androgenbildung in solchen virilisierenden Tumoren von einer Aktivitätsminderung der Enzyme für die Aromatisierung des Ringes A, also der Oestrogenbildung begleitet ist, wodurch eine relative Mehrbildung androgener Hormone zustande kommt.

Zusammenfassend zeigt nur ein kleiner Teil der potentiell zur Oestrogenbildung fähigen Ovarialtumoren eine wirklich starke oestrogene Aktivität. Oft liegen die Hormonwerte im Bereich des Normalen oder an der oberen Grenze der Norm. Während hohe Werte die Diagnose sehr wahrscheinlich machen können, sprechen niedrige nicht dagegen. Gutartige wie bösartige Tumoren können Oestrogene bilden. Hormonbildner scheinen meistens die Granulosazellen zu sein. Der histologische Befund am Endometrium stimmt durchaus nicht immer mit dem Ergebnis der Oestrogenbestimmung überein. Die Diagnose ist in vielen Fällen aus dem klinischen Bild zu stellen. Der hauptsächliche Wert der Hormonbestimmung bei solchen Tumoren liegt daher in der Kontrolle des operativen Erfolges, der weiteren Überwachung und der Erkennung von Metastasenbildung.

b) Testistumoren

Hyperfunktion der Testes findet sich im allgemeinen nur bei Tumoren. Gewisse Formen von Testistumoren können erhöhte Oestrogenmengen bilden. NATION et al. [*1429*] fanden hohe Oestrogenwerte bei einem LEYDIG-*Zelltumor*. BUDD [*313*] sowie HUNT und BUDD [*996*] berichteten über einen Patienten mit *interstitiellem Zelltumor* und Gynäkomastie (173 g Tumorgewebe enthielten 20 ME $\cong$ 2,0 μg Oestronäquivalent). VENNING u. Mitarb. [*2057*] haben einen Fall von interstitiellem Zelltumor mit stark erhöhter 17-Ketosteroid- und signifikant erhöhter Oestrogenausscheidung beschrieben. Einen ähnlichen Fall mit Absinken der Oestrogenabsonderung nach Entfernung des Tumors hat MAYERS[1] mitgeteilt. HEIDEMAN [*910a*] fand mit 30 RE [$\cong$ 15 μg Oestronäquivalent]/24 Stunden einen vermehrten Oestrogengehalt im Harn. Auch HERRMANN et al. [*923*] gaben erhöhte Oestrogenausscheidung an.

SERTOLI-*Zelltumoren* sind ziemlich selten, so daß über die Hormonausscheidung in solchen Fällen keine großen Erfahrungen vorliegen. Beim Hund bilden sie sicher Oestrogene. HUGGINS und MOULDER [*990*] haben aus solchem Tumorgewebe große Oestrogenmengen extrahiert. Beim menschlichen SERTOLI-Zelltumor (Androblastoma tubalare lipoides) wird auf Grund von Umstandsbeweisen angenommen, daß auch diese eine erhöhte Oestrogensekretion zeigen können. Über die Oestrogenausscheidung im Urin wurden exakte Berichte nicht gegeben. Bei den Patienten tritt oft eine Gynäkomastie auf [*1217c*]. Ob die SERTOLI-Zellen unter normalen oder pathologischen Bedingungen Oestrogene produzieren, muß für den Augenblick als unentschieden angesehen werden. Wir verweisen auf die Arbeiten von TEILUM [*1998*] und von McCULLAGH [*1349*].

HAMBURGER [*872*] berichtete, daß die Oestrogenausscheidung bei den von ihm beobachteten *Seminom*fällen normal gewesen sei. Das gleiche gibt auch DOCKERTY [*564*] an.

Beim *Chorionepitheliom* des Hodens fanden FRANK [*737*], GILBERT [*797*], HINGLAIS und HINGLAIS [*946b*] sowie HAMBURGER [*872*], HEIDRICH et al. [*911*] sowie RUHRMANN [*1670a*] die Oestrogenausscheidung im allgemeinen sehr stark erhöht. In einer späteren Arbeit mit fast 500 Fällen maligner Testistumoren verschiedener Art wurde die Oestrogenausscheidung von HAMBURGER [*874*] in 206 Fällen untersucht. Bei 59 Patienten mit Chorionepitheliom der Testes waren die Oestrogenwerte in 22 Fällen deutlich vermehrt. Die Träger der übrigen Hodentumoren (137 Patienten) wiesen nur in fünf Fällen pathologisch erhöhte Oestrogenwerte auf, nämlich über 100 ME [10 $\cong$ μg Oestronäquivalent]/die.

Die sog. *Androblastome*, die als testikuläre Homologe der ovariellen Arrhenoblastome angesehen werden können, sind sehr selten. Sie ähneln

[1] J. Urol. (Baltimore) **68**, 834 (1952)

in ihrem histologischen Aufbau dem fetalen Testisgewebe. Bei Männern mit solchen Tumoren treten Symptome von „Feminisierung" auf. Oestrogenbestimmungen fehlen.

Weitere Arbeiten zum Thema oestrogenproduzierender Testistumoren haben BATES et al. [*93*], NETTER et al. [*1433*], HUTCHINSON und LONGSON [*999*], LAIPPLY und SHIPPLEY [*1159*], TWOMBLEY [*2022*, *2023*] und GILBERT [*797*] und OESTERGAARD [*1470*, *1470a*] veröffentlicht. MARTI und HEUSER [*1322*] haben Oestradiol aus einem Testistumor isoliert.

Zusammenfassend ist zu sagen, daß ein Teil der Testistumoren und die Mehrzahl der hormonbildenden Hodentumoren eine erhöhte Oestrogenausscheidung zeigen. Die Erfahrungen auf diesem Gebiet sind allerdings nicht sehr groß. Erhöhte Werte können auch hier die Diagnose sichern helfen, während Normalwerte oder erniedrigte Werte wenig aussagen. Beziehungen zwischen Malignität und Hormonausscheidung scheinen nicht zu bestehen.

Oestrogenbestimmungen sollten unserer Meinung nach zu der Erkennung von Testistumoren häufiger benutzt werden und neben denjenigen von Gonadotropinen und 17-Ketosteroiden einen festen Platz erhalten.

c) Nebennierentumoren

Eine vermehrte Oestrogenproduktion kann sich bei Hyperplasien, Adenomen und Carcinomen der Nebennierenrinde finden. Das Vorherrschen oestrogenbedingter Symptomatik ist aber nicht sehr häufig. Sie wird meist von den Zeichen vermehrter Androgen- oder Corticosteroidbildung überlagert. Oft besteht eine paradoxe partielle Nebennierenrindeninsuffizienz. Die Erscheinungen dieser Krankheitsgruppe werden oft als adrenale Feminisierung zusammengefaßt und bilden, klinisch betrachtet, eine Untergruppe des adrenogenitalen Syndroms. Die Symptomatologie ist je nach Geschlecht und Alter des Patienten verschieden. Beim Kind bietet sich das Bild der weiblichen adrenalen Pubertas praecox. Bei der geschlechtsreifen Frau treten die Zeichen vermehrter Oestrogensekretion, z.B. acyclische Blutungen auf. In der Postmenopause findet man bei der Frau „Verjüngung" und Wiederauftreten der Genitalblutungen, beim Manne sog. „Feminisierung" mit Libidoverlust, Impotenz, Genitalatrophie, Fettsucht, Gynäkomastie und Brustwarzenpigmentierung [*567*, *1873*, *2081*, *2136*].

Schon 1933 hat FRANK [*738*] über hohe Ausscheidungswerte im Harn von Patienten mit CUSHING-Syndrom durch Nebennierencarcinom und über niedrige Werte bei benigner Hyperplasie und Adenom berichtet. Auf Grund einer begrenzten Anzahl von Fällen machte er den Vorschlag, die Oestrogenbestimmung für die Differentialdiagnose zwischen gut- und bösartigen Formen einzusetzen. Es zeigte sich jedoch in der Folge, daß nicht alle Patienten mit Nebennierenrindencarcinomen hohe Oestrogenwerte boten und daß auch gutartige Tumorformen gelegentlich beträchtliche Oestrogenmengen ausscheiden [*747*].

Erhöhte Werte bei Frauen und Männern mit *Nebennierenrindencarcinom* fanden DINGEMANSE und LAQUEUR [*547*], WOLF et al. [*2155*],

STAUBITZ et al. [*1896*], SNAITH [*1869*], EISENSTADT und PETRY [*639*], BURROWS et al. [*337, 337a*], HURXTHAL und MUSULIN [*998*], NUSIMOVISH [*1457*], NEUSTADT und MYERSON [*1439*], CERVINO et al. [*404*], ROHOLM und TEILUM [*1653*], WEST et al. [*2111*], SCOTT [*1774*], BENARD et al. [*133, 134*], PRATT und SCHAEFER [*1578*], LANDAU et al. [*1163*], HIGGINS et al. [*943*], LUFT und SJÖGREN [*1264a*], DICZFALUSY und LUFT [*530*], BAGGETT et al. [*84d*], WESTMAN [*2120a*] sowie WALLACH et al. [*2081*]. MYHRE [*1412*] hat die Kombination eines Nebennierenrindencarcinoms bei gleichzeitigem Prostatacarcinom mitgeteilt.

Die von den Autoren gegebenen, zumeist biologisch bestimmten Oestrogenwerte liegen im allgemeinen sehr hoch und schwanken natürlich in weiten Grenzen, nämlich 500 bis 5000 IE [$\simeq$ 50 bis 500 μg Oestronäquivalent]/Liter.

Der Fall von SIMPSON und JOLL [*1820*] bot mehr als 3000 ME [$\simeq$ 300 μg Oestronäquivalent] pro Liter, derjenige von LUFT und SJÖGREN [*1264a*] 250 bis 500 IE [$\simeq$ 25 bis 50 μg Oestronäquivalent]. ROHOLM und TEILUM [*1653*] haben ein Oestrogenausscheidungsäquivalent von 5,3 μg Oestradiolbenzoat angegeben. BURROWS et al. [*337*] fanden 3000 IE [$\simeq$ 300 μg Oestronäquivalent] bei einem Mann, DINGEMANSE und LAQUEUR [*549*] 100 und 1300 IE [$\simeq$ 10 und 130 μg Oestronäquivalent] bei einem weiblichen, 1000 IE [$\simeq$ 100 μg Oestronäquivalent]/Liter bei einem männlichen Patienten. Der von HARLOW u. Mitarb. [*880a*] mitgeteilte Fall schied präoperativ 52,0 μg, postoperativ 7,4 μg Oestron + Oestradiol aus. Der Patient von MASON und KEPLER [*1327*] mit einem adrenocorticalen Tumor schied exzessive Oestrogenmengen aus. Oestron, aber kein Oestradiol und Oestriol wurden aus dem Harn isoliert. EISENSTADT und PETRY [*639*] gaben für ihren Patienten eine Oestrogenausscheidung von präoperativ 60 μg/24 Stunden an. HIGGINS et al. [*943*] berichteten über eine Harnausscheidung von 2600 μg „Gesamtoestrogenen" in 24 Stunden. In 70 g Tumorgewebe fanden sie 280 mg Oestronäquivalent. Der Patient von DICZFALUSY und LUFT [*530*] schied etwa 400 μg Oestron, 750 μg Oestradiol und 3500 μg Oestriol im 24-Stunden-Harn aus. Der Oestriol/(Oestron + Oestradiol)-Quotient war hier so stark erhöht, wie sonst nur in der Schwangerschaft. Die sehr großen Mengen von freiem Oestriol im Harn wurden durch die Unfähigkeit der von Metastasen durchsetzten Leber zur Konjugierung erklärt. In einer Harnprobe von 250 ml wurde die chemische Oestrogenbestimmung durchgeführt. Es fanden sich 34,5 μg freies Oestriol, nach Hydrolyse 68,5 μg Oestron, 18,4 μg 17β-Oestradiol und 857 μg Oestriol. Die Bestimmung erfolgte fluorimetrisch, die Charakterisierung durch Gegenstromverteilung (s. Abbildung 79). In einem weiteren Fall von Feminisierung durch einen Nebennierenrindentumor bei einem 15jährigen Knaben haben CARLESON et al. [*395b*] die Oestrogenausscheidung im Harn stark erhöht gefunden. Mit der BROWNschen Methode wurden in einer 24-Stunden-Harnprobe 250 μg Oestron, 79 μg 17β-Oestradiol und 900 μg Oestriol nachgewiesen. Das Tumorgewebe enthielt beträchtliche Mengen von freiem Oestron und 17β-Oestradiol. Auch in diesem Fall war der Oestriol/(Oestron + Oestradiol)-Quotient stark erhöht, obwohl eine primäre Oestriolsynthese nicht vorzuliegen schien. WEST et al. [*2114*] fanden bei einem Patienten mit Nebennierencarcinom Oestron-, Oestradiol- und Oestriolwerte wie in der späten Schwangerschaft. Nach Verabfolgung eines 11β-Hydroxylasehemmers fand sich eine weitere starke Erhöhung der Oestrogenausscheidung, wahrscheinlich über 17α-Hydroxyprogesteron und Androst-4-en-3,17-dion. Auch nach ACTH- und Testosteronverabfolgung stieg die Oestrogenausscheidung an.

JAYLE u. Mitarb. [*1037*, *1041*] haben in Fällen von Morbus CUSHING, APERT-GALLAIS-Syndrom, adrenaler Hyperplasie und Adrenalcarcinom Phenolsteroide bestimmt. Beim *Morbus* CUSHING fanden sie

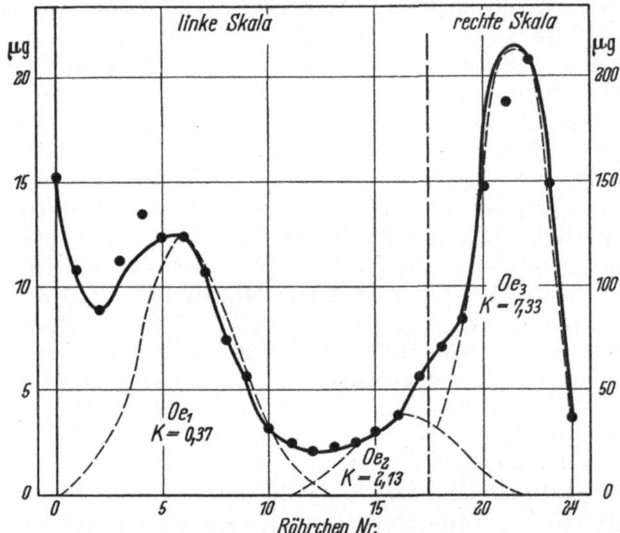

Abb. 79. Gegenstromverteilung eines Harnextrakts von einem männlichen Patienten mit Nebennierencarcinom (Fluorimetrie, Methode: BATES und COHEN [*98*]). Oe_1 Oestron, Oe_2 17β-Oestradiol, Oe_3 Oestriol, K Verteilungskoeffizient. *Gestrichelte Linie* Theoretische Verteilungskurve. Die Gesamtausscheidung pro Liter betrug 274 μg Oestron, 74 μg 17β-Oestradiol und 3430 μg Oestriol. (Nach DICZFALUSY und LUFT [*530*])

normale, bei adrenaler Hyperplasie erhöhte, beim Carcinom sehr hohe Werte, die durch ACTH-Gaben noch gesteigert wurden [*1041a*]. ENGEL [*661a*] hat die Oestrogenausscheidung beim Morbus CUSHING vor und nach Verabfolgung von ACTH bestimmt. In den Kontrollurinen fanden sich etwa 1 μg Oestron und 2 μg Oestriol/24 Stunden. Diese wurden durch Gegenstromverteilung charakterisiert. Nach ACTH stiegen die Werte auf das Doppelte an. Auch WEST et al. [*2111*] haben bei einer Frau nach den Wechseljahren mit Morbus CUSHING infolge Nebennierenrindenneoplasma die Oestrogenausscheidung vor und nach ACTH-Verabreichung gemessen. Es fand sich ebenfalls eine starke Erhöhung der Oestron-Oestradiolausscheidung. Nach ACTH erfolgte ein Anstieg von Oestron und Oestriol, nicht von Oestradiol. Die Autoren gaben an, daß in anderen Fällen von CUSHING-Syndrom durch Nebennierenrindencarcinom keine

Erhöhung der Oestrogenausscheidung, auch nicht nach ACTH-Stimulierung festzustellen war.

Bénard et al. [*134*] sahen bei einer Frau mit Morbus Cushing (maligner Nebennierenrindentumor) 20fach erhöhte Oestrogenwerte im Harn. Nach Entfernung des Tumors normalisierten sich die Werte. Auch Cervino et al. [*404*] berichteten über hohe Oestrogen- und Androgenausscheidung bei einem durch Nebennierenrindentumor bedingten Morbus Cushing. Jailer [*1028*] fand bei einem Patienten mit Morbus Cushing durch Nebennierenhyperplasie 19 μg „Gesamtoestrogene" /24 Stunden. Bricaire et al. [*271d*] geben bei einem 12jährigen Knaben mit kongenitaler Nebennierenhyperplasie eine Harnausscheidung von 56 μg Follikulin/24 Stunden an (Kober-Reaktion).

Beim *Nebennierenadenom* fanden Dohan et al. [*567*], Saphir und Parker [*1723*] sowie Landau et al. [*1163, 1164*] eine erhöhte Oestrogenexkretion, Montgomery und Dee [*1385*], Jones und Scott [*1061a*] sowie Cahill et al. [*363, 364*] Normalwerte, Hain [*864*] nicht immer erhöhte Werte. In dem von Keller [*1095*] mitgeteilten Fall waren die Oestrogene nur geringfügig erhöht. Gastineau et al. [*780*] berichten über niedrige Werte.

Interessanterweise können auch bei stark virilisierenden Nebennierenrindentumoren erhöhte Mengen von Oestrogenen gebildet und ausgeschieden werden [*549*]. Jailer [*1028*] berichtet über zwei Patienten mit einer 17-Ketosteroidausscheidung von 176 bzw. 189 mg und einer Oestrogenausscheidung von 296 bzw. 114 μg/24 Stunden. Nach Entfernung des Tumors sank die Oestrogenausscheidung auf Werte zwischen 4 bis 6 μg/ 24 Stunden ab.

Keller et al. [*1098*] haben die Oestrogene aus dem Tumorgewebe eines virilisierenden Adrenaladenoms charakterisiert und papierchromatographisch Oestron und Oestradiol nachgewiesen.

Higgins et al. [*943*] konnten in einem Neoplasma von 1100 g biologisch keine Oestrogene nachweisen. Mit der Kober-Reaktion wurden in 70 g Tumorgewebe 280 μg Kober-Chromogene gefunden. Die Metastasen enthielten 28,4 μg Kober-Chromogene pro 70 g Gewebe.

Bei der *Nebennierenhyperplasie* fanden Kepler et al. [*1104*] in ihrem Material normale Oestrogenwerte, ebenso Jailer [*1028*]. Die konnatale Nebennierenhyperplasie zeigt nach Jayle [*1037*] stark erhöhte Phenolsteroidwerte. Gastineau et al. [*780*] berichteten über eine niedrige Oestrogenausscheidung beim gleichen Krankheitsbild. Bei einem 3 Monate alten Kind mit einer Nebennierenhyperplasie haben Eberlein et al. [*629*] 28,2 μg Oestriol nachgewiesen. Unter ACTH-Verabfolgung stieg die Oestriolmenge im Harn noch weiter bis auf 39,3 μg an. Die Verfasser teilen noch eine Reihe weiterer erhöhter Werte bei Kindern und Jugendlichen zwischen 1 und 21 Jahren mit.

Migeon und Gardner [*1369*] haben die Ausscheidung von Harnoestrogenen bei Adrenaltumoren und adrenocorticaler Hyperplasie studiert. Sie benutzten eine biologische Methode (Mäuseuterusgewicht) und ein chemisches Verfahren (Fluorimetrie, Methode Jailer, modifiziert). Sie fanden, daß beim Vorliegen einer Nebennierenhyperplasie

Cortisonbehandlung (100 mg i. m.) die Oestrogenausscheidung normalisieren kann, während bei echten Tumoren kein wesentlicher Cortisoneffekt auftritt. Wenn dies der Fall ist, so würde sich hierdurch eine gute differentialdiagnostische Möglichkeit bieten. Man kann hoffen, daß ein so wichtiger Befund bald an einem größeren Material überprüft wird. MIGEON u. Mitarb. [*1370*] haben in einer weiteren Arbeit den Einfluß des Cortisons auf die kongenitale Nebennierenhyperplasie studiert und gefunden, daß ein normaler Oestriol/(Oestron+Oestradiol)-Quotient vorliegt und daß sich die relativen Proportionen der einzelnen Oestrogene durch die Cortisontherapie nicht ändern.

Auch GASTINEAU et al. [*780*] fanden ein Absinken der Oestrogenausscheidung bei einem 9jährigen Knaben mit Nebennierenhyperplasie nach Cortisonbehandlung.

BIRKE et al. [*171*] haben bei zwei Schwestern einer Familie mit kongenitaler Hyperplasie der Nebennierenrinde den Verlauf mit klinischen Untersuchungen und Hormonbestimmungen über längere Zeit verfolgt. Das präoperative Oestrogenausscheidungsmuster war durch die völlige Abwesenheit von Oestriol bemerkenswert. Oestron und Oestradiol waren dagegen in meßbarer Konzentration vorhanden. Nach der Adrenalektomie fanden sich bei einer Patientin neben Oestron und Oestradiol auch beträchtliche Mengen Oestriol. Die Ab- bzw. Anwesenheit von Oestriol wurde durch Gegenstromverteilungsstudien sichergestellt.

In einem Fall von adreno-genitalem Syndrom bei einem 7 Jahre alten Knaben fand DEVIS [*507*] eine Ausscheidung von 400 ME Totaloestrogen [$\simeq$ 40 μg Oestronäquivalent]. Auch PITIS et al. [*1568*] berichten über eine hohe Oestrogenausscheidung bei diesem Krankheitsbild.

Es ist in diesem Zusammenhang bemerkenswert, daß bisher in Durchströmungsversuchen mit normalen oder pathologischen Nebennieren die Bildung von Oestrogenen nie beobachtet werden konnte [*1141a*].

Übersichten zum Problem oestrogenbildender Nebennierenrindentumoren finden sich bei KEPLER et al. [*1103, 1104*], LANDAU et al. [*1163*], DOHAN et al. [*567*], ROHR et al. [*1654*], WALLACH et al. [*2081*].

Zusammenfassend ist zu sagen, daß die oestrogenbildenden Nebennierenrindentumoren relativ selten sind. In der Literatur werden unseres Wissens etwa 40 einwandfreie Fälle beschrieben. Meist bietet sich das Bild eines CUSHING-Syndroms. Androgenbildende (Andrenogenitales Syndrom) oder hormonal inaktive Nebennierenrindentumoren sollen häufiger sein als oestrogenproduzierende. Bei Nebennierencarcinomen ist oft, aber keineswegs immer, die Oestrogenausscheidung stark erhöht. Gelegentlich findet sich auch bei Adenomen eine vermehrte Oestrogenausscheidung. Bei Hyperplasien ist dies seltener; die Werte sind, wenn überhaupt, nur gering erhöht. Die biologisch, colorimetrisch und fluorimetrisch gefundenen Ergebnisse stimmen gut überein. Eine Differenzierung zwischen Hyperplasien und Tumoren scheint vielleicht durch die Beobachtung der Oestrogenausscheidung unter Cortisonverabfolgung möglich zu sein. Über den Steroidstoffwechsel in solchen Tumoren ist noch relativ wenig bekannt. Hier sind zweifellos sehr interessante Erkenntnisse zu erwarten.

Warum die Neubildungen der Nebennierenrinde einmal vorwiegend Oestrogene, ein andermal Corticosteroide oder Androgene oder eine Kombination dieser Hormone bilden, hängt wohl von den verschiedenen Veränderungen der Enzymkonzentration oder der Abwesenheit bzw. Hemmung gewisser Enzymsysteme zusammen. Das Studium dieser Verhältnisse halten wir für besonders wichtig. Auch dem regulativen Verhalten der tropen Hypophysenhormone dürfte vielleicht eine ätiologische und pathogenetische Bedeutung zukommen. Die neueren Erkenntnisse der Oestrogenbildung aus Progesteron, aus Androgenen und vielleicht Corticosteroiden eröffnen hier für die weitere Forschung interessante Ausblicke.

6. Neubildungen der Oestrogenzielorgane

a) Gutartige Neubildungen

α) **Myoma uteri.** Unter den zahlreichen Theorien der Myomgenese taucht immer wieder auch die einer übermäßigen und einseitigen Oestrogenstimulierung bei Mangel an Progesteron auf. Diese Ansicht wird durch Tierversuche und klinische Beobachtungen gestützt. Das Wachstum der Myome ist in der Tat an den Zeitraum der Geschlechtsreife, d. h. der Produktion von Ovarialhormonen gebunden. In vielen Fällen (25 bis 70%) läßt sich eine glandulär-cystische Endometriumshyperplasie, nicht selten das Vorhandensein cystischer Ovarien nachweisen. Nach der Menopause oder nach Ausschaltung der Ovarien bilden sich die Myome im allgemeinen zurück.

Es gibt nur wenige Untersuchungen über Oestrogenstoffwechsel und -ausscheidung bei Patientinnen mit Myomen. Dingemanse et al. [*543*] gaben normale Werte im Harn an. Furuhjelm [*759*] fand in sehr sorgfältigen Untersuchungen an zehn Myompatientinnen, daß sich die biologisch bestimmte Menge von Oestrogenen und Androgenen im Harn während des Cyclus von der normaler Frauen nicht unterschied. Béclère und Simonnet [*124, 125*] sowie Béclère [*122*] fanden im Harn normale, aber bei blutenden Patientinnen erhöhte Werte, nämlich 400 bis 1000 IE [$\cong$ 40 bis 100 μg Oestronäquivalent]/Liter, in einer anderen Untersuchung 500 bis 1500 IE [$\cong$ 50 bis 150 μg Oestronäquivalent]. Es handelt sich bei dieser Erhöhung vielleicht um den Effekt einer enzymatischen Einwirkung des Blutes, wie er von Palmer [*1486*], Bischoff et al. [*172, 173, 176*], Heusghem [*938*] sowie Repke und Markwardt [*1621, 1622*] beschrieben wurde. Mayer [*1340*] gab für seine sieben Fälle mit 80 bis 90 μg leicht erhöhte Werte an, ebenso Grattarola [*839*]. Candido [*375*] berichtete über eine verminderte Oestriolausscheidung. Auch Gerli [*791a*] sowie Utochnikova [*2032a*] haben einige Patientinnen mit Myomen untersucht. Timonen und Väänänen [*2010c*] fanden im Harn und im Scheidenabstrich bei Myomträgerinnen häufig „hyperoestrogene" Werte.

Moracci [*1387*] studierte die Oestrogenausscheidung, besonders die des Oestriols, bei sieben Frauen mit Uterus myomatosus nach Verabfolgung von 20000 IE [= 2 mg] Oestradiolbenzoat. Oestriolanalysen wurden 24, 36, 48, 72, 96 und 120 Stunden nach der Injektion vorgenommen. Die Ausscheidung schien bei den Myomträgerinnen langsamer und weniger intensiv als in normalen Kontrollfällen. Der Autor deutet an, daß vielleicht eine Störung im Oestrogenstoffwechsel die Ursache der Myombildung sein könne. SALVADORI und LEONE [*1709*] haben den Stoffwechsel der Phenolsteroide bei solchen Patientinnen studiert. Sie beobachteten mehrere unregelmäßige Ausscheidungsspitzen innerhalb des Cyclus und erklären diese als durch eine ,,Dysendokrinie der Hormonbildung" bedingt. Die Beweise für eine solche Interpretation müssen, vorwiegend aus Gründen der Methode, als sehr schwach bezeichnet werden.

BROWN et al. [*294*] bestimmten bei einer Patientin mit Blutungen 7 Jahre nach der Menopause auf Grund eines submukösen Myoms mit gering proliferiertem Endometrium die Oestrogenausscheidung. Die Werte betrugen bei vier Bestimmungen für Oestriol 4,6 bis 7,9 μg (Mittel 6,2), für Oestron 2,2 bis 2,9 μg (2,6), für Oestradiol 0 bis 1,4 μg (0,3) und 7,6 bis 10,8 (9,1) für die ,,Gesamtoestrogene", lagen also in gleicher Größenordnung wie bei normalen Frauen nach der Menopause.

Auch in Myomen selber wurde Oestrogenaktivität nachgewiesen. LEWIS und GESCHICKTER [*1219*] fanden 4 RE [$\cong$ 2 μg Oestronäquivalent] pro Gramm Trockengewebe, also eine mäßig hohe Konzentration.

Zusammenfassend liegen bis heute keine sicheren Ausscheidungswerte vor, welche die Annahme einer Myomentstehung durch vermehrte Oestrogenstimulierung stützen könnten. Statistisch geplante Untersuchungen an einem größeren Material sind bisher nicht durchgeführt worden. Es konnte nicht einmal ein charakteristisches Verhalten der Oestrogene bei Myompatientinnen überzeugend festgestellt werden. Dies dürfte aber auch bei einem Prozeß, der, wie das Myomwachstum, sich über Jahre und Jahrzehnte erstreckt, sehr schwierig sein. Es fragt sich, ob die Analyse des Harns hier überhaupt eine geeignete Methode ist.

Obwohl also, wie aus Tierversuchen und therapeutischen Erfahrungen hervorzugehen scheint, die Oestrogene beim Myomwachstum eine Rolle spielen dürften, sind bei ihrer Entstehung vielleicht noch wesentliche andere nicht direkt hormonelle Faktoren beteiligt, die hier nicht erörtert werden können.

β) Endometriose. Das Zustandekommen der Endometriose ist durchweg nur möglich bei einem proliferierenden Endometrium, also bei funktionierenden Ovarien oder nach Zufuhr von Oestrogenen. Es ist daher das Vorkommen auch an das geschlechtsreife Alter gebunden. Diese Gesichtspunkte sind für die Therapie von Bedeutung. Über die letzten Entstehungsursachen der Endometriose besteht auch heute noch keine Einigkeit. Die wichtige Rolle der Oestrogene beim Angehen der verschleppten Implantate scheint schon aus dem relativ häufigen Sitz in der Nähe der Keimdrüsen hervorzugehen. Die Implantate gehen dort am besten an, wo die hormonale Durchdringung des Gewebes, die sich dabei formativ und stimulierend auf das Wachstum mesenchymatischer Elemente auszuwirken scheint, am größten ist. Das häufige gemeinsame Vorkommen von Myomatose und Endometriose scheint für gleiche Entstehungsfaktoren bei beiden Erkrankungen zu sprechen [*912a*].

Systematische Oestrogenbestimmungen in Körperflüssigkeiten und Geweben bei Endometriose liegen nicht vor, wären aber wünschenswert.

Interessant ist die folgende Beobachtung von ZONDEK [*2204a*]. Bei einem 21jährigen Patienten mit einem unilateralen Hermaphroditismus verus wurde eine rechtsseitige Ovarialendometriose (Schokoladencyste) in einem gut entwickelten Ovar festgestellt. Die linke Gonade fehlte. Im rechten Leistenkanal fand sich ein Hoden. Im Harn wurde mit weniger als 25 ME [$< 2{,}5\ \mu g$ Oestronäquivalent] pro 24 Stunden ein relativ niedriger Wert gefunden. Eine Endometriose kann sich also offenbar auch bei ziemlich niedrigem Oestrogenspiegel entwickeln.

Zur Diskussion der Fragen um Endometrioseentstehung und Oestrogene verweisen wir auf die Arbeiten von SELYE [*1791a*], HEIM [*912, 912a*] sowie PHILIPP und HUBER [*1546a*].

γ) Mastopathia chronica cystica. Die cystisch fibröse Entartung der Brustdrüsen findet sich häufig bei Frauen, die unter dem Syndrom der prämenstruellen Spannung zu leiden haben. Sie wurde daher von manchen Autoren dem Bilde des Hyperoestrogenismus zugeteilt, da die Beschwerden vor der Menstruation meist am stärksten sind. Eine Besserung pflegt in der Gravidität und nach der Menopause einzutreten.

Die epitheliale Hyperplasie der Drüsengänge und Acini mit Dilatation und Cystenbildung läßt sich im Tierversuch durch Oestrogene leicht erzeugen.

Schon WANKE und PAULSEN [*2082*] glaubten an eine Störung des Oestrogenstoffwechsels als Ursache der Mastopathie. MORTON [*1389*] nahm als Ursache eine Störung des Gleichgewichts zwischen Oestrogenen und Progesteron an. Oestrogenbestimmungen wurden im Rahmen des Hyperoestrogenismus vorgenommen. Hierzu und zur Kritik dieses Syndroms verweisen wir auf den entsprechenden Abschnitt (s. Seite 365). Im Blutserum haben ESKIN et al. [*685*] Oestron, Oestradiol und Oestriol bestimmt. Die mit biologischer Methodik gewonnenen und in willkürlichen Einheiten angegebenen Werte waren gegenüber Kontrollfällen normal.

BUCHER und GESCHICKTER [*311*] sowie GESCHICKTER [*793*] fanden häufig, aber nicht immer hyperoestrogene Werte im Harn. Auch CRAMER und WILDNER [*469*] geben eine erhöhte Oestrogenausscheidung an. Im Gewebe eines Fibroadenoms der Mamma fanden LEWIS und GESCHICKTER [*1219*] mit 6 RE [$\simeq 3\ \mu g$ Oestronäquivalent] pro Gramm eine hohe Oestrogenkonzentration.

BREUER und NOCKE [*264*] haben mitgeteilt, daß die Menge von 17β-Oestradiol, die pro ml aufgenommenen Sauerstoffs metabolisiert wurde, bei Mastopathiegewebe größer war als bei normalen Geweben. Bildung von Oestron wurde nicht beobachtet. Das Verhältnis der Umwandlung war, gegenüber anderen Geweben, nach der Seite der nicht phenolischen Metaboliten verschoben. Über die Bedeutung dieser Befunde kann noch nichts ausgesagt werden.

δ) Prostata-Hypertrophie. Die Prostata ist infolge ihrer entwicklungsgeschichtlichen Abstammung und ihrer Funktion ein hormonell gesteuertes Organ. Die Erfahrungen aus Tierversuchen und aus der Therapie beim Menschen deuten auf eine teils synergistische, teils antagonistische Androgen-Oestrogenbeeinflussung hin.

DINGEMANSE et al. [*543*, *548*] fanden bei der Prostata-Hypertrophie mit biologischer Methodik eine vermehrte Oestrogenausscheidung.

CHWALLA [*414*] hat bei Patienten mit „Hyperoestrinismus" (Werte zwischen 300 bis 600 IE $\simeq$ 30 bis 60 μg Oestronäquivalent/24 Stunden) angeblich nie eine Prostatahypertrophie gesehen.

Von manchen Autoren, wie z. B. von MILLER und MOORE [*1373*, *1385b*] wurde mit biologischer Methodik eine Verschiebung im Androgen-Oestrogenverhältnis zugunsten der Oestrogene angegeben. Diese Beobachtung basierte allerdings nur auf wenigen Fällen. Die Unterschiede in der Ausscheidung sind mit 0,65 bzw. 0,5 μg Oestronäquivalent bei den beiden Patienten in keiner Weise signifikant, so daß die aus der Untersuchung gezogene Schlußfolgerung nicht genügend gesichert erscheint.

Das Gewebe der hypertrophen Prostata bewirkt bei *Inkubierung* einen gegenüber anderen Geweben ziemlich hohen Umsatz von 17β-Oestradiol zu phenolischen und nichtphenolischen Metaboliten, wobei die Bildung der letzteren im Vordergrunde steht [*256a*].

Zusammenfassend ist zu sagen, daß die Fragen der Oestrogenausscheidung, der pathogenetischen Rolle von Veränderungen des Oestrogen-Androgenverhältnisses und des Steroidstoffwechsels bei der Prostatahypertrophie weiterer Aufklärung bedürfen. Das Problem kann, obwohl es in manchen Textbüchern als abgeschlossen hingestellt wird, für den Menschen auf Grund des bis heute vorliegenden Materials nicht als geklärt angesehen werden. Statistisch einwandfreie Untersuchungen mit zuverlässigen Methoden sind hierfür erforderlich, da ein Problem von theoretischer und praktischer Bedeutung vorliegt, dessen hormonelle Beeinflussung kaum bezweifelt werden kann.

b) Bösartige Neubildungen

α) **Oestrogene und Carcinogenese.** Die Oestrogene üben auf die Epithelien der reproduktiven Organe der Frau einen starken proliferativen Reiz aus, insbesondere auf Vagina, Cervix, Endometrium, Tubenschleimhaut und Brustdrüsen. In über lange Zeit hin verabfolgten Dosen können sie beim Tier und wohl auch beim Menschen Epithelmetaplasien erzeugen. Die Erfahrungen aus Tierversuchen sind allerdings sehr widerspruchsvoll. LACASSAGNE [*1155b*, *1155c*] hat als einer der ersten die Frage einer carcinogenen Wirkung der Oestrogene zur Diskussion gestellt, nachdem er durch monatelange Injektion von Oestron bei männlichen Mäusen Adenocarcinome der Brustdrüsen erzeugen konnte. LOEB [*1235a*] und später DRUCKREY [*619a*] haben gezeigt, daß die Entwicklung bestimmter Carcinome durch Kastration gehemmt wird. BUTENANDT[1] stellte fest, daß man lediglich von einer bedingt krebsauslösenden organotropen Eigenschaft des Follikelhormons sprechen kann[2]. Häufig wurden die Ergebnisse mit Phenanthren, Anthracen oder verwandten Stoffen erzielt, die den Oestrogenen strukturell ähnlich sind. Vielfach hat man hohe Dosen unter unphysiologischen Bedin-

[1] Dtsch. med. Wschr. **75**, 5 (1950). — [2] Ferner [*564d*, *773c*, *1091d*, *1091c*, *1424b*]

gungen verabfolgt. Inzuchttiere, insbesondere Mäuse und Ratten, können eine besondere Krebsbereitschaft zeigen; diese ist aber schon z. B. beim Kaninchen weniger ausgeprägt. Beim Affen kommt es nach Oestrogenzufuhr sehr selten zur Carcinomentstehung. Auch bei der Frau können hohe Dosen über lange Zeit Epithelmetaplasien erzeugen. Die Entstehung eines Carcinoms durch Oestrogene ist jedoch bisher beim Menschen noch nie einwandfrei bewiesen worden. Die gelegentlich mitgeteilten Fälle der Entstehung von Genital- oder Mammacarcinomen im Zusammenhang mit übermäßiger endogener oder therapeutischer Oestrogenstimulierung scheinen noch innerhalb der statistisch zu erwartenden Häufigkeitsquote spontan auftretender Carcinome zu liegen. Insbesondere das Carcinom des Corpus uteri soll angeblich häufiger bei Frauen vorkommen, die spät in die Menopause eingetreten sind, also vermutlich einer verlängerten oestrogenen Stimulierung ausgesetzt waren. Dieser Auffassung ist jedoch mit guten Gründen aus statistischer Sicht widersprochen worden. Es ist auch wohl kaum anzunehmen, daß nach einem langen Zeitraum der Geschlechtsreife 1 bis 2 Jahre mehr eine wesentliche Rolle spielen können. Es kommt hinzu, daß sich über 70% aller Corpuscarcinomträgerinnen länger als 3 Jahre in der Menopause befinden. Auch bei Patientinnen mit oestrogenbildenden Tumoren des Ovars wurde über eine (bis zu 100fache) Häufung des Corpuscarcinoms berichtet. Andere Autoren fanden dagegen eine sehr geringe Korrelation zwischen diesen beiden Faktoren. Vielfach wurde behauptet, daß das Auftreten eines Corpuscarcinoms bei kastrierten Frauen selten vorkomme. Andererseits wurden aber Corpuscarcinome bei kastrierten Frauen mehrfach beschrieben. Ein Zusammenhang zwischen glandulär-cystischer Hyperplasie des Endometriums und Carcinombildung scheint ebenfalls nicht eindeutig nachweisbar zu sein. Das Zusammentreffen beider Zustände ist mit etwa 0,6% aller glandulär-cystischen Hyperplasien sehr selten. Interessanterweise ist in Ländern, wo die Lebercirrhose häufig ist, der Gebärmutterkrebs, trotz nachgewiesener Störung in der Oestrogeninaktivierung, selten [*128a*].

Es ist daher offensichtlich, daß die Oestrogenwirkung zumindesten nicht der einzige Faktor bei der Entstehung des Uteruscarcinoms sein kann. Es wurde deshalb eine durch das Fehlen der Ovulation und der Gelbkörperbildung ungesteuerte Oestrogenwirkung für die Entstehung des Uteruscarcinoms verantwortlich gemacht. Hierfür sprach beispielsweise das häufige Vorkommen von Genitalcarcinomen bei Patientinnen mit dem STEIN-LEVENTHAL-Syndrom und anderen Störungen der Ovulation. Von manchen Autoren wird ferner auf den häufigen Befund einer Ovarialstromahyperplasie sowie einer Zunahme der Hiluszellen beim Adenocarcinom des Corpus uteri hingewiesen [*2156a*].

Bei der Entstehung des Cervixcarcinoms wurde gelegentlich squalenähnlichen Substanzen im männlichen Smegma eine gewisse Bedeutung zugesprochen.

Es ist bekannt, daß das Carcinom der Cervix uteri bei multiparen Frauen häufiger auftritt als bei nulliparen oder uniparen. Dies soll unter anderem auf die in der Schwangerschaft unter den hohen Oestrogenmengen auftretenden starken Proliferations- und Metaplasieerscheinungen an der Cervix [*878a*] zurückzuführen sein. Den allgemeinen Proliferationsreiz auf das Genitalsystem durch die Oestrogene hat HUBER [*970b*] für die Entstehung des multizentrischen Systemcarcinoms verantwortlich gemacht. Die Möglichkeit der endogenen Entstehung carcinogener Substanzen im Stoffwechsel der Steroide, besonders stark ungesättigter Oestrogene, erscheint unter gewissen Bedingungen durchaus vorstellbar. Aromatisierung und Methylierung an bestimmten Stellen des Steroidskelets kann zum Auftreten carcinogener Eigenschaften führen.

Außer Zweifel steht, daß bei bereits vorhandenen Carcinomen Oestrogene durch Steigerung des Wachstums eine Verschlimmerung bewirken können. Dies gilt besonders für das Mammacarcinom, das am meisten oestrogenabhängig zu sein scheint (s. Seite 427). Durch Kastration kann sich eine bessere Prognose ergeben, die mit der Erniedrigung der Oestrogenbildung in Zusammenhang stehen soll. Die Schwangerschaft hat auf fast alle Carcinome eine verschlechternde Wirkung, indem sie zu einer raschen Verschlimmerung im Wochenbett führt.

Zusammenfassend ist man heute der Ansicht, daß die Oestrogene beim Menschen keine direkte cancerogene Wirkung haben, daß sie aber auf normale Zellen und Krebszellen Wachstumsreize ausüben, die eine Auslösung oder eine Verschlimmerung des Krebsgeschehens unter gewissen Bedingungen fördern können.

Die Beziehungen zwischen Oestrogenen und Carcinogenese hat bereits ZONDEK [*2188a*] in seiner Monographie erörtert. Wir verweisen auch auf die Monographien von BAUER [*100a*] und von BURROWS und HORNING [*337a*] sowie von SCHUBERT [*1755a*] und auf die Arbeiten von MÜHLBOCK [*1405b, 1408*].

Für eine weitere eingehende Erörterung aller Fragen und ausführliche Literaturangaben weisen wir auf die einschlägigen Übersichtsarbeiten hin [z. B. *998c, 1170, 1598a, 1813a, 2075b*].

β) Das Genitalcarcinom der Frau. Die Frage der *Oestrogenausscheidung beim Genitalcarcinom* wurde von LAQUEUR u. Mitarb. [*543*] geprüft. Sie stellten bei Frauen, teilweise nach Röntgentherapie, wie auch bei Männern eine mäßig bis stark erhöhte biologische Oestrogenaktivität fest. SIEBKE [*1811*], ASSMANN [*67a*] und AICHEL [*11*] fanden biologisch bei Patientinnen mit Collum-, Ovarial- und Vaginalcarcinom sowie Vaginalsarkom in verschiedenen Lebensaltern eine nur relativ geringe Oestrogenausscheidung, ebenso BRET et al. [*254*] sowie HARDE et al. [*879b*]. Die Oestrogenausscheidung bei Krebskranken haben auch PINCUS und PEARLMAN [*1560*] sowie BISHOP [*182*] und TAYLOR [*1992a*] untersucht.

GRATTAROLA [*839*] fand bei Uteruskrebs erhöhte Oestrogenwerte. CRAMER und WILDNER [*469*] fanden biologisch Normalwerte. Auffälligerweise lag hier die Ausscheidung von Oestron höher als die von Oestriol. Auch BALASSI und RICCA [*86*] fanden bei 26 Patientinnen mit Uteruscarcinom eine Vermehrung oestrogener Hormone mit einem Überwiegen von Oestron über Oestriol.

IZABOLINSKAJA und TSCHEBOTAREV [*1020*] sahen beim Collumcarcinom mit 26 bis 420 $\mu g/24$ Stunden eine relativ hohe Oestrogenausscheidung.

Imbert et al. [*1001*] berichteten über hohe Oestrogenwerte im Blut bei Patienten mit Uteruskrebs. Auch Liu [*1232*] fand einen erhöhten Oestrogenspiegel, ebenso wie Kosakae et al. [*1141b*].

Einwandfreie Untersuchungen mit modernen chemischen Methoden liegen in größerer Anzahl noch nicht vor.

Brown et al. [*289*] fanden in den von ihnen untersuchten Fällen von Adenocarcinom des Corpus uteri bei atrophischem Endometrium Oestrogenausscheidungswerte für Oestriol von 2,2 bis 5,2 (3,9 ± 1,6), für Oestron von 0,3 bis 2,4 (1,3 ± 0,6), für Oestradiol von 0 bis 1,4 (0,3 ± 0,5) und für „Gesamtoestrogene" von 3,2 bis 9,0 (5,5 ± 2,0) μg/24 Stunden (s. Abbildung 80). Die dieser Ausscheidung entsprechenden Oestrogenmengen im Organismus sind offenbar nicht ausreichend, um das Wachstum des Endometriums zu stimulieren. Daß sich hier trotzdem ein Carcinom bilden konnte, spricht doch etwas gegen die Theorie der Entstehung durch oestrogene Stimulierung. Da sich die Ausscheidungswerte nach bilateraler Oophorektomie nicht verändern, dürfte es sich bei Frauen dieses Alters um Oestrogene adrenaler Herkunft handeln. Auch beim Cervixcarcinom erhoben Brown et al. [*289*] Werte wie nach der normalen Menopause. Sie geben für Oestriol 2,0 bis 6,6 (3,6 ± 1,7), für Oestron 0,9 bis 3,1 (1,6 ± 0,8), für Oestradiol 0 bis 1,7 (0,4 ± 0,7), für „Gesamtoestrogene" 3,6 bis 8,9 (5,6 ± 2,3) μg/24 Stunden an.

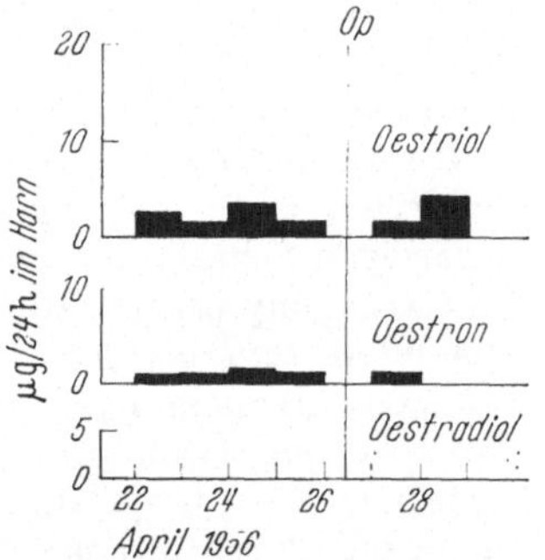

Abb. 80. Blutung im Senium bei 72jähriger Frau. Histologisch: Adenocarcinom des Corpus uteri. Die niedrige Oestrogenausscheidung hält nach Hysterektomie mit bilateraler Salpingo-Oophorektomie unverändert an und ist demnach wohl nebennierenbedingt. (Nach Brown et al. [*294*])

Stoffwechseluntersuchungen. Bernheim und Stora [*153*] haben die Transformation von injizierten Androgenen (Testosteron und Androst-4-endion) in Oestrogene bei kastrierten Krebskranken geprüft. Sie fanden einen Anstieg der Oestrogenausscheidung von 120 IE (≃ 12 μg] auf 300 IE [≃ 30 μg Oestronäquivalent]/24 Stunden in dem einen, von 7 μg auf 25 μg/24 Stunden in dem andern Fall. Steinach und Kun [*1899*, *1900*] hatten nach Androgenverabfolgung bei normalen Männern einen viel höheren Anstieg von 36 bis auf 1200 RE, d. h. von etwa 18 auf 600 μg Oestronäquivalent gesehen.

Die Beurteilung der Werte ist schwierig, da nicht sehr gut bekannt ist, wieviel Androgen normalerweise in Oestrogen umgewandelt wird. Es muß hier auch angemerkt werden, daß manche Testosteronpräparate eine geringe Verunreinigung mit Oestrogenen aufweisen können.

Ähnliche Untersuchungen des Stoffwechsels der Oestrogene bei Krebskranken haben Pincus und Graubard [*1558*] durchgeführt. Sie bestimmten die Oestrogenausscheidung biologisch vor und nach der Verabfolgung von Oestron oder Oestron und Progesteron bei fünf Normalpersonen und sieben Frauen mit Cervix- oder Corpuscarcinom. Sie fanden, daß die Oestrogenausscheidung nach der Belastung bei den gesunden

Frauen geringer war als bei den Krebskranken, nämlich 24 μg Oestronäquivalent in 72 Stunden im Vergleich zu 165 μg.

PINCUS und PEARLMAN [*1560*] prüften die Oestron-, Oestradiol- und Oestriolausscheidung bei Frauen mit Carcinom des Corpus uteri und der Cervix im Tierversuch. Die Summe oestrogener Aktivität der drei Fraktionen war bei krebskranken Frauen geringer als bei gesunden, insbesondere die Oestriolfraktion war vermindert.

CRAMER und WILDNER [*469*] fanden bei malignen Tumoren der Genital- und sekundären Geschlechtsorgane mit biologischer Methodik keine deutlich erhöhte Oestrogenausscheidung. Die Arbeit der letzteren Autoren bringt eine gute Übersicht über das ganze Problem und zahlreiche Literaturhinweise.

LOEWE et al. [*1239a*] sowie SILBERSTEIN et al. [*1817*] haben *Krebsgewebe* untersucht. Sie fanden eine Oestrogenkonzentration von 84, 125 bzw. 277 ME [$\cong$ 8,4 bis 28,0 μg Oestronäquivalent]/500 g. Dieser Wert liegt höher als der normaler Gewebe.

Zusammenfassend lassen, wie der vorstehende Überblick zeigt, die bisherigen Untersuchungen der Oestrogenausscheidung noch keine zuverlässigen Schlußfolgerungen über die Rolle der Oestrogene im Rahmen des Carcinomproblems zu. Untersuchungen mit den heute zur Verfügung stehenden zuverlässigen Methoden sind dringend erforderlich, um in Langzeituntersuchungen die Rolle der Oestrogene in der Ätiologie, Prognose und Behandlung dieser Erkrankung zu klären. Solche unter kritischen Gesichtspunkten statistisch zu planenden Untersuchungen wären nur durch intensive Zusammenarbeit mehrerer Krebszentren mit einem großen Krankengut möglich. Grundsätzlich muß dabei wohl in der Beurteilung kausaler Faktoren das Cervixcarcinom vom Collumcarcinom getrennt werden, da beide in Ätiologie und Pathogenese von unterschiedlichen Faktoren abhängig zu sein scheinen.

Experimente über den Stoffwechsel der Oestrogene nach parenteraler Verabfolgung sowie über die Umwandlung von Androgenen in Oestrogene, insbesondere unter Verwendung von Isotopen, könnten vielleicht interessante und wichtige Einblicke in den Steroidstoffwechsel des Krebskranken vermitteln. Oestrogenbestimmungen in Blut und Gewebe sind notwendig.

Da mit biologischen Methoden bei Krebskranken oft hohe, mit chemischen Verfahren überwiegend niedrige Werte gefunden wurden, sollte vielleicht geprüft werden, ob dies etwa auf dem Vorkommen besonderer Oestrogene oder Oestrogenabbauprodukte im Harn oder auf der Anwesenheit unspezifischer Substanzen beruht.

Die von manchen Autoren mitgeteilte verminderte Ausscheidung von Oestriol scheint auf einen geringeren Abbau von Oestradiol und Oestron in Oestriol hinzudeuten. Da diese Untersuchungen aber meist an älteren Frauen vorgenommen wurden, muß man sich fragen, inwieweit hierbei reine Altersveränderungen des Stoffwechsels vorliegen.

Weitere Hinweise auf die oestrogene Aktivität bei Patientinnen mit Uteruscarcinomen sind von der histologischen Untersuchung der Ovarien und des Endometriums solcher Fälle zu erwarten. Angeblich soll eine

Hyperplasie des Ovarialstromas bei Frauen mit Corpuscarcinomen wesentlich häufiger sein als bei gleichaltrigen gesunden Kontrollpersonen [*2156a*]. Dieser Befund wurde als Ausdruck einer erhöhten sekretorischen Aktivität gewertet. Inwieweit adrenale Oestrogenbildung in Betracht zu ziehen ist, dürfte schwer abzugrenzen sein. Das *Endometrium* ist in der überwiegenden Mehrzahl der Fälle proliferiert, gelegentlich hyperplastisch, seltener atrophisch. Zeichen einer Progesteronwirkung fehlen [*1170*, *1424*, *1813a*, *2075b*].

Im *Scheidenzellabstrich* kann man bei Genitalcarcinomen öfter eine vermehrte Oestrogenaktivität nachweisen [*76*, *970c*]. Praktische Folgerungen haben sich jedoch daraus nicht ergeben.

γ) **Mammacarcinom.** Das Drüsengewebe der Mamma steht unter dem proliferativen Einfluß der im Cyclus gebildeten Oestrogene. Eine mögliche Beziehung der endogenen Oestrogenbildung zur Entstehung des Mammacarcinoms wurde vielfach angenommen; zuerst von Schinzinger im Jahre 1889 [*1745a*] und von Beatson im Jahre 1896 [*120b*]. Jedenfalls zeigt eine Anzahl solcher Patientinnen deutliche Besserung nach Röntgenkastration, Oophorektomie oder Oophorektomie und Adrenalektomie wie auch nach Hypophysektomie, dagegen Verschlechterung nach Oestrogengaben. Heute kann die Oestrogenabhängigkeit des Mammacarcinoms als gesichert gelten, wenn dies auch zweifellos nicht für alle Fälle zutrifft.

Da also festzustehen scheint, daß Oestrogene das Wachstum des metastasierenden Mammacarcinoms bei Frauen in der Geschlechtsreife begünstigen, muß das Ziel der Behandlung in der Beseitigung der Oestrogenquellen im Organismus bestehen.

Man hat vielfach geglaubt, Zusammenhänge zwischen präoperativer Oestrogenausscheidung und Wirksamkeit der Entfernung oestrogenbildender Drüsen sowie zwischen Oestrogenspiegel und Fortschreiten der Erkrankung feststellen zu können. Es erscheint aber doch sehr fraglich, ob das Problem so einfach liegt. Wahrscheinlich spielen noch eine Reihe anderer hormoneller und nichthormoneller Faktoren eine Rolle. Erfolge werden ja übrigens auch von der Behandlung gerade mit oestrogenen Substanzen in manchen Fällen, besonders in hohem Alter und bei Weichteilmetastasen, berichtet.

Die Selektion der Tumoren, die auf Gonadektomie und Adrenalektomie gut ansprechen, ist ein wichtiges klinisches Problem. Eine Beziehung zwischen histologischem Befund und Oestrogenabhängigkeit scheint nicht zu bestehen.

Die Lage ist heute daher so, daß der Kliniker von der Bestimmung der Oestrogenausscheidung Auskunft über endokrine Korrelationen, aber auch über prognostische und therapeutische Fragen erwartet. Etwa 30 bis 50% aller Patientinnen zeigen eine länger dauernde klinische Besserung nach Exstirpation der steroidproduzierenden Drüsen. Bei hohen endogenen Oestrogenwerten verspricht man sich einen guten Erfolg von der Entfernung der Hormondrüsen, bei niedriger Ausscheidung wird die Nützlichkeit des Eingriffs als zweifelhaft angesehen. Tritt eine gute Reaktion nach Oophorektomie ein, so wird voraussichtlich auch die Adrenalektomie einen vorteilhaften Einfluß ausüben. Der Erfolg der Drüsenausschaltung ist also wohl von einer richtigen Indikationsstellung abhängig. Andererseits wird der Erfolg einer Oestrogenbehandlung bei bestimmten Fällen auf eine Hypophysenhemmung sowie auf eine Veränderung der Stoffwechselbedingungen für den Tumor und auf den allgemein roborierenden Effekt des Steroids zurückgeführt.

Es ist in der Tat naheliegend und verlockend anzunehmen, daß der Oestrogenstoffwechsel des Carcinomkranken von dem des Normalen abweichend sein könne. Man hat daher, seit die modernen Verfahren der Oestrogenbestimmung zur Verfügung stehen, in den verschiedenen Zentren eingehende Untersuchungen hierüber angestellt. Eine Zusammenfassung der bis 1958 veröffentlichten Hormonbestimmungen bei Brustkrebs findet sich z. B. in dem Referat von STRONG [*1950*].

PINCUS und PEARLMAN [*1560*] fanden biologisch eine verminderte *Oestrogenausscheidung* beim Mammacarcinom. ROSS und DORFMAN [*1661a*] konnten keine deutliche Veränderung der Ausscheidung bei Frauen vor der Menopause feststellen. Auch CRAMER und WILDNER [*469*] berichten über relativ niedrige Werte, die jedoch wahrscheinlich teilweise durch das höhere Durchschnittsalter der Patientinnen zu erklären sind. NEUKOMM [*1434*] fand bei Frauen mit einem Mammacarcinom nur dann relativ erhöhte Oestrogenwerte im Harn, wenn sie älter als 50 Jahre waren. NATHANSON [*1424*] teilte leicht erniedrigte, seltener normale oder erhöhte Werte mit.

Auch TAYLOR et al. [*1994*] haben die Oestrogenausscheidung bei Patientinnen mit Brustkrebs bestimmt. Die spontane Ausscheidung war normal. Nach Verabfolgung von Testosteron konnten sie jedoch abnorm erhöhte Werte beobachten.

PINCUS und GRAUBARD [*1558*] teilten mit, daß Frauen nach der Menopause mit Mammacarcinom mehr Oestrogene im Harn ausscheiden als gesunde Frauen im gleichen Alter. Ähnliche Befunde wurden von SMITH und EMERSON [*1864*] veröffentlicht.

HIGGINS et al. [*943*] sowie SCOTT [*1774, 1775*] schreiben der adrenalen Sexualhormonbildung eine wichtige Rolle zu. Sie empfahlen daher die chirurgische Entfernung der Nebennieren. Nach bilateraler Adrenalektomie sahen sie in 30 bis 40% mit Abfallen der Oestrogenausscheidung eine Besserung des Zustandsbildes und des Verlaufs.

Nach den Bestimmungen von PEARSON et al. [*1525a*] schieden Patientinnen mit Mammacarcinom vor der Ovariektomie 217 bis 224 IE [$\cong$ 21,7 bis 22,4 μg Oestronäquivalent], nach der Operation 50 bis 117 IE [$\cong$ 5 bis 11,7 μg Oestronäquivalent]/24 Stunden aus.

DAO [*480*] hat bei zwölf Patientinnen mit Mammacarcinom nach bilateraler Oophorektomie und Adrenalektomie biologisch keine Oestrogene mehr nachweisen können.

BLOCK u. Mitarb. [*195*] fanden nach chirurgischer Kastration ein sofortiges Verschwinden (48 bis 72 Stunden), nach radiologischer ein allmähliches Absinken (80 bis 130 Tage) der Oestrogenausscheidung. Diese Ergebnisse stimmen nicht mit den Befunden von BULBROOK et al. [*322, 323, 324*], BIRKE et al. [*171*] sowie NISSEN-MEYER und SVERDRUP [*1449*] überein, die unter diesen Bedingungen immer noch Oestrogene nachweisen konnten, welche offenbar aus der Nebenniere stammen. Die Untersuchungen von BLOCK et al. [*195*] wurden allerdings biologisch (nach SMITH und SMITH [*1849*]) mit je nur zwei Ratten an kleinen Gruppen von fünf und sechs Patientinnen durchgeführt.

GALANTE et al. [*767*] konnten bei Patientinnen mit Brustkrebs nach rechtsseitiger Adrenalektomie und Anastomosierung der linken Adrenalvene mit der Milzvene zum Portalsystem biologisch (nach HELLER und HELLER [*916*] keine Verminderung der Oestrogenausscheidung unter ACTH-Stimulierung feststellen.

HERTZ [*932*] sowie ESKIN et al. [*685*] haben die *Oestrogenkonzentration im Blut* von Patientinnen mit Mammacarcinom untersucht. Es fand sich kein Unterschied zu Normalfällen.

Mit *chemischer Methodik* (Fluorimetrie) hat JAILER [*1028*] im Normalbereich liegende Werte gefunden. BRET et al. [*254*] wiesen erhöhte Phenolsteroidwerte nach. Die wahrscheinlich größte Anzahl von Patientinnen nach der Menopause mit Brustkrebs hat PERSSON [*1532b*] untersucht. Er fand eine durchschnittliche Ausscheidung im Harn von 2,2 μg für Oestron, von 0,8 μg für Oestradiol und von 5,5 μg/24 Stunden für Oestriol, also Werte, die den mit der Methode BROWN von verschiedenen anderen Autoren gefundenen gut entsprechen. Sie sind im übrigen denen gesunder Frauen nach der Menopause praktisch gleich (s. Tabelle 40).

BAYER et al. [*113*] bestimmten die Harnoestrogene bei Patientinnen mit Mammacarcinom vor und nach Ovariektomie und nach der Menopause. Es wurden beträchtliche individuelle Tag-zu-Tag-Variationen gefunden. ACTH-Behandlung und Belastung durch chirurgische Eingriffe bewirkten einen beträchtlichen Anstieg der Oestrogenausscheidung, der wahrscheinlich nur durch Nebennierensekretion bedingt sein konnte.

BULBROOK u. Mitarb. [*322, 323, 324*] haben die Oestrogene im Harn *vor und nach Exstirpation der Ovarien* bei Frauen nach der Menopause mit Mammacarcinom verglichen. Die „Gesamtoestrogene“ betrugen bei 24 Patientinnen vor der Menopause nach Oophorektomie durchschnittlich 5,3 μg/24 Stunden, bei sechs Frauen in der Menopause nach Oophorektomie 6,1 μg, während 16 nichtkastrierte Patientinnen nach der Menopause einen Wert von etwa 5,0 μg aufwiesen. Diese Befunde scheinen wiederum auf die Bedeutung der Nebennierenrinde für die Oestrogenbildung hinzuweisen. An 13 Frauen wurde die Wirkung der Entfernung von Ovarien und Nebennieren verfolgt. Eine völlige Beseitigung der Oestrogenausscheidung gelang nicht immer. Den Ergebnissen der Nachuntersuchungen zufolge sollen Patientinnen mit trotz Operation fortgesetzter Oestrogenausscheidung angeblich leichter zu Rückfällen neigen. Bei ihren 15 Fällen fanden die Verfasser *nach Hypophysektomie* in den meisten, aber nicht in allen Verläufen ein Sistieren der Oestrogenausscheidung.

BIRKE u. Mitarb. [*171*] haben ähnliche Resultate mitgeteilt. Ihre Oestrogenwerte nach Oophorektomie zeigten gute Übereinstimmung mit denen von BULBROOK u. Mitarb.

Nach Entfernung von Ovarien und Nebennieren konnten sie nur bei drei von elf Kranken noch KOBER-Chromogene nachweisen. In einer anderen Arbeit der gleichen Gruppe [*523*] wurden diese drei Fälle genauer analysiert. Die Untersuchung von 90 Litern Urin dieser drei Patientinnen ergab eine mangelnde Übereinstimmung zwischen biologischen und chemischen Methoden. Die KOBER-Reaktion zeigte nämlich das Vorhandensein von KOBER-Chromogenen in der Größenordnung von mehreren μg/Liter an, während mit einem Urinäquivalent bis zu 760 ml praktisch keine biologische Oestrogenwirkung nachgewiesen werden konnte. Es erscheint demnach nicht gerechtfertigt, die Anwesenheit kleiner Mengen von KOBER-Chromogenen im Harn von oophorektomierten-adrenalektomierten Patientinnen ohne weiteres als Beweis für eine persistierende Ausscheidung natürlicher Oestrogene zu betrachten.

IZABOLINSKAJA und TSCHEBOTAREV [*1020*] fanden mit 18 bis 126 μg eine relativ hohe Oestrogenausscheidung bei Patientinnen mit Mammacarcinom.

Auch BROWN [*286*] hat die Oestrogenausscheidung bei Frauen in der Postmenopause mit metastasiertem Brustkrebs im Vergleich zu einer normalen Kontrollgruppe untersucht. Der einzig verwertbare Befund war, daß das Verhältnis Oestriol/Totaloestrogene nach Zufuhr von 17β-Oestradiol bei den Krebskranken höher war als in den Normalfällen. Es sei ferner auf die Arbeiten von SCOWEN [*1776*] und STRONG [*1950*] an gleichem Ort hingewiesen.

BREUER und NOCKE [*266*] haben mit der BROWNschen Methode die Oestrogenausscheidung bei Frauen mit Brustkrebs *vor und unter Androgenbehandlung* gemessen und im Durchschnitt nach Androgenbehandlung höhere Werte gefunden, was sie einer Umwandlung der Androgene in Oestrogene zuschreiben.

ENGEL et al. [666] verabfolgten an eine 69jährige Frau mit Mammacarcinom und eine 35jährige röntgenkastrierte Patientin mit dem gleichen Krankheitsbild Dehydroepiandrosteron und Testosteron. Die Ausgangswerte lagen etwa bei 50 μg Oestron/24 Stunden. Nach Verabfolgung von Dehydroepiandrosteron stiegen sie um 30%, nach Testosteron um gut 50% an.

Ähnliche Stoffwechselversuche mit Testosteron haben auch WEST et al. [*2113*] durchgeführt. Die gleichen Autoren fanden unter Anwendung von Gegenstromverteilung, Papierchromatographie und biologischen Bestimmungen signifikante Mengen von Oestron und Oestriol im Harn oophorektomierter Frauen mit Brustkrebs. Nach ACTH-Stimulierung trat ein starker Anstieg der Ausscheidung ein. Mit einer Ausnahme zeigten oophorektomierte-adrenalektomierte Patientinnen keine meßbare Oestrogenausscheidung mehr. Diese eine Patientin, bei welcher Hypophyse, Nebennieren und Ovarien entfernt waren, schied immer noch Oestriol aus. Es wird vermutet, daß dieses aus mit der Nahrung aufgenommenen Oestrogenen stammt (s. Tabelle 2).

DICZFALUSY et al. [*534*] bestimmten kürzlich die Oestrogenausscheidung bei Mammacarcinompatientinnen an 17 Frauen in der Prämenopause. Die Arbeit war so geplant, daß die Ausscheidung bei jeder Frau an gleichen Tagen in der Follikel- und Lutealphase gemessen wurde.

Auch nach der röntgenologischen und der chirurgischen Kastration erfolgte eine gleichsinnige Untersuchung bis 2 Monate nach der Operation, so daß eine statistische Auswertung möglich war. Es zeigte sich, daß die größte Variationsursache die Zunahme der Oestrogenausscheidung in der Lutealphase war. Nach *Röntgenkastration* fanden sich signifikant weniger Oestrogene als in der Follikelphase des Cyclus. Die chirurgische Kastration konnte jedoch nach der Röntgenovarialbestrahlung die Oestrogenausscheidung nicht deutlich weiter senken. Die restliche Oestrogenausscheidung muß demnach wohl als adrenal bedingt angesehen werden. Dies zeigt auch der Oestrogenabfall nach Adrenalektomie sowie die Vermehrung der Oestrogenausscheidung nach ACTH-Verabfolgung bei intakter Nebenniere.

Bemerkenswerterweise fanden die Verfasser eine starke Veränderung im Oestriol/(Oestron+Oestradiol)-Quotienten nach röntgenologischer oder operativer Kastration. Während der durchschnittliche Oestriol/(Oestron+Oestradiol)-Quotient in Follikel- und Gelbkörperphase etwa 1 beträgt, sinkt er nach Kastration bis auf 0,2 bis 0,3 ab, d. h. Oestriol nahm viel stärker ab als Oestron und Oestradiol. Es ist nicht klar, ob dies auf einer physiologischen Ursache beruht oder mit der Methodik zusammenhängt, indem vielleicht unspezifische Chromogene nach der Bestrahlung hier besonders die Oestron- und Oestradiolbestimmung stören.

PERSSON und RISHOLM [*1532b*] haben mit der Methode von BROWN et al. die Oestrogenausscheidung bei Frauen vor der Menopause mit Carcinoma mammae untersucht. Die Bestimmungen erfolgten vor der Oophorektomie (in der Follikelphase) und 8 bis 10 Tage nach der Oophorektomie. Die Patientinnen erhielten vom 11. Tage nach der Operation an täglich 50 mg Cortison oral. Die Oestrogenausscheidung wurde einen, ferner 6 und 12 Monate nach Beginn der Cortisonbehandlung gemessen. Die Ergebnisse werden in der Tabelle 53 wiedergegeben.

Tabelle 53. *Oestrogenausscheidung im Harn bei Frauen vor der Menopause, vor und nach Oophorektomie und unter Cortisonbehandlung, in μg/24 Stunden ± Standardabweichung*

Nach PERSSON und RISHOLM [*1532 c*]

Behandlungsphase	Patientenzahl	Ausscheidung in μg/24 Std. ± S.D.			
		Oestron	17 β-Oestradiol	Oestriol	Total
Präoperative Kontrollwerte	18	5,9 ± 1,1	2,6 ± 0,5	18,9 ± 4,8	27,4
8 bis 10 Tage nach Oophorektomie	16	4,2 ± 3,2	3,1 ± 1,1	18,8 ± 6,2	26,1
1 Monat nach Beginn der Cortisonbehandlung (50 mg/d)	12	2,0 ± 0,4	0,4 ± 0,2	3,1 ± 0,9	5,5
Nach 6 Monaten Cortisonbehandlung	9	2,4 ± 0,4	1,3 ± 0,5	1,1 ± 0,5	4,8
Nach 12 Monaten Cortisonbehandlung	8	3,6 ± 2,0	3,0 ± 1,2	2,1 ± 1,1	8,7

Aus den Werten der Tabelle 53 geht hervor, daß die Oestrogenausscheidung 8 bis 10 Tage nach Oophorektomie bei den Frauen vor der Menopause keinen Unterschied gegenüber den Werten vor der Oophorektomie zeigt. Dies ist schwer zu verstehen, da man nach Entfernung der Ovarien einen raschen Abfall der Oestrogenausscheidung erwarten würde. Vielleicht ist die Erklärung in einem verzögerten enterohepatischen Kreislauf der Oestrogene oder, was wahrscheinlicher ist, in einer postoperativen Stresswirkung mit vermehrter adrenaler Oestrogenausscheidung zu suchen. Unter Cortisonbehandlung ist die Oestrogenausscheidung stark vermindert. Da die Methode von BROWN et al. [*293*] mit Saponifikation benutzt wurde, ist nicht anzunehmen, daß Cortisonmetaboliten die Oestriolbestimmung störten. Man kann also schließen, daß Oophorektomie und Cortisonbehandlung, wenigstens für etwa 6 Monate, in der Lage sind die Oestrogenausscheidung beträchtlich zu vermindern. Da die klinischen Ergebnisse mit diesem ziemlich einfachen Behandlungsverfahren denen mit Oophorektomie + Adrenalektomie oder Hypophysektomie vergleichbar zu sein scheinen [*1449*, *1532c*], fragt man sich, ob dieses von NISSEN-MEYER im Jahre 1956 eingeführte therapeutische Vorgehen nicht zur Zeit die Methode der Wahl sein mag.

Die Ergebnisse von PERSSON und RISHOLM [*1532c*] über die Oestrogenausscheidung bei Frauen nach der Menopause mit Mammacarcinomen der Stadien III und IV werden in der Tabelle 54 aufgeführt.

Tabelle 54. *Oestrogenausscheidung im Harn bei Frauen nach der Menopause, vor und nach Oophorektomie und unter Cortisonbehandlung, in μg/ 24 Stunden ± Standardabweichung*

Nach PERSSON und RISHOLM [*1532 c*]

Behandlungsphase	Patientenzahl	Ausscheidung in μg/24Std. ± S.D.			
		Oestron	17 β-Oestradiol	Oestriol	Total
Präoperative Kontrollwerte	36	2,5 ± 0,3	0,9 ± 0,3	6,4 ± 1,3	9,8
8 bis 10 Tage nach Oophorektomie	26	1,9 ± 0,3	0,7 ± 0,3	6,0 ± 0,8	8,6
1 Monat nach Beginn der Cortisonbehandlung (50 mg/d)	23	2,6 ± 0,4	1,0 ± 0,3	3,1 ± 0,6	6,7
Nach 6 Monaten Cortisonbehandlung	19	3,3 ± 0,5	1,7 ± 0,4	3,2 ± 0,5	8,2
Nach 12 Monaten Cortisonbehandlung	18	1,9 ± 0,3	1,3 ± 0,3	2,3 ± 0,5	5,5

Auch diese Angaben zeigen, daß die Oestrogenausscheidung 8 bis 10 Tage nach chirurgischer Kastration noch nicht deutlich vermindert ist. Erst nach Beginn der Cortisontherapie kommt es zu einer eindeutigen Abnahme der Oestrogenausscheidung, besonders in der Oestriolfraktion. Die Werte stimmen gut überein mit denen von NISSEN-MEYER [*1449*] et al. Auch hier wieder wird deutlich, daß offenbar ein großer Anteil der Oestrogenausscheidung nach der Menopause der Nebennierenrindensekretion entstammt (s. Tabelle 55).

Über die Oestrogenausscheidung bei *Männern* mit Mammacarcinom haben YOLTON und REA [*2165*] berichtet. Sie entspricht derjenigen von Männern gleichen Alters.

Eine Gesamtübersicht über die wichtigsten Oestrogenausscheidungswerte im Harn, die mit chemischen Methoden gewonnen wurden, bei Patientinnen mit Mammacarcinom gibt Tabelle 56.

Im *Mammacarcinomgewebe* wiesen LACASSAGNE und NYKA [*1156*] deutliche Oestrogenaktivität nach.

TWOMBLEY und TAYLOR [*2027*] stellten nach Inkubation von Oestron mit Schnitten von Mammacarcinomgewebe keine Änderung der oestrogenen Aktivität des Oestron im Uteruswachstumstest fest.

Tabelle 55. *Ausscheidung von Gesamtoestrogenen (Oestron, 17β-Oestradiol und Oestriol) bei Fällen von Mammacarcinom nach verschiedener Behandlung*
(Nach NISSEN-MEYER und SVERDRUP [*1449*]). Methode BROWN et al. [*293*]

Patient	Behandlung	Anzahl untersuchter Fälle	Gesamtoestrogene		
			Mittelwert	Spannweite	$\frac{Oe_3}{Oe_1—Oe_2}$ Q
Prämenopause	keine	9	21	9,3—59,7	1,6
	Rö-Ovarialbestrahlung	3	7,2	3,1—11,9	0,55
	Oophorektomie u. Corticosteroidbehandlung	4	3,7	1,3— 6,2	0,34
	Rö-Ovarialbestrahlung u. Corticosteroidbehandlung	6	4,0	1,4— 8,2	0,58
Postmenopause	keine	14	8,9	2,4—17,7	0,70
	Oophoroektomie	3	9,3	7,5—13,0	0,34

RYAN und ENGEL [*1688*] fanden, daß 17β-Oestradiol durch normales wie neoplastisches Mammagewebe in gleichem Umfang zu Oestron und anderen unbekannten Metaboliten umgewandelt wurde.

BREUER und NOCKE [*266*] haben mitgeteilt, daß der Umsatz von 17β-Oestradiol, bezogen auf die O_2-Aufnahme im Gewebe von Mammacarcinomen, häufig größer war als in anderen Geweben. Ihre Untersuchungen deuten darauf hin, daß der Oestradiolumsatz/Mol Sauerstoff im oestrogenabhängigen Mammacarcinom größer ist als in oestrogenunabhängigen Geweben.

BRACHETTO et al. [*237*] bestimmten den *Oestrogengehalt in Ovarien*, insbesondere Ovarialcysten bei Frauen mit Mammacarcinom im Hinblick auf die Frage nach der Bedeutung einer oestrogenen Stimulierung bei der Entstehung des Mammacarcinoms. Es fanden sich keine wesentlichen Veränderungen.

Tabelle 56. *Oestrogenbestimmungen bei Patienten mit Mammacarcinom*
Oe_1 = Oestron, Oe_2 = 17β-Oestradiol, Oe_3 = Oestrol

Klinischer Zustand	Patientenzahl	Methode	Ergebnis	Literatur
Prämenopause	16	biologisch	keine Abweichung	NATHANSON [*1424*]
Postmenopause (Cortisonbehandelt)	7	biologisch nach SMITH und SMITH [*1849*]	5 von 7 Pat. 5—7mal soviel Oestrogen wie 8 Normalfälle	SMITH und EMERSON [*1864*]
Prä- u. Postmenopause vor u. nach bilat. Oophorektomie u. Adrenalektomie	28	biologisch	kein Oestrogen nachweisbar bei 12 bilat. ooph. u. adrenalekt. Pat.	DAO [*480*]
Nach Adrenalektomie u. ACTH-Verabfolgung	13	BROWN [*281*]	Oestrogenausscheidung kann manchmal persistieren	STRONG et al. [*1951*]
Postmenopause	27	BROWN [*281*]	Gesamtoestrogenausscheidung sowie Oestriolausscheidung größer ($p<0,05$) als bei 22 gleichzeitig unters. postmenop. Fällen. Proportion Oe_3 zu „Gesamtoestrogenen" erhöht	BROWN [*284*]
Prämenopause nach Oophorektomie	24	BROWN [*281*] BROWN et al. [*293*]	Oe_1 = 1,8 Oe_2 = 0,6 Oe_3 = 2,9 Ges. = 5,3	BULBROOK et al. [*324*]
Postmenopause nach Oophorektomie	6	BROWN [*281*] BROWN et al. [*293*]	Oe_1 = 1,8 Oe_2 = 0,9 Oe_3 = 3,5 Ges. = 6,3	
Prämenopause unbehandelt	14	BROWN*	Follikelphase: Oe_1=3,8, Oe_2=2,5, Oe_3=9,3, 15,6 Lutealphase: Oe_1= 6,9, Oe_2= 4,7, Oe_3=14,4, 26,0	BIRKE et al. [*168*]

* Leicht modifiziert

Tabelle 56 (Fortsetzung)

Prämenopause nach Oophorektomie	7	BROWN*	$Oe_1 = 2{,}4$ $Oe_2 = 3{,}5$ $Oe_3 = 1{,}5$ 7,4	
Postmenopause unbehandelt Reagierten n. Oophorektomie u. Adrenalektomie günstig	10	BROWN*	$Oe_1 = 5{,}3$ $Oe_2 = 1{,}7$ $Oe_3 = 5{,}5$ 12,5	BIRKE et al. [*168*]
Postmenopause unbehandelt Keine Remission n. Oophorektomie u. Adrenalektomie	9	BROWN*	$Oe_1 = 5{,}2$ $Oe_2 = 1{,}2$ $Oe_3 = 11{,}1$ 17,5	

* Leicht modifiziert

Nach WERTHESSEN et al. [*2107*] soll die hohe oestronabbauende Fähigkeit des Blutes von Frauen nach der Menopause mit Mammacarcinom sich eindeutig von der normaler Frauen unterscheiden. Die Autoren haben einen einfachen Test zur Bestimmung der sog. „Oestronase"-Aktivität des Blutes angegeben. Eine Nachprüfung dieser Befunde wäre wünschenswert.

Zusammenfassend ist aus den mitgeteilten Untersuchungen zu schließen, daß bisher der klinische Verlauf beim Mammacarcinom nach der Entfernung von Eierstöcken und Nebennieren als Oestrogenbildner in keinen eindeutigen Zusammenhang mit den entsprechenden Ergebnissen der Oestrogenbestimmung im Urin zu bringen ist.

Die Frage, ob aus der präoperativen Bestimmung der Oestrogene Aussagen möglich sind, ob eine Drüsenentfernung erfolgversprechend oder erfolglos sein wird, ist zur Zeit noch nicht beantwortet. Für die Klärung ist eine gesicherte Korrelation zwischen präoperativen Oestrogenwerten und postoperativem Verlauf an einem großen Material zu verlangen. Das Verhalten der Restoestrogenausscheidung nach Kastration scheint keinen Aufschluß zu geben über die Frage, ob eine Besserung zu erwarten ist. Die Erfolgsaussicht einer endokrinen Therapie ist bisher aus Hormonbestimmungen nicht vorhersagbar.

Es scheint oft so, daß Patientinnen mit hohen Oestrogenwerten auch nach der Operation keine klinische Besserung aufweisen und zu Rückfällen neigen. Auch hier steht aber die Sicherung an einem ausreichenden Material noch aus. Andererseits kann eine unverminderte Oestrogenausscheidung gefunden werden, selbst wenn der Patient klinisch eine Remission zeigt. Bei einigen Patientinnen mit Rezidiven konnten keine Oestrogene im Harn nachgewiesen werden. Diese Tumoren waren demnach wohl völlig oestrogenunabhängig. Sicherlich spielen daher außer den Oestrogenen noch zahlreiche andere Faktoren eine mitbestimmende Rolle.

An allen diesen Fragen wird zur Zeit intensiv gearbeitet. Weitere Untersuchungen mit verbesserten Oestrogenbestimmungsmethoden sind notwendig. Insbesondere von der Untersuchung des Steroidstoffwechsels neoplastischer Gewebe erwarten wir wichtige neue Erkenntnisse.

δ) Prostatacarcinom. Das Carcinom der Prostata ist die häufigste maligne Geschwulst bei Männern im Alter über 65 Jahre. Die Prostata gehört zu den hormonabhängigen Organen. Es ist aber bisher nicht klar, ob die Oestrogene in der Pathogenese des Prostatacarcinoms eine Rolle spielen. Von manchen Autoren wurde eine Zu- oder Abnahme des Oestrogen-Androgenquotienten für ätiologisch wichtig angesehen. Eindeutige Befunde liegen jedoch nicht vor.

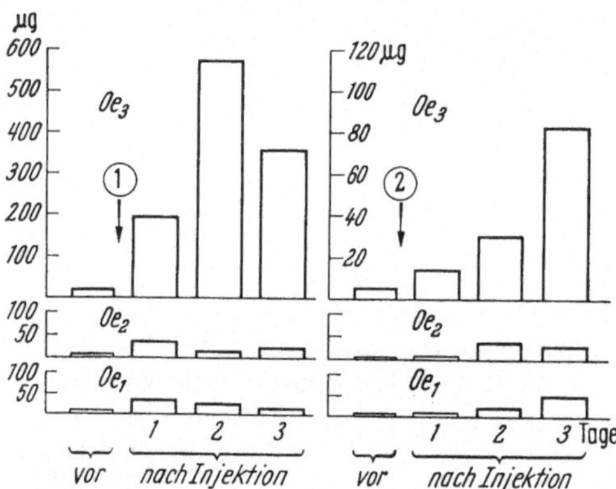

Abb. 81. Ausscheidung von Oestron (Oe1), 17β-Oestradiol (Oe2) und Oestriol (Oe3) bei einem Patienten mit Prostatacarcinom nach Injektion von 17β-Oestradiol. ① i.m. Verabfolgung von 10 mg 17β-Oestradiol in Öl ② i.m. Verabfolgung von 1 mg 17β-Oestradiol in Öl. Hoher Oestriol/(Oestron + Oestradiol)-Quotient [*169*]

Dingemanse und Laqueur [*548*] haben über das Vorkommen von „Follikelhormon" *im Harn* von Männern mit Prostatacarcinom berichtet. Sie fanden leicht verminderte Oestrogenwerte. Auch Owen und Cuttler [*1482b*] sahen keine wesentlichen Abweichungen von der Norm. Crane und Rosenbloom [*469a*] berichteten über normale Werte. Wildbolz [*2130a*] und Scott und Vermeulen [*1775*] untersuchten die Oestrogenausscheidung vor und nach Kastration. Die Werte waren mit 12 bis 13 IE [≃ 1,2 bis 1,3 µg]/24 Stunden niedrig und sanken nach der Kastration weiter ab. De Beaufond [*121*] fand dagegen meist erhöhte Werte bei Patienten mit Prostatacarcinom, und zwar sowohl biologisch, als auch mit der Phenolsteroidbestimmungsmethode nach Jayle.

Nach Bulbrook et al. [*320b*] besteht kein signifikanter Unterschied zwischen den Oestrogenwerten im Harn bei normalen Männern und Patienten mit Prostatacarcinom. Sie fanden nach Orchidektomie einen deutlichen Oestrogenanstieg, der von ihnen durch adrenalen „Stress" erklärt wird. Fiel danach die Oestrogenausscheidung ab, so trat auch eine gute klinische Besserung ein. Eine deutliche Korrelation schien zwischen Höhe der Oestrogenausscheidung und Rezidivneigung zu bestehen.

May und Stimmel (*1335, 1336*] haben mit der von Stimmel angegebenen colorimetrischen Methode bei Männern mit Prostatacarcinom *Veränderungen des Oestrogenstoffwechsels* nachweisen können. Nach Zufuhr von Oestron war bei solchen Patienten das Hauptoestrogen Oestriol, bei Gesunden jedoch Oestron. Es fand sich also bei den Carcinomkranken ein erhöhter Oestriol/(Oestron+Oestradiol)-Quotient.

Dieser charakteristische Verteilungsquotient wurde auch durch Orchidektomie nicht verändert. Man hat angenommen, daß dieser Befund mit Hinsicht auf die Ätiologie des Prostatacarcinoms von Bedeutung sei. Es darf aber nicht vergessen werden, daß bei älteren Männern dieser Quotient an sich bereits erhöht ist.

Auch BIRKE u. Mitarb. [*171*] fanden nach Belastung mit freiem Oestradiol, daß mehr Oestriol als Oestron und Oestradiol ausgeschieden wurde. Während der Quotient der spontanen Ausscheidung 1,9 beträgt, steigt er nach Verabfolgung des Hormons auf 4,0 an (s. Abbildung 81).

BIRKE u. Mitarb. haben auch die Ausscheidung bei mit Polyoestradiolphosphat behandelten Prostatacarcinompatienten untersucht. Auch hier fand sich bei mehreren ein hoher Oestriol/(Oestron+Oestradiol)-Ausscheidungsquotient, der in manchen Fällen viel höher war als der kastrierter Frauen, welche mit gleichem Präparat behandelt worden waren.

Zusammenfassend scheint es also, daß auch beim Prostatacarcinom eine Verschiebung im Oestrogenstoffwechsel vorliegen kann. Wieder zeigt sich, daß offenbar deutliche metabolische Störungen bestehen können, die man nicht auf Grund von Basalwertbestimmungen, wohl aber nach Belastungsversuchen mit verschiedenen Oestrogenen feststellen kann. Für die Beurteilung solcher Versuche ist ein ausreichendes Vergleichsmaterial von Männern im gleichen Alter nötig. Es wäre zu klären, ob diese Veränderungen vielleicht ätiologische oder pathogenetische Bedeutung haben können.

Oestrogenbestimmungen dürften aber auch für Prognose und Therapie beim Prostatacarcinom in Zukunft vielleicht eine gewisse Bedeutung gewinnen.

ε) Andere Carcinome. In Fällen von *Magen- und Darmcarcinomen* soll angeblich die oestrogene Aktivität bei Frauen erniedrigt, bei Männern — durch den höheren Titer der nicht ketonischen Fraktion, besonders Oestradiol — vermehrt sein [*543*]. DINGEMANSE et al. [*543*] fanden bei Patienten mit Oesophagus-, Magen- und Rectumcarcinomen teils normale, teils erhöhte Werte. Solche Angaben sind von fraglicher Bedeutung. Über die Verhältnisse beim *Blasencarcinom* ist nichts Sicheres bekannt. Interessanterweise soll sich im Harn solcher Patienten ein erhöhter Gehalt an β-Glucuronidase finden [*155a*].

Bronchialcarcinome. Nach PIEGARI und PIEGARI [*1549*] (Fluorimetrie, Methode FINKELSTEIN) findet sich im allgemeinen kein Unterschied in der Oestrogenausscheidung zwischen Patienten mit Bronchialneoplasmen und normalen Kontrollfällen. Es soll jedoch ein Syndrom von Bronchialcarcinom, Gynäkomastie und Osteoarthropathie vorkommen, bei dem erhöhte Oestrogenausscheidung gefunden wird. Dieses wurde von DEL CASTILLO et al. [*498*] sowie von HUGUENIN et al. [*993*] beschrieben. Eine größere Anzahl gut kontrollierter Bestimmungen liegt nicht vor. Den Umsatz von 17β-Oestradiol im Gewebe von Bronchialcarcinomen haben BREUER und NOCKE [*264*] untersucht. Sie fanden eine ziemlich hohe metabolische Aktivität.

Bei Patienten mit *Pharynxcarcinom* sahen DINGEMANSE et al. [*543*] eine normale Oestrogenausscheidung. DODDS [*564c*] konnte bei den verschiedensten extragenitalen Neubildungen keine regelmäßige Erhöhung der Oestrogene im Harn feststellen.

Hautcarcinom. Als Ursache der offenbar carcinogenen Wirkung intensiver Ultraviolettbestrahlung hat man die photochemische Bildung krebserzeugender Stoffe aus Steroiden in der Haut vermutet. Einige Steroidhormone sollen nämlich durch Ultraviolettbestrahlung in die physiologisch meist weniger aktiven Lumisteroide übergehen (s. Tabelle 11). Diese sollen carcinogen wirken können. Man hat auch angenommen, daß lichtsensibilisierte Steroide mit Sauerstoff cancerogene Peroxyde geben können [*155a*]. Oestrogenbestimmungen sind spärlich vorhanden. DINGEMANSE et al. [*543*] fanden bei zwei Patienten eine normale Oestrogenausscheidung.

Die oben genannten Theorien sind rein spekulativer Art. Es sind keine sicheren experimentellen Beweise vorhanden, daß Steroide in der Haut des Menschen in Lumisteroide umgewandelt werden und daß solche Steroide cancerogen wirken können. Eine Überprüfung dieser Hypothesen ist daher nötig.

Obwohl Zusammenhänge zwischen Oestrogenen und gewissen Formen der Krebserkrankung zu bestehen scheinen, muß *zusammenfassend* doch festgestellt werden, daß es trotz aller Bemühungen nicht gelungen ist, diese definitiv zu klären. Insbesondere haben die Untersuchungen über die Ausscheidung von Oestron, 17β-Oestradiol und Oestriol beim Genitalcarcinom der Frau, dem Mammacarcinom und dem Prostatacarcinom, deren Oestrogenabhängigkeit wahrscheinlich ist, im Grunde bisher ziemlich wenig positive Information erbracht. Es ist durchaus möglich, daß die Bestimmung der neuentdeckten Oestrogenmetaboliten im Harn, insbesondere nach Belastung mit verschiedenen Oestrogenen und anderen Steroiden, wichtige spezifische Abweichungen im Stoffwechsel aufdecken können. Man muß aber doch auch an die Möglichkeit denken, daß das Problem durch Oestrogenbestimmungen im Harn überhaupt nicht zu lösen ist. Wir meinen, daß die bisherigen Versuchsresultate dennoch nicht als ergebnislos anzusehen sind, da auf diesem Gebiet negative Befunde fast so wichtig sein können wie positive. Bis eine bessere Arbeitshypothese gefunden ist, muß daher die Forschung in der bisherigen Richtung weitergeführt werden.

7. Störungen bei Erkrankung innerer Organe

Oestrogenbestimmungen spielen in der inneren Medizin zur Zeit keine große Rolle. Sie sind jedoch bei Magen-Darm-, Herz-, Leber- und Stoffwechselkrankheiten zweifellos von einem gewissen Interesse. Untersuchungen über Oestrogenstoffwechsel und -ausscheidung bei Darm-, Nieren- und Leberkranken sowie Cholecystektomierten und Gallenfistelpatienten würden unsere Kenntnisse über die Physiologie und Pathologie des Oestrogenstoffwechsels sicherlich sehr erweitern können und wären daher wünschenswert.

a) Störungen der Hypophysen-Zwischenhirnfunktion

SIMMONDS- und SHEEHAN-Syndrom. Das von SIMMONDS im Jahre 1914 beschriebene Syndrom der hypophysären Kachexie kann durch verschiedene Ursachen wie Lues, Tuberkulose, Entzündungen, Tumoren oder Embolien hervorgerufen werden.

SHEEHAN hat aber gezeigt, daß die häufigste Ursache der Erkrankung eine post-partum-Nekrose des Hypophysenvorderlappens ist, die meist durch schweren Kreislaufkollaps und starken Blutverlust unter der Geburt bedingt sind. Die klinischen Allgemeinerscheinungen ergeben sich größtenteils aus der Verminderung oder dem Fortfall der im Hypophysenvorderlappen gebildeten tropen Hormone. Amenorrhoe durch Ausfall der Ovarialhormonsekretion der atrophierenden Ovarien ist im allgemeinen eines der ersten Symptome. Die Ovarien sind in den meisten Fällen klein. Histologisch finden sich keine GRAAFschen Follikel, aber bei jüngeren Patientinnen noch Primordialova in der Ovarialrinde.

Oestrogenbestimmungen beim Morbus SHEEHAN liegen nur in geringer Anzahl vor. STOLTE und NUYENS [*1943a*] fanden z. B. weniger als 40 IE, wahrscheinlich 0 [$\cong$ weniger als 4 μg Oestronäquivalent]/24 Stunden. Im Vaginalabstrich bestanden keine Zeichen oestrogener Aktivität. BRAUNSBERG et al. [*247*] fanden beim Morbus SIMMONDS eine Ausscheidung von 3,3 μg Oestron/24 Stunden, kein Oestradiol und Oestriol. JAILER [*1028*] berichtete über eine niedrige Gesamtoestrogenausscheidung von 9,1 μg/24 Stunden und Nullwerte bei ausgeprägtem Krankheitsbild.

Daß die Nebennierenrinde in solchen Fällen nach Verabfolgung von ACTH Oestrogene absondern kann, hat POMPEN [*1574a*] gezeigt. Auch THORN [*2008a*] beobachtete das Auftreten einer Blutung bei einer Patientin mit SHEEHAN-Syndrom nach einjähriger Amenorrhoe unter ACTH-Verabfolgung. Es scheint möglich, daß es sich hier um eine Abbruchblutung durch adrenale Oestrogene handelte (s. Seite 464).

Bei dem durch ein chromophobes Adenom der Hypophyse hervorgerufenem Syndrom mit Akromegalie, Hirsutismus, Fettsucht, Amenorrhoe und Galaktorrhoe (ARGONZ-DEL CASTILLO- oder FORBES-ALBRIGHT-Syndrom) finden sich hohe Oestrogenwerte (80 bis 104 μg „Follikulin" /24 Stunden) trotz niedriger Gonadotropinausscheidung [*271c*]. ZONDEK u. Mitarb. [*2204b*] fanden beim Morbus CUSHING-FRÖLICH hohe Oestrogenwerte.

Ferner wurden vereinzelte, meist niedrigliegende Befunde bei Anorexia nervosa [*1269*], Akromegalie [*247*], Dystrophia adiposogenitalis [*247*], präpuberalem Hypopituitarismus [*1028*] und bei chromophobem Adenom der Hypophyse [*1028*] mitgeteilt. Zum Vergleich sei daran erinnert, daß nach Hypophysektomie keine oder nur noch geringe Oestrogenmengen ausgeschieden werden [*324b, 481, 564a, 845, 942a, 1264, 1525a, 1776, 1951*]. Die Menge der Ausscheidung hängt wahrscheinlich von dem Grade des Hypophysenausfalls oder der Vollständigkeit der operativen Entfernung ab.

b) Störungen der Schilddrüsentätigkeit

Dem Kliniker ist das Vorkommen von Amenorrhoe und Oligomenorrhoe bei Thyreotoxikosen und von dysfunktionellen Blutungen infolge Störungen der Ovulation beim Myxödem bekannt. Aber auch zahlreiche experimentelle Untersuchungen deuten darauf hin, daß die Schilddrüsenfunktion für Steroidbildung und -stoffwechsel von Bedeutung ist. So ist bekannt, daß Patienten mit Myxödem praktisch keine 17-Ketosteroide ausscheiden, daß die Verabfolgung von Trijodthyronin den Anstieg der Corticoidausscheidung im Harn nach ACTH-Verabfolgung eindeutig verstärkt [*276d*] und daß Trijodthyronin das Verhältnis von Androsteron zu Ätiocholanolon zugunsten des ersteren verschiebt [*767a*]. Ob Einflüsse der Schilddrüse auf den Oestrogenstoffwechsel vorhanden sind, ist nicht genau bekannt, doch deutet manches darauf hin (s. Seite 179). So fanden Neustadt und Myerson [*1439*] sowie Harlow et al. [*880a*] bei *Hypothyreoidismus* eine erniedrigte Oestrogenausscheidung.

Nach Baumel et al. [*112*], Flammand [*722*] sowie Alcozer et al. [*24e*] sind *Hyperthyreosen* angeblich oft mit „Hyperfollikulinie" verbunden. Andererseits soll nach Lederer [*1187b*] bei „Hyperfollikulinie" ein prämenstrueller Hyperthyreoidismus bestehen. Nach Röntgenbestrahlung der überaktiven Schilddrüse bei Hyperthyreosen haben Antognetti und Ferrini [*53*] eine Tendenz zur Normalisierung der vorher stark erhöhten Phenolsteroidwerte gesehen. Die Gültigkeit dieser Befunde erscheint fraglich.

Es scheint auf Grund dieser Beobachtungen aber doch, daß eine Untersuchung des Oestrogenstoffwechsels bei verschiedenen Formen von Schilddrüsenstörungen, insbesondere bei Hypothyreotikern vor und nach Verabfolgung von Trijodthyronin, vielleicht von Interesse sein könnte.

c) Magen-Darm-Krankheiten

Bei der *Gastritis* und beim Magenulcus hat die Behandlung mit Oestrogenen im Urteil einiger Autoren gewisse Erfolge gebracht. Diese beruhten wahrscheinlich auf der proliferierenden und hyperämisierenden Eigenschaft der Oestrogene und natürlich nicht etwa auf der Behebung eines endogenen Mangelzustandes. Andererseits wurde angenommen, daß vegetativ-endokrine Syndrome, die mit Oestrogenmangel einhergehen, zur Entstehung solcher Magenerkrankungen disponieren können. Die Beweise hierfür sind allerdings wenig überzeugend.

Über die Oestrogenausscheidung beim *Magenulcus* hat Pomerri [*1574*] berichtet. Er fand normale Phenolsteroidwerte im Harn und eine leichte postoperative Erhöhung. Die Geltung solcher Befunde ist zweifelhaft. Es ist kaum anzunehmen, daß der aktuellen Oestrogenausscheidung bei diesem Krankheitsbild irgendeine Bedeutung zukommt, obwohl Beziehungen zu Steroidbildung und Stoffwechsel (Corticosteroide) vielleicht vorhanden sein können. Über den Oestrogengehalt der verschiedenen Diäten und ihren Einfluß auf die Oestrogenausscheidung ist nichts Sicheres bekannt (vgl. Seite 71).

Oestrogenanalysen bei *Darmerkrankungen* fehlen.

Im Hinblick auf die Bedeutung der Gallenausscheidung der Oestrogene, des enterohepatischen Kreislaufs, der Konjugierung der Oestrogene in der Darmwand und den Einfluß der Darmflora auf die Steroidhormone wären Bestimmungen der Oestrogenausscheidung in Harn und Stuhl bei den verschiedensten Störungen der Darmtätigkeit, z. B. auch nach Antibioticagaben, von theoretischem und praktischem Wert. Als Beispiel mag hier angeführt werden, daß man bei der Colitis ulcerosa 17-Ketosteroidwerte findet wie bei Lebercirrhose. Man könnte sich denken, daß Belastungsversuche mit verschiedenen Oestrogenen auf unterschiedlichen Wegen, z. B. subcutan und intraduodenal (mit der Sonde), bei solchen Darmerkrankungen von Interesse sein mögen.

Bei der *Pankreatitis* soll der enzymatische Titer des Blutes für die Spaltung von Oestrogenestern nach BISCHOFF et al. [*176*] erhöht sein.

d) Herz- und Gefäßkrankheiten

α) **Herzkrankheiten.** Dekompensierte Herzkranke sind Stoffwechselkranke. Im Gewebe kommt es unter Sauerstoffmangel zur Anhäufung von Stoffwechselprodukten. Oestrogenbehandlung kann gelegentlich eine günstige Allgemeinwirkung haben.

Bei Herzkranken könnte man sich denken, daß es nach Dekompensation mit Leberstauung und Wasserretention zu Abbau-, Konjugierungs- und Ausscheidungsstörungen kommen könnte. PREEDY und AITKEN [*1582*] sind der Meinung, daß vermehrte Oestrogenaktivität durch verminderte Inaktivierung einer der Faktoren sein mag, der bei Leberstauung durch Herzversagen die Wassereinlagerung begünstigt. Oestrogenbestimmungen und Belastungsversuche hätten in solchen Fällen zwar sicherlich keinen praktischen aber doch wohl theoretischen Wert, da hier die Abhängigkeit des Oestrogenstoffwechsels und der Oestrogenausscheidung von Herz-, Kreislauf-, Vornieren- und Nierentätigkeit gut zu studieren wäre. Unklar ist auch, ob die inverse Harnausscheidung (Nykturie) Herzkranker Einfluß auf das Oestrogenausscheidungsbild solcher Patienten hat. Über derartige Fragen ist viel zu wenig bekannt. Sorgfältige experimentelle Analysen dieser Probleme wären wünschenswert.

In der Literatur fanden wir nur den Fall von TEN BERGE [*140*, *143*], der bei einer Patientin mit schwerer Mitralstenose in der Schwangerschaft normale Oestriolwerte feststellen konnte. Über die Wirkung der Oestrogene auf den Stoffwechsel des Herzmuskels wird im Kapitel Physiologie berichtet (s. Seite 188). Digitalis und manche Digitaloide können eine oestrogene Wirkung entfalten, die sich z. B. in der Entstehung einer Mastopathie bei Männern äußert. Oestrogenbestimmungen liegen nicht vor [*1217a*, *1612b*].

β) **Myokardinfarkt.** Der Myokardinfarkt ist bekanntlich bei Frauen vor der Menopause viel seltener als bei gleichaltrigen Männern. Bei oophorektomierten Frauen tritt er häufiger auf als bei normalen Frauen des gleichen Alters. Hierüber liegt eine umfangreiche Literatur vor. Eine umfassende Übersicht über hormonale Einflüsse auf die Erkrankungen der Herzkranzgefäße haben OLIVER und BOYD [*1477*] gegeben. Der Einfluß der Oestrogene geht auch aus den folgenden Untersuchungen eindeutig hervor.

EDER [*630a*] hat bei seinen Patienten nach Myokardinfarkt tägliche Dosen von 1 mg Äthinyloestradiol oder 15 mg Premarin[1] verabfolgt. Er fand innerhalb einer Woche nach Therapiebeginn deutliche Veränderungen in den Serumlipoproteinen, die nach etwa 6 Wochen maximal wurden. Der Abfall des Serumcholesterin erfolgte fast ausschließlich in den Fraktionen I und III nach COHN, und zwar zu über 28% des Ausgangswerts. Das Cholesterin der Fraktionen IV, V und VI stieg deutlich an und der prozentuale Anteil an Cholesterin in den α-Lipoproteinen stieg um fast 80%. Der Cholesterin/Phospholipoidquotient fiel in den Fraktionen I und III ab. Nach Absetzen der Oestrogene kehrte der Lipoproteinspiegel innerhalb 2 Wochen zum Ausgangswert zurück. Oestrogen-Androgenkombinationen zur Ausschaltung der oestrogenen Nebenwirkungen bewährten sich nicht.

BAULD u. Mitarb. [*109*] haben in sehr sorgfältigen analytischen Studien die Ausscheidungsquotienten bei normalen Männern und Männern nach Myokardinfarkt 1 Tag vor und 4 Tage nach Zufuhr von 17β-Oestradiol bestimmt. Dividiert man Oestriol durch Oestron + Oestradiol oder Oestriol durch Oestron, so erhält man bei Patienten nach Myokardinfarkt einen signifikant höheren Quotienten als bei normalen Kontrollfällen.

Dieser Quotient veränderte sich weder durch Bettruhe noch durch Belastung in einer Kontrollperiode zwischen 1 Woche und 2 Jahren.

Tabelle 57. *Oestriol/(Oestron+Oestradiol)-Quotient bei gesunden Männern und bei Männern nach Myokardinfarkt nach Injektion von 300 bis 500 μg 17 β-Oestradiol in öliger Lösung. Werte in μg/24 Std. Methode* BAULD *[104]*
Nach BAULD *et al. [109]*

	Gesunde Männer (20 Untersuchte)	Männer nach Myokardinfarkt (20 Patienten)
Arithmetischer Mittelwert	1,0	2,6
Mittlerer Fehler	0,2	0,3

MARMORSTON et al. [*1282*] fanden bei Männern und Frauen nach Myokardinfarkt weniger biologisch aktive Oestrogene im Harn als bei normalen gleichaltrigen Personen. Die Bestimmung erfolgte biologisch nach der Methode von MIGEON und GARDNER [*1369*]. Das Ergebnis läßt sich vielleicht zum Teil durch die Anwesenheit größerer Mengen von Oestriol im Harn von Patienten mit Myokardinfarkt erklären.

[1] Premarin = Oestrogenkomplex von konjugiertem Oestron, Equilin und Equilenin sowie anderen unbekannten Oestrogenen aus dem Harn schwangerer Stuten

In einer anderen Arbeit [*1281*] bestimmten sie Harnoestrogene bei einer Gruppe von Frauen in der Postmenopause mit (23 Fällen) und ohne (27 Fälle) Myokardinfarkt. Die Werte wurden als Oestradioläquivalente angegeben. Lognormale Verteilung wurde dabei angenommen. Die Autoren fanden bei gesunden Frauen einen Mittelwert von 0,45 μg Oestradioläquivalent/24 Stunden und bei der Gruppe mit Myokardinfarkt von 0,24 μg/24 Stunden, was einen hochsignifikanten Unterschied ergab ($p < 0{,}01$).

Ein Vergleich der Oestriol/Oestron-Quotienten ergab 1,7:1 bei Herzkranken und 0,94:1 bei den gesunden Kontrollen. Auch diese Untersuchungen scheinen demnach auf einen veränderten Oestrogenstoffwechsel bei Patienten mit Myokardinfarkt hinzuweisen. Eine Beziehung zwischen der Höhe des Oestrogendefizits und der Zeit nach dem Infarkt fand sich nicht.

Auch Bersohn und Oelofse [*157*] fanden bei Patienten nach einem Myokardinfarkt eine gesicherte Verminderung der Oestrogenausscheidung (Methode Brown). Insbesondere waren die absoluten Werte für Oestron und Oestradiol deutlich vermindert, während die *relative* Oestriolausscheidung einen signifikanten Anstieg zeigte.

Tabelle 58. *Ausscheidung von Oestron, Oestradiol und Oestriol bei Patienten mit Myokardinfarkt und bei normalen Kontrollen in μg/24 Stunden.* (Nach Bersohn und Oelofse [*157*]. Methode Brown)

	Oestron	Oestradiol	Oestriol	Gesamt
Normale Kontrollen	6,3	2,1	6,0	14,4
Myokardinfarkt	3,7	0,7	6,4	10,0

Ein Vergleich des Oestriol/Oestron-Quotienten ergab 1,46:1 in der Gruppe mit Coronarinfarkt und 0,71:1 in der Kontrollgruppe.

Schließlich ergab ein Vergleich der Quotienten verschiedener Gruppen:

Bantu-Neger (31 Jahre im Durchschnitt) 0,71
Europäer (gleiche Altersgruppe) 0,43
Europäer (55 Jahre im Durchschnitt) 0,36
Europäer (57 Jahre, nach Herzinfarkt). 0,11

Jacobs [*1022*] hat die Oestrogenausscheidung von Patienten nach Myokardinfarkt mit derjenigen entsprechender Normalpersonen verglichen. Die Bestimmung erfolgte mit der Brownschen Methode. Es fanden sich keine Veränderungen der Ausscheidung und des Oestriol/(Oestron + Oestradiol)-Quotienten. Diese Befunde stehen in Widerspruch zu den Ergebnissen von Bauld et al., erscheinen aber nicht gut gesichert.

Die Bedeutung, insbesondere das post oder propter der von den meisten Autoren gefundenen Oestriolerhöhung, ist bisher keineswegs klar. Es ist jedenfalls interessant, daß Veränderungen im Oestrogenstoffwechsel mit Verschiebungen in den Proportionen der einzelnen Oestrogene vorliegen können, ohne daß die Gesamtausscheidung verändert ist.

Die Untersuchungen von BAULD et al. haben der Forschung neue interessante Möglichkeiten eröffnet, indem sie zeigten, daß sich das Studium des Oestrogenstoffwechsels bei verschiedenen pathologischen Zuständen ohne offensichtliche Beziehungen zu Hormonen oder endokrinen Systemen lohnen kann. Sie zeigen aber auch, wie wenig bisher im Grunde über die Faktoren, welche die Oestriolbildung regulieren, bekannt ist. Solange unsere Kenntnisse über diese Reaktion, nämlich die Bildung von 16-hydroxylierten Oestrogenen, nicht besser sind, wird es sehr schwierig sein, die Verschiebung des Oestriol/(Oestron+Oestradiol)-Quotienten bei krankhaften Störungen zu verstehen und richtig zu interpretieren.

Zusammenfassend ist zu sagen, daß bei Patienten nach Myokardinfarkt die Gesamtoestrogenausscheidung vermindert ist, während die Oestriolausscheidung ansteigt. Für eine Schutzwirkung der Oestrogene spricht a) die klinische Beobachtung, daß Frauen viel seltener und meist erst nach dem Erlöschen der Ovarialfunktion erkranken, b) die Erfahrung aus Tierexperimenten in Oestrogene das Auftreten von Atherosklerose verhüten, c) die Tatsache, daß Oestrogene die Serumlipoide normalisieren und d) die Verminderung der Oestrogene nach Myokardinfarkt.

γ) **Atherosklerose.** Die Erforschung des Atheroskleroseproblems ging in den letzten Jahren von der Theorie aus, daß das Cholesterin eine wesentliche Rolle bei der Entstehung der atherosklerotischen Gefäßschäden spiele. Man erhoffte sich daher von Stoffen, welche den Cholesterinspiegel senken, auch eine Verminderung der Ablagerung von Cholesterin in der Intima der Arterien und somit einen günstigen Einfluß auf die Entstehung und den Verlauf des Leidens. Man neigt heute allerdings zu der Ansicht, daß die Cholesterineinlagerung in die Arterien nicht das erste Stadium der Erkrankung darstellt, sondern daß dabei initiale Veränderungen der Lipo- und Mucoproteine eine größere Rolle spielen. Es erscheint daher fraglich, ob eine Senkung des Cholesterinblutspiegels allein das Auftreten der Atherosklerose verhindern kann.

Dennoch bleibt das Problem, die Bildung endogenen Cholesterins zu vermindern, aktuell. Der Einfluß der Oestrogene auf den Cholesterinstoffwechsel ist bereits länger bekannt [*1089*], doch hat diese Wirkung erst in neuerer Zeit an Interesse gewonnen, seitdem zahlreiche Berichte über den günstigen Einfluß von Oestrogenen auf die Atherosklerose der Gefäße erschienen sind. Die wichtigsten Ergebnisse zu diesem Problem sind in den Arbeiten von PICK, KATZ und STAMLER [*1086*, *1548*, *1888*, *1889*], OLIVER und BOYD [*1477*, *1478*, *1479*], MARMORSTON et al. [*1281*, *1282*], MOSKOWITZ et al. [*1392*] und in dem Buch „Hormones und Atherosclerosis" [*968b*] niedergelegt.

Man weiß, daß im Cholesterin-, Lipoid- und Lipoproteingehalt des Serums Geschlechtsunterschiede bestehen. Männer erkranken häufiger an Atherosklerose als Frauen, doch ist die Morbidität bei Kastratinnen und bei Frauen nach der Menopause anscheinend erhöht. Die Verabfolgung von Oestrogenen soll den männlichen Cholesterinspiegel dem weiblichen angleichen können [*90*, *637*, *1477*]. Eine ganze Reihe klinischer Beobachtungen scheint dafür zu sprechen, daß Oestrogene auch den Menschen bis zu einem gewissen Grade vor Atherosklerose und Coronarsklerose schützen können. Die Beweise hierfür haben KATZ, STAMLER und PICK in ihrer Monographie [*1085a*] zusammengefaßt. Dort finden sich weitere Literaturhinweise (s. auch [*1282*]).

In ihrer Arbeit über die Behandlung der Hypercholesterinämie beim Menschen kommen OLIVER und BOYD [*1479*] zu dem Ergebnis, daß Oestrogene bei Männern mit Hypercholesterinämie und Atherosklerose den Plasma-Cholesterin- und den β-Lipoprotein-Cholesterinspiegel senken, aber den Plasma-Phospholipoid- und α-Lipoprotein-Cholesterinspiegel erhöhen. Dies gilt für Oestron, 17β-Oestradiol, wie auch für viele synthetische Oestrogene. Die Besserung der Hypercholesterinämie wird aber fast immer von unerwünschter Feminisierung begleitet. Es wäre also wichtig, Präparate zu finden, die wohl auf den Cholesterinspiegel einwirken, aber keine oestrogene Wirkung besitzen. Dies ist bis heute noch nicht gelungen, so daß der langzeitigen Behandlung mit Oestrogenen in dieser Tatsache ein ernstes Hindernis entgegensteht.

Obwohl die Oestrogene im Versuch eine konstante Senkung des Cholesterin- und des Cholesterin/Phospholipoidverhältnisses über längere Zeit bewirken können, sind die klinischen Erfolge bisher keineswegs eindeutig. Jedenfalls fand sich statistisch keine signifikante Verbesserung der Morbidität und der Mortalität bei Coronarerkrankungen. Es gibt bisher auch keine stichhaltigen Beweise, daß die Reduktion der Hypercholesterolämie mit einer Hemmung oder Rückbildung des atherosklerotischen Prozesses verbunden ist. [*1479*]. Auch STAMLER et al. [*1888, 1889*] kommen zu dem Schluß, daß die Wirkung der Oestrogene auf die Coronarerkrankungen bisher nicht eindeutig nachgewiesen sei. Da die bisherigen Ergebnisse im ganzen noch nicht sehr ermutigend sind, und die Oestrogentherapie starke Nebenwirkungen mit sich bringt, erscheint die Einführung der Oestrogene in die Behandlung dieses Krankheitsbildes zur Zeit noch nicht gerechtfertigt.

Auch die Erfahrungen mit Manvene (3-Methoxy-16α-methyloestra-1,3,5(10)-trien-16β, 17β-diol), einem neuen synthetischen Oestrogen, waren enttäuschend [*439*]. Dieses Präparat hatte einen sehr guten Einfluß auf den Cholesterinstoffwechsel beim Menschen. Es zeigte im Tierversuch am Mäuseuterus praktisch keine oestrogene Wirkung. Beim Menschen war es aber stark oestrogen wirksam, so daß unerwünschte Nebenerscheinungen auftraten. Dies ist wiederum ein Beispiel für die großen Speciesunterschiede bezüglich der Oestrogenwirkungen.

Es soll hier noch ein anderer Wahrscheinlichkeitsbeweis angeführt werden, der im Zusammenhang mit der Wirkung der Oestrogene auf die Atherosklerose häufig genannt wird. Wie z. B. im Kapitel über die Leberschädigungen bereits erwähnt wurde, findet man bei afrikanischen Bantumännern eine signifikant höhere Oestrogenausscheidung als bei Weißen. Dabei wurde auf die Tatsache hingewiesen, daß der hohe Oestrogenspiegel mit einer niedrigen Atherosklerosefrequenz einhergehe [*1235*]. Ehe man aber den hohen Oestrogenspiegel als Ursache für die niedrige Atherosklerosfrequenz akzeptiert, muß man doch darauf hinweisen, daß sehr viele gemeinsame Grundursachen denkbar sind, die hierfür verantwortlich sein könnten, ohne daß ein direkter kausaler Zusammenhang zwischen den beiden erwähnten Fakten zu bestehen braucht. Sicherlich spielen andere Faktoren des Lipoid- und Mucoproteinstoffwechsels (Heparin), sowie Vitamine (A, E, B_6), verschiedene ungesättigte Fettsäuren sowie psychische und physische Gegebenheiten ebenfalls eine wichtige Rolle bei dem Atheroskleroseggeschehen.

Die Argumente, welche für die Bedeutung der Oestrogene im Atheroskleroseproblem angeführt werden, beruhen bisher größtenteils auf theoretischen Deduktionen und experimentellen Angaben, die an anderen Species gewonnen wurden. Es ist darüber hinaus schwer zu entscheiden, ob der Einfluß der Oestrogene auf den Lipoidstoffwechsel wirklich einen physiologischen und nicht mehr einen pharmakologischen Effekt darstellt und ob die Geschlechtsunterschiede im Lipoidstoffwechsel und in der Erkrankungshäufigkeit nicht noch auf anderen Ursachen beruhen können.

Soweit wir wissen, sind grundlegende und detaillierte Untersuchungen über Oestrogenstoffwechsel und -ausscheidung bei der Atherosklerose am Menschen bisher nicht durchgeführt worden. Solche Langzeituntersuchungen an alternden Menschen werden für gerontologische und geriatrische Probleme, aber auch für das Atheroskleroseproblem benötigt.

e) Nierenkrankheiten

Über den Einfluß von Nierenerkrankungen auf den Stoffwechsel und die Ausscheidung der Oestrogene wissen wir so gut wie nichts.

Für die Nephritis liegen keine Oestrogenbestimmungen vor. Bei den ödemo-nephrotischen Schwangerschaftserkrankungen ist die Situation sehr schwer zu beurteilen. Die verminderte Oestrogenausscheidung dürfte wohl nur zu einem unbedeutenden Anteil durch nephrogene Ursachen bedingt sein. Über die Oestrogenausscheidung beim Diabetes insipidus ist nichts sicheres bekannt.

Wir wissen nicht, in welcher Weise die Glomeruli oder Tubuli der Niere (s. Seite 188) an der Ausscheidung der Oestrogene beteiligt sind, ob es z. B. eine Nierenschwelle, eine Reabsorption für verschiedene Oestrogene und ihre konjugierten Formen gibt und wie diese eventuell bei verschiedenen Krankheitszuständen gestört sein können. Haben Nierenerkrankungen Einfluß auf die Konjugierung der Oestrogene? Wirkt sich ein starker nephrogener Eiweißverlust auf die Oestroproteinbildung, auf den Transport der Oestrogene im Blut aus? Wie beeinflußt die Konzentration anderer Blut- und Harnbestandteile, insbesondere anderer Steroide die Ausscheidung der Oestrogene? (Vergleiche Seite 175.) Welchen Einfluß hat Ödembildung auf Speicherung, Stoffwechsel, Gewebswirkung und Ausscheidung der Oestrogene? Es ist anzunehmen, daß nur schwere Schädigungen deutliche Veränderungen bewirken.

All diese Fragen harren der Bearbeitung. Interessant ist in diesem Zusammenhang die folgende Beobachtung.

TEN BERGE [*140*, *143*] hat einen Fall von renaler Insuffizienz bei Schwangerschaftstoxikose mitgeteilt, bei dem während der Zeit des Nierenversagens kein Oestriol ausgeschieden wurde, obwohl biologische

Oestrogenaktivität im Harn vorhanden war. Diese Beobachtung kann zur Zeit lediglich zur Kenntnis genommen werden.

Untersuchungen bei verschiedenen Nierenfunktionsstörungen, etwa in der reparativen Phase von An- und Oligurien, unter Behandlung z. B. mit Carboanhydrasehemmern, Hypophysin u. a. können vielleicht wichtige Gesichtspunkte über den Ausscheidungsmechanismus der Oestrogene ergeben.

Über den Einfluß von Oestrogenen auf die Niere siehe das Kapitel Physiologie (s. Seite 187).

f) Hautkrankheiten

Die Haut kann als Reaktionsfeld zahlreicher neuraler und endokriner Funktionsabläufe und Störungen angesehen werden.

Die *Acne vulgaris* wird von vielen Autoren als hormonelle Gleichgewichtsstörung im Androgen-Oestrogen-Stoffwechsel aufgefaßt. Sie ist eine in der Pubertät häufige Störung. Ebenso führen maskulinisierende Tumoren (Arrhenoblastome) und Überfunktion der Nebennierenrinde (adrenogenitales Syndrom) häufig zum Auftreten von Acne. Durch Verabfolgung gewisser Androgene läßt sie sich fast mit Regelmäßigkeit erzeugen. Bei Kindern, Kastraten und Eunuchen findet sich keine Acne. Oestrogentherapie führt nicht selten zur Besserung.

Wile et al. [*2133*, *2134*] fanden bei 20 jungen, gesunden Frauen eine Ausscheidung von 7,7 RE [$\simeq$ 4 μg Oestronäqiuvalent] pro Liter Harn. Bei zwölf Frauen mit Acne betrug die Ausscheidung nur 4,1 RE [$\simeq$ 2 μg Oestronäquivalent], zeigte also eine deutliche Verminderung.

Auch Lawrence und Werthessen [*1174a*, *1175*] fanden gegenüber normalen Kontrollen eine signifikante Verminderung der Oestrogenausscheidung bei Patientinnen mit Acne. Die Androgenausscheidung war unverändert. Sieben normalen Fällen wurden acht Patienten mit Acne gegenübergestellt. In den Normalfällen wurde eine Oestrogenausscheidung von 50 bis 170 μg Oestronäquivalent (Mittelwert 75 μg) festgestellt, in den Fällen mit Acne eine Ausscheidung von 12 bis 36 μg Oestronäquivalent, im Mittel 24 μg. Die Autoren halten eine endokrine Gleichgewichtsstörung zwischen Oestrogenen und Androgenen für die Ursache der Acne. Sie nehmen an, daß die ungenügende endogene Oestrogenproduktion das Individuum nicht vor dem acnefördernden Effekt der Androgene zu schützen vermag. Dabei könne der Grad der Störung, die nötig ist, um das klinische Bild hervorzurufen, entsprechend der variierenden Empfindlichkeit der Talgdrüsen auf Hormone unterschiedlich sein.

Hamilton [*874b*] hat 33 Fälle mit Acne vulgaris untersucht. Während er in Normalfällen 50 bis 150 μg Gesamtoestrogene im 24-Stunden-Harn fand, war die Ausscheidung in den Fällen mit Acne bei Werten zwischen 10 und 60 μg (24 Fälle unter 20 μg) in 24 Stunden deutlich erniedrigt. Andererseits konnten Kooij et al. [*1140*] keine Unterschiede zwischen Patienten mit Acne und normalen männlichen und weiblichen Kontrollfällen feststellen.

Blumenthal [*198b*] fand bei Patienten mit Acne biologisch erniedrigte Oestrogen- und erhöhte Androgenwerte.

Bei Untersuchung der Scheidenabstriche fanden TZANK et al. [*2027a*] 41 Patienten mit Acne 24mal eine totale und 14mal eine partielle „Hypofollikulinie", ebenso ARON-BRUNETIÈRE und DENARD-TOULET [*60c*].

KÜHNAU [*1150a*] hat in einzelnen Fällen von Acne, endogenem Ekzem, *Erythematodes*, *Psoriasis* und *Alopecia totalis* einzelne Oestrogenwerte bestimmen lassen (STAUDINGER). Es wurden die Methoden von MARRIAN bzw. von BATES und COHEN verwendet. Die Befunde waren uncharakteristisch.

ROSET [*1661b*] berichtete über „hyperoestrogene Werte" bei Ekzemen und allergischen Dermatosen.

Bei der Sklerodermie fanden NEUSTADT und MYERSON [*1439*] erniedrigte Oestrogenwerte im Harn.

Bei schuppenden Hautkrankheiten können nach den Untersuchungen von SCHREUS und OBERSTE-LEHN [*1753b*] mit den Schuppen relativ große Mengen von Oestrogenen abgegeben werden.

Zweifellos spielen bei der Acne, wie bei den anderen Hautkrankheiten neben den Störungen im Steroidstoffwechsel noch andere Bedingungen eine Rolle, auf die hier nicht einzugehen ist.

Alle vorliegenden Bestimmungen wurden mit veralteten Methoden durchgeführt, so daß ihre Beurteilung schwierig ist. Da aber widersprechende Ergebnisse gewonnen wurden, wäre es wünschenswert, diesen Fragenkomplex mit moderneren Methoden erneut zu untersuchen, obwohl es keineswegs sicher erscheint, daß die Lösung des Problems der Acne vulgaris notwendigerweise im Oestrogenstoffwechsel zu suchen ist.

g) Allergie

Dem Kliniker ist die prämenstruelle Verschlimmerung der verschiedenen allergischen Phänomene gut bekannt. Nach Verabfolgung von Progesteron tritt in manchen Fällen eine Besserung ein. Den Einfluß der Oestrogene auf allergische Reaktionen hat man durch ihre Wirkung auf den vegetativen Tonus sowie durch ihre Beziehung zum Histamin- und Acetylcholinsystem zu erklären versucht. In anderen Fällen scheint die Verabfolgung von Progesteron verschlechternd auf die allergischen Erscheinungen zu wirken, offenbar besonders dann, wenn ein gewisser Oestrogenmangel besteht.

Die wenigen vorliegenden Oestrogenbestimmungen bei allergischen Zuständen sind in ihrem Wert sehr fraglich und erlauben eigentlich keinerlei Schlußfolgerungen.

Biologische Oestrogenbestimmungen im Blut bei 56 Allergikerinnen, meist *Asthmatikerinnen*, mit prämenstrueller Exacerbation 2 bis 5 Tage vor der Menstruation ergaben in einem großen Prozentsatz der Fälle das Fehlen oestrogener Aktivität. Dies war bei Allergikerinnen ohne menstruelle Verschlimmerung und bei normalen Frauen viel seltener der Fall [*2077*]. WALDBOTT und BAILEY [*2077*] konnten bei prämenstruellem Asthma mit der Methode von FRANK und GOLDBERGER bei 50 ihrer 79 Patientinnen keine Oestrogene im Blut nachweisen, was auf einen relativen Oestrogenmangel bei diesem Krankheitsbild hinzuweisen schien. Bei Verschlimmerung der allergischen Symptome fanden sie keine Veränderung des Oestrogenblutspiegels.

Oestrogenbestimmungen beim Asthma bronchiale haben auch PERERA und ALFANO [*1532a*] mitgeteilt.

In den letzten Jahren haben einige Autoren von einer endokrinen Allergie gegen Oestrogene gesprochen, die physiologischen, aber auch pathologischen Charakter haben könne.

RIVOIRE et al. [*1638*] sowie TORSELLO und PALAZZETTI [*2011b*] stellten bei intracutaner oder subcutaner Applikation von Oestradiol zur Zeit der Ovulation das Auftreten einer Rötung und Papelbildung fest, die sie als physiologisch ansehen und für ein verwertbares Zeichen des Eintritts der Ovulation halten. Es soll gute Übereinstimmung mit dem Verlauf der Basaltemperatur und den Befunden am Endometrium bestehen. Unsichere und abweichende Reaktionen wurden in der Schwangerschaft, im Klimakterium sowie bei der „Hypo-" und „Hyperfollikulinie" gesehen.

Nach DE WIT [*2153*] bestanden bei 42 seiner 70 Patientinnen mit *Migräne* Beziehungen zur Menstruation im Sinne eines prämenstruell gehäuften Auftretens und einer prämenstruellen Verschlimmerung. Bei 39 Frauen (56%) fand sich eine positive Allergiereaktion nach intracutaner Injektion von Oestradiolbenzoat in Öl oder Oestron in Wasser nach der Methode von ZONDEK und BROMBERG. Diese Patientinnen gehörten alle in die Gruppe der menstruationsgebundenen Migräne.

ZONDEK und BROMBERG [*2197*] fanden in 93% ihrer Fälle mit prämenstrueller Migräne einen positiven Allergietest. Elf Frauen mit einer solchen allergischen Hautreaktion hatten einen typischen Migräneanfall nach Applikation des Oestrogens. Bei 28 Fällen von Migräne ohne Beziehung zur Menstruation trat keine allergische Reaktion auf. Ähnliche Ergebnisse hatten die Autoren bei Asthma, Urticaria, vasomotorischer Rhinitis und Ekzem. Endokrine Allergie gegen Oestrogene bestand auch bei 22 von 23 Patientinnen mit prämenstrueller Spannung.

LASS [*1170a*] beobachtete endokrine Allergie bei 65% seiner 95 Patientinnen mit prämenstruellen Beschwerden. Es sei auch auf die Veröffentlichung von GERLI und RAGUCCI [*791c*] hingewiesen.

Über Leber-Gallen-Störungen, die auf Überempfindlichkeit gegen Oestrogene beruhen sollen, haben HERSHBERG und CREFF [*927*] berichtet („hepato-ovarielles Syndrom" nach HUET). Es soll sich nach Meinung der Autoren um eine extragenitale Manifestation der „Hyperfollikulinie" handeln. Der Nachweis soll durch eine allergische Rötung nach intradermaler Verabfolgung von Oestrogenen möglich sein. Das Krankheitsbild soll nicht sehr häufig vorkommen und auf Oestrogenantagonisten wie Progesteron und Testosteron wie auch auf Desensibilisierung mit kleinen Oestrogendosen günstig ansprechen.

HECKEL [*905a*] fand endokrine Allergie bei einem Teil der Patientinnen, die über prämenstruelle Spannung, Dysmenorrhoe, Acne, menstruelle Ekzeme, Mastopathien und andere menstruationsgebundene Beschwerden klagten. Von diesen waren einige gegen Oestron, Oestradiol oder Oestriol empfindlich, hauptsächlich allerdings, nach dem Ausfall des

Hauttests zu urteilen, gegen Pregnandiol. Als Allergen soll die Verbindung des freien Steroids mit einem Protein wirken.

Zusammenfassend sind unserer Meinung nach die mitgeteilten Resultate wenig überzeugend. Die Diagnostik mittels des Intracutantests erscheint unsicher, die Interpretation der Rötung als allergisches Phänomen zweifelhaft. Da die Konzeption der endokrinen Allergie größtenteils auf theoretischen Deduktionen und unerlaubten Analogieschlüssen beruht, muß man in der Beurteilung solcher Mitteilungen äußerst kritisch sein. Sollte es sich wirklich um ein allergisches Phänomen handeln, so müßte der Nachweis spezifischer Antikörper und für die Allergie typischer morphologischer Reaktionen, z. B. Eosinophilie u. a., möglich sein.

h) Stoffwechselkrankheiten

α) **Tetanie.** Der Einfluß der Oestrogene auf Blutkalk und Parathyreoideafunktion wird im Kapitel über die biologischen Oestrogenwirkungen abgehandelt (s. Seite 180).

Bei Frauen mit einer Tetanie treten die Anfälle angeblich häufig während der Zeit höchster Oestrogenkonzentration im Blut auf, z. B. zur Zeit der Ovulation, in der Woche vor Einsetzen der Menstruation und in der zweiten Hälfte der Schwangerschaft. Dies trifft sowohl für normocalcämische wie für hypercalcämische Fälle zu. Es wird daher vielfach angenommen, daß die Oestrogene für Auftreten und Verlauf der Tetanie, besonders bei Frauen, eine gewisse Bedeutung haben können. Durch Verabfolgung von Oestrogenen sollen Anfälle provoziert oder verschlimmert werden können. Manche Fälle von Tetanie wurden durch Röntgenkastration oder Gonadektomie günstig beeinflußt.

Wir verweisen Interessierte auf die Arbeiten von Holtz und Rossmann [*967*], Albers [*16*, *17*] Maranon und Richet [*1285a*], Rodecourt [*1652a*] sowie Gross [*848*] und Sandock [*1719*].

Oestrogenbestimmungen sind uns bei diesem Krankheitsbild nicht bekannt geworden, wären aber bei der Unsicherheit unserer Kenntnisse zweifellos von Interesse.

β) **Rheumatismus.** Über die Oestrogenausscheidung beim „endokrinen Gelenkrheumatismus" der Frau hat Nick [*1443*] berichtet. Bei sieben chronischen Rheumafällen nicht endokriner Genese wurde mit der Methode nach Venning [*2056*] eine Hormonausscheidung von 300 μg (216 bis 390 μg) festgestellt. Die Werte liegen, offenbar aus methodischen Gründen, sehr hoch. Bei neun Rheumafällen endokriner Genese wurden als Mittel 100 μg (50 bis 180 μg) gefunden. Es bestand demnach eine deutliche Herabsetzung der Oestrogenausscheidung. Erst nach Verabfolgung von Oestrogenen trat eine Normalisierung der Werte ein.

Auch Enzinger [Wien. Z. inn. Med. **35**, 43 (1954)] gibt eine statistisch signifikant verminderte Oestrogenausscheidung bei Polyarthritis rheumatica an. Die Ergebnisse wurden an zwölf Männern und zwölf Frauen mit der Methode nach Jayle und Crépy gewonnen. Mittelwerte und Standardabweichungen gesunder Männer lagen bei 69 $\pm$ 12,6 μg, gesunder Frauen bei 54 $\pm$ 14, polyarthritischer Männer bei 36 $\pm$ 18 und polyarthritischer Frauen bei 25 $\pm$ 13,4 μg.

Es ist nicht bekannt, inwieweit vielleicht eine verminderte Oestrogenbildung in der Nebennierenrinde für die erniedrigten Werte eine Rolle spielt. Es wäre auch wünschenswert zu klären, ob in solchen Fällen ein normaler Oestrogenstoffwechsel vorliegt. ENGEL [*658*] hat beispielsweise mitgeteilt, daß bei Arthritis rheumatica nach Verabfolgung von Testosteron und Dehydroepiandrosteron kein Anstieg der Oestrogenausscheidung erfolgt, wie dies bei gesunden Personen der Fall ist. Auch KELLIE [*1099a*] hat auf das Vorliegen eines abnormen Steroidstoffwechsels bei rheumatischen Erkrankungen hingewiesen. Nach seinen Angaben bestehen gewisse Analogien zum Steroidstoffwechsel bei Frauen nach der Menopause.

γ) Leberkrankheiten. Eine große Anzahl von experimentellen und klinischen Arbeiten hat gezeigt, daß die Leber unter anderem eine wichtige Rolle beim Abbau, der Konjugierung, der Proteinbindung und der biliären Ausscheidung von Oestrogenen spielt. Auf diese Probleme wurde in den entsprechenden Kapiteln dieses Buches ausführlich eingegangen (s. Seiten 105, 110, 127 und 319).

Es werden in der Regel zwei Gruppen von Beweisen für die hormonale Störung bei Patienten mit Lebererkrankungen angeführt: nämlich die klinischen Zeichen vermehrter Oestrogenwirkung und die Ergebnisse quantitativer Hormonuntersuchungen.

Man hat in der Klinik allgemein angenommen, daß bei Lebererkrankungen gewisse Symptome wie Gynäkomastie, Testisatrophie, Impotenz, Cyclusstörungen bei Frauen (meist mit Endometriumshyperplasie), Spinnennaevi, Palmarerytheme und andere Symptome auf eine Erhöhung des Oestrogenspiegels infolge verminderten Abbaus oder Veränderungen in der Ausscheidung der Oestrogene zurückzuführen seien. Es fand sich bei genauerer Analyse jedoch, daß zwischen diesen und dem Vorhandensein oder dem Schweregrad einer Leberschädigung keine eindeutige Korrelation zu bestehen scheint. Es mögen also nicht genau definierbare individuelle Faktoren bei der Manifestierung solcher Symptome eine gewisse Rolle spielen. Rückschlüsse auf das Verhalten des Oestrogenstoffwechsels sind aus diesen klinischen Symptomen demnach zur Zeit nicht möglich.

Zahlreiche Untersuchungen mit biologischen Methoden älteren Datums schienen in der Tat dafür zu sprechen, daß das Inaktivierungsvermögen der Leber für Oestrogene bei akuten infektiösen oder chronischen degenerativen Leberkrankheiten tiefgreifend gestört sein kann. Es wurden vielfach erhöhte Ausscheidungswerte der Oestrogene im Harn gefunden. Ferner wurde über ein vermehrtes Auftreten freier Oestrogene berichtet.

Die wesentlichen Ergebnisse älterer und neuerer Untersuchungen finden sich für die *Hepatitis* bei ZONDEK und BLACK [*2195*], BJÖRNEBOE et al. [*189*], GILDER und HOAGLAND [*799*], HUMM et al. [*994, 1113*] (KOBER-Methode und biologisch), AITKEN und PREEDY [*14*], BERETERVIDE et al. [*138b*], BRAVO LLAMOSA und MONT [*1233*] und JAILER [*1027*], sowie für die *Lebercirrhose* bei PINCUS et al. [*1563*], DOHAN et al. [*566*], RAKOFF und SOSNOWSKI [*1609*], BENNETT et al. [*137*], AHRENS et al. [*10*], RUPP et al.

[*1680*], CONTI et al. [*450*] (mit HCG- und ACTH-Stimulierung), CHARBONNIER und CLÉMENT [*407*], MAASS und GÓMEZ-MONT [*1268*], KINNEAR und DAVISON [*1108*], GHALIOUNGUI et al. [*792*], LLOYD und WILLIAMS [*1235*], GREGORIS [*846*], MÜLLER [*1410*], CAMERON [*372*], sowie STÖA und OFSTAD [*1939*].

Abnorm hohe Oestrogenwerte wurden in etwa 20 bis 70% der mitgeteilten Fälle von BENNETT et al. [*137*] mit biologischer Methodik gefunden. Gleiche Ergebnisse teilten MAASS und GÓMEZ-MONT [*1268*] sowie SALZBERG und GRIFFIN [*1709a*] mit. Nach CANTAROW [*377*] fanden eine erhöhte Ausscheidung bei den meisten ihrer Patienten mit infektiöser Hepatitis auch GILDER und HOAGLAND [*799*], JAILER [*1027*] sowie SALZBERG und GRIFFIN [*1709a*]. Bei drei von GILDER und HOAGLAND untersuchten Männern mit Hepatitis waren die Gesamtoestrogene im Harn etwa zweifach erhöht (40 bis 50 μg pro Tag). Der Cephalein-Flockungstest war vierfach positiv und normalisierte sich in der Rekonvaleszenz zusammen mit den Oestrogenwerten.

MAASS und GÓMEZ-MONT [*1268*] fanden bei über der Hälfte ihrer 13 männlichen Patienten mit Lebercirrhose eine erhöhte Oestrogenausscheidung. Während die Normalwerte zwischen 0 und 6 RE [$\cong$ 0 bis 3 μg Oestronäquivalent]/24 Stunden lagen, betrugen sie bei den Leberkranken 3 bis 133 RE [$\cong$ 1,5 bis 66 μg Oestronäquivalent]/24 Stunden, was auf die Unfähigkeit der Leber zur Oestrogeninaktivierung zurückgeführt wurde. Bei acht Frauen in der Menopause mit Hepatopathien konnte, mit einer Ausnahme, keine Oestrogenaktivität nachgewiesen werden. TIMJIRAS und BARBAROSSA [*2010a*] fanden bei Frauen mit Leberkrankheiten nach der Menopause Zeichen einer erhöhten Oestrogenaktivität im Vaginalabstrich.

Eine differenziertere Auskunft gibt die Verteilung der Oestrogene in die Oestron-, Oestradiol- und Oestriol-Fraktionen. DOHAN et al. [*566*] (Fraktionierung nach FRIEDGOOD [*754*] mit MATHER-Verteilung [*1332*]) fanden bei 22 Patienten mit Leberkrankheiten die Ausscheidung der „Gesamtoestrogene“ im Harn in elf Fällen erhöht, in sechs Fällen auch die Ausscheidung freier Oestrogene. Die Gruppe mit der schwersten Leberschädigung zeigte die höchste Ausscheidung beider Formen. Die Ausscheidung von „Gesamtoestrogenen“ wies eine hochsignifikante Korrelation mit der Bromsulphaleinretention und den totalen Serumbilirubinwerten bei Krankheiten mit leichter Gelbsucht auf. Zwei Patienten mit schwerer Gelbsucht zeigten keine vermehrte Oestrogenausscheidung. Konjugiertes und freies Oestriol waren stärker und häufiger vermehrt als Oestron und Oestradiol. Die Ausscheidung freien Oestriols war signifikant vermehrt bei Patienten mit cutanen Spinnennaevi. Die Autoren sind der Meinung, daß ein gestörter Oestrogenstoffwechsel die Ursache einiger Symptome bei diffusen Leberschädigungen sei und äußern die Ansicht, daß eine verminderte Gallenausscheidung für die vermehrte Oestrogenausscheidung im Harn wenigstens teilweise verantwortlich scheine.

LLOYD und WILLIAMS [*1235*] halten den bei Leberkranken gestörten Oestrogenzwischenstoffwechsel für die Ursache einer verminderten „FSH“-Ausscheidung. Hieraus soll eine herabgesetzte Oestrogenbildung und eine ungenügende Stimulierung der Oestrogenzielorgane resultieren, die zu einer Abnahme der Oestrogenoxydationsprodukte und schließlich der LH- und ACTH-Bildung führt. Dieser Erklärungsversuch ist offenbar durch die bisher unbewiesenen Hypothesen von SMITH und SMITH beeinflußt.

CANTAROW [*377*] gibt an, daß seiner Erfahrung nach keine feste Korrelation zwischen nachweisbarer Störung im Oestrogenstoffwechsel und dem Grad der Leberfunktionsstörung, beurteilt nach verschiedenen Funktionsprüfungen und der Schwere der klinischen Manifestationen, besteht. Es ist seiner Meinung nach nicht ungewöhnlich, daß man in einzelnen Fällen normale Harnoestrogenwerte erhält, wenn die Bilirubinämie auf ihrem Höhepumkt ist und andererseits erhöhte Werte, wenn der Bilirubinspiegel zur Norm abgesunken ist. Normale oder niedrige Werte bei schwer kranken oder unterernährten Patienten mögen auch auf eine verminderte Oestrogenproduktion zurückzuführen sein.

AITKEN und PREEDY [*14*] haben mit ihrer Methode Oestrogenbestimmungen im Harn von sechs Männern und einer Frau mit akuter Hepatitis infectiosa durchgeführt. Auf dem Höhepunkt der Krankheit stieg die Harnausscheidung von Oestron (in sechs Fällen) auf 18 bis 94 μg pro Tag (Normalwerte 2 bis 6,5 μg). In weiteren sechs Fällen blieb die Oestrogenausscheidung innerhalb des Normalbereichs. Bei einem Mann stieg die Oestradiolausscheidung auf 5,8 μg pro Tag an (Normalwert 1,5 μg). In der Rekonvaleszenz normalisierten sich die Werte. Die Autoren sind der Meinung, daß bei infektiöser Hepatitis die Umwandlung von Oestron zu Oestriol gestört sein kann.

GREGORIS [*846*] berichtet (Methode JAYLE und CRÉPY), daß nur $^1/_4$ seiner 29 Leberpatienten eine vermehrte Ausscheidung der totalen Oestrogene zeigte. Es schien jedoch eine inverse Korrelation zwischen Blutbilirubinspiegel und Oestrogenausscheidung zu bestehen. Die 17-Ketosteroide waren bei allen Leberkranken vermindert, so daß eine Veränderung des Oestrogen/Androgenquotienten angenommen werden kann. MÜLLER [*1410*] hat bei 14 Patienten mit Lebercirrhose die Phenolsteroidausscheidung im Vergleich zu 15 normalen Männern erhöht gefunden.

AHRENS et al. [*10*] teilten bei primärer biliärer Cirrhose für die Mehrzahl ihrer Patientinnen eine Senkung der biologisch gemessenen Oestrogenausscheidung im Harn mit.

BENNETT et al. [*137*] fanden, daß in nur zwei von sieben männlichen Patienten mit Lebercirrhose die ,,Gesamtoestrogene" erhöht waren und daß vier von sechs Patienten beträchtliche Mengen freier Oestrogene ausschieden. RUPP et al. [*1680*] fanden bei 25 Patienten mit Cirrhose die ,,Gesamtoestrogene" in 16 Fällen erhöht und in zwölf Fällen die freien Oestrogene vermehrt.

Vorläufige Ergebnisse von BIRKE u. Mitarb. [*170*] mit der BROWNschen Methode scheinen darauf hinzudeuten, daß bei chronischen Leberschädigungen die Umwandlung von 17β-Oestradiol in Oestriol vermindert sein kann.

Bei der Oestrogenausscheidung Lebergeschädigter scheinen sich übrigens Unterschiede zwischen portaler und biliärer Cirrhose zu finden.

Bei Patienten mit portaler Cirrhose hat CAMERON [372] mit der BROWN-schen Methode die Harnoestrogene in der Mehrzahl der Fälle normal gefunden. Nur einige wenige Fälle zeigten eine abnorm hohe Ausscheidung. Nach Ansicht von MAY und STIMMEL [1336] deutet eine Störung der Oestrogenausscheidung in Fällen von portaler Cirrhose auf eine sehr schlechte Prognose hin, da sie nur bei moribunden Patienten gefunden wird.

Der normale Organismus hat ein sehr großes Vermögen, Oestrogene abzubauen. Selbst nach Verabfolgung von Dosen bis zu 300 mg erscheinen nur etwa 2 bis 10% der verabfolgten Oestrogenmenge im Harn. Auf Grund der sicherlich sehr großen funktionellen Reservekapazität der Leber sind die sich widersprechenden Ergebnisse der einzelnen Autoren zu verstehen. Man muß auch annehmen, daß die lokalen Verhältnisse mit unterschiedlichen Durchblutungsbedingungen, insbesondere bei stärkeren fibrösen Veränderungen, eine Rolle spielen. Es erscheint auch durchaus möglich, daß die erhöhten Werte bei biologischen Bestimmungen durch solche Oestrogene bedingt sind, die mit den gegenwärtig benutzten chemischen Methoden nicht erfaßt werden. Man soll ferner nicht vergessen, daß die Leber wohl nicht das einzige Organ ist, das der Oestrogeninaktivierung dient und daß vielleicht pathologische Veränderungen z. B. im Darmkanal ebenfalls zu Veränderungen in Oestrogenstoffwechsel und -ausscheidung führen können.

Charakteristischer als die endogene Ausscheidungsmenge scheint der *Intermediärstoffwechsel* der Oestrogene und ihre Ausscheidung nach Belastung gestört zu sein. Nach Verabfolgung von 17β-Oestradiol und Oestron an Cirrhotiker wurden mit biologischen Methoden nicht weniger als 80% der injizierten Dosen im Harn wiedergefunden. Im Hinblick darauf, daß die Genauigkeit der biologischen Methoden meist nicht größer ist als 20 bis 25% und daß es mit zuverlässigeren Methoden nicht möglich war, diese Befunde zu bestätigen, muß allerdings angenommen werden, daß entweder unspezifische augmentierende Substanzen oder aber mit den gegenwärtigen chemischen Methoden nicht erfaßbare Oestrogene gemessen wurden. GLASS et al. [810] haben berichtet, daß bei Cirrhose verabfolgtes 17β-Oestradiol nicht wie normal zu etwa 10%, sondern zu 83 bis 86% ausgeschieden wurde. STEALY und STIMMEL [1897] haben die Ergebnisse mit einer chemischen Methodik bestätigt. Sie zeigten, daß die Umwandlung von Oestron in Oestriol bei cirrhotischen Individuen geringer ist als bei normalen. MAY und STIMMEL [1336] konnten an ihren Fällen demonstrieren, daß die totale Oestrogenmenge nach der Injektion mit chemischer Bestimmung zum üblichen Prozentsatz wiedergewonnen werden kann, daß also keine erhöhte Ausscheidung von Oestron, 17 β-Oestradiol und Oestriol erfolgt. Die Arbeit bietet eine gute Übersicht über die Problematik des Oestrogenstoffwechsels bei Leberkrankheiten.

Über Oestrogenbelastungsversuche bei Hepatitis, Verschlußikterus und Lebercirrhose haben auch CHARBONNIER und CLÉMENT [407] berichtet. Es wurden 20 mg Oestradiol verabfolgt. Die Bestimmungen erfolgten biologisch in Galle und Harn. Bei gesunden Kontrollfällen lag das Maximum der Oestrogenausscheidung nach Belastung in Galle und Harn am 3. Tag. Am 8. Tag waren die Ausgangswerte wieder erreicht. Bei Patienten mit Hepatitis, die an sich eine erhöhte Oestrogenausscheidung aufwiesen, zeigte sich sofort nach der Oestradiolinjektion eine hohe Ausscheidung im Harn. Die Werte kehrten über 14 Tage nicht zur Norm zurück. Die Ausscheidung in der Galle war bei solchen Patienten niedrig. Bei Verschlußikterus waren die Ausgangswerte normal. Nach Belastung kam es zu einem langsamen aber starken Anstieg der Oestrogenausscheidung im Harn. Die Befunde bei Lebercirrhose glichen denen bei schwerer Hepatitis.

RAKOFF et al. [*1607*] studierten die Halbwertszeit des Verschwindens injizierten Oestradiols (2,5 mg) aus dem peripheren Blut mit einer biolo-

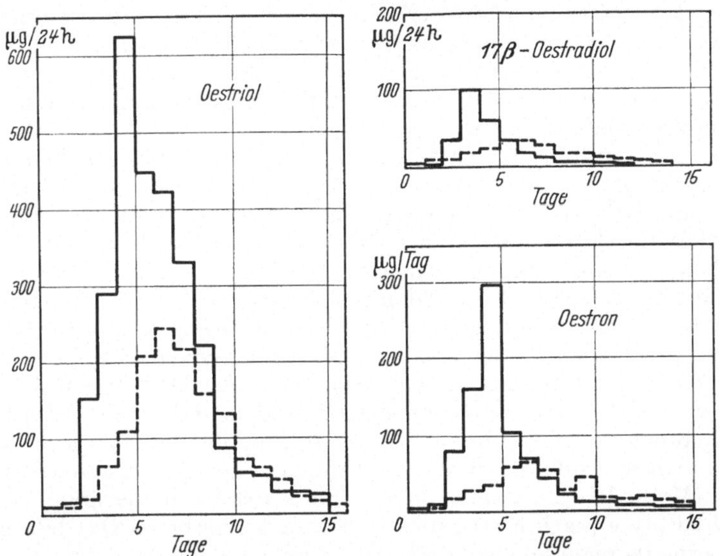

Abb. 82. Oestrogenausscheidung bei einem Fall von akuter Hepatitis nach Zufuhr von 20 mg Oestradioldipropionat. Normalbereich dieser Verfasser (nach gleicher Belastung bei normalen Patienten) gestrichelt. Methode BROWN [*281*]. Nach STÖA und OFSTAD [*1939*]

gischen Methode. In allen fünf Fällen waren die Blutwerte der Leberkranken gegenüber denen von Normalpersonen abnorm erhöht. In drei der fünf Fälle lagen die Werte nach 5 Stunden 100 bis 500 % höher als die Werte nach 1 Stunde. Bei den Gesunden betrugen diese Werte dagegen nur 30 bzw. 78%.

Es liegt demnach die Vermutung nahe, daß im Stoffwechsel hochaktive Metabolite gebildet werden, die bei Leberschädigung vielleicht verzögert, inaktiviert oder ausgeschieden werden.

STÖA und OFSTAD [*1939*] haben kürzlich in einer sorgfältigen Untersuchung mit der BROWNschen Methode den Stoffwechsel von Oestradioldipropionat bei normalen Individuen, bei Hepatitiskranken und bei Cirrhotikern studiert (s. Abbildung 82). In zwei Fällen akuter Hepatitis fanden sich normale Ausscheidungswerte nach Verabfolgung von 20 mg

Oestradioldipropionat, während ein Fall mit dem gleichen klinischen Bild deutlich höhere Mengen ausschied. Bei zwei Patienten mit chronischem Leberschaden bestand eine bemerkenswert niedrige Ausscheidung.

Lorenzini et al. [*1258*, *1259*, *1260*] haben nach Belastung mit 15 mg Oestradiolbenzoat bei Hepatitis und Cirrhose eine vermehrte Oestron- und eine verminderte Oestriolbildung beobachtet. Sie geben der Meinung Ausdruck, daß solche Belastungsteste einen diagnostischen Wert haben können. Da es aber ohne eine repräsentatives Normalmaterial kaum möglich sein dürfte, zu beurteilen, welche Werte als vermehrt und welche als vermindert anzusehen sind, müssen diese Ergebnisse zunächst mit Zurückhaltung beurteilt werden.

Pincus et al. [*1563*] untersuchten die Oestrogenclearance mittels des Allen-Doisy-Tests an 36 leberkranken Patienten nach intramuskulären Injektionen von Oestradiol oder Oestronsulfat (Kaliumsalz). Der Test fiel in $^1/_3$ der Fälle abnorm aus und war niedrig oder normal in den restlichen $^2/_3$. Eine Korrelation zwischen dem Ausfall des Tests und den klinischen Symptomen bestand nicht.

Zondek und Black [*2195*], sowie Lorenzini [*1258*] haben Leberfunktionsproben mit Oestrogenbelastung vorgeschlagen. Die ersteren geben an, daß nach Verabfolgung von 25 mg Oestron i.m. bei Hepatitis infectiosa die Oestrogenclearance, die normal 5 bis 10% innerhalb 24 Stunden betragen soll, auf 20% ansteige[1].

Zacutti [*2172*] hält die Chininbelastungsprobe für ein besonders geeignetes Verfahren, um eine allein auf den Oestrogenstoffwechsel beschränkte Insuffizienz der Leberfunktion zu erkennen. Zwischen Abweichungen in der Chininoxydasefunktion und dem Oestrogenstoffwechsel der Leber sollen direkte Beziehungen bestehen, indem eine Störung im Chininabbau konstant auch mit einer Störung im Oestrogenstoffwechsel verbunden sein soll, die durch eine Erhöhung der Phenolsteroidwerte im Harn (Methode Jayle und Crépy) und durch Verminderung der durch Zinkhydrolyse (nach Smith und Smith) reaktivierbaren Oxydationsprodukte zu erkennen sei.

Über den Wert solcher Tests, auch im Vergleich mit anderen Leberfunktionsproben, liegen unseres Wissens keine umfassenden Untersuchungen vor. Wir meinen, daß es schwer sein dürfte, mit einer solchen Probe exakte und zuverlässige Werte zu erzielen, da man nie ein repräsentatives Material für solche Belastungsversuche publiziert hat, dessen Vertrauensgrenzen eindeutig festliegen. Die Beurteilung der Ergebnisse muß auch solange auf unsicherer Grundlage stehen, wie die Grundfragen des Oestrogenstoffwechsels unter krankhaften Bedingungen so wenig bekannt sind. Es wird daher notwendig sein, solche Untersuchungen an einem größeren Material durchzuführen, damit die klinisch wichtigen Schlußfolgerungen auch statistisch bekräftigt werden können.

Bei *Hepatitis in der Schwangerschaft* meinten Zondek und Black [*2195*] eine beschleunigte Oestronclearance feststellen zu können, d. h., Oestron verschwand nach Injektion angeblich rascher aus dem Blut als

---

[1] Die Werte wurden von den Verfassern nicht, wie für Clearanceuntersuchungen üblich, in ml/min ausgedrückt

bei normalen Schwangerschaften. Die endogenen Blut- und Urinwerte waren dagegen auch in schweren Fällen normal. Auch WISWELL und SAMUELS [*2151*] fanden bei schwangeren Frauen mit Hepatitis acuta in schweren Fällen eine verminderte „Oestrontoleranz".

TEN BERGE [*143*] hat einen interessanten Fall mitgeteilt, der hier wiedergegeben werden soll.

Die 19jährige Primigravida wurde in der 22. Schwangerschaftswoche mit einer leichten Pyelitis und gestörter Leberfunktion eingewiesen. Thymoltrübungstest: 6,2 Einheiten, alkalische Phosphatase: 18,9 Einheiten, Calcium-Formol-Gel-Test positiv in fünf Röhrchen. Unter salzfreier Nierendiät erfolgte eine gute Besserung. In der 28. Woche trat Erbrechen auf. Die Harnausscheidung war vermindert. Die Harnstoffwerte stiegen bis auf 1440 mg/Liter an, die Serumnatriumwerte waren bis auf 127,8 Vol.-% vermindert.

Während dieser Periode hepatorenaler Insuffizienz wurde kein Oestriol ausgeschieden. Die biologisch gemessene Oestrogenausscheidung betrug 400 bis 964 IE [$\cong$ 40 bis 96 μg Oestronäquivalent]/24 Stunden. Nach Erholung stieg die Oestriolausscheidung bis zur 36. Woche stufenweise auf Normalwerte (27 mg/24 Std.) an.

Diese Beobachtung zeigt sehr schön, daß die Oestriolausscheidung nicht allein von der Oestrogenbildung, sondern auch vom Stoffwechsel und von der Nierenfunktion abhängig ist.

Manche Autoren haben behauptet, daß die geschädigte Leber nicht in der Lage sei, die Oestrogene zu konjugieren. So fanden DOHAN et al. [*566*], daß bei Leberkranken vermehrt freies Oestriol ausgeschieden wurde. STIMMEL [*1915*] fand überhaupt nur Oestriolkonjugate, aber keine Oestron- und Oestradiolkonjugate. RUPP et al. [*1680*] sahen in der Hälfte ihrer Patienten mit Leberkrankheiten das Vorliegen freier Oestrogene. Auch STIMMEL [*1915*] fand bei zwei Patienten mit Gelbsucht und Bilirubinurie das Fehlen konjugierter Oestrogene im Harn.

Das Verhalten der Oestrogenausscheidung und des Oestrogenstoffwechsels bei Leberkrankheiten ist, wie aus dem mitgeteilten Ergebnissen zu entnehmen ist, bisher keineswegs abgeklärt.

Offenbar gibt die Bestimmung der endogenen Oestrogenausscheidung keinen sicheren Anhalt für das Vorliegen und den Schweregrad einer Leberschädigung. Die mangelhafte Fähigkeit Oestriol zu bilden, also die Störung des Leberstoffwechsels, die besonders nach Belastung offenbar wird, scheint ein viel feinerer Indikator einer Leberschädigung zu sein[1]. Unserer Meinung nach können daher Oestrogenbelastungen viel früher zur Feststellung von Abweichungen im Steroidstoffwechsel der erkrankten Leber führen als Untersuchungen der endogenen Oestrogenausscheidung. Solche Oestrogenbelastungsteste dürften daher, in verbesserter Form, durchaus von Wert sein, besonders bei Verabfolgung der Oestrogene auf verschiedenem Wege, z. B. intramuskulär und peroral.

[1] Voraussetzung dafür ist, daß die Leber wirklich die Hauptstelle für C-16-Hydroxylierungen ist. Es kann als gesichert angesehen werden, daß die Leber imstande ist Oestriol aus Oestron und 17β-Oestradiol zu bilden. Es läßt sich aber die Oestriolbildung in anderen Organen nicht sicher ausschließen

Es muß geprüft werden, ob der so häufig gefundene „Hyperoestrogenismus“ bei Leberkrankheiten nicht auf einer Anhäufung zirkulierender freier Oestrogene im Blut, etwa durch einen verzögerten Konjugierungsmechanismus, bedingt sein kann. Diese Ansicht vertritt beispielsweise STÖA [*1939*]. Oestrogenbestimmungen im Blut werden daher nötig sein.

Die Unterschiede zwischen den Ergebnissen der biologischen und der chemischen Bestimmungen sind wahrscheinlich dadurch zu erklären, daß im biologischen Test entweder augmentierende Substanzen das Ergebnis verfälschen oder dadurch, daß der biologische Test vielleicht oestrogen wirksame Substanzen mißt, die die chemische Bestimmung von Oestron, Oestradiol und Oestriol nicht erfaßt. Es wäre also besonders wichtig in der Erforschung des Oestrogenstoffwechsels bei Leberkrankheiten chemische Methoden zu benutzen, die möglichst viele Oestrogene erfassen.

Die Versuche von SLAUNWHITE und SANDBERG [*1830*] scheinen uns Bemühungen um Oestrogenbestimmungen in der Galle bei Leberkrankheiten nahezulegen, insbesondere im Hinblick auf die Veränderungen der Gallenausscheidung bei Leberkranken. Interessant erscheint hier auch die Fragestellung, inwieweit die Leberausscheidung der Galle mit ihrer von manchen Autoren postulierten Oestroproteinbildung zusammenhängt und inwieweit auch der enterohepatische Kreislauf bei Leberkrankheiten im Bereich von Galle und Darm bezüglich der Konjugierungsfähigkeit gestört sein kann.

Die meisten Verfasser, so kürzlich auch BIRKE et al. [*170*] fanden aber keine Störung des Konjugierungsvermögens der Leber bei Leberkrankheiten. Wir verweisen in diesem Zusammenhang auf die früher (Seite 234) angedeuteten Fehlerquellen, z. B. durch die Anwesenheit von β-Glucuronidase.

Die bei Leberkranken so oft gefundene Tendenz zur Flüssigkeitsretention wird von PREEDY und AITKEN [*1581*] auf die gesteigerte Oestrogenaktivität zurückgeführt. Sicherlich sind daran noch andere Faktoren beteiligt.

Es soll hier schließlich noch eine Reihe von klinischen Befunden mitgeteilt werden, welche die Rolle der geschädigten Leber im Oestrogenstoffwechsel beleuchten.

Es ist bekannt, daß in der afrikanischen Bantubevölkerung eine sehr hohe Frequenz von primärem Lebercarcinom und anderen Leberschädigungen zu finden ist. BLOOMBERG et al. [*197*] haben, von dieser Tatsache ausgehend, mit Hilfe der BROWNschen Methode die Oestrogenausscheidung bestimmt a) bei normalen weißen Personen (zehn Fälle), b) bei weißen Patienten mit Lebercirrhose (fünf Fälle), c) bei normalen Bantunegern (19 Fälle), d) bei Bantus mit Hepatitis und Lebercirrhose (acht Fälle) und e) bei Negern mit primärem Leberkrebs (acht Fälle). Die Autoren zeigten, daß die normalen Bantus eine signifikant höhere totale Oestrogenausscheidung aufwiesen als die normalen Weißen. Insbesondere lagen die Werte der Oestradiolfraktion höher. Diese Unterschiede blieben auch während der Lebererkrankung unverändert. Leberkranke Bantus schieden mehr Oestradiol, aber weniger Oestron aus als normale Bantus.

Bei den weißen Leberkranken traten solche Veränderungen nicht auf. Die Oestriolausscheidung war gesichert höher bei normalen Bantus als bei normalen Weißen. Während sie sich bei leberkranken Negern nicht veränderte, zeigte sie bei leberkranken Weißen einen hochsignifikanten Anstieg. Diese Befunde stimmen überein mit den wichtigsten Ergebnissen von BERSOHN und OELOFSE [*156*]. Diese Verfasser benutzten ebenfalls die BROWNsche Methode. Sie verglichen eine Gruppe von 21 Bantumännern mittleren Alters mit einer gleichen Anzahl von Weißen. Auch hier war sowohl die „Gesamtoestrogen-" wie die Oestradiolausscheidung bei den Bantus signifikant höher als bei den Weißen. Diese Untersuchungen sprechen dafür, daß Bantumänner in ihrem Leben wahrscheinlich einer höheren zirkulierenden biologisch aktiven Oestrogenkonzentration ausgesetzt sind als Männer der weißen Rasse. Ob dieser Unterschied in ursächlichem Zusammenhang mit der sehr niedrigen Frequenz von Atherosklerose und der sehr hohen Frequenz von Leberschädigung und Mastopathie sowie primärem Lebercarcinom steht, ist schwer zu sagen. Diese interessanten Verhältnisse verdienen aber zweifellos Aufmerksamkeit und weitere Bearbeitung.

Bei *Inkubationsstudien* mit Lebergewebe (von Ratten) fanden RYAN und ENGEL [*1687*], daß die cirrhotische Leber Oestradiol in geringerem Ausmaß zu Oestron umwandelt als die normale.

TENNEY und PARKER [*2001*] haben mit biologischen Methoden die Frage des Vorkommens von Oestrogenen in normalem und cirrhotischem *Lebergewebe* untersucht. Sie konnten in 15 von 23 cirrhotischen und in 9 von 19 normalen Lebern Oestrogenaktivität nachweisen.

Es ließ sich kein Zusammenhang zwischen Grad der Cirrhose und Oestrogengehalt sowie zu Alter, Geschlecht oder Gonadenaktivität nachweisen. Auch die Leber einiger junger Männer und von Frauen nach der Menopause enthielt Oestrogene.

Da TENNEY und PARKER keine Hydrolyse vorgenommen haben und da man weiß, daß die Oestrogene in der menschlichen Galle hauptsächlich in konjugierter Form vorkommen [*7*, *1524*], dürften die Resultate nur eine beschränkte Gültigkeit haben. Eine ähnliche Studie mit modernen Methoden unter Fraktionierung der verschiedenen Oestrogene könnte aber sicherlich wichtige Einblicke in den Oestrogenstoffwechsel der gesunden und kranken Leber geben.

Zusammenfassend ist zu sagen, daß die Oestrogenbestimmung bei Leberkrankheiten manche interessanten Beziehungen des Steroidstoffwechsels zur Leberfunktion aufgedeckt hat und noch viele erfolgversprechende Ansätze für die weitere Forschung bietet. Die teilweise widersprechenden Ergebnisse sind sicherlich nicht nur durch methodische Schwierigkeiten zu erklären. Wahrscheinlich zeigen auch die verschiedenen Leberkrankheiten, z. B. die biliäre und die portale Cirrhose, unterschiedliche Störungen des Steroidstoffwechsels. Auch der Schweregrad der Erkrankung und die Menge des intakten Lebergewebes sowie die Gallenblasenfunktion sind zweifellos von Bedeutung. Es ist wenig wahrscheinlich, daß Harnanalysen feinere Veränderungen des Leberstoffwechsels der Oestrogene widerspiegeln können. Dazu werden Oestrogenbestimmungen im Blut und besonders in der Galle vermutlich besser geeignet sein. Die Ausarbeitung eines Oestrogenbelastungstestes zur Früherkennung von Leberschäden erscheint grundsätzlich möglich und vielleicht sogar aussichtsreich. Auch hier würde die Oestrogenbestimmung in Blut und Galle, zumal mit Erfassung der neuentdeckten Oestrogene und der Konjugate, den Aussagewert des Tests wesentlich erhöhen. Für eine sichere Beurteilung solcher Proben sind allerdings noch bessere Kenntnisse über die anteilige Stoffwechsel- und Konjugierungskapazität von Leber, Magen-Darm-Kanal und Nieren und anderen Organen erforderlich. Die gegenwärtig noch großen Schwierigkeiten in der Auswertung von Ergebnissen der Oestrogenbestimmung (besonders von Belastungsproben) bei Leberkranken sind offenbar darauf zurückzuführen, daß unsere Kenntnisse über die normale Rolle und Kapazität der Leber gesunder Versuchspersonen ungenügend sind.

δ) Adipositas. Fettsucht kann durch eine Vielzahl endogener und exogener Faktoren bedingt sein. Im Zusammenhang mit Oestrogenbestimmungen interessieren vornehmlich die hypophysär und ovariell bedingten Formen. Zu den ersteren gehört u. a. die Dystrophia adiposogenitalis, die mit einer erniedrigten Oestrogenausscheidung einhergeht [*247*]. Für die übrigen diencephal-hypophysären Fettsuchtformen sind Oestrogenbestimmungen nicht bekannt.

Eine häufige Form der Adipositas ist die sog. klimakterische Fettsucht. Durch den Ausfall der Ovarialfunktion werden angeblich die Verbrennungen im Körper wesentlich eingeschränkt. Es soll zu einer diencephalhypophysären Dysregulation kommen, an der wahrscheinlich auch Schilddrüse und Nebenniere teilhaben. Durch die Vermehrung des Fettgewebes, die Störung der Lebertätigkeit, der Gallen-, Darm- sowie der Herz-, Kreislauffunktion kommt es zu Stoffwechselveränderungen [*2204a*]. Wie sich diese auf die Bildung und Metabolisierung der Steroide auswirken, ist nicht bekannt. Oestrogenbestimmungen fehlen auch hier.

Vor allem von französischen Autoren wurde eine besondere Art der Fettsucht abgegrenzt, die dem „hyperhormonalen Syndrom“ zugeteilt wird. So fand BÉCLÈRE [*122*] bei der Fettsucht junger Mädchen eine erhöhte Oestrogenausscheidung mit Werten zwischen 700 und 1000 IE [$\cong$ 70 bis 100 μg Oestronäquivalent]/24 Stunden. Bei der Fettsucht junger Frauen waren die Werte in 24 von 39 Fällen mit 500 bis 2500 IE [$\cong$ 50 bis 250 μg Oestronäquivalent] mäßig erhöht. Auch am Endometrium bestanden bei 16 von 29 Fällen Zeichen übermäßiger Oestrogenwirkung. Bei adipösen Frauen nach der Menopause wurden Ergebnisse zwischen 500 und 1500 IE [$\cong$ 50 bis 150 μg Oestronäquivalent]/24 Stunden mitgeteilt. Auch PENDE [*1532*] fand Adipositas mit konstitutionellem „Hyperoestrogenismus“ vergesellschaftet.

Die bisherigen Oestrogenbestimmungen bei der Adipositas lassen eine Stellungnahme zur Funktion der Ovarien und zum Stoffwechsel der Oestrogene bei der Adipositas nicht zu. Für eine Differenzierung der Fettsuchtformen nach der Hormonausscheidung scheint sich kein Anhalt zu bieten. Ausscheidungsuntersuchungen mit chemischen Methoden und

Belastungsversuche mit Oestrogenverabfolgung dürften vielleicht Ansätze zu einem besseren Verständnis des Steroidstoffwechsels bei der Adipositas bieten. Dabei müßte eine eventuelle Speicherung der Oestrogene im Fettgewebe besondere Beachtung finden.

ε) **Diabetes.** Die Oestrogenausscheidung beim Diabetes mellitus scheint, biologisch bestimmt, in leichten Fällen normal, in schweren mäßig bis stark erniedrigt zu sein [*968e*]. Eingehende Untersuchungen über den Einfluß des Harnzuckers und der pathologischen Stoffwechselprodukte auf Ausscheidung und Bestimmung der Oestrogene sind erforderlich.

j) Psychiatrische und neurologische Erkrankungen

Die Theorie, daß manche Nerven- und Geisteskrankheiten, insbesondere die *Schizophrenie*, auf Störungen des Stoffwechsels beruhen, wird schon in der älteren Literatur vielfach erörtert und hat durch einige neuere Untersuchungen frischen Auftrieb erhalten. Insbesondere die Leber als zentrales Organ des Stoffwechsels stand dabei im Mittelpunkt der Spekulationen. Bei manchen Schizophrenen hat man in der Tat eine gestörte Leberfunktion gefunden [*790*], die, bei der Bedeutung des Organs für den Steroidstoffwechsel, vielleicht auch Störungen im Stoffwechsel und in der Ausscheidung der Oestrogene bedingen könnte. Andererseits wurde man durch die Häufung der Erkrankungen zur Zeit hormoneller Umstellungen, wie Pubertät, Schwangerschaft und Klimakterium, auf die Rolle der Hormone in diesem Geschehen aufmerksam.

Man hat daher versucht das Problem mit Oestrogenanalysen anzugreifen. OESTERREICHER [*1473a*], GEORGI und FELS [*790a*], SÄTHRE [*1691a*], NILSON [*1448*], KAFKA [*1073a*], LANSBURY und HUGHES [*1167b*] sowie GLASS et al. [*809*] fanden durchweg eine erniedrigte Oestrogenausscheidung im Harn, SEARS et al. [*1777*] verminderte Oestrogenwerte im Blut. Die Befunde wurden mit biologischen Methoden an einer meist nur kleinen Anzahl von Patienten gewonnen. Nur SACERDOTI und CARRAY [*1691c*] berichteten über hyperoestrogene Werte.

BARUK et al. [*91*] untersuchten bei der Schizophrenie und bei *Dementia praecox* die Oestrogenaktivität im Vaginalabstrich. Sie fanden in neun Fällen von manischer Erregung sechsmal „Hyperoestrogenismus". Bei 23 Fällen von Dementia praecox fanden sie 21mal „Hypooestrogenismus". Ganz ähnliche Befunde bei Schizophrenien und *Depressionen* haben RIPLEY und PAPANICOLAOU [*1634*] vorgelegt. BERGOUIGNAN und DEMANGE [*148*] sowie ALTSCHULE und SIEGEL [*39*] (Methode ENGEL) fanden keine Veränderungen der Oestrogenausscheidung nach Insulin- oder Elektroschock.

Man ist heute allgemein nicht mehr geneigt anzunehmen, daß die endokrine Tätigkeit der Gonaden eine ursächliche Bedeutung für die Entstehung der Schizophrenie habe. Das häufige Vorkommen von Hypogenitalismus und Cyclusstörungen, meist Amenorrhoe, dürften wahrscheinlich mehr auf konstitutioneller oder psychisch-emotioneller Grundlage beruhen. Auch die Meinung, daß bei schizophrenen Männern zuviel Oestrogene, bei schizophrenen Frauen zuviel Androgene gebildet werden, ist in keiner Weise stichhaltig. Wir verweisen für ausführlichere Information auf die Monographie von BLEULER [*191a*] sowie die Arbeit von ELSÄSSER und SIEBKE [*641*]. Metabolische Studien mit Belastungsversuchen liegen anscheinend nicht vor.

Bei cyclusabhängigen Psychosen fand MALL [*1278b*] mit biologischer Methodik die Oestrogenausscheidung im Harn wie auch die Oestrogenwirkung im Scheidenzellabstrich meist „hyperfollikulin", nur gelegentlich „hypofollikulin". In 74% seiner Fälle war der Verlauf der Basaltemperaturkurve monophasisch. Auch LINGGAERDE und BREDLAND [*1226d*] berichteten über „hyperoestrogene Befunde" bei cyclischen Psychosen.

NEUSTADT und MYERSON [*1439*] haben mit der colorimetrischen Methode nach VENNING die Oestrogen- und Androgenausscheidung bei verschiedenen neuro-psychiatrischen Störungen untersucht. *Homosexuelle* sollen nach diesen und anderen Autoren [*809*, *2163a*] allgemein niedrige Hormonwerte bei einem relativen Überschuß an Oestrogenen zeigen. Einen erhöhten Oestrogen-Androgenquotienten bei Homosexuellen fand auch HOSKINS [*969b*]. Die von NEUSTADT und MYERSON [*1439*] untersuchten Fälle von *Transvestitismus* boten keine hormonellen Abweichungen. Einige Patienten mit epidemischer *Encephalitis* hatten eine erniedrigte Oestrogenausscheidung.

Die *Epilepsie* ist seit jeher ein Tummelplatz der Theorien gewesen. Da man endokrine Einflüsse annahm, hat man eine Behandlung mit Röntgenbestrahlung oder chirurgischer Entfernung der Ovarien gelegentlich, doch ohne Erfolg versucht. Man hat auch Oestrogene verabfolgt, doch haben diese durch ihre wasserretinierenden Eigenschaften sicherlich keinen günstigen Einfluß. FRÄNKEL [*749b*] gibt für seine männlichen epileptischen Patienten Werte von 20 bis 30 ME [$\simeq$ 2 bis 3 μg Oestronäquivalent]/24 Stunden, für die weiblichen von 60 bis 100 [$\simeq$ 6 bis 10 μg Oestronäquivalent]/24 Stunden an.

THIRY et al. [*2006*] haben Oestrogene bei 100 Patienten (58 Frauen, 26 Männern und 16 Kinder) mit genuiner Epilepsie bestimmt (Fluorimetrische Methode nach HEUSGHEM). Bei den epileptischen Männern und Kindern lag die Oestrogenausscheidung im Normalbereich. Bei 37 Frauen mit katamenialer Form der Epilepsie zeigten zwölf erhöhte, fünf erniedrigte und 20 normale Werte. Von 21 Frauen mit nicht katamenialen Formen hatten drei erhöhte, drei erniedrigte und 15 normale Oestrogenausscheidungswerte.

Nach KEIL [*1092a*] und anderen [*1245a*] ist die katameniale Epilepsie nicht selten mit einer „Hyperfollikulinie" vergesellschaftet.

Ein klares Bild oder eine gültige Schlußfolgerung läßt sich aus solchen Befunden nicht gewinnen.

Immerhin können derartige Untersuchungen interessant sein. Sie sollen gemacht und registriert werden, auch wenn sicherlich ganz andere Faktoren bei der Entstehung und im Verlauf dieser Krankheitsgruppe von Bedeutung sind.

k) Verschiedene krankhafte Zustände

Bei *progressiver Muskeldystrophie* sollen nach MINOT [*1377*] biologisch mit der Methode von CHERRY und BERNSTEIN [*409a*] bei Knaben erhöhte Oestrogenmengen im Harn nachzuweisen sein.

Die Bedeutung und Interpretation dieser Befunde ist nicht ganz klar. Man sollte aber vielleicht doch die Anwesenheit augmentierender Substanzen im Harn solcher Kranker in Betracht ziehen und die Untersuchungen mit zuverlässigen chemischen Methoden an einer größeren Patientenzahl wiederholen.

Die Harnoestrogene liegen bei *Periodontitis* im allgemeinen innerhalb des Normalbereichs, doch waren die Werte in schweren Fällen deutlich erniedrigt. Die Ausscheidung bei 18 Patientinnen wurde mit der fluorimetrischen Methode nach JAILER untersucht. Die Mittelwerte normaler Fälle lagen zwischen 15 und 50 μg pro 24 Stunden. Die schweren Fälle zeigten zur Zeit der Ovulation eine mittlere Ausscheidung von 23,8 μg. Der entsprechende Wert für leichtere Fälle lag bei 43,7 μg. Berechnet man diese Werte mit STUDENTs t-Test, so ist die Differenz signifikant bei $p < 0{,}001$ [*1084*].

Die Bedeutung dieser Befunde ist schwer zu beurteilen. Es erscheint möglich, daß sowohl die Periodontitis wie auch die erniedrigte Oestrogenausscheidung zum Teil durch gleiche Ursachen bedingt sind, z. B. Vitamin- oder Co-Faktor-Mangel. Die schweren Formen der Periodontitis treten wahrscheinlich nur bei Darniederliegen der körperlichen Abwehrfunktionen auf, bei denen auch die Oestrogenausscheidung niedrig ist. Nachuntersuchungen der Hormonbefunde wären von Interesse, insbesondere unter Berücksichtigung der Frage, ob bei solchen Erkrankungen grundsätzlich eine Veränderung der Hormonbildung oder des Hormonstoffwechsels vorliegt (s. auch [*813b*]).

Über Oestrogenbefunde bei *Caries* haben SHAFER und MUHLER [J. dent. Res. **33**, 842 (1954)] berichtet.

In der Literatur verstreut finden sich Berichte über die verschiedensten Zustände, bei denen, meist mit weniger zuverlässigen Methoden, auch Oestrogenbestimmungen vorgenommen wurden. Sie haben vermutlich geringen Wert, könnten aber vielleicht doch diesen oder jenen unserer Leser interessieren und sollen daher der Vollständigkeit halber stichwortartig aufgeführt werden: Encephalitis [*1439*], Diabetes insipidus [*1439*], Sklerodermie [*1439*], Osteopetrosis [*212*], Lepra [*1245*], Status post coitum [*1883*], Impotenz [*1439*], Homosexualität [*1439*], Transvestitismus [*1371a, 1439*], Zwergwuchs [*880a*], Virilismus [*60c, 271b, 410b, 880a, 1041*].

7. Oestrogenausscheidung unter Therapie

Über die Beeinflussung der Oestrogenausscheidung durch *Gonadotropine* [*208a, 449, 518, 625, 786, 790, 877a, 1182, 1186a, 1275, 1505, 1690a, 1954, 1955*] wurde auf den Seiten 296, 350, 375 und 468 berichtet.

Adrenocorticotropes Hormon (ACTH) bewirkt in vielen Fällen einen deutlichen Anstieg der Ausscheidung von Oestron, Oestradiol und Oestriol

[*113, 268, 293a, 1713c, 1714*] wie auch der Phenolsteroide [*1096*] im Harn. Dies wurde häufig bei oophorektomierten Patientinnen nachgewiesen. Infolge oestrogener Stimulierung des Endometriums durch die adrenalen Oestrogene, können sogar Abbruchblutungen auftreten [*1171b*]. Bei adrenalektomierten Patienten tritt dieser Anstieg nicht auf [*1951*], was auf die adrenale Herkunft dieser Oestrogene hinweist. Bei vergleichenden biologischen Bestimmungen der Oestrogene im Harn nach ACTH-Verabfolgung ergaben sich im Vergleich zur chemischen Methodik (Phenolsteroide nach KELLER) relativ niedrige Werte [*1097*]. Daraus ist zu schließen, daß wahrscheinlich die Phenolsteroidmethode in diesem Fall sehr viel unspezifisches Material mißt, oder daß vielleicht auch zum Teil Oestrogene ausgeschieden werden, die im biologischen Test nicht sehr aktiv sind. Wahrscheinlich trifft beides zu. Man nimmt an, daß die Nebennierenrinde wohl vorwiegend Oestron und vielleicht auch 11-Hydroxy-17β-Oestradiol absondert [*406*]. Es wurde behauptet, daß sich die meist niedrige Oestrogenausscheidung des Rheumatikers unter ACTH-Verabfolgung oft normalisieren kann[1].

Nach Belastungen („Stress") kann es im Gefolge der vermehrten Nebennierenrindenaktivität auch zu einer erhöhten Oestrogenausscheidung kommen. Dieses Phänomen wurde insbesondere nach Operationen wie Prostatektomie, Mammaamputation, Magenoperation, Oophorektomie beschrieben (s. Seiten 68 u. 372).

Auf die *Oestrogenausscheidung nach Oestrogenverabfolgung* wurde bereits mehrfach eingegangen (Seite 279). Es sei dazu ergänzend angemerkt, daß nach älteren Untersuchungen [*1263, 1813*] nach oraler Verabfolgung kleiner Dosen von Oestron etwa 10% im Harn und 3 bis 5% Oestrogenaktivität (in Oestronäquivalent) im Kot ausgeschieden wurden. Die Ausscheidung mit dem Stuhl steigt bei höheren oralen Dosen an.

Nach oraler Verabfolgung von *Aethinyloestradiol* soll nach HARLOW et al. [*880a*] angeblich keine Veränderung der mit dem ALLEN-DOISY-Test bestimmten Ausscheidung von Oestron und Oestradiol im Harn eintreten. STIMMEL und MAY [*1932, 1933*] fanden mit chemischer Methodik, daß nach Injektion von Aethinyloestradiol (2 mg) nur Aethinyloestradiol im Harn nachzuweisen war. BROWN et al. [*292*] haben festgestellt, daß Aethinyloestradiol die Bestimmung von 17β-Oestradiol mittels der KOBER-Reaktion stören kann, indem es falsch hohe Werte vortäuscht. Anscheinend wird ein gewisser Teil des Aethinyloestradiols durch den Darm ausgeschieden. Die Befunde scheinen demnach teilweise vom Applikationsmodus und der Bestimmungsmethode abhängig zu sein.

Nach *Verabfolgung synthetischer Oestrogene* in hoher Dosierung (15 bis 100 mg Stilboestrol, 30 mg Dienoestrol, 36 mg Chlortrianisen oder 500 mg Diäthylstilboestrolphosphat pro Tag), wie sie therapeutisch z. B. beim Prostatacarcinom geübt wird, kommt es nach BULBROOK et al. [*320b*] zu einem Absinken der körpereigenen Oestrogenausscheidung (KOBER-Chromogene) im Harn meist innerhalb der ersten Woche, die bei gleichbleibender Behandlungsdosis über 13 bis 26, maximal über 85 Wochen

---

[1] Enzinger, J.: Wien. Z. inn Med. **35**, 43 (1954)

anhalten kann. Danach folgt ein gradweiser Wiederanstieg zum Ausgangswert trotz gleichbleibender Medikation. Intravenös verabfolgtes Diäthylstilboestrolphosphat hat eine nur geringe Wirkung auf die Ausscheidung körpereigener Oestrogene. Die Stilbene selbst, die im Organismus in etwas geringerem Umfange abgebaut werden als die natürlichen Oestrogene, erscheinen zu gut 30% der zugeführten Menge als Glucuronoside, zu etwa 10% als Sulfate im Harn [*472a*]. Brown et al. [*293*] haben festgestellt, daß Stilbene die Bestimmung von 17β-Oestradiol mit der Kober-Reaktion stören und falsch niedrige oder negative Werte ergeben können. Stilboestrol bewirkt mit Schwefelsäure keine Fluorescenz [*320b*].

In den Faeces sollen die meisten synthetischen Oestrogene auch bei oraler Verabfolgung nur in Spuren ausgeschieden werden. Besonders große Mengen von Oestrogenen sollen jedoch nach oraler Verabfolgung von *Chlortrianisen* (TACE) im Stuhl zu finden sein. Die dort gefundenen Oestrogene sollen aber angeblich mit der verabreichten Verbindung nicht identisch sein [*2008*]. Nach Injektion von *Polyoestradiolphosphat* wurden ganz ähnliche Ausscheidungsverhältnisse der drei Oestrogene im Harn gefunden wie sie Brown nach Injektion von Oestradiolbenzoat mitgeteilt hat (s. Seite 280 und Abbildung 82). Auch hier betrug der Oestriol-(Oestron+Oestradiol)-Quotient eins [*540*].

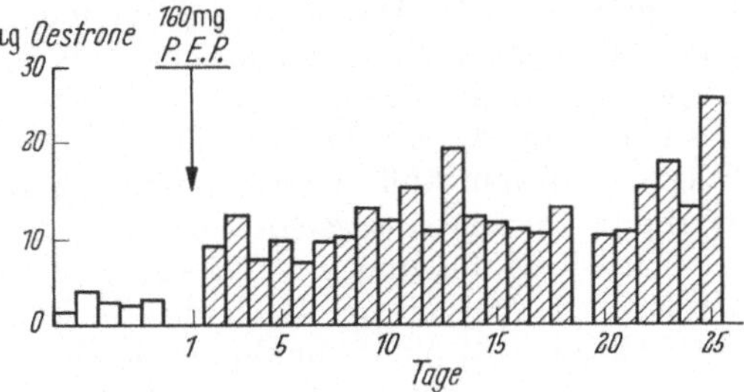

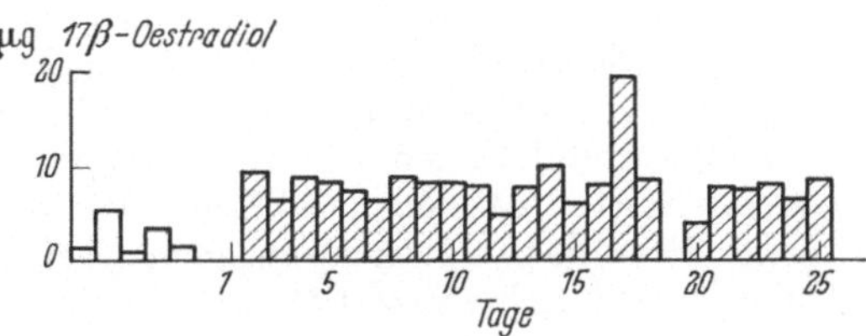

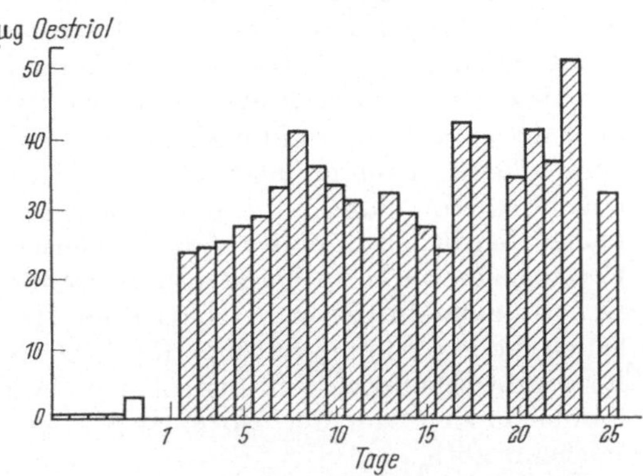

Abb. 83. Ausscheidung von Oestron, 17β-Oestradiol und Oestriol (μg/24 h) bei einer kastrierten Frau vor und nach Verabfolgung von 160 mg Polyoestradiolphosphat (P.E.P.). Nach Diczfalusy und Westman [*540*]. Methode: Brown [*281*]

Eine Einwirkung von *Progesteron* oder seinen Ausscheidungsprodukten auf den Oestrogenstoffwechsel und die Oestrogenausscheidung scheint entgegen älteren Ansichten nicht zu bestehen (s. Seite 116). Eine Umwandlung exogen zugeführten Progesterons in Oestrogene ist möglich, doch ist der Prozentsatz zu gering, um für die Oestrogenausscheidung nach Progesteronbehandlung praktische Bedeutung zu haben (s. Seiten 78 und 80).

Die Progesteronmetabolite werden bei der chemischen Bestimmung mit der neutralen Phase entfernt, stören daher bei der Oestrogenbestimmung nicht. Da die hypophysenhemmende Wirkung des Progesterons relativ schwach zu sein scheint [*1866*], dürfte auch auf diesem Wege keine wesentliche Beeinflussung der Oestrogenausscheidung stattfinden.

Von Interesse ist die Mitteilung von PLOTZ [*1572*], daß ein kleiner Teil von intramuskulär verabfolgtem *17α-Hydroxyprogesteronkapronat* im Darm als Oestriol ausgeschieden wird (s. Seite 85).

Nach Verabfolgung von 17α-Aethinyl-19-nortestosteron fanden PARADA et al. [*1490c*] mit der Methode von BROWN einen Anstieg der Oestradiolfraktion und eine Abnahme der Oestronfraktion aber keine Beeinflussung der Oestriolfraktion. BREUER et al. [*258a*] sahen ebenfalls einen Anstieg der Oestradiolfraktion, der vorwiegend durch Bildung von 17α-Äthinyloestradiol bedingt sein soll. Der von ihnen festgestellte Anstieg auch in der Oestronfraktion muß aber wohl nach LANGECKER [*1165a*] als Kunstprodukt aus der in der verwendeten Methode von BROWN et al. durchgeführten Alkalibehandlung („Verseifung") erklärt werden.

Die Beeinflussung der Oestrogenausscheidung durch *Androgene* wurde früher ausführlich erörtert (Seiten 64, 80, 81).

Einen Anstieg der Oestrogenausscheidung bewirkt vor allem parenteral verabfolgtes Testosteron in Dosen über 25 mg pro Tag. Bei oraler Verabreichung von Testosteron ist dieser Effekt angeblich beim Gesunden nicht, wohl aber gelegentlich bei Patienten mit Lebercirrhose zu beobachten. Die Umwandlungsrate von Androst-4-en-3,17-dion in Oestrogene scheint etwas geringer zu sein. Dihydrotestosteron und Dehydroepiandrosteron haben angeblich parenteral wie auch oral verabfolgt, keinen deutlichen Einfluß auf die biologisch bestimmte Ausscheidung von Oestrogenen im Harn [*1182*]. Interessanterweise sollen Testosteron und Dehydroepiandrosteron bei Patienten, die an Polyarthritis rheumatica leiden, keinen Einfluß auf die Höhe der Oestrogenwerte im Urin haben. Es wurde behauptet, daß bei solchen Patienten der Steroidstoffwechsel Abweichungen von der Norm zeigen kann [*666*]. Eine Nachprüfung erscheint nötig.

Bei Frauen (mit Brustkrebs) wurde dagegen gefunden, daß Dehydroepiandrosteron, Dihydrotestosteron, Androst-4-en-3,17-dion und 19-Nortestosteron in etwa der gleichen Ausbeute zu Oestrogenen umgewandelt wurden. Bei allen diesen Verbindungen, außer bei 19-Nortestosteron, waren dabei die relativen Mengen von Oestriol/(Oestron + Oestradiol), gemessen mit fluorimetrischer Methode, gleich. Oestriol war mengenmäßig am stärksten vorhanden. Es folgte Oestron, danach Oestradiol [*666*]. Auch hier wären Nachuntersuchungen wünschenswert, da biologische und fluorimetrische Methoden in ihren Ergebnissen nicht übereinstimmen.

Die Umwandlung von *Corticosteroiden* in Oestrogene spielt wahrscheinlich quantitativ keine große Rolle. Dies hat FORREST [*729*] nachgewiesen, der unter Cortisonbehandlung und nach Cortisonentzug keine wesentliche Änderung der Oestrogenausscheidung feststellen konnte. Allerdings werden das von CHANG und DAO [*406*] nach Cortisonbehandlung gefundene 11β-Hydroxy-17β-Oestradiol und 16-Epioestriol mit der BROWNschen Methode nicht nachgewiesen. Oestronausscheidung kommt anscheinend nach Cortisonbehandlung nicht vor. Wenn sich die beiden obengenannten Metabolite normalerweise überhaupt im Harn finden, so muß ihre Konzentration sehr gering sein.

Cortison und seine Metabolite stören die KOBER-Reaktion und ergeben zu niedrige Werte. Dieser Nachteil wurde durch die Modifikation der BROWNschen Methode nach BROWN et al. [*293*] beseitigt.

Über die Oestrogenausscheidung bei Verabfolgung von Antibiotica ist nichts Sicheres bekannt. Es wurde mitgeteilt, daß nach Gabe von Tetracyclinen, die eine Vernichtung der vitaminbildenden Darmflora bewirken, bei männlichen Patienten eine Gynäkomastie auftreten kann [*155a*]. Die früher gelegentlich behauptete oestrogene Wirkung von Penicillin am Patienten und im Tierversuch konnte von Nachuntersuchern, die anscheinend reinere Präparate benutzten, nicht bestätigt werden.

Über die oestrogene Wirkung von Vitamin D, AT 10, Digitalis, Humulus lupulus, Agnus castus und Cimicifuga wurde früher berichtet (s. Seite 73). Wir verweisen schließlich auf die Tatsache, daß unter Behandlung mit Cascara, Phenolphthalein, Senna und Meprobamat mit einer Beeinflussung der KOBER-Reaktion zu rechnen ist (s. Seite 258).

Über die Beeinflussung der Oestrogenausscheidung durch physikalische Therapie haben ANTOGNETTI und FERRINI berichtet [*53*]. Auf den Einfluß von Bäderbehandlung und Diät wurde früher eingegangen (Seiten 71 und 74).

8. Neue Möglichkeiten diagnostischer Oestrogenbestimmung

In diesem Kapitel möchten wir noch einmal auf gewisse Möglichkeiten klinischer Oestrogenbestimmungen hinweisen, die in letzter Zeit mehr und mehr in den Vordergrund treten. Wir meinen die sog. „dynamischen Funktionsteste", deren Anwendung diagnostische Angaben über Regelung, Funktionsvermögen und Leistungsreserve der endokrinen Drüsen vermitteln können, die mit einfachen Hormonbestimmungen nicht zu erhalten sind.

Klinische Oestrogenbestimmungen lassen sich zweckmäßigerweise in drei Typen aufgliedern:

1. Bestimmung der Ausgangswerte in Ruhelage,
2. Bestimmung im Stimulierungstest,
3. Bestimmung im Belastungstest.

Die unter 1. genannten Bestimmungen wurden bei den entsprechenden Krankheitsbildern erörtert. Ihre Bedeutung wird, außer vielleicht bei verschiedenen Schwangerschaftsstörungen, in Zukunft kaum zunehmen.

Unter dem Begriff des Stimulierungstests (2.) verstehen wir die Oestrogenbestimmung vor und nach Anregung der oestrogenbildenden Drüsen, z. B. durch Verabfolgung von Gonadotropinen.

a) *FSH-Test:* Bei Fällen primärer Amenorrhoe und sekundärer Amenorrhoe von längerer Dauer bewirkt die Zufuhr von gereinigtem FSH aus menschlichen Hypophysen die Ausscheidung sehr großer Mengen von Oestrogenen im Harn, falls oestrogenbildendes Ovarialgewebe vorhanden ist. Eine solche positive Reaktion ist in Abbildung 84 gezeigt. Aus ihr geht auch hervor, daß HCG-Behandlung nicht in der Lage war die Oestrogenausscheidung solcher Patientinnen anzuregen. GEMZELL et al. [*786*, *786a*] haben bisher etwa 50 solcher Teste ausgeführt. Darunter befanden sich sieben Patienten, die auf Zufuhr von menschlichem hypophysärem FSH gar nicht reagierten [*787*]. Ein solcher negativer FSH-

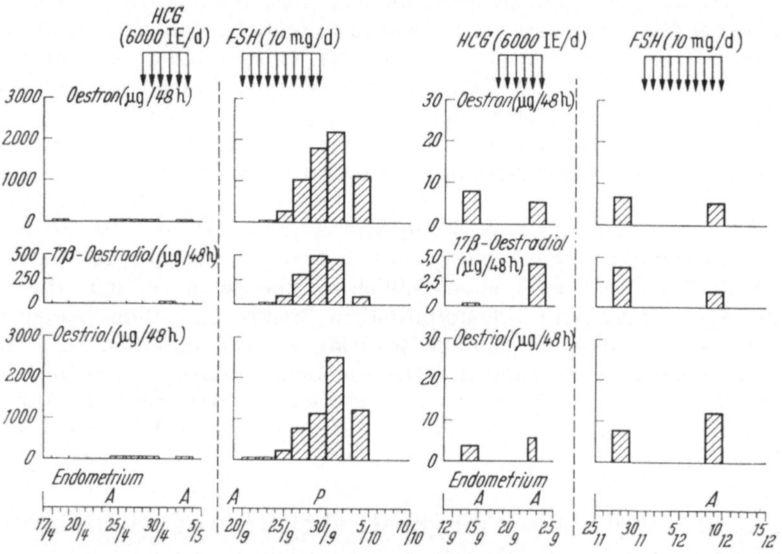

Abb. 84. Ein positiver (links) und ein negativer (rechts) „FSH-Test" bei zwei Frauen mit primärer Amenorrhoe. *A* Atrophisches Endometrium, *P* Proliferierendes Endometrium. Nach HCG-Verabreichung keine Reaktion.
Links: Ansprechbares Ovarialgewebe vorhanden. Wohl hypophysär bedingte Amenorrhoe.
Rechts: Kein ansprechbares Ovarialgewebe vorhanden. Schwere ovarielle Störung.
Nach GEMZELL et al. [*786a*]

Test wird in Abbildung 84 gezeigt. Alle Patientinnen mit negativem FSH-Test wurden operiert. Es handelt sich in sämtlichen Fällen um schwere Defektzustände der Gonaden. Bei der histologischen Untersuchung war Keimparenchym nicht nachweisbar.

Dieser Test hat also diagnostische Bedeutung bei primären Amenorrhoen, die keine erhöhte Gonadotropinausscheidung zeigen und bei sekundären Amenorrhoen, wenn ein Climacterium praecox vermutet wird.

Ähnliche Teste wurden vielfach mit kombinierter Stimulierung durch PMS und HCG durchgeführt [*147*, *602a*, *1186a*, *1690a*]. Es ist jedoch anzunehmen, daß diese Präparate in Zukunft etwas an Bedeutung verlieren werden. Einen ungefähren Anhalt für die Stimulierung der Oestrogenproduktion bietet auch der Pyknoseindex im cytologischen Abstrich

[*602a*]. Eine gute oestrogene Stimulierung erhält man auch durch Gonadotropinpräparate aus dem Harn von Frauen nach der Menopause [*1264b*].

b) *Der HCG-Test bei Männern.* Choringonadotropin scheint den LEYDIG-Zellapparat spezifisch stimulieren zu können. Diese Funktionsanregung wird von einer erhöhten Oestrogenausscheidung begleitet. Ein positiver HCG-Test wird in Abbildung 68 gezeigt. In der Abbildung 67 ist ein negativer HCG-Test bei einem Patienten mit einer beiderseitigen Hodenatrophie dargestellt. Erhält man nach 10tägiger HCG-Stimulierung keinen Oestrogenanstieg im Harn, so kann man das Vorhandensein funktionierender LEYDIG-Zellen als sehr unwahrscheinlich ansehen (s. auch Seite 373).

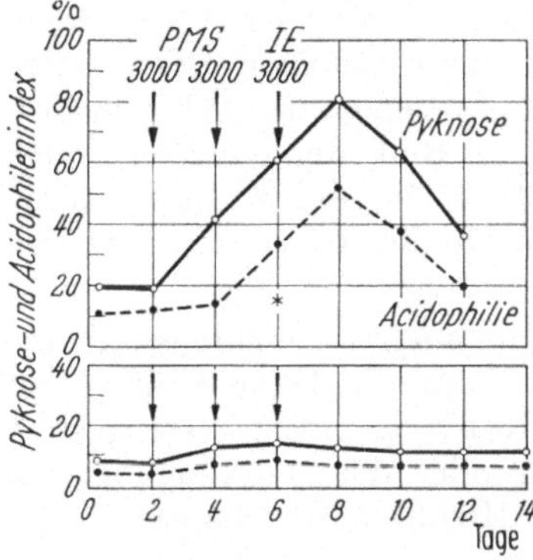

Abb. 85. Brauchbarkeit der Vaginalcytologie zur Diagnostik des Vorhandenseins und der Leistungsfähigkeit der Ovarien bei Amenorrhoe.
Oben: Anstieg des Pyknose- und Acidophilenindex nach Verabfolgung von Gonadotropinen aus dem Serum schwangerer Stuten (PMS) bei Vorhandensein ansprechbarer Ovarien als Zeichen einer vermehrten Oestrogensekretion. Gonadotropinbehandlung sinnvoll. Relativ günstige Prognose.
Unten: Unveränderter Pyknose- und Acidophilenindex nach PMS-Verabfolgung bei Fehlen oder Hypoplasie der Ovarien. Gonadotropinbehandlung aussichtslos. Schlechte Prognose. Substitution mit Oestrogenen angezeigt
* Auftreten von Farnkristallen im Cervixschleim [*1171b*]

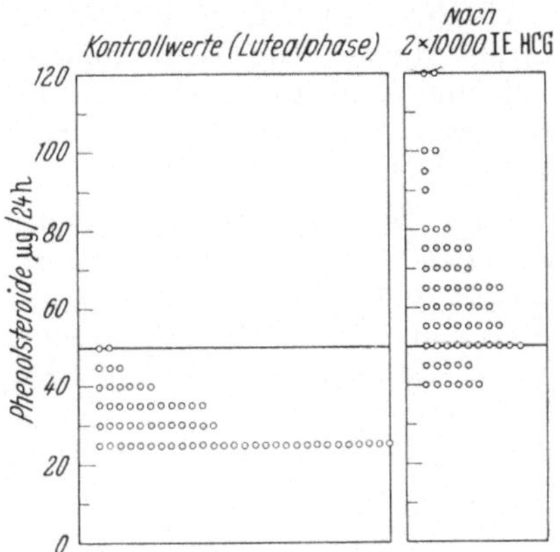

Abb. 86. Ausscheidung von Phenolsteroiden im Harn während der Gelbkörperphase.
Links: Kontrollwerte in der Lutealphase.
Rechts: Nach Stimulierung durch 2×10000 IE HCG.
Die Ausscheidungshöhe nach Gonadotropinstimulierung soll Rückschlüsse auf die funktionelle Kapazität des Corpus luteum erlauben, insbesondere im Hinblick auf die Bedingungen für das Eintreten einer Schwangerschaft und ihre hormonelle Stabilität in der Anfangszeit. Nach JAYLE et al. [*1054a*]

c) *HCG-Test für Corpus luteum-Funktion.* Verabfolgung von HCG in der Lutealphase steigert die Steroidbildung im Gelbkörper, wobei die Ausscheidung von Oestrogenen (Phenolsteroiden) im Harn nach JAYLE et al. [*1054a*] bei gewissen klinischen Zuständen eine prognostische Bedeutung für die funktionelle Kapazität des Corpus luteum haben dürfte. Der Ausfall des Tests soll auch die Möglichkeit prognostischer Aussagen beim Vorliegen einer jungen Gravidität beinhalten. In der Abbildung 86 sind die Ergebnisse solcher Teste aus einer ganzen Gruppe von Fällen ersichtlich.

Ob ein *ACTH-Test* auf Erhöhung der Oestrogenausscheidung durch vermehrte adrenale Oestrogenbildung, insbesondere bei oophorektomierten Frauen praktischen Wert haben kann, sollte untersucht werden, und zwar besonders im Hinblick auf die Verursachung von Postmenopauseblutungen und Carcinogenese.

Mit *Belastungstesten* (3.) meinen wir die Bestimmung der Oestrogenausscheidung z. B. vor und nach Zufuhr verschiedener Oestrogene. Hierbei wird nicht die Funktion der steroidbildenden Organe, sondern diejenige der Stoffwechselorgane untersucht. Typische Beispiele für solche Teste wurden in den Abbildungen 81 (Seite 436) und 82 (Seite 455) gebracht. Unserer Meinung nach werden solche Belastungsteste in Zukunft eine größere Rolle spielen. Dies dürfte besonders dann der Fall sein, wenn man imstande sein wird, diese Teste mit verschiedenen Oestrogenen durchführen zu können und die Ausscheidung einer möglichst großen Anzahl von Stoffwechselprodukten in Harn, Blut und vielleicht auch Galle und Stuhl zu untersuchen. In dieser Hinsicht sind wir gegenwärtig noch ganz am Beginn der Auswertung aller Möglichkeiten, die derartige Proben bieten.

Es ist denkbar, daß solche Belastungsteste auch mit nichtoestrogenen Steroiden erfolgreich durchgeführt werden könnten. Interessante Möglichkeiten bietet z. B. die Bestimmung der Konversionsrate in Oestrogene nach Androgen- und Progesteronbelastung oder die Verabfolgung von Corticosteroiden zur Untersuchung eines Hemmungsmechanismus der Nebennierenrindenhormone auf die Oestrogenausscheidung.

XVI. Klinische Schlußfolgerungen

Versucht man die Stellung abzugrenzen, welche die Oestrogenbestimmung in der Klinik einnimmt, so kommt man zu dem Schluß, daß es verhältnismäßig wenige Indikationen gibt, die eine Bestimmung dieser Hormone oder ihrer Metaboliten wirklich notwendig erscheinen lassen. Die Beurteilung des praktischen Wertes wird hauptsächlich auf der Beantwortung folgender Fragen beruhen: a) wann und inwieweit wird die Oestrogenbestimmung die Diagnose, Therapie und Prognose des Klinikers maßgeblich beeinflussen und b), in welchen Fällen kann die Bestimmung Ergebnisse liefern, die vielleicht für theoretische Vorstellungen oder die Grundlagenforschung von Bedeutung sind.

Bei leichteren Störungen der Ovarialfunktion kann auch ohne Oestrogenbestimmung eine genügend exakte Diagnose gestellt und eine entsprechende Therapie durchgeführt werden. Bei *schweren ovariellen Störungen* oder beim *Fehlen der Keimdrüsen* können aber Oestrogenbestimmungen, insbesondere nach Gonadotropinbelastung, sehr wertvolle Aufschlüsse über die Ansprechbarkeit der Keimdrüsen geben und die wichtige Frage klären, ob überhaupt Keimdrüsengewebe vorhanden ist. Der Ausfall eines solchen Tests kann anzeigen, ob Gonadotropinbehandlung, Substitutionstherapie mit Steroiden oder vielleicht operatives Vorgehen (z. B. Keilexcision) angezeigt ist. Das gleiche gilt für die *Diagnose der Hodeninsuffizienz*. Die Oestrogenmessung nach Gonadotropinbelastung vermittelt hier wertvollere Aufschlüsse als die Bestimmung der Androgene oder der 17-Ketosteroide und kann nachdrücklich empfohlen werden.

Bei *Verdacht auf oestrogenbildende Ovarialtumoren* wäre es immer sehr wünschenswert, Oestrogenbestimmungen durchzuführen, da hohe Werte das Vorliegen eines solchen Tumors mit Sicherheit nachweisen, obwohl niedrige es nicht mit Sicherheit ausschließen. Die Oestrogenbestimmung beim *oestrogenbildenden Nebennierenrindencarcinom* ist eine sehr gute diagnostische Hilfe.

Es bleibt abzuwarten, ob sich die Oestrogenbestimmung für die Therapiewahl, die Prognosenstellung und die Kontrolle der Vollständigkeit einer ablativen Therapie beim Mammacarcinom bewähren wird. Bei Erkrankungen innerer Organe wird man gegenwärtig seine Diagnose sicher nicht von Oestrogenbestimmungen abhängig machen. Es sei aber darauf hingewiesen, daß die meisten Leberfunktionsteste relativ grob und unspezifisch sind oder nur gewisse Teilfunktionen erfassen. Eine Leberfunktionsprobe, welche die feineren hepatogenen Störungen des Steroidstoffwechsels sichtbar machen könnte, wäre zweifellos von beträchtlichem Wert. Es ist gut denkbar, daß bei den verschiedenen Lebererkrankungen Oestrogenbestimmungen im Harn (oder in der Galle) nach Belastung mit verschiedenen Oestrogenen in Zukunft eine gewisse Bedeutung erlangen könnten, besonders wenn man mehrere oder vielleicht auch die eventuell vorhandenen nichtphenolischen Oestrogenmetaboliten bestimmen könnte. Ähnliche Möglichkeiten dürften sich vielleicht bei verschiedenen krankhaften Störungen der Darmfunktion ergeben.

Bei den *Schwangerschaftsstörungen* sind Oestrogenbestimmungen schon heute eine gute Hilfe und werden in Zukunft wohl an Bedeutung gewinnen. Dies gilt insbesondere für Aborte, Frühgeburten und die Spättoxikosen. Oestrogenbestimmungen können hier unsere Stellungnahme wesentlich beeinflussen, da sie die fetale Stoffwechselaktivität sehr gut widerzuspiegeln scheinen und dadurch prognostische Hinweise auf die Trophoblastenfunktion und damit auf die *Lebensfähigkeit und Gefährdung der Frucht* geben. Hier wird man also auf Grund von Oestrogenbestimmungen vielleicht die Indikation zum aktiven Eingreifen stellen können. Dies gilt insbesondere für die Toxikose, den Schwangerschaftsdiabetes, die Erythroblastose und die Übertragung.

Was der Kliniker wirklich braucht, ist eine schnelle und einfache Bestimmungsmethode, die rasch aufeinanderfolgende Serienuntersuchungen erlaubt. Solche Möglichkeiten beginnen sich heute bereits abzuzeichnen. Dabei geht die Tendenz dahin, entweder nur Oestriol oder Gesamtoestrogene mit einer Gruppenreaktion (etwa nach dem Prinzip der ketogenen Corticosteroide) zu bestimmen. Sicherlich werden in Zukunft Oestrogen- und Gonadotropinbelastungsteste sowie die Bestimmung von Quotienten aus den verschiedenen Oestrogenfraktionen, vielleicht auch Oestrogen/Pregnandiol oder Oestrogen/Gonadotropin-Quotienten eine wichtige Rolle spielen.

Zusammenfassend kann man also die absoluten Indikationen für Oestrogenbestimmungen zur Zeit in drei Punkten anführen:

1. Nachweis der Anwesenheit von oestrogenbildendem Keimdrüsengewebe.

2. Nachweis oestrogenproduzierender Tumoren. Postoperative Kontrolle.

3. Prognose der gestörten Schwangerschaft und Diagnose der Gefährdung des fetalen Lebens bei gewissen Krankheitsbildern.

Die vielen anderen Anwendungsmöglichkeiten zur Oestrogenbestimmung gehören zur Zeit noch in das Gebiet der klinischen Forschung.

Die intensive Arbeit vieler Forschungsgruppen auf diesem Gebiet, die neuen verbesserten Methoden zur Oestrogenbestimmung im Blut und Gewebe, die Ergebnisse aus klinischen, physiologischen Versuchen, sowie schließlich die Kenntnis neuer Oestrogene werden zweifellos weitere Indikationen für die Oestrogenanalyse auch in der Klinik erschließen.

„Und niemand mag ein Buch machen oder einen Text: die Natur machet den Text, der Arzt nur die Gloß über dasselbige Buch. Nun siehe, wie reimt es sich zusammen, dein Gloß und der Elementen Text ?"

Paracelsus

Schlußbemerkungen

Überblickt man abschließend noch einmal das Oestrogenproblem, wie es sich aus der Zusammenstellung in diesem Buche darstellt, so gelangt man zu der Feststellung, daß eine sehr große Anzahl von Einzeltatsachen erarbeitet worden ist. Manche von ihnen können vielleicht nicht als völlig gesichert angesehen werden, und viele sind wahrscheinlich nur als vorläufige Information zu betrachten. Von einem einheitlichen und abgeklärten Gesamtbild sind wir jedenfalls in allen Teilgebieten der Oestrogenforschung noch weit entfernt. Nirgends ist ein auch nur vorläufiger Abschluß oder gar ein Stehenbleiben erkennbar. Obwohl also von Forschern in aller Welt eine enorme Arbeitsleistung vollbracht wurde, wird man sich dennoch am Ende etwas resigniert fragen, ob denn das Ergebnis im ganzen wirklich befriedigen kann und ob unser Zuwachs an Wissen die große Mühe letztlich gelohnt hat. Wohl wissen wir viel mehr als früher, wohl sehen wir manche Dinge und etliche Beziehungen klarer. Eigenartigerweise erscheinen uns aber auch viele Fragen, die vielleicht vor 20 oder 30 Jahren als ziemlich leicht beantwortbar galten, heute als viel unsicherer und komplexer. Selbst dort, wo genügend sichere Ansätze vorhanden zu sein schienen, sind wir in Wirklichkeit vielfach über eine reine Beschreibung von Endeffekten noch nicht hinausgekommen. Inwieweit unsere Vorstellungen überhaupt den tatsächlichen Abläufen entsprechen, entzieht sich unserer Kenntnis. Sie setzen uns jedoch bestenfalls in die Lage, ganz allgemeine Aussagen ohne Sicherheit im einzelnen oder ganz spezielle Aussagen ohne allgemeine Gültigkeit zu machen.

Wohl ist überall zu spüren, daß sich der Kreis unseres Wissens erheblich erweitert hat. Dafür ist aber auch der Perimeter zwischen dem Bekannten und dem Unbekannten immer größer geworden. Die weiten Lücken unseres Wissens werden daher nur um so deutlicher sichtbar und der Ausblick auf die sich eröffnenden neuen Fragenkomplexe um so überwältigender.

Es besteht aber darum unserer Meinung nach kein Grund zum Pessimismus. Insbesondere die beachtlichen Entwicklungen auf dem Gebiete der präparativen Chemie und der Biochemie scheinen uns eine Gewähr dafür zu bieten, daß jetzt die Zeit gekommen ist, wo man viele grundlegenden Probleme des Oestrogengebietes mit Erfolg angreifen kann. Um dies zu erreichen werden sich Biochemie und Biologie, naturwissenschaftliche Fächer und Klinik enger zusammenschließen müssen. Der Arzt sollte sich daher die Erkenntnisse dieser Gebiete mehr als bisher zunutze machen.

In den Kliniken selber wird darüber hinaus eine viel bessere Zusammenarbeit zwischen dem Laboratorium und dem Arzt am Krankenbett nötig sein.

Die klinische Oestrogenforschung scheint am weitesten zurückgeblieben. Aus menschlichen Quellen wurden mehr als 15 Oestrogene entdeckt. Von diesen Oestrogenen können aber erst drei mit einiger Sicherheit bestimmt werden. Solche Bestimmungen wurden bisher nur bei sehr wenigen Zuständen und selten in ausreichendem Umfange durchgeführt. Die biologischen Wirkungen der zahllosen anderen natürlichen und künstlichen Oestrogene sind für den Menschen noch weitgehend unbekannt. Bedenkt man dies, so wird man doch erkennen, welche Aufgaben und Möglichkeiten in der klinischen Oestrogenforschung noch vor uns liegen.

Unter diesen Gesichtspunkten kann man eigentlich für die Zukunft nur eine optimistische Auffassung vertreten. Schließlich sind erst 50 Jahre vergangen, seit man sich mit den Hormonen des Ovariums beschäftigt, und nur 30 Jahre, seit die Isolierung der ersten Oestrogene gelang.

Heute stehen die Oestrogene unter den Hormonen nicht mehr isoliert da, sondern sind als Glieder in einen großen allgemeinen Steroidstoffwechsel eingeordnet worden. Auch in der Klinik sind sie nicht mehr ein Reservat des Gynäkologen, sondern sind in mancher Hinsicht genauso für den Internisten, den Chirurgen, den Dermatologen, den Pädiater und die anderen Fächer wichtig geworden.

Zukünftige Autoren, die vielleicht in 10 bis 20 Jahren wiederum die Lage auf dem Oestrogengebiet zusammenfassen wollen, werden sicherlich manche unserer Angaben und Folgerungen als zeitbedingte Irrtümer vermerken. Es ist klar, daß die Interpretation von Versuchsergebnissen, besonders in der medizinischen Wissenschaft nicht nur stark von der subjektiven Einstellung, sondern auch von den herrschenden naturwissenschaftlichen Anschauungen abhängen muß.

Wenn wir schließlich die praktische Seite des Oestrogenproblems betrachten wollen, so wird man sich fragen, inwieweit der beträchtliche Arbeitsaufwand dem Menschen selber, insbesondere dem Patienten genützt hat. Darauf ist leider zu antworten, daß dieser Nutzen bisher nicht so groß gewesen ist, wie es sich der Enthusiasmus der Endokrinologen wohl wünschen möchte. Wir glauben aber, daß, auf Grund der jüngsten Entwicklung der Randgebiete, für die Grundlagenforschung erst jetzt die Zeit herankommt, da sie für die Klinik wirklich wesentliche Beiträge zur Diagnostik, Prognose und Therapie der verschiedenen Störungen wird leisten können. Wenn heute die Anzahl der Krankheitsbilder, bei denen man die Ausführung routinemäßiger Oestrogenbestimmungen empfehlen kann, noch relativ klein ist, so kann die Anzahl der Krankheitsbilder, bei denen aus wissenschaftlichen Gründen Untersuchungen über den Stoffwechsel der Oestrogene nötig oder von Interesse sind, schon als ziemlich groß bezeichnet werden.

Es würde uns freuen, wenn wir durch dieses Buch unsere Kollegen zu solchen Studien anregen könnten. Gutgeplante und sorgfältig durchgeführte klinische Versuche in allen Teilen des Oestrogengebiets können nicht verfehlen, neue, klinisch nützliche Parameter sichtbar zu machen, die unser Wissen und vielleicht auch unser Vermögen zu helfen in unvorhersehbarer Weise vermehren können. Die Zeit für Pionieruntersuchungen ist auch heute noch nicht vorüber.

Für alle, die an dieser wissenschaftlichen Arbeit teilnehmen wollen, möchten wir mit einem Wort von LICHTENBERG schließen, das den Hintergrund solchen Strebens sehr klar und sehr originell ausspricht: „Wir müssen glauben, daß alles eine Ursache habe, so wie die Spinne ihr Netz spinnt, um Fliegen zu fangen. Sie tut dieses, ehe sie weiß, daß es Fliegen in der Welt gibt.“

Literaturverzeichnis

[1] ABARBANEL, A.: Recent Progr. Hormone Res. **5**, 193 (1950).
[1a] — West. J. Surg. **56**, 26 (1948).
[2] ABDERHALDEN, R.: Die Hormone. Berlin-Göttingen-Heidelberg: Springer 1952.
[2a] ABÉLY, P.: Introduction à l'étude de l'endocrinopsychiatrie. Paris: Société d'édition d'enseignement supérieur. 1949.
[3] ABT, K. R., u. M. KELLER: Geburtsh. u. Frauenheilk. **14**, 126 (1954).
[4] ABUL-FADL, M. A. M.: Biochem. J. **65**, 16 P. (1957).
[4a] ADAIR, F. E., R. C. MELLORS, J.H. FARROW, H. Q. WOODWARD, G. C. ESCHER and F. A. URBAN: J. Amer. med. Ass. **140**, 1193 (1949).
[5] ADAM, N. K., J. F. DANIELLI, E. C. DODDS, H. KING, G. F. MARRIAN, A. S. PARKES and O. ROSENHEIM: Nature (Lond.) **132**, 205 (1933).
[5a] ADAMS, W.: Zbl. Gynäk. **67**, 551 (1943).
[6] ADLER, L.: Arch. Gynäk. **95**, 349 (1910).
[6a] ADLERCREUTZ, H.: Persönliche Mitteilung.
[7] —, E. DICZFALUSY and L. ENGSTRÖM: Endocrinology **66**, 80 (1960).
[8] AEPPLI, H., u. H. ROSENMUND: Gynaecologia (Basel) **131**, 404 (1951).
[9] AGADZHANOFF, N. S.: Akuš. i Ginek. **1**, 35 (1953).
[10] AHRENS, E. H. jr., M. A. PAYNE, H. G. KUNKEL, W. J. EISENMENGER and S. H. BLONDHEIM: Medicine (Baltimore) **29**, 299 (1950).
[11] AICHEL, O.: Das weibliche und männliche Sexualhormon bei Carcinoma colli uteri. Diss. Kiel 1932.
[12] AITKEN, E. H., and J. R. K. PREEDY: J. Endocr. **9**, 251 (1953).
[13] — — Biochem. J. **62**, 15 P. (1956).
[13a] — — In: Ciba Found. Coll. on Endocrinology **11**, 331 (1957).
[14] — — Clin. Res. Proc. **6**, 148 (1958).
[15] — —, B. ETON and R. V. SHORT: Lancet **II**, 1096 (1958).
[16] ALBERS, H.: Geburtsh. u. Frauenheilk. **1**, 629 (1939).
[17] — Geburtsh. u. Frauenheilk. **2**, 583 (1940).
[17a] — Geburtsh. u. Frauenheilk. **3**, 451 (1941).
[18] — Kolloide, Elektrolyte und Hormone. Leipzig: Thieme 1943.
[19] ALBERT, S., R. D. H. HEARD, C. P. LEBLOND and J. SAFFRAN: J. biol. Chem. **177**, 247 (1949).
[19a] ALBERT, A., R. V. RANDALL, R. A. SMITH and C. E. JOHNSON: In: Hormones and the Aging Process, p. 49. New York: Academic Press 1956.
[20] ALBRECHT, H.: Münch. med. Wschr. **86 I**, 693 (1939).
[21] ALBRIEUX, A. S.: J. clin. Endocr. **1**, 889 (1941).
[22] — J. clin. Endocr. **1**, 893 (1941).
[23] — Proc. Soc. exp. Biol. (N. Y.) **47**, 380 (1941).
[24] — Proc. Soc. exp. Biol. (N. Y.) **47**, 381 (1941).
[24a] ALBRIGHT, F., and J. A. HALSTEDT: Endocrinology **20**, 24 (1936).
[24b] —, P. H. SMITH and R. FRASER: Amer. J. Med. Sci. **204**, 625 (1948).
[24c] —, and F. C. REIFENSTEIN jr.: The Parathyroid Glands in Metabolic Bone Disease. Baltimore: William a. Wilkins Co. 1948.
[24d] —, E. BLOOMBERG and P. H. SMITH: Trans. Ass. Amer. Phycns. **55**, 298 (1940).
[24e] ALCOZER, G., G. GIORDANO e F. ASTENGO: Arch. E. MARAGLIANO Pat. Clin. **12**, 117 (1956)
[25] ALDMAN, B., E. DICZFALUSY and T. ROSENBERG: Acta chem. scand. **2**, 529 (1948).
[26] — —, B. HÖGBERG and T. ROSENBERG: Biochem. J. **49**, 218 (1951).
[27] ALLAN, H., and E. C. DODDS: Biochem. J. **29**, 285 (1935).

[28] ALLEN, E. (Editor): Sex and Internal Secretions. London: Baillière, Tindall & Cox 1932.
[29] — In Glandular Physiology and Therapy. Chicago: Amer. med. Ass. Ed. 1942.
[30] —, and E. A. DOISY: J. Amer. med. Ass. **81**, 819 (1923).
[31] — — Proc. Soc. exp. Biol. (N. Y.) **22**, 303 (1925).
[32] —, J. P. PRATT and E. A. DOISY: J. Amer. med. Ass. **85**, 399 (1925).
[33] — —, Q. U. NEWELL and L. J. BLAND: Amer. J. Physiol **92**, 127 (1930).
[34] ALLEN, W. A.: Discussion zu Hunt a. McConahey. Amer. J. Obstet. Gynec. **66**, 970 (1953).
[35] ALLEN, W. M.: An. Fac. Med. Montevideo **25**, 467 (1940).
[36] — zit. von CORNER Nr. 455.
[36a] — Southern Med. J. (Bgham. Ala.). **44**, 817 (1951).
[37] — J. clin. Endocr. **10**, 71 (1950).
[38] — Marburger endokrinol. Sympos. 25.—29. V. 1954.
[38a] ALLOITEAU, J. J.: C. R. Soc. Biol. (Paris) **148**, 223 (1954).
[39] ALTSCHULE, M. D., and E. P. SIEGEL: Acta psychiat. (Kbh.) **28**, 237 (1953).
[40] ALVAREZ, IERENA, J. de: Excerpta med. (Amst.), Sect. III, **7**, 204 (1953).
[41] AMATI, G.: Zbl. Gynäk. **52**, 2639 (1928).
[41a] AMMON, R., u. W. DIRSCHERL: Fermente, Hormone, Vitamine. Leipzig: Thieme 1957.
[42] D'AMOUR, F. E., and R. G. GUSTAVSON: J. Pharmacol. exp. Ther. **40**, 485 (1930).
[43] — Amer. J. Obstet. Gynec. **40**, 958 (1940).
[44] AMOROSO, E. C.: Placentation. In MARSHALLS, Physiology of Reproduction, Vol. II, 127. London: Longmans, Green and Co. 1952.
[45] — Brit. med. Bull. **11**, 117 (1955).
[46] ANDERSON, A. F., A. M. HAIN and J. Patterson: J. Path. Bact. **55**, 341 (1943).
[47] ANDRADE, C. G. de: Rev. Ginec. Obst. **43**, 576 (1949).
[47b] ANGER, H.: Inaug.-Diss. Marburg 1953.
[48] ANKER, R. M.: Clin. Chem. **2**, 184 (1956).
[49] — J. clin. Endocr. **15**, 210 (1955).
[50] ANKER, H., and P. LALAND: Acta obstet. gynec. scand. **14**, 310 (1934).
[50a] ANLIKER, R., O. ROHR and L. RUZICKA: Ann. Chem. **602**, 109 (1957).
[51] ANNER, G., u. K. MIESCHER: Experientia (Basel) **4**, 25 (1948).
[52] — — Helv. chim. Acta **31**, 2173 (1948).
[52a] ANTOGNETTI, P. F., e V. de BLASI: Rif. med. **1936**, 356.
[53] —, e O. FERRINI: Arch. E. Maragliano Pat. Clin. **8**, 713 (1953).
[54] ANTONIADES, H. N., F. INGERSOLL, J. W. MCARTHUR and R. B. PENNELL: Fed. Proc. **15**, 211 (1956).
[55] —, J. W. MCARTHUR, R. B. PENNELL, F. M. INGERSOLL, H. ULFELDER and J. L. ONCLEY: Amer. J. Physiol. **189**, 455 (1957).
[56] APPEL, W.: Klin. Wschr. **30 I**, 88 (1952).
[57] — Z. ges. exp. Med. **118**, 260 (1952).
[58] APPERLY, F. L.: Va. med. Mon. **78**, 602 (1951).
[59] APPLEBY, J. I., G. GIBSON, J. K. NORYMBERSKI and R. D. STUBBS: Biochem. J. **60**, 453 (1955).
[59a] ARGONZ, J., and C. ABINZANO: J. clin. Endocr. **10**, 1579 (1950).
[59b] —, and E. B. DEL CASTILLO: J. clin. Endocr. **13**, 79 (1953).
[60] ARMSTRONG, M. D., K. N. F. SHAW and P. E. WALL: J. biol. Chem. **218**, 293 (1956).
[60a] ARON, M., et C. ARON: Éléments d'Endocrinologie physiologique. Paris: Masson 1950.
[60b] ARTNER, J., u. H. TULZER: Arch. Gynäk. **188**, 364 (1957).
[60c] ARON-BRUNETIÈRE, R., et A. DENARD-TOULET: Ann. Endocr. (Paris) **19**, 698 (1958).
[60d] ARTNER, J.: Gynaecologia (Basel) **138**, 213 (1954).
[60e] —, u. A. KOLLER: Ciba Symp. **1**, 147 (1953).
[61] — Arch. Gynäk. **185**, 85 (1954).
[61a] ASCHHEIM, S.: Die Schwangerschaftsdiagnose aus dem Harn. Berlin: S. Karger 1935.

[62] Aschheim, S.: Med. Klin. **22 II**, 2023 (1926).
[63] — Klin. Wschr. **7 II**, 1453 (1928).
[64] —, u. B. Zondek: Klin. Wschr. **7 I**, 8 (1928).
[64a] —, u. W. Hohlweg: Dtsch. med. Wschr. **59 I**, 12 (1933).
[65] Aschner, B.: Arch. Gynäk. **99**, 534 (1913).
[66] —, u. C. Grigoriu: Arch. Gynäk. **94**, 766 (1911).
[67] Ashbel, R., and A. M. Seligman: Endocrinology **44**, 565 (1949).
[67a] Assmann, W.: Inaug. Diss. Kiel 1931.
[67b] Astwood, E. B.: Endocrinology **28**, 309 (1941).
[68] — Endocrinology **23**, 25 (1938).
[68a] Atkinson, W. B.: In Engle, E. T. (Edit.): Menstruation and its disorders, p. 3. Springfield: Thomas Publ. 1950.
[69] —, and H. Elftman: Proc. Soc. exp. Biol. (N. Y.) **62**, 148 (1946).
[70] Auclair, P.: zit. n. H. H. Schmid. In Seitz-Amreich Biologie u. Pathologie des Weibes, p. 752. Wien: Urban u. Schwarzenberg 1952.
[70a] Augustin, E., u. A. Moser: Arch. Gynäk. **185**, 759 (1955).
[71] —, O. Heidenreich und A. Thilo: Arch. Gynäk. **184**, 281 (1954).
[71a] —, u. G. Rothe: Z. Geburtsh. Gynäk. **145**, 159 (1956).
[71b] Austin, C. R., and M. W. H. Bishop. In: The beginnings of embryonic development. p. 71. E. Tyler, R. C. von Bortel and C. B. Metz (Edit). Washington: Amer. Ass. Advance Sci. 1957.
[72] Axelrod, L. R.: J. biol. Chem. **201**, 59 (1953).
[73] — Recent Progr. Hormone Res. **9**, 69 (1954).
[74] — J. Amer. chem. Soc. **75**, 6301 (1953).
[75] Axelson, E., u. E. Diczfalusy: Unveröffentlicht.
[75a] Ayre, J. E.: J. clin. Endocr. **11**, 103 (1951).
[76] — P. M. Chevalier and W. B. Ayre: J. clin. Endocr. **7**, 749 (1947).

[77] Bachman, C.: J. biol. Chem. **131**, 455 (1939).
[78] — J. biol. Chem. **131**, 463 (1939).
[79] — Amer. J. Obstet. Gynec. **42**, 599 (1941).
[80] —, and D. S. Pettit: J. biol. Chem. **138**, 689 (1941).
[81] Bachman, W. E., W. Cole and A. L. Wilds: J. Amer. chem. Soc. **61**, 974 (1939).
[82] — — — J. Amer. chem. Soc. **62**, 824 (1940).
[83] —, and D. W. Holmes: J. Amer. chem. Soc. **62**, 2750 (1940).
[84] Baggett, B., L. L. Engel, K. Savard and R. I. Dorfman: Fed. Proc. **14**, 175 (1955).
[84a] Bainborough, A. R.: J. Urol. (Baltimore) **68**, 329 (1952).
[84b] Bahn, R. C., N. Lorenz, W. A. Bennett and A. Albert: Endocrinology **53**, 455 (1953).
[84c] Baker, R., a. D. Govan: Cancer Res. **13**, 141 (1953).
[84d] Baggett, B., L. L. Engel, L. Balderas and G. Lanman: Endocrinology **64**, 600 (1959).
[85] — — — — J. biol. Chem. **221**, 931 (1956).
[86] Balassi, G. P., e C. Ricca: Minerva ginec. (Torino) **3**, 269 (1951).
[86a] Balze, F. A. De La, G. E. Bur, J. Irazu et R. E. Mancini: Ann. Endocr. (Paris) **14**, 509 (1953).
[87] Banes, D., J. Carol and E. O. Haenni: J. biol. Chem. **187**, 557 (1950).
[87a] Barber, M., B. W. L. Brooksbank and G.A.D. Haslewood: Nature (Lond.) **162**, 701 (1948).
[87b] Bang, F.: Acta obst. gynec. scand. **2**, 233 (1924).
[87c] Barbarossa, C., e G. Santilli: Arch. E. Maragliano Pat. Clin. **5**, 883 (1950).
[88] Barbudieri, B.: Atti. Soc. Ostet. Ginec. **36**, 12 (1940).
[89] Bargoni, N., e S. di Bella: Boll. Soc. ital. Biol. sper. **26**, 1095 (1950).
[89a] Barnes, A. C., and J. W. W. Epperson: Amer. J. Obstet. Gynec. **63**, 326 (1952).
[90] Barr, D. P., E. M. Russ and H. A. Eder: Amer. J. Med. **11**, 480 (1951).
[90a] Bartelemez, G. W.: Menstruation. In: Glandular Physiology and Therapy. Chicago: Amer. Med. Ass. Edit. 1942.
[90b] — Amer. J. Anat. **98**, 69 (1956).

[90c] Barton, M., and B. P. Wiesner: Lancet **II**, 663 (1945).
[91] Baruk, H., R. Melzer, A. Vezous et J. Farjeat: Ann. méd.-psychol. **108**, 181 (1950).
[92] Bastos, W.: Rev. Gynecol. **1**, 188 (1953); Ber. ges. Gynäk. Geburtsh. **59**, 19 (1956).
[93] Bates, P. L., A. J. Wilets and H. J. Cokely: J. Urol. (Baltimore) **71**, 114 (1954).
[94] Bates, R. W.: In Ciba Found. Coll. on Endocrinology **2**, 58 u. 117 (1952).
[94a] — In: Ciba Found. Coll. on Endocrinology **2**, 82 (1952).
[95] — In: Recent Progr. Hormone Res. **9**, 95 (1954).
[96] —, and H. Cohen: Fed. Proc. **6**, 236 (1947).
[97] — — Endocrinology **47**, 182 (1950).
[98] — — Endocrinology **47**, 166 (1950).
[99] Batizfalvy, J., u. V. Dubrauszky: Arch. Gynäk. **171**, 562 (1941).
[100] Bauer, J., u. E. Thomas: Innere Sekretion der ersten Lebenszeit. Jena: J. Fischer 1926.
[100a] Bauer, K. H.: Das Krebsproblem. Berlin-Göttingen-Heidelberg: Springer 1949.
[100b] Bauer, K. M.: Fortschr. Med. **74**, 177 (1956).
[101] Bauld, W. S.: In: Ciba Found. Coll. on Endocrinology **2**, 72 (1952).
[102] — Biochem. J. **56**, 426 (1954).
[103] — Biochem. J. **59**, 294 (1955).
[103a] — Mem. Soc. Endocrin.**3**, 11 (1955). Edit. Eckstein, P., and S. Zuckerman, Cambridge Univ. Press.
[104] — Biochem. J. **63**, 488 (1956).
[105] — Persönliche Mitteilung.
[106] — M. L. Givner, L. L. Engel and J. W. Goldzieher: Canad. J. Biochem. **38**, 213 (1960).
[107] —, and R. M. Greenway: Chemical Determination of Estrogens in Human Urine. In: Methods of Biochemical Analysis, D. Glick, Edit. Vol. V., p. 337 bis 406. New York: Interscience Publ. 1957.
[108] —, M. L. Givner and I. G. Milne: Canad. J. Biochem. **35**, 1277 (1957).
[109] —, I. G. Milne and M. L. Givner: J. clin. Invest. **35**, 689 (1956).
[110] —, H. Ramsayer, E. Diczfalusy and E. Menini: In Vorbereitung.
[111] Baum, F., E. Krekeler und J. Stengele: Klin. Wschr. **35**, 85 (1957).
[112] Baumel, J., E. Fassio et M. Levallois: Acta gastro-ent. belg. **15**, 678 (1952).
[113] Bayer, J. M., H. Breuer und W. Nocke: Arch. klin. Chir. **288**, 84 (1958).
[114] —, W. Nocke und H. Breuer: Klin. Wschr. **35**, 682 (1957).
[114a] Bayer, R.: Münch. med. Wschr. **1943**, 193.
[115] Beall, D.: Nature (Lond.) **144**, 76 (1939).
[116] — Biochem. J. **34**, 1293 (1940).
[117] — J. Endocr. **2**, 81 (1940).
[118] —, and G. A. Grant: J. clin. Endocr. **13**, 875 (1953).
[119] Bean, W. B.: J. Amer. med. Ass. **121**, 1412 (1943).
[120] — Medicine (Baltimore) **24**, 243 (1945).
[120a] Beatty, D. C., C. J. Champ and G. I. M. Swyer: Brit. Med. J. **4824**, 1369 (1953).
[120b] Beatson, S. T.: Lancet **II**, 104 (1896).
[121] Beaufond, F. H. de: J. Urol. méd. chir. **58**, 163 (1952).
[121a] Béclère, C.: Diagnostic hormonal et traitements hormonaux en gynécologie. Paris: Masson 1949.
[122] — Gynéc. prat. **3**, 267 (1952).
[122a] —, M. Ferrier, G. Godlewski, A.-D. Herschberg et J. A. Huet: De la puberté à la ménopause. Paris: Masson 1948.
[123] —, et M. F. Jayle: C.R. Soc. franç. Gynéc. **24**, 250 (1954).
[124] —, and H. Simonnet: Trans. 12. Brit. Congr. Obstet. Gynec., p. 125. Australian Press 1949.
[125] — — Quest. Gyn. d'actual. **3**, 27 (1943).
[125a] —, H. Simonnet et J. Guéguen: Ann. Endocr. (Paris) **10**, 569 (1949).
[125b] Beckers C., et M. de Visscher: Ann. Endocr. (Paris) **17**, 127 (1956).

[126] BEER, C. T., K. DOBRINER, M. L. EIDINOFF and T. F. GALLAGHER: Fed. Proc. 12, 176 (1953).
[127] —, and T. F. GALLAGHER: J. biol. Chem. 214, 335 (1955).
[128] — — J. biol. Chem. 214, 351 (1955).
[128a] BEHRENS, H.: Geburtsh. u. Frauenheilk. 17, 1126 (1957).
[129] — Geburtsh. u. Frauenheilk. 19, 161 (1959).
[130] BELING, C.-G.: Unveröffentlicht.
[131] —, and E. DICZFALUSY: Biochem. J. 71, 229 (1959).
[131a] BELLIN, J., E. D. GOTTESMAN and D. LASZLO: Cancer Res. 10, 239 (1950).
[132] BELONOSCHKIN, H.: Münch. med. Wschr. 87 I, 38 (1940).
[133] BÉNARD, H., H. SIMONNET et A. HORN: Paris méd. 36, 293 (1946).
[134] —, P. RAMBERT, A. HORN, M. TISSIER et R. ROISIN: Bull. Soc. méd. Hôp. (Paris) 66, 306 (1950).
[134a] BENEDETTI, G.: Die Psychiatrie der Geschlechtshormone. In: V. Symp. dtsch. Ges. Endokrinologie, p. 46. Berlin-Göttingen-Heidelberg: Springer 1958.
[135] BENGTSSON, L. P.: Nature (Lond.) 183, 405 (1959).
[135a] — Acta endocr. (Kbh.) Suppl. 13 (1953).
[136] BENNETT, H. S.: Amer. J. Anat. 67, 151 (1940).
[137] —, A. H. BAGGENSTOSS and H. R. BUTT: Amer. J. clin. Path. 20, 814 (1950).
[137a] BENOIT, J., et I. ASSENMACHER: J. Physiol. (Paris) 47, 427 (1955).
[137b] — — Presse méd. 63, 1504 (1955).
[137c] —, et D. CLAVERT: Bull. Acad. Méd. (Paris) 126, 464 (1942).
[137d] BENOIT, L. In: La Fonction Luteale, Discussions. p. 29 Paris: Masson 1955.
[138] BER, A.: Acta med. scand. 133, 411 (1949).
[138a] BEREZIN, D., and W. v. STUDNITZ: Acta endocr. (Kbh.) 25, 427 (1957).
[138b] BERETERVIDE, J. J., A. LAZZARI y L. DE SRULIJES: Preu. méd argent. 43, 24 (1956).
[139] BERGE, B. S. TEN: Ned. T. Geneesk. 3, 2156 (1947).
[140] — Geburtsh. u. Frauenheilk. 18, 323 (1958).
[141] — Vortrag Groningen, Juni 1959.
[142] — Vortrag Cardiff, Juli 1959.
[143] —, A. WEEKE and A. GROEN: Acta endocr. (Kbh.) Suppl. 31, 31 (1957).
[144] — — — Arch. Gynäk. 189, 140 (1957).
[144a] BERGER, M.: Klin. Wschr. 14, 1601 (1935).
[145] —, J., u. M. KELLER: Gynaecologia (Basel) 107, 250 (1954).
[146] BERGMAN, P.: Acta obstet. gynec. scand. 28, 123 (1948).
[147] — Acta endocr. (Kbh.) 17, 1 (1954).
[148] BERGOUIGNAN, M., et R. DEMANGE: C.R. Soc. Biol. (Paris) 139, 848 (1945).
[149] BERIC, B., and B. KARANFILSKI: Gynaecologia (Basel) 143, 400 (1957).
[150] BERLINER, D. L., and H. A. SALHANICK: J. clin. Endocr. 16, 903 (1956).
[151] — — Analyt. Chem. 28, 1608 (1956).
[152] BERNARD, I.: Ann. Endocr. (Paris) 16, 315 (1955).
[153] BERNHEIM, L., et C. STORA: Ann. Endocr. (Paris) 16, 518 (1955).
[154] BERNSTEIN, S.: Recent Progr. Hormone Res. 14, 1 (1958).
[155] —, and R. W. McGILVERY: J. biol. Chem. 198, 195 (1952).
[155a] BERSIN, T.: Biochemie der Hormone. Leipziger Akademische Verlagsanstalt 1959.
[156] BERSOHN, I., and P. J. OELOFSE: S. Afr. med. J. 31, 1172 (1957).
[157] — — S. Afr. med. J. 32, 979 (1958).
[158] BERRY, H. K., H. E. SUTTON, L. CAIN and J. S. BERRY: Univ. Texas Publ. No. 5109, 22 (1951), zit. von C. J. MIGEON et al. Nr. 1370.
[158a] BERRY, P., u. J. KEITH: Schweiz. med. Wschr. 84, 296 (1954).
[158b] BERTHELSEN, H. G.: Nord. Med. 56, 1373 (1956).
[159] BERTHRONG, M., W. E. GOODWIN and W. W. SCOTT: J. clin. Endocr. 9, 579 (1949).
[160] BEVER, A. T., J. T. VELARDO and F. L. HISAW: Endocrinology 58, 512 (1956).
[160a] BEYLER, A. L., J. S. SCHAD and A. ARNOLD: Proc. Soc. exp. Biol. (N. Y.) 92, 656 (1954).
[161] BICKENBACH, W., u. H. FROMME: Klin. Wschr. 14 I, 496 (1935).

[161a] BIGGART, J. H.: Bull. Johns Hopk. Hosp. **54**, 157 (1934).
[162] BIGGERS, J. D.: J. Endocr. **7**, 163 (1951).
[162a] — J. Endocr. **8**, 169 (1952).
[163] —, and D. H. CURNOW: Biochem. J. **58**, 278 (1954).
[165] BIGGERSTAFF, W. R., and T. F. GALLAGHER: J. org. Chem. **22**, 1220 (1957).
[165a] BIERRY, H., et B. GOUZON: C.R. Acad. Sci. (Paris) **202**, 686 (1936).
[165b] BILLERBECK, K.: Ärztl. Forsch. **6**, 197 (1952).
[166] BINGEL, A.: Klin. Wschr. **1935 II**, 1827.
[166a] BINZ, F.: Münch. med. Wschr. **1924**, 899.
[167] BIRGUS, J., and W. CERNY: Čsl. Gynaek. **26**, 173 (1947).
[168] BIRKE, G., E. DICZFALUSY, C. FRANKSSON, J. HELLSTRÖM, S. HULTBERG, L.-O. PLANTIN and A. WESTMAN: In CURRIE, A. R., Editor, Endocrine Aspects of Breast Cancer, p. 213. Edinburgh: Livingstone 1958.
[169] — —, G. JÖNSSON and L.-O. PLANTIN: Unveröffentlicht.
[170] — — och L.-O. PLANTIN: Nord. Med. **61**, 423 (1959).
[171] — — —, H. ROBBE and A. WESTMAN: Acta endocr. (Kbh.) **29**, 55 (1958).
[171a] BIRKHÄUSER, H., u. E. A. ZELLER: Helv. chim. Acta **23**, 1460 (1940).
[171b] BIRKMAYER, W., u. W. WINKLER: Klinik und Therapie der vegetativen Funktionsstörung. Wien: Springer 1951.
[172] BISCHOFF, F., and C. L. GRAY: Fed. Proc. **13**, 183 (1954).
[173] — — and R. E. KATHERMAN: Endocrinology **53**, 321 (1953).
[174] —, and R. E. KATHERMAN: Amer. J. Physiol. **152**, 189 (1948).
[175] — — and V. FAVATI: Amer. J. Physiol **165**, 667 (1951).
[176] — —, J. J. MORAN and Y. S. YEE: J. Amer. chem. Soc. **71**, 4143 (1949).
[176a] — — and Y. S. YEE: Amer. J. Physiol. **164**, 774 (1951).
[177] —, and H. R. PILHORN: Amer. J. Physiol. **150**, 444 (1947).
[178] — — J. biol. Chem. **174**, 663 (1948).
[179] —, and R. D. STAUFFER: Amer. J. Physiol. **191**, 313 (1957).
[180] — — and C. L. GRAY: Amer. J. Physiol **177**, 65 (1954).
[180a] —, J. G. TURNER and G. BRYSON: Amer. J. Physiol. **195**, 81 (1958).
[181] —, Y. S. YEE, J. J. MORAN and R. E. KATHERMAN: J. biol. Chem. **189**, 729 (1951).
[182] BISHOP, P. M. F.: Recent Advances in Endocrinology. London: Churchill 1954.
[183] — J. Endocr. **5**, LXXXI (1948).
[183a] —, G. C. KENNEDY and G. WYNN-WILLIAMS: Lancet **II**, 764 (1948).
[183b] —, N. A. RICHARDS and D. J. N. SMITH: Lancet **I**, 848 (1950).
[184] BISKIND, G. R.: Endocrinology **28**, 894 (1941).
[184a] —, and M. A. MEYER: Proc. Soc. exp. Biol. (N. Y.) **53**, 91 (1943).
[185] BISKIND, M. S., and G. R. BISKIND: Endocrinology **31**, 109 (1942).
[186] — Vitam. and Horm. **4**, 147 (1946).
[187] —, and M.-C. SHELESNYAK: Endocrinology **30**, 819 (1942).
[188] BITMAN, J., and J. F. SYKES: Science **117**, 356 (1953).
[189] BJÖRNEBOE, M., C. HAMBURGER and M. JERSILD: Acta med. scand. **136**, 287 (1950).
[190] BJÖRNSON, O., and M. OTTESEN: Quart. J. Pharm. **19**, 519 (1946).
[191] BLASIUS, R., u. J. SCHUCK: Klin. Wschr. **33 I**, 276 (1955).
[191a] BLEULER, H.: Endokrinologische Psychiatrie. Stuttgart: Georg Thieme 1958.
[192] BLIECK, J. DE, et M. J. SCHWERS: Bull. Soc. roy. belge Gynéc. Obstét. **28**, 476 (1958).
[193] BLIGH, E. G., R. D. H. HEARD, V. J. O'DONNELL, J. L. WEBB, M. SAFFRAN and E. SCHÖNBAUM: Arch. Biochem. **58**, 249 (1955).
[193a] BLISS, C. I.: J. Amer. Statist. Ass. **39**, 479 (1944).
[193b] BLOCH, K.: Recent Progr. Hormone Res. **6**, 111 (1951).
[194] BLOCH, E.: zit. v. DORFMAN Recent Progr. Hormone Res. **12**, 71 (1956).
[194a] —, and K. BENIRSCHKE: J. biol. Chem. **234**, 1085 (1959).
[194b] — — and R. I. DORFMAN: J. clin. Endocr. **15**, 379 (1955).
[194c] —, and E. ROSEMBERG: Endocrinology **58**, 626 (1956).
[194d] — —, B., u. G. GULDBERG: Klin. Wschr. **18**, 734 (1933).
[195] BLOCK, G. E., A. B. VIAL and F. W. PULLEN: Surg. Forum **43**, 415 (1958).

[196] Block, R. J., E. L. Durrum and G. Zweig: A Manual of Paper Chromatography and Paper Electrophoresis. New York: Academic Press 1955.
[197] Bloomberg, B. M., K. Miller, K. J. Keeley and J. Higginson: J. Endocr. **17**, 182 (1958).
[197a] Blotevogel, W., u. H. Poll: Med. Klin. **II**, 1503 (1927).
[198] Bloomberg, B. M., K. Miller, K. J. Keeley and J. Higginson: Im Druck (S. Afr. med. Sci.) zitiert bei Walker, A. R. P. In Hormones and Atherosclerosis, G. Pincus Edit., p. 385. New York: Academic Press 1959.
[198a] Bokelmann, O.: Arch. Gynäk. **152**, 492 (1933).
[198b] Blumenthal, F.: Derm. Wschr. **127**, 411 (1953).
[199] Bockendahl, H.: Klin. Wschr. **31**, 858 (1953).
[200] Bocklage, B. C., E. A. Doisy jr., W. H. Elliott, S. A. Thayer, H. J. Nicholas and E. A. Doisy: Fed. Proc. **10**, 164 (1951).
[200a] —, H. J. Nicholas, E. A. Doisy jr., W. H. Elliott, S. A. Thayer and E. A. Doisy: J. biol. Chem. **202**, 27 (1953).
[201] Boettiger, E. G., and B. C. Boettiger: J. cell. comp. Physiol. **27**, 65 (1946).
[202] — J. cell. comp. Physiol. **28**, 139 (1946).
[203] Bøjesen, E.: Scand. J. clin. Lab. Invest. **8**, 55 (1956).
[204] Bompiani, A.: Quad. Clin. ostet. ginec. **6**, 575 (1951).
[205] — Inform. med. (Genova) **7/8**, 143 (1953).
[206] — Boll. Soc. ital. Biol. sper. **30**, 115 (1954).
[207] — Boll. Soc. ital. Biol. sper. **30**, 871 (1954).
[208] Bompiani, R., e P. Sora: Ann. Ostet. **76**, 939 (1954).
[208a] Bompiani, A., e G. Tronci: Minerva Ginec. (Torino) **7**, 209 (1955).
[209] Bomskov, C.: Methodik der Hormonforschung. Leipzig: Thieme 1939.
[210] Bongiovanni, A. M., W. R. Eberlein, M. Westphal and T. Boggs: J. clin. Endocrin. **18**, 1127 (1958).
[210a] Bonhomme, J.: Semaine Hôp. Paris **26**, 244 (1950).
[211] Borchardt, H., E. Dingemanse und E. Laqueur: Naturwissenschaften **22**, 190 (1934).
[212] Borellini, A., e C. Camurati: Minerva ortop. (Torino) **3**, 339 (1952).
[213] Borglin, N. E.: Svenska Läk.-Tidn. **55**, 1067 (1958).
[213a] — Acta obstet. gynec. scand. **38**, 157 (1959).
[214] —, och A. Rappe: Svenska Läk.-Tidn. **55**, 2340 (1958).
[214a] Borell, U.: Acta endocr. (Kbh.) **7**, 17 (1951).
[215] — Acta endocr. (Kbh.) **9**, 141 (1952).
[215a] —, and I. Fernström: Acta obstet. gynec. scand. **32**, 7 (1953).
[215b] — — Acta obstet. gynec. scand. **32**, 271 (1953).
[215c] —, O. Nilsson and A. Westman: Acta obstet. gynec. scand. **38**, 364 (1959).
[216] —, A. M. Magnusson und A. Westman: Persönliche Mitteilung.
[217] Bors, E., E. T. Engle, E. C. Rosenquist and V. H. Holliger: J. clin. Endocr. **10**, 381 (1950).
[217a] Borth, R.: In Ciba Found. Coll. on Endocrinology **2**, 45 (1952).
[218] — Acta endocr. (Kbh.) **22**, 125 (1956).
[219] — Steroids in Human Blood. In Vitam. and Horm. **15**, 259 (1957).
[219a] — Richtlinien für das Abfassen und den Druck von Manuskripten, Acta endocr. (Kbh.) Juni 1958.
[220] —, E. Diczfalusy und H. D. Heinrichs: Arch. Gynäk. **188**, 497 (1957).
[221] —, M. Gsell and H. de Watteville: Acta endocr. (Kbh.) **14**, 316 (1953).
[222] —, B. Lunenfeld and H. de Watteville: Fertil. and Steril. **8**, 233 (1957).
[222a] —, B. Lunenfeld, O. Stamm and H. de Watteville: Acta obstet. gynec. scand. **38**, 417 (1959).
[223] —, u. O. Stamm: Geburtsh. u. Frauenheilk. **18**, 600 (1958).
[224] — — Bull. Féd. Soc. Gynéc. Obstét. Langue Franç. **9**, 130 (1957).
[225] —, and H. de Watteville: Hormone Assay in Obstetrics and Gynecology. In Vitam. and Horm. **10**, 141 (1952).
[226] Bosch, L.: Biochim. Biophys. Acta **11**, 301 (1953).
[227] — Acta physiol. Pharmacol. neerl. **5**, 104 (1956).
[227a] Boschann, H.-W., u. F. J. K. Sechelman: Geburtsh. u. Frauenheilk. **15**, 342 (1955).

[228] Boscott, R. J.: Nature (Lond.) **162**, 577 (1948).
[229] — J. Endocr. **7**, 154 (1951).
[230] — Biochem. J. **48**, XLVII (1951).
[231] — Biochem. J. **51**, XLV (1952).
[232] — In Mem. Soc. Endocr. **3**, 23 (1955).
[232a] —, and A. M. Mandl: J. Endocr. **6**, 132 (1949).
[233] Botella-Llusia, J.: In: Antoine, Klinische Fortschritte Gynäkologie. S. 324. Wien: Urban u. Schwarzenberg 1954.
[234] Boute, J.: Ann. Endocr. (Paris) **14**, 518 (1953).
[235] — In: Snoeck, J.: Le Placenta humain, (Oestrogenes) p. 501. Paris: Masson 1958.
[235a] Bourg, R., et G. Legrand: Arch. int. Méd. exp. **10**, 551 (1935).
[236] Bourgarel, R., et L. Ferranti: Bull. Féd. Gynéc. Obstét. franç. **3**, 239 (1951).
[236a] Brachetto-Brian, D., F. E. Grimaldi y A. O. Tachella Costa: Rev. Asoc. méd. argent. **57**, 900 (1943).
[236b] Bowes, K.: Practioner **169**, 243 (1952).
[237] Brachetto-Brian, D., L. K. de Srulijes y L. Moguilevsky: Obstet. Ginec. lat.-amer. **8**, 541 (1950).
[238] Bradbury, J. T.: Cold Spring Harbour Sympos. Quant. Biol. **5**, 23 (1937).
[238a] —, R. C. Long and W. C. Durham: Fertil. and Steril. **4**, 63 (1953).
[239] Bradbury, R. B., and D. E. White: Vitam. and Horm. **12**, 207 (1954).
[240] Bradshaw, T. E. T., and W. J. E. Jessop: J. Endocr. **9**, 427 (1953).
[241] Brady, R. O.: J. biol. Chem. **193**, 145 (1951).
[241a] Brahn, B.: Klin. Wschr. **10 I**, 504 (1931).
[242] Braun, H.: Med. Mschr. **1953**, 426.
[243] Braunsberg, H.: J. Endocr. **8**, 11 (1952).
[243a] —, and S. B. Osborn: Anal. chim. Acta (Amsterd.) **6**, 84 (1952).
[243b] — Acta endocr. **26**, **443** (1957).
]244] —, S. B. Osborn and M. I. Stern: J. Endocr. **11**, 177 (1954).
[245] —, M. I. Stern y N. G. Ferrarotti: Rev. argent Endocr. **2**, 13 (1956).
[246] — — and G. I. M. Swyer: J. Endocr. **11**, 189 (1954).
[247] — — — and P. Eckstein: Mem. Soc. Endocrin. Cambridge Univ. Press **3**, 41 (1955). Edit. I. C. Jones.
[248] Brehm, H.: Arch. Gynäk. **184**, 103 (1953).
[249] Breitner, J.: Arch. Gynäk. **185**, 258 (1954).
[250] — Gynaecologia (Basel) **137**, 245 (1954).
[251] — Arch. Gynäk. **186**, 218 (1955).
[251a] — Diskussionsbemerkung zu Nr. 223.
[252] —, u. A. Eichstädter: Ärztl. Forsch. 8, 457 (1954).
[253] — — und C. H. Brilmayer: Klin. Wschr. **31**, 762 (1953).
[253a] Bremer, E., K. G. Ober und J. Zander: Arch. Gynäk. **81**, 96 (1951).
[254] Bret, A. J., M. Bardiaux et Molinier: Rev. franç. Gynec. **50**, 194 (1955).
[255] Breuer, H.: Biochem. Z. **327**, 6 (1955).
[256] — Naturwissenschaften **42**, 16 (1955).
[256a] — Acta endocr. (Kbh.) **26**, 322 (1957).
[257] — Nature (Lond.) **185**, 613 (1960).
[257a] — Arzneimittel-Forsch. **9**, 667 (1959).
[258] — Persönliche Mitteilung.
[258a] —, U. Dardenne and W. Nocke: Acta endocr. (Kbh.) **33**, 10 (1960).
[259] — and R. Knuppen: Nature (Lond.) **182**, 1512 (1958).
[260] — — zit. n. Breuer, Knuppen, Pangels: Acta endocr. (Kbb.) **30**, 247 (1959).
[261] —, and L. Nocke: Biochem. J. (Im Druck).
[262] —, R. Knuppen and G. Pangels: Acta endocr. (Kbh.) **30**, 247 (1959).
[263] —, W. Korus and H. Schriefers: IV. Internat. Kongreß Biochemie, Wien. In Biochemistry of Steroids, p. 232. New York: Pergamon Press 1958.
[264] —, and L. Nocke: Acta endocr. (Kbh.) **31**, 69 (1959).
[265] — — Biochim biophys. Acta **36**, 271 (1959).
[266] —, and W. Nocke: Acta endocr. (Kbh.) Suppl. **31**, 319 (1957).
[267] —, and L. Nocke: Acta endocr. (Kbh.) **29**, 489 (1958).

[268] BREUER, H., W. NOCKE and J. M. BAYER: III. Acta endocrinol. Congress, Leiden 1958.
[269] — —, G. GEISSLER und F. L. MITCHELL: Klin. Wschr. **35**, 672 (1957).
[270] —, L. NOCKE und R. KNUPPEN: Z. physiol. Chem. **311**, 275 (1958).
[271] — — — Naturwissenschaften **45**, 397 (1958).
[271a] —, and G. PANGELS: Biochim. biophys. Acta **36**, 572 (1959).
[271b] BREZINA, M., u. P. ZUMAN: Die Polarographie in der Medizin, Biochemie und Pharmazie. Leipzig: Akademische Verlagsgesellschaft 1956.
[271c] BRICAIRE, H., L. MOREAU, B. ELLISADE et J.-M. BOUVIER: Ann. Endocr. (Paris) **19**, 719 (1958)
[217d] —, J. GRAVELLAU et P. LAUDAT: Ann. Endocr. (Paris) **19**, 725 (1958).
[272] BRIMLEY, R. C., and F. C. BARRETT: Practical chromatography. London: Chapman and Hall 1953.
[273] BRINDEAU, A., H. HINGLAIS et M. HINGLAIS: C.R. Soc. biol. (Paris) **115**, 1509, 1510 (1934).
[273a] BRODY, S., and A. WESTMAN: Acta endocr. (Kbh.) **27**, 493 (1958).
[274] — — Acta endocr. (Kbh.) **28**, 39 (1958).
[274a] BROSIG, W., u. E. VOIT: Klin. Wschr. **29**, 214 (1951).
[274b] BROUHA, L.: Les Hormones sexuelles. Paris: Herrmann 1938.
[275] —, et H. SIMONNET: C.R. Soc. biol. (Paris) **96**, 1275 (1937).
[276] — — C. R. Soc. Biol. (Paris) **97**, 459 (1927).
[276a] — — C. R. Soc. Biol. (Paris) **99**, 41 (1928).
[276b] BROLIN, S. E., u. B. HELLMAN: Acta anat. (Basel) **20**, 155 (1954).
[276c] BROMHEAD, M., and P. G. ESPINASSE: Nature (Lond.) **171**, 46 (1953).
[276d] BROOKS, R. V., B. S. HETZEL, R. R. MC SWINEY and F. T. G. PRUNTY: J. Endocr. **15**, 320 (1957).
[277] BROWN, A. K., and W. W. ZUELZER: J. clin. Invest. **37**, 332 (1958).
[278] BROWN, B. T., J. FISHMAN and T. F. GALLAGHER: Nature (Lond.) **182**, 50 (1958).
[279] BROWN, J. B.: In Ciba Found. Coll. on Endocrinology **2**, 132 (1952).
[280] — J. Endocr. 8, 196 (1952).
[281] — Biochem. J. **60**, 185 (1955).
[281a] — Mem. Soc. Endocr. **3**, 1 (1955).
[282] — Lancet **268**, 320 (1955).
[283] — Lancet **270**, 704 (1956).
[284] — J. Endocr. **16**, 202 (1957).
[285] — Acta endocr. (Kbh.) Suppl. **31**, 29 (1957).
[286] — In CURRIE, A. R. (Edit.): Endocrine Aspects of Breast Cancer, p. 197. Edingburgh: Livingstone 1958.
[287] —, A. I. KLOPPER and J. A. LORAINE: Proc. roy. Soc. Med. **51**, 556 (1958).
[288] — Unveröffentlicht, zitiert nach BAULD and GREENWAY Nr. 107.
[288a] — zitiert nach LORAINE, Nr. 1255.
[289] —, and H. A. F. BLAIR: J. Endocr. **17**, 411 (1958).
[291] —, J. BRUCE, M. DOUGLAS, A. KLOPPER, J. A. LORAINE and J. A. STRONG: Acta endocr. (Kbh.) Suppl. **31**, 273 (1957).
[292] —, R. D. BULBROOK and F. C. GREENWOOD: J. Endocr. **16**, 41 (1957).
[293] — — — J. Endocr. **16**, 49 (1957).
[293a] —, C. W. A. FALCONER and J. A. STRONG: J. Endocr. **19**, 52 (1959).
[294] —, R. KELLAR and G. D. MATTHEW: J. Obstet. Gynaec. Brit. Emp. **66**, 177 (1959).
[295] —, A. I. KLOPPER and J. A. LORAINE: J. Endocr. **17**, 401 (1958).
[296] —, and G. F. MARRIAN: J. Endocr. **15**, 307 (1957).
[297] —, and B. SHORT: Report on the Brit. Emp. Cancer Campaign, Oestrogen Meth. Conf. London 12.—14. 6. 1956.
[298] BROWN, W. E., and J. T. BRADBURY: Trans. Amer. Soc. stud. Steril. **3**, 117 (1947).
[298a] — — Fertil. and Steril. **9**, 725 (1959).
[299] — — J. clin. Endocr. **9**, 725 (1949).
[299a] — — and E. C. JUNGCK: Amer. J. Obstet. Gynec. **65**, 733 (1953).
[300] BROWNE, J. S. L.: zit. bei COLLIP, J. B.: Calif. Med. **1**, 38 (1930).

[*301*] BROWNE, J. S. L.: Cand. J. Res., E 8, 180 (1933).
[*302*] —, J. S. HENRY and E. H. VENNING: J. clin. Invest. **17**, 503 (1938).
[*303*] — — — Amer. J. Obstet. Gynec. **38**, 927 (1939).
[*304*] — — — J. clin. Endocr. **7**, 446 (1947).
[*305*] —, and E. H. VENNING: Lancet **II**, 1507 (1936).
[*306*] BRUGGEN, J. T. VAN: Endocrinology **40**, 358 (1947).
[*307*] — J. Lab. clin. Med. **33**, 207 (1948).
[*308*] BRÜHL, R.: Klin. Wschr. 8, 1766 (1929).
[*309*] BRUNELLI, B.: Arch. int. Pharmacodyn. **49**, 262 (1934).
[*310*] BRUNS, P. D., and E. S. TAYLOR: Ann. N. Y. Acad. Sci. **75**, 785 (1959).
[*311*] BUCHER, N., and C. F. GESCHICKTER: Endocrinology **27**, 727 (1940).
[*311a*] — — J. clin. Endocr. **1**, 58 (1941).
[*311b*] BUCHHOLZ, R.: Geburtsh. u. Frauenheilk. **19**, 851 (1959).
[*311c*] BUCHHOLZ, H.-U.: Medizinische **24**, 906 (1957).
[*312*] BUCURA, C. J.: Z. Heilk. *28*, 147 (1907).
[*313*] BUDD, J. W.: Amer. J. Path. **13**, 660 (1937).
[*314*] BUDDENBROCK, W. VON: Vergleichende Physiologie der Hormone. Basel: Birkhäuser 1950.
[*315*] BUDY, A. M.: Fed. Proc. **12**, 306 (1953).
[*315a*] — Ann. N. Y. Acad. Sci.: **64**, 428 (1956).
[*316*] BÜHLER, F.: Z. ges. exp. Med. **86**, 650 (1933).
[*317*] — Dtsch. med. Wschr. **1939**, 1739.
[*318*] BUEHLER, H. J., P. A. KATZMAN, P. P. DOISY and E. A. DOISY: Proc. Soc. exp. Biol. (N. Y.) **72**, 297 (1949).
[*319*] — — and E. A. DOISY: Proc. Soc. exp. Biol. (N. Y.) **76**, 672 (1951).
[*320*] BÜLBRING, E., and J. H. BURN: J. Physiol. (Lond.) **85**, 320 (1935).
[*320a*] BULBROOK, R. D.: Persönliche Mitteilung.
[*320b*] —, L. M. FRANKS and F. C. GREENWOOD: Acta endocr. (Kbh.) **31**, 481 (1959).
[*321*] —, and F. C. GREENWOOD: J. Endocr. **13**, XXXIII (1956).
[*322*] — — Brit. med. J. **1**, 662 (1957).
[*323*] — — Acta endocr. Suppl. **31**, 324 (1957).
[*324*] — —, G. J. HADFIELD and E. F. SCOWEN: Brit. med. J. **11**, 7 (1958).
[*324a*] — — — — Brit. med. J. **11**, 12 (1958).
[*324b*] — — — — Brit. med. J. **11**, 15 (1958).
[*325*] — — — and A. H. SNAITH: Arch. Dis. Childh. **33**, 295 (1958).
[*326*] — — and P. C. WILLIAMS: In Currie, A. R. (Edit): Endocrine Aspects of Breast Cancer p. 181. Edinburgh: Livingstone 1958.
[*327*] — — — J. Endocr. **15**, 206 (1957).
[*328*] BULLOUGH, W. S.: Phil. Trans. B **231**, 453 (1946).
[*328a*] — J. Endocr. **6**, 340 (1950).
[*329*] — Ciba Found. Coll. on Endocrinology **6**, 278 (1953).
[*330*] — Vitam. and Horm. **13**, 261 (1955).
[*331*] BURGER, H.: Arch. Gynäk. **190**, 1 (1957).
[*332*] — Dtsch. med. Wschr. **83**, 1991 (1958).
[*333*] —, H. HAGER und G. ZIMMERMANN: Arch. Gynäk. **184**, 86 (1953).
[*334*] —, u. K. LEONHARDT: Arch. Gynäk. **181**, 300 (1952).
[*335*] BURKL, W., u. G. KELLNER: Z. Zellforsch. **40**, 361 (1954).
[*336*] BURROWS, H.: Biological Action of Sex Hormones. London: Cambridge University Press 1949.
[*337*] —, J. W. COOK and F. L. WARREN: Chem. and Ind. **14**, 1031 (1936).
[*337a*] —, and E. HORNING: Oestrogens and Neoplasia. Oxford: Blackwell 1952.
[*338*] BURSLEM, R. W., F. A. LANGLAY and A. S. WOODCOCK: Cancer Res. **7**, 522 (1954).
[*338a*] BURT, A. S., and B. CASTLEMANN: Cancer Res. **6**, 236 (1953).
[*338b*] BUSBY, T., and G. ANDERSON: Amer. J. Obstet. a. Gynec. **68**, 1391 (1954).
[*339*] BUSCHBECK, H.: Medizinische **1957 II**, 1523.
[*339a*] BÜSCHER, H. K., u. H. KAMIETH: Z. Urol. **49**, 337 (1956).
[*340*] BUSH, I. E.: Biochem. J. **50**, 370 (1952).
[*341*] — Biochem. J. **67**, 3 P. (1957).
[*342*] — Biochem. J. **71**, 33 P. (1959).

[342a] BUSH, I. E.: Bull. Soc. roy. belge Gynéc. Obstét. (im Druck).
[343] —, G. I. M. SWYER, M. I. STERN and M. L. N. WILLOUGHBY: J. Endocr. **15**, 430 (1957).
[343a] BUTOMO, W. Arch. Gynäk. **131**, 308 (1927).
[344] BUTENANDT, A.: Naturwissenschaften **17**, 879 (1929).
[345] — Dtsch. med. Wschr. **1929**, 2171.
[346] — Hoppe-Seylers Z. physiol. Chem. **191**, 140 (1930).
[346a] — Abh. Ges. Wiss. (Göttingen) **3**, 2 (1931).
[347] — Nature (Lond.) **130**, 238 (1932).
[348] — Naturwissenschaften **24**, 15 (1936).
[349] —, u. I. STÖRMER: Hoppe-Seylers Z. physiol. Chem. **208**, 129 (1932).
[350] —, u. J. S. L. BROWNE: Hoppe-Seylers Z. physiol. Chem. **216**, 49 (1933).
[351] —, u. C. GOERGENS: Hoppe-Seylers Z. physiol. Chem. **248**, 129 (1937).
[352] —, u. F. HILDEBRANDT: Hoppe-Seylers Z. physiol. Chem. **199**, 243 (1931).
[353] —, u. F. HOFSTETTER: Hoppe-Seylers Z. physiol. Chem. **259**, 222 (1939).
[354] —, u. H. JACOBI: Z. physiol. Chem. **218**, 104 (1933).
[355] —, u. E. L. SCHÄFFLER: Z. Naturforsch. **1**, 82 (1946).
[356] —, u. G. SCHRAMM: In Flaschenträger-Lehnartz: Physiologische Chemie **I**, 421, Berlin-Göttingen-Heidelberg: Springer 1951.
[356a] — — Hoppe-Seylers Z. physiol. Chem. **218**, 129 (1932).
[357] —, I. STÖRMER und U. WESTPHAL: Hoppe-Seylers Z. physiol. Chem. **208**, 149 (1930).
[358] —, W. FRIEDRICH und L. POSCHMANN: Ber. dtsch. chem. Ges. **75**, 1931 (1942).
[359] —, A. WOLFF u. P. KARLSON: Ber. dtsch. chem. Ges. **77**, 392 (1944).
[360] —, u. E. v. ZIEGNER: Hoppe-Seylers Z. physiol. Chem. **188**, 1 (1930).
[360a] BUZZI, A.: Folia ginec. **29**, 339 (1932).
[360b] —, e T. GHIDINI: Monit. ostet. gin. **22**, 131 (1951).
[361] BYRNES, W. W., and R. K. MEYER: Endocrinology **49**, 449 (1951).

[361a] CADILI, G.: Minerva chir. (Torino) **8**, 802 (1953).
[362] CADERAS DE KERLEAU, J., et C. S. JALLATTE: Gynéc. et Obstét. **50**, 318 (1951).
[362a] CAFFIER, P.: Z. Geburtsh. Gynäk. **120**, 361 (1940).
[363] CAHILL, G. F., R. F. LOEB, R. KURZROCK, A. P. STOUT and F. M. SMITH: Surg. Gynec. Obstet. *62*, 287 (1936).
[364] —, and J. N. ROBINSON: J. Urol. (Baltimore) **61**, 680 (1949).
[364a] CALDWELL, J., and B. P. WATSON: J. Geront. **7**, 228 (1952).
[365] CALLOW, R. K.: Brit. med. Bull. **11**, 126 (1955).
[366] CALLOW, N. H., and R. K. CALLOW: Biochem. J. **34**, 276 (1940).
[367] — — Biochem. J. **32**, 1312 (1938).
[368] — — and C. W. EMMENS: J. Endocr. **1**, 99 (1939).
[370] — — — J. Endocr. **2**, 88 (1940).
[371] CALLOW, R. K., and A. S. PARKES: J. Physiol. (Lond.) **87**, 28 P. (1936).
[372] CAMERON, C. B.: J. Endocr. **15**, 199 (1957).
[373] CAMPO DE HACHEN, C. P. DEL: Rev. Soc. argent. Biol. **27**, 276 (1951).
[374] — Rev. Med. legal. (Rosario) **42**, 75 (1952).
[374a] CANDIANI, G. B.: Ann. Ostet. **80**, 34 (1958).
[375] CANDIDO, R.: Arch. Ostet. Ginec. **7**, 36 (1943).
[376] — Arch. Ostet. Ginec. **57**, 141 (1952).
[377] CANTAROW, A.: Acta Un. int. Cancr. **13**, 740 (1957).
[379] —, K. E. PASCHKIS and A. E. RAKOFF: Science **101**, 558 (1945).
[380] — —, T. L. WILLIAMS and W. P. HAVENS jr.: Fed. Proc. **11**, 22 (1952).
[391] —, A. E. RAKOFF, K. E. PASCHKIS and L. P. HANSEN: Proc. Soc. exp. Biol. (N. Y.) **49**, 707 (1942).
[392] —, K. E. PASCHKIS, A. E. RAKOFF and L. P. HANSEN: Endocrinology **33**, 309 (1943).
[393] —, A. E. RAKOFF, K. E. PASCHKIS, L. P. HANSEN and A. A. WALKING: Endocrinology **31**, 515 (1942).
[394] — — — — — Proc. Soc. exp. Biol. (N. Y.) **52**, 256 (1943).
[395] —, and M. TRUMPER: Clinical Biochemistry, 3. Ed. p. 4. Philadelphia: Saunders 1945.

[395a] Carnes, W. H.: Proc. Soc. exp. Biol. (N. Y.) **45**, 502 (1940).
[395b] Carleson, R., O. Cassmer, E. Diczfalusy und J. Philipsson: In Vorbereitung.
[396] Carol, J., E. O. Haenni and D. Banes: J. biol. Chem. **185**, 267 (1950).
[397] —, J. C. Molitor and E. O. Haenni: J. Amer. pharm. Ass., pract. Pharm. Ed. **37**, 173 (1948).
[398] Caroli, J., D. Clément et A. Charbonnier: Concours méd. **72**, 4109 (1950).
[399] Cassidy, H. G.: Fundamentals of Chromatography. New York: Interscience Publ. 1957.
[400] Cassmer, O.: Acta endocr. (Kbh.) **1959** Suppl. 45.
[402] — Persönliche Mitteilung.
[402a] Castagna, P.: Ann. Ostet. **40**, 463 (1936).
[402b] Castellanos, H., and S. H. Sturgis: J. clin. Endocr. **18**, 1369 (1959).
[402c] Cavallero, C., e. F. Zandardi: Arch. Path. **55**, 142 (1953).
[403] Cernea, R.: Med. Klin. **40**, 169 (1944).
[404] Cervino, J. M., J. Morato Monaro, E. Pollak et A. Proto: Medicina (B. Aires) **7**, 468 (1947).
[405] Chambers, W. L.: J. clin. Endocr. **9**, 451 (1949).
[405a] Champy, C.: C. R. Soc. Biol. (Paris) **125**, 634 (1937).
[406] Chang, E., and T. L. Dao: Vortrag amer. endocrinol. Ges. Atlantic City 1959.
[407] Charbonnier, A., et D. Clément: Rev. int. Hepatol. **2**, 114 (1952).
[408] Cheng, E., L. Yoder, C. D. Story and W. Burroughs: Science **120**, 575 (1954).
[409] — — — — Ann. N. Y. Acad. Sci. **61**, 652 (1955).
[409a] Cherry, T. H., and M. J. Bernstein: Proc. Soc. exp. Biol. (N. Y.) **40**, 688 (1939).
[410] Child, G. P.: Fed. Proc. **15**, 409 (1956).
[410a] Chini, V.: Sem. Hôp. (Paris) **28**, 28 (1952).
[410b] Chosson, J., H. Serment, H. Ruf et J. L. Codaccioni: Ann. Endocr. (Paris) **19**, 734 (1958).
[411] Christiansen, E. G.: Dan. med. Bull. **3**, 229 (1956).
[412] — Thesis „The correlation between variations in the amount of estrogens and biological activity in the human serum". Copenhagen: Christreus 1956.
[413] — Ugeskr. Læg. **119**, 690 (1957).
[414] Chwalla, R.: Wien. med. Wschr. **104**, 891 (1954).
[415] Ciba Foundation Coll. on Endocrinology, Vol. I, Steroid-Hormones and Enzymes. London: Churchill 1952.
[415a] Cibert, J., J. Favre-Gilly, J. Traeger et L. Durand: Sang **23**, 541 (1952).
[416] Ciulla, U., R. Bevacqua e P. L. Mocchi: Ann. Ostet. **75**, 666 (1953).
[417] Claesson, L., and N.-Å. Hillarp: Acta physiol. scand. **13**, 115 (1947).
[418] — — Acta physiol. scand. **14**, 102 (1947).
[419] — — and B. Högberg: Acta physiol. scand. **29**, 329 (1952).
[420] —, E. Diczfalusy, N.-Å. Hillarp and B. Högberg: Acta physiol. scand. **16**, 183 (1949).
[422] Clarke, E., and H. Selye: J. Pharmacol. exp. Ther. **78**, 187 (1943).
[423] Clauberg, C.: Ovarium, Hypophyse, Placenta und Schwangerschaft in ihrer Beziehung zur Frauenheilkunde. In W. Stöckel, Handbuch der Gynäkologie Bd. IX, p. 109. München: Bergmann 1936.
[424] — Innere Sekretion der Ovarien u. der Placenta. Leipzig: J. A. Barth 1937.
[424a] — Arch. Gynäk. **161**, 141 (1936).
[425] Clayton, B. E., and G. F. Marrian: J. Endocr. **6**, 332 (1950).
[426] Clayton, G. W., J. D. Smith and H. S. Rosenberg: J. clin. Endocr. **18**, 1349 (1958).
[426a] Cofer, E. S., T. Porter and M. E. Davis: J. Nutr. **61**, 357 (1957).
[427] Cohen, A., J. W. Cook, C. L. Hewett and A. Girard: J. Chem. Soc. **6**, 653 (1934).
[428] Cohen, H., and R. W. Bates: J. clin. Endocr. **7**, 701 (1947).
[429] — — Endocrinology **44**, 317 (1949).
[430] — — Endocrinology **45**, 86 (1949).
[430a] — — Endocrinology **50**, 5 (1952).

[431] COHEN, S. L.: zit. n. KATZMAN et al. In: Recent Progr. Hormone Res. **9**, 45 (1954).
[432] — J. biol. Chem. **184**, 417 (1950).
[433] — J. biol. Chem. **192**, 147 (1951).
[434] —, and G. F. MARRIAN: Biochem. J. **28**, 1603 (1934).
[435] — — Biochem. J. **29**, 1577 (1935).
[436] — — Biochem. J. **30**, 57 (1936).
[437] — — and M. WATSON: Lancet **228**, 674 (1935).
[438] — — and A. D. ODELL: Biochem. J. **30**, 2250 (1936).
[438a] —, and I. B. ONESON: J. biol. Chem. **204**, 245 (1953).
[439] COHEN, W. D., N. HIGANO and R. W. ROBINSON: In Hormones and Atherosclerosis p. 443. New York: Hoeber 1959.
[440] Conference on Diabetes and Pregnancy. Lancet **2**, 833 (1955).
[441] COHN, E. J., L. E. STRONG, W. L. HUGHES jr., D. J. MULFORD, J. N. ASHWORTH, M. MELIN and H. L. TAYLOR: J. Amer. chem. Soc. **68**, 459 (1946).
[442] COLLE, E., R. A. ULSTROM, J. BURLEY and R. GUNVILLE: Vortrag amerik. endokrin. Ges. Atlantic City 1959.
[442a] COLLET, M. E., and C. H. PERES: C. R. Soc. Biol. **144**, 842 (1950).
[442b] — Amer. J. Obstet. Gynec. **42**, 93 (1941).
[443] COLLIP, J. B.: Canad. med. Ass. J. **22**, 215, 761 (1930).
[444] —, J. S. L. BROWNE and D. L. THOMSON: J. biol. Chem. **97**, 17 P. (1932).
[445] —, D. L. THOMSON, J. S. L. BROWNE, M. K. MCPHAIL and J. E. WILLIAMSON: Endocrinology **15**, 315 (1931).
[445a] COMNINOS, A. C.: Obstet. Gynec. Surv. **7**, 260 (1956).
[446] CONSDEN, R., A. H. GORDON and A. J. P. MARTIN: Biochem. J. **38**, 224 (1944).
[447] CONTI, C., S. CALTABIANO e C. VALLERINI: Rass. Fisiopat. clin. ter. **24**, 355 (1952).
[448] —, A. MARINOSCI, A. IPPOLITO, P. D. RICCI e G. F. MAZZUOLI: Folia endocr. (Pisa) **8**, 709 (1955).
[449] —, A. MARINOSCI e G. F. MAZZUOLI: Folia endocr. (Pisa) **8**, 383 (1955).
[450] — — — Folia endocr. (Pisa) **8**, 685 (1955).
[450a] COOK, J. W., E. C. DODDS, C. L. HEWETT and W. LAWSON: Proc. roy. Soc. B **114**, 272 (1934).
[451] COPPEDGE, R. L., A. SEGALOFF and H. P. SARETT: J. biol. Chem. **182**, 181 (1950).
[452] —, A. SEGALOFF, H. P. SARETT and A. M. ALTSCHUL: J. biol. Chem. **173**, 431 (1948).
[452a] COREY, E. L.: Amer. J. Physiol. **105**, 24 (1933); **132**, 446 (1941).
[452b] —, and S. W. BRITTON: Amer. J. Physiol. **107**, 207 (1934).
[452c] CORIAT, L., and K. GRUPPER: Act. dermo. -sifiliogr. (Madr.) **45**, 229 (1954).
[453] CORNER, G. W.: Physiol. Rev. **18**, 154 (1938).
[454] — Bull. Johns Hopk. Hosp. **67**, 407 (1940).
[455] — The Hormones in Human Reproduction. Princeton: Univ. Press. 1947.
[456] COSTELLO, C. H., and E. V. LYNN: J. Amer. Pharm. Ass., Pract. Pharm. Ed. **39**, 177 (1950).
[456a] COURCY, C. DE, I. E. BUSH, C. H. GRAY and J. B. LUNNON: J. Endocr. **9**, 401 (1953).
[457] COURRIER, R.: Arch. Biol. (Liège) **34**, 369 (1924).
[458] — Endocrinologie de la Gestation. Paris: Masson 1945.
[459] — Vitam. and Horm. **8**, 179 (1950).
[460] — Acta anat. (Basel) **4**, 94 (1947).
[461] —, A. HOREAU et J. JACQUES: C. R. Acad. Sci. (Paris) **224**, 1401 (1947).
[462] — — — C. R. Acad. Sci. (Paris) **233**, 1542 (1951).
[463] COURTOIS, J., et B. AUBRY: Bull. Féd. Gynéc. Obstét. franç. **6**, 617 (1954).
[463a] — — In: La Fonction Luteale. p. 120. Paris: Masson 1955.
[464] CRAIG, L. C., and D. CRAIG: In: Techniques of Organic Chemistry Weissberger, Interscience N. Y. **3**, 171 (1950).
[465] — J. biol. Chem. **155**, 519 (1944).
[466] —, W. HAUSMANN, E. H. AHRENS jr. and E. J. HARFENIST: Analyt. Chem. **23**, 1236 (1951).
[467] CRAMER, F.: Papierchromatographie, 2. Aufl. Weinheim: Verlag Chemie 1958.

[468] Cramer, H., u. W. Eschbach: Z. Geburtsh. Gynäk. **149**, 196 (1958).
[469] —, u. G. P. Wildner: Arch. Geschwulstforsch. **6**, 36 (1953).
[469a] Crane, J. and D. Rosenbloom: J. Urol. (Baltimore) **53**, 411 (1945).
[470] Crelin, E. S., and J. T. Wolstenholme: Cancer Res. **11**, 212 (1951).
[470a] Crepy, O.: Scand. Arch. Physiol. **1**, 427 (1947).
[470b] Cretius, K.: Fortschr. Geburtsh. Gynäk. Vol. 7, p. 29, Basel: Karger 1958.
[471] Cuboni, E.: Klin. Wschr. **13**, 302 (1934).
[472] Cunningham, B., and H. H. Kuhn: Proc. Soc. exp. Biol. (N. Y.) **48**, 314 (1941).
[472a] Curnow, D. H., and E. G. Dodds: In Ciba Found. Coll. on Endocrinology. **1**, 249 (1952).
[472b] Currie, A. R. (Edit.): Endocrine Aspects of Breast Cancer. Edinburgh: Livingstone 1958.
[473] Curtis, J. M., and E. A. Doisy: J. biol. Chem. **91**, 647 (1931).
[474] —, E. J. Umberger and L. F. Knudsen: Endocrinology **40**, 231 (1947).
[475] Curtius, F., u. K. H. Krüger: Das vegetativ-endokrine Syndrom der Frau. Wien: Urban u. Schwarzenberg 1952.
[475a] Csapo, A.: Nature (Lond.) **162**, 218 (1948).
[476] — Recent Progr. Hormone Res. **12**, 405 (1956).

[476a] Dahlberg, G.: J. Obstet. Gynaec. Brit. Emp. **42**, 953 (1953).
[477] Damm, P. N.: Menstruationsstörungen hormonalen Ursprungs. Kopenhagen: J. Tanums Førlag 1936.
[478] Dancis, J., W. L. Money, G. P. Condon and M. Levitz: J. clin. Invest. **37**, 1373 (1958).
[478a] Daniel, C., A. Crainiceanu et L. Mavromati: C. R. Soc. Biol. (Paris) **106**, 997 (1931).
[479] Danneberg, P.: Arzneimittelforsch. **1**, 339 (1951).
[480] Dao, T. L. Y.: Science **118**, 21 (1953).
[481] — Endocrinology **61**, 242 (1957).
[483] Darby, H. H., and D. Childs: Science **93**, 115 (1941).
[483a] Daron, G. H.: Amer. J. Anat. **58**, 349 (1936).
[484] David, K.: Acta brev. neerl. Physiol. **4**, 64 (1934).
[484a] — Acta brev. neerl. Physiol. **4**, 63 (1934).
[485] — Acta brev. neerl. Physiol. **8**, 211 (1938).
[485a] —, J. Freud and S. E. de Jongh: Biochem. J. **28**, 1360 (1934).
[486] Davies, J. N. P.: Brit. med. J. **II**, 676 (1949).
[487] Davis, J. S.: Proc. Soc. exp. Biol. (N.Y.) **95**, 247 (1957).
[487a] Davis, M. E., and B. E. Hulit: J. clin. Endocr. **9**, 714 (1949).
[488] —, F. E. Kelsey, N. W. Fugo, J. E. Loucks, E. N. Horner and P. Voskuil: Proc. Soc. exp. Biol. (N. Y.) **74**, 501 (1950).
[489] —, and E. J. Plotz: Amer. J. Obstet. Gynec. **76**, 939 (1958).
[490] — —, G. V. Le Roy, R. G. Gould and H. Werbin: Amer. J. Obstet. Gynec. **72**, 740 (1956).
[490a] Dean, A. L., J. C. Abels and H. C. Taylor: J. Urol. (Baltimore) **53**, 647 (1945).
[491] Deane, H. W.: Amer. J. Anat. **91**, 363 (1952).
[491a] —, and A. M. Seligman: Vitam. and Horm. **11**, 173 (1953).
[492] Debiasi, E.: Arch. Ostet. **6**, 169 (1942).
[492a] Debrunner, H. U.: Schweiz. Z. allg. Path. **16**, 695 (1953).
[493] Decio, R.: Riv. Ostet. Ginec. **8**, 687 (1953).
[494] Declerck, P.: Bull. Soc. roy. belge Gynéc. et Obstét. **26**, 493 (1956).
[495] — In J. Snoek: Le Placenta humain, p. 515. Paris: Masson et Cie 1958.
[496] Decourt, J. M., M.F. Jayle, G.H. Lavergne et J. P. Michard: Ann. Endocr. (Paris) **11**, 571 (1950).
[497] Del Castillo, E. B. e J. Argonz: Acta physiol. lat.-amer. **3**, 85 (1953).
[498] —, F. A. de la Balze y J. Reforzo-Membrives: Medicina (Méx.) **4**, 176 (1944).
[498a] La Delfa, A.: Riv. ital. Ginec **21**, 234 (1938), Ber. ges. Gynäk. Geburtsh. **38**, 177 (1939).

[499] D'ELIA, O.: Endocr. Sci. Cost. **20**, 393 (1951).
[500] DE MEIO, R. H., C. LEWYCKA, M. WIZERKANIUK and O. SALCIUNAS: Biochem. J. **68**, 1 (1958).
[501] —, A. E. RAKOFF, A. CANTAROW and K. E. PASCHKIS: Endocrinology **43**, 97 (1948).
[502] —, M. WIZERKANIUK and E. FABIANI: J. biol. Chem. **203**, 257 (1953).
[503] DEMPSEY, E. W., and D. L. BASSET: Endocrinology **33**, 384 (1943).
[504] —, and G. B. WISLOCKI: Endocrinology **35**, 409 (1944).
[505] — — Physiol. Rev. *26*, 1 (1946).
[505a] DESCLIN, L.: C. R. Soc. Biol. (Paris) **143**, 1004 (1949).
[507] DEVIS, R.: Ann. Endocr. (Paris) **10**, 173 (1949).
[508] —, et M. DEVIS-VAN DEN EECKHOUDT,: C. R. Soc. Biol. (Paris) **140**, 1090 (1946).
[509] DHÉRÉ, CH., et L. LASZT: C. R. Acad. Sci. (Paris) **224**, 681 (1947).
[510] DICZFALUSY, E.: Acta endocr. (Kbh.) Suppl. **12**, XII (1953).
[511] — Geburtsh. u. Frauenheilk. **13**, 14 (1953).
[512] — Acta endocr. (Kbh.) **15**, 317 (1954).
[513] — Acta endocr. (Kbh.) **17**, 58 (1954).
[514] — Endocrinology **54**, 471 (1954).
[515] — Acta endocr. (Kbh.) **20**, 216 (1955).
[516] — Mem. Soc. Endocr. **3**, 56 (1955). Edit. P. Eckstein and S. Zuckerman, Cambridge Univ. Press.
[517] — Ciba Found. Coll. on Endocrinology **11**, 336 (1957).
[518] — Acta endocr. (Kbh.) Suppl. **31**, 11 (1957).
[519] — Bull. Soc. roy. belge, Gynéc. et Obstét. **28**, 459 (1958).
[520] — Unveröffentlicht.
[521] —, O. CASSMER, C. ALONSO und M. DE MIGUEL: IV. Internat. Kongreß Biochemie, Wien 1958. In Biochemistry of Steroids. New York: Pergamon Press. 1958.
[521a] — und E. AXELSON: Unveröffentlicht.
[523] —, G. BIRKE, C. FRANKSSON, J. HELLSTRÖM, S. HULTBERG, L.-O. PLANTIN and A. WESTMAN: In CURRIE, A. R., Editor Endocrine Aspects of Breast Cancer p. 186, Edinburgh: Livingstone 1958.
[524] —, u. J. B. BROWN: In Vorbereitung.
[525] —, O. CASSMER, B. MARTINSEN und J. KÖNYVES: In Vorbereitung.
[526] —, L. ENGSTRÖM u. E. MENINI: In Vorbereitung.
[526a] —, u. C. FRANKSSON: Unveröffentlicht.
[527] —, u. HAGBARD: Unveröffentlicht.
[528] —, u. M. HALLA: Acta endocr. (Kbh.) **27**, 303 (1958).
[529] —, and P. LINDKVIST: Acta endocr. (Kbh.) **22**, 203 (1956).
[530] —, and R. LUFT: Acta endocr. (Kbh.) **9**, 327 (1952).
[531] —, and A.-M. MAGNUSSON: Acta endocr. (Kbh.) **28**, 169 (1958).
[532] — —, L. NILSSON and A. WESTMAN: Endocrinology **60**, 581 (1957).
[532a] —, B. MARTINSEN und C. FRANKSSON: Vortrag I. Internat. Congr. Endocrinology, Kopenhagen 18.—23. Juli 1960.
[533] —, and A.-M. VON MÜNSTERMANN: Acta endocr. (Kbh.) **32**, 195 (1959).
[534] —, G. NOTTER, F. EDSMYR and A. WESTMAN: J. clin. Endocr. **19**, 1230 (1959).
[535] —, K.-G. TILLINGER, A. WESTMAN, M. BARR and J. LIND: In Vorbereitung.
[536] —, E. MENINI, K.-G. TILLINGER and A. WESTMAN: Acta endocr. (Kbh.) **30**, 539 (1959).
[537] —, L.-O. PLANTIN, G. BIRKE and A. WESTMAN: Acta endocr. (Kbh.) **18**, 356 (1955).
[538] —, K.-G. TILLINGER and A. WESTMAN: Acta endocr. (Kbk.) **26**, 303 (1957).
[539] — — — Acta endocr. (Kbh.) **26**, 313 (1957).
[540] —, and A. WESTMAN: Acta endocr. (Kbh.) **21**, 321 (1956).
[541] DIECKMANN, H.: Virchows Arch. path. Anat. **256**, 321 (1925).
[541a] DIEKE, W.: Zbl. Gynäk. **78**, 889 (1956).
[541b] DIGNAN, W. S., J. VOSKIAN and N. S. ASSALI: J. clin. Endocr. **16**, 1032 (1956).

[542] DINGEMANSE, E.: Acta neerl. pharmacol. physiol. 2, 12 (1932).
[543] —, J. FREUD, S. E. DE JONGH und E. LAQUEUR: Arch. Gynäk. **141**, 225 (1930).
[544] —, S. E. DE JONGH, S. KOBER und E. LAQUEUR: Dtsch. med. Wschr. **1930**, 301.
[545] —, and E. LAQUEUR: Amer. J. Obstet. Gynec. **33**, 1000 (1937).
[546] — — Ned. T. Geneesk. **83**, 3582 (1939).
[547] — — Ned. T. Geneesk. **84**, 3287 (1940).
[548] — — J. Urol. (Baltimore) **44**, 530 (1940).
[549] — — Ned. T. Geneesk. **1**, 767 (1929).
[550] — — and O. MÜHLBOCK: Nature (Lond.) **141**, 927 (1938).
[550a] — — — Mschr. Geburtsh. Gynäk. **109**, 37 (1939).
[551] —, and R. TYSLOWITZ: Endocrinology **28**, 450 (1941).
[552] DIRSCHERL, W.: HOPPE-SEYLERS Z. physiol. Chem. **239**, 49 (1936).
[553] — Wirkungsweise der Steroidhormone. 5. Coll. dtsch. Ges. Phys. Chem., Mosbach 1954. Berlin-Göttingen-Heidelberg: Springer 1955.
[554] — Über die Einwirkung von Steroiden auf Gewebsstoffwechsel und Fermente. Erg. Physiol., Bd. 48. Berlin-Göttingen-Heidelberg: Springer 1955.
[555] — Augsburger Fortb. prakt. Med. 10. Vortr. 1955.
[556] —, H. U. BERGMEYER und W. KRÜSENKEMPER: Biochem. Z. **322**, 263 (1952).
[557] —, u. U. DARDENNE: Biochem. Z. **325**, 195 (1954).
[558] —, u. H. SCHRIEFERS: In SEITZ-AMREICH: Biologie und Pathologie des Weibes. Erg. Bd. II p. 475: Fermente.
[559] — — and H. BREUER: Acta endocr. (Kbh.) **20**, 181 (1955).
[560] DJERASSI, C., G. ROSENKRANZ, J. ROMO, J. PATAKI and S. KAUFMANN: J. Amer. chem. Soc. **72**, 4540 (1950).
[561] —, and C. R. SCHOLZ: J. org. Chem. **13**, 697 (1948).
[562] DOBRINER, K., E. R. KATZENELLENBOGEN and R. N. JONES: Infrared Absorption Spectra of Steroids. An Atlas. New York: Interscience Publ. 1953.
[563] —, and S. LIEBERMAN: In: GORDON, F. S. (Edit.): Symposion on Steroid Hormones. Madison: The Univ. of Wisconsin Press 1950.
[564] DOCKERTY, M. B.: In MEIGS-STURGIS: Progress in Gynaecology, Vol. II, p. 38. New York: Grune and Stratton 1950.
[564a] DODDS, C., O. GARROD and S. A. SIMPSON: Ann. Rev. Med. **7**, 41 (1956).
[564b] DODDS, C.: Biochemical contributions to Endocrinology. Stanford, California: Stanford University Press 1957.
[564c] — Acta scient. et indust. **1**, 605 (1938).
[564d] — Vitam. and Horm. **2**, 353 (1944).
[564e] DÖRING, G. K.: Arch. Gynäk. **182**, 746 (1953).
[565] — Arch. Gynäk. **184**, 51 (1953).
[565a] —, u. E. FEUSTEL: Klin. Wschr. **31 II**, 1000 (1953).
[565b] — — Medizinische **51**, 1713 (1954).
[565c] — — Arch. Gynäk. **184**, 522 (1954).
[565d] —, H. H. LOESCHKE und B. OCHWADT: Pflüg. Arch. ges. Physiol. **252**, 216 (1950).
[565e] —, u. E. SCHAEFERS: Arch. Gynäk. **179**, 585 (1951).
[566] DOHAN, F. C., E. M. RICHARDSON, L. W. BLUEMLE jr. and P. GYÖRGY: J. clin. Invest. **31**, 481 (1952).
[567] —, E. ROSE, J. W. EIMAN, E. M. RICHARDSON and H. ZINTEL: J. clin. Endocr. **13**, 415 (1953).
[568] DOHRN, M.: Klin. Wschr. **6**, 359 (1927).
[569] —, and W. HOHLWEG: Proc. II. Internat. Congr. Sex Res. London: Oliver and Boyd 1930.
[570] —, u. W. FAURE: Klin. Wschr. **7**, 943 (1928).
[580] — —, H. POLL and W. BLOTEVOGEL: Med. Klin. **22**, 1417 (1926).
[590] DOISY, E. A.: Proc. Inst. Med. Chicago **6**, 219 (1927).
[591] — Endocrinology **30**, 933 (1942).
[592] — Biol. Sympos. **9**, 21 (1942), J. Catell Press, Lancaster (Pens.)

[593] Doisy, E. A. jr., B. C. Bocklage, N. H. Shen and A. F. Valcourt: Science **116**, 520 (1952).
[594] Doisy, E. A., J. O. Ralls, E. Allen and C. G. Johnston: J. biol. Chem. **61**, 711 (1924).
[595] —, and S. A. Thayer: J. biol. Chem. **91**, 641 (1931).
[596] — — and J. T. van Bruggen: Fed. Proc. **1**, 202 (1942).
[597] — —, L. Levin and J. M. Curtis: Proc. Soc. exp. Biol. (N. Y.) **28**, 88 (1930).
[598] —, C. D. Veler and S. A. Thayer: Amer. J. Physiol. **90**, 329 (1929).
[599] — — — J. biol. Chem. **86**, 499 (1930).
[600a] Dominguez, W. N.: Sem. méd. (B. Aires) **98**, 572 (1951).
[601] Donahue, J. K.: Endocrinology **27**, 149 (1940).
[601a] Donato, L., e G. Turchetti: Folia endocr. (Pisa) **7**, 547 (1954).
[602] — — Acta med. scand. **152**, 223 (1955).
[602a] Dörffler, P., u. H.-J. Staemmler: Z. Geburtsh. Gynäk. **149**, 1 (1957).
[602b] Dontenwill, W., u. H. Wulf: Zbl. allg. Path. path. Anat. **95**, 138 (1956).
[602c] Dopereiro, J. M., Trincado y F. Pérez de Castro y Pérez: Rev. españ. obst. y ginec. **9**, 222 (1950).
[603] Dorfman, R. I.: Persönliche Mitteilung (s. Longchampt at al. p. 81).
[604] — Science **92**, 585 (1940).
[605] — Steroids and Tissue Oxydation. In: Vitam. and Horm. **10**, 331 (1952).
[606] — Ann. Rev. Biochem. **26**, 523 (1957).
[607] — Vortrag IV. Internat. Kongr. Biochem. Wien 1958. Sympos. 4, Reprint 10. In: Biochemistry of Steroids. New York: Pergamon Press 1958.
[608] — Amer. J. Med. **21**, 679 (1956).
[610] —, and A. S. Dorfman: Endocrinology **42**, 85 (1948).
[611] — — Endocrinology **53**, 301 (1953).
[612] —, and W. U. Gardner: Endocrinology **34**, 421 (1944).
[612a] —, T. F. Gallagher and F. C. Koch: Endocrinology **19**, 33 (1935).
[613] —, W. W. Greulich and C. I. Solomon: Endocrinology **21**, 741 (1937).
[615] —, and J. B. Hamilton: Endocrinology **25**, 33 (1939).
[615a] —, B. L. Rubin, A. S. Dorfman and L. Black: Ciba Found. Coll. on Endocrinology **2**, 146 (1952).
[616] —, and F. Ungar: Metabolism of Steroid Hormones. Minneapolis: Burgess Publ. 1953.
[617] Dowben, R. M., and J. L. Rabinowitz: Nature (Lond.) **178**, 696 (1956).
[618] Drill, V. A., and C. A. Pfeiffer: Endocrinology **38**, 300 (1946).
[619] —, and B. Riegel: Recent Progr. Hormone Res. **14**, 50 (1958).
[619a] Druckrey, H.: Dtsch. med. Wschr. **62 I**, 717 (1936).
[619b] —, P. Danneberg und D. Schmähl: Naturwissenschaften **38**, 381 (1952).
[620] Dubrausky, V.: Die Erkrankungen der Eierstöcke mit innersekretorischer Funktion. In: Antoine: Klinische Fortschritte Gynäkologie. Wien: Urban und Schwarzenberg 1954.
[620a] —, u. P. Stoll: Arch. Gynäk. **187**, 650 (1956).
[620b] Dunn, C. W.: Endocrinology **22**, 374 (1938).
[620c] Dücker, H.: Leistungssteigerung durch Keimdrüsenhormone. München: J. A. Barth 1957.
[620d] Dunaif, C. B., and J. C. Finerty: J. Invest. dermat. **15**, 363 (1950).
[621] Dutton, G. J.: Biochem. J. **64**, 693 (1956).
[621a] — Biochem. J. **71**, 141 (1959).
[623] Dutton und Storey: Biochem. J. **48**, XXIX (1951).
[624] — — Biochem. J. **57**, 275 (1954).
[625] Dux, K., B. Narbutt and B. Buntner: Pol. Arch. Med. wewnęt. **26**, 13 (1956) —. Excerpta med. (Amst.) Sect. III **11**, 35 (1957).
[626] Dworzak, H., u. K. Podleschka: Arch. Gynäk. **154**, 441 (1933).
[627] Dziewiatowski, D. D., and H. B. Lewis: J. biol. Chem. **153**, 49 (1944).

[629] Eberlein, W. R., A. M. Bongiovanni and C. M. Francis: J. clin. Endocr. **18**, 1274 (1958).
[630] Eder, H. A.: Recent Progr. Hormone Res. **14**, 405 (1958).

[630a] Eder, H. A.: In Hormones and Atherosclerosis. p. 335, G. Pincus Edit. New York: Academic Press 1959.
[631] Edgren, R. A.: Endocrinology **62**, 689 (1958).
[631a] Edwards, M. S., C. H. Gray and M. E. Wood: J. Endocr. **6**, 440 (1950).
[631b] Edwards, R. A., M. R. Shimkin and J. S. Shaver: J. Amer. med. Ass. **11**, 412 (1938).
[632] Effkemann, G.: Zbl. Gynäk. **65**, 338 (1941).
[632a] — Arch. Gynäk. **169**, 307 (1939).
[633] Eichenberger, E.: Gynaecologia (Basel) **128**, 22 (1949).
[634] —, u. K. Hofmann: Gynaecologia (Basel) **133**, 129 (1952).
[635] —, u. O. Käser: Gynaecologia (Basel) **127**, 255 (1949).
[635a] Eichner, F. A. C. S., G. G. Goler, J. Reed and M. B. Gordon: Amer. J. Obstet. Gynec. **61**, 253 (1951).
[636] Eik-Nes, K., J. A. Schellman, R. Lumry and L. T. Samuels: J. biol. Chem. **206**, 411 (1954).
[637] Eilert, M. L.: Amer. Heart. J. **38**, 472 (1949).
[639] Eisenstadt, H. B., and J. L. Petry: J. Urol. (Baltimore) **78**, 428 (1957).
[639a] Elert, R.: Arch. Gynäk. **183**, 48 (1952).
[640] — Schweiz. med. Wschr. **27**, 1090 (1946).
[640a] Eller, J. J.: Arch. Derm. Syph. (Berl.) **59**, 449 (1949).
[641] Elsässer, G., u. H. Siebke: Arch. Psychiatr. Nervenkrankheiten **188**, 218 (1952).
[641a] Elsner, P., u. O. Hornykiewicz: Arch. Gynäk. **185**, 251 (1954).
[642] Elseviers Encyclopaedia of Organic Chemistry. F. Radt Edit., Series III, Vol. 14, Suppl. Steroids. Edit. by A. Georg. New York: Elsevier Publ. Comp. 1956.
[642a] Emerson, K., and A. G. Jessiman: New Engl. J. Med. **254**, 252 (1956).
[642b] Emmelot, P., et L. Bosch: Rec. Trav. chim. Pays-Bas **73**, 874 (1954).
[642c] Emge, L. A.: Obstet. und Gynec. **1**, 511 (1953).
[643] Emmens, C. W.: Spec. Rep. Ser. Med. Res. Council, London Nr. 234, 1939.
[644] — J. Endocr. **1**, 373 (1939).
[645] — J. Physiol. (Lond.) **94**, 22 P. (1939).
[646] — J. Endocr. **2**, 444 (1942).
[647] — J. Endocr. **3**, 174 (1942).
[648] — J. Endocr. **5**, 75 P. (1948).
[649] — (Edit.) Hormone Assay. New York: Academic Press 1950
[650] — J. Endocr. **6**, 302 (1950).
[651] — Vortrag I. Internat. Congr. Endocrinology, Kopenhagen 18. bis 23. Juli 1960.
[651a] —, R. I. Cox and L. Martin: J. Endocr. **18**, 372 (1959).
[652] —, and A. J. Parkes: Vitam. and Horm. **5**, 233 (1947).
[653] Eng, H.: Klin. Wschr. **15 I**, 349 (1936).
[654] — Zur Kenntnis des Oestrins im männl. Organismus, Oslo: J. G. Tanum Förlag 1937.
[655] Engberg, H.: Proc. roy. Soc. Med. **42**, 652 (1949).
[655a] Engbring, N. H., and W. W. Engstrom: J. clin. Endocr. **19**, 783 (1954).
[657] Engel, L. L.: Recent Progr. Hormone Res. **5**, 335 (1950).
[658] — Ciba Found. Coll. on Endocrinology **2**, 103 (1952) Diskussionsbemerkung.
[658a] — Ciba Found. Coll. on Endocrinology **2**, 307 (1952) Diskussionsbemerkung.
[659] — Report of the Brit. Emp. Cancer Campaign, London 1956.
[660] — Persönliche Mitteilung.
[661] — Cancer Res. **10**, 711 (1957).
[661a] — Recent. Progr. Hormone Res. **12**, 399 (1956). Diskussionsbemerkung.
[661b] — Vitam. and Horm. **17**, 205 (1959).
[664] —, B. Baggett and P. Carter: Endocrinology **61**, 113 (1957).
[665] — — and M. Halla: Biochim. biophys. Acta **30**, 435 (1958).
[666] —, M. Lance, G. Ekman, K. H. Spaulding, P. Carter and I. T. Nathanson: Ciba Found. Coll. on Endocrinology **2**, 274 (1952).
[667] —, H. R. Patterson, H. Wilson and M. Schinkel: J. biol. Chem. **183**, 47 (1950).

[669] ENGEL, L. L., W. R. SLAUNWHITE jr., P. CARTER, G. EKMAN, P. C. OLMSTED and I. T. NATHANSON: Ciba Found. Coll. on Endocrinology **2**, 123 (1952).

[670] — — — and I. T. NATHANSON: J. biol. Chem. **185**, 255 (1950).

[671] — — — and P. C. OLMSTED: J. biol. Chem. **191**, 621 (1951).

[672] — — — — and I. T. NATHANSON: Ciba Found. Coll. on Endocrinology **2**, 104 (1952).

[673] ENGEL, P.: Endocrinology **35**, 70 (1944).

[673a] —, u. E. NAVRATIL: Biochem. Z. **292**, 434 (1937).

[674] —, and E. ROSENBERG: Endocrinology **37**, 44 (1945).

[675] ENGELHART, E.: Zbl. Gynäk. **61**, 1098 (1937).

[676] ENGLE, E. T.: J. clin. Endocr. **4**, 567 (1944).

[677] — Recent Progr. Hormone Res. **11**, 291 (1955).

[678] —, and G. PINCUS (Edit.): Hormones and the Aging Process. New York: Academic Press 1956.

[679] ENGSTROM, W. W., and B. MARKARDT: J. clin. Endocr. **14**, 215 (1954).

[679a] — — and A. LIEBMAN: Proc. Soc. exp. Biol. (N. Y.) **81**, 582 (1952).

[680] ERLANGER, B. F., F. BOREK, S. M. BEISER and S. LIEBERMAN: J. biol. Chem. **234**, 1090 (1959).

[680a] ERNOULD, H.-J., et A. STEENEBRUGGEN: Ann. Endocr. (Paris) **19**, 740 (1958).

[681] ESCHBACH, W., u. E. NEGELEIN: Arch. Gynäk. **188**, 84 (1956).

[682] — — Arch. Geschwulstforsch. **12**, 390 (1958).

[684] ESKIN, I. A., V. J. KAZHDAN and O. V. SVIATUKHINA: Probl. Endocr. Gormonoter. **1**, (6), 80 (1955).

[685] —, N. V. MIKHAILOWA, O. V. SVIATUKHINA and M. E. CHEBAN: Bjull. e̊ksp. Biol. Med. **38**, 58 (1954).

[685a] EUFINGER, H., u. K. THURAU: Arch. klin. Chir. **281**, 573 (1956).

[686] EVANS, J. S., R. F. VARNEY and F. C. KOCH: Endocrinology **28**, 747 (1941).

[687] EVANS, J. M., P. J. YOUNG, R. HERTZ, W. W. TULLNER, G. WILLMER and O. WOOD: J. clin. Endocr. **12**, 495 (1952).

[687a] EVERETT, J. W.: Endocrinology **41**, 364 (1947).

[687b] Expert Commité on biological Standardisation 6. — 11. 11. 1950 Genf.

[688] EZES, H.: Ann. Endocr. (Paris) **14**, 463 (1953).

[689] FALCK, B.: Acta endocr. (Kbh.) **12**, 115 (1953).

[689a] FALK, H. L., and R. D. H. HEARD: Zit. bei Nr. [902].

[690] FANARD, A., et J. DUBUISSON: Bull. Féd. Gynéc. Obstét franç. **4**, 508 (1952).

[690a] FAUST, E. S.: Schweiz. med. Wschr. **6**, 575 (1925).

[690b] FAUVET, E.: Arch. Gynäk. **171**, 342 (1941).

[691] FEE, A. R., G. F. MARRIAN and A. S. PARKES: J. Physiol. (Lond.) **67**, 377 (1929).

[691a] FELDMAN, J. D.: Amer. J. Physiol. **191**, 301 (1957).

[692] FELLNER, O. O.: Zbl. allg. Path. path. Anat. **23**, 673 (1912).

[693] — Arch. Gynäk. **100**, 641 (1913).

[694] — Arch. ges. Physiol. **189**, 199 (1921).

[695] — Biochem. Z. **147**, 185 (1924).

[696] — Med. Klin. **22**, 1886 (1926).

[697] FELS, E.: Arch. Gynäk. **130**, 606 (1927).

[698] — Zbl. Gynäk. **53**, 466 (1929).

[698a] — Zbl. Gynäk. **54**, 2191 (1930).

[698b] FERIN, J.: Rev. belge Sci. méd. **13**, 177 (1941).

[698c] FERGUSSON, J. D. and L. M. FRANKS: Brit. J. Surg. **40**, 422 (1953).

[698d] FERIN, J.: Ann. Endocr. (Paris) **14**, 919 (1953).

[699] FERNÖ, O., H. FEX, B. HÖGBERG, T. LINDEROT, S. VEIGE and E. DICZFALUSY: Acta chem. scand. **12**, 1675 (1958).

[700] FERRARIS, G.: Minerva ginec. (Torino) **4**, 654 (1952).

[701] FERRET, P.: Brit. J. exp. Path. **31**, 590 (1950).

[702] FEUCHTINGER, O.: Münch. med. Wschr. **88 II**, 914 (1941).

[702a] FEYRTER, F.: Virchows Arch. path. Anat. **321**, 134 (1952).

[703] FEVOLD, H. L.: Endocrinology **28**, 33 (1941).

[704] Fevold, H. L., F. L. Hisaw and R. O. Greep: Amer. J. Physiol. **114**, 508 (1936).
[704a] Fichera, G.: Arch. ital. Biol. **43**, 405 (1905).
[705] Fieser, L. F., and M. Fieser: Natural Products Related to Phenanthrene. 3. Edit. New York: Reinhold Publ. 1949.
[705a] — Steroids. New York: Reinhold Publ. 1959.
[706] Finkelstein, M.: Proc. Soc. exp. Biol. (N. Y.) **69**, 181 (1948).
[707] — Nature (Lond.) **168**, 830 (1951).
[708] — Acta endocr. (Kbh.) **10**, 149 (1952).
[710] —, S. Hestrin and W. Koch: Proc. Soc. exp. Biol. (N. Y.) **64**, 64 (1947).
[710a] —, R. Jelewicz, O. Klein and S. Sodmoriah-Beck: Vortrag in Groningen 1959.
[710b] —, and C. Goldenberg: Bull. Res. Counc. Israel **1**, 154 (1954).
[710c] Finkler, R. S.: J. clin. Endocr. **8**, 88 (1948).
[710d] Fischer, R.: Rev. franç. Endocr. **1938**, 400.
[711] Fish, W. R., and R. I. Dorfman: J. biol. Chem. **140**, XL (1941).
[712] — — J. biol. Chem. **143**, 15 (1942).
[713] Fishman, J.: J. Amer. chem. Soc. **143**, 15 (1942).
[714] — Chem. and Ind. **1958**, 1556.
[714a] — Persönliche Mitteilung.
[715] —, and W. R. Biggerstaff: J. org. Chem. **23**, 1190 (1958).
[715a] —, H. L. Bradlow and T. F. Gallagher: J. Amer. chem. Soc. **81**, 2273 (1959).
[716] —, and T. F. Gallagher: Arch. Biochem. **77**, 511 (1958).
[716a] Fishman, W. H.: J. biol. Chem. **131**, 225 (1939).
[717] — Ciba Found. Coll. on Endocrinology **1**, 257 (1952).
[718] — Vitam. and Horm. **9**, 213 (1951).
[719] — J. biol. Chem. **169**, 7 (1947).
[720] —, and L. W. Fishman: J. biol. Chem. **152**, 487 (1944).
[721] Fitzhugh, O. G.: Amer. J. Physiol. **118**, 677 (1937).
[722] Flamand, C., et J. Simon: Bull. Féd. Gynéc. Obstét. franç. **4**, 910 (1952).
[722a] Fleischhacker, H.: Mkurse ärztl. Fortbild. **9**, 385 (1958).
[722b] Flerko, B.: Acta Morph. Hung. **4**, 475 (1954).
[723] Fluhmann, C. F.: Proc. Soc. exp. Biol. (N. Y.) **31**, 54 (1933).
[724] — Endocrinology **18**, 705 (1934).
[725] —, and K. M. Murphy: Amer. J. Obstet. Gynec. **38**, 778 (1939).
[725a] Foglia, V. G., y R. M. Punto: Rev. Soc. argent. Biol. **28**, 43 (1952).
[726] Folin, O., and V. Ciocalteau: J. biol. Chem. **73**, 627 (1927).
[726a] Folley, S. Y.: Recent Progr. Hormone Res. **7**, 197 (1952).
[727] —, and F. H. Malpress: In Pincus-Thimann: The Hormones I, p. 695. New York: Academic Press 1948.
[727a] Foraker, A. G., P. A. Celi and S. W. Denham: Cancer Res. **7**, 100 (1954).
[727b] Folley, S. Y.: In: C. W. Lloyd (Edit.): Endocrinology of Reproduction, p. 329, Diskussionsbemerkung. New York: Academic Press 1959.
[728] Ford, F. A., and S. C. Mueller: Amer. J. Obstet. Gynec. **24**, 329 (1932).
[729] Forrest, A. P. N.: Pituitary implantation in the treatment of advanced breast cancer. St. Andrews: Thesis 1958.
[730] Forss, D. A., and E. A. Dunstone: Nature (Lond). **173**, 401 (1954).
[730a] Foss, G. L.: Lancet **II**, 1237 (1936).
[731] — Lancet **I**, 502 (1939).
[731a] —, and P. Philipps: Brit. med. J. **II**, 887 (1938).
[731b] Foukas, M.: Zbl. Gynäk. **81**, 1082 (1959).
[731c] —, u. T. Adrianos: Gynaecologia (Basel) **133**, 337 (1952).
[732] Fournier, J. C. M., J. M. Cervino et E. Olivieri: Ann. Endocr. (Paris) **8**, 114 (1947).
[733] Francis, F. E., and R. A. Kinsella jr.: Fed. Proc. **14**, 213 (1955).
[734] Frandsen, V. A.: Acta endocr. (Kbh.) Suppl. **31**, 54 (1957).
[734a] — Acta endocr. (Kbh.) **31**, 603 (1959).
[735] Frank, R. T.: Surg. Gynec. Obstet. **42**, 572 (1926).
[736] — The female Sex Hormones. Springfield: Thomas Publ. 1929.
[737] — Arch. Path. **13**, 187 (1932).

[738] FRANK, R. T,: Proc. Soc. exp. Biol. (N. Y.) **31**, 1204 (1933).
[740] — An. Fac. Med. Montevideo **25**, 637 (1940).
[741] —, and M. A. GOLDBERGER: J. Amer. med. Ass. **86**, 1686 (1926).
[742] — — J. Amer. med. Ass. **87**, 554 (1926).
[742a] — — J. Amer. med. Ass. **87**, 1719 (1926).
[743] — — J. Amer. med. Ass. **90**, 106, 113 (1928).
[744] — — Proc. II. internat. Congr. Sex Res., p. 378. London: Oliver u. Boyd 1931.
[745] — — U. J. SALMON and R. FRIEDMAN: Proc. Soc. exp. Biol. (N. Y.) **32**, 1665 (1935).
[746] —, M. L. FRANK, R. G. GUSTAVSON and W. W. WEYERTS: J. Amer. med. Ass. **85**, 510 (1925).
[747] —, M. A. GOLDBERGER and U. J. SALMON: Proc. Soc. exp. Biol. (N. Y.) **33**, 615 (1936).
[748] — — and F. SPIELMAN: Proc. Soc. exp. Biol. (N. Y.) **29**, 1229 (1932).
[748a] —, and R. G. GUSTAVSON: J. Amer. med. Ass. **84**, 1715 (1926).
[749] FRANK, R. T., and J. ROSENBLOOM: Surg. Gynec. Obstet. **21**, 646 (1915).
[749a] —, and U. J. SALMON: Proc. Soc. exp. Biol. (N. Y.) **33**, 311 (1935).
[749b] FRÄNKEL, F.: zitiert in H. BLEULER Nr. [*191a*].
[749c] FRANKE, H.: Münch. med. Wschr. **86 II**, 1612 (1939).
[750] FRÄNKEL, L., u. E. FELS: Dtsch. med. Wschr. **1927**, 2156.
[750a] FREUD, J.: Acta brev. neerl. Physiol. **9**, 11 (1939).
[750b] FREY, J.: Klin. Wschr. **27**, 348 (1949).
[751] FRIED, J., R. W. THOMA, D. PEARLMAN, J. E. HERZ and H. BORMAN: Recent Progr. Hormone Res. **11**, 149 (1953).
[752] FRIEDEN, E. H.: Endocrinology **59**, 69 (1956).
[752a] —, A. C. STEELE and M. A. TELFER: Fed. Proc. **11**, 215 (1952).
[753] FRIEDGOOD, H. B., and J. B. GARST: Recent Progr. Hormone Res. **2**, 31 (1948).
[754] —, J. B. GARST and A. J. HAAGEN-SMIT: J. biol. Chem. **174**, 523 (1948).
[754a] FRIEDLANDER, M., N. LASKEY and S. SILBERT: Endocrinology **20**, 329 (1936).
[754b] FROEHLICH, M.: Münch. med. Wschr. **86 II**, 1771 (1939).
[755] FROEWIS, J.: Zbl. Gynäk. **69**, 225 (1947).
[756] FUMAROLA, A.: Atti Soc. Ostet. Ginec. **35**, 347 (1939).
[757] FUNNELL, J. W., C. KEATY and A. A. HELLBAUM: J. clin. Endocr. **11**, 98 (1951).
[758] FURCHGOTT, R. F., H. ROSENKRANTZ and E. SHORR: J. biol. Chem. **171**, 523 (1947).
[758a] FURMAN, R. H., and R. P. HOWARD: Ann. intern. Med. **47**, 969 (1957).
[759] FURUHJELM, M.: Acta obstet. gynec. scand. **20**, (Suppl. 1) 1 (1940).
[760] — Acta endocr. (Kbh.) **1**, 189 (1948).
[761] — Acta endocr. (Kbh.) **17**, 85 (1954).
[762] — Förh. f. Nordisk Forening f. Obst. o. Gynäkol., Kongreß Stockholm (1958).
[763] —, and R. WALLER: Acta endocr. (Kbh.) **27**, 482 (1958).

[764] GAARENSTROOM, J. H., and S. E. DE JONGH: Ned. akad. Wetensch. **52**, 116, 446 (1943).
[764a] GADDUM, J. H.: Spec. Rep. Ser. med. Res. Coun. (Lond.) No. **1933**, 183.
[765] — Nature (Lond.) **156**, 463 (1945).
[766] — Pharmacol. Rev. **5**, 87 (1953).
[766a] GAETHGENS, G.: Z. Geburtsh. Gynäk. **130**, 105 (1949).
[767] GALANTE, M., J. M. RUKES, M. E. FLANAGAN, P. H. FORSHAM and D. A. WOOD: Surg. Forum **5**, 667 (1955).
[767a] GALLAGHER, T. F.: In: Endocrines and Cancer, p. 9, Annual scientific session, American Cancer Society 1956.
[768] —, H. L. BRADLOW, D. K. FUKUSHIMA, C. T. BEER, T. H. KRITCHEVSKY, M. STOKEM, M. L. EIDINOFF, L. HELLMAN and K. DOBRINER: Studies on Metabolism of Isotopic Steroids in Man. Recent Progr. Hormone Res. **9**, 411 (1954).

[769] GALLAGHER T. F., F. C. KOCH and R. I. DORFMAN: Proc. Soc. exp. Biol. (N. Y.) **33**, 440 (1935).
[770] —, S. KRAYCHY, J. FISHMAN, J. B. BROWN and G. F. MARRIAN: In CURRIF, A. E. (Edit.): Endocrine Aspects of Breast Cancer, p. 196 Edinburgh: Livingstone 1958.
[771] — — — — — J. biol. Chem. **233**, 10, 93 (1958).
[772] —, D. H. PETERSON, R. I. DORFMAN, A. T. KENYON and F. C. KOCH: J. clin. Invest. 16, 695 (1937).
[772a] GANOUGH, W. F., and D. M. HUME: Proc. Soc. exp. Biol. (N. Y.) 88, 528 (1955).
[773] GANS, B., and J. C. THOMPSON: Proc. roy. Soc. Med. **50**, 929 (1957).
[773a] GAARENSTROOM, J. H., and S. E. DE JONGH: Ned. Med. Acad. Wetensch. **52**, 116, **446** (1945).
[773b] —, and L. H. LEVIN: J. Endocr. **1**, 420 (1939).
[773c] GARDNER, W. U.: Recent Progr. Hormone Res. **1**, 217 (1947).
[773d] —, C. A. PFUFFIN and J. J. TRENTIN: In HOMBURGER, F., and FISHMAN, W. H. (Edit.): Physiopathology of Cancer, 2. Ed., New York: Harper 1959.
[774] —, and C. A. PFEIFFER: Proc. Soc. exp. Biol. (N. Y.) **37**, 678 (1938).
[775] —, and C. A. PFEIFFER: Physiol. Rev. **23**, 139 (1943).
[775a] GARDNER, L. I., u. A. A. TICE: Helv. paediat. Acta **12**, 147 (19457).
[775b] GARCIA, J. A., u. A. C. FERREIRA: Acta neuroveg. (Wien) 8, 283 (1954).
[776] GARCIA TRIVINO, y D. FRANCISCO: An. Acad. med.-quir. esp. **15**, 473 (1928).
[777] GARST, J. B., and H. B. FRIEDGOOD: Science **116**, 65 (1952).
[778] —, J. F. NYC, D. M. MARON and H. B. FRIEDGOOD: J. biol. Chem. **186**, 119 (1950).
[779] GASSNER, F. X.: Vortrag VI. Sympos. Dtsch. Ges. Endokrinologie 28. bis 30. 4. 1959 Kiel.
[779a] GAUNT, R., and J. L. BIRNIE: Hormones and Body Water. Springfield: Thomas Publ. 1951.
[780] GASTINEAU, C. F., G. B. LOGAN, A. ALBERT and H. L. MASON: J. clin. Endocr. **13**, 724 (1953).
[780a] GELLER, F. C.: Arch. Gynäk. **139**, 530 (1930).
[780b] GEIST, S. H., and J. A. GAINES: Amer. J. Obstet. Gynec. **35**, 39 (1938).
[781] —, and U. J. SALMON: J. M. Sinai Hosp. **10**, 208 (1943).
[782] GELLER, S., G. RUCART, Y. VALLIN et M. F. JAYLE: Rev. franç. Ét clin. biol.. **1**, 318 (1956).
[783] —, Y. VALLIN et M. F. JAYLE: Rev. franç. Ét. clin. biol. **1**, 759 (1956).
[784] GEMZELL, C. A.: Acta endocr. (Kbh.) **1**, Suppl. I (1948).
[785] — Acta endocr. (Kbh.) **11**, 221 (1952).
[786] —, E. DICZFALUSY and G. TILLINGER: J. clin. Endocrin. **18**, 1333 (1958).
[786a] — — — Acta obstet. gynec. scand. **38**, 465 (1959).
[788] GENELL, S.: Acta obstet. gynec. scand. **23**, 117 (1943).
[789] GENNES, J. L. DE: J. Méd. Chir. prat. **110**, 241 (1939).
[790] GEORGI, F.: An. Fac. Med. Montevideo **35**, 796 (1950).
[790a] —, u. E. FELS: Zbl. ges. Neurol. Psychiat. **147**, 746 (1933).
[790b] GERLI, M.: Minerva ginec. (Torino) **7**, 107 (1955).
[791] — Ann. Ostet. **73**, 1419 (1951).
[791a] — Arch. Ostet. Ginec. **64**, 49 (1959).
[791b] GERMER, W. D.: Dtsch. med. Wschr. **73**, 280 (1948).
[791c] GERLI, M., e N. RAGUCCI: Minerva ginec. (Torino) **7**, 261 (1955).
[792] GHALIOUNGUI, P., N. WAHBANI, F. TEWFIK, E. SALAMA and M. DEMERDASCH: J. Egypt. med. Ass. **38**, 32 (1955).
[793] GESCHICKTER, C. F.: Sth. Med. Surg. **10**, 457 (1941).
[794] GHILAIN, A., et J. BOUTE: Ann. Endocr. (Paris) **14**, 609 (1953).
[795] GIANNETTASIO, G.: Progr. med. (Napoli) **9**, 362 (1953).
[796] GIERING, J. E., and M. X. ZARROW: Acta endocr. (Kbh.) **29**, 499 (1958).
[796a] GIESSEN, W.: Geburtsh. u. Frauenheilk. **5**, 219 (1943).
[796b] — Zbl. Gynäk. **66**, 278 (1942).
[797] GILBERT, J. B.: J. Urol. (Baltimore) **44**, 345 (1940).

[798] GILBERT-DREYFUS, M. M., A. MATHIVAT et A. WIMPHEN: Bull. Soc. méd. Hôp. Paris **60**, 1234 (1936).
[799] GILDER, H., and C. L. HOAGLAND: Proc. Soc. exp. Biol. (N.Y.) **61**, 62 (1946).
[800] GILLMAN, J., and G. S. SMYTH: S. Afr. J. med. Sci. **4**, 36 (1936).
[800a] GIACOMELLO, G., e E. BIANCHI: Gaz. chim. ital. **71**, 667 (1941).
[801] GIORGI, G.: Clin. nuova **16**, 75 (1953).
[802] GIRARD, A., u. G. SANDULESCO: Helv. chim. Acta **19**, 1095 (1936).
[803] —, G. SANDULESCO, A. FRIDENSON et J. J. RUTGERS: C. R. Acad. Sci. (Paris) **194**, 909 (1932).
[803a] — — — — C. R. Acad. Sci. (Paris) **194**, 1020 (1932).
[804] — — — — C. R. Acad. Sci. (Paris) **195**, 981 (1932).
[805] GIRAUDO, R. H., DE: Arch. Farm. Bioquim. Tucumán **4**, 261 (1950) zit. Excerpta. med. (Amst.), Sect. X, **4**, 136 (1951).
[805a] GITMAN, L., and L. J. GREENBLATT: Angiology **4**, 502 (1953).
[806] —, N. MITCHELL and A. DUBIN: Amer. J. Obstet. Gynec. **58**, 171 (1949).
[807] GITSCH, E., u. J. REITINGER: Zbl. Gynäk. **75**, 1743 (1953).
[808] GLASS, S. J.: In SOSKINS: Progress in Clinical Endocrinology: Influence of Liver on Sex Endocrine Function, p. 489. New York: Grune and Stratton 1950.
[809] —, H. J. DEUEL and C. A. WRIGHT: Endocrinology **26**, 590 (1940).
[809a] —, H. ENGELBERG, R. MARCUS and J. W. GOFMAN: Proc. Soc. exp. Biol. **80**, 264 (1952).
[810] —, H. A. EDMONDSON and S. N. SOLL: J. clin. Endocr. **4**, 54 (1944).
[811] —, and B. J. McKENNON: West. J. Surg. **45**, 467 (1937).
[812] GLEN, W. L., R. BARBER, H. M. McCONKEY and G. A. GRANT: Nature (Lond.) **177**, 753 (1956).
[813] —, R. BARBER and G. PAPINEAU-COUTURE: Nature (Lond.) **182**, 1308 (1958).
[813a] GLENN, E. M.: Zit. nach M. COHEN, M. STIEFEL, W. J. REDDY and J. C. LAIDLAW: J. clin. Endocr. **18**, 1076 (1958).
[813b] GLICKMAN, L., and G. SHKLAR: Oral Surg. **8**, 1179 (1955).
[814] GLIMM, E., u. F. WADEHN: Biochem. Z. **179**, 3 (1926).
[815] — — Klin. Wschr. **6**, 999 (1927).
[816] — — Biochem. Z. 197, 442 (1928).
[817] — — Biochem. Z. **207**, 361 (1929).
[818] — — Biochem. Z. **219**, 155 (1930).
[819] — — Biochem. Z. **243**, 97 (1931).
[820] GLUCKMAN, J.: S. Afr. J. med. Sci. **6**, 82 (1941).
[821] GOECKE, H.: Z. Geburtsh. Gynäk. **112**, 273 (1936).
[821a] GOLDBERG, M. B., and A. F. MAXWELL: J. clin. Endocr. 8, 367 (1948).
[822] GOLDBERG, M. W., und S. STUDER: Helv. chim. Acta **24**, 478 (1941).
[824] — Amer. J. Obstet. Gynec. **33**, 1093 (1937).
[825] GOLDEN, J. B., and F. L. SEVRINGHAUS: Proc. Soc. exp. Biol. (N. Y.) **39**, 361 (1938).
[825a] GOLDSMITH, E. D., and R. I. DORFMAN: Conference on the Influence of Hormones on Enzymes. Ann. N. Y. Acad. Sci. **54**, 531 (1951).
[825b] GOLDZIEHER, M. A.: J. clin. Endocr. **16**, 249 (1956).
[826] GOLDZIEHER, J. W.: Endocrinology **53**, 527 (1953).
[827] GOLDZIEHER, J. M. BODENCHUK and P. NOLAN: J. biol. Chem. **199**, 621, (1952).
[827a] — — — An. Chem. **26**, 853 (1954).
[827b] — — — J. clin. Endocr. **12**, 143 (1952).
[827c] —, and I. S. ROBERTS: J. clin. Endocr. **11**, 764 (1951).
[827d] GOLDZIEHER, M. A.: J. clin. Endocr. **16**, 249 (1956).
[827e] GOMORI, G.: J. Lab. clin. Med. **39**, 649 (1952).
[827f] — Microscopic Histochemistry. Chicago: The University of Chicago Press 1952.
[828] GOODFRIEND, L., and A. H. SEHON: Canad. J. Biochem. **36**, 1177 (1958).
[828a] GOODLAND, R. L., J. G. REYNOLDS, A. B. McCOORD and W. T. POMMERENKE: Fertil. and Steril. **4**, 300 (1953).
[828b] GOODMAN, S. J., and H. KUPPERMAN: J. clin. Endocr. **11**, 787 (1951).
[828c] GORDAN, G. S.: Gen. Pract. (Los Angeles) **10**, 87 (1954).

[828d] GORDON, F. S. (Edit.): Symposion on Steroid Hormones. Madison: The University of Wisconsin Press, 1950.
[828e] GORDON, E. E., and C. A. VILLEE: J. biol. Chem. **216**, 215 (1955).
[829] — — Endocrinology **58**, 150 (1956).
[829a] GÖRTZ, S.: Biochem. Z. **273**, 396 (1934).
[830] GOSZCZINSKI, Z.: Ginek. pol. **27**, 179 (1956). — Ber. ges. Geburtsh. u. Gynäkol. **59**, 283 (1956).
[831] GOSPE, H.: Amer. J. Obstet. Gynec. **32**, 495 (1936).
[832] GRAB, W.: Münch. med. Wschr. **1939**, 436.
[834] — Medizinische **1952**, 1483.
[834a] GRANJOU, A., S. YANOTTI et L. CÉDARD: C. R. Soc. Biol. (Paris) **152**, 1695 (1958).
[835] GRANT, J. K., and G. F. MARRIAN: Biochem. J. **47**, 1 (1950).
[836] GRANT, G. A., and D. BEALL: Recent Progr. Hormone Res. **5**, 307 (1950).
[837] GRASSET, J., J. SENÈZE et R. GAUTHIER: Gynéc. et Obstét. **53**, 574 (1954). — Excerpta med. (Amst.), Sect. III **9**, 457 (1955).
[838] — — — Semaine Hôp. (Paris) **32**, 193 (1956).
[839] GRATTAROLA, R.: Tumori **22**, 218 (1948).
[839a] GRAUBARD, M., and G. PINCUS: Proc. nat. Acad. Sci. (Wash.) **27**, 149 (1941).
[839b] GRAUMANN, W., u. K. NEUMANN (Edit.): Handbuch der Histochemie. Stuttgart: G. Fischer 1958.
[840] GRAY, C. L., and F. BISCHOFF: Amer. J. Physiol. **180**, 279 (1955).
[841] GREEN, R., and K. DALTON: Brit. med. J. **II**, 1007 1953.
[842] GREEN, S.: Proc. Soc. exp. Biol. (N. Y.) **86**, 653 (1954).
[843] GREEN-ARMYTAGE, V. B., F. SILBERSTEIN and G. F. WACHTEL: J. Obstet. Gynaec. Brit. Emp. **54**, 324 (1947).
[843a] GREENE, J. W., and J. C. TOUCHSTONE: Amer. J. Med. Sci. **238**, 146 (1959).
[844] GREENBLATT, R. B., and N. H. BROWN: Amer. J. Obstet. Gynec, **63**, 1361 (1952).
[844a] GREENHILL, J. P.: Gynéc. prat. 4, 431 (1953).
[844b] GREENWOOD, F. C., and R. D. BULBROOK: J. Endocr. **13**, XXXIII (1956).
[845] — — Brit. med. J. I, 666 (1957).
[845a] GREEP, R.: Endocrinology **21**, 617 (1937).
[845b] —, and CH. JONES: Rec. Progr. Hormone Res. **5**, 197 (1950).
[845c] GREER, M. A.: Endocrinology **53**, 380 (1953).
[846] GREGORIS, L.: Acta med. patav. **17**, 277 (1957). — Excerpta med. (Amst.), Sect. III **12**, 468 (1958).
[847] GREGORY, J. D., and L. C. CRAIG: Ann. N. Y. Acad. Sci. **53**, 1015 (1951).
[847a] GREULICH, W. W., R. I. DORFMAN and H. CATCHPOLE: Monogr. Soc. Res. Childh. **7**, 3 (1942).
[848] GROSS, R.: Ärztl. Wschr. **5**, 100 (1950).
[848a] GRUMBRECHT, P. u. A. LOESER: Arch. Gynäk. **167**, 199 u. 85 P. 373 (1938).
[848b] — — Arch. exp. Path. Pharmak. **193**, 34 (1939).
[848c] GRÜNING, W.: Klin. Wschr. **28**, 644 (1950).
[849] GSELL-BUSSE, M. A.: Arch. exp. Path. Pharmak. **139**, 328 (1929).
[849a] — Klin. Wschr. **7**, 1606 (1928).
[849b] GUAL and DORFMAN: Zit. von DORFMAN, R. I. In Biochemistry of Steroids, Val. IV, p. 230. London: Pergamon Press 1959 (siehe S. 81).
[850] GUGGISBERG, H.: Die Vitamine und ihre Beziehung zur Fortpflanzung. In Biologie und Path. des Weibes. Band I, p. 1. Wien: Urban und Schwarzenberg 1955.
[850a] GUIDRY, M. A., A. SEGALOFF and A. M. ALTSCHULE: Endocrinology **50**, 29 (1952).
[850b] GULDBERG, G.: Virchows Arch. path. Anat. **294**, 213 (1935).
[851] GULDBERG, E.: Acta obstet. gynec. scand. **15**, **343** (1936).
[851a] GÜLZOW, M., u. H. BRÜSCH: Med. Klin. **42**, 140 (1947).
[851b] GUSBERG, S. B.: Amer. J. Obstet. Gynec. **54**, 905 (1947).
[852] GUSTAVSON, R. G., E. E. HAYS and T. R. WOOD: Proc. Amer. Soc. biol. Chem. **8**, XLII (1937).

[853] GUSTAVSON, R. G., L. W. MASON, E. E. HAYS, T. R. WOOD and F. E. D'AMOUR: Amer. J. Obstet. Gynec. **35**, 115 (1938).
[853a] GUT, M., M. USKOKOVIC and R. I. DORFMAN: Vortrag, Amer. Chem. Soc. 5. bis 14. 4. 1960, Cleveland/Ohio, Division of Medicinal Chemistry. Abstracts p. 19 N.
[854] GYÖRGY, P.: Proc. Soc. exp. Biol. (N. Y.) **60**, 344 (1945).
[854a] —, C. ROSE and R. H. SHIPLEY: Arch. Biochem. **22**, 108 (1949).

[855] HAAM, E., VAN, and N. O. ROTHERMICH: Proc. Soc. exp. Biol. (N. Y.) **44**, 369 (1940).
[855a] HABBE, K.: Zbl. Gynäk. **55**, 1088 (1931).
[855b] — Arch. Gynäk. **177**, 178 (1950).
[855c] HABBE, K., u. W. PFOERTNER: Dtsch. med. Wschr. **76**, 269 (1951).
[855d] HAFFTER, C.: Praxis **41**, 917 (1952).
[856] HAENNI, E. O., J. CAROL and D. BANES: J. Amer. pharm. Ass., Pract. Pharm. Ed. **42**, 162 (1953).
[856a] HAGERMAN, D. D.: In LLOYD C. W. (Edit.): Endocrinology of Reproduction, p. 329, New York: Academic Press 1959.
[856b] —, and C. A. VILLEE: J. biol. Chem. **203**, 425 (1953).
[857] — — Arch. Biochem. **40**, 481 (1952).
[857a] — — In LLOYD C. W. (Edit.): Endocrinology of Reproduction, p. 317. New York: Academic Press 1959.
[858] — — Endocrinology **53**, 667 (1953).
[859] — — and F. M. WELLINGTON: Fed. Proc. **18**, 240 (1959).
[860] HAGOPIAN, M.: Thesis Worcester/Mass. 1955.
[860a] —, and K. LEVY: Biochim. biophys. Acta **30**, 641 (1958).
[861] —, G. PINCUS, J. CARLO and E. B. ROMANOFF: Endocrinology **58**, 387 (1956).
[861a] HAHN, H.: Zbl. Gynäk. **71**, 338 (1949).
[862] HAIN, A. M.: J. Endocr. **2**, 104 (1940).
[863] — J. Endocr. **3**, 10 (1942).
[864] — J. Path. Bact. **59**, 267 (1947).
[864a] —, and J. E. SHOEFIELD: J. Obstet. Gynaec. Brit. Emp. **54**, 97 (1947).
[865] HAIS, J. M., u. K. MACEK: Handbuch der Papierchromatographie. Darin O. SIBLIKOWA: Steroide. Jena: S. Fischer 1958.
[866] HALAMA, A.: zitiert n. Gassner, F. X. Nr. 779.
[867] HALBAN, J.: Mschr. Geburtsh. Gynäk. **12**, 496 (1900).
[868] — Arch. Gynäk. **75**, 353 (1905).
[868a] HALL, K.: J. Endocr. **13**, 384 (1956).
[868b] HALKERSTON, I. D. K., J. HILLMAN, D. PALMER and A. RUNDLE: J. Endocr. **13**, 433 (1956).
[870] HALPERN, E. P., M. L. GROSS and H. BRODY: Proc. Soc. exp. Biol. (N. Y.) **80**, 182 (1952).
[870a] HAMADA, H., S. OTTARA, S. KOIZUMI and M. OKAWA: Bull. Osaka med. Sch. **4**, 70 (1958). — Ber. ges. Gynäkol. Geburtsh. **69**, 116. (1959).
[871] HAMBLEN, E. C.: Endocrine Gynecology. Springfield, Ill.: E. D. Ch. C. Thomas 1939.
[871a] —, W. K. CUYLER and G. J. AXELSON: Endocrinology **28**, 72 (1941).
[872] HAMBURGER, C.: In Les Hormones sexuelles. Edit. L. BROUHA, p. 345 Paris: Herrmann 1938.
[873] — J. Endocr. **5**, XXIV (1947).
[874] — In Ciba Found. Coll. on Endocrinology **12**, 200 (1958).
[874a] —, and M. SPRECHLER: Ciba Found. Coll. on Endocrinology **4**, 195 (1954).
[874b] HAMILTON, J. G.: J. clin. Endocr. **1**, 570 (1941).
[875] HAMILTON, J. B., R. I. DORFMAN and G. R. HUBERT: J. Lab. clin. Med. **27**, 917 (1942).
[877] HAMMERSTEIN, J.: Z. Geburtsh. Gynäk. **152**, 24 (1959).
[877a] — Vortrag 6. Sympos. Dtsch. Ges. Endokrinologie, Kiel. Berlin-Göttingen-Heidelberg: Springer 1960.
[877b] — Arch. Gynäk. **190**, 285 (1958).
[878] —, u. V. OBRECHT: Ärztl. Wschr. **9**, 249 (1954).

[878a] HAMPERL, H., C. KAUFMANN und K. G. OBER: Arch. Gynäk. **184,** 181 (1954).
[879] HANAHAN, D. J., and N. B. EVERETT: J. biol. Chem. **185,** 919 (1950).
[879a] —, and S. J. WAKIL: J. Amer. chem. Soc. **75,** 273 (1953).
[879b] HARDE, E., P. HENRY et J. BARTIER: C. R. Soc. Biol. (Paris) **100,** 491 (1929).
[880] HARDY, J. D., V. B. WARD, M. D. TURNER and L. P. SAMPSON: Surg. Forum **8,** 109 (1957).
[880a] HARLOW, P. M., M. SANDIFORD and M. E. WOOD: In Mem. Soc. Endocr. **3,** 73 (1955).
[880b] HARMER, G. L. M., and W. A. BROOM: Lancet **II,** 766 (1948).
[880c] — — Lancet **I,** 850 (1950).
[881] HARMS, C.: Zbl. Gynäk. **61,** 17 (1937).
[882] HARPER, K. H., and G. CALCUTT: Nature (Lond.) **183,** 463 (1959).
[882a] HARRIS, R. S., and S. L. COHEN: Endocrinology **48,** 264 (1951).
[882b] HARRIS, G. W.: Neural Control of the Pituitary Gland. London: E. Arnold Ltd. 1955.
[882c] HARTERT, H.: Z. klin. Med. **149,** 635 (1952).
[882d] HARTL, H.: Die funktionelle Harninkontinenz der Frau. Stuttgart: F. Enke 1953.
[883] HARTIALA, K. J. W.: Acta physiol. scand. Suppl. **145,** 67 (1957).
[884] — Ann. Med. exp. Fenn. **33,** 239 (1955).
[885] —, P. LEIKKOLA and P. SAVOLA: Acta physiol. scand. **42,** 36 (1956).
[886] HARTMAN, C. C., and J. LITTRELL: Science **102,** 178 (1945).
[887] — — and J. TOM: Endocrinology **39,** 120 (1946).
[887a] HARTMANN, H.: Münch. med. Wschr. **79,** 895 (1932).
[887b] HASLEWOOD, G. A. D.: Chemical Assay of Estrogens and Pregnandiol. In EMMENS (Edit.): Hormone Assay, p. 443. New York: Academic Press 1950.
[887c] HASSELBACH, W., u. D. LEDERMAIR: Fortschr. Geburtsh. Gynäk. **7,** 15 (1958).
[887d] HAUSER, G. A.: Die Rolle des neurovegetativen Nervensystems in der Gynäkologie und Geburtshilfe. Fortschr. Geburtsh. Gynäk. **10,** 17 (1960).
[888] —, M. KELLER und R. WENNER: Gynaecologia (Basel) **141,** 210 (1956).
[889] — —, TH. KOLLER, R. WENNER und F. GLOOR: Schweiz. med. Wschr. **87,** 1573 (1957).
[890] HÄUSSLER, E. P.: Helv. chim. Acta **17,** 531 (1934).
[891] — Chem. Abstr. **28,** 6252 (1934).
[892] — Festschrift für E. C. Borell, Basel: Reinhardt 1936.
[892a] HAYANO, M., and R. I. DORFMAN: Arch. Biochem. **55,** 289 (1955).
[892b] HAYES, M. A.: Endocrinology **52,** 646 (1953).
[893] HEARD, R. D. H., W. S. BAULD and M. M. HOFFMAN: J. biol. Chem. **141,** 709 (1941).
[894] —, E. G. BLIGH, M. C. CANN, P. H. JELLINCK, V. J. O'DONNELL, B. G. RAO and J. L. WEBB: Recent Progr. Hormone Res. **12,** 45 (1956).
[895] —, and M. M. HOFFMAN: J. biol. Chem. **135,** 801 (1940).
[896] — — J. biol. Chem. **138,** 651 (1941).
[897] — — J. biol. Chem. **140,** LV (1941).
[898] — — J. biol. Chem. **141,** 329 (1941).
[899] —, R. JACOBS, V. J. O'DONNELL, F. C. PERON, J. C. SAFFRAN, S. S. SOLOMON, L. M. THOMPSON, H. WILLOUGHBY and C. H. YATES: Recent Progr. Hormone Res. **9,** 383 (1954).
[900] —, P. H. JELLINCK and V. J. O'DONNELL: Endocrinology **57,** 200 (1955).
[901] —, and V. J. O'DONNELL: Endocrinology **54,** 209 (1954).
[902] —, and J. C. SAFFRAN: Recent Progr. Hormone Res. **4,** 25, 43 (1949).
[903] HECHTER, O.: Vitam. and Horm. **13,** 293 (1955).
[903a] —, M. LEV and S. SOSKIN: Endocrinology **26,** 73 (1940).
[904] —, L. KROHN and J. HARRIS: Endocrinology **29,** 386 (1941).
[905] HECKEL, G. P.: Surg. Gynec. Obstet. **75,** 379 (1942).
[905a] — Proc. Staff. Conf. Rochester **10,** 3 (1958).
[905b] HECKEL, N. J.: Trans. Amer. Ass. gen.-urin. Surg. **34,** 237 (1941).
[905c] HECKEL, W., A. ROSSO and L. KESTEL: J. clin. Endocr. **11,** 235 (1951).
[905d] —, and J. H. MCDONALD: Fertil. and Steril. **3,** 49 (1952).

[906] Hecker, E.: Verteilungsverfahren im Laboratorium. Weinheim: Verlag Chemie 1955.
[907] Heer, J., J. R. Billeter und K. Miescher: Helv. chim. Acta **28**, 991 (1945).
[908] —, u. K. Miescher: Helv. chim. Acta **28**, 156 (1945).
[908a] Heerhaber, I., H. H. Loeschke und U. Westphal: Pflüg. Arch. ges. Physiol. **250**, 42 (1948).
[909] Heftmann, E.: Science **111**, 571 (1950).
[910] — Chem. Rev. **55**, 679 (1955).
[910a] Heideman, M. L. jr.: J. clin. Endocr. **19**, 1331 (1959).
[911] Heidrich, L., E. Fels u. E. Mathias: Bruns Beitr. klin. Chir. **150**, 349 (1930).
[912] Heim, K.: In Seitz-Amreich: Biologie und Pathologie des Weibes, Bd. IX, p. 431. Berlin: Urban und Schwarzenberg 1952.
[912a] — Zur weiteren Entwicklung der Endometriosefrage, In: Fortschr. Geburthsh. Gynäk. **9**, 1 (1959).
[913] Heintzberger, H. C.: Dissertation Amsterdam 1942.
[913a] Heller, C. G.: Josiah Macy jr. Found. 7th. J. Meeting, p. 60 (1944).
[914] — Endocrinology **26**, 619 (1940).
[914a] —, R. E. Chandler and G. B. Myers: J. clin. Endocr. **4**, 109 (1944).
[914b] —, W. P. Nelson, I. B. Hill, W. Henderson, W. C. Maddock, E. C. Jungck, E. C. Paulsen and G. E. Mortimore: Fertil. and Steril. **1**, 415 (1950).
[915] —, J. P. Farney and G. B. Myers: J. clin. Endocr. **4**, 101 (1944).
[916] —, and E. J. Heller: Endocrinology **32**, 64 (1943).
[917] —, and W. O. Nelson: J. clin. Endocr. **5**, 1 (1945).
[917a] Helmer, O. M., and R. S. Griffith: Endocrinology **51**, 421 (1952).
[918] Hellström, J., S. Hultberg, A. Westman, G. Birke, E. Diczfalusy, C. Franksson and L.-O. Plantin: Acta endocr. (Kbh.) Suppl. **31**, 261 (1957).
[918a] Hengstmann, H., u. D. Klien: Dtsch. Arch. klin. Med. **205**, 561 (1959).
[918b] — — Arch. Gynäk. **191**, 283 (1958).
[919] Henry, R., et M. Thevenet: Bull. Soc. Chim. biol. (Paris) **34**, 886 (1952).
[919a] Henze, M.: Čas. Lék. čes. **93**, 198 (1954).
[920] Hermann, E.: Mschr. Geburtsh. Gynäk. **41**, 1 (1915).
[921] Herold, L., u. G. Effkemann: Arch. Gynäk. **163**, 85 (1937).
[922] Herranen, A., and G. C. Müller: J. biol. Chem. **223**, 369 (1956).
[922a] Hermann, L. G., and J. M. McGrath: Arch. Surg. (Chicago) **40**, 334 (1940).
[923] Herrmann, W. L., F. Buckener and A. Baskin: J. clin. Endocr. **18**, 834 (1958).
[924] —, I. Schindel and P. K. Bondy: Vortrag amerik. endokrin. Ges. Atlantic City 1959. Proc. Soc. exp. Biol. (N. Y.) **103**, 103 (1960).
[925] Herrnberger, K.: Arch. Gynäk. **170**, 287 (1940).
[925a] — Zbl. Gynäk. **65**, 13 (1941).
[926] Herschberg, A. D.: Gynéc. prat. **3**, 263 (1952).
[927] —, et A. Creff: C. R. Soc. franç. Gynéc. **22**, 90 (1952).
[928] — — Rev. int. Hépat. **3**, 519 (1953).
[929] Hershberg, E. B., J. K. Wolfe and L. F. Fieser: J. biol. Chem. **140**, 215 (1941).
[930] Hertig, A. T.: J. clin. Endocr. **4**, 581 (1944).
[930a] —, and J. Rock: Amer. J. Obstet. Gynec. **58**, 968 (1949).
[930b] —, and S. C. Sheldon: Cancer **2**, 946 (1949).
[931] Hertz, R.: Vitam. and Horm. **4**, 135 (1946).
[931a] — Proc. Soc. exp. Biol. (N. Y.) **72**, 187 (1949).
[932] — Recent Progr. Hormone Res. **2**, 161 (1948).
[932a] —, F. G. Dhyse and W. W. Tullner: Endocrinology **45**, 451 (1949).
[932b] —, and W. W. Tullner: Endocrinology **44**, 278 (1949).
[933] —, J. P. Young and W. W. Tullner: Ciba Found. Coll. on Endocrinology **1**, 157 (1952).
[934] Hess, S. M., and D. Banes: J. biol. Chem. **200**, 629 (1953).
[934a] Heusch, R.: Z. Urol. **45**, 617 (1952).
[935] Heusghem, C.: Bull. Soc. Chim. biol. (Paris) **31**, 1114 (1949).
[936] — Nature (Paris) **171**, 42 (1953).

[937] Heusghém, C.: Nature (Paris) **173**, 1043 (1954).
[938] — Contribution à l'Etude analytique et biochimique des Oestrogènes naturels. Liège: Thone 1956.
[938a] — Actualités pharmacol. **11**, 203 (1958).
[939] —, et A. Fanard: Colloques sur la Fonction luteale, p. 159. Paris: Masson 1954.
[940] —, et G. Lejeune: Ann. Endocr. (Paris) **13**, 479 (1952).
[941] —, et W. Verly: Ann. Endocr. (Paris) **15**, 356 (1954).
[941a] Heusner, A.: Chemie der Hormone. Leipzig: J. A. Barth 1954.
[942] Heyne, D.: Brux.-méd. **18**, 914 (1938).
[942a] Hiisi-Brummer, L., H. Hortling, K. Malmio, and G. af Björkesten: Acta endocr. (Kbh.) **33**, 81 (1960).
[943] Higgins, G. A., W. E. Brownlee and F. A. Mantz: Amer. Surg. **22**, 56 (1956).
[943a] Hildebrandt, A.: Der Vitaminstoffwechsel. Stuttgart: Wissensch. Verlagsgesellschaft 1951.
[943b] Hillarp, N. Å.: Acta endocr. (Kbh.) **2**, 11 (1949).
[944] Hiller, E.: Münch. med. Wschr. **96**, 629 (1954).
[945] Hinglais, H., et M. Hinglais: C. R. Soc. Biol. (Paris) **126**, 582 (1937).
[946] — — C. R. Soc. Biol. (Paris) **143**, 61 (1949).
[946a] — — C. R. Soc. Biol. (Paris) **143**, 183 (1949).
[946b] — — C. R. Soc. Biol. (Paris) **143**, 187 (1949).
[947] — — C. R. Soc. Biol. (Paris) **143**, 321 (1949).
[947a] Hirose, T.: Mitt. med. Fak. Tokyo **23**, 63 (1919).
[948] Hirsch, H.: Arch. Gynäk. **133**, 173 (1928).
[949] — Klin. Wschr. **7**, 313 (1928).
[950] Hirschmann, H.: Chemistry of Steroid Hormones. In Pincus-Thimann: The Hormones Vol. 3, p. 521. New York: Academic Press 1956.
[951] —, and O. Wintersteiner: J. biol. Chem. **122**, 303 (1938).
[953] Hisaw, F. L.: Persönliche Mitteilung.
[953a] — Proc. Soc. exp. Biol. (N. Y.) **23**, 661 (1926).
[954] —, and E. B. Astwood: Ann. Rev. Physiol **4**, 503 (1942).
[955] —, J. T. Velardo and C. M. Goolsby: J. clin. Endocr. **14**, 1134 (1954).
[956] Hitschmann, F., u. L. Adler: Mschr. Geburtsh. Gynäk. **27**, 1 (1908).
[956a] Hoagland, H. (Edit.): Hormones, Brain Function and Behaviour, New York: Academic Press 1957.
[956b] Hobkirk, R., A. Alfheim and S. Bugge: J. clin. Endocr. **19**, 1352 (1959).
[957] Hochster, R. M., and J. H. Quastel: Nature (Lond.) **164**, 865 (1949).
[958] Hoet, J., and R. Devis: Ann. Endocr. (Paris) **10**, 180 (1949).
[958a] Hoff, F.: Medizinische Klinik. Stuttgart: Georg Thieme 1948.
[959] —, u. R. Bayer: Ovarialhormone u. Uterusmotilität. Stuttgart: F. Enke 1956.
[959a] Hoffmann, F.: Sexualhormontherapie in der Gynäkologie. Leipzig: J. A. Barth 1959.
[959b] Hohlweg, W.: Zbl. Gynäk. **67**, 1354 (1943).
[959c] — Zbl. Gynäk. **71**, 330 (1949).
[959d] Hoffmann, F., u. P. Treite: Zbl. Gynäk. **65**, 783 (1941).
[960] Hohlweg: Die Hormone der Keimdrüsen. In Seitz-Amreich: Biologie u. Pathologie des Weibes. Wien: Urban u. Schwarzenberg 1952.
[960a] — Dtsch. Gesundh.-Wes. **11**, 245 (1956).
[960b] Hoffmann, J., K. G. Ober und A. Schmitt: Geburtsh. u. Frauenheilk. **13**, 881 (1953).
[961] Hollander, N., J. D. Brown and V. P. Hollander: Vortrag amerik. endokrinol. Ges. Atlantic City 1959.
[962] Hollander, V. P., H. Nolan and N. Hollander: J. biol. Chem. **233**, 580 (1958).
[963] Hollander, N., and V. P. Hollander: J. biol. Chem. **233**, 1097 (1958).
[963a] Hollander, V. P., M. L. Stephens and T. E. Adamson: Endocrinology **66**, 39 (1960).
[964] Hollingsworth, C. H., J. J. Taber and B. F. Daubert: Science **120**, 306 (1954).

[965] Hollstein, K.: Zbl. Gynäk. **74**, 532 (1952).
[965a] Holmes, W. R., and W. Haugh: Zit. n. Nr. 338.
[965b] Holmes, W. N.: Acta endocr. (Kbh.) **23**, 39 (1956).
[966] Holmberg, G., u. E. Diczfalusy: Unveröffentlicht.
[967] Holtz, F., u. E. Rossmann: Z. Geburtsh. Gynäk. **116**, 199 (1938).
[967a] — Medizinische **25**, 871 (1952).
[967b] Holzbauer, M.: J. Physiol. (Lond.) **139**, 294 u. 306 (1957).
[968] Hooker, C. W., V. A. Drill and C. A. Pfeiffer: Proc. Soc. exp. Biol. (N. Y.) **65**, 192 (1947).
[968a] Hörmann, G.: Geburtsh. u. Frauenheilk. **18**, 345 (1958).
[968b] Hormones and Atherosclerosis, G. Pincus (Edit.). Academic Press 1958.
[968c] Hormone und Psyche. V. Sympos. dtsch. Ges. Endokrinol. 1957. H. Nowakowski (Edit.). Berlin-Göttingen-Heidelberg: Springer 1958.
[968d] Hormones, Psychology and Behaviour: Ciba Found. Coll. on Endocrinology **3**, 1953.
[968e] Horstman, P.: Acta endocr. (Kbh.) **2**, 379 (1949).
[969] Hormones in Blood, G. E. W. Wolstenholme (Edit.): Ciba Found. Coll. on Endocrinology Vol. **11** (1957).
[969a] Hosemann, H.: Dtsch. med. Wschr. **74**, 413 (1952).
[969b] Hoskins, R. G.: Psychosom. Med. **5**, 3 (1943).
[969c] Hoskins, W. H., J. R. Coffman, F. C. Koch and A. T. Kenyon: Endocrinology **24**, 702 (1939).
[970] Howard, R. P., E. C. Keaty and E. C. Reifenstein: J. clin. Endocr. **16**, 966 (1956).
[970a] Hubble, D.: Lancet **I**, 1246 (1955).
[970b] Huber, H.: Zur Klinik des Corpuscarcinoms. Leipzig: J. A. Barth 1954.
[970c] —, u. G. Besserer: Geburtsh. u. Frauenheilk. **4**, 708 (1952).
[971] Hülsmann, H. J.: Acta brev. neerl. Physiol. **14**, 56 (1946).
[971a] Huf, E.: Klin. Wschr. **20 II**, 729 u. 755 (1941).
[973] Huffman, M. N.: J. Amer. chem. Soc. **64**, 2235 (1942).
[973] — Chem. Eng. News **1956**, 2982.
[974] — J. biol. Chem. **169**, 167 (1947).
[975] — U.S. Patent Zit. Chem. Abstr. **50**, 5784 (1956).
[976] —, and H. H. Darby: J. Amer. chem. Soc. **66**, 150 (1944).
[977] —, and A. Grollman: Endocrinology **41**, 12 (1947).
[978] —, and M. H. Lott: J. Amer. chem. Soc. **69**, 1835 (1947).
[979] — — J. biol. Chem. **172**, 325 (1948).
[980] — — J. Amer. chem. Soc. **71**, 719 (1949).
[981] — — J. Amer. chem. Soc. **73**, 878 (1951).
[982] — — J. biol. Chem. **213**, 343 (1955).
[983] — — J. biol. Chem. **215**, 627 (1955).
[984] — — and A. Tillotson: J. biol. Chem. **217**, 107 (1955).
[985] —, D. W. MacCorquodale, S. A. Thayer, E. A. Doisy, G. V. Smith and O. W. Smith: J. biol. Chem. **134**, 591 (1940).
[986] —, and W. R. Miller: Science **100**, 312 (1944).
[987] —, S. A. Thayer and E. A. Doisy: J. biol. Chem. **133**, 567 (1940).
[988] Huggett, A. S. G., and J. Hammond: Physiology of Placenta. In Marshall, F. A.: Physiology of Reproduction, Vol. 2, p. 312. London: Longmans 1952.
[988a] Huggins, C., and E. V. Jensen: J. exp. Med. **100**, 241 (1954).
[989] — — J. exp. Med. **102**, 335 (1955).
[989a] — — and A. S. Cleveland: J. exp. Med. **100**, 225 (1954).
[990] —, and P. V. Moulder: Cancer. Res. **5**, 510 (1945).
[991] —, and D. R. Smith: J. biol. Chem. **170**, 391 (1947).
[992] Hughes, H. B.: J. biol. Chem. **140**, 21 (1941).
[993] Huguenin, R., J. Fauvet, A. Pierart et J. de Leobardy: Bull. Soc. Med. (Paris) **70**, 986 (1954).
[993a] Huis in't Veld, L. G., and B. Louwerens: Acta endocr. (Kbh.) Suppl. **38**, 57 (1958).
[993b] — Acta endocr. (Kbh.) **32**, 388 (1960).
[994] Humm, F. D., P. L. Munson and W. T. Salter: Endocrinology **48**, 225 (1951).

[995] Humphreys, E. M., and S. Zuckerman: J. Endocr. **10**, 155 (1954).
[995a] Hunt, A. B., and W. M. McConahey: Amer. J. Obstet. Gynec. **66**, 970 (1953).
[996] Hunt, V. C., and J. W. Budd: J. Urol. (Baltimore) **42**, 1242 (1939).
[997] Hurlock, B., and P. Talalay: Proc. Soc. exp. Biol. (N. Y.) **93**, 560 (1956).
[998] Hurxthal, L. M., and N. Musulin: Lahey Clin. Bull. **4**, 38 (1944).
[998a] Husslein, H., u. E. Gitsch: Zbl. Gynäk. **74**, 1582 (1952).
[998b] Hoffmann, F.: Zbl. Gynäk. **66**, 842 (1942).
[998c] Husslein, H., u. E. Schüller: Arch. Gynäk. **187**, 20 (1955).
[999] Hutchinson, E. C., and D. Longson: Acta endocr. (Kbh.) **22**, 264 (1956).

[1000] Igarashi, M.: Fertil. and Steril. 8, 362 (1957).
[1000a] Ikkos, D., K.-G. Tillinger and A. Westman: Acta endocr. (Kbh.) **32**, 222 (1959).
[1001] Imbert, R., M. Mosinger et H. Bontoux: C. R. Soc. Biol. (Paris) **122**, 692 (1936).
[1001a] Ingelman-Sundberg, A., L. Lindgren and T. Lundström: J. Obstet. Gynaec. Brit. Emp. **60**, 332 (1953).
[1002] — Acta endocr. (Kbh.) **28**, 47 (1958).
[1002a] Ingle, D. J.: Acta endocr. (Kbh.) **17**, 172 (1954).
[1003] — Endocrinology **31**, 419 (1942).
[1004] Ingram, D. L., and A. M. Mandl: J. Endocr. **17**, 13 (1958).
[1005] Inhoffen, H. H.: Angew. Chem. **53**, 471 (1940).
[1006] —, and O. L. Bremer: U. S. Patent 2723280. Zit. Chem. Abstr. **50**, 10806 (1956).
[1007] —, u. W. Hohlweg: Naturwissenschaften **26**, 96 (1938).
[1008] —, W. Logemann, W. Hohlweg und S. Serini: Ber. dtsch. chem. Ges. **71**, 1024 (1938).
[1009] —, u. G. Zühlsdorff: Ber. dtsch. chem. Ges. **74**, 1911 (1941).
[1010] Iriarte, J., H. J. Ringold and C. Djerassi: J. Amer. chem. Soc. **80**, 6105 (1958).
[1011] Iscovesco, H.: C. R. Soc. Biol. (Paris) **73**, 16 (1912).
[1013] — Presse méd. **30**, 653 (1922).
[1014] Israel, S. L., D. R. Meranze and C. C. Johnston: Amer. J. med. Sci. **194**, 835 (1937).
[1015] Israelson, R. M.: Akuš. i Ginek. **3**, 42 (1938).
[1016] Isselbacher, K. J.: Recent Progr. Hormone Res. **12**, 134 (1956).
[1017] Ittrich, G.: Hoppe-Seylers Z. physiol. Chem. **312**, 1 (1958).
[1017a] — Persönliche Mitteilung.
[1018] —, and H. Igel: Vortrag 3. Acta endocrinol. Congress, Leiden 1958.
[1019] — — Zbl. Gynäk. **81**, 255 (1959).
[1020] Izabolinskaja, R. M., and E. E. Tschebotarev: Wratsch Djelo **1953**, 6 Moskau.

[1020a] Jackson, R. L., and M. B. Dockerty: Amer. J. Obstet. Gynec. **73**, 161 (1957).
[1021] Jacobs, E. C.: Ann. intern. Med. **28**, 792 (1948).
[1022] Jacobs, R.: In Hormones and Atherosclerosis, G. Pincus (Edit.), p. 464. New York: Academic Press 1959.
[1023] Jacobson, H. I., R. Pratt und T. C. Myers: Unveröffentlicht, zitiert von Huggins u. Jensen.
[1024] Jacobsen, R. P.: J. biol. Chem. **171**, 61 (1947).
[1024a] Jadassohn, W.: Bull. schweiz. Akad. med. Wiss. **6**, 384 (1950).
[1025] Jadresic, A.: Persönliche Mitteilung.
[1026] Jailer, J. W.: Endocrinology **41**, 198 (1947).
[1027] — Endocrinology **43**, 78 (1948).
[1028] — J. clin. Endocr. 8, 564 (1948).
[1028a] — J. clin. Endocr. **9**, 557 (1949).
[1029] —, and E. T. Engle: In Glandular Physiology and Therapy. Lippincott 1954 p. 140.

[1029a] JAMAIN, B., et R. LEGROS: Gynéc. et Obstét 51, 138 (1952).
[1029b] JAKOBSEN, A. H. I.: Acta path. microbiol. scand. 29, 419 (1951).
[1030] JAMES, M.: Rev. franç. Gynéc. 51, 95 (1956).
[1031] JANNEY, J. C., and B. S. WALKER: Endocrinology 14, 101 (1930).
[1032] JANSON, P.: Derm. Wschr. 1934, 114.
[1033] JAROSCHKA, K.: Zbl. Gynäk. 69, 1228 (1947).
[1034] JAUBERT, J. L.: Bull. Féd. Gynéc. Obstét. franç. 1, 133 (1949).
[1035] JAYLE, M. F.: C. R. Soc. franc. Gynéc. 22, 405 (1952).
[1036] — Sem. Hôp. Paris 29, 1790 (1953).
[1037] — Rev. Ginec. Obstet. (Rio de J.) 100, 323 (1957).
[1037a] — Vortrag Congrès Soc. franç. Obstét. et Gynéc, Juni 1959.
[1037b] — Persönliche Mitteilung.
[1038] —, et O. CRÉPY: C. R. Soc. Biol. (Paris) 145, 269 (1951).
[1039] — — Presse Méd. 60, 659 (1952).
[1040] — — Ann. Biol. clin. 10, 44 (1952).
[1041] — — Ciba Found. Coll. on Endocrinology 2, 84 (1952).
[1041a] — — Ciba Found. Coll. on Endocrinology 2, 103 (1952). Diskussionsbemerkung.
[1042] — — Gynéc. et Obstét. 53, 1 (1954).
[1044] — — Riv. Ostet. Ginec. 8, 281 (1953).
[1045] — — In Publication des Colloques sur la Fonction luteale, p. 1. Paris: Masson 1955.
[1046] — — In: Les steroids urinaires. p. 1. Paris: Masson 1954.
[1047] — — et O. JUDAS: Bull. Soc. Chim. biol. (Paris) 25, 301 (1943).
[1048] — — — Ann. Endocr. (Paris) 11, 97 (1950).
[1049] — —, J. GUÉGUEN et F. VEYRIN-FORRER: Gynéc. et Obstét. 52, 329 (1953).
[1050] — —, S. VANDEL et O. JUDAS: Bull. Soc. Chim. biol. (Paris) 28, 363 (1946).
[1051] —, R. SCHOLLER, M. HÉRON and S. METAY: Clin. chim. Acta 4, 276 (1959).
[1052] —, M. LACOMME, O. CRÉPY et O. JUDAS: Ann. Endocr. (Paris) 9, 316 (1948).
[1053] —, et O. LIBERT: Bull. Soc. Chim. biol. (Paris) 28, 372 (1946).
[1054] —, et G. PLANTUREUX: Bull. Féd. Gynéc. Obstét. franç. 5, 551 (1953).
[1054a] —, R. SCHOLLER et M. HÉRON: Vortrag Soc. Belge d'Endocrinol. Bull. Soc. roy. belge, Gynéc. Obstét. 30, 252 (1960).
[1054b] —, et F. VEYRIN-FORRER: C. R. Soc. franç. Gynéc. 27, 173 (1957).
[1054c] JEFFCOATE, T. N. A.: Lancet 238, 1045 (1940).
[1055] JELLINCK, P. H.: Nature (Lond.) 171, 750 (1953).
[1055a] — Biochem. J. 58, 262 (1954).
[1056] — Biochem. J. 71, 665 (1959).
[1057] JENNY, J.: Gynaecologia (Basel) 145, 279 (1958).
[1057a] JENSEN, E. I.: Ugeskr. Læg. 115, 1950 (1953).
[1057b] —, and E. ØSTERGAARD: Amer. J. Obstet. Gynec. 67, 1094 (1954).
[1058] JENSEN, C. C., och K. PEDERSEN-BJERGAARD: Nord. Med. 13, 789 (1942).
[1059] JENTZER, A., u. O. BEUTTNER: Z. Geburtsh. Gynäk. 42, 66 (1900).
[1059a] JOHNSON, N. C., T. KHEIM and W. B. KOUNTZ: Proc. Soc. exp. Biol. (N. Y). 102, 98 (1959).
[1059b] JOEL, K.: J. Obstet. Gynaec. Brit. Emp. 46, 721 (1939).
[1060] JOHNSTON, C. C., and V. L. GOULD: Surg. Gynec. Obstet. 42, 236 (1926).
[1060a] JOLLY, H.: Sexual Precocity. Oxford: Blackwell Scientific Publ. 1955.
[1061] JONES, G. E. S., G. O. GEY and M. K. GEY: Bull. Johns Hopk. Hosp. 72, (1943).
[1061a] JONES, H. W., and W. W. SCOTT: Hermaphroditism, Genital Anomalies and related endocrine disorders. London: Baillière, Tyndall and Cox 1958.
[1061b] JONES, I. C.: Brit. med. Bull. 11, 156 (1955).
[1061c] JONES, I. H.: The Adrenal Cortex. Cambridge: University Press, N. Y. 1957.
[1061d] JONES, M. S., and T. N. MCGREGOR: Lancet II, 974 (1936).
[1062] JONES, O. V.: J. Obstet. Gynaec. Brit. Emp. 45, 281 (1938).
[1063] JONES, R. N.: Infrared and U. V. Spectography of Steroids. Recent Progr. Hormone Res. 2, 3 (1948).
[1063a] JONGH, S. E. DE: Psychiat. neurol. Bl. (Amst.) 1939, 6.

[1064] Jongh, S. E. de, S. Kober und E. Laqueur: Biochem. Z. 240, 247 (1931).
[1065] — — Acta brev. meerl. Physiol. 3, 128 (1933).
[1065a] Jores, A.: Die Thymusdrüse. In Seitz-Amreich: Biologie und Pathologie des Weibes. Wien: Urban und Schwarzenberg 1953.
[1066] Joseph, S.: Mschr. Geburtsh. Gynäk. 83, 219 (1929).
[1066a] Jost, A.: Recent Progr. Hormone Res. 8, 379 (1953).
[1066b] Jull, J. W., P. J. Dossett, H. S. Shuchsmith and G. M. Bonser: Acta Un. int. Cancr. 15, 1108 (1959).
[1067] Judaev, N. A., and K. V. Druzhinina: Probl. Endokr. Gormonoter. 4, 21 (1958).
[1067a] Jung, H.: Fortschr. Geburtsh. Gynäk. 7, 4 (1948).
[1067b] — Z. Geburtsh. Gynäk. 147, 51 (1956).
[1067c] Jungck, E. C.: Proc. Soc. exp. Biol. (N. Y.) 69, 527 (1948).
[1068] Junkmann, K.: Die physiologische Chemie der Inneren Sekretion. In: B. Flaschenträger u. E. Lehnartz: Physiologische Chemie, Bd. 2/2b, p. 425. Berlin-Göttingen-Heidelberg: Springer 1957.
[1069] —, u. H. Witzel: Z. Vitamin-, Hormon- u. Fermentforsch. 9, 97 u. 227 (1957).
[1069a] Justin-Besançon, L., A. Rubens-Duval et J. Villiamey: Sem. Hôp. Paris 29, 1998 (1953).

[1070] Kägi, H., u. K. Miescher: Helv. chim. Acta 22, 683 (1939).
[1071] Käser, O.: Gynaecologia (Basel) 127, 220 (1949).
[1072] — Gynaecologia (Basel) 128, 2 (1949).
[1073] —, u. E. Eichenberger: Gynaecologia (Basel) 127, 114 (1949).
[1073a] Kafka, V.: Wien. med. Wschr. 85, 30 (1935).
[1073b] Kaiser, I. H.: Endocrinology 43, 127 (1948).
[1074] Kaiser, R.: Klin. Wschr. 33, 15 (1955).
[1074a] — Geburtsh. u. Frauenheilk. 19, 593 (1959).
[1075] —, u. A. Eichstädter: Arch. Gynäk. 185, 726 (1955).
[1076] —, u. I. Will: Arch. Gynäk. 184, 159 (1953).
[1077] Kahnt, L. C., and E. A. Doisy: Endocrinology 12, 760 (1928).
[1078] Kakushkina, E. A.: Akuš. i Ginek. 34, 55 (1958).
[1079] —, and V. G. Orlova: Biohimija 21, 26 (1956).
[1080] — — Lab. Delo 4, 11 (1958). Excerpta. med. (Amst.) Sect. III, 12, 462 (1958).
[1081] Kalantarova, E. K., and G. V. Ordinets: Akuš. i Ginek. 3, 33 (1949), zit. J. Obstet. Gynaec. Brit. Emp. 57, 301 (1950).
[1081a] Kalkschmidt, W.: Geburtsh. u. Frauenheilk. 18, 380 (1958).
[1081b] Kapeller-Adler, R.: Biochem. J. 48, XXL (1951).
[1081c] Kalman, S. M.: J. Pharmacol. exp. Ther. 115, 442 (1955).
[1082] Karanastasis, D.: Gynéc. et Obstét. 55, 513 (1956).
[1083] Karnaky, K. J.: Sth. med. J. (Bgham, Ala.) 35, 838 (1942).
[1083a] — Ariz. Med. 8, 36 (1951).
[1084] Karshan, M., B. Tenenbaum and R. Friedland: J. dent. Res. 35, 648 (1956).
[1085] Karunairatnam, M. G., and G. A. Levvy: Biochem. J. 44, 599 (1949).
[1085a] Katz, L. N., J. Stamler and R. Pick: Nutrition and Atherosclerosis. Philadelphia: Lea and Febiger 1959.
[1086] —, R. Pick and J. Stamler: Mod. Conc. cardiov. Dis. 23, 239 (1954).
[1086a] Katzman, P. A.: zit. nach Bauld u. Greenway Nr. 107.
[1087] —, R. F. Straw, H. J. Buchler and E. A. Doisy: Recent Progr. Hormone Res. 9, 45 (1954).
[1088] Kaufhold, N.: Zbl. Chir. 76, 592 (1951).
[1089] Kaufmann, C.: Zbl. Gynäk. 56, 2058 (1932).
[1090] — Zbl. Gynäk. 57, 42 (1933).
[1091] — Klin. Wschr. 12, 1557 (1933).
[1091a] —, u. F. Kermauner: Zit. n. Nr. 1748.
[1091b] Kaufmann, S., J. Pataki, G. Rosenkranz, J. Romo and C. Djerassi: J. Amer. chem. Soc. 72, 4531 (1950).

[1091c] KAUFMANN, C., H. A. MÜLLER, A. BUTENANDT u. H. FRIEDRICH-FREKSA: Z. Krebsforsch. **56**, 482 (1949).
[1091d] —, u. E. STEINKAMM: Arch. Gynäk. **162**, 553 (1936) und **165**, 358 (1938).
[1092] — Dtsch. med. Wschr. **76**, 519 (1951).
[1092a] KEIL, C.: Rev. méd. Liège **8**, 356 (1953).
[1092b] KEHRER, E.: Anatomie und Physiologie der Schwangerschaft. In SEITZ-AMREICH: Biologie und Pathologie des Weibes. Wien: Urban und Schwarzenberg 1955.
[1092c] KELLAR, R. J., and J. K. SUTHERLAND: J. Obstet. Gynaec. Brit. Emp. **46**, 1 (1939).
[1092d] —, G. D. MATTHEW, R. MACKAY, J. B. BROWN and E. J. ROY: J. obstet. Gynaec. Brit. Emp. **66**, 804 (1959).
[1093] KELLEN, J.: J. clin. Endocr. **18**, 1434 (1958).
[1094] KELLER, M.: Gynaecologia (Basel) **136**, 358 (1953).
[1095] — J. clin. Endocr. **16**, 1075 (1956).
[1096] —, u. A. HAUSER: Gynaecologia (Basel) **137**, 255 (1954).
[1097] — — Gynaecologia (Basel) **143**, 381 (1957).
[1098] — — and A. WALSER: J. clin. Endocr. **18**, 1384 (1958).
[1099] —, u. J. WEISS: J. chem. Soc. **1951**, 1247.
[1099a] KELLIE, A. E.: Ciba Found. Coll. on Endocrinology **2**, 285 (1952). Diskussionsbemerkung.
[1100] KEMP, T., u. K. PEDERSEN-BJERGAARD: Endokrinologie **13**, 156 (1933).
[1101] — — Acta path. microbiol. scand. **20**, 552 (1943).
[1101a] — — Lancet **II**, 842 (1937).
[1101b] KENYON, A. T.: Biol. Sympos. **9**, 11 (1942).
[1102] —, T. F. GALLAGHER, D. H. PETERSON, R. I. DORFMAN and F. C. KOCH: J. clin. Invest. **16**, 705 (1937).
[1102a] KEPP, R. K.: Geburtsh. u. Frauenheilk. **1**, 650 (1939).
[1103] KEPLER, E. J., and F. R. KEATING: Arch. intern. Med. **68**, 1010 (1941).
[1104] —, R. G. SPRAGUE, O. T. CLAGETT, M. H. POWER, H. L. MASON and H. M. ROGERS: J. clin. Endocr. 8, 499 (1948).
[1105] KETTLER, L. H.: Ergebn. allg. Path., path. Anat. **37**, 1 (1954).
[1106] KIKA, K., M. SUZUKI und Y. KANDOTSU: Gynaecologia (Basel) **143**, 33 (1957).
[1107] KINCL, F. A., u. M. GARCIA: Ber. dtsch. chem. Ges. **92**, 595 (1959).
[1107a] KINDLER, K. F.: Geburtsh. u. Frauenheilk. **16**, 716 (1956).
[1108] KINNEAR, A. A., and A. R. DAVISON: Int. J. Leprosy **25**, 110 (1957). — Excerpta. med. (Amst.) Sect. III **12**, 420 (1958).
[1109] KINSELLA, R. A. jr., F. E. FRANCIS, S. A. THAYER and E. A. DOISY: J. biol. Chem. **219**, 265 (1956).
[1110] KIRGIS, H., and I. ROTHCHILD: Endocrinology **50**, 269 (1952).
[1111] KISLAK, J. W., and F. A. BEACH: Endocrinology **56**, 684 (1955).
[1112] KLAFTEN, E.: Arch. Gynäk. **150**, 643 (1932).
[1113] KLATSKIN, G., and W. T. SALTER: Amer. J. med. Sci. **213**, 19 (1947).
[1113a] KLEINE, H. O.: Arch. Gynäk. **155**, 168 (1934).
[1113b] KLEIN, G.: Zbl. Gynäk. **35**, 793 (1911).
[1114] KLYNE, W.: The Chemistry of Steroids. London: Methuen 1957.
[1115] —, and A. A. WRIGHT: Biochem. J. **66**, 92 (1957).
[1116] KLINEFELTER, H. F. jr., E. C. REIFENSTEIN and F. ALBRIGHT: J. clin. Endocr. **2**, 615 (1942).
[1117] —, F. ALBRIGHT and G. G. GRISWOLD: J. clin. Endocr. **3**, 529 (1943).
[1118] KLOEPPNER, E.: Med. Klin. **46**, 1107 (1951).
[1118a] KLOOS, K., u. H.-J. STAEMMLER: Virchows Arch. path. Anat. **324**, 285 (1953).
[1119] KLOPPER, A., u. P. PAABY: Persönliche Mitteilung.
[1120] KLOTZ, H. P., et P. BARBIER: Ann. Biol. clin. **1**, 13 (1947).
[1121] —, et M. F. JAYLE: Ann. Endocr. (Paris) **12**, 931 (1951).
[1122] KLÜKEN, N., u. J. LATZ: Klin. Wschr. **31**, 510 (1953).
[1122a] KNAKE, E.: Virchows Arch. path. Anat. **319**, 547 (1951).
[1123] KNAUER, E.: Arch. Gynäk. **60**, 322 (1900).

[1123a] KNAUS, H.: Med. Klin. **30 II**, 1649 (1934),
[1123b] KNEER, M.: Arch. Gynäk. **170**, 483 (1940).
[1123c] —, H. BURGER und H. SIMMER: Arch. Gynäk. **181**, 561 (1952).
[1124] KNEER, M.: Die Sexualhormone. Stuttgart: J. A. Barth 1951.
[1124a] KNÖRR, K., H. LEHR und V. PROBST: Medizinische **1956** I, 195.
[1124b] KNIGHT, W. M.: Amer. J. Obstet. Gynec. **56**, 311 (1948).
[1124c] KOBAYASHI, T., Y. KARASAWA and K. KAJIWARA: J. Jap. obstet. Gynaec. Soc. **1**, 73 (1954).
[1125] KOBER, S.: Biochem. Z. **239**, 209 (1931).
[1126] — Biochem. J. **32**, 357 (1938).
[1127] KOCH, W.: Münch. med. Wschr. **97**, 259 (1955).
[1127a] —, u. K. HEIM: Münch. med. Wschr. **95**, 845 (1953).
[1128] —, E. HEIM and J. ESCHWEILER: Acta endocr. **16**, 369 (1954).
[1128a] KOCSÁR, L., u. L. KESZTYUS: Z. Vitamin-, Hormon- u. Fermentforsch. **4**, 228 (1951).
[1129] KOCHAKIAN, C. D.: In Ciba Found. Coll. on Endocrinology **1**, 289 (1952).
[1130] — Recent Progr. Hormone Res. **1**, 177 (1947).
[1131] — Ann. N. Y. Acad. Sci. **54**, 534 (1951).
[1131a] KOLDE, W.: Arch. Gynäk. **99**, 272 (1913).
[1131b] KOFLER, E., u. A. H. PALMRICH: Wien. Klin. Wschr. **67**, 176 (1955).
[1132] KOLFF, W. J., and K. B. TJIOOK: J. clin. Endocr. **10**, 270 (1950).
[1132a] KOLL, W., u. J. ALBERTY-TELSCHOW: Münch. med. Wschr. **95**, 257 (1953).
[1133] KOLLER, T.: Schweiz. med. Wschr. **72**, 679 (1942).
[1135] KOLLER, A., u. J. ARTNER: Gynaecologia (Basel) **136**, 137 (1953).
[1136] KOLLER, T., u. F. LEUTHARDT: Zbl. Gynäk. **65**, 1972 (1941).
[1137] — — Schweiz. med. Wschr. **71**, 429 (1941).
[1138] — — Schweiz. med. Wschr. **71**, 362 (1941).
[1139] — — Zbl. Gynäk. **66**, 6 (1942).
[1140] KOOIJ, R., E. DINGEMANSE, L. G. HUIS IN'T VELD, J. A. VERBECK and W. J. HOFMAN: Ned. T. Geneesk. **97**, 2261 (1953).
[1140a] KOPPEN, K.: Die Einflüsse von Alter und Krankheit auf die Ovarien. Leipzig: J. A. Barth 1957.
[1140b] KORENCHEVSKY, V.: Brit. Med. J. **2**, 896 (1937).
[1141] — and K. HALL: J. Path. Bact. **45**, 681 (1937).
[1141a] KORUS, W., H. SCHRIEFERS, H. BREUER and J. M. BAYER: Acta endocr. **31**, 529 (1959).
[1141b] KOSAKAE, J., T. OHGA and S. OKAMOTO: Jap. J. Obstet. Gynec. **16**, 282 (1933).
[1142] —, S. KANZAKI and O. KUSANO: Jap. J. Obstet. Gynec. **23**, 174 (1950).
[1143] KOSHIMURA, A., and S. OKAZAKI: Pharm.-Bull. (Tôkyô) **2**, 65 (1954).
[1144] KRAYCHY, S.: J. Amer. chem. Soc. **81**, 1702 (1959).
[1145] —, and T. F. GALLAGHER: J. Amer. chem. Soc. **79**, 754 (1957).
[1146] — — J. biol. Chem. **229**, 519 (1957).
[1147] KRANTZ, K. E.: The Anatomy and Endocrinology of the Human Placenta. In: Essentials of Human Reproduction. J. T. VELARDO (Edit.). New York: Oxford University Press 1958.
[1147a] KREITMAIR, H., u. W. SIECKMANN: Klin. Wschr. **18 I**, 156 (1939).
[1148] KRICHESKY, B., S. J. GLASS, E. FURLONG and M. FEINER: Endocrinology **40**, 437 (1947).
[1148a] KROHN, P. L.: Endocrinology **45**, 537 (1949).
[1149] KROSZYNSKI, S., et M. BYCHOWSKA: C. R. Soc. Biol. (Paris) **130**, 570 (1939).
[1150] KRUMMHOLZ, K. H., u. G. MAASS: Gynaecologia (Basel) **147**, 13 (1959).
[1150a] KÜHNAU, W.: IV. Symp. Dtsch. Ges. Endokrinol. p. 196. Berlin-Göttingen-Heidelberg: Springer 1957.
[1150b] KÜHNEL, P.: Ugeskr. Læg. **116**, 300 (1954).
[1151] KULLANDER, S.: Acta endocr. **11**, 181 (1952).
[1151a] KUPPERMANN, H. S., J. A. EPSTEIN, M. D. MEYER, H. G. BLATT and A. STONE: Fertil. and Steril. **9**, 26 (1958).
[1152] KURZROK, R., and S. RATNER: Amer. J. Obstet. Gynec. **23**, 689 (1932).
[1153] KUSHINSKY, S.: J. biol. Chem. **230**, 31 (1958).

[1154] Kushinsky, S., J. A. Demetriou, W. Nasutavicus and J. Wu: Nature (Lond.) **182**, 874 (1958).
[1154a] Kutzleb, H.-J.: Zahnärztl. Welt **1949**, 351.

[1155] Labarre, J., and E. A. Martin: Rev. canad. Biol. **11**, 231 (1952).
[1155a] Labhart, A.: Klinik der inneren Sekretion. Berlin-Göttingen-Heidelberg: Springer 1957.
[1155b] Lacassagne, A.: Les Cancers produit par des Substances Chimiques Endogènes. Paris: Masson 1950.
[1155c] — Erg. Vit. u. Hormonforsch. **2**, 259 (1939).
[1156] —, et W. Nyka: C. R. Soc. Biol. (Paris) **116**, 844 (1934).
[1157] Lacomme, M., et J. Guéguen: Gynéc. et Obstét. **53**, 95 (1954).
[1157a] La Fonction Luteale. Paris: Masson 1954.
[1158] Laham, F., et M. Skandar: Ann. Endocr. (Paris) **19**, 1185 (1958).
[1159] Laipply, T. C., and R. A. Shipley: Amer. J. Path. **21**, 921 (1945).
[1160] Lajos, L., u. F. E. Szontágh: Z. Vitamin-, Hormon- u. Fermentforsch. **1**, 81 (1947).
[1161] — — Orv. Hetil. **89**, 173 (1948).
[1162] — — Zbl. Gynäk. **72**, 1035 (1950).
[1162a] Lamb, W. M., G. A. Ulett, W. H. Masters and D. W. Robinson: Amer. J. Psychiat. **109**, 849 (1958).
[1163] Landau, R. L., D. E. Clark and B. F. Stimmel: J. clin. Endocr. **12**, 915 (1952).
[1163a] —, D. M. Bergenstal, V. Lugibihl, D. F. Dimmick and E. Rashid: J. clin. Endocr. **17**, 177 (1957).
[1164] —, B. F. Stimmel, E. Humphreys and D. E. Clark: J. clin. Endocr. **14**, 1097 (1954).
[1165] Langdon-Brown, W., and S. L. Simpson: Med. Ann. **1945**, 298.
[1165a] Langecker, H.: Naturwissenschaften 1960. (Im Druck).
[1165b] Langreder, W., u. G. Zimmer: Arch. Gynäk. **184**, 1 (1953).
[1165c] Langer, L. J., J. A. Alexander and L. L. Engel: J. biol. Chem. **234**, 2609 (1959).
[1166] —, and L. L. Engel: Fed. Proc. **15**, 296 (1956).
[1167] — — J. biol. Chem. **233**, 583 (1958).
[1167a] Lanman, J. T., and L. M. Silverman: Endocrinology **60**, 433 (1957).
[1167b] Lansbury, J., and J. Hughes: Amer. J. Psychiat. **95**, 1119 (1939).
[1167c] Laqueur, E., u. S. E. de Jongh: Pharm. exp. Ther. **36**, 1 (1929).
[1168] —, S. E. de Jongh, M. Tausk, J. H. Gaarenstrom and M. B. C. Manus: Hormonologie, Physiologie en Pharmakologie von den Hormonen. Amsterdam: Elsevier 1948.
[1169] —, E. Dingemanse, P. C. Hart und S. E. de Jongh: Klin. Wschr. **6**, 1859 (1927).
[1169a] Lapière, S.: Minerva derm. (Torino) **29**, 178 (1954).
[1169b] Larizza, P., e. S. Ventura: Folia endocr. (Pisa) **4**, 651 (1951).
[1170] Larson, J. A.: Obstet and Gynec. **3**, 551 (1954).
[1170a] Lass, N.: Harefuah **32**, 117 (1947).
[1171] Laufer, A., and F. G. Sulman: J. clin. Endocr. **16**, 1151 (1956).
[1171a] Lauritzen, C.: Arch. Gynäk. **191**, 122 (1958).
[1171b] —, In Vorbereitung.
[1172] Lauson, H. D., C. G. Heller, J. B. Golden and E. L. Sevringhaus: Endocrinology **24**, 35 (1939).
[1173] Lawrence, R. D.: Brit. med. J. **1**, 12 (1943).
[1174] Lawrence, W. H., and C. W. Chapman: J. Amer. pharm. Ass., Pract. Pharm. Ed. **41**, 624 (1952).
[1174a] Lawrence, C. H., and N. T. Werthessen: Endocrinology **27**, 755 (1940).
[1175] — — New int. Clin. **1**, 198 (1942).
[1176] Lawson, W., S. W. Stroud and P. C. Williams: J. Endocr. **4**, 83 (1944).
[1177] Lax, H.: Z. Geburtsh. Gynäk. **130**, 292 (1949).
[1178] — Arch. Gynäk. **186**, 215 (1955).
[1179] — Z. Geburtsh. Gynäk. **145**, 113 (1956).

[1179a] LAYNE, D. S., R. H. COMMON, W. A. MAW and R. M. FRAPS: Nature (Lond.) 181, 351 (1958).
[1180] —, and G. F. MARRIAN: Nature (Lond.) **182**, 50 (1958).
[1181] — — Biochem. J. **70**, 244 (1958).
[1182] LEACH, R. B., W. O. MADDOCK, I. TOKUYAMA, C. A. PAULSEN and W. O. NELSON: Recent. Progr. Hormone Res. **12**, 377 (1956).
[1183] LEATHEM, J. H.: In Ciba Found. Coll. on Endocrinology **12**, 173 (1958).
[1183a] — Recent. Progr. Hormone Res. **14**, 141 (1958).
[1184] — Ann. N. Y. Acad. Sci. **75**, 463 (1959).
[1184a] — In Hormones and the aging Process, p. 79. New York: Academic Press 1956.
[1185] LEBLOND, C. P.: In Ciba Found. Conf. on Isotopes in Biochemistry, p. 4. Philadelphia: The Blakiston Comp. 1956.
[1186] — In Ciba Found. Coll. on Endocrinology **2**, 150 (1952).
[1186a] LECLERCQ, M.: Bull. Soc. roy. belge, Gynéc. Obstét. **29**, 255 (1959).
[1187] — Rev. méd. Liège **9**, 81 (1954).
[1187a] LEDERER, J.: Ann. Endocr. (Paris) **12**, 1041 (1951).
[1187b] — Les relations thyro-ovariennes. Paris: Masson 1946.
[1188] LEDERER, E., and M. LEDERER: Chromatography. Amsterdam: Elsevier 1957.
[1189] LEEDS, N. S., D. K. FUKUSHIMA and T. F. GALLAGHER: J. Amer. chem. Soc. **76**, 2943 (1954).
[1190] LEEGWATER, D. C.: Nature (Lond.) **178**, 916 (1956).
[1190a] LEHMANN, H. J. und H. H. STANGE: Z. Zellforsch. **38**, 230 (1953).
[1191] LEHNINGER, A. L., and W. W. SCOTT: Endocrinology **40**, 9 (1947).
[1192] LEHTINEN, A., and K. J. W. HARTIALA: Suomen Kemistil. **31**, 336 (1958).
[1193] —, K.J.W.HARTIALA and V.NURMIKKO: Acta chem. scand. **12**, 1589 (1958).
[1194] —, V. NURMIKKO, and K. HARTIALA: Acta chem. scand. **12**, 1585 (1958).
[1196] LELONG, M., M. F. JAYLE et P. BORNICHE: Arch. franç. Pédiat. **4**, 456 (1947).
[1197] — —, R. SCHOLLER, P. CANLORBE, P. BORNICHE et O. SZEPER: Sem. Hôp. Paris **33**, 2738, p. 446 (1957).
[1198] —, S. VANDEL, P. BORNICHE et M. F. JAYLE: Ann. Endocr. (Paris) **12**, 922 (1951).
[1199] LE LORIER, G.: zit. nach H. H. SCHMID. Nr. [1748]
[1199a] LE MAGNEN: Zit. nach C. H. SAWYER. In C. W. LLOYDS: Endocrinology of Reproduction, p. 20, Diskussionsbemerkung. New York: Akademic Press 1959.
[1200] LENTERS, G. J. H.: Oestriolutscheidung in de Urine en de anatomische Toestand von de Placenta. Groningen: Thesis 1958.
[1200a] LEON, Y. A., R. D. BULBROOK and F. C. GREENWOOD: Nature (Lond.) **183**, 189 (1959).
[1200b] LESNOI, S. K., E. A. KAKUSHKINA and V. G. ORLOVA: Probl. Endocr. Gormonoter **4**, 72 (1958).
[1200c] Les Steroides urinaires. Paris: Masson 1954.
[1201] LETTRÉ-INHOFFEN-TSCHESCHE: Über Steroide, Gallensäuren und verwandte Stoffe. Stuttgart: F. Enke 1956.
[1202] LEUTHARDT, F., u. TH. KOLLER: Mschr. Geburtsh. Gynäk. **118**, 1 (1944).
[1202a] — — Mschr. Geburtsh. Gynäk. **130**, 292 (1949).
[1203] LEVIN, B., and G. DAVIES: Nature (Lond.) **178**, 918 (1956).
[1204] LEWIN, D., M. ROBEY et H. SIMONNET: Gynéc. et Obstét. **54**, 564 (1955).
[1205] LEVIN, H., u. W. SPIEGELHOFF: Die Zyklushormone des Weibes. Stuttgart: Enke 1951.
[1206] LEVIN, L.: J. biol. Chem. **157**, 407 (1945).
[1207] — Fed. Proc. **4**, 97 (1945).
[1208] —, and P. E. SMITH: Endocrinology **22**, 315 (1938).
[1208a] LEVINE, W. T., and E. WITSCHI: Proc. Soc. exp. Biol. (N. Y.) **30**, 1152 (1933).
[1209] LEVITZ, M., G. P. CONDON and J. DANCIS: Fed. Proc. **14**, 245 (1955).
[1210] — — — Endocrinology **58**, 376 (1956).
[1211] —, and J. R. SPITZER: J. biol. Chem. **222**, 979 (1956).

[1212] LEVITZ, M., G. P. CONDON and G. H. TWOMBLY: J. biol. Chem. **222**, 981 (1956).
[1213] — — — Fed. Proc. **15**, 299 (1956).
[1214] — — — J. biol. Chem. **231**, 787 (1958).
[1214a] LEVVY, G. A., L. M. H. KERR and J. G. CAMPBELL: Biochem. J. **42**, 462 (1948).
[1215] LEVY, H.: Arch. Biochem. **14**, 325 (1947).
[1215a] —, and S. KUSHINSKY: Arch. Biochem. **55**, 290 (1955).
[1216] LEVY, H. R., u. P. TALALAY: Vortrag 4. Internat. Kongr. Biochemie, Wien 1958. In Biochemistry of Steroids. London: Pergamon Press 1959.
[1216a] — — J. Amer. chem. Soc. **79**, 2658 (1957).
[1217] LEVY, L. K.: Arch. Biochem. **50**, 206 (1954).
[1217a] LE WINN, E. B., u. A. PLICHET: referiert Zbl. inn. Med. **147**, 59 (1953).
[1217b] LEWIS, R. M.: Amer. J. Obstet. Gynec. **26**, 593 (1933).
[1217c] LEWIS, L. G.: Advanc. Surg. **2**, 419 (1949).
[1218] LEWBART, M. L., and J. J. SCHNEIDER: Nature (Lond.) **176**, 1175 (1955).
[1219] LEWIS, D., and C. F. GESCHICKTER: J. Amer. med. Ass. **103**, 1212 (1934).
[1220] — — zit. von PRUDENTE A. In Surg. Gyn. Obstet. **80**, 574 (1954).
[1221] LEWIS, L. G., and C. G. STOCKARD: J. Urol. (Baltimore) **64**, 518 (1950).
[1222] LEWISON, E. F., J. E. LEVI, G. S. JONES, H. W. JONES and H. E. SILBERSTEIN: Cancer (Philad.) **4**, 537 (1951).
[1222a] LIEBERMAN, S., P. BRAZEAU and L. B. HARITON: J. Amer. chem. Soc. **70**, 3094 (1948).
[1223] —, and K. DOBRINER: Ann. Rev. Biochem. **20**, 227 (1951).
[1223a] —, B. MOND and E. SMYLES: Recent Progr. Hormone Res. **9**, 113 (1954).
[1224] —, H. J. TAGNON and P. SCHULMAN: J. clin. Invest. **31**, 341 (1952).
[1225] —, and S. TEICH: Pharmacol. Rev. **5**, 285 (1953).
[1226] LIEBERMANN, L.: Ber. dtsch. chem. Ges. **18**, 1803 (1885).
[1226a] LICHTWITZ, A., et D. CLÉMENT: Sem. Hôp. Paris **31**, 383 (1955).
[1226b] LIMBURG, H.: Arch. Gynäk. **180**, 260 (1951).
[1226c] LIMON, A.: Zit. n. A. WESTMAN [2120].
[1226d] LINGGAERDE. P., and R. BREDLAND: Acta psychiat. et neurol. scand. **29**, 355 (1954).
[1226e] LIMBURG, H.: Z. Geburtsh. **128**, 186 (1947).
[1227] LIN, H. A. C.: Chin. med. J. **57**, 216 (1940).
[1228] LINHARES, E. S., J. S. LEAO e. J. M. DE OLIVEIRA: An. bras. Ginec. **39**, 149 (1955). — Ber. Ges. Gynäk. Geburtsh. **57**, 149 (1956).
[1228a] LIPSCHITZ, W. L., and E. BUEDING: J. biol. Chem. **129**, 333 (1939).
[1229] LIPSCHÜTZ, A.: Steroid Hormones and Tumors. New York: Wilkins 1950.
[1229b] LISON, L.: Histochimie et cytochimie animales. Paris: Gauthier-Villars 1953.
[1230] LITTLE, B., O. W. SMITH, A. G. JESSIMAN, H. A. SELENKOW, W. VAN T'HOFF, J. M. EGLIN and F. D. MOORE: J. clin. Endocr. 18, 425 (1958).
[1231] LITRELL, J. L., and J. Y. S. TOM: Endocrinology **40**, 292 (1947).
[1232] LIU, W.: Cancer (Philad.) 8, 779 (1955).
[1233] LLAMOSA, BRAVO J. L., y F. GOMEZ MONT: Rev. Invest. clin. **5**, 9 (1953).
[1234] LLOYD, C. W., W. F. ROGERS jr. and R. H. WILLIAMS: Endocrinology **39**, 256 (1946).
[1235] —, and R. H. WILLIAMS: Amer. J. Med. **4**, 315 (1948).
[1235a] LOEB, L.: J. med. Res. **40**, 477 (1919).
[1236] LOEWE, S.: Klin. Wschr. **4 II**, 1407 (1925).
[1236a] —, Dtsch. med. Wschr. **5 I**, 41 (1926).
[1237] —, H. E. VOSS, F. LANGE und E. SPOHR: Endokrinologie **1**, 39 (1928).
[1238] — Deutsches Patent 517761 zit. Chem. Abstr. **25**, 2815 (1931).
[1239] —, u. F. LANGE: Klin. Wschr. **5 I**, 1038 (1926).
[1239a] —, W. RAUDENBUSCH und H. E. VOSS: Biochem. Z. **249**, 443 (1932).
[1240] —, u. E. H. V. VOSS: Klin. Wschr. **5**, **I**, 1083 (1926.
[1241] —, W. RAUDENBUSCH, H. E. VOSS und F. LANGE: Biochem. Z. **250**, 50 (1932).
[1241a] —, H. E. VOSS und E. ROTHSCHILD: Biochem. Z. **237**, 214 (1931).
[1241b] LOESER, A.: Z. ges. exp. Med. **105**, 430 (1939).
[1241c] — J. Obst. Gynaec. Brit. Emp. **44**, 710 (1937).

[1243] LOESER, A.: J. Obstet. Gynaec. Brit. Emp. 55, 17 (1948).
[1244] —, u. H. MARX: Hormontherapie. Leipzig: S. Hirzel 1947.
[1245] LOGINOV, V. K.: Probl. endokr. 1, 60 (1955).
[1245a] LOGOTHETIS, J., R. HARNER, F. MORRELL and F. TORRES: Neurology 9, 352, (1959).
[1246] LOKE, K. H., and G. F. MARRIAN: Biochim. biophys. Acta 27, 213 (1958).
[1247] — —, W. S. JOHNSON, W. L. MEYER and D. D. CAMERON: Biochim. biophys. Acta 28, 214 (1958).
[1248] — — and E. J. D. WATSON: Biochem. J. 71, 43 (1959).
[1249] —, E. J. D. WATSON and G. F. MARRIAN: Biochim. biophys. Acta 26, 230 (1957).
[1250] LOMBARDO, M. E., P. H. MANN, T. A. VISCELLI and P. B. HUDSON: J. biol. Chem. 212, 345 (1955).
[1251] —, T. A. VISCELLI, A. MITTELMAN and P. B. HUDSON: J. biol. Chem. 212, 353 (1955).
[1251a] LONG, R. C., and J. T. BRADBURY: J. clin. Endocr. 11, 134 (1951).
[1252] LONGWELL, B. B., and F. S. MCKEE: J. biol. Chem. 142, 757 (1942).
[1253] LONGWELL, B., and O. WINTERSTEINER: J. biol. Chem. 133, 219 (1940).
[1254] LORAINE, J. A.: J. Obstet. Gynaec. Brit. Emp. 56, 1051 (1949).
[1255] — The Clinical Application of Hormone Assay. Livingstone: Edinburgh 1958.
[1256] —, u. G. F. MARRIAN: Persönliche Mitteilung.
[1257] — — und M. A. MACKAY: Unveröffentlicht, zit. v. LORAINE [1255].
[1258] LORENZINI, P.: Endocr. Sci. Cost. 22, 65 (1954).
[1259] —, e. E. NANNI: Endocr. Sci. Cost. 22, 145 (1955).
[1260] —, e. G. VEGGETTI: Endocr. Sci. Cost. 21, 222 (1953).
[1261] LORING, J. M., and C. A. VILLEE: Acta endocr. (Kbh.) 25, 371 (1957).
[1262] LOUROS, N., B. TERZIS, M. PAVLATOU et A. EVANGELOPOULOS: Rev. franç. Gynéc. 53, 419 (1958).
[1262a] LOUWERENS, B., and P. G. SMELIK: Acta endocr. (Kbh.) 16, 377 (1954).
[1263] LUCHSINGER, J., u. H. E. VOSS: Klin. Wschr. 8 II, 1577 (1929).
[1264] LUFT, R., H. OLIVECRONA und D. IKKOS: Dtsch. med. Wschr. 83, 1349 (1958).
[1264a] —, and B. SJÖGREN: Acta endocr. (Kbh.) 3, 342 (1949).
[1264b] LUNENFELD, B.: Vortrag Conf. on human pituitary gonadotrophin, Gatlinburg 3. bis 5. November 1959.
[1265] LUISI, M.: Ber. ges. Gynäk. Geburtsh. 39, 465 (1939).
[1266] LUCAS, F. V., H. A. NEUFELD, J. G. UTTERBACK, A. P. MARTIN and E. STOTZ: J. biol. Chem. 214, 775 (1955).
[1266a] LYONS, W. R.: Proc. Soc. exp. Biol. (N. Y.) 37, 207 (1937).
[1267] —, and H. J. TEMPLETON: Proc. Soc. exp. Biol. (N. Y.) 33, 587 (1936).

[1268] MAASS, ESCOTO, R., u. F. GÓMEZ-MONT: Rev. Invest. clin. 3, 9 (1951).
[1269] MACLAGAN, N. F., and J. H. WILKINSON: Nature (Lond.) 168, 251 (1951).
[1270] — — Biochem. J. 56, 211 (1954).
[1271] MAC BRYDE, C. M.: J. Amer. med. Ass. 112, 1045 (1939).
[1272] MACK, H. C.: Amer. J. Obstet. Gynec. 45, 402 (1943).
[1273] —, and T. ALE: J. clin. Endocr. 2, 361 (1942).
[1273a] MACPHERSON, A. I. S., and W. F. T. HAULTAIN: Brit. med. J. I, 770 (1942).
[1274] MADDOCK, W. O., M. EPSTEIN and W. O. NELSON: Ann. N. Y. Acad. Sci. 55, 657 (1952).
[1275] —, R. B. LEACH, I. TOKUYAMA, C. A. PAULSEN and W. R. ROY: J. clin. Endocr. 16, 433 (1956).
[1276] —, and W. O. NELSON: J. clin. Endocr. 11, 769 (1951).
[1277] — — J. clin. Endocr. 12, 985 (1952).
[1278] MAGERLEIN, B. J., and J. A. HOGG: J. Amer. chem. Soc. 80, 2220 (1958).
[1278a] MALINOW, M. R., A. A. PELLEGRINO and G. LANGE: Acta endocr. (Kbh.) 31, 500 (1959).
[1278b] MALL, G.: Ärztl. Praxis 11, 1357 (1959).
[1279] MALLOW, S.: Arch. Gynäk. 172, 601 (1942).
[1279a] MALTEZ, C. A.: Arch. De Vecchi Anat. pat. 15, 319 (1950).

[1281] Marmorston, J., O. Hoffman, H. Sobel and P. Starr: Minn. Med. **38**, 800 (1955).
[1282] —, J. J. Lewis, J. L. Bernstein, H. Sobel, O. Kuzma, R. Alexander, O. Magidson and F. J. Moore: Geriatrics **12**, 297 (1957).
[1282a] —, O. Magidson, J. J. Lewis, F. J. Moore and J. Bernstein: New Engl. J. Med. **258**, 583 (1958).
[1283] Mandl, A. M., and S. Zuckerman: J. Endocr. **13**, 243 (1956).
[1284] Mangione, P.: Riv. Ostet. Ginec. **12**, 13 (1957).
[1285] Mannheimer, E.: J. Pediat. **12**, 350 (1938).
[1285a] Maranon, G., et P. Richet: zit. n. [967a].
[1285b] Mannherz, K. H., K. H. Juchem und R. Paul: Arch. Gynäk. **186**, 441 (1955).
[1285c] Mannheimer, E., F. Pakosch, E. E. Renner und H. Vetter: Med Klin. **47**, 1397 (1952).
[1286] —, Amer. J. Obstet. Gynec. **17**, 205 (1929).
[1286a] — In Meigs a. Sturgis (Edit.) Progress in Gynecology, Vol. II, p. 63. New York: Grune and Stratton 1950.
[1286b] — The Physiology of Menstruation, Sharp and Dohme **13**, **3** (1951).
[1286c] Markee J. E.: The relation of blood flow to endometrial growth and the inception of menstruation. In Menstruation and its Disorders. E. T. Engle (Edit.) p. 165 Springfield: Thomas Publ. 1950.
[1287] —, and B. Berg: Stanf. med. Bull. **2**, 55 (1944).
[1288] Marker, R. E.: J. Amer. chem. Soc. **60**, 1897 (1938).
[1289] — J. Amer. chem. Soc. **61**, **944**, 1287 (1939).
[1290] —, O. Kamm, T. S. Oakwood and F. H. Tendick: J. Amer. chem. Soc. **59**, 768 (1937).
[1291] —, E. Rohrmann, E. L. Wittle and E. J. Lawson: J. Amer. chem. Soc. **60**, 1512 (1938).
[1292] — — J. Amer. chem. Soc. **60**, 2927 (1938).
[1293] — — J. Amer. chem. Soc. **61**, 3314 (1939).
[1294] — —, E. J. Lawson and E. L. Wittle: J. Amer. chem. Soc. **60**, 1901 (1938).
[1295] — —, E. L. Wittle and F. H. Tendick: J. Amer. chem. Soc. **60**, 2440 (1938).
[1296] Markwardt, F.: Naturwissenschaften **41**, 139 (1954).
[1297] — Arch. Pharm. (Weinheim) **288**, 82 (1955).
[1298] Marlow, H. W.: Endocrinology **42**, 479 (1948).
[1299] — J. biol. Chem. **183**, 167 (1950).
[1300] Marrian, G. F.: Biochem. J. **23**, 1090 (1929).
[1301] — Nature (Lond.) **125**, 90 (1930).
[1302] — Biochem. J. **24**, 435 (1930).
[1303] — Biochem. J. **24**, 1021 (1930).
[1304] — J. Soc. chem. Ind. (Lond.) **49**, 515 (1930).
[1305] — Physiol. Rev. **13**, 185 (1933).
[1305a] — Ergebn. der Vitam. u. Horm. Forschg. **1**, 1 (1935).
[1306] — Cold Spring Harbor Sympos. Quant. Biol. **5**, 16 (1937).
[1307] — Bull. N. Y. Acad. Med. **15**, 27 (1939).
[1308] — J. Endocr. **5**, LXXI (1948).
[1309] — Cancer (Philad.) **10**, 704 (1957).
[1310] — Acta. endocr. (Kbh.) Suppl. **31**, 27 (1957).
[1311] — Vortrag **4**. Internat. Kongr. Biochemie. Wien 1958. In Biochemistry of Steroids, London: Pergamon Press 1959.
[1312] —, and W. S. Bauld: Acta endocr. (Kbh.) **7**, 240 (1951).
[1313] — — Biochem. J. **59**, 136 (1955).
[1315] —, and G. A. D. Haslewood: Biochem. J. **26**, 25 (1932).
[1316] — — Chem. and Ind. **10**, 277 T. (1932).
[1318] —, K. H. Loke, E. J. D. Watson and M. Panattoni: Biochem. J. **66**, 60 (1957).
[1319] —, and A. S. Parkes: J. Physiol. (London) **67**, 389 (1929).
[1319a] —, and A. Sneddon: Biochem. J. **74**, **430** (1960).
[1320] —, E. J. D. Watson and M. Panattoni: Biochem. J. **65**, 12 (1957).

[1320a] MARSHALL, F. H. A.: Physiology of Reproduction 3. Edit. London: Longmans-Green 1952.
[1321] —, and W. A. JOLLY: Proc. Roy. Soc. B **76**, 395 (1905).
[1321a] MARSHALL, V. F., J. A. PAQUIN and J. M. PEARCE: J. Urol. (Baltimore) **72**, 77 (1954).
[1322] MARTI, M., u. A. HEUSSER: Helv. chim Acta **37**, 327 (1954).
[1322a] MARTIUS, H., u. H. HOSEMANN: Geburtsh. und Frauenhlk. **7/8**, 565 (1949).
[1322b] MARTIN, L.: J. Endocr. **20**, 187 (1960).
[1322c] — J. Endocr. **18**, 334 (1959).
[1323] —, and P. J. CLARINGBOLD: Nature (Lond.) **181**, 620 (1958).
[1323a] MARTINI, L., and A. DE POLI: J. Endocr. **13**, 229 (1956).
[1323b] MARTIUS, H.: C.R. Soc. Biol. (Paris) **123**, 702 (1936).
[1323c] MARX, H., u. A. LOESER: Hormontherapie. Leipzig: S. Hirzel 1947.
[1324] MASCARETTI, M.: Atti Soc. Ostet. Ginec. **31**, 435, 505 (1934).
[1324a] MAŠEK, K., and J. JANDA: Rev. Czech. Med. **2**, 158 (1956).
[1325] MASLOVA, A. S., and L. A. PLODOVSKAYA: Akuš. i Ginek. **4**, 24 (1957). — Excerpta med. (Amst.) Sect. X, **11**, 98 (1958).
[1326] MASON, H. L.: J. clin. Endocr. **8**, 190 (1948).
[1327] —, and E. J. KEPLER: J. biol. Chem. **161**, 235 (1945).
[1328] MASQUELIER, J., et J. L. JAUBERT: C.R. Soc. Biol. (Paris) **142**, 77 (1948).
[1329] MASSENBACH, W. F. von: Arch. Gynäk. **172**, 392 (1942).
[1329a] MASTBOOM, J. L.: Ned. T. Verlosk. **51**, 349 (1952).
[1330] MASTERS, W. H., and W. M. ALLEN: J. Geront. **3**, 183 (1948).
[1331] —, and D. T. MAGALLON: Proc. Soc. exp. Biol. (N. Y.) **73**, 672 (1950).
[1332] MATHER, A.: J. biol. Chem. **144**, 617 (1942).
[1333] MATHIEU, A.: Amer. J. Obstet. Gynec. **37**, 654 (1939).
[1334] MATTHEW, G. D., R. J. KELLAR and C. SALVATORE: Vortrag Edinburgh Obstet. Soc. 11. Januar 1956 zit. nach LORAINE [*1255*].
[1334a] MAVROMATI, L.: Rev. Obstet. Ginec. **20**, 254 (1940).
[1334b] MAURER, H. J.: Ärztl. Wschr. **9**, 462 (1954).
[1335] MAY, J. A., and B. STIMMEL: J. Urol. (Baltimore) **59**, 396 (1948).
[1336] — — Calif. Med. **82**, 171 (1955).
[1337] MAYER, C.: C.R. Soc. Biol. (Paris) **140**, 673 (1946).
[1338] — Bull. Acad. roy Méd. Belg. **15**, 132 (1950).
[1339] — Ann. Endocr. (Paris) **13**, 675 (1952).
[1340] — Bull. Féd. Gynéc. Obstét. franç. **4**, 857 (1952).
[1341] MAYER, G., et M. KLEIN: 3. Réun. Endocrin. lang. franç. p. 47. Paris: Masson 1955.
[1342] MAZER, C., and L. GOLDSTEIN: Clinical Endocrinology of the Female. Philadelphia: Saunders 1932.
[1342a] MAZUR, A., and E. SHORR: J. biol. Chem. **184**, 283 (1942).
[1343] MCANALLY, J. S., and E. R. HAUSMAN: J. Lab. clin. Med. **44**, 647 (1954).
[1344] MCBRIDE, J. M.: J. clin. Endocr. **17**, 1440 (1957).
[1345] MCCORQUODALE, D. W., L. LEVIN, S. A. THAYER and E. A. DOISY: J. biol. Chem. **99**, 327 (1933).
[1346] — — — — J. biol. Chem. **101**, 753 (1933).
[1347] —, S. A. THAYER and E. A. DOISY: Proc. Soc. exp. Biol. (N. Y.) **32**, 1182 (1935).
[1348] — — — J. biol. Chem. **115**, 435 (1936).
[1349] MCCULLAGH, D. R.: Cleveland Clin. Quart. **8**, 245 (1941).
[1350] MCCULLAGH, E. P., J. G. ALIVISATOS and C. A. SCHAFFENBURG: J. clin. Endocr. **16**, 397 (1956).
[1350a] —, J. C. BECK and C. A. SCHAFFENBURG: Cleveland Clin. Quart. **19**, 121 (1952).
[1351] —, and H. R. ROSSMILLER: J. clin. Endocr. **1**, 496 (1941).
[1352] —, and C. A. SCHAFFENBURG: J. clin. Endocr. **11**, 1403 (1951).
[1352a] — — Ann. N. Y. Acad. Sci. **55**, 674 (1952).
[1352b] MCGINTY, D. A., N. B. MCCULLOUGH and J. G. WOLTER: Proc. Soc. exp. Biol. (N. Y.) **34**, 176 (1936).

[1353] McKay, D. G., A. T. Hertig, W. A. Bardawil and J. T. Velardo: Obstet. and Gynec. 8, 22 (1956).
[1354] —, and D. Robinson: Endocrinology **41**, 378 (1947).
[1355] — — and A. T. Hertig: Amer. J. Obstet. Gynec. **58**, 625 (1949).
[1355a] McKerns, K. W., B. Coulomb, E. Kaleita and E. C. de Renzo: Endocrinology **63**, 709 (1958).
[1356] McShan, W. H., R. K. Meyer and W. F. Erway: Arch. Biochem. **15**, 99 (1947).
[1356a] Meak, G.: Schweiz. med. Wschr. **80**, 635 (1950).
[1357] Melchior, J. B., and B. S. Micuta: Cancer Res. Res. **16**, 520 (1956).
[1358] Mello, M. L.: Acta physiol. lat.-amer. **2**, 48 (1952).
[1359] Memoirs of the Society for Endocrinology Nr. 3 Eckstein, P., and S. Zuckerman (Edit.): The Technique and Significance of Oestrogen Determinations, Cambridge: University Press 1955.
[1359a] Mengert, W. T.: Amer. J. Obstet. Gynec. **37**, 485 (1939).
[1360] Menini, E., u. E. Diczfalusy: Endocrinology 1960
[1360a] Menze, W.: Endokrinologie **24**, 159 (1941).
[1361] Merkel, R. L.: Amer. J. Obstet. Gynec. **60**, 827 (1950).
[1362] Merrill, R. C.: Physiol. Rev. **38**, 463 (1958).
[1363] Mestyán, R., and L. Szécsényi-Nagy: Mag. Nöorv. Lap. 18, 292 (1955).
[1364] Meyer A. S.: Biochim. biophys. Acta **17**, 441 (1955).
[1364a] — Experienta (Basel) **11**, 99 (1955).
[1365] Meyer, R: Arch. Gynäk. **145**, 2 (1931).
[1366] Meyer, R. K., and W. H. McShan: Recent Progr. Hormone Res. **5**, 465 (1950).
[1366a] Meyer, W.: Z. Geburtsh. Gynäk. **116**, 470 (1938).
[1366b] Michon, P.: Press. Méd. **57**, 981 (1950).
[1367] Miescher, K.: Helv. chim. Acta **27**, 1727 (1947).
[1367a] — Experientia (Basel) **5**, 1 (1949).
[1368] Migeon, C. J.: J. clin. Endocr. **13**, 674 (1953).
[1368a] — Pers. Mitteilung.
[1369] —, and L. I. Gardner: J. clin. Endocr. **12**, 1513 (1952).
[1370] —, W. R. Slaunwhite, R. Aldous, R. Fox, R. Hardy, D. Johnson and W. Perkins: J. clin. Endocr. **15**, 775 (1955).
[1370a] —, J. Bertrand and P. E. Wall: J. clin. Invest. **36**, 1315 (1957).
[1371] —, P. E. Wall and J. Bertrand: J. clin. Invest. **38**, 619 (1959).
[1371a] Mikulicz-Radecki, F. von, u. J. Hammerstein: Münch. med. Wschr. **99**, 1141 (1957).
[1372] Milcu, St. M., and A. Lupulescu: Stud. Cercet. Endocr. **6**, 99 (1955).
[1372a] Milku, S. H., and A. Vrabiesku: Probl. Endokr. Gormonoter **5**, 44 (1959).
[1373] Miller, M. L., and R. A. Moore: J. Urol. (Baltimore) **49**, 861 (1943).
[1373a] Miller, J. W., A. Kiseley and W. J. Murray: J. Pharmacol. **120**, 426 (1957).
[1374] Milliez, P., et D. Fritel: In Colloques sur la Fonction luteale, p. 114. Paris: Masson 1955.
[1375] — — Gynéc. et Obstét. **53**, 114 (1954).
[1376] — — and F. Mallat: Acta med. scand. **154**, 92 (1956).
[1377] Minot, A. S.: J. clin. Endocr. **1**, 949 (1941).
[1377a] Mirvish, L.. and L. P. Bossmann: Quart. J. exp. Physiol. 18, 29 (1928).
[1377b] Mishel, D. R.: Amer. J. Obstet. Gynec. **35**, 960 (1938).
[1377c] —, and L. Moytloff: Endocrinology **28**, 436 (1941).
[1378] Mitchell, F. L.: Nature (Lond.) **70**, 621 (1952).
[1379] — Memoirs Soc. Endocrin. No. 3, p. 64 Eckstein, P., u. S. Zuckerman, Edit. Cambridge: University Press 1955.
[1380] —, and R. E. Davies: Biochem. J. **56**, 690 (1954).
[1381] Mittelstrass, H., and J. Plotz: Arch. Gynäk. **177**, 188 (1950).
[1382] Mitra, S., S. Basu, D. Das Gupta and R. Datta Choudri: J. Obstet. Gynaec. India. **6**, 278 (1956). — Excerpta med. (Amst.) Sect. III **11**, 214 (1957).
[1382a] Moellendorf, W. von: Z. Zellforsch. **32**, 38 (1941).

[1383] MÖLLER-CHRISTENSEN, E., and K. PEDERSEN-BJERGAARD: Acta obstet. gynec. scand. **16**, 142 (1936).
[1384] — — Zbl. Gynäk. **61**, 830 (1937).
[1385] MONTGOMERY, E. G., and P. DEE: Indian med. Gaz. **82**, 334 (1947).
[1385a] MOORE, K.: In Glandular Physiology and Therapy. Chicago: Lippincott 1944.
[1385b] MOORE, R. A., M. L. MILLER and A. MCLELLAN: J. Urol. (Baltimore) **44**, 727 (1940).
[1385c] MOORE, C. R.: Embryonic Sex Hormones and Sexual Differentiation. Springfield: Thomas 1947.
[1385d] —, and D. PRICE: Amer. J. Anat. **50**, 13 (1932).
[1385e] MOORE, J. K. LAMAR and N. BECK: J. Amer. med. Ass. **111**, 11 (1938).
[1386] MORACCI, E.: An. bras. Ginec. **27**, 419 (1949).
[1387] — Arch. Ostet. Ginec. **54**, 44 (1949).
[1388] — Minerva ginec. (Torino) **5**, 421 (1953).
[1389] MORTON, J. H.: J. clin. Endocr. **6**, 802 (1946).
[1390] — Amer. J. Obstet. Gynec. **60**, 343 (1950).
[1391] MORICARD, F.: Hormonologie sexuelle humain. Paris: Masson et Cie 1942.
[1391a] MORELL, J. A., H. H. POWERS and J. R. VARLEY: Endocrinology **14**, 28 (1930).
[1391b] MORRIS, J. M.: Amer. J. Obstet. Gynec. **65**, 1192 (1953).
[1392] MOSKOWITZ, M. S., A. A. MOSKOWITZ, W. L. BADFORD jr. and R. W. WISSLER: Arch. Path. (Chicago) **61**, 245 (1956).
[1394] MUELLER, G. C.: Nature (Lond.) **176**, 127 (1955).
[1395] — Cancer (Philad.) **10**, 716 (1957).
[1396] — Cancer Res. **17**, 490 (1957).
[1397] — 3. Acta endocrinologia Congress, Leiden 1958. Acta endocr. **28**, 30 (1958).
[1398] —, and A. M. HERRANEN: Fed. Proc. **12**, 249 (1953).
[1399] — — and K. F. JERVELL: Recent Progr. Hormone Res. **14**, 95 (1958).
[1400] — and M. E. MILLS: Unveröffentlicht, zitiert von MUELLER, Nature **176**, 127 (1955).
[1401] —, and I. L. RIEGEL: Fed. Proc. **13**, 267 (1954).
[1402] —, and G. RUMNEY: J. Amer. chem. Soc. **79**, 1004 (1957).
[1403] —, and G. N. YANAGI: Fed. Proc. **11**, 262 (1952).
[1404] MÜHLBOCK, O.: Hoppe-Seylers Z. physiol. Chem. **250**, 139 (1937).
[1405] — Lancet **236**, 634 (1939).
[1405a] — Nature (Lond.) **160**, 3613 (1939).
[1405b] — J. Endocr. **17**, VII (1958).
[1406] — Acta brev. neerl. Physiol. **10**, 1 (1940).
[1406a] — Acta brev. neerl. Physiol **10**, 42 (1940).
[1407] —, H. KNAUS und E. TSCHERNE: Die weiblichen Sexualhormone in der Pharmakotherapie. Bern: Huber 1948.
[1408] —, R. VAN NIE and L. BOSCH: Ciba Found. Coll. on Endocrinology **12**, 78 (1958).
[1409] —, u. J. A. STROINK: Hoppe-Seylers Z. physiol. Chem. **240**, 120 (1937).
[1409a] MÜLLER, H. H.: Dtsch. med. Wschr. **75**, 1440 (1950).
[1409b] MÜLLER, H. G.: Z. Geburtsh. u. Gynäk. **134**, 167 (1951).
[1410] MÜLLER, J.: Acta endocr. (Kbh.) **28**, 205 (1958).
[1410a] MUNOS-ESCODA, J.: Cirug. Ginec. Urol. **3**, 60 (1952).
[1411] MUNTAU, H., u. K. FECHNER: Zbl. Gynäk. **73**, 1212 (1951).
[1411a] MUTH, H.: Geburtsh. u. Frauenheilk. **15**, 839 (1955).
[1411b] MURATA, M. u. K. ADACHI: Z. Geburtsh. Gynäk. **92**, 45 (1928).
[1412] MYHRE, J.: Acta endocr. (Kbh.) **10**, 233 (1952).

[1413] NAGEL, M., u. H. BACHMANN: Zbl. Gynäk. **63**, 598 (1939).
[1413a] NAIDOO, G., and H. REY: J. Endocr. **12**, 231 (1955).
[1414] NAITO, K.: Nippon Fuj. Zasshi 7, 1934, zit. Zbl. Gynäk. **59**, 2033 (1935).
[1415] NAKAO, T., and Y. AIZAWA: Endocr. jap. **2**, 13 (1953). — Ber. ges. Gynäk. Geburtsh. **59**, 207 (1956).
[1416] — — Endocr. jap. **3**, 92 (1956).
[1417] NAPP, J.-H.: Habilitationsschrift, Hamburg 1954.
[1418] — Acta endocr. (Kbh.) Suppl. **31**, 48 (1957).

[1419] NAPP, J.-H. Geburtsh. u. Frauenheilk. **18**, 604 (1958).
[1420] —, u. I. KERSTEN: Arch. Gynäk. **188**, 279 (1957).
[1421] —, u. J. PLOTZ: Med. Klin. **47**, 104 (1952).
[1422] NARITA, T.: J. Jap. obstet. gynaec. Soc. **2**, 459 (1955).
[1422a] NATAF, B., M. SFEZ, R. MICHEL et J. ROCHE: C. R. Soc. Biol. (Paris) **151**, 908 (1957).
[1423] NATHANSON, I. T.: J. clin. Endocr. **2**, 311 (1942).
[1424] — Cancer Res. **3**, 132 (1943).
[1424a] —, L. L. ENGEL and R. M. KELLEY: J. clin. Endocr. **25**, 1137 (1939).
[1424b] — Recent Progr. Hormone Res. **1**, 261 (1947).
[1425] — — —, G. EKMAN, K. H. SPAULDING and J. ELLIOTT: J. clin. Endocr. **12**, 1172 (1952).
[1425a] — — — J. clin. Endocr. **12**, 1172 (1952).
[1426] —, C. RICE and J. V. MEIGS: Amer. J. Obstet. Gynec. **40**, 936 (1940).
[1427] —, and L. E. TOWNE: Endocrinology **25**, 754 (1939).
[1428] — — and J. C. AUB: Endocrinology **28**, 851 (1941).
[1429] NATION, E.F., H.A. EDMONDSON and R.W. HAMMACK: Arch. Surg. (Chicago) **48**, 415 (1944).
[1429a] NAVA, G. e E. ZILLI: Arch. E. Maragliano Pat. Clin. **5**, 637, 649 (1950).
[1430] NEHER, R.: Chromatographie von Sterinen, Steroiden und verwandten Verbindungen. Amsterdam: Elsevier 1948.
[1431] — J. of. Chromatogr. **1**, 205 (1958).
[1431a] —, u. A. WETTSTEIN: Helv. chim. Acta **39**, 2062 (1956).
[1432] NELSON, W. O.: Fed. Proc. **10**, 97 (1951).
[1432a] NELSON, M. M., W. R. LYONS and H. M. EVANS: Endocrinology **52**, 585 (1953).
[1433] NETTER, M. A., A. LAMBERT, P. LOMBROSO et J. BELAISCH: C. R. Soc. franç. Gynéc. **27**, 150 (1957).
[1434] NEUKOMM, S.: Schweiz. med. Wschr. **81**, 833 (1951).
[1434a] NEUMANN, H. O.: Schwangerschaftsreaktion am Neugeborenenorganismus Berlin: Elsner 1930.
[1435] — Endokrinologie **12**, 166 (1933).
[1436] — Arch. Gynäk. **162**, 158 (1936).
[1437] —, u. F. PÉTER: Klin. Wschr. **10 II**, 2086 (1931).
[1438] — — Z. Kinderheilk. **52**, 24 (1931)
[1439] NEUSTADT, R., and A. MYERSON: Amer. J. Psychiat. **97**, 524 (1940).
[1439a] NEUSTAEDTER, B.: Endocrinology **20**, 639 (1936).
[1440] NEWERLA, G. J.: New Engl. J. Med. **230**, 595 (1944).
[1441] NEWTON, G. G. F., and E. P. ABRAHAM: Nature (Lond.) **169**, 69 (1952).
[1442] NICHOLAS, H. J.: J. Org. Chem. **23**, 1747 (1958).
[1443] NICK, R.: Z. Rheumaforsch. **5**, 391 (1942).
[1444] NICOL, T., and A. ABOU-ZIKRY: Brit. med. J. **1**, 133 (1953).
[1445] NIDA, S. VON, u. E. BROJA: Arch. Gynäk. **188**, 247 (1957).
[1446] NIEDERHOFER, M., u. A. PUCK: Med. Klin. **48**, 72 (1953).
[1447] NIEDERL, J. B., and H. J. VOGEL: J. Amer. chem. Soc. **71**, 2566 (1949).
[1447a] NIENDORF, F.: Arch. Gynäk. **182**, 351 (1952).
[1448] NILSON, P.: Upsala Läk.-Fören. Förh. **44**, 495 (1939).
[1449] NISSEN-MEYER, R., u. A. SVERDRUP: Persönliche Mitteilung.
[1449a] NOCKE, W.: Persönliche Mitteilung (in Vorbereitung).
[1449b] NOACH, E. L.: Acta endocr. (Kbh.) **19**, 127 (1953).
[1450] NOGALES, F., E. VILLAR und J. BOTELLA LLUSIA: Geburtsh. u. Frauenheilk. **16**, 754 (1956).
[1450a] NOGUÉS, A. E., y V. K. VILCIUSKAS: Obstet Ginec. lat. amer. **14**, 235 (1956).
[1451] Nomenclature of organic Chemistry: International Union of pure a. applied Chemistry. London: Butterworth 1957.
[1451a] NORDMEYER, K.: Zbl. Gynäk. **63**, 2453 (1939).
[1452] NORÉEL, J., et CH. Y. POLLÈS: Rev. franç. Gynéc. **51**, 248 (1956).
[1452a] NORYMBERSKI, J. K., R. D. STUBBS and H. F. WEST: Lancet **I**, 1276 (1953).
[1453] NOSE, Y., and F. LIPMANN: J. biol. Chem. **233**, 1348 (1958).
[1453a] NOTARIO, A.: Arch. Sci. med. **91**, 255 (1951).

[1454] NOVAK, F.: J. clin. Endocr. 3, 274 (1943).
[1454a] — Amer. J. Obstet. Gynec. 47, 20 (1944).
[1454b] NOVELLI, J. C.: Arch. E. Maragliano Pat. Clin. 7, 273 (1952).
[1455] NOWACZYNSKI, W. J., and P. R. STEYERMARK: Arch. Biochem. 58, 453 (1955).
[1456] NÜRNBERGER, L.: Arch. Gynäk. 163, 316 (1937).
[1457] NUSIMOVISH, A.: Zitiert bei WALLACH et al. [2081].
[1458] NYC, J. F., J. B. GARST, H. B. FRIEDGOOD and D. M. MARON: Arch. Biochem. 29, 219 (1950).
[1459] —, D. M. MARON, J. B. GARST and H. B. FRIEDGOOD: Proc. Soc. exp. Biol. (N. Y.) 77, 466 (1951).
[1460] —, H. B. FRIEDGOOD, J. B. GARST and D. M. MARON: J. Amer. chem. Soc. 75, 907 (1953).
[1460a] NYKLIČEK, O : Čas. Lék. čes. 89, 1025 (1950).
[1460b] NYIRI, I., u. K. KOSTYA: Zbl. Gynäk. 79, 663 (1957).
[1461] NYMAN, M. A., J. GEIGER and J. W. GOLDZIEHER: J. biol. Chem. 234, 16 (1959).

[1461a] OBAL, A.: Klin. Mbl. Augenheilk. 116, 418 (1950).
[1462] OBER, K. G.: Die Behandlung der unzulänglichen Keimdrüsenfunktion. In: SEITZ-AMREICH: Biologie u. Pathologie des Weibes, Bd. 2, 726. Wien: Urban u. Schwarzenberg 1952.
[1462a] — Klin. Wschr. 28, 9 (1950).
[1463] — Ovar. In: A. LABHART: Klinik der inneren Sekretion p. 487. Berlin-Göttingen-Heidelberg: Springer 1958.
[1463a] OBERDISSE, K., u. W. LEU: Klin. Wschr. 21, 248 (1942).
[1464] OBERSTE-LEHN, H.: Hoppe-Seylers Z. physiol. Chem. 286, 1 (1950).
[1464a] —, u. M. KÜHL: Z. Haut- u. Geschl.-Kr. 15, 345 (1953).
[1465] ODELL, A. D., D. I. SKILL and G. F. MARRIAN: J. Pharm. (Lond.) 60, 420 (1937).
[1466] O'DONNELL, V. J., and J. G. MCCAIG: Biochem. J. 71, 9 P. (1959).
[1467] OERTEL, G. W.: Naturwissenschaften 43, 17 (1956).
[1468] —, and K. B. EIK-NES: Acta endocr. (Kbh.) 30, 93 (1959).
[1469] —, C. D. WEST and K. EIK-NES:
[1470] ØESTERGAARD, E.: Nord. Med. 29, 321 (1946).
[1470a] — J. clin. Endocr. 7, 438 (1947).
[1471] OESTERREICHER, W.: Klin. Wschr. 11 I, 813 (1932).
[1472] — Klin. Wschr. 12 I, 896 (1933).
[1473] — Klin. Wschr. 13 II, 1019 (1934).
[1473a] — Wien. klin. Wschr. 46, 1 (1934).
[1474] OESTING, R. B., and B. WEBSTER: Endocrinology 22, 307 (1938).
[1475] OETTLE, M.: Z. Geburtsh. Gynäk. 136, 294 (1952).
[1476] OKINTSCHITZ, L.: Arch. Gynäk. 102, 333 (1914).
[1476a] OKKELS, H., and E. T. ENGLE: Acta path. microbiol. scand. 15, 150 (1938).
[1476b] — The Histophysiology of the human Endometrium. In Menstruation and its Disorders, E. T. ENGLE (Edit.) p. 139. Springfield: Thomas Publ. 1950.
[1477] OLIVER, M. F., and G. S. BOYD: Amer. Heart J. 47, 348 (1954).
[1478] — — Minn. Med. 38, 794 (1955).
[1479] — — Circulation 13, 82 (1956).
[1479a] OLMER, J., G. ERLANDE et E. ABIGNOLI: Presse méd. 58, 1342 (1950).
[1480] ONCLEY, J. L., and F. R. N. GURD: The Lipoproteins, p. 337, New York: Academic Press 1953.
[1481] ONESON, I. B., and S. L. COHEN: Endocrinology 51, 173 (1952).
[1481a] ORLOVA, V. G., and V. N. NAMESTNIKOVA: Akuš. i Ginek. 35, 11 (1959).
[1482] O'SULLIVAN, D. G.: Acta endocr. (Kbh.) 28, 459 (1958).
[1482a] OVERBEEK, G. A., and J. DE VISSER: Acta endocr. (Kbh.) 27, 73 (1958).
[1482b] OWEN, S. E., and M. CUTTLER: Amer. J. Cancer 27, 308 (1936).

[1482c] PAGE, E. W., M. B. GLENLENNING and D. PARKINSON: Amer. J. Obstet. Gynec. 62, 1100 (1951).
[1482d] PAGLIARI, M.: Vitaminologia 14, 409 (1956).

[*1483*] Pahl, J.: Arch. Gynäk. **147**, 736 (1931).
[*1483a*] Pallos, K. v.: Zbl. Gynäk. **63**, 2352 (1939).
[*1484*] Palmer, A.: Amer. J. Obstet. Gynec. **36**, 1005 (1938).
[*1485*] — Amer. J. Obstet. Gynec. **37**, 492 (1939).
[*1486*] — J. Endocr. **2**, 70 (1940).
[*1487*] — Univ. Calif. Publ. Pharmacol. **1**, 375 (1941).
[*1487a*] —, u. S. Zuckerman: Lancet **I**, 933 (1939).
[*1488*] Palmer, L. J., J. H. Crampton and R. H. Barnes: Bull. Mason Clin. **1**, 137 (1947).
[*1488a*] Papadia, S.: Minerva ginec. **8**, 323 (1956).
[*1489*] Papanicolaou, G. N.: Amer. J. Anat. (Suppl.) **52**, 519 (1933).
[*1489a*] — Amer. J. Obstet. Gynec. **51**, 316 (1948).
[*1490*] —, and E. Shorr: Amer. J. Obstet. Gynec. **31**, 806 (1936).
[*1490a*] —, H. F. Traut and A. A. Marchetti: The Epithelia of Woman's Reproduction Organs. New York: Commonwealth Fund 1948.
[*1490b*] Parade, G. W.: Med. Klin. **38**, 1153, 1188 (1942).
[*1490c*] Parada, J., J. H. Napp and K. D. Voigt: J. Endocr. (Im Druck).
[*1491*] Parker, F. jr., and B. Tenney jr.: Endocrinology **23**, 492 (1938).
[*1492*] Parkes, A. S.: Physiol. Rev. **25**, 203 (1945).
[*1493*] — Proc. roy. Soc. B. **100**, 172 (1926).
[*1494*] — Proc. roy. Soc. B. **101**, 71, 421 (1927).
[*1495*] — Proc. roy. Soc. B. **102**, 51 (1928).
[*1496*] — J. Physiol. (Lond.) **69**, 463 (1930).
[*1496a*] — Memoirs. Soc. Endocrin No. 3, p. 92. Eckstein, P. u. S. Zuckermann, Edit., Cambridge: University Press 1955.
[*1497*] —, and C. W. Bellerby: J. Physiol. (Lond.) **61**, 562 (1926).
[*1498*] — — J. Physiol. (Lond.) **62**, 385 (1927).
[*1499*] Paschen, H. W., u. W. Schild: Z. Geburtsh. Gynäk. **144**, 33 (1955).
[*1500*] Pasetto, N.: Folia endocr. (Pisa) **9**, 115 (1956).
[*1500a*] Paschkis, K. E., A. Cantarow, A. E. Rakoff, L. P. Hansen and A. A. Walkling: Proc. Soc. exp. Biol (N. Y.) **53**, 213 (1943).
[*1500b*] —, A. E. Rakoff and A. Cantarow: Clinical Endocrinology. Philadelphia: Lippincott 1958.
[*1501*] —, and A. E. Rakoff: Physiology of estrogenic Hormones. Recent Progr. Hormone Res. **5**, 115 (1950).
[*1502*] Patterson, J.: Brit. med. J. **2**, 522 (1937).
[*1502a*] Pattee, C. J., E. H. Venning and J. S. L. Browne: Endocrinology **27**, 721 (1940).
[*1503*] Patwardhan, V. V., T. B. Panse and V. R. Khanolkar: Indian J. med. Sci. **11**, 4 (1957).
[*1503a*] Paul, A. G., u. N. Wiquist: Persönliche Mitteilung.
[*1504*] Paulsen, C. A.: J. clin. Endocr. **12**, 914 (1952).
[*1505*] —, R. B. Leach, H. Sandberg, S. Sheinfeld and W. O. Maddock: J. Amer. Geriat. Soc. **6**, 803 (1958).
[*1506*] Payne, F. L.: Surg. Gyn. Obstet. **73**, 86 (1941).
[*1507*] Pazourek, J.: Rozhl. Chir. **12**, 109 (1933).
[*1508*] — Zbl. Gynäk. **57**, 1582 (1933).
[*1509*] Perlman, P. L., G. B. Thomas and J. W. Cassidy: Proc. Soc. exp. Biol. (N. Y.) **88**, 158 (1955).
[*1510*] Pearlman, W. H.: In: Pincus-Thimann: The Hormones Vol. 1, p. 351. New York: Academic Press 1948.
[*1511*] — Acta endocr. (Kbh.) **17**, 321 (1954).
[*1512*] — In: Ciba Found. Coll. on Endocrinology **11**, 238, 245 (1957).
[*1513*] —, E. Cerceo and M. Thomas: Fed. Proc. **13**, 272 (1954).
[*1514*] —, and R. H. de Meio: J. biol. Chem. **179**, 1141 (1949).
[*1515*] —, K. E. Paschkis, A. E. Rakoff, A. Cantarow, A. A. Walkling and L. E. Hansen: Endocrinology **36**, 284 (1945).
[*1516*] —, and M. R. J. Pearlman: Arch. Biochem. **4**, 97 (1944).
[*1517*] —, M. R. J. Pearlman and A. E. Rakoff: Amer. J. Obstet Gynec. **66**, 370 (1953).

[1518] PEARLMAN, W. H., M. R. J. PEARLMAN and A. E. RAKOFF: J. biol. Chem. **209**, 803 (1954).
[1519] —, and G. PINCUS: J. biol. Chem. **144**, 569 (1942).
[1520] — — J. biol. Chem. **147**, 379 (1943).
[1520a] —, A. E. RAKOFF, A. CANTAROW and K. E. PASCHKIS: J. biol. Chem. **170**, 173 (1947).
[1521] —, and G. PINCUS: Fed. Proc. **5**, 79 (1946).
[1522] —, and A. E. RAKOFF: Endocrinology **44**, 199 (1949).
[1523] —, A. E. RAKOFF, K. E. PASCHKIS, A. CANTAROW and A. A. WALKLING: J. biol. Chem. **173**, 175 (1948).
[1524] —, K. E. PASCKHIS, A. E. RAKOFF, A. CANTAROW, A. A. WALKLING and L. E. HANSEN: Endocrinology **36**, 284 (1945).
[1525] —, and O. WINTERSTEINER: J. biol. Chem. **130**, 35 (1939).
[1525a] PEARSON, O. H., B. S. RAY, C. C. HARROLD, C. D. WEST, M. C. LI, J. P. MAC LEAN and M. B. LIPSETT: Trans. Ass. Amer. Phycns **68**, 101 (1955).
[1526] PEARSE, A. G. E.: Histochemistry. London: J. A. Churchill 1954.
[1526a] PECK, S. M., and E. G. KLARMAN: Practitioner **173**, 159 (1954).
[1526b] PEDERSEN, A. L.: Nord. Med. **44**, 1895 (1950).
[1527] PEDERSEN-BJERGAARD, K.: Comparative studies concerning the strength of oestrogenic substances. Oxford: University Press 1939.
[1528] PEDERSEN-BJERGAARD, G., and K. PEDERSEN-BJERGAARD: Acta endocr. (Kbh.) **1**, 263 (1948).
[1529] PEDERSEN-BJERGAARD, K., and M. TÖNNESEN: Acta endocr. (Kbh.) **1**, 38 (1948).
[1530] — — Acta med. Scand. **131**, Suppl. 213, 284 (1948).
[1531] — — Acta endocr. (Kbh.) **7**, 270 (1951).
[1531a] PENCHARZ, R. I.: Science **91**, 554 (1940).
[1532] PENDE, N.: Rev. ibér. Endocr. **1**, 709 (1954).
[1532a] PERERA, J. J., y E. O. ALFANO: Pren. méd. argent. **39**, 1972 (1952).
[1532b] PERSSON, B. H.: Persönliche Mitteilung.
[1532c] —, and L. RISHOLM: Acta. endocr. (Kbh.), (im Druck).
[1532d] — — Acta chir. scand. (im Druck).
[1532e] PEROLO, F.: Riv. ital. Ginec. **36**, 217 (1953).
[1533] PESONEN, S., S.TIMONEN and R.MIKKONEN: Acta endocr.(Kbh **30**, 405(1959).
[1534] PETERSOHN, K. L.: Inaugural-Dissertation. Kiel 1952.
[1535] PETERSON, R. E., J. B. WYNGAARDEN, S. L. GUERRA, B. N. BRODY and J. J. BUNIM: J. clin. Invest. **34**, 1779 (1955).
[1536] PELZER, H., and W. STAIB: Clin. chim. Acta **2**, 407 (1957).
[1536a] PFEIFFER, C. A., V. M. EMMEL and W. U. GARDNER: Yale J. Biol. Med. **12**, 493 (1940).
[1536b] PHILIPP, E.: Zbl. Gynäk. **48**, 2527 (1924).
[1537] — Zbl. Gynäk. **53**, 2386 (1929).
[1537a] — Zbl. Gynäk. **54**, 450 (1930).
[1538] — Dtsch. med. Wschr. **58 I**, 217 (1932).
[1539] — Zbl. Gynäk. **58**, 555 (1934).
[1540] — Arch. Gynäk. **166**, 185 (1938).
[1540a] — Zbl. Gynäk. **52**, 1 (1938).
[1541] — Geburtsh. u. Frauenheilk. **4**, 433 (1942).
[1541a] — Arch. Gynäk. **183**, 247 (1953).
[1542] — Die Hormone der Placenta. In SEITZ-AMREICH: Biologie und Pathologie des Weibes, Bd. I, p. 375. Wien: Urban u. Schwarzenberg 1953.
[1542a] — Dtsch. med. Wschr. **9**, 286 (1953).
[1543] — In Probleme der fetalen Endocrinologie. 3. Symps. dtsch. Ges. Endokrinol., p. 132. Berlin-Göttingen-Heidelberg: Springer 1956.
[1544] — Dtsch. med. Wschr. **81**, 1298 (1956).
[1545] — Med. Klin. **51 II**, 1422 (1956).
[1546] — Therapiewoche **1957**, 238.
[1546a] PHILIPP, E., u. H. HUBER: Zbl. Gynäk. **63**, 482 (1939).
[1547] PIAUX, G., M. ROBEY et H. SIMONNET: Arch. Soc. franç. Biol. méd. **31**, 18 (1953).

[1548] PICK, R., J. STAMLER and L. N. KATZ: Fed. Proc. **12**, 109 (1953).
[1548a] PIERAGNOLI, E.: Folia endocr. (Pisa) **9**, 517 (1956).
[1549] PIEGARI, G., and V. PIEGARI: Exp. Med. Surg. **16**, 148 (1958).
[1550] — — Exp. Med. Surg. **16**, 160 (1958).
[1550a] PIGEAUD, H., R. BETHOUX et P. BURTHIAULT: Presse méd. **66**, 1990 (1958).
[1550b] PILOTTI, G., e P. AVANZINI: Lattante **30**, 26 (1959).
[1550c] PIETERSE, P. J. S. and F. N. ANDREWS: J. Animal Sci. **15**, 689 (1956).
[1551] PINCUS, G.: J. clin., Endocr. **5**, 291 (1945).
[1552] — Assay of Ovarian Hormones. In PINCUS-THIMANN: The Hormones, Vol. I, p. 333, New York: Acedemic Press 1948.
[1553] — Physiology of Ovarian Hormones. In PINCUS-THIMANN: The Hormones, Vol. II, p.1. New York: Academic Press 1950.
[1554] — Sexagens and Enzyme Systems. In PINCUS-THIMANN: The Hormones, Vol. III, p. 675. New York: Academic Press 1952.
[1555] — J. clin. Endocr. **12**, 1187 (1952).
[1555a] — Aspects de métabolism des stéroides hormonaux. Paris: Masson 1955.
[1556] — Aging and Urinary Steroids. In Hormones and the Aging Process. p. 1. New York: Academic Press 1956.
[1557] —, R. I. DORFMAN, L. P. ROMANOFF, B. L. RUBIN, E. BLOCH, J. CARLO and H. FREEMAN: Recent Progr. Hormone Res. **11**, 307 (1955).
[1558] —, and M. GRAUBARD: Endocrinology **26**, 427 (1940).
[1559] —, and D. W. MARTIN: Endocrinology **27**, 838 (1940).
[1560] —, and W. H. PEARLMAN: Cancer Res. **1**, 970 (1941).
[1561] — — Endocrinology **31**, 507 (1942).
[1562] — — Vitam. and Horm. **1**, 293 (1943).
[1563] PINCUS, I. J., A. E. RAKOFF, E. M. COHN and H. G. TUMEN: Gastroenterology **19**, 735 (1951).
[1564] PINCUS, G., L. P. ROMANOFF and J. CARLO: J. Geront. **9**, 113 (1954).
[1564a] —, and N. T. WERTHESSEN: Proc. roy. Soc. Med. **126**, 330 (1930).
[1565] —, G. WHEELER, G. YOUNG and P. A. ZAHL: J. biol. Chem. **116**, 253 (1936).
[1566] —, and P. A. ZAHL: J. Gen. Physiol. **20**, 879 (1937).
[1567] PINNOW, J.: Z. Elektrochemie **23**, 243 (1917).
[1568] PITIS, M. V., STANESCU, S. SEGAL-LEIBA and R. SCARLAT: Stud. Cercet. Endocr. **7**, 217 (1956).
[1569] PLATE, W. P.: Acta endocr. (Kbh.) **26**, 489 (1957).
[1569a] PLOMAN, L.: Acta endocr. (Kbh.) Vol. 13 Suppl. **14**, 27 (1953).
[1569b] PLOTZ, J.: Z. Geburtsh. Gynäk. **130**, 316 (1949).
[1570] — Geburtsh. u. Frauenheilk. **17**, 595 (1957).
[1571] — Vortrag dtsch. Gynäk. Ges. Frankfurt 1958.
[1572] — Persönliche Mitteilung.
[1572a] PLOTZ, E. J., and M. E. DAVIS: Proc. Soc. exp. Biol. (N. Y.) **95**, 92 (1957).
[1573] POLLÈS, C. Y. LE, et L. FROCRAIN: Ann. Biol. clin. **15**, 493 (1957).
[1573a] POLLOCK, G. H.: J. nerv. ment. Dis. **121**, 420 (1955).
[1574] POMERRI, G.: Minerva med. (Torino) **2**, 515 (1952).
[1574a] POMPEN, A. W. M.: Dissertation, Amsterdam 1933.
[1575] PONTIUS, D.: Klin. Wschr. **31**, 1110 (1953).
[1576] — Hoppe-Seylers Z. physiol. Chem. **298**, 268 (1954).
[1577] POPJAK, G., and A. TIETZ: Biochem. J. **54**, XXXV (1953).
[1577a] PONSE, K.: La differenciation du sexe et l'intersexualité. Lausanne: F. Rouge 1949.
[1577b] PÓR, F., and A. STANČÁK: Acta endocr. (Kbh.) **30**, 481 (1959).
[1578] PRATT, J. P., and R. L. SCHAEFER: Amer. J. Obstet. Gynec. **49**, 623 (1945).
[1580] PREEDY, J. R. K.: Persönliche Mitteilung.
[1581] —, and E. H. AITKEN: J. clin. Invest. **35**, 430 (1956).
[1582] — — J. clin. Invest. **35**, 423 (1956).
[1583] — — Lancet. **I**, 191 (1957).
[1584] — and J. K. MASON: Vortrag 4. Internat. Kongr. Biochemie Wien 1958. In Biochemistry of Steroids. London: Pergamon Press 1959.
[1585] PRELOG, V., u. J. FÜHRER: Helv. chim. Acta **28**, 583 (1945).

[1586] Prelog, V., L. Ruzicka und P. Wieland: Helv. chim. Acta 28, 250 (1945).
[1587] Pretorius, P. J., P. J. S. Pieterse and P. J. Hamersma: S. Afr. J. Lab. clin. Med. 4, 289 (1958).
[1587a] Prill, H. J.: Z. Geburtsh. Gynäk. 152, 180 (1959).
[1588] Principe, S., e G. Serchi: Minerva ginec. (Torino) 7, 195 (1955).
[1588a] Proppe, A.: Kennzeichen und Krankheitsneigung der Haut des Weibes. In: Seitz-Amreich: Biologie und Pathologie des Weibes. Wien: Urban und Schwarzenberg 1953.
[1589] Prodoscini, G., e G. Carrain: Riv. Ostet. Ginec. 37, 488 (1956).
[1589a] Probstner, A. v.: Endokrinologie 8, 161 (1931).
[1590] Pschyrembel, W., u. G. Halder: Hoppe-Seylers Z. physiol. Chem. 306, 154 (1957).
[1591] — — Vitam. u. Horm. 8, 42 (1958).
[1592] — — Hoppe-Seylers Z. physiol. Chem. 314, 276 (1959).
[1593] Puck, A.: Klin. Wschr. 33, 865 (1955).
[1594] — Münch. med. Wschr. 99, 1505 (1957).
[1595] — Klin. Wschr. 35, 808 (1957).
[1596] — Geburtsh. u. Frauenheilk. 18, 998 (1958).
[1597] —, and K. A. Hübner: Acta endocr. (Kbh.) 22, 191 (1956).
[1598] —, W. Korte und K. A. Hübner: Dtsch. med. Wschr. 82, 1864 (1957).
[1598a] Puder, H., u. G. Wolf: Zbl. Gynäk. 76, 821 (1954).
[1599] Pundel, I. P.: Aquisitions recentes en Cytologie vaginale hormonale. Paris: Masson 1957.
[1600] Purdy, R H., L. L. Engel and J. L. Oncley: Fed. Proc. 18, 1208 (1959).
[1601] Purge, K., and N. Goja: Bull. Soc. Roum. Endocrin. 5, 284 (1939).
[1602] Puttarajurs, B. V., and W. Taylor: J. Endocr. 18, 67 (1959).

[1602a] Rabadan Marina M., F. Nogales Ortiz, A. de la Pena and J. Botella-Llusia: Obstet. Ginec. lat.-amer. 8, 294 (1950).
[1603] Rabinowitz, J. L.: J. Amer. chem. Soc. 77, 1295 (1955).
[1604] — Arch. Biochem. 64, 285 (1956).
[1605] Rabinowitz, J. L., and R. M. Dowben: Biochim. biophys. Acta 16, 96 (1955).
[1605a] —, and J. B. Ragland: Fed. Proc. 17, 293 (1958).
[1606] Rakoff, A. E.: Amer. J. Obstet. Gynec. 46, 856 (1943).
[1606a] — In: Lloyd, C. W.: Endocrinology of Reproduction, p. 200 Diskussionsbemerkung. New York: Academic Press 1959.
[1606b] —, and A. Cantarow: Fed. Proc. 9, 103 (1950).
[1607] — —, K. E. Paschkis, L. P. Hansen and A. A. Walkling: Endocrinology 34, 370 (1944).
[1608] —, K.E. Paschkis and A. Cantarow: Amer. J. Obstet. Gynec. 46, 856 (1943).
[1609] —, and J. R. Sosnowski: J. clin. Endocr. 12, 946 (1952).
[1609a] Rall, J. E.: Lancet I, 847 (1958).
[1609b] Ramsay, A. G., J. A. Lewis and N. S. Burt: Canad. med. Ass. J. 71, 472 (1954).
[1610] Randall, C. L., and P. K. Birtsch: Amer. J. Obstet. Gynec. 74, 719 (1957).
[1610a] Randazzo. G.: Arch. Ostet. e ginec. 61, 291 (1956).
[1611] Rapala, R. T., and E. Farkas: J. Amer. chem. Soc. 80, 1008 (1958).
[1612] Rapp, G. W., and G. C. Richardson: Science 115, 265 (1952).
[1612a] Ratschow, M.: Z. Kreisl.-Forsch. 9/10, 296 (1950).
[1612b] — Die Sexualhormone als Heilmittel innerer Krankheiten. Stuttgart: Enke 1944.
[1612c] Rauen, H. M.: Gegenstromverteilung. Berlin-Göttingen-Heidelberg: Springer 1953.
[1613] Rauscher, H.: In: Antoine: Klinische Fortschritte Gynäkologie. Wien: Urban u. Schwarzenberg 1954.
[1613a] Ravina, A.: Presse méd. 63, 1198 (1955).
[1613b] Reckers, L., and P. A. Katzman: Fed. Proc. 15, 335 (1956).
[1614] Reichstein, T. A., and C. W. Shoppee: Vitam. and Horm. 1, 345 (1943).
[1614a] Reifenstein, E. C. jr., and F. Albright: J. clin. Invest. 26, 24 (1947).

[1614b] Reifenstein, E. C. jr.: Steroid Hormones and the Aging Skeleton. In V. Symposium dtsch. Ges. Endokrinol. p. 160. H. Nowakowski (Edit.). Berlin-Göttingen-Heidelberg: Springer 1958.
[1615] —, and E. F. Dempsey: J. clin. Endocr. **4**, 326 (1944).
[1616] Reiher, K. H.: Endokrinologie **33**, 60 (1955).
[1617] Reilly, J., and M. Prisament: Arch. Biochem. **43**, 25 (1953).
[1617a] Reiss, M.: Die Hormonforschung und ihre Methodik. Berlin-Wien: Urban- und Schwarzenberg 1934.
[1618] Reist, E.: Fortschr. Geburtsh. u. Gynäkol. Bd. II, Becker, J. u. K. E. Scheer p. 28. Basel: Karger 1951.
[1619] Remesov, I.: Rec. Trav. chim. Pays-Bas **55**, 797 (1936).
[1620] — Rec. Trav. chim. Pays-Bas **56**, 1093 (1937).
[1621] Repke, K., u. F. Markwardt: Naturwissenschaften **41**, 258 (1954).
[1622] — — Naunyn-Schmiedeberg's Arch. exp. Path. Pharmak. **223**, 271 (1954).
[1622a] Reuber, R., R. Tschesche, J. Schmidt-Thomé und G. Oertel: Die C 21-, C 19- u. C 18-Steroide. In: Hoppe-Seyler u. Thierfelder: Z. physiol. Chemie Bd. 3, p. 1451. Berlin-Göttingen-Heidelberg: Springer 1955.
[1623] Rewell, R. E.: J. Path. Bact. **59**, 321 (1947).
[1624] Reynolds, S. R. M.: Amer. J. Physiol. **98**, 230 (1931).
[1625] — Physiology of the Uterus. New York: P. B. Hoeber 1939.
[1626] — J. invest. Derm. **4**, 7 (1941).
[1626a] — Recent Progr. Hormone Res. **5**, 65 (1950).
[1626b] —, and M. A. Foster: Amer. J. Physiol. **128**, 147 (1939).
[1627] Rezende, J. de, e E. Linhares: Rev. Ginec. Obstet. **2**, 619 (1955).
[1628] Riboulleau, J.: C. R. Soc. Biol. (Paris) **129**, 914 (1938).
[1629] Richardson, G. C.: Amer. J. Obstet. Gynec. **61**, 1317 (1951).
[1629a] Richardson, R., and L. Houck: Amer. J. Physiol. **165**, 93 (1951).
[1630] Richter, K., u. W. Albrich: Wien. klin. Wschr. **1952**, 177.
[1630a] Richter, W. H.: Z. Urol. **49**, 481 (1956).
[1631] Riegel, B., W. I. Hartop jr. and G. W. Kittinger: Endocrinology **47**, 311 (1950).
[1631a] Riegel, I. L., and R. K. Meyer: Proc. Soc. exp. Biol. (N. Y.) **80**, 617 (1952).
[1632] —, and G. C. Mueller: J. biol. Chem. **210**, 249 (1954).
[1633] Riisfeldt, O.: Acta endocr. (Kbh.) **1**, 217 (1948).
[1633a] Riley, G. M.: Gynecologic Endocrinology. New York: Hoeber-Harper 1959.
[1633b] Ring, J.: Anat. Rec. **107**, 1 (1950).
[1634] Ripley, H. S., and G. N. Papanicolaou: Amer. J. Psychiat. **98**, 567 (1942).
[1635] Rivière, M., L. Chastrusse et J. Lagoarde: Bull. Féd. Gynéc. Obstét. franç. **9**, 543 (1957).
[1636] — —, J. L. Jaubert et J. Lagoarde: Bull. Féd. Gynéc. Obstét. franç. **9**, 556 (1957).
[1637] —, J. Magendie et J. L. Jaubert: In: Colloques sur la Fonction lutéale. Paris: Masson, p.126, 1955, Discussions et Communications.
[1638] Rivoire, R., J. Poujol, P. Magnier et J. Rivoire: Sem. Hôp. Paris **1954**, 2623.
[1639] Roberts, G., and M. Roberts: Infrared Absorption Spectra of Steroids, An Atlas. **II**, 309 (1958):
[1641] Roberts, S., and C. M. Szego: Endocrinology **39**, 183 (1946).
[1642] — — Endocrinology **40**, 73 (1947).
[1643] — — Physiol. Rev. **33**, 593 (1953.
[1644] — — Ann. Rev. Biochem. **24**, 543 (1955).
[1644a] Robertson, M. E., M. Stiefel and J. C. Laidlaw: J. clin. Endocr. **19**, 1381 (1959).
[1646] Robey, M., H. Simonnet et G. Piaux: Arch. Soc. franç. Biol. méd. **29**, 31 (1955).
[1647] Robinson, T. J.: Aust. J. exp. Biol. med. Sci. **27**, 297 (1949).
[1648] Robinson, A. L., M. M. Datnow and T. N. A. Jeffcoate: Brit. med. J. **1**, 749 (1935).
[1648a] Robson, J. M.: Recent Advances in Sex and Reproductive Physiology. London: J. and A. Churchill 1949.

[1648b] Robson, J. M., S. H. Davies and W. Tebrich: Brit. J. Pharmacol 5, 376 (1950).
[1649] —, and J. Adler: Nature 146, 60 (1940).
[1650] —, T. N. Mac Gregor, R. E. Illingworth and N. Steere: Brit. med. J. 1, 888 (1934).
[1650a] Roche, P., et C. Nataf: Bull. Soc. Chim. biol. (Paris) 36, 799 (1954).
[1651] Rockenschaub, A., u. K. Weghaupt: Wien. klin. Wschr. 1956, 979.
[1652] Rodd, E. H.: Chemistry of Carbone Compounds Vol. II, part B. New York: Elsevier Publ. Comp. 1953.
[1652a] Rodecourt, H.: Zbl. Gynäk. 79, 1161 (1957).
[1653] Roholm, K., and G. Teilum: Acta med. scand. 111, 190 (1942).
[1654] Rohr, O., H. Heuser, R. Anliker und L. Ruzicka: Eidgen. Techn. Hochsch. Zürich. Zitiert Dissertation Rohr (1952).
[1654a] Romani J., et P. Recht: Ann. Endocr. (Paris) 9, 247 (1948).
[1655] Rosa, P.: Endocrinologie sexuelle du Foetus feminin. Liège: Thone 1954.
[1656] — In J. Snoeck: Le Placenta Humain, p. 441. Paris: Masson 1958.
[1657] —, et J. de Blieck: Bull. Soc. roy. belge Gynéc. Obstét. 27, 386 (1957).
[1657a] Rosen, M. J.: Amer. J. obstet. gynec. 65, 376 (1953).
[1658] Rosenkrantz, H.: Infrared Analysis of Vitamins, Hormones and Enzymes. In Methods of Biochemicals Analysis, D. Glick (Edit.), Bd. V, 407, New York: Interscience Publ. 1957.
[1659] Rosenkranz, K. D.: Arch. Gynäk. 168, 51 (1939).
[1659a] Rosenman, R. H., M. Friedman and S. O. Byers: Endocrinology 51, 142 (1952).
[1660] Rosenmund, H.: Helv. physiol. pharmacol. Acta 6, 349 (1948).
[1661] — Helv. physiol. pharmacol. Acta 6, 355 (1948).
[1661a] Ross, M., and R. I. Dorfman: Cancer Res. 1, 52 (1941).
[1661b] Roset, J.: Bull. Soc. franç Dermat. 59, 401 (1952).
[1662] Rossi, M.: Estratto annali Larmos 12, 4 (1950).
[1663] Rota, E.: Ric. Scient. (Roma) 28, 566 (1958).
[1663a] Roth, V.: Vitam. u. Horm 2, 159 (1942).
[1663b] Roth, O.: Gynaecologia (Basel) 131, 19 (1951).
[1663c] Röttger, H., u. E. M. Heckenbach: Arch. Gynäk. 190, 95 (1957).
[1663d] Rowlands, I. W., and E. P. Sharpey-Schafer: Brit. med. J. I, 205 (1940).
[1664] Roy, A. B.: Biochem. J. 62, 41 (1956).
[1665] Roy, E.: Vortrag 3. Acta endocrinol. Congress Leiden 1958. Acta endocr. (Kbh.) Suppl. 38, 56 1958).
[1666] —, and J. B. Brown: Zitiert von J. A. Loraine in Ciba Found. Coll. on Endocrinology 11, 335 1957).
[1666a] Rubenstein, B. B.: Endocrinology 22, 41 (1938).
[1667] —, and D. R. L. Duncan: Endocrinology 28, 911 (1941).
[1668] Rubin, B. L., A. S. Dorfman, L. Black and R. I. Dorfman: Endocrinology 49, 429 (1951).
[1669] —, R. I. Dorfman and M. Miller: J. clin. Endocr. 6, 347 (1946).
[1669a] Rubovitz, W. H., and W. Saphir: J. Amer. med. Ass. 117, 2248 (1941).
[1670] Rucker, M. P.: Amer. J. Surg. 4, 508 (1928).
[1670a] Ruhrman, H.: Dtsch. med. Wschr. 84, 2161 (1959).
[1671] —, u. K. H. Schulten: Vortrag 5. Sympos. dtsch. Ges. Endokrinologie, H. Nowakowsky, Edit., p. 215. Berlin-Göttingen-Heidelberg: Springer 1958.
[1672] Rumney, G.: Vortrag 4. Internat. Kongreß Biochemie, Wien 1958 Section 9, 75.
[1673] Runge, H.: Blutung und Fluor. Leipzig und Dresden: Steinkopf 1942.
[1674] —, u. C. Clausnitzer: Zbl. Gynäk. 56, 2450 (1932).
[1675] —, u. K. Diethelm: Zbl. Gynäk. 57, 2472 (1933).
[1676] —, H. Hartmann und; K. Sievers: Arch. Gynäk. 149, 608 (1932).
[1676a] —, u. H. Ebner: Die Bedeutung der Histochemie für die Gynäkologie. In T. Antoine: Klinische Fortschritte Gynäkologie. Wien und Innsbruck; Urban u. Schwarzenberg 1954.
[1677] Rupp, H.: Zbl. Gynäk. 65, 2053 (1941).

[1678] Rupp, J.: Unveröffentlicht, zitiert nach Paschkis, K. E., and A. E. Rakoff. In Recent Progr. Hormone Res. **5**, 115 (1950).
[1679] —, and G. Pincus: Unveröffentlicht, zitiert nach Paschkis, K. E., and A. E. Rakoff In Recent Progr. Hormone Res. **5**, 115 (1950).
[1680] —, A. Cantarow, A. E. Rakoff and K. E. Paschkis.: J clin. Endocr. **11**, 688 (1951).
[1681] Ruppel ,W., and L. Weissbecker: Acta endocr. (Kbh.) **10**, 29 (1952).
[1681a] Russ, E. M., and J. Raymunt: Proc. Soc. exp. Biol. (N. Y.) **92**, 465 (1956).
[1682] Rust, W., u. F. Huber: Arch. Gynäk. **170**, 193 (1940).
[1683] Ruzicka, L., P. Müller und E. Mörgeli: Helv. chim. Acta **21**, 1394 (1938).
[1684] Ryan, K. J.: Endocrinology **63**, 392 (1958).
[1685] — Biochim. biophys. Acta **27**, 658 (1958).
[1686] — Fed. Proc. **17**, 138 (1958).
[1686a] — J. biol. Chem. **234**, 268 (1959).
[1687] —, and L. L. Engel: Endocrinology **52**, 277 (1953).
[1688] — — Endocrinology **52**, 287 (1953).
[1689] — — Endocrinology **59**, 499 (1956).
[1689a] Rydberg, E.: Acta obstet. gynec. scand. **234**, 268 (1959).
[1690] —, and E. Oestergaard: Acta obstet. gynec. scand. **19**, 222 (1939).
[1690a] —, and K. Pedersen-Bjergaard: J. Amer. med. Ass. **121**, 1117 (1943).
[1690b] Rydén, A. B. V.: Acta endocr. (Kbh.) **8**, 175 (1951).
[1691] — Acta endocr. (Kbh.) **4**, 121 (1950).

[1691a] Säthre, H.: Klin. Wschr. **12**, 1409 (1933).
[1691b] Saewa, G., u. S. Dokumow: Zbl. Gynäk. **80**, 1769 (1958).
[1691c] Sacerdoti, G., e E. Carray: Riv. pat. nerv. ment. **76**, 781 (1955).
[1692] Saidl, J.: Čas. Lék. čes. **71**, 18 (1932).
[1693] Sainton, P., H. Simonnet et L. Brouha: Endocrinologie clinique, thérapeutique et expérimental. Paris: Masson 1951.
[1694] Saitô, J.: J. Jap. obstet. gynaec. Soc. **2**, 473 (1955).
[1695] — J. Jap. obstet. gynaec. Soc. **3**, 129 (1956).
[1696] —, and A. Nomura: Yonago Acta med. **1**, 143 (1955). — Ber. ges. Gynäk. Geburtsh. **59**, 283 (1956).
[1697] — —, Y. Umehara and H. Fukudomi: Yonago Acta med. **2**, 111 (1957).
[1697a] Saito, H,: J. Jap. obstet. gynaec. Soc. **2**, 353 (1955).
[1698] Salhanick, H. A., F. L. Hisaw and M. X. Zarrow: J. clin. Endocr. **12**, 310 (1952).
[1698a] — Persönliche Mitteilung.
[1698b] —, and B. Kadis: In Vorbereitung.
[1699] —, and D. L. Berliner: J. biol. Chem. **227**, 583 (1957).
[1700] Salmon, U. J.: Proc. Soc. exp. Biol. (N. Y.) **37**, 488 (1937).
[1701] —, S. H. Geist and R. I. Walter: Amer. J. Obstet. Gynec. **40**, 243 (1940).
[1702] Salokangas, R. A. A., u. R. D. Bulbrook: Persönliche Mitteilung.
[1703] Salter, W. T., F. D. Humm and M. J. Oesterling: J. clin. Endocr. **8**, 295 (1948).
[1704] Salvadori, B.: Quad. Clin. ostet. ginec. **6**, 485 (1951).
[1705] — Comm. Soc. Tosc. 24. Februar 1952.
[1705a] — Acta gerontol. **3**, 3 (1953).
[1706] — Folia Endocr. (Pisa) **8**, 405 (1955).
[1707] —, e B. Cagnazzo: Medicina (Parma) **5**, 665 (1953).
[1708] — — Quad. Clin. ostet. ginec. **11**, 145 (1956).
[1709] —, e U. Leone: Minerva ginec. (Torino) **8**, 84 (1956).
[1709a] Salzberg, D. A., and A. C. Griffin: Cancer Res. **12**, 294 (1952).
[1710] Samuels, L. T.: In Ciba Found Coll. on Endocrinology **2**, 300 (1952). Diskussionsbemerkungen.
[1711] — Progress in the Chemistry of Fats and other Lipids. Vol. 3, p. 395, New York: Pergamon Press 1955.
[1712] —, and C. J. McCauley: Endocrinology **39**, 78 (1946).
[1713] —, and H. Reich: Ann. Rev. Biochem. **21**, 129 (1952).

[1713a] SAMUELS, L. T., and C. D. WEST: Vitam. and Horm. **10**, 251 (1952).
[1713b] SAND, K.: Experimentelle Studier över Könskarakteren hos Pattedyr. København: Thesis 1918.
[1713c] SANDBERG, H., R. B. LEACH, C. A. PAULSEN and W. O. MADDOCK: Clin. Res. Proc. **3**, 73 (1955).
[1714] —, C. A. PAULSEN, R. B. LEACH and W. O. MADDOCK: J. clin. Endocr. **18**, 1268 (1958).
[1715] SANDBERG, A. A., and W. R. SLAUNWHITE jr.: J. clin. Endocr. **16**, 923 (1956).
[1716] — — J. clin. Invest. **36**, 1266 (1957).
[1717] — — Persönliche Mitteilung.
[1718] — — and H. N. ANTONIADES: Recent Progr. Hormone Res. **13**, 209 (1957).
[1719] SANDOCK, I.: J. Amer. med. Ass. **160**, 659 (1956).
[1721] SANDULESCO, G., W. W. TCHUNG et A. GIRARD: C.R. Soc. Biol (Paris) **196**, 137 (1933).
[1722] SANGER, V. L., P. H. ENGLE and D. S. BELL: Amer. J. vet. Res. **19**, 288 (1958).
[1723] SAPHIR, W., and M. L. PARKER: J. Amer. med. Ass. **107**, 1286 (1936).
[1723a] SAS, M.: Klinische Anwendung der Sexualhormonbestimmungen. Leipzig: Thieme 1959.
[1724] SAVAGE, J. E., and H. B. WYLIE: Amer. J. Obstet. Gynec. **33**, 771 (1937).
[1725] — — and L. H. DOUGLAS: Amer. J. Obstet. Gynec. **36**, 39 (1938).
[1726] SAWYER, C. H., and J. W. EVERETT: Endocrinology **39**, 307 (1946).
[1726a] SCHAAF, F., u. F. GROSS: Arch. klin. exp. Derm. **205**, 312 (1957).
[1727] SCHACHTER, D., D. J. KASS and T. J. LANNON: J. biol. Chem. **234**, 201 (1959).
[1728] SCHACHTER, B., and G. F. MARRIAN: J. biol. Chem. **126**, 663 (1938).
[1729] SCHAFFENBURG, C. A., and E. P. MCCULLAGH: Endocrinology **54**, 296 (1954).
[1729a] SCHAPIRO, S., J. MARMORSTON and H. SOBEL: Amer. J. Physiol. **192**, 58 (1958).
[1729b] SCHAUMKELL, K. W.: Klin. Wschr. **33**, 42 (1955).
[1730] SCHARRER, K.: Biochemie der Spurenelemente. Berlin: Parey 1944.
[1730a] Schering-Kahlbaum, A. G., Patent: Chem. Abstr. **31**, 5953 (1937).
[1731] Schering Corporation U. S. Patent: zitiert Chem. Abstr. **38**, 753 (1944).
[1732] Schering-Kahlbaum A. G., Patent 1936: zitiert Chem. Abstr. **32**, 8082 (1938).
[1733] Schering-Kahlbaum A. G.: Chem. Zbl. **110**, I 1206 (1939).
[1733a] SCHERMAN, J., y J. A. ESCOSTEGUY: Hospital (Rio de J.) **40**, 533 (1951).
[1734] SCHICKELE, G.: Biochem. Z. **38**, 191 (1912).
[1735] — Biochem. Z. **38**, 214 (1912).
[1739] SCHIFFMANN, J.: Arch. Gynäk. **150**, 159 (1932).
[1740] SCHILLER, J.: Endocrinology **36**, 7 (1945).
[1741] —, and G. PINCUS: Arch. Biochem. **2**, 317 (1943).
[1742] — — Endocrinology **34**, 203 (1944).
[1743] — — Rev. Soc. argent. Biol. **12**, 77 (1936).
[1743a] SCHILLER, K.: Einfluß des Follikelhormons auf den Capillardruck. Inaugural-Dissertation, Berlin 1940.
[1744] SCHILLER, S., and O. W. SMITH: J. clin. Endocr. **3**, 154 (1943).
[1745] SCHILLER, W.: Pathologie und Klinik der Granulosazelltumoren. Wien: Maudrich 1934.
[1745a] SCHINZINGER, L.: Münch. med. Wschr. **52**, 1724 (1905).
[1746] SCHITTENHELM, A.: Dtsch. med. Wschr. **68**, 33 (1942).
[1747] SCHLOSSBERG, T., and C. A. DURRUTY: Rev. Soc. argent. Biol. **12**, 77 (1936). — Zitiert Endocrinology **21**, 143 (1937).
[1747a] SCHMAUS, A. K.: Münch. med. Wschr. **96**, 996 (1954).
[1747b] SCHMÄHL, D.: Arzneimittel-Forsch. **4**, 481 (1954).
[1748] SCHMID, H. H.: Klinik der Eierstockgeschwülste. In: SEITZ-AMREICH: Biologie und Pathologie des Weibes, Bd. V, p. 628. Berlin-Wien: Urban u. Schwarzenberg 1955.
[1748a] SCHMIDT, H. W.: Z. Altersforsch. **10**, 246 (1957).
[1748b] SCHMITZ, A.: Endokrinologie, **30**, 162 (1952).
[1749] SCHMITT, A.: Geburtsh. u. Frauenheilk. **13**, 593 (1953).
[1750] SCHMULOWITZ, M. J., and H. B. WYLIE: J. Lab. clin. Med. **21**, 210 (1935).

[1751] Schneider, J. A.: Medizinische **6**, 212 (1955).
[1751a] Schneider, J. J., and M. L. Lewbart: J. biol. Chem. **222**, 787 (1956).
[1751b] Schneider, R. A., J. P. Costiloe, R. P. Howard and S. Wolf: J. clin. Endocr. **18**, 379 (1958).
[1752] Schockaert, J. A., et J. Ferin: Gynéc. et Obstét. **40**, 481 (1954).
[1752a] — — Gynéc. et Obstét. **47**, 421 (1948).
[1752] —, u. H. Siebke: Zbl. Gynäk. **47**, 2774 (1933).
[1753] Schönfeldt, L.: Klin. Wschr. **29**, 778 (1951).
[1753a] Schroeder, H.: In: Beiträge aus der Hormon- und Vitaminforschung. Stuttgart: Hippokrates Verlag 1950.
[1753b] Schreus, H. T., u. H. Oberste-Lehn: Derm. Wschr. **123**, 245 (1951).
[1753c] — Medizinische **1952**, 43.
[1754] Schröder, R.: In Veit-Stoeckel: Handbuch der Gynäkologie Bd. 1/2, p. 234 Der mensuelle Genitalcyclus des Weibes und seine Störungen. München: J. F. Bergmann 1928.
[1755] —, u. F. Goerbig: Z. Geburtsh. Gynäk. **83**, 764 (1921).
[1755a] Schubert, K.: Steroide und Krebs. Beiträge zur Krebsforschung H. 5. Dresden 1956.
[1756] —, and H. Schröder: Acta endocr. (Kbh.) **32**, 33 (1959).
[1757] Schuck, J., u. R. Blasius: Klin. Wschr. **33**, I, 498 (1955).
[1765] — — Klin. Wschr. **33**, II, 1093 (1955).
[1766] Schueler, F. W.: Science **103**, 221 (1946).
[1767] Schumann, P.: Zitiert nach Ratschow Nr. 1613.
[1768] Schuschania, P.: Zbl. Gynäk. **54**, 1924 (1930).
[1769] —, B. Kopaleishivle and Y. Pailodze: Akuš. i Ginek. **2**, 18 (1950). — Excerpta med. (Amst.) Sect. III, **5**, 298 (1951).
[1769a] Schütz, W.: Arch. klin. Chir. **271**, 65 (1952).
[1770] Schwenk, E., u. F. Hildebrandt: Naturwissenschaften **21**, 177 (1933).
[1771] — — Biochem. Z. **259**, 240 (1933).
[1771a] Schwerdtfeger, H.: Naunyn-Schmiedeberg's Arch. exp. Path. Pharmak. **163**, 487 (1932).
[1772] Schwiegk, A. (Edit.): Künstliche radioaktive Isotopen, p. 622. Berlin-Göttingen-Heidelberg: Springer 1953.
[1773] Scipiades, E.: Azül. Kézik. p. 210, Budapest: Athenaeum 1943.
[1774] Scott, W. W.: J. clin. Endocr. Zitiert bei Wilkins, L.: J. clin. Endocr. **8**, 111 (1948).
[1775] —, and C. Vermeulen: J. clin. Endocr. **2**, 450 (1942).
[1776] Scowen, E. F.: In: Endocrine Aspects of Breast Cancer p. 208. Livingstone: Edinburg 1958.
[1777] Sears, H. A., R. A. Morter, M. Simonsen and C. Williams: Amer. J. Psychiat. **93**, 1293 (1937).
[1777a] Sechelmann, F. J. K.: Arch. Gynäk. **185**, 681 (1955).
[1778] Seckel, H. P. G.: Med. Clin. N. Amer. **30**, 183 (1946).
[1779] —, u. E. J. Plotz: Z. Kinderheilk. **76**, 593 (1955).
[1780] Seegar, G. E., and E. Delfs: J. Amer. med. Ass. **115**, 1267 (1940).
[1781] —, and G. O. Gey: Amer. J. Physiol. **129**, 459 (1940).
[1782] Seegar Jones, G. E., G. O. Gey and M. K. Gey: Bull. Johns Hopk. Hosp. **72**, 26 (1943).
[1783] Seeman, H.: Experimentelle Undersögelser over sexualhormonale Problemer. København: Gyldendal 1933.
[1784] Segaloff, A.: Endocrinology **33**, 209 (1943).
[1785] — Endocrinology **38**, 212 (1946).
[1786] — Endocrinology **40**, 44 (1947).
[1787] — Recent Progr. Hormone Res. **4**, 85 (1949).
[1788] —, and A. Segaloff: Endocrinology **34**, 346 (1944).
[1789] Sehon, A. H., L. Goodfriend and B. Rose: Abstr. **133** Meeting Am. Chem. Soc. Wash. 1958 p. 19.
[1789a] Seitz, L., H. Wintz und L. Fingerhut: Münch. med. Wschr. **61**, 1657 (1914).
[1790] Seki, T.: Nature (Lond.) **181**, 768 (1958).

[*1790a*] SELYE, H.: Textbook of Endocrinology. Acta endocrinol. Inc., Montreal, Canada 1949.
[*1790b*] — Acta endocr. (Kbh.) **20**, 1 (1955).
[*1791*] — Arch. Derm. Syph. (Chicago) **50**, 261 (1944).
[*1791a*] — Recent Progr. Hormone Res. **1**, 290 (1947).
[*1791b*] — Encyclopedia of Endocrinology. Acta endocr. Inc. Montreal 1943.
[*1792*] —, and J. B. COLLIP: Endocrinology **20**, 667 (1936).
[*1792a*] —, J. B. COLLIP and H. THOMSON: Proc. Soc. exp. Biol. (N. Y.) **30**, 780 (1933).
[*1792b*] —, J. R. STONE, K. TIMIRAS and L. H. SCHAFFENBURG: Amer. Heart J. **7**, 1009 (1949).
[*1793*] SERCHI, G.: Chim. e Biochim. 8, 10 (1953).
[*1794*] SERINI, A., u. W. LOGEMANN: Chem. Ber. **71**, 186 (1938).
[*1794a*] SHERWOOD, T. C.: Endocrinology **29**, 215 (1941).
[*1794b*] SHERMAN, M. S.: J. Bone Jt. Surg. **31 A**, 915 (1948).
[*1794c*] SHELLEY, W. B., and H. J. HURLEY jr.: J. invest. Derm. **28**, 155 (1957).
[*1794d*] SHELESNYAK, M. C.: Proc. Soc. exp. Biol. (N. Y.) **100**, 739 (1959).
[*1795*] SHOPPEE, C. W.: Vitam. and Horm. 8, 255 (1950).
[*1796*] — Chemistry of the Steroids. London: Butterworths Scientific Publ. 1958.
[*1797*] SHUTE, E. V.: J. Obstet. Gynaec. Brit. Emp. **42**, 1071 (1935).
[*1798*] — J. Obstet. Gynaec. Brit. Emp. **42**, 1085 (1935).
[*1799*] — J. Obstet. Gynaec. Brit. Emp. **43**, 74 (1936).
[*1800*] — Amer. J. Obstet. Gynec. **35**, 970 (1938).
[*1801*] — Amer. J. Obstet. Gynec. **36**, 538 (1938).
[*1802*] — Amer. J. Obstet. Gynec. **42**, 490 (1941).
[*1803*] — J. Obstet. Gynaec. Brit. Emp. **49**, 482 (1942).
[*1804*] — Surg. Gynec. Obstet. **75**, 515 (1942).
[*1805*] SIBLIKOWA, O.: Steroide. In Handbuch der Papierchromatographie: HAIS-MACEK. Jena: S. Fischer 1958.
[*1806*] SIBLIKOVA-ZBUDOVSKÁ, O., and I. M. HAIS: Chem. Listy **48**, 1263 (1954). — Chem. Abstr. **48**, 14116 (1954).
[*1806a*] SIE, H.-G., and W. H. FISHMAN: J. biol. Chem. **225**, 453 (1957).
[*1807*] SIEBKE, H.: Zbl. Gynäk. **53**, 2450 (1929).
[*1808*] — Arch. Gynäk. **137**, 947 (1929).
[*1809*] — Zbl. Gynäk. **54**, 1601, 1618 (1930).
[*1810*] — Proc. II. Internat. Conf. Sex. Res. p. 513 London: Oliver and Boyd 1931.
[*1811*] — Arch. Gynäk. **146**, 417 (1931).
[*1812*] — Arch. Gynäk. **156**, 317 (1934).
[*1813*] SIEBKE, G., u. P. SCHUSCHANIA: Zbl. Gynäk. **54**, 1734 (1930).
[*1813a*] SIEGEL, P., u. A. ROTHE: Dtsch. med. Wschr. **82**, 1129 (1957).
[*1813b*] SIEGERT, F.: Klin. Wschr. **9 I**, 734 (1931).
[*1814*] — Ber. ges. Gynäk. Geburtsh. **32**, 1 (1934).
[*1814a*] — Die Schilddrüse, insbesondere ihre Beziehung zum weiblichen Geschlechtssystem. In SEITZ-AMREICH: Biologie und Pathologie des Weibes Band I, p. 435. Berlin: Urban und Schwarzenberg 1953.
[*1815*] —, u. N. SCHMIDT-NEUMANN: Zbl. Gynäk. **54**, 1630 (1930).
[*1816*] SIEGLER, S. L.: J. Lab. clin. Med. **24**, 1277 (1939).
[*1817*] SILBERSTEIN, F. O., FELLNER, O. und P. ENGEL: Z. Krebsforsch. **35**, 420 (1932).
[*1817a*] SILVER, M.: J. Endocr. **10**, 95 (1954).
[*1817b*] SIMKINS, S.: J. clin. Endocr. **7**, 574 (1947).
[*1818*] SIMONNET, H.: L'Hormone folliculaire. Paris: Masson 1937.
[*1819*] SIMONNET, C., BÉCLÈRE et R. BESSON: In Colloques sur la Fonction luteale, p. 171. Paris: Masson 1954.
[*1819a*] SIMPSON, A., and A. W. E. SMITH: Biochem. J. **44**, 366 (1949).
[*1819b*] SJÖBLOM, L.: Thesis, Åbo 1956. — Acta Academiae Aboensis Math. et Phys. XX, 14.
[*1820*] SIMPSON, S. L., and C. A. JOLL: Endocrinology **22**, 595 (1938).
[*1821*] SKARZYNSKI, B.: Nature (Lond.) **131**, 766 (1933).
[*1822*] — Zitiert in Chem. Abstr. **28**, 4755 (1934).

[*1823*] SKELTON, F. R., C. FORTIER and H. SELYE: Proc. Soc. exp. Biol. (N. Y.) **71**, 120 (1949).
[*1824*] SKLOW, J.: Proc. Soc. exp. Biol. (N. Y.) **49**, 607 (1942).
[*1825*] SLAUNWHITE, W. R. jr.: Diskussion zu SMITH and SMITH. Recent Progr. Hormone Res. **7**, 252 (1952).
[*1827*] —, G. EKMAN, L. L. ENGEL, I. T. NATHANSON, G. PINCUS and J. CARLO: Acta endocr. (Kbh.) **7**, 321 (1951).
[*1828*] —, L. L. ENGEL, J. F. SCOTT and C. L. HAM: J. biol. Chem. **201**, 615 (1953).
[*1829*] — —, P. C. OLMSTED and P. CARTER: J. biol. Chem. **191**, 627 (1951).
[*1830*] —, and A. A. SANDBERG: Arch. Biochem. **63**, 478 (1956).
[*1830a*] — — J. clin. Invest. **38**, 384 (1959).
[*1831*] — — Endocrinology **62**, 283 (1958).
[*1832*] SLOTTA, K. H., u. K. NEISSER: Ber. dtsch. chem. Ges. **71**, 1991 (1938).
[*1833*] SMITH, G. V. S.: The Ovaries. In WILLIAMS: Textbook of Endocrinology. Philadelphia: Saunders 1950.
[*1834*] —, and J. H. KENNARD: Proc. Soc. exp. Biol. (N. Y.) **36**, 508 (1937).
[*1835*] —, and O. W. SMITH: Amer. J. Physiol. **100**, 553 (1932).
[*1836*] — — Amer. J. Physiol. **107**, 128 (1934).
[*1837*] — — Amer. J. Physiol. **112**, 340 (1935).
[*1838*] — — Surg. Gynec. Obstet. **61**, 175 (1935).
[*1839*] — — Proc. Soc. exp. Biol. (N. Y.) **32**, 847 (1935).
[*1840*] — — New Engl. J. Med. **215**, 908 (1936).
[*1841*] SMITH, O. W., and SMITH G. V. S.: Amer. J. Obstet. Gynec. **33**, 365 (1937).
[*1842*] SMITH, G. V. S., and O. W. SMITH: Proc. Soc. exp. Biol. (N. Y.) **36**, 460 (1937).
[*1843*] — — Amer. J. Obstet. Gynec. **36**, 769 (1938).
[*1844*] — — Amer. J. Obstet. Gynec. **39**, 405 (1940).
[*1845*] — — J. clin. Endocr. **1**, 470, 477 (1941).
[*1846*] — — Physiol. Rev. **28**, 1 (1948).
[*1847*] SMITH, O. W., and G. V. SMITH: J. clin. Endocr. **6**, 483 (1946).
[*1848*] SMITH, G. V. S., and O. W. SMITH: West. J. Surg. **55**, 288 (1947).
[*1848a*] — — Physiol. Rev. **28**, 1 (1948).
[*1848b*] — — Amer. J. Obstet. Gynec. **58**, 994 (1949).
[*1849*] — — Recent Progr. Hormone Res. **7**, 209 (1952).
[*1850*] SMITH, O. W., and G. V. SMITH: Acta endocr. (Kbh.) **28**, 479 (1958).
[*1850a*] —, G. V. SMITH and N. G. GAVIAN: Amer. J. Obstet. Gynec. **78**, 1028 (1959).
[*1851*] SMITH, G. V., O. W. SMITH, M. N. HUFFMAN, S. A. THAYER, D. W. MCCORQUODALE and E. A. DOISY: J. biol. Chem. **130**, 431 (1939).
[*1852*] SMITH, O. W., G. V. S. SMITH and G. GOULD: Amer. J. Obstet. Gynec. **45**, 23 (1943).
[*1853*] — — and D. HURWITZ: Amer. J. med. Sci. **208**, 25 (1944).
[*1854*] SMITH, G. V. S., O. W. SMITH and G. PINCUS: Amer. J. Physiol. **121**, 98 (1938).
[*1855*] — — and S. SCHILLER: Amer. J. Obstet. Gynec. **44**, 455 (1942).
[*1856*] — — — Amer. J. Obstet. Gynec. **44**, 606 (1942).
[*1857*] SMITH, O. W., G. V. S. SMITH and S. SCHILLER: Amer. J. Obstet. Gynec. **45**, 15 (1943).
[*1858*] SMITH, J. T., and N. T. WERTHESSEN: Amer. J. Obstet. Gynec. **41**, 153 (1941).
[*1858a*] SMITH, M. G.: Bull. Johns Hopk. Hosp. **41**, 62 (1927).
[*1859*] SMITH, O. W.: Endocrinology **35**, 146 (1944).
[*1860*] — Proc. Soc. exp. Biol. (N. Y.) **59**, 242 (1945).
[*1861*] — Endocrinology **43**, 189 (1948).
[*1862*] — Amer. J. Obstet. Gynec. **56**, 821 (1948).
[*1863*] —, and N. N. BLACKHAM: Acta endocr. (Kbh.) **25**, 133 (1957).
[*1864*] —, and K. EMERSON jr.: Proc. Soc. exp. Biol. (N. Y.) **85**, 264 (1954).
[*1865*] —, and G. V. S. SMITH: J. clin. Endocr. **1**, 461 (1941).
[*1866*] SMITH, R. A., and A. ALBERT: Proc. Mayo Clin. **30**, 617 (1955).
[*1868*] SMOLKA, H., u. H. J. SOOST: Grundriß u. Atlas der gynäkologischen Zytodiagnostik. Stuttgart: Thieme 1956.

[1869] SNAITH, A. H.: J. clin. Endocr. **18**, 318 (1958).
[1870] SNEEDEN, R. P. A., and R. B. TURNER: J. Amer. chem. Soc. **77**, 130 (1955).
[1871] SNOECK, J.: Le Placenta Humain. Paris: Masson 1958.
[1872] SNOO, K. de: Zbl. Gynäk. **52**, 2703 (1928).
[1873] SOFFER, L. J., and J. L. GABRILOVE: In Diseases of the Adrenals, Philadelphia: Lea and Febiger 1956.
[1873a] SOLMSSEN, U. V.: Chem. Rev. **37**, 481 (1945).
[1873b] SOLIMAN, F. A., and E. P. REINEKE: Amer. J. Physiol. **183**, 63 (1955).
[1874] SOHVAL, A. R.: In Endocrinology of Reproduction T. VELARDO (Edit). p. 294. Oxford: Univ. Press N. Y. 1958.
[1874a] SOLOMON, C., P. PANAGOTOPOULAS and A. OPPENHEIM: Amer. J. Obstet. Gynec. **76**, 56 (1958).
[1874b] SOMMERS, S. C., T. B. LAWLEY and A. T. HERTIG: Amer. J. Obstet. Gynec. **58**, 101 (1949).
[1874c] SOSKIN, S., and R. LEVINE: In Progress in Clinical Endocrinology, p. 1. New York: Grune and Stratton 1950.
[1875] SOULE, S. D.: Amer. J. Obstet. Gynec. **35**, 309 (1938).
[1875a] SPAZIANI, E., and C. M. SZEGO: Endocrinology **63**, 669 (1958).
[1875b] — — Endocrinology **64**, 713 (1959).
[1875c] — — Amer. J. Physiol. **197**, 355 (1959).
[1876] SPEERT, H.: J. clin. Endocr. **9**, 630 (1949).
[1877] SPIELMAN, F., M. A. GOLDBERGER and R. T. FRANK: J. Amer. med. Ass. **101**, 266 (1933).
[1878] SOMMERS, S. C.: Cancer **10**, 345 (1957).
[1879] SOMMERVILLE, I. F.: Placental Sex Hormones. In The Toxaemias of Pregnancy, Ciba Found. Sympos. p. 216. London: Chapman a. Hall 1950.
[1879a] — In Ciba Found. Coll. on Endocrinology **2**, 334 (1952).
[1880] — Chem. Abstr. **47**, 8868 (1953).
[1881] —, G. F. MARRIAN and B. E. CLAYTON: Lancet **1**, 680 (1949).
[1881a] SONENBERG, M., A. S. KESTON and W. L. MONEY: Endocrinology **48**, 148 (1951).
[1882] SOTO-MORALES, F. FERNANDEZ de: Folia clin. int. (Barcelona) **4**, 331 (1954).
[1882a] SPURREL, W. R., and H. UCKO: Guy's Hosp. Rep. **88**, 230 (1938).
[1882b] SPEERT, H.: Physiol. Rev. **28**, 23 (1948).
[1882c] SROKA, K.: Krankenhausarzt **12**, 369 (1952).
[1883] SRULIJES, L. K. de: Rev. Soc. argent. Biol. **29**, 216 (1953).
[1883a] STADLER, L. B., and W. R. LYONS: Proc. Soc. exp. Biol. (N. Y.) **39**, 562 (1938).
[1883b] STÄHLER, F.: Zbl. Gynäk. **1942**, 298.
[1883c] STAEMMLER, H. J.: Klin. Wschr. **38**, 97 (1960).
[1884] —, CH. BULDMANN, P. DÖRFFLER und A. FLECK: Endokrinologie **37**, 1 (1959).
[1885] —, H. H. STANGE u. K. RUMPHORST: Geburtsh. u. Frauenheilk. **17**, 205 (1957).
[1886] STAFFIERI, J. J., O. CAMES and J. M. CID: J. clin. Endocr. **9**, 255 (1949).
[1886a] STAHEL, W.: Schweiz. med. Wschr. **1951**, 1270.
[1887] STAMLER, C. M.: Bull. Biol. et Méd. Exp. de L' U. R. S. S. **3**, 31 (1937).
[1888] STAMLER, J., L. N. KATZ, R. PICK and S. RODBARD: Recent Progr. Hormone Res. **11**, 401 (1955).
[1889] —, R. PICK, L. N. KATZ and B. M. KAPLAN: In Hormones and Atherosclerosis. Academic Press New York 1959.
[1890] Standard, internationaler: J. Amer. med. Ass. **101**, 377 (1933).
[1890a] STANGE, H. H.: Berl. Med. **1950**, 10.
[1890b] — Z. Geburtsh. Gynäk. **148**, 16 (1957).
[1891] —, u. K. L. PETERSOHN: Zbl. Gynäk. **78**, 1445 (1956).
[1892] STARK, G.: Z. Geburtsh. Gynäk. **149**, 122 (1958).
[1892a] STARK, E., u. C. NIKODEMUS: Z. Vitamin-, Hormon- u. Fermentforsch. **4**, 221 (1951).
[1893] STARK, G., G. SIEBERT und E. H. VOSS: Klin. Wschr. **33**, 485 (1952).
[1894] STARNES, W. R., and R. S. TEAGUE: J. biol. Chem. **179**, 43 (1949).
[1895] STARR, P.: J. Amer. med. Ass. **104**, 1988 (1935).
[1896] STAUBITZ, W. J., O. J. OBERKIRCHSER, M. H. LENT, G. W. BISSELL and W. E. FARNSWORTH: N. Y. St. J. Med. **54**, 2565 (1954).

[*1896a*] STAUDINGER, H., u. M. SCHMEISSER: Biochem. Z. **321**, 83 (1950).
[*1896b*] STAVORSKI, J., and C. G. HARTMAN: Obstet. and Gynec. **11**, 622 (1958).
[*1896c*] STAUDINGER, H.: Vortrag IV. Internat. Kongreß Biochemie Wien 1958. In Biochemistry of Steroids. London: Pergamon Press 1959.
[*1897*] STEALY, C. L., and B. F. STIMMEL: J. clin. Endocr. **8**, 67 (1948).
[*1897a*] STEIN, I. F., and E. ALLEN: Anat. Rec. **81**, 1 (1942).
[*1897b*] STEGEMANN, H., u. M. POESCHEL: Arch. Gynäk. **191**, 475 (1959).
[*1897c*] STEIDLE, H.: Endokrinologie **28**, 134 (1951).
[*1898*] STEINACH, E.: Arch. Entwickl.-Mech. Org. **42**, 307 (1918).
[*1898a*] —, u. G. HOLZKNECHT: Arch. Entwickl.-Mech. Org. **42**, 490 (1916).
[*1899*] —, u. H. KUN: Pflüg. Arch. ges. Physiol. **227**, 266 (1931).
[*1900*] — — Lancet **233**, 845 (1937).
[*1901*] — — und O. PECZENIK: Wien. klin. Wschr. **49**, 899 (1936).
[*1902*] STEPHENS, J. W., B. HOLCOMB and O. C. PAGE: J. Amer. med. Ass. **161**, 224 (1956).
[*1903*] STEPP, W., J. KÜHNAU und H. SCHROEDER: Die Vitamine u. ihre klin. Anwendung. Stuttgart: Enke 1952.
[*1904*] STERN, M. I., and H. BRAUNSBERG: Biochem. J. **59**, XX (1955).
[*1905*] —, and G. I. M. SWYER: J. Endocr. **7**, 1 (1951).
[*1906*] — — Nature (Lond.) **169**, 796 (1952).
[*1906a*] STERNBERG, J., and E. PASCOE-DAWSON: Rev. canad. Biol. **18**, 23 (1959).
[*1907*] Steroid Metabolism. a. Estimation. Ciba Found. Coll. on Endocrinol., Vol. II, part 2 (1952).
[*1908*] STEVENSON, M. F., and G. F. MARRIAN: Biochem. J. **41**, 507 (1947).
[*1909*] STEWART, H. J. jr.: Amer. J. Obstet. Gynec. **61**, 990 (1951).
[*1910*] —, M. E. SANO and T. L. MONTGOMERY: J. clin. Endocr. **8**, 175 (1948).
[*1910a*] STIEVE, H.: Med. Klin. **28 I**, 849 (1932).
[*1911*] — Z. Geburtsh. Gynäk. **127**, 209 (1947).
[*1912*] — Med. Klin. 28 **I**, 888 (1932).
[*1913*] — Einfluß des Nervensystems auf Bau und Tätigkeit der Geschlechtsorgane. Stuttgart: Thieme 1952.
[*1914*] STIMMEL, B. F.: J. biol. Chem. **153**, 327 (1944).
[*1915*] — J. clin. Endocr. **14**, 764 (1954).
[*1916*] — J. biol. Chem. **162**, 99 (1946).
[*1917*] — J. biol. Chem. **165**, 73 (1946).
[*1918*] — J. clin. Endocr. **7**, 364 (1947).
[*1919*] — J. biol. Chem. **178**, 217 (1949).
[*1920*] — Fed. Proc. **9**, 235 (1950).
[*1921*] — Fed. Proc. **10**, 254 (1951).
[*1922*] — J. clin. Endocr. **12**, 371 (1952).
[*1923*] — J. Clin. Endocr. **12**, 950 (1952).
[*1924*] — Fed. Proc. **11** 294 (1952).
[*1925*] — Recent Progr. Hormone Res. **9**, 90 (1954).
[*1926*] — Fed. Proc. **13**, 305 (1954).
[*1927*] — Fed. Proc. **14**, 287 (1955).
[*1928*] — Fed. Proc. **15**, 364 (1956).
[*1928a*] — Fertil. and Steril. **10**, 91 (1959).
[*1929*] — Proc. Amer. Ass. Cancer Res. **2**, 253 (1957).
[*1930*] —, A. GROLLMAN and M. N. HUFFMAN: J. biol. Chem. **176**, 461 (1948).
[*1931*] — — — J. biol. Chem. **184**, 677 (1950).
[*1932*] —, and J. A. MAY: J. clin. Endocr. **13**, 874 (1953).
[*1933*] — — J. clin. Endocr. **15**, 880 (1955).
[*1935*] —, and C. L. STEALY: J. clin. Endocr. **12**, 489 (1952).
[*1935a*] STIRLING, W. C., and A. J. SURACI: J. Urol. (Baltimore) **65**, 1119 (1951).
[*1936*] STITCH, S. R., I. D. K. HALKERSTON and J. HILLMAN: Biochem. J. **63**, 705 (1956).
[*1937*] STÖA, K. F.: Medd. norsk. farm. Selsk. **20**, 121 (1958).
[*1938*] —, H. H. BASSÖE and R. EMBERLAND: Acta endocr. (Kbh.) **28**, 357 (1958).
[*1939*] —, and J. OFSTAD: Unveröffentlicht.
[*1940*] —, and K. O. H. KNUTSEN: Acta endocr. (Kbh.) Suppl. **31**, 209 (1957).

[1941] Stockard, C. R., and G. N. Papanicolaou: Amer. J. Anat. **22**, 225 (1917).
[1941a] Stocker, M. S.: Thesis Detroit: Wayne University 1941.
[1942] Stoddard, F. J., and I. Metzger: J. clin. Endocr. **2**, 209 (1942).
[1942a] Stoerk, O., u. H. von Haberer: Arch. mikr. Anat. **72**, 481 (1908).
[1943] Stohr, G.: Amer. J. Obstet. Gynec. **43**, 586 (1942).
[1943a] Stolte, L. A. M. and A. J. J. G. Nuyens: Acta endocr. (Kbh.) **6**, 289 (1951).
[1943b] Stoll, P., u. H. Riehm: Z. Geburtsh. Gynäk. **138**, 190 (1955).
[1943] Stohr, G.: Amer. J. Obstet. Gynec. **43**, 586 (1942).
[1944] Storey, I. D. E.: In Ciba Found. Coll. on Endocrinology **1**, 243 (1951).
[1945] Straw, R. F., P. A. Katzman and E. A. Doisy: Endocrinology **57**, 87 (1955).
[1946] Streit, K.: Zbl. Gynäk. **62**, 1252 (1938).
[1947] Strickler, H. S., R. C. Grauer and M. R. Caughey: Arch. Biochem. **64**, 88 (1956).
[1948] Stroink, J. A., u. O. Mühlbock: Gynaecologia (Basel) **126**, 325 (1948).
[1949] Strominger, J. L., H. M. Kalckar, J. Axelrod and E. S. Maxwell: J. Amer. chem. Soc. **76**, 6411 (1954).
[1950] Strong, J. A.: In Endocrine Aspects of Breast Cancer. A. E. Currie Edit. Edinburgh: Livingstone 1958.
[1951] —, J. B. Brown, J. Bruce, M. Douglas, A. Klopper and J. A. Loraine: Lancet **2**, 955 (1956).
[1952] Stroud, S. W.: J. Endocr. **1**, 201 (1939).
[1952a] — Nature (London) **146**, 166 (1940).
[1953] Struthers, R. A.: Brit. med. J. **1**, 1331 (1956).
[1953a] Sturgis, S. H.: In Progress in Gynecology, Meigs and Sturgis (Edit.) p. 106. New York: Grune and Stratton 1946.
[1953b] Stutte, H.: In H. Giese Die Sexualität des Menschen, p. 474. Stuttgart: F. Enke 1955.
[1953c] Sturkie, P. D., and H. J. Newman: Endocrinology **49**, 565 (1951).
[1953d] Stuermer, V. M. and R. J. Stein: Amer. J. Obstet. Gynec. **61**, 414 u. 669 (1951).
[1954] Suardi, L.: Boll. Soc. ital. Biol. sper. **32**, 302 (1956).
[1955] — Rif. med. **71**, 1007 (1957).
[1956] Sulak, B., and W. Zimmermann: Acta endocr. (Kbh.) **19**, 213 (1955).
[1957] Sullivan, L. W., and T. C. Smith: Proc. Soc. exp. Biol. (N. Y.) **96**, 60 (1957).
[1958] Sulman, F. G.: Endocrinology **50**, 61 (1952).
[1959] — Arch. int. Pharmacodyn. **120**, 70 (1959).
[1960] Suranyi, S., E. Andrássy und E. Stark: Z. Geburtsh. Gynäk. **144**, 69 (1955).
[1961] Swyer, G. I. M.: Brit. med. J. **1**, 619 (1952).
[1961a] — In Ciba Found. Coll. on Endocrinology **2**, 82 (1952).
[1961b] Symposion on Oestrogen Physiology. West. J. Surg. **58**, 472 (1950).
[1962] Szarka, S.: Zbl. Gynäk. **54**, 2211 (1930).
[1963] — Arch. Gynäk. **156**, 325 (1934).
[1964] Szego, C. M., and. S. Roberts: Fed. Proc. **5**, 103 (1946).
[1965] — — Fed. Proc. **9**, 124 (1950).
[1966] — — Endocrinology **52**, 669 (1953).
[1967] — — Endocrinology **57**, 541 (1955).
[1968] — — In Ciba Found. Coll. on Endocrinology **11**, 286 (1957).
[1969] — — Proc. Soc. exp. Biol. (N. Y.) **61**, 161 (1946).
[1970] — — Endocrinology **41**, 322 (1947).
[1971] — — Recent Progr. Hormone Res. 8, 419 (1953).
[1973] — — J. biol. Chem. **221**, 619 (1956).
[1974] —, and L. T. Samuels: J. biol. Chem. **151**, 587 (1943).
[1975] — — J. biol. chem. **151**, 599 (1943).
[1976] — — Proc. Soc. exp. Biol. (N. Y.) **43**, 263 (1940).
[1977] —, and D. C. Wolcott: Fed. Proc. **13**, 149 (1954).
[1978] — — Fed. Proc. **14**, 150 (1955).
[1978a] Szent-Györgyi, A.: Chemical Physiology of Contraction in Body and Heart Muscle. New York: Academic Press 1953.
[1978b] Szirmai, E.: Gynaecologia **133**, 163 (1952).

[1979] TAGNON, H. J., S. LIEBERMAN, P. SCHULMAN and A. BRUNSCHWIG: J. clin. Invest. **31**, 346 (1952).
[1980] —, P. SCHULMAN, A. BRUNSCHWIG and S. LIEBERMAN: J. clin. Invest. **30**, 678 (1951).
[1981] TALALAY, P.: J. Amer. chem. Soc. **72**, 2658 (1957).
[1982] — Record of Chem. Progress **18**, 31 (1957).
[1982a] — Cancer (Philad.) **10**, 738 (1957).
[1983] —, and M. M. DOBSON: J. Biol. Chem. **205**, 823 (1953).
[1984] —, B. HARLOCK and H. G. WILLIAMS-ASHMAN: 4. Internat. Kongreß Biochemie Wien 1958, Section 9, 86.
[1985] —, F. A. LOEWUS and B. VENNESLAND: J. biol. Chem. **212**, 801 (1955).
[1985a] —, and P. T. MARCUS: J. biol. Chem. **218**, 675 (1956).
[1986] —, and H. G. WILLIAMS-ASHMAN: Proc. nat. Acad. Sci. (Wash) **44**, 15 (1958).
[1987] TALBOT, N. B.: Endocrinology **25**, 601 (1939).
[1988] —, J. K WOLFE, E. A. MACLACHLAN, F. KARUSH and A. B. BUTLER: J. biol. Chem. **134**, 319 (1940).
[1989] —, R. A. BERMAN, E. A. MACLACHLAN and J. K. WOLFE: J. clin. Endocr. **1**, 668 (1941).
[1989a] TALMAGE, R. V., and F. A. GARRETT: Endocrinology **48**, 162 (1951).
[1989b] — Proc. Soc. exp. Biol. (N. Y.) **70**, 719 (1951).
[1989c] TALIAFERRO, I., F. COBEY and L. LEONE: Proc. Soc. exp. Biol. (N. Y.) **95**, 805 (1957).
[1990] TAMBURELLO, G.: Giorn. Ostetr. **19**, 91 (1955). — Ber. ges. Gynäk. Geburtsh. **61**, 294 (1957).
[1990a] TANSEY, R. P., and J. M. CROSS: J. Amer. pharm. Ass., sci. Ed. **39**, 660 (1950).
[1991] TAPFER, S.: Die hormonale Steuerung der Geburt. Berlin-Wien: Urban und Schwarzenberg 1944.
[1991a] TAUPITZ, A., u. K. OTAGURO: Urol. int. (Basel) **7**, 348 (1958).
[1992] TAYLOR, E. S., P. D. BRUNS, R.M.ANKER and V. E. DROSE: Amer. J. Obstet Gynec. **70**, 894 (1955).
[1992a] TAYLOR, H. C. jr.: Surgery **16**, 91 (1944).
[1993] — Arch. Gynäk. **176**, 595 (1949).
[1994] —, F. E. MECKE and G. H. TWOMBLY: Cancer Res. **3**, 180 (1943).
[1995] —, and E. N. SCADRON: Amer. J. Obstet. Gynec. **37**, 963 (1939).
[1996] —, R. WARNER and C. A. WELSH: Amer. J. Obstet. Gynec. **38**, 748 (1939).
[1996a] TAYLOR, F. W., T. L. DITTMER and D. O. POTTER: Surgery **31**, 683 (1952).
[1996b] TEAGUE, R. S. and A. E. BROWN: J. biol. Chem. **189**, 341 (1951).
[1997] Technique and Significance of Oestrogen Determinations, Memoirs of the Society of Endocrinology, No. 3. Cambridge: University Press. 1955.
[1998] TEILUM, G.: J. clin. Endocr. **9**, 301 (1949).
[1999] — Ovarian Neoplasma with Endocrine Significance In Recent Progress in Gynecology, MEIGS and STURGIS, Vol. II, p. 48, (1950).
[1999a] TELFER, M. A.: Arch. Biochem. **44**, 111 (1953).
[2000] —, and F. L. HISAW, jr.: Acta endocr. (Kbh.) **25**, 390 (1957).
[2001] TENNEY, B. jr., and F. PARKER jr.: J. clin. Endocr. **2**, 293 (1942).
[2001a] TETTI, A.: Minerva ginec. (Torino) **1**, 108 (1949).
[2002] THAYER, S. A., and E. A. DOISY: Endocrinology **12**, 769 (1928).
[2003] —, L. LEVIN and E. A. DOISY: J. biol. Chem. **91**, 655 (1931).
[2004] —, E. A. DOISY jr. and E. A. DOISY: Yale J. Biol. Med. **17**, 19 (1944).
[2005] —, L. J. LEVIN and E. A. DOISY: J. biol. Chem. **91**, 791 (1931).
[2005a] THIÉBLOT, L., J. BERTHELAY et J. VANNIER: J. Physiol. (Paris) **45**, 235 (1953).
[2006] THIRY, S., C. HEUSGHEM et P. LEGENTIL: Rev. méd. Liège **9**, 238 (1954).
[2006a] THOMSEN, K.: Arch. Gynäk. **185**, 476 (1955).
[2007] —, u. C. LORENZEN: Arch. Gynäk. **187**, 462 (1956).
[2008] THOMPSON, C. R., and H. W. WERNER: Proc. Soc. exp. Biol. (N. Y.) **84**, 491 (1953).

[*2008a*] Thorn, G. W.: Science **86**, 40 (1937).
[*2008b*] —, and L. L. Engel: J. exp. Med. **68**, 299 (1938).
[*2008c*] Thonnard-Neumann, E.: Ärztl. Forsch. 8, 443 (1954).
[*2009*] Thoyer-Rozat, J.: Bull. Féd. Gynéc. Obstét. franç. **6**, 195 (1954).
[*2010a*] Timjiras, P. S., e C. Barbarossa: Arch. E. Maragliano Pat. Clin. **5**, 293 (1950).
[*2010b*] Tokuyama, J., R. B. Leach, S. Sheinfield and W. O. Maddock: J. clin. Endocr. **14**, 509 (1954).
[*2010c*] Timonen, S., and P. Väänänen: Acta endocr. (Kbh.) **32**, 384 (1959).
[*2011*] Tomkins, G. M.: Recent Progr. Hormone Res. **12**, 125 (1956).
[*2011a*] Tompsett, S. L.: Glasg. med. J. **31**, 139 (1950).
[*2011b*] Torsello, R., e P. Palazzetti: Minerva ginec. (Torino) 8, 263 (1956).
[*2011c*] Töndury, G.: Arch. Entwickl.-Mech. Org. **142**, 1 (1943).
[*2012*] Törnblom, N.: Upsala Läk. Fören. Förh. **48**, 1 (1942).
[*2013*] Touchstone, J. C., and J. W. Greene: Vortrag amerik. endokrinol. Ges. Atlantic City 1959.
[*2013a*] Trancu-Rainer, M.: Zbl. Gynäk. **55**, 1971 (1931).
[*2014*] Troen, P.: J. clin. Invest. (Im Druck). — Persönliche Mitteilung.
[*2014a*] — Vortrag amerik. endokrinol. Ges. Atlantic City, 1959.
[*2014b*] — In Recent Progress in the Endocrinology of Reproduction, Edit. C. W. Lloyd p. 299. New York: Academic Press 1959.
[*2015*] Trowell, H. C.: E. Afr. med. J. **25**, 236 (1948.)
[*2016*] Tscherne, E.: Arch. Gynäk. **167**, 489 (1938).
[*2017*] — Dtsch. med. Wschr. **65 II**, 1692 (1939).
[*2018*] Tschopp, E.: Helv. chim. Acta **5**, 406 (1947).
[*2019*] Tsutsulopulos, G.: Arch. Gynäk. **167**, 403 (1938).
[*2019a*] Turner, R. B.: In Gurd, F. R. N. Chemical Specifity in Biological Interactions. New York: Academic Press 1954.
[*2020*] Turunen, A.: Acta endocr. (Kbh.) **20**, 50 (1955).
[*2021*] Twombly, G. H.: 1946, zitiert nach Teilum [*1999*].
[*2022*] — The Relationship of Hormones to Testis Tumors. In Endocrinology of Neoplastic Diseases p. 228. Oxford: Univ. Press 1947.
[*2023*] — In Soskins Progress in Clinical Endocrinology: Hormonally active Testis Tumors. London: Heineman 1950.
[*2024*] — Synthesis and Metabolism of Labelled Steroids In Vitam. and Horm. **9**, 237 (1951).
[*2025*] —, L. McClintock and M. Engelman: Amer. J. Obstet. Gynec. **56**, 260 (1948).
[*2026*] —, and E. F. Schoenewaldt: Cancer (Philad.) **3**, 601 (1950).
[*2026a*] — — Cancer (Philad.) **4**, 296 (1951).
[*2027*] —, and H. C. Taylor, jr.: Cancer Res. **2**, 811 (1942).
[*2027a*] Tsank, A., R. Aron-Brunetière et M. Fitoussi: Bull. Soc. franç. Derm. Syph. **57**, 410 (1950).

[*2028*] Ufer, J.: Zbl. Gynäk. **74**, 535 (1952).
[*2029*] — Hormontherapie in der Frauenheilkunde. Berlin: W. de Gruyter 1959.
[*2029a*] Uhlig, H.: Geburtsh. u. Frauenheilk. **19**, 346 (1959).
[*2030*] Ungar, F., and R. I. Dorfman: J. biol. Chem. **205**, 125 (1953).
[*2031*] Umberger, E. J., and J. M. Curtis: J. biol. Chem. **178**, 265 (1949).
[*2032*] — — J. biol. Chem. **178**, 275 (1949).
[*2032a*] Utochnikova, N. S., and L. D. Sych: Akuš. i Ginek. **35**, 16 (1959).

[*2033*] Vague, J., et J. C. Garrigues: Ann. Endocr. (Paris) **16**, 805 (1955).
[*2034*] — —, J. Berthet et G. Faviet: Ann. Endocr. (Paris) **18**, 745 (1957).
[*2035*] Valcourt, A. J., S. A. Thayer, E. A. Doisy jr., W. H. Elliott and E. A. Doisy: Endocrinology **57**, 692 (1955).
[*2036*] —, and S. A. Thayer: Fed. Proc. **13**, 313 (1954).
[*2036a*] Vanek, R.: Bull. Soc. roy. belge Gynéc. Obstét. **25**, 518 (1955).
[*2037*] Varangot, J., et L. Cedard: C. R. Soc. Biol. (Paris) **151**, 1673 (1957).
[*2037a*] — C. R. Soc. Biol. (Paris) **151**, 1707 (1957).

[2038] Varangot, J., et A. Seeman: C. R. Soc. Biol. (Paris) **151**, 2036 (1957).
[2038a] — — C. R. Soc. Biol. (Paris) **152**, 43 (1958).
[2039] — — et L. Cédard: Sem. Hôp. Paris **31**, 2 (1955).
[2040] — — — Sem. Hôp. Paris **31**, 73 (1955).
[2041] — — — Sem. Hôp. Paris **31**, 1029 (1955).
[2042] — — — C. R. Soc. Biol. (Paris) **150**, 923 (1956).
[2043] — — — Sem. Hôp. Paris **19**, 22 (1957). — Ber. ges. Gynäk. u. Geburtsh. **61**, 295 (1957).
[2044] — — — Ann. Endocr. (Paris) **18**, 942 (1957).
[2045] Vasington, F. D., A. Parker, W. Headley and R. E. Vanderlinde: Endocrinology **62**, 557 (1958).
[2046] Velardo, J. T.: (Edit.) The Endocrinology of Reproduction. New York: Oxford University Press 1958.
[2046a] — (Edit.) Essentials of Human Reproduction. Oxford: University Press 1958.
[2047] — Ann. N. Y. Acad. Sci. **75**, 441 (1959).
[2048] —, and S. H. Sturgis: Proc. Soc. exp. Biol. (N. Y.) **90**, 181 (1955).
[2049] — — Proc. Soc. exp. Biol. (N. Y.) **90**, 609 (1955).
[2049a] Veler, C. D., S. A. Thayer and E. A. Doisy: J. biol. Chem. **87**, 357 (1930).
[2050] Veldhuis, A. H.: J. biol. Chem. **202**, 107 (1953).
[2051] Velle, W.: Acta endocr. (Kbh.) **28**, 192 (1958).
[2052] — Undersögelser över naturlig forekommende Oestrogener hos Drövtyggere og Gris Habilitationsschrift Oslo 1959.
[2053] — Persönliche Mitteilung.
[2054] Venning, E. H.: Obstet. gynec. Surv. **3**, 661 (1948).
[2054a] — Brit. med. Bull. **11**, 140 (1955).
[2055] —, and J. S. L. Browne: Endocrinology **21**, 711 (1937).
[2056] —, K. A. Evelyn, E. V. Harkness and J. S. L. Browne: J. biol. Chem. **120**, 225 (1937).
[2057] —, M. M. Hoffman and J. S. L. Browne: J. biol. Chem. **146**, 369 (1942).
[2057a] Veitch, F. P., and H. S. Milone: J. biol. Chem. **158**, 61 (1945).
[2057b] Viergiever, E., and W. T. Pommerenke: Amer. J. Obstet. Gynec. **51**, 192 (1946).
[2058] Vidgoff, B., R. Hill, H. Vehrs and R. Kubin: Endocrinology **25**, 391 (1939).
[2059] Villee, C. A.: J. biol. Chem. **215**, 171 (1955).
[2061] — Fertil. and Steril. **8**, 156 (1957).
[2062] — Ann. N. Y. Acad. Sci. **75**, 524 (1959).
[2062a] — Perspectives Biol. Med. **2**, 290 (1959).
[2063] —, and E. E. Gordon: J. biol. Chem. **216**, 203 (1955).
[2064] — —, J. M. Loring and F. M. Wellington: Fed. Proc. **14**, 297 (1955).
[2065] —, and D. D. Hagerman: J. biol. Chem. **205**, 873 (1953).
[2066] — — J. biol. Chem. **233**, 42 (1958).
[2067] — — Vortrag 4. Internat. Kongreß f. Biochemie, Wien 1958. In Biochemistry of Steroids. London, Pergamon Press 1959.
[2067a] — — In Lloyd, C. W (Edit.): Endocrinology of Reproduction p. 317. New York: Academic Press 1959.
[2068] — —, R. La Place and B. Quarles: Fed. Proc. **12**, 284 (1953).
[2069] — — and A. B. Spencer: Vortrag amerik. endokrinol. Ges. Atlantic City 1959.
[2070] Vimeux, J.: Sem. Hôp. Paris **25**, 1308 (1949).
[2070a] Vincze, L. O., P. D. Taft and J. W. McArthur: J. clin. Endocr. **19**, 281 (1959).
[2071] Vinke, E.: Der Wirkungsmechanismus von Hormonen. Leipzig: J. A. Barth 1950.
[2072] — Naturwiss. Rundschau **8**, 15 (1955).
[2072a] Vogt, M.: J. Physiol. (Lond.) **130**, 601 (1955).
[2073] Vokaer, R.: In „La Fonction Lutéale", p. 243. Paris: Masson et Cie 1954.
[2073a] — Thérapeutique hormonale en Gynécologie et obstétrique. Paris: Masson 1954.
[2073b] — La Fonction ovarienne. p. 84. Paris: Masson 1956.

[2074] Voss, H. E.: Hoppe-Seylers Z. physiol. Chem. **250**, 218 (1937).
[2075] Vozza, F., G. Nicora e F. E. Mansani: La Triade Preipofisi-Placenta-Ovaio Nell'Equilibrio endocrino della gravida. Parma: Scuola tipografica Benedettina 1958.

[2075a] Wade, N. J., and L. A. Haselwood: Endocrinology **28**, 624 (1941).
[2075b] Waard, F. de: Acta endocr. (Kbh.) **29**, 279 (1958).
[2075c] Wagner, H.: In V. Symposium Dtsch. Ges. Endokrinol. p. 314. H. Nowakowski Edit. Berlin-Göttingen-Heidelberg: Springer 1958.
[2075d] — Das Klimakterium der Frau. Stuttgart: F. Enke 1955.
[2075e] van Wagenen, G., and W. N. Gardner: Yale J. Biol. Med. **25**, 477 (1953).
[2075f] Waard, F. de: De oestrogene stoffen bij levercirrhose. Thesis, Utrecht 1956.
[2076] Waidl, E.: Endokrinologie **32**, 147 (1955).
[2077] Waldbott, G. L., and L. J. Bailey: J. Allergy **13**, 125 (1942).
[2078] Waldstein, E.: Zbl. Gynäk. **53**, 1305 (1929).
[2078a] Walker, A. R. P.: In Hormones and Atherosclerosis p. 385. New York: Academic Press 1959.
[2079] Wall, P. E., and C. J. Migeon: J. clin. Invest. **38**, 611 (1959).
[2080] Wallace, E. Z., H. I. Silverberg and A. C. Carter: Proc. Soc. exp. Biol. (N. Y.) **95**, 805 (1957).
[2080a] Wallach, S., and P. H. Henneman: J. Amer. med. Ass. **171**, 1637 (1959).
[2081] —, S., H. Brown, E. Englert jr. and K. Eik-Nes: J. clin. Endocr. **17**, 945 (1957).
[2081a] Walz, W.: Zbl. Gynäk. **74**, 1256 (1952).
[2082] Wanke, R., u. H. Paulsen: Klin. Wschr. **16**, 1727 (1937).
[2082a] Ware, H. H. jr., and R. J. Main: Amer. J. Obstet. Gynec. **27**, 756 (1934).
[2083] Wattenwyl, H. von, u. H. J. Wespi: Mschr. Geburtsh. Gynäk. **119**, 57 (1945).
[2084] — Schweiz. med. Wschr. **70**, 757 (1940).
[2085] Watts, R. M., and F. L. Adair: Cancer Res. **1**, 638 (1941).
[2086] — — Amer. J. Obstet. Gynec. **46**, 183 (1943).
[2087] — — Amer. J. Obstet. Gynec. **47**, 593 (1944).
[2088] Watson, E. J. D., and G. F. Marrian: Biochem. J. **61**, XXIV (1955).
[2089] — — Biochem. J. **63**, 64 (1956).
[2090] — — Zitiert nach Marrian, Vortrag 4. Internat. Kongreß Biochemie, Wien 1958. In Biochemistry of Steroids. London: Pergamon Press 1959.
[2090a] Watzka, M.: Das Ovarium. In Handbuch der Mikroskopischen Anatomie des Menschen. Kaufmann E., u. M. Staemmler (Edit). Bd. VII/3. Berlin-Göttingen-Heidelberg: Springer 1957.
[2091] Weeke, A.: Acta endocr. (Kbh.) Suppl. **31**, 41 (1957).
[2092] Wehefritz, E., u. E. Gierhake: Zbl. Gynäk. **55**, 16 (1931).
[2093] Wehrs, C.: Rev. Ginec. Obstet. (Rio de J.) **I**, 133 (1951).
[2094] — Rev. Ginec. Obstet. (Rio de J.) **2**, 556 (1952).
[2095] Weissiger, J. R.: Countercurrent Distribution. In Mitchell-Kolthoff-Proskauer-Weissberger (Edit.) Organ. Analysis. New York: Interscience Publ. 1954.
[2096] Wenner, R.: Zbl. Gynäk. **65**, 268 (1941).
[2097] — Bull. Féd. Gynéc. Obstét franç. **4**, 865 (1952).
[2098] — Grundriß der Gynäkologischen Endokrinologie. Basel: B. Schwabe 1952.
[2098a] — Geburtsh. u. Frauenheilk. **18**, 603 (1958), Diskussionsbemerkung.
[2098b] —, u. A. Hauser: Vortrag V. Symposium Dtsch. Ges. Endokrin. H. Nowakowski Edit. p. 120. Berlin-Göttingen-Heidelberg: Springer 1958.
[2099] —, M. Keller und G. A. Hauser: Gynaecologia (Basel) **143**, 159 (1957).
[2100] Wense, Th. von, u. V. Philadelphy: Die Nebenniere. In Seitz-Amreich: Biologie und Path. des Weibes Erg. Bd. 2, p. 234. Wien: Urban und Schwarzenberg 1958.
[2101] Werbin, H., J. Plotz, G. V. le Roy and E. M. Davis: J. Amer. chem. Soc. **79**, 1012 (1957).
[2101a] van der Werff ten Bosch, J. J., and B. T. Donovan: Acta physiol. pharmacol. neerl. **5**, 491 (1956).

[2102] WERNER, A. A.: Illinois med. J. **65**, 511 (1934).
[2103] — Int. Abstr. Surg. **73**, 49 (1941).
[2104] WERNER, S. C.: J. clin. Invest. **20**, 21 (1941).
[2105] WERRA, G. DE: L'avortement endocrinien. Basel, New York: S. Karger 1959.
[2105a] WERTH, G.: Arzneimittel-Forsch. **5**, 409, 735 (1955); **6**, 79 (1956).
[2106] WERTHESSEN, N. T., C. F. BAKER and B. BORCI: Science **107**, 64 (1948).
[2107] —, C. F. BAKER and N. S. FIELD: J. biol. Chem. **184**, 145 (1950).
[2108] — — — Amer. J. Physiol. **167**, 166 (1951).
[2109] —, E. SCHWENK and C. F. BAKER: Science **117**, 380 (1953).
[2110] — — — and N. S. FIELD: Cancer Res. **10**, 679 (1950).
[2111] WEST, C. D., B. L. DAMAST and O. H. PEARSON: J. clin. Endocr. **18**, 15 (1958).
[2112] — — — J. clin. Invest. **37**, 341 (1948).
[2113] —, B. L. DAMAST, S. D. SARRO and O. H. PEARSON: J. biol. Chem. **218**, 409 (1956).
[2114] —, L. F. KUMAGAI, E. L. SIMONS and P. E. WALL: Vortrag amerik. endokrin. Ges. Atlantic City 1959.
[2115] WESTERFELD, W. W.: Biochem. J. **34**, 51 (1940).
[2116] — J. biol. Chem. **143**, 177 (1942).
[2116a] —, S. A. THAYER, D. W. MCCORQUODALE and E. A. DOISY: J. biol. Chem. **126**, 181 (1938).
[2117] —, D. W. MCCORQUODALE, S. A. THAYER and E. A. DOISY: J. biol. Chem. **126**, 195 (1938).
[2117a] WESTMAN, A.: Acta obstet. gynec. scand. Suppl. **5**, 3 (1926).
[2118] — Acta obstet. gynec. scand. **8**, 290 (1929).
[2119] — Zbl. Gynäk. **57**, 1089 (1933).
[2120] — Arch. Gynäk. **158**, 476 (1934).
[2120a] — Acta endocr. (Kbh.) **7**, 368 (1951).
[2121] — Gynaecologia (Basel) **122**, 220 (1946).
[2121a] —, and D. JACOBSOHN: Acta obstet. gynec. scand. **20**, 392 (1940).
[2121b] WESTMAN, A.: Acta endocr. (Kbh.) **29**, 334 (1958).
[2122] WESTPHAL, U., Y.-L. WANG und H. HELLMANN: Ber. dtsch. chem. Ges. **72**, 1233 (1939).
[2123] WETTSTEIN, A.: Helv. chim. Acta **22**, 250 (1939).
[2123a] WHITE, A.: In Progress in Clinical Endocrinology, S. SOSKIN (Edit.), p. 8. New York: Grune and Stratton 1950.
[2123b] WHEDON, G. D., and E. SHORR: J. clin. Invest. **36**, 995 (1957).
[2124] WHITE, P.: Amer. J. Med. **7**, 609 (1949).
[2125] — In JOSLIN: Treatment of Diabetes Mellitus, p. 642, London: H. Kimpton 1959.
[2126] —, L. GILLESPIE and L. SEXTON: Amer. J. Obstet. Gynec. **71**, 57 (1956).
[2127] —, and H. HUNT: J. clin. Endocr. **3**, 500 (1943).
[2127a] WHITEHEAD, R. W., and O. L. HUDDLESTON: J. Pharmacol. exp. Ther. **42**, 197 (1931).
[2127b] WHITELEY, H. J., and H. B. STONER: J. Endocr. **14**, 325 (1957).
[2128] WICKS, A. E., and S. J. SEGAL: Proc. Soc. exp. Biol. (N. Y.) **93**, 270 (1956).
[2128a] WIED, G. L.: Zbl. Gynäk. **75**, 1578 1953).
[2129] WIELAND, H., W. STRAUB und T. DORFMÜLLER: Hoppe-Seylers Z. physiol. Chem. **186**, 97 (1930).
[2129a] WIEST, W. G., J. ZANDER and E. G. HOLMSTROM: J. clin. Endocr. **19**, 297 (1959).
[2129b] WILBRAND, U.: Arch. Gynäk. **182**, 85 (1952).
[2129c] —, C. PORATH, P. MATTHAES und R. JASTER: Arch. Gynäk. **191**, 507 (1959).
[2130] —, u. W. HUMKE: Z. Geburtsh. Gynäk. **144**, 183 (1955).
[2130a] WILDBOLZ, E.: Dtsch. med. Wschr. **73**, 305. (1948).
[2131] WILDS, A. L., and C. DJERASSI: J. Amer. chem. Soc. **68**, 2125 (1946).
[2132] —, and T. L. JOHNSON: J. Amer. chem. Soc. **70**, 1166 (1948).
[2133] WILE, U. J., B. F. BARNEY and J. T. BRADBURY: Arch. Derm. Syph. (Chicago) **39**, 195 (1939).
[2134] —, J. S. SNOW and J. T. BRADBURY: Arch. Derm. Syph. (Chicago) **39**, 200 (1939).

[2135] Wilkins, L.: J. clin. Endocr. 8, 111 (1948).
[2136] —, R. A. Lewis, R. Klein, L. Gardner, J. F. Crigler, E. Rosemberg and C. J. Migeon: J. clin. Endocr. 11, 1 (1951).
[2136a] — — — and E. Rosemberg: Bull. Johns Hopk. Hosp. 86, 249 (1950).
[2136b] Willig, H., u. W. Steinmann: Z. Geburtsh. Gynäk. 142, 177 (1954).
[2137] Willemse, C. H.: Proc. kon. ned. Akad. Wet. 60, 674 (1957).
[2137a] Williams-Ashman, H. G., M. Cassman and M. Klavins: Nature (Lond.) 184, 427 (1959).
[2138] Wimhöfer, H.: Geburtsh. u. Frauenheilk. 8, 691 (1948).
[2138a] — Münch. med. Wschr. 80, 1421 (1955).
[2139] Winkler, H.: Arch. Gynäk. 173, 315 (1942).
[2140] —, u. A. Binder: Arch. Gynäk. 169, 552 (1939).
[2141] Winter, E. W.: Arch. Gynäk. 151, 201 (1932).
[2141a] — Arch. Gynäk. 155, 264 (1934).
[2141b] — Arch. Gynäk. 154, 354 (1933).
[2142] Wintersteiner, O.: J. Amer. chem. Soc. 59, 765 (1937).
[2143] — Persönliche Mitteilung.
[2144] —, and M. Moore: J. Amer. chem. Soc. 81, 442 (1959).
[2145] —, E. Schwenk, H. Hirschmann and B. Whitman: J. Amer. chem. Soc. 58, 2652 (1936).
[2146] Williamson, B., and L. C. Craig: J. biol. Chem. 168, 687 (1947).
[2146a] Wirts, P.: Z. Geburtsh. Gynäk. 104, 293 (1933).
[2146b] Wiquist, N.: Lancet I, 1023 (1958).
[2147] Wislocki, G. B., and H. S. Bennett: Amer. J. Anat. 73, 335 (1943).
[2148] —, and E. W. Dempsey: Endocrinology 38, 90 (1946).
[2149] —, F. W. Dempsey and D. W. Fawcett: Placental Cytotrophoblast. In Physiology of Pregnancy, p. 2. Baltimore: Williams and Wilkins 1948.
[2150] — — — Obstet. gynec. Surv. 3, 604 (1948). — Excerpta med. (Amst.) Sect. X, 2, 1470 (1949).
[2151] Wiswell, J. G., and L. T. Samuels: J. biol. Chem. 201, 155 (1953).
[2152] Witherspoon, H. J.: Proc. Soc. exp. Biol. (N. Y.) 30, 1367 (1933).
[2152a] Witt, Duyvené de, und L. H. Bretschneider: Klin. Wschr. 18 II, 1423 (1939).
[2153] Witt, J. C. de.: Acta endocr. (Kbh.) 5, 173 (1950).
[2153a] Witschi, E.: In Allen Sex and Internal Secretions. Baltimore: Williams and Wilkins 1939.
[2153b] Witten, C. L., and J. T. Bradbury: Proc. Soc. exp. Biol. (N. Y.) 78, 626 (1951).
[2154] Witschi, E., and W. F. Mengert: J. clin. Endocr. 2, 279 (1942).
[2154a] Witzel, H.: Z. Vitamin-, Hormon- u. Fermentforsch. 10, 46 (1956).
[2155] Wolf, E. T., L. C. Mills, B. L. Newton, L. L. D. Tuttle, R. A. Hettig, V. P. Collins and W. B. Gordon: J. clin. Endocr. 18, 310 (1958).
[2156] Wolfe, J. K., E. B. Hershberg and L. F. Fieser: J. biol. Chem. 136, 653 (1940).
[2156a] Woll, E., A. T. Hertig, G. V. S. Smith and L. C. Johnson: Amer. J. Obstet. Gynec. 56, 617 (1948).
[2157] Wood, P. W., W. S. Bauld, J. W. Goldzieher and L. L. Engel: Unveröffentlicht, zitiert nach Bauld and Greenway Nr. [107].
[2157a] Woodbury, R. A.: The Physiology and Pharmacology of the Myometrium. In Menstration and its Disordes. E. T. Engle (Edit.), p. 290. Springfield: Thomas Publ. 1950.
[2158] Worner, K. G., and A. G. Mathew: J. Obstet. Gynaec. Brit. Emp. 63, 248 (1956).
[2159] Wotiz, H. H., J. W. Davis and H. M. Lemon: J. biol. Chem. 216, 677 (1955).
[2159a] — Persönliche Mitteilung.
[2160] — — — and M. Gut: J. biol. Chem. 222, 487 (1956).
[2161] —, u. H. M. Lemon: Vortrag 4. Internat. Kongr. Biochemie, Wien 1958. In Biochemistry of Steroids. London: Pergamon Press 1959.
[2162] —, B. S. Ziskind, H. M. Lemon and M. Gut: Biochim. biophys. Acta 22, 266 (1956).

[*2163*] WOTIZ, H. H., J. W. DAVIS and I. RINGLER: J. biol. Chem. **231**, 593 (1958).
[*2163a*] WRIGHT, C. A.: Endocrinology **26**, 590 (1940).
[*2163b*] WÜRTERLE, A.: Zbl. Gynäk. **81**, 1389 (1959).
[*2163c*] — Zbl. Gynäk. **75**, 564 (1953).

[*2164*] YERBY, L. D.: Proc. Soc. exp. Biol. (N. Y.) **36**, 496 (1937).
[*2165*] YOLTON, N., and C. REA: Proc. Soc. exp. Biol. (N. Y.) **45**, 54 (1940).
[*2166*] YOUNG, S., R. D. BULBROOK and F. C. GREENWOOD: Lancet I, 272, 350 (1957).

[*2167*] ZACCO, M., e L. BONOMO: Folia endocr. (Pisa) **3**, 519 (1950).
[*2168*] —, e C. FERRARA: Boll. Soc. ital. Biol. sper. **25**, 1198 (1950).
[*2169*] ZACHARIAE, F.: Acta endocr. (Kbh.) **20**, 331 (1955).
[*2169a*] — Acta endocr. (Kbh.) Suppl. **38**, 52 (1958).
[*2170*] ZAFFARONI, A.: Recent Progr. Hormone Res. **8**, 51 (1953).
[*2171*] —, R. B. BURTON and E. H. KEUTMANN: J. biol. Chem. **177**, 109 (1949).
[*2172*] ZACUTTI, A.: Riv. ital. Ginec. **37**, 294 (1954).
[*2173*] ZANDER, J.: Geburtsh. u. Frauenheilk. **15**, 151 (1955).
[*2173a*] — Klin. Wschr. **35**, 1101 (1957). — J. biol. Chem. **232**, 117 (1958).
[*2173b*] — Die Schwangerschaft. In LABHART, A.: Klinik der inneren Sekretion, p. 587. Berlin-Göttingen-Heidelberg: Springer 1957.
[*2173c*] — Klin. Wschr. **31**, 504 (1953).
[*2175*] —, E. BRENTLE, A. M. VON MÜNSTERMANN, E. DICZFALUSY, B. MARTINSEN and K.-G. TILLINGER: Acta obstet. gynec. scand. **38**, 724 (1959).
[*2176*] ZDERIC, J. A., A. BOWERS, H. CARPIO and C. DJERASSI: J. Amer. chem. Soc. **80**, 2596 (1958).
[*2177*] ZILLIACUS, H.: Acta endocr. (Kbh.) **4**, 63 (1950).
[*2178*] ZINSER, H.: Die Zytodiagnostik in der Gynäkologie, II. Aufl. Jena: Fischer 1958.
[*2179*] ZIMMERMANN, W.: Hoppe-Seylers Z. physiol. Chem. **233**, 257 (1935).
[*2180*] — Schweiz. Med. Wschr. **76**, 805 (1946).
[*2181*] — Chemische Bestimmungsmethoden von Steroidhormonen in Körperflüssigkeiten. Berlin-Göttingen-Heidelberg: Springer 1955.
[*2182*] — Chemie u. Stoffwechsel der Steroidhormone. In: Handbuch der Inneren Medizin, Bd. 7/1. Berlin-Göttingen-Heidelberg: Springer 1955.
[*2183*] ZECHMEISTER, L.: Progress in Chromatography. London: Chapman and Hall 1950.
[*2183a*] ZONDEK, B.: Klin. Wschr. **8 II**, 2229 (1929).
[*2183b*] ZEHETGRUBER, W.: Z. Urol. **49**, 159 (1955).
[*2184*] ZONDEK, B.: Zbl. Gynäk. **54**, 1 (1930).
[*2184a*] — Klin. Wschr. **9 I**, 393 (1930).
[*2184b*] — Amer. J. Obstet. Gynec. **24**, 836 (1932).
[*2185*] — Skand. Arch. Physiol. **70**, 133 (1934).
[*2186*] — Lancet **2**, 356 (1934).
[*2187*] — Nature (Lond.) **133**, 209 (1934).
[*2188*] — Nature (Lond.) **133**, 494 (1934).
[*2188a*] — Hormone des Ovariums und des Hypophysenvorderlappens. Wien: J. Springer 1935.
[*2189*] — Lancet **1**, 178 (1947).
[*2189a*] — Acta radiol. (Stockh.) **28**, 433 (1947).
[*2190*] — Minerva ginec. (Torino) **3**, 188 (1951).
[*2191*] — Recent Progr. Hormone Res. **10**, 395 (1955)
[*2192*] — Fertil. and Steril. **10**, 1 (1959).
[*2193*] —, u. S. ASCHHEIM: Arch. Gynäk. **130**, 1 (1927).
[*2194*] —, B. BERLIN, S. GOLDBERG and L. BEYTH: Harefuah **45**, 141 (1953). — Excerpta med. (Amst.) Sect. III, **9**, 191 (1955).
[*2195*] —, and R. BLACK: J. clin. Endocr. **7**, 519 (1947).
[*2196*] —, u. B. BRAHN: Klin. Wschr. **4 II**, 2445 (1925).
[*2197*] —, and Y. M. BROMBERG: Acta med. orient. (Tel-Aviv) **6**, 1 (1947).

[2198] Zondek, B. and A. Brzezinski: An. Fac. Med. Montevideo **35**, 967 (1950).
[2199] —, and H. von Euler: Skand. Arch. Physiol. **67**, 259 (1934).
[2200] —, and M. Finkelstein: Endocrinology **50**, 271 (1952).
[2201] —, and S. Goldberg: J. Obstet. Gynaec. Brit. Emp. **64**, 1 (1957).
[2201a] —, and V. Pfeiffer: Acta obstet. gynec. scand. **38**, 742 (1959).
[2201b] —, and S. Rozin: Obstet. and Gynec. **3**, 463 (1954).
[2202] —, and J. Sklow: Proc. Soc. exp. Biol. (N. Y.) **46**, 276 (1941).
[2203] — — J. Endocr. **3**, 1 (1942).
[2203a] —, and F. Sulman: Endocrinology **33**, 204 (1943).
[2204] — — and R. Black: J. Amer. med. Ass. **136**, 965, 1107 (1948).
[2204a] Zondek, H.: Die Krankheiten der endokrinen Drüsen. Basel: B. Schwabe 1953.
[2204b] —, G. W. Zondek and H. E. Leszynski: Acta endocr. (Kbh.) **26**, 91 (1957).
[2204c] Zubirán, S. y F. Gómez-Mont: Vitam. and Horm. **11**, 97, (1953).
[2205] Zuckerman, S.: J. Endocr. **2**, 263 (1942).
[2205a] — Lancet **1**, 1031 (1949).
[2206] — Brit. med. Bull. **11**, 111 (1955).
[2206a] Zuntz, F., et J. La Barre: C. R. Soc. Biol. (Paris) **22**, 129 (1938).
[2207] Zsigmond, Z.: Zbl. Gynäk. **65**, 1258 (1941).

Namenverzeichnis

Die *kursiven* Ziffern in Klammern [ ] sind die Nummern der Literaturzitate, die ohne Klammern die Seitenzahlen des Literaturverzeichnisses

Sachverzeichnis

Die fettgedruckten Zahlen bedeuten, daß auf der betreffenden Seite die meiste oder die wichtigste Information zu finden ist